Kirsten Müller-Vahl

Tourette-Syndrom und andere Tic-Störungen

im Kindes- und Erwachsenenalter

3., aktualisierte und erweiterte Auflage

Medizinisch Wissenschaftliche Verlagsgesellschaft

Kirsten Müller-Vahl

Tourette-Syndrom und andere Tic-Störungen

im Kindes- und Erwachsenenalter

3., aktualisierte und erweiterte Auflage

Medizinisch Wissenschaftliche Verlagsgesellschaft

Prof. Dr. med. Kirsten Müller-Vahl
Klinik für Psychiatrie, Sozialpsychiatrie und Psychotherapie
Medizinische Hochschule Hannover
Carl-Neuberg-Str. 1
30625 Hannover

MWV Medizinisch Wissenschaftliche Verlagsgesellschaft mbH & Co. KG
Unterbaumstr. 4
10117 Berlin
www.mwv-berlin.de

ISBN 978-3-95466-793-2

Bibliografische Information der Deutschen Nationalbibliothek
Die Deutsche Nationalbibliothek verzeichnet diese Publikation in der Deutschen Nationalbibliografie; detaillierte bibliografische Informationen sind im Internet über www.dnb.de abrufbar.

Produkt-/Projektmanagement: Sarah Ullerich, Susann Weber, Berlin
Lektorat: Monika Laut-Zimmermann, Berlin
Layout & Satz: zweiband.media, Agentur für Mediengestaltung und -produktion GmbH
Druck: ADverts printing house

Zuschriften und Kritik an:
MWV Medizinisch Wissenschaftliche Verlagsgesellschaft mbH & Co. KG, Unterbaumstr. 4, 10117 Berlin, lektorat@mwv-berlin.de

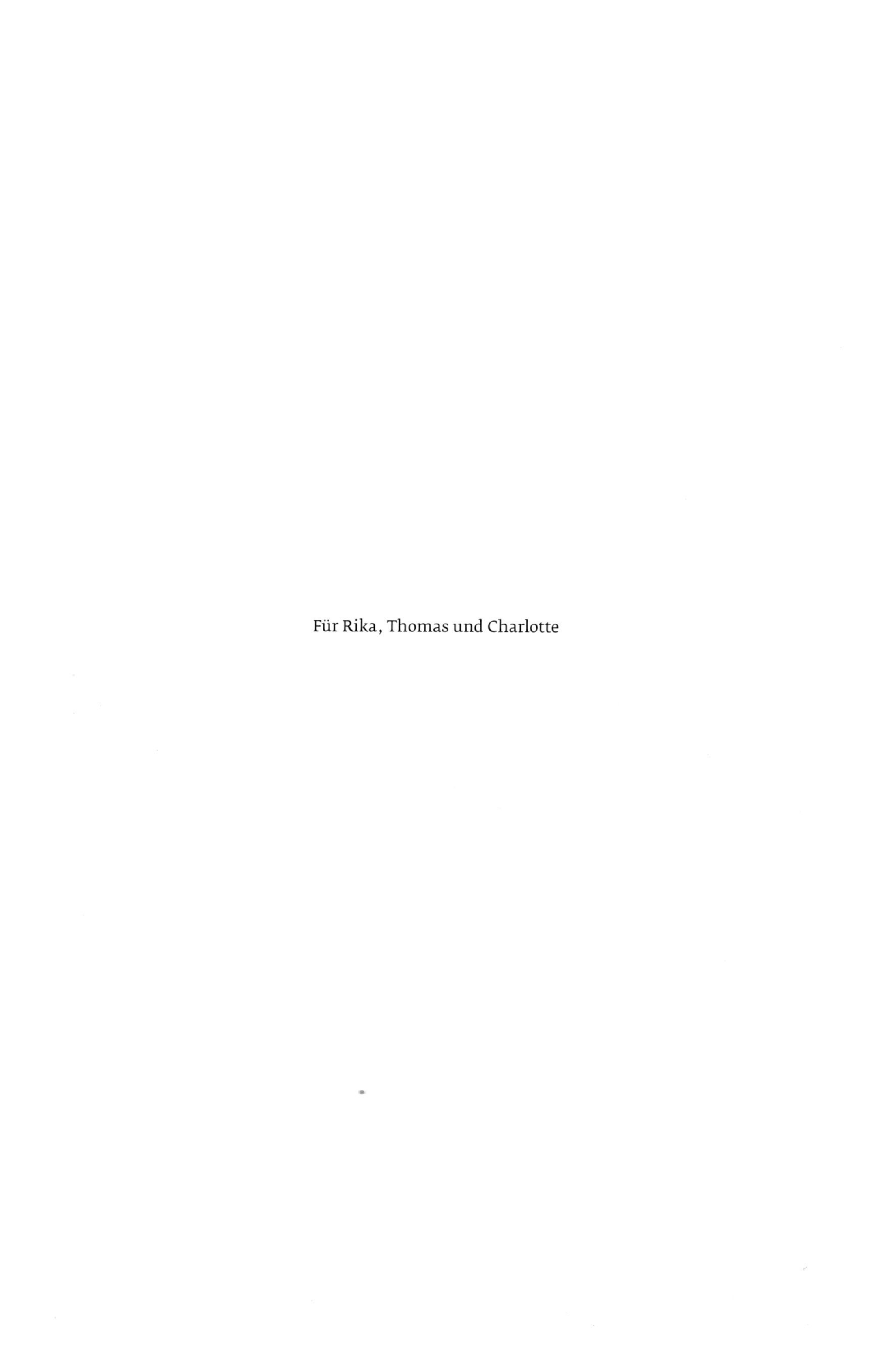

Für Rika, Thomas und Charlotte

Vorwort zur 3. Auflage

Seit 2019 wurde weltweit ein sprunghafter Anstieg von überwiegend jugendlichen Patienten mit funktionellen Bewegungsstörungen beobachtet, deren Symptome dem Tourette-Syndrom zum Teil stark ähneln. Mittlerweile konnte ein Zusammenhang mit dem Konsum von YouTube- und TikTok-Videos nachgewiesen werden, sodass von einer Massenkrankheit gesprochen werden kann. Funktionelle Bewegungsstörungen sind daher aktuell die wichtigste Differenzialdiagnose des Tourette-Syndroms. Die Differenzierung wird dadurch erschwert, dass auch bei Patienten mit Tourette-Syndrom komorbid funktionelle Bewegungen und Lautäußerungen auftreten können.

In den letzten Jahren wurden zahlreiche Studien durchgeführt, welche die Wirksamkeit spezifischer Verhaltenstherapien für Tics – auch in Form internetbasierter Anwendungen – mit *Habit Reversal Training* und *Exposure and Response Prevention* belegen. Darüber hinaus wurden in zunehmender Zahl große Studien zur Wirksamkeit verschiedener Medikamente durchgeführt. Allerdings erfüllte sich die Hoffnung nicht, dass VMAT2-Inhibitoren wie Deutetrabenazin und Valbenazin das Behandlungsspektrum für Tics erweitern. Hingegen mehren sich Hinweise darauf, dass Cannabis-basierte Medikamente eine wirksame Therapie des Tourette-Syndroms darstellen. Aktuell befindet sich mit dem Dopamin-D_1-Antagonisten Ecopipam eine Substanz in der klinischen Prüfung, sodass möglicherweise erstmals seit Jahrzehnten wieder mit der Zulassung eines Arzneimittels in der Indikation Tourette-Syndrom zu rechnen ist.

Die Datenlage zur operativen Behandlung mittels tiefer Hirnstimulation ist nach wie vor dünn, weswegen diese Therapie weiterhin als experimentell einzustufen ist und ausschließlich für schwer betroffene, therapieresistente Patienten in Betracht gezogen werden sollte.

Leider ist es bis heute trotz zahlreicher Studien nicht gelungen, die genetischen Grundlagen des Tourette-Syndroms zu entschlüsseln. Aktuell werden erneut große, internationale Studien durchgeführt – wie etwa *TicGenetics* – mit dem Ziel, Kandidatengene zu identifizieren.

Dank der großen europaweit durchgeführten Studie *EMTICS*, an der mehrere Hundert Kinder mit Tourette-Syndrom und deren Familien teilgenommen haben, konnte gezeigt werden, dass Streptokokkeninfekte weder an der Entstehung noch der Verschlechterung von Tics beteiligt sind.

Diese 3. Auflage der mittlerweile wohl als etabliert anzusehenden Monografie zum Tourette-Syndrom bietet eine aktualisierte, umfassende Übersicht über alle wichtigen klinischen Aspekte einschließlich einer ausführlichen Darstellung der aktuellen Therapie. Abgerundet wird das Buch durch eine übersichtliche Darstellung aller wesentlichen Erkenntnisse zur Pathogenese und Genetik der Erkrankung.

Hannover, März 2024
Kirsten Müller-Vahl

Inhalt

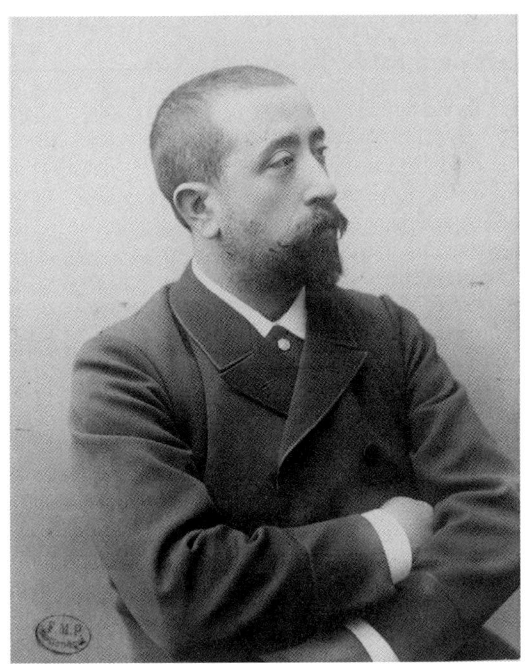

Georges Albert Édouard Brutus Gilles de la Tourette
(*30. Oktober 1857, † 22. Mai 1904)

[...] Jedes Verständnis eines solchen Syndroms wird unser Verständnis der allgemeinen menschlichen Natur ungeheuer vertiefen. [...] Ich kenne kein anderes Syndrom, das ähnlich interessant wäre.

Aus der Korrespondenz des Neuropsychologen A.R. Lurija an den Neurologen Oliver Sacks, nachdem dieser ihm Beobachtungen und Tonbänder über Patienten mit Tourette-Syndrom geschickt hatte (zit. n. Sacks O. Witty Ticcy Ray. In: Der Mann, der seine Frau mit einem Hut verwechselte. Rowohlt Taschenbuch Verlag GmbH Reinbek, 1991:130–42).

Schultag eines Wunschkindes

06:45
in einem Kinderzimmer in Lahnstein,
langsam geht die Tür auf und eine Hand sucht den Lichtschalter.
Guten Morgen Sonnenschein, dein großer Tag ist da.
Ich bin 6 Jahre alt und heute werde ich eingeschult.
Blonde Haare habe ich, blaue Augen und eine Stupsnase.
Ich bin ein Wunschkind, sagen meine Eltern.

Ich bin ein Wirbelwind, das sagen vor allem die Damen aus dem Kindergarten, vom Kindersport und aus der Schwimmgruppe, und mein Tennistrainer sagt das auch. Ich habe ein gutes Gehör, sagen die Klavier- und die Cellolehrerin. Eine klare Stimme, sagt die Chorleiterin, und ein bisschen zu wenig Feingefühl, sagt die Leiterin der Ballettgruppe. Aber in der Orffgruppe kann ich schon gut mithalten, und beim Kindergottesdienst kenne ich fast alle Geschichten auswendig, ich mag da nur nicht immer so lange still sitzen müssen.

Peter, der Freund von meiner Mama und meinem Papa, sagt, ich sei ein Engelchen, ich würde ihm immer so niedlich zuzwinkern.

Die älteren Damen aus der Kirche stimmen ihm zu, aber ich soll mich nicht immer mit meinen Brüdern streiten, das gehört sich nicht.

Ich habe drei Brüder, müssen Sie wissen, das ist nicht immer so einfach für mich, aber das ist heute gar nicht wichtig, denn heute komme ich in die Schule und jetzt können die nicht mehr Kleinkind zu mir sagen. Alles will ich wissen, damit ich irgendwann genauso schlau bin wie meine Mama und die Menschen mir genauso zuhören wie meinem Papa, wenn er sonntags vor dem ganzen Dorf predigt.

08:45
in einem Klassenzimmer der 2a in Koblenz,
irgendwo muss er doch sein,
es ist Dienstag und wir malen,

mein blauer Stift ist ganz stumpf geworden, weil ich mir so viel Mühe für den Himmel gegeben habe.

Und nun ist dieser verflixte Anspitzer wieder weg, dabei war ich heute doch so gut vorbereitet.

Ich wollte doch nicht nochmal mit Tusche malen müssen, aber wer seine Sachen nicht zusammen hält, sagt die Lehrerin, der muss eben wie die Erstklässler mit Tusche malen.

Aber heute muss ich nicht mit Tusche malen, heute soll ich erklären, warum ich mit den Augen rolle, wenn eine Erwachsene mit mir spricht.

Ich weiß nicht, warum ich das mache, aber ich habe jetzt auf dem Flur Zeit, darüber nachzudenken.

10:45
im Orchestersaal der Schule,
seitdem ich im Sommer in die vierte Klasse gekommen bin, habe ich einen neuen Musiklehrer.

Ich mag Musik, ich kann sogar schon ziemlich gut Noten lesen, und ich singe gerne.

Leider muss ich beim Singen meistens hinten stehen.

Unglaublich sei ich, sagt der Lehrer. So was Freches sei ihm selten begegnet.

Aber er hätte ja schon von mir gehört, dass ich nie still sein kann und den Lehrern und auch den anderen Kindern immer Grimassen schneiden würde.

Bei ihm habe ich gelernt, dass ich deshalb keine Freunde habe, weil die anderen Kinder Angst vor mir haben. Und, dass ihm meine Eltern schon leidtun müssen.

12:45
auf einer Landstraße zwischen Koblenz und Lahnstein,
ob das nötig gewesen sei, fragt meine Mama, die mich früher vom Unterricht abholen musste.
Ob ich mich nicht einmal zusammenreißen könne.

Komisch, das hat mein Lehrer auch gefragt, als er mich zum dritten Mal der Klasse verwies. Ob ich mich nicht schämen würde, dass ich mir mit 12 Jahren nicht die Nase putzen kann. Wie ein Spasti sei ich, sagen die Jungs aus meiner Klasse.

Ich würde meine Mama gerne fragen, was ein Spasti ist, aber ich glaube, sie ist gerade ziemlich wütend auf mich.

14:45
Gartenunterricht in der Klasse 9a,
ich weiß jetzt, was ein Spasti ist, zum Beispiel nämlich jemand, der mit 14 Jahren „grunzend Gesichtsfasching feiert" und „zu dumm ist, eine Schubkarre gerade zu schieben". Meine Mitschüler haben mir das in einem Brief erklärt.

Sie schreiben mir viele Briefe, jeden Morgen, wenn ich in die Klasse komme, liegt mindestens einer auf meinem Tisch.

Ich ziehe jetzt wieder um, wechsele auf eine Realschule, in der neuen Waldorfschule bin ich irgendwie nicht zurechtgekommen.

16:45
in einem Park in München,
ich frage mich, ob er das ernst gemeint hat,

aber ich kann mir nicht vorstellen, dass mir ein ebenfalls 18-Jähriger auf dem Wirtschaftsgymnasium wirklich hinterher ruft, ich bräuchte einen Genickschuss und so was wie mich hätte man früher vergast. Naja, ich weiß jetzt jedenfalls, dass das Gras von Lisa wirklich gut wirkt.

Meine rastlos im Kopf umherrollenden Augen, die Schmerzen im Nacken vom Kopfrucken, die aufgebissene Wangenschleimhaut, das Starren und Lachen der anderen Schüler, die Verachtung in ihren Blicken, alles vergessen, seitdem ich den Joint geraucht habe.

Nur, wie ich meiner Mama und meinem Papa morgen früh um 06:45, wenn sie mich wecken, erkläre, dass ich für den Joint ihr gesammeltes Kleingeld eingewechselt habe, das weiß ich noch nicht, schließlich bin ich doch ihr Wunschkind.

Geschrieben und vorgetragen von Julia A.C. Edelmann auf einer Fortbildungsveranstaltung der Tourette-Gesellschaft Deutschland im August 2009 in Hannover.

1 Einleitung

Tics sind im Kindesalter, aber auch bei Erwachsenen sehr häufig. Sie sind das Kernsymptom des Tourette-Syndroms, kommen aber auch bei anderen Erkrankungen vor. Typischerweise treten sie erstmals im Grundschulalter zwischen dem fünften und siebten Lebensjahr auf. Nicht in jedem Fall sind Tics als Krankheit im engeren Sinne zu verstehen oder gar behandlungsbedürftig. Da ihre Ausprägung anfangs meist gering ist, werden sie von Kindern oft nicht einmal wahrgenommen. Nicht selten werden die Tics für sie erst durch Reaktionen der Umwelt zum Problem. Ein Leidensdruck entsteht etwa durch Hänseleien oder wenn sie von Eltern, Lehrern, Mitschülern und Freunden immer wieder aufgefordert werden, die Tics doch endlich zu unterlassen. Häufig werden Tics über viele Jahre als *schlechte Angewohnheit*, *Marotte*, *Nervosität* oder aber als Ausdruck einer *psychisch bedingten Störung* abgetan. Zuweilen erfolgt unter einer falschen Diagnose sogar über lange Zeit eine Fehlbehandlung.

Die klinische Erfahrung in der Betreuung und Behandlung von Patienten mit Tic-Störungen lehrt, dass die frühzeitige korrekte Diagnose nicht etwa zu einer Belastung führt, sondern meist als deutliche Entlastung empfunden wird. Die richtige Diagnose ist die Voraussetzung dafür, die Betroffenen wie ihre Angehörigen über die Ursachen von Tics und den Umgang mit ihnen informieren zu können. Gerade für Kinder kann es sehr hilfreich sein, auch das unmittelbare soziale Umfeld und so auch Lehrer oder Betreuer aufzuklären und ihnen dadurch ein angemessenes Verhalten zu ermöglichen.

Als der französische Arzt George Gilles de la Tourette 1885 erstmals in einem wissenschaftlichen Aufsatz Patienten mit einer bis dahin unbekannten Erkrankung beschrieb – sie sollte später seinen Namen tragen – lagen die Ursachen von Tic-Störungen noch im Dunkeln. Es liegen aber Belege dafür vor, dass bereits Gilles de la Tourette als Ursache eine Hirnerkrankung annahm und daher die *Maladie des tics* von „hysterischen" Reaktionen abgrenzte.

Anfang des 20. Jahrhunderts geriet das Tourette-Syndrom nahezu völlig in Vergessenheit. Der Grund hierfür war in erster Linie die irrtümliche – und nach wie vor auch von Ärzten oft noch vertretene – Annahme, das Tourette-Syndrom sei eine sehr seltene Erkrankung, die stets mit sehr starken Symptomen einhergehe. Dem amerikanischen Neurologen- und Forscherehepaar Arthur und Elaine Shapiro ist es zu verdanken, dass das Tourette-Syndrom in den 70er-Jahren des 20. Jahrhunderts *wiederentdeckt* wurde.

Zur Ursache des Tourette-Syndroms wurden in der Vergangenheit ganz unterschiedliche Auffassungen vertreten. Traditionell wird eine Untergruppe von Hirnkrankheiten als Bewegungsstörungen klassifiziert. Hierzu gehören Erkrankungen mit einer Verminderung der Willkürbewegungen, so die Akinese bei der Parkinsonschen Erkrankung, und ebenso Erkrankungen mit überschießenden Bewegungen, etwa rhythmischen (Tremor) oder verdrehenden Bewegungen (Dystonie). Gewiss sind auch Tics – das Kernsymptom des Tourette-Syndroms – zu den hyperkinetischen Störungen zu zählen.

Während heute niemand mehr bezweifelt, dass Bewegungsstörungen wie Tremor, Dystonie und Tics hirnorganisch begründete Erkrankungen sind, war dies in der Vergangenheit keineswegs immer der Fall. So wurde der Torticollis (Schiefhals), eine fokale Dystonie, über viele Jahre – sogar noch in der von der WHO 1968 herausgegebenen Klassifikation ICD-8 – als funktionelle Störung eingestuft und auf innerpsychische Konflikte zurückgeführt. Gleiches wurde lange Zeit für motorische und vokale Tics angenommen. Vor allem bei komplexen vokalen Tics wie der Koprolalie (Aussprechen von Schimpfwörtern) galt als sicher, dass es sich um eine funktionelle Störung handeln müsse.

Die verschiedenen Bewegungsstörungen wurden über viele Jahrzehnte ausschließlich anhand des klinischen Bildes klassifiziert. Als Folge des rasanten Erkenntnisgewinns in den Neurowissenschaften ist es zunehmend möglich geworden, eine Einordnung auch nach Art und Ort der zugrunde liegenden Veränderungen im Gehirn vorzunehmen. Lange Zeit wurde angenommen, Bewegungsstörungen seien ausschließlich auf Veränderungen in den Basalganglien zurückzuführen, einer zentral im Gehirn gelegenen Kerngruppe. Heute weiß man jedoch, dass bei vielen dieser Erkrankungen auch andere Hirnareale beteiligt sind. Zudem wurde die frühere Auffassung widerlegt, die Funktion der Basalganglien beschränke sich auf die Bewegungskoordination und habe keinen Einfluss auf psychische Funktionen.

Obwohl bereits Gilles de la Tourette vor mehr als 130 Jahren bei seinen Patienten nicht nur motorische und vokale Tics beschrieb, sondern auch auf zahlreiche Verhaltensstörungen hinwies, geriet dieser Aspekt des Tourette-Syndroms lange Zeit in Vergessenheit. Erst durch umfangreiche klinische Untersuchungen der letzten 30 Jahre wurde deutlich, dass das *typische* Tourette-Syndrom nicht nur durch eine Bewegungsstörung, sondern auch durch verschiedene und teils schwere psychische Symptome gekennzeichnet ist wie Hyperaktivität, Aufmerksamkeitsstörung, Impulsivität, Zwang, Angst und Depression.

Tourette-Syndrom: eine neurologische oder psychiatrische Erkrankung?

Die uns heute wohl vertraute Unterteilung der Medizin in verschiedene Disziplinen wie Neurologie und Psychiatrie bestand nicht immer. Lange Zeit wurden neurologische und seelische Erkrankungen als Nervenerkrankungen zusammengefasst. Die Neurologie etablierte sich als eigenständiges Fach in der Medizin erst zu Beginn des 20. Jahrhunderts. Zuvor wurde sie entweder von (Neuro-)Internisten oder von (Neuro-)Psychiatern wahrgenommen.

Im Jahre 1840 erschien das Lehrbuch der Nervenkrankheiten des Menschen von Moritz Heinrich Romberg, welches als epochales Werk und als Beginn der modernen Neurologie angesehen wird. Darin werden vier elementare Gruppen von Krankheiten beschrieben: Sensibilitätsneurosen (sensibel-sensorische Störungen), Motilitätsneurosen (Auffälligkeiten der Motorik), Trophoneurosen (efferent-vegetative Dysregulationen) und Logoneurosen (geistig-seelische Anomalien). Diese Ordnung verdeutlicht, dass zu jener Zeit eine gänzlich andere Einteilung der Erkrankungen des Nervensystems vorgenommen wurde als heute.

Zwar war das 20. Jahrhunderts durch eine sich rasant entwickelnde Technik in der Medizin gekennzeichnet, und dadurch war es möglich, die Ursachen zahlreicher neurologischer Erkrankungen vollständig oder zumindest teilweise zu entschlüsseln. Hingegen gelang es kaum, für seelische Erkrankungen plausible biologische Erklärungsansätze zu finden. In dieser Zeit wurden verschiedene psychoanalytische, kognitive und lerntheoretische Modelle zur Erklärung der Pathogenese psychischer Erkrankungen entwickelt.

Erst in den letzten Jahren gewannen auch für psychische Erkrankungen biologische Erklärungsmodelle an Bedeutung. Nach heutiger Lehrmeinung entsteht die Mehrzahl psychischer Erkrankungen durch das Zusammenwirken von neurobiologischen *und* psychologischen Faktoren.

Formal wird das Tourette-Syndrom traditionell den psychiatrischen Erkrankungen zugeordnet, auch wenn Tics heute als organisch bedingte Bewegungsstörung verstanden werden. Wegen der zahlreichen psychischen Komorbiditäten – und somit aus einem ganz anderen Grund als früher – ist eine Klassifikation als psychiatrische Erkrankung auch heute noch verständlich. Das Tourette-Syndrom weist so viele verschiedene Facetten auf, wie kaum eine andere neurologische oder psychiatrische Erkrankung. Dem würde eine Einordnung als *neuro-psychiatrische Erkrankung* am besten gerecht werden.

Der Unmut vieler Menschen mit Tics oder Tourette-Syndrom, als *psychisch Kranke* gewissermaßen abgestempelt zu werden, spiegelt die bis heute bestehenden Ressentiments gegenüber Menschen mit seelischen Erkrankungen wider. Anstatt das Tourette-Syndrom mit einem neuen Etikett zu versehen und einer anderen Kategorie der Klassifikationen zuzuordnen, sollte es vor allem die Aufgabe der nächsten Jahre sein, das noch heute bestehende Stigma gegenüber der Psychiatrie und psychischen Erkrankungen abzubauen.

Tourette-Syndrom in den sozialen Medien

Seit etwa 2019 finden sich in den sozialen Medien in zunehmender Zahl Darstellungen vermeintlich Tourette-Betroffener. Während Tourette-Experten und Selbsthilfegruppen in den vergangenen Jahren Informationen und Berichten zum Tourette-Syndrom stets positiv gegenüberstanden – da sie zur Bekanntheit des Tourette-Syndroms und der Aufklärung über die Erkrankung maßgeblich beigetragen haben – finden sich aktuell auf Social-Media-Kanälen wie YouTube, TikTok und Instagram Darstellungen von Personen, die vorgeben, am Tourette-Syndrom zu leiden, wobei dies offenkundig nicht zutreffend ist. Diese Entwicklung hat verschiedene fatale Folgen. Infolge der meist völlig unsachlichen Beschreibung und der Präsentation von Symptomen, die in dieser Form für das Tourette-Syndrom unbekannt sind, kommt es nicht nur zu Fehlinformationen und einer Diskriminierung tatsächlich Tourette-Betroffener. Ähnlich wie bei einer Massenkrankheit (früher auch als Massenhysterie bezeichnet) stellen sich in den Spezialambulanzen weltweit in wachsender Zahl Jugendliche und junge Erwachsene mit praktisch identischen Symptomen vor, die zweifelsfrei als funktionelle (dissoziative) Störungen mit lediglich „Tourette-ähnlichen" Symptomen einzustufen sind. Auf diese sehr wichtige Differenzialdiagnose und den Zusammenhang mit Social Media wird ausführlich in Kapitel 8.2 eingegangen.

Tourette-Forschung in Europa

Im Jahre 2000 trafen sich erstmals europäische Tourette-Experten, um eine europäische Forschergruppe zu gründen. Es dauerte dann allerdings noch einmal acht Jahre, bis ein offizieller Vorstand gewählt wurde und die Europäische Gesellschaft zur Erforschung des Tourette-Syndroms (ESSTS) (www.essts.org) ihre Arbeit aktiv aufnahm. Bereits zwei Jahre später, im Jahre 2010, konnte schon ein erster großer Erfolg im Hinblick auf die Etablierung einer europaweiten Forschungsstruktur gefeiert werden: Führenden europäischen Tourette-Forschern war es gelungen, bei der EU Gelder für eine sogenannte „COST (= European Cooperation in Science and Technology) action" einzuwerben. Seither konnten mithilfe dieser COST-Initiative mit dem Titel „European Network for the Study of Gilles de la Tourette Syndrome" (tourette-eu.org/en/costaction.html) zahlreiche Forschungsprojekte in Europa realisiert werden und dadurch die Forschungsstrukturen zum Tourette-Syndrom in Europa nachhaltig verbessert werden. Die mittels ESSTS und COST entstandene Zusammenarbeit war die entscheidende Grundlage dafür, dass im Jahre 2011 einer großen europäischen Forschergruppe eine EU-Förderung in Höhe von 6 Mio. Euro zugesprochen wurde zur Erforschung immunologischer, infektiöser und genetischer Mechanismen bei Kindern und Jugendlichen mit Tic-Störungen. Mithilfe dieses Projekts mit dem Namen EMTICS („European Multicentre Tics in Children Studies") konnte mittlerweile die klinisch wichtige Frage beantwortet werden, ob Streptokokken-Infekte an der Entstehung oder Verschlechterung von Tics beteiligt sind. Die wichtigsten Ergebnisse der EMTICS-Studie werden ausführlich in Kapitel 12 dargestellt.

Die überaus erfolgreiche Arbeit von ESSTS setzte sich bereits im Folgejahr 2012 fort, als europäische Tourette-Forscher von der EU den Zuspruch für das Marie-Curie-Trainingsnetzwerk TS-EUROTRAIN erhielten. Für die Dauer von 3 Jahren wurden mit einem Fördervolumen von insgesamt 3 Mio. Euro 12 Nachwuchswissenschaftler in Europa gefördert. Mittlerweile wurden zahlreiche zum Teil sehr hochrangige Publikationen veröffentlicht – basierend auf den Studien, die im Rahmen der Forschungsinitiative durchgeführt wurden. Dabei wurden wichtige neue Erkenntnisse zur Pathogenese und Genetik des Tourette- Syndroms gewonnen.

Darüber hinaus wurden in den letzten Jahren verschiedene europäische und weltweite Forschungsverbünde gebildet zur Entschlüsselung der genetischen Grundlagen von Tic-Störungen, etwa „TIC Genetics: Tourette International Collaborative Genetics Study" und die „Gilles de la Tourette Syndrome (GTS) Genome-Wide Association Study (GWAS) Replication Initiative".

Seit 2019 wird erneut eine Studie in zahlreichen Ländern weltweit zur Entdeckung der dem Tourette-Syndrom zugrunde liegenden Genveränderungen durchgeführt (www.tic-genetics.org/). An dieser vom National Institute of Mental Health (NIMH) in den USA geförderten Studie nehmen wieder verschiedene Zentren in Deutschland teil, sodass auch hierzulande interessierte Familien teilnehmen können.

2 Historische Betrachtungen

2.1 Die erste schriftlich überlieferte Beschreibung einer Person mit Tourette-Syndrom?

Die Beurteilung historischer Schriften hinsichtlich der Frage, ob darin beschriebene sonderbare Verhaltensweisen oder Auffälligkeiten einzelner Personen als Symptome einer bestimmten Krankheit zu interpretieren sind, ist naturgemäß schwierig und sollte stets zurückhaltend erfolgen. Gemessen am heutigen Kenntnisstand sind derartige Schilderungen laienhaft und damit unpräzise und unvollständig. Es sollte stets berücksichtigt werden, dass einzelnen Fachbegriffen heute möglicherweise eine ganz andere Bedeutung zukommt als in vergangener Zeit. Weiterhin muss überprüft werden, ob eine scheinbar zweifelsfreie Beschreibung einer bestimmten Erkrankung nicht auch ebenso treffend mit der Darstellung einer ganz anderen Erkrankung in Einklang gebracht werden kann.

Nach Ansicht des Göttinger Tourette-Experten Aribert Rothenberger (1991) sowie des Medizinhistorikers Karl-Heinz Leven aus Freiburg (zitiert nach Krämer 2006) kann aus heutiger Sicht eine Schilderung der päpstlichen Inquisitoren Jakob Sprenger und Heinrich Institoris aus dem Jahre 1487 vermutlich als erste schriftliche Überlieferung einer Person mit Tourette-Syndrom gelten (Sprenger u. Institoris 2005). In ihrem Buch *Der Hexenhammer* wird in Kapitel 10 unter der Überschrift *Über die Art, wie die Dämonen bisweilen durch Hexenkünste die Menschen leibhaftig besitzen* ein junger Mann beschrieben, bei dem nach heutiger Sicht aller Wahrscheinlichkeit nach motorische und vokale Tics bestanden.

> *Ein gewisser Böhme aus der Stadt Dachov hatte seinen einzigen Sohn, einen Laienpriester, um der Gnade der Befreiung willen, da er besessen war, nach Rom gebracht. … „Ach, ich habe einen vom Dämon besessenen Sohn, den ich um die Gnade der Befreiung willen unter großen Mühen und Kosten bis hierher gebracht habe." Als ich fragte, wo denn der Sohn sei, sagte er, er sei mein Tischnachbar. Ein wenig erschrocken betrachtete ich ihn genauer, und da er mit solchem Anstand die Speisen zu sich nahm und auch alle Fragen prompt beantwortete, begann ich im Geist zu schwanken und hielt ihm entgegen, er sei nicht besessen, sondern es sei ihm etwas infolge einer Krankheit zugestoßen. Da erzählte der Sohn seinerseits den Hergang und gab an, wie und zu welcher Zeit er besessen gemacht worden sei. „Eine gewisse Frau", sagte er, „eine Hexe hat mir diese Krankheit angetan."…Ich würde jedoch seinen Aussagen nicht den geringsten*

Glauben beigemessen haben, wenn mich nicht sofort alle Erfahrung belehrt hätte. Denn von mir nach dem Zeitraum gefragt, in dem er entgegen der gewohnten Weise der Besessenen von solcher Schärfe seines Verstandes sei, antwortete er: „Ich werde des Gebrauchs der Vernunft nur beraubt, wenn ich mich mit göttlichen Dingen befasse oder heilige Orte aufsuchen will…" … Während er an diesen Orten exorzisiert wurde, stieß er ein schreckliches Geheul aus und versicherte schon, er wolle ausfahren. …Nach ihrer Beendigung zeigte er, sobald ihm die Stola vom Hals genommen wurde, wieder nicht die geringste unvernünftige oder unanständige Bewegung. Wenn er beim Vorübergehen an einer Kirche die Knie zur Begrüßung der glorreichen Jungfrau beugte, dann streckte der Teufel seine Zunge lang aus seinem Mund heraus, und befragt, ob er sich dessen nicht enthalten könnte, antwortete er: „Ich vermag das durchaus nicht zu tun, denn so gebraucht er alle meine Glieder und Organe, Hals, Zunge und Lunge, zum Sprechen oder Heulen, wenn es ihm gefällt. Ich höre zwar die Worte, die er so durch mich und aus meinen Gliedern heraus spricht, aber zu widerstreben vermag ich durchaus nicht. Und je andächtiger ich einer Predigt zu folgen wünsche, desto schärfer setzt er mir zu, indem er die Zunge herausstreckt."

2.2 Die ersten wissenschaftlichen Darstellungen von Patienten mit Tourette-Syndrom

Als erste wissenschaftliche Darstellung einer Patientin mit Tourette-Syndrom galt lange Zeit die Beschreibung der französischen Marquise de Dampierre durch Jean Itard aus dem Jahre 1825 (Itard 1825). Mittlerweile wird aber vermutet, dass die Erstbeschreibung der Erkrankung von dem französischen Internisten Trousseau aus dem Jahr 1873 stammt (s. unten) (Rickards et al. 2010). Itard (1774–1838) war ein bekannter französischer Arzt und Pädagoge, der insbesondere durch seine Erziehungsmethoden bei geistig behinderten Kindern bekannt geworden war. Seine Beschreibung der Marquise wurde von Gilles de la Tourette in dessen Arbeit über die *Maladie des tics* (Gilles de la Tourette 1885) übernommen und stellt darin die erste Fallbeschreibung dar. In diesem einzigen von neun Fallberichten von Gilles de la Tourette, der eine erkrankte Frau – und keinen Mann – beschreibt, findet sich eine detaillierte Schilderung der Symptome: motorische Tics seien erstmals im Alter von 7 Jahren an Händen und Armen beobachtet worden, später seien andere motorische Tics an Schultern, Hals und im Gesicht hinzugetreten. Im weiteren Verlauf wird über verschiedene vokale Tics berichtet mit bizarren Schreien und dem Ausstoßen von obszönen Wörtern. Insgesamt lässt die Beschreibung von Gilles de la Tourette annehmen, dass die Ausprägung der Erkrankung bei dieser Patientin besonders schwerwiegend war. So heißt es beispielweise in der Originalbeschreibung:

[…] So kann es vorkommen, dass mitten in einer Unterhaltung, die sie besonders lebhaft interessiert, plötzlich, und ohne dass sie sich davor schützen kann, sie das unterbricht, was sie gerade sagt oder wobei sie gerade zuhört und zwar durch bizarre Schreie und durch Worte, die sehr außergewöhnlich sind und die einen beklagenswerten Kontrast mit ihrem Erscheinungsbild und ihren vornehmen Manieren darstellen, die Worte sind meistens grobschlächtig, die Aussagen obszön und, was für sie und die Zuhörer nicht minder lästig ist, die Ausdrucksweisen sind sehr grob, ungeschliffen und beinhalten wenig vorteilhafte Meinungen über einige der in der Gesellschaft anwesenden Personen […]. (Gilles de la Tourette 1885, zit. n. Rothenberger 2006)

Dieser Bericht über die Marquise de Dampierre ist deswegen besonders bemerkenswert, weil die Marquise dem Pariser Adel angehörte und daher zu damaliger Zeit in Kreisen der französischen Aristokratie sehr bekannt war.

Alle neun Fallbeschreibungen von Gilles de la Tourette können vollständig in deutscher Übersetzung unter www.tourette-gesellschaft.de/ nachgelesen werden. Beispielhaft sei nachfolgend auszugsweise aus dem zweiten Fallbericht von Gilles de la Tourette zitiert, in dem ein junger Mann mit Tourette-Syndrom beschrieben wird:

S. […] geboren am 1. Juli 1864 in Le Havre […] S. […] war während seiner Kindheit nie krank, er war sehr intelligent und errang alle Preise in seiner Klasse. In der letzten Schulklasse hat er den Ehrenpreis […] erhalten; in dieser Zeit (Juli 1880) fiel seinem Lehrer auf, dass er die rechte Schulter und den rechten Arm manchmal mit kleinen abrupten und unwillkürlichen Bewegungen anhob. Kurz danach begann er in einem Büro zu arbeiten und konnte trotz dieser motorischen Störungen schreiben, musste aber ab Januar/Februar 1881 jegliche Tätigkeit aufgeben. Diese Bewegungsstörungen neigten zur Generalisierung: sie traten zunächst im rechten Bein auf, und im Juni (1881) griffen sie auch auf die linke Seite über. Im Januar desselben

Jahres tauchte außerdem noch ein anderes Phänomen auf: unwillkürlich und zusammen mit diesen Bewegungen stieß S. einen schwachen unartikulierten Schrei aus, der wie hem! oder ouah! klang und laut genug war, um von den Personen in seiner Umgebung genau wahrgenommen zu werden. [...]

Während des gesamten Jahres 1881 und bis zum Oktober 1882, dem Monat, in dem der Kranke in die Salpêtrière aufgenommen wurde (Station Bouvier, unter Leitung von Prof. Charcot), verschlimmerten sich die Bewegungsstörungen und die Lautäußerungen. [...] Ohne erkennbaren Anlass führt S. eine Reihe ganz merkwürdiger Bewegungen aus, lokalisiert und generalisiert, die sich manchmal nur auf einer Körperseite, manchmal auf beiden Körperseiten zeigen. Diese Bewegungen äußern sich in schneller Abfolge: am Kopf betreffen sie die Muskeln der Stirn, des Epikraniums, der Ohrmuschel und des Mundwinkels, der schnell nach oben und außen gezogen wird; bei den Grimassierungen des Kranken sind weder die Augen noch die Zunge beteiligt. Einhergehend mit diesen Grimassen kommt es häufig zu schnellem Schlenkern und Anheben der Arme und gleichzeitig zu abwechselndem Strecken und Beugen der Beine, meistens auf der rechten Seite; der rechte Fuß wird mit Kraft auf den Boden gestampft. Wenn diese bizarren Bewegungsstörungen in ihrer Intensität auf dem Höhepunkt angelangt sind, stößt S. einen rauen und unartikulierten Schrei aus. Diese Phänomene, die manchmal gehäuft auftreten, werden besonders durch Aufregung hervorgerufen: der Schlaf, der sehr gut ist, lässt sie völlig verschwinden. Es vergeht jedoch kein Tag, nicht einmal eine halbe Stunde, ohne dass sie sich zeigen; sie behindern auch die Nahrungsaufnahme insofern, als die Benutzung eines Glases oder einer Gabel durch das Auftreten dieser Zuckungen manchmal sehr stark behindert wird.

Kurz nach seiner Aufnahme in das Krankenhaus und dank einer dort erfolgten umfangreichen Untersuchung, bemerkten wir bald ein besonderes Phänomen. Der Schrei, den S. ausstieß, mündete unter gewissen Umständen in eine noch speziellere Symptomatik: während das ouah! ouah! weiterhin unverändert auftrat, wiederholte der Kranke jetzt Worte und sogar kurze Sätze, die er gehört hatte: „Hier ist M. Charcot" – „Charcot" wiederholte er sofort, wobei er seine üblichen Bewegungen ausführte. Anschließend fügte er noch hinzu „Ah! Hier ist M. Charcot, M. Charcot, M. Charcot"; und das alles begleitet von Grimassen und Verrenkungen.

Außer derartigen Namensäußerungen, die mit lauter Stimme gesprochen wurden, und ohne dass der Kranke es vermeiden konnte, gab es noch Gedanken, die er ebenfalls aussprechen musste. Eines Tages hörte S. den Leiter des Pflegeheimes zu einer Hausmeisterin sagen, dass sie ihrem Dienst nicht sorgfältig genug nachginge: sogleich wiederholte er laut, verbunden mit Zuckungen: „Ah, die Kuh, sie tut ihren Dienst nicht, ihren Dienst..." [...]

In dieser Verfassung und nach sehr unregelmäßig aufgesuchten Behandlungen, die dadurch wirkungslos geblieben waren, kehrte der Kranke am 1. Juli 1883 zu seiner Familie zurück. Nachdem er in Le Havre angekommen war, verfiel er mehrmals in tiefe Depression [...] nach und nach entwickelte sich etwa im Januar 1884 eine gewisse Beruhigung; [...] S. hat unmerklich die Angewohnheit verloren, unflätige Wörter auszusprechen, aber er leidet immer noch an Echolalie; wenn man ihn auf der Straße ruft, kann er nur selten dem Drang widerstehen, seinen eigenen Namen wiederholen zu müssen. Die komplexen, unkoordinierten Bewegungen sind ebenfalls verschwunden, sie treten lediglich noch im Bereich des rechten Armes auf; es zeigen sich zudem rasche Bewegungen des Ringmuskels (Musculi orbicularis occuli) beider Augen und schließlich, was bei seinem Krankenhausaufenthalt nicht vermerkt worden war, schnellt die Zunge von Zeit zu Zeit mehrmals nach vorne und wieder zurück. Alle Gemütsbewegungen wirken sehr stark auf ihn ein: er hüpft, sagt seine Mutter, wenn man ihn ruft, und obwohl die Verbesserung seines Zustandes deutlich sichtbar ist, konnte er seinen Beruf noch nicht wieder aufnehmen. Sein Allgemeinbefinden ist hervorragend, die Intelligenz ist klar und lebhaft. S... hat sich, seine endgültige Heilung erwartend, einen gewissen Müßiggang zugelegt und bummelt herum. [...] (Gilles de la Tourette 1885, zit. n. Boldt et al. 2003)

Wie bereits eingangs erwähnt, veröffentlichten die englischen Tourette-Experten Rickards und Mitarbeiter 2010 eine Arbeit mit dem Titel „Historical Review: ‚Trousseau's Disease': A Description of the Gilles de la Tourette Syndrome 12 Years Before 1885" (Rickards et al. 2010). Darin findet sich erstmals in englischer Übersetzung die Beschreibung eines Patienten mit *nonpainful tics*. Die Autoren glauben, dass es sich bei dieser posthum veröffentlichten Fallbeschreibung durch den französischen Internisten Armand Trousseau (1801–1867) aus dem Jahre 1873 zweifelsfrei um einen jungen Mann mit Tourette-Syndrom handelt (Trousseau 1873). Ihrer Auffassung nach entspricht die Symptombeschreibung viel mehr der heutigen Sicht der Erkrankung als die Fallbeschreibungen von Gilles de la Tourette 12 Jahre später, sodass wir heute eigentlich von der „Trousseau'schen Erkrankung" statt vom Gilles de la Tourette-Syndrom sprechen müssten. Auch halten sie es für sicher, dass sowohl Charcot als auch Gilles de la Tourette diese Fallberichte kannten. Warum Charcot sich aber entschied, die Erkrankung nach seinem Schüler Gilles de la Tourette und nicht nach Trousseau zu benennen und Gilles de la Tourette die Beobachtungen Trousseau's in seiner berühmten Publikation unerwähnt lies, darüber könne nur spekuliert werden.

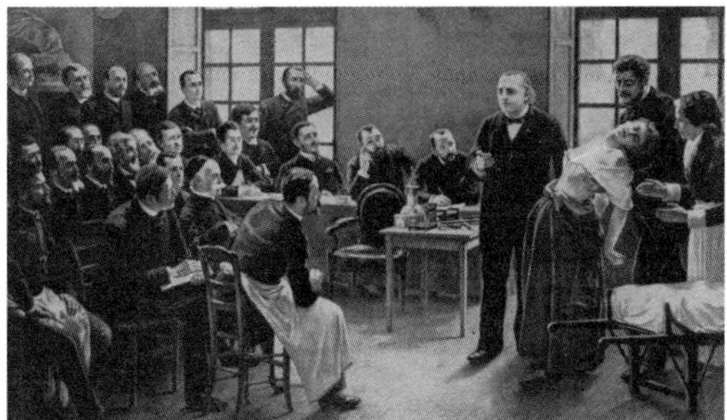

Abb. 2 Charcot (2. v.r.) während einer seiner Vorlesungen zur Hysterie. Dargestellt ist eine Patientin mit einer dissoziativen Störung in Form einer Bewusstseinsstörung (Ohnmacht). Gilles de la Tourette sitzt in der ersten Reihe rechts.

2.3 George Gilles de la Tourette – der Namensgeber des Tourette-Syndroms

Georges Albert Édouard Brutus Gilles de la Tourette (s. Abb. 1) wurde am 30. Oktober 1857 in Frankreich geboren. Nach dem Medizinstudium fand er im Jahre 1884 eine Anstellung als Assistenzarzt bei dem berühmten französischen Neurologen Jean Martin Charcot (s. Abb. 2) an der Pariser Universitätsklinik Salpêtrière (s. Abb. 3).

Ausgehend von Untersuchungen zur Hysterie, Epilepsie und verschiedenen Bewegungsstörungen begann Gilles de la Tourette Studien zu Tic-Störungen. 1885 veröffentlichte er seine berühmte Arbeit zur *Maladie des Tics* mit dem Titel *Étude sur une affection nerveuse caracterisée par l'incoordination motrice accompagnée d'écholalie et de coprolalie*, die in der angesehenen Fachzeitschrift *Archives de Neurologie* erschien. Darin beschreibt er neben der bereits von Itard dargestellten Marquise de Dampière acht weitere Patienten mit Tic-Störungen. Charcot ist es wohl zu verdanken, dass die Erkrankung von nun an seinen Namen tragen sollte. Er sagte: *Quel joli nom pour une maladie aussi horrible!* (zu Deutsch: welch schöner Name für eine so furchtbare Krankheit).

Der weitere Lebensweg von Gilles de la Tourette war überaus tragisch: nachdem er 1893 eine Schussverletzung überlebte, die ihm eine schizophrene Patientin in vermutlich wahnhafter Verkennung zugefügt hatte, erkrankte er 1901 an einer Neurosyphilis und musste seine Tätigkeit als Arzt aufgeben. Wegen zunehmend deutlich hervortretender psychiatrischer

F.M.P BIBLIOTHEQUE
M. le Dr GILLES DE LA TOURETTE,
Médecin des Hôpitaux de Paris, directeur en chef
du service médical de l'Exposition de 1900.
Cliché E. Pirou.

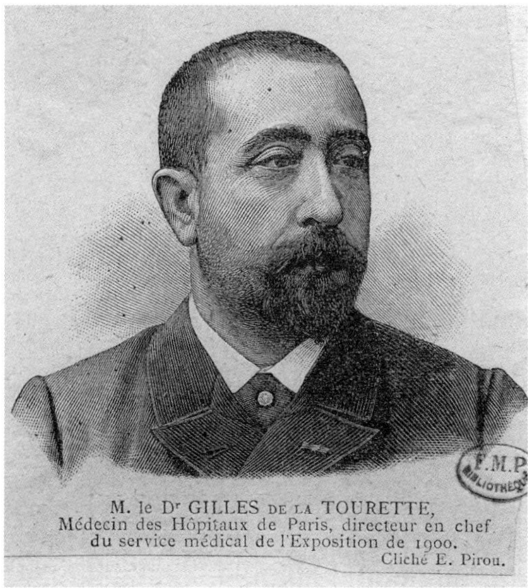

Abb. 1 George Gilles de la Tourette

La Salpêtrière.

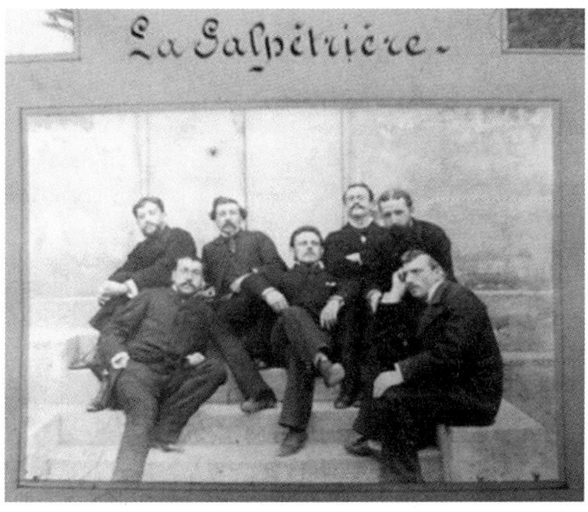

Abb. 3 Gilles de la Tourette im Kreis seiner Kollegen an der Pariser Universitätsklinik Salpêtrière

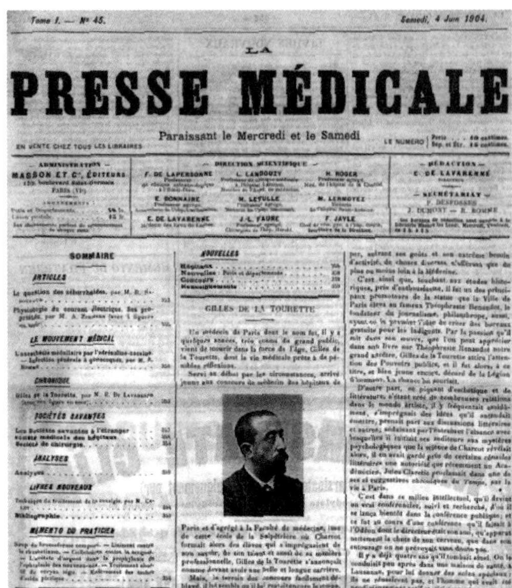
Tome I. — N° 45. Samedi, 4 Juin 1904.

LA

PRESSE MÉDICALE

Paraissant le Mercredi et le Samedi

SOMMAIRE

GILLES DE LA TOURETTE

Abb. 4 Nachruf auf Gilles de la Tourette in der französischen Presse

Symptome wurde er von der französischen Presse sogar als *geisteskranker Psychiater* verspottet. Am 28. Mai 1901 erfolgte auf Veranlassung von Jean-Baptiste Charcot, dem Sohn Charcots, eine Zwangseinweisung in eine Klinik in der Schweiz, wo er am 22. Mai 1904 an den Folgen einer progressiven Paralyse starb (s. Abb. 4). Das Grab von George Gilles de la Tourette befindet sich im französischen Ort Loudun (Krämer 2003).

2.4 Bewertung des Tourette-Syndroms nach Gilles de la Tourettes Tod

Trotz der prägnanten Darstellung der Erkrankung durch Gilles de la Tourette geriet das Tourette-Syndrom nach dessen Tod für lange Zeit in Vergessenheit. Zuweilen wurde sogar angezweifelt, ob es diese Erkrankung als eigenständiges Syndrom überhaupt gäbe oder lediglich das Produkt von Gilles de la Tourettes *blühender Phantasie* gewesen sei (Sacks 1991).

In der ersten Hälfte des 20. Jahrhunderts erfuhren Tic-Störungen durch die französischen Neurologen Meige und Feindl (1902) nochmals eine völlig andere Bewertung: nachdem Charcot und Gilles de la Tourette das Tourette-Syndrom bereits als neurologische Erkrankung verstanden hatten, stuften Meige und Feindl Tic-Störungen als funktionelle bzw. dissoziative Störungen (nach damaliger Terminologie: psychogene Erkrankungen) ein und beeinflussten durch ihre Auffassung die Einordnung von Tic-Störungen über viele Jahre hinweg maßgeblich.

Soweit heute bekannt, nahm Sigmund Freud zur Ursache von Tics kaum Stellung. Auch wenn er einmal geäußert haben soll, bei der Entstehung von Tics sei auch ein *organischer Faktor* beteiligt, vertrat er im Übrigen wohl die Auffassung, dass Tic-Störungen als *Neurose* und damit als funktionell einzustufen seien. Freud verstand den *tic convulsif* als besondere Manifestationsform der Hysterie (zit. n. Shapiro et al. 1988a). Obwohl Freud wie Gilles de la Tourette Vorlesungen von Charcot besuchte, stellte er folgende Vermutung zur Entstehung der Koprolalie auf: der Versuch, unwillkürlich hervorgebrachte Laute zu unterdrücken, führe dazu, dass der Patient Befürchtungen entwickle, die er nachfolgend ebenso wie die Geräusche laut von sich geben müsse (zit. n. Pappenheim 1989). Wiederholt wurde Freud vorgeworfen, er habe bei seiner Patientin Frau Emmy von N. statt der Diagnose eines Tourette-Syndroms die einer Hysterie gestellt (Pappenheim 1989). Allerdings wurde zu Recht darauf hingewiesen, dass eine solche Bewertung im historischen Kontext erfolgen müsse und auch Charcot und Gilles de la Tourette von der *maladie des tics* Tics infolge einer Hysterie abgegrenzt hätten (Kushner 1989).

Liest man Freuds ausführliche Beschreibungen der Symptome von Emmy von N. aus heutiger Sicht mit dem aktuellen Wissen, dass das kombinierte Auftreten von (primären) Tics infolge eines Tourette-Syndroms und funktionellen „Tic-ähnlichen" Symptomen viel häufiger besteht als bisher angenommen (s. Kap. 8.3 Tourette-Syndrom mit komorbider funktioneller Bewegungsstörung), dann ist anzunehmen, dass Emmy von N. sowohl am Tourette-Syndrom als auch gleichzeitig an einer funktionellen Bewegungsstörung litt. Anhand von Freuds Beschreibungen ist anzunehmen, dass auch er sich dieser Doppeldiagnose durchaus bewusst war.

Erst eine umfassende Darstellung durch das amerikanische Neurologen-Ehepaar Arthur und Elaine Shapiro im Jahr 1978 rückte das Tourette-Syndrom wieder stärker ins allgemeine Interesse der Neurologen und Psychiater. Wie wenig Beachtung dem Tourette-Syndrom bis dahin geschenkt worden war, verdeutlicht nicht zuletzt die Tatsache, dass bis 1965 lediglich 44 Patienten mit Tourette-Syndrom in englischsprachigen Fachartikeln beschrieben worden waren (Kelman 1965). Demgegenüber berichteten Shapiro und Shapiro 1978 in der Erstauflage ihres Buches *Gilles de la Tourette-Syndrome* bereits über 145 eigene Patienten. Die 1988 erschienene zweite Auflage des Buches stützt sich sogar auf die Untersuchung von 1262 Patienten mit Tourette-Syndrom. Ein derartig umfangreiches Patientenkollektiv war zu dieser Zeit einzig und unterstreicht die herausragende klinische Kompetenz und den Einfluss der Shapiros für die folgenden Jahre. Ihr umfassendes Buch ist hinsichtlich der klinischen Darstellung der Erkrankung bis heute in weiten Teilen gültig.

3 Berühmte Persönlichkeiten und bekannte Zeitgenossen mit Tourette-Syndrom

Selbstverständlich kann wegen der ärztlichen Schweigepflicht hier nur über Menschen berichtet werden, die nicht nur gegenüber ihrem behandelnden Arzt über die bei ihnen bestehende Tic-Störung gesprochen haben, sondern dies auch in der Öffentlichkeit taten. An dieser Stelle sei darauf hingewiesen, dass sich in der Tourette-Sprechstunde der Medizinischen Hochschule Hannover in den vergangenen Jahrzehnten Menschen mit Tourette-Syndrom aus praktisch allen Berufsfeldern vorgestellt haben – vom Ingenieur bis zum Musiker, vom Arzt bis zum Finanzbeamten, vom Koch und Konditor bis hin zum Lehrer.

Nicht nur über Zeitgenossen, sondern auch über verschiedene historische Persönlichkeiten existieren unterschiedlich gut begründete Vermutungen, dass bei ihnen Tics bzw. ein Tourette-Syndrom bestanden haben könnten. Hierzu zählen neben dem römischen Imperator Claudius Peter der Große, Molière und Napoleon. Allerdings lassen die verfügbaren Quellen nur vage Vermutungen zu. Letztlich scheint es wenig wahrscheinlich, dass bei den vorgenannten Personen wirklich Tics oder ein Tourette-Syndrom bestanden (Krämer 2006).

3.1 Hatte Mozart ein Tourette-Syndrom?

Die Hypothese, dass zumindest manche der sonderbaren Verhaltensweisen des Genies Wolfgang Amadeus Mozart (1756–1791) durch ein Tourette-Syndrom erklärt werden könnten, wurde erstmals von dem dänischen Neurologen und Psychiater Rasmus Fog formuliert (Fog u. Regeur 1983, Fog 1995). Seither haben sich verschiedene Biographen und Medizinhistoriker mit dieser Frage befasst (Simkin 1992, Aterman 1994).

Diese Vermutung erhielt im Jahr 2006 neuen Auftrieb, als der englische Komponist **James McConnel**, bei dem selbst ein Tourette-Syndrom besteht, in einem vom TV-Sender ARTE ausgestrahlten Beitrag über sich berichtete, dass, wenn er Musik von Mozart höre, alle seine Tics verschwunden seien. Dies sei hingegen beim Hören der Musik von anderen Komponisten wie Beethoven, Brahms oder Strawinsky nicht der Fall (*Der Mozart-Test*, ARTE, 13.01.06). Von dieser Beobachtung ausgehend stellte McConnel die Hypothese auf, dass auch bei Mozart ein Tourette-Syndrom bestanden habe, das dieser – in Analogie zu seiner Erfahrung – durch das Musizieren selbst therapiert habe: *Mozart behandelte seine eigene Krankheit, indem er Musik kreierte, die für ihn selbst Medizin war!* Als musikalisches Beispiel nennt McConnel eine Passage aus dem Duett von *Papageno und Papagena* aus Mozarts Oper *Die Zauberflöte* und bewertet die darin enthaltene Silbenwiederholung *Pa-Pa-Pa-Pa-Pa-Pa-Papagena* als komplexen vokalen Tic im Sinne einer Palilalie.

Diese durchaus interessante Ansicht McConnels dürfte einer kritischen Beurteilung allerdings kaum standhalten. Die wissenschaftliche Diskussion über die Hypothese, bei Mozart habe ein Tourette-Syndrom bestanden, stützt sich in erster Linie auf verschiedene Zitate aus den sogenannten *Bäsle-Briefen*, der zwischen 1771 und 1781 entstandenen Korrespondenz zwischen Mozart und seiner Cousine Maria Anna Thekla Mozart (zit. n. www.hs-augsburg.de/~harsch/germanica/Chronologie/18Jh/Mozart/moz_br03.html).

2. Brief (364), Mannheim, den 5.11.1777:

> *[...] – iezt wünsch ich eine gute nacht, scheissen sie ins beet daß es kracht; schlafens gesund, reckens den arsch zum mund, ich gehe izt nach schlaraffen, und thue ein wenig schlaffen. [...] leben sie wohl unterdessen, ach Mein arsch brennt mich wie feüer! was muß das nicht bedeüten! – vielleicht will dreck heraus? – ja ja, dreck, ich kenne dich, sehe dich, und schmecke dich – und – was ist das? [...] Ich mache die Probe, thue den ersten finger im arsch und dann zur Nase, und – Ecce Provatum est, die Mama hatte recht. Nun leben sie recht wohl, ich küsse sie 10.000mahl und bin wie allzeit der alte junge Sauschwanz Wolfgang Amadé Rosenkranz. [...]*

3. Brief (371), Mannheim, den 13.11.1777:

> *[...] Verzeihen sie mir meine schlechte schrift, die feder ist schon alt, ich scheisse schon wircklich bald 22 jahr aus den nemlichen loch, und ist doch noch nicht verissen! – und hab schon so oft geschissen – und mit den Zähnen den dreck ab-bissen. [...]*

4. Brief (384), Mannheim, den 3.12.1777:

> *[...] Hur sa sa, Kupferschmied, halt mir's Mensch, druck mir's nit, halt mir's Mensch, druck mir's nit, leck mich im Arsch, Kupferschmied, ja und das ist wahr, wers glaubt, der wird seelig, und wer's nicht glaubt, der kommt in Himmel; aber schnurgerade und nicht so, wie ich schreibe. [...] Mein Entschluß ist gefaßt; wenn mir noth ist, so gehe ich, doch nach dem die Umstände sind wenn ich das laxiren habe, so lauf ich und wenn ich gar nicht mehr halten kann, so scheiß ich in die Hosen. [...] An alle gute Freund und Freundinnen von uns beyden einen ganzen Arsch voll Empfehlungen. [...] Nun weiß ich nichts mehr Neues, als daß eine alte Kuh einen neuen Dreck geschißen hat; und hiermit addieu Anna Maria Schlosserin geborne Schlüsselmacherin. [...]*

Den 6. Brief (511), kaysersheim den 23ten: dec. 1778, schließt er mit den Worten:

> *[...] P:S: Scheis = dibitari der pfarer zu Rodempl hat sein köchin im arsch geleckt, ein andern zum Exempl; [...]*

Einen Brief an den Chorregenten Stoll in Baden bei Wien, Wien, 12. Juli 1791, unterschreibt Mozart mit dem Gruß (zit. n. Schiedermair 1914):

> *[...] Ich bin Ihr ächter freund Franz Sießmayr Scheißdreck. Scheishäusel den 12 Juli*

An den Vater richtet er folgende Zeilen, Augsburg, 25. Oktober 1777 (zit. n. Hildesheimer 1985a):

> *[...] Nun addio. ich küsse dem papa nochmahlen die hände, und meine schwester umarme ich, und allen guten freunden und freundinen empfehle ich mich, und auf das heisel nun begieb ich mich, und einen Dreck vielleicht scheisse ich, und der nähmliche narr bleibe ich, Wolfgang et Amadeus Mozart ich, augspurg den 25 octobrich, 1700 Siebenzig ich.*

Der Mozartbiograph Wolfgang Hildesheimer (1977) bezeichnet Mozarts Eigenheiten hingegen als *die grimmige Lust am Absurden*, als *eine eigentümliche Form der Infantilität* und deutet *die Mozart'schen Wortphantasien als zwanghafte Lust und Leichtigkeit des Assoziierens und als Fähigkeit mit disparaten und scheinbar willkürlichen Lautkombinationen Euphonie und Rhythmus in einer Art zu erzeugen, die nicht direkt erschließbar ist.*

Mozart komponierte zudem zwei Kanon mit den Titeln *Leck mich im Arsch* (K. 231/382c) und *Leck mir den Arsch fein recht schön sauber* (K. 233/382d) (zit. n. www.de.wikipedia.org/wiki/Leck_mich_im_Arsch und www.de.wikipedia.org/wiki/Leck_mir_den_Arsch_fein_recht_sch%C3%B6n_sauber).

Darin heißt es:

> *Leck mich im A ... g'schwindi, g'schwindi!*
> *Leck im A ... mich g'schwindi.*
> *Leck mich, leck mich,*
> *g'schwindi*

und:

Leck mire den A … recht schon,
fein sauber lecke ihn,
fein sauber lecke, leck mire den A …
Das ist ein fettigs Begehren,
nur gut mit Butter geschmiert,
den das Lecken der Braten mein tagliches Thun.
Drei lecken mehr als Zweie,
nur her, machet die Prob'
und leckt, leckt, leckt.
Jeder leckt sein A … fur sich.

Eine Zeichnung an seine Cousine Bäsle datierte Mozart um, damit sich folgender Reim ergibt (s. Abb. 5):

Salsbourg den 10ten May 1709ni, blass mir hint' aini. – gut ists, wohl bekomms'

In Mozarts Briefen sind neben den obszönen Wörtern auch die zuweilen erzwungen wirkenden Reime sowie sonderbare und unsinnige Wortwiederholungen auffällig. Außer diesen in Briefen und anderen Schriftstücken dokumentierten obszönen Äußerungen wird über Mozart berichtet, er habe zeitweise auch zu sehr groben und vulgären verbalen Beschimpfungen geneigt.

Nur wenige Überlieferungen berichten hingegen über andere Auffälligkeiten, die für ein Tourette-Syndrom sprechen könnten, insbesondere solche, die die Motorik betreffen und als motorische Tics interpretiert werden könnten. Allerdings schreibt Hildesheimer (1985b):

[…] Man hat, in der Tat, behauptet, es habe keine waagerechte Fläche, keinen Tisch, kein Fensterpolster gegeben, auf denen er nicht sofort Klavier spielte. Hier sehen wir ihn, den quecksilbrig-unruhigen kleinen Mann, wie er uns zur Verzweiflung hätte bringen können. Überdies – das Auf- und Ab-Gehen beim Händewaschen, das Aneinanderschlagen der Fersen, das Grimassenschneiden, Herumfuchteln […].

Caroline Pichler, zu Mozarts Zeiten eine bekannte Wiener Schriftstellerin, schrieb ferner (zit. n. Hildesheimer 1985c):

Als ich einst am Flügel saß und das Non piu andrai aus Figaro spielte, trat Mozart, der sich gerade bei uns befand, hinter mich und ich mußte es ihm wohl Recht machen, denn er brummte die Melodie mit und schlug den Tact auf meine Schultern; plötzlich aber rückte er sich einen Stuhl heran, setzte sich, hieß mich im Basse fortspielen und begann so wunderschön aus dem Stehgreife zu variieren, daß Alles mit angehaltenem Atem den Tönen des deutschen Orpheus lauschte. Auf einmal aber ward ihm das Ding zuwider, er fuhr auf und begann in seiner närrischen Laune, wie er es öfters machte, über Tisch und Sessel zu springen, wie eine Katze zu miauen und wie ein ausgelassener Junge Purzelbäume zu schlagen […].

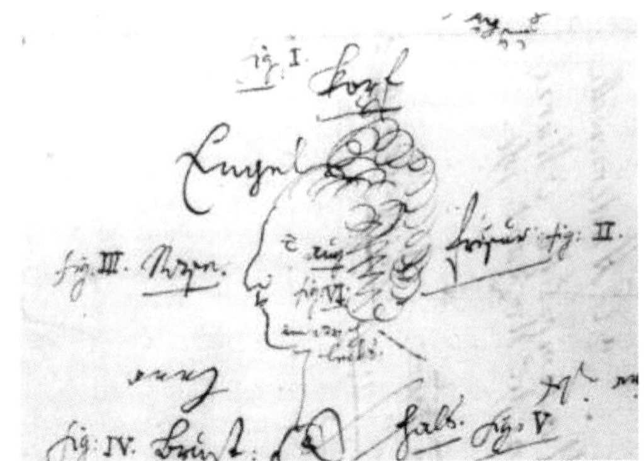

Abb. 5 Zeichnung Mozarts an das Bäsle vom 10. Mai 1779. (Spaethling R: Mozart's Letters, Mozart's Life. London, Faber & Faber, 2000; zitiert nach www.hs-augsburg.de/~harsch/germanica/Chronologie/18Jh/Mozart/moz_br03.html).

Immer wieder hat man sich bemüht, Erklärungen für Mozarts auffälliges Verhalten zu finden. So kam der Mozart-Biograph Hildesheimer zu dem Schluss, es handele sich dabei *um einen durch geistige Überleistung bedingten Kontaktverlust, der sich anderweitig kompensiert und zwar für die Mitwelt an unerwarteten und unerwünschten Stellen.* Der Schriftsteller Stefan Zweig hingegen, der eine Reihe von Mozart-Briefen besaß, deutete in seiner Korrespondenz mit Sigmund Freud Mozarts Neigung zur Koprolalie als *merkwürdige Variante der Erotik eines bedeutenden Menschen* und ließ Freud wissen, dass er den Inhalt der Briefe nur einem ganz engen Kreis vermittele, weil *eine Veranlagung dieser Art nicht Jeden von uns zu interessieren hat.* Dem gegenüber steht die Hypothese, die beschriebenen Verhaltensauffälligkeiten könnten statt einer neurologischen oder psychiatrischen Erkrankung lediglich Mozarts einzigartiger Persönlichkeit, seinem genialen Talent und den enormen Ansprüchen des Vaters und der Gesellschaft zugeschrieben werden (Ashoori u. Jankovic 2007).

Anhand der verfügbaren Quellen wird heute wohl nicht mehr vollständig zu klären sein, ob bei Mozart ein Tourette-Syndrom bestand. Einerseits könnten die überlieferten Verhaltensauffälligkeiten in der Tat als motorische und vokale Tics sowie als Koprophänomene mit Koprolalie (Aussprechen von Schimpfwörtern) und Koprographie (Schreiben von Schimpfwörtern) interpretiert werden. Seine musikalische Genialität spricht gewiss nicht gegen diese Einschätzung, denn es sind andere hochtalentierte Musiker bekannt, bei denen ein Tourette-Syndrom vorliegt (s. Kap. 3.2.2 Musiker mit Tourette-Syndrom). Andererseits kommt eine Koprographie nur selten bei dieser Erkrankung vor. Zudem liegen nur spärliche Belege für motorische Tics vor, die als Kernsymptom des Tourette-Syndroms anzusehen sind (Kammer 2007).

3.2 Prominente Personen mit Tourette-Syndrom

3.2.1 Historische Persönlichkeiten mit Tourette-Syndrom

Der Tourette-Experte Andrea Cavanna mutmaßt, dass bei **König Christian VII von Dänemark** (1749–1808) – statt der bisher angenommenen Diagnose einer Schizophrenie – möglicherweise ein Tourette-Syndrom bestanden haben könnte (Cavanna u. Cavanna 2014). In historischen Schriften werden neben verschiedenen Verhaltensauffälligkeiten mit Impulsivität, Aggressivität und Autoaggressionen auch Bewegungen beschrieben, die durchaus mit dem Bestehen motorischer Tics im Einklang stehen könnten.

3.2.2 Musiker mit Tourette-Syndrom

Von nicht wenigen Musikern und Komponisten ist bekannt, dass bei ihnen ein Tourette-Syndrom vorliegt. Dies führte immer wieder zu Spekulationen, ob Menschen mit Tourette-Syndrom besondere künstlerische und musikalische Begabungen haben. Auch wird von vielen Künstlern, aber auch zahlreichen Patienten berichtet, dass das Spielen eines Instruments oder Singen zu einer deutlichen Reduktion der Tics führe. In einer kleinen Studie konnte tatsächlich nachgewiesen werden, dass das (passive) Hören von Musik und viel mehr noch das (aktive) Musizieren zu einer Tic-Verminderung führt (Bodeck et al. 2015). Offen bleibt derzeit aber die Frage, ob es sich hierbei um einen spezifischen Effekt infolge des Musizierens handelt oder „lediglich" die Konzentration auf eine Tätigkeit entscheidend ist, wie es auch von anderen Tätigkeiten bekannt ist, die ein hohes Maß an Konzentration erfordern.

Der bekannte amerikanische Jazzpianist und Komponist **Michael Wolff** (Jahrgang 1954) machte seine Tourette-Erkrankung unter anderem dadurch der Öffentlichkeit bekannt, dass er viele Jahre dem Vorstand der amerikanischen Tourette-Gesellschaft (Tourette Association America, Inc., TAA) angehörte und sich um Kinder mit Tourette-Syndrom kümmerte. Wolff arbeitete als Bandleader, musikalischer Leiter verschiedener Shows (*The Arsenio Hall Show, The Naked Brothers Band*) und Komponist von Filmmusiken. So schrieb er auch die Filmmusik zu dem Film *The Tic Code* (s. Kap. 3.2.7 Tourette-Syndrom im Kino), der von der Freundschaft zweier Musiker mit Tourette-Syndrom erzählt und an seine eigene Biografie angelehnt ist.

Der 1967 in London geborene britische Klassik-Pianist **Nick van Bloss** legte wegen seines Tourette-Syndroms vom 26. bis 41. Lebensjahr eine Konzertpause ein, obwohl er in Fachkreisen zuvor bereits als Jahrhundertgenie gefeiert wurde. Bereits im Alter von 15 Jahren war er als Juniorstudent am Londoner *Royal College of Music* eingeschrieben. Die Diagnose eines Tourette-Syndroms wurde allerdings erst im Alter von 21 Jahren gestellt, 14 Jahre nach Symptombeginn. Im Jahre 2006 veröffentlichte van Bloss ein autobiographisches Buch (*Busy Body – My Life With Tourette's Syndrome*), in dem er sein Leben mit dem Tourette-Syndrom beschreibt. Mittlerweile sagt er von sich, dass er gelernt habe, ein Leben mit dem Tourette-Syndrom anzunehmen (van Bloss 2006): Daraufhin feierte er am 28.04.2009 mit dem *English Chamber Orchestra* in der Londoner *Cadogan Hall* vor 900 Zuhörern ein viel bejubeltes Comeback.

Der amerikanische Komponist **Tobias Picker** (1954 in New York geboren) begann bereits mit acht Jahren zu komponieren, studierte an verschiedenen renommierten Hochschulen und erhielt zahlreiche bedeutende Auszeichnungen. Er komponierte Opern, Symphonien, Konzerte für Klavier und andere Instrumente, Lieder, Streichquartette und Kammermusik. Seine Symphonien wurden von vielen bedeutenden Orchestern aufgeführt wie den New Yorker Philharmonikern, dem Chicago Symphonie Orchester, den Münchener Philharmonikern und dem Tonhalle-Orchester Zürich. Picker selbst sagt über seine Musik, dass diese auch *tourettic elements* enthalte.

In der britischen Fernsehdokumentation *Mad But Glad* aus dem Jahre 2007 wird über die Tourette-Erkrankung sowohl von Nick van Bloss als auch von Tobias Picker berichtet. In einem Interview mit dem bekannten englischen Neurologen Oliver Sacks äußert van Bloss, dass seine Tics während des Klavierspielens praktisch verschwunden seien. Sacks diskutiert in dem Beitrag die interessante Frage, inwiefern ein ursächlicher Zusammenhang zwischen dem Tourette-Syndrom und der außergewöhnlichen Kreativität von van Bloss und Picker besteht.

In seinem Buch *Der einarmige Pianist* beschreibt Oliver Sacks nicht nur die Lebensgeschichte von van Bloss und Picker, sondern auch die des jungen amerikanischen Schlagzeugers **Matt Giordano** (Jahrgang 1982). Nach Oliver Sacks Einschätzung besteht bei Giordano ein *schweres Tourette-Syndrom*. Giordano sagt von sich, dass seine Tics während des Schlagzeugspielens zurückgingen und dabei Rhythmus und Tic synchron verliefen und in Einklang stünden (www.tourette.org/real-people-real-progress-webinar/, Sacks 2008).

Bei dem schwedischen Musiker, Produzenten und Diskjockey **Jonas Altberg** (Jahrgang 1984), besser unter seinem Künstlernamen **Basshunter** bekannt, besteht ebenso ein Tourette-Syndrom wie bei dem britischen Popsänger und Songschreiber **Nick Tatham** (Jahrgang 1983). Tatham spielt sowohl Gitarre als auch Klavier auf hohem Niveau. Dies ist besonders bemerkenswert, weil er nie Unterricht nahm. Tatham stellt in dem 2004 erschienenen Film *Live for the Moment* von Richard Booth den Tourette-betroffenen Sänger Miles Anderson dar, der mit Hilfe eines befreundeten Arztes lernt, mit dem Tourette-Syndrom zu leben. Auch Tatham beschreibt, dass seine Tics während des Singens verschwänden und er eine andere Person würde.

Kurt Cobain (1967–1994), Komponist und Leadsänger der Rockband Nirvana, suizidierte sich 2014 im Alter von 27 Jahren. Bei ihm wurde in der Kindheit die Diagnose einer ADHS gestellt. Später kamen eine Zwangsstörung, Alkohol- und Drogenabhängigkeit sowie Depressionen hinzu. Etwa mit neun Jahren sollen erstmals motorische Tics mit Augenblinzeln aufgetreten sein. Im Erwachsenenalter wurden in Interviews und bei Aufregung einfache motorische und vokale Tics beobachtet. Dokumente, in denen offiziell die Diagnose eines Tourette-Syndroms gestellt wurde, sind nicht bekannt. Neben der wahrscheinlichsten Diagnose eines Tourette-Syndroms wurde alternativ spekuliert, dass Cobains Tics Folge von Drogenkonsum und der Einnahme zahlreicher Medikamente gewesen sein könnten (Camargo u. Bronzini 2015). Interessanterweise schrieb Cobain 1993 den Text für einen Song namens *Tourette's*.

Jamie Grace, geboren 1991, ist eine junge amerikanische Sängerin, die 2012 für den Grammy nominiert wurde und im selben Jahr den *Dove Award* for *New Artist in the Year* erhielt. Sie sagt über sich, dass das Tourette-Syndrom zwar keine lebensbedrohliche Erkrankung sei, aber eine Erkrankung, die das Leben verändere.

Der Sänger **James Durbin** (Jahrgang 1989) gewann 2011 den 4. Platz bei *American Idol*. Kurz nach dem Tod seines Vaters wurden bei ihm im Alter von neun Jahren ein Tourette-Syndrom und ein Asperger-Syndrom diagnostiziert.

Der Jazz-Schlagzeuger, Komponist und Autor **David R. Aldridge** beschreibt in seinem 2014 erschienenen Buch *Tourette Syndrome and Music: Discovering Peace Through Rhythm and Tone* sein Leben mit dem Tourette-Syndrom. Er empfand das Spielen von Instrumenten wie Schlagzeug, Gitarre, Bass und Keyboard während seiner Kindheit als wichtigen Ausgleich und eine Art Selbsttherapie. Um Kinder und Jugendliche mit Tourette-Syndrom zu unterstützen, hält er seit 2010 in den USA und Großbritannien Drum-Circle- und Drum-Set-Demonstrationen ab. Er sagte über sich: „Der Drang zu spielen und der Wunsch, die endlose Anspannung des Tourette-Syndroms abzubauen, nähren sich gegenseitig wie Öl das Feuer." (Sacks 2007).

Auch der professionelle Bariton-Opernsänger **Jason Duika** (Jahrgang 1983) machte öffentlich, dass bei ihm seit dem sechsten Lebensjahr stark ausgeprägte Tics bestanden. Früh bemerkte er, dass er während des Singens kaum Tics hatte. Dies half ihm trotz Hänseleien in der Kindheit, seinen Weg als Musiker zu gehen.

Der Komponist und Pianist **Luke Parkin** (Jahrgang 1979) gilt als besonders vielseitiger und produktiver Künstler, der in seiner Musik verschiedene Genres vermischt. Im Jahre 2006 stellte er sich für eine Werbekampagne der Amerikanischen Tourette-Gesellschaft TAA zur Verfügung.

Jim Couchenour, Keyboarder und Komponist, machte sein Tourette-Syndrom unter anderem dadurch öffentlich, dass er 2004 einen Song mit dem Titel „Tourette's Tribute" einspielte.

Beim Eurovision Song Contest 2021 trat für Norwegen **Andreas Andresen Haukeland** an, besser bekannt unter seinem Künstlernamen **„TIX"**. Bereits im Vorfeld machte er öffentlich, dass bei ihm ein Tourette-Syndrom bestehe. Er habe sich bewusst für den Künstlernamen TIX entschieden, da er als Kind immer mit dem Namen „Tics" gehänselt worden sei. Bei der Betrachtung der öffentlich zugänglichen Videos und Interviews kommen allerdings Zweifel auf, ob tatsächlich alle Symptome als Tics einzustufen sind. Vielmehr besteht der Eindruck, dass neben tatsächlichen Tics zusätzlich auch funktionelle „Tic-ähnliche" Bewegungen bestehen.

Die aktuell weltweit sicherlich bekannteste Künstlerin mit Tourette-Syndrom ist die amerikanische Singer-Songwriterin **Billie Eilish** (Jahrgang 2001). Sie zählte 2019 zu den meistgestreamten weiblichen Künstlerinnen auf der Plattform Spotify und gewann 2020 alle vier Hauptkategorien bei den Grammy Awards. Erst 2018 sprach sie offen darüber, dass bei ihr in der Kindheit die Diagnose Tourette-Syndrom gestellt worden war. Zuvor hatte sie dies vermieden, um nicht auf ihre Erkrankung reduziert zu werden.

3.2.3 Schauspieler mit Tourette-Syndrom

Harald Schmidt (Jahrgang 1957) wurde in Deutschland durch seine von 1995 bis 2014 im TV ausgestrahlten Late-Night-Shows einem Millionenpublikum bekannt. Schmidt war aber nicht nur Entertainer und Kabarettist, sondern arbeitete auch als Schauspieler, Kolumnist, Schriftsteller und Fernsehmoderator. Verfolgt man die zahllosen Fernsehauftritte, so kann man zweifelsohne immer wieder eindeutige motorische und vokale Tics beobachten, die Schmidt oft aber gekonnt überspielte. Nur in wenigen Interviews äußerte er sich offen über die bei ihm bestehenden Tics, derentwegen er in der Jugend von seinen Eltern in einer Kinder- und Jugendpsychiatrie vorgestellt worden sei. In der 1.018. Folge der „Harald Schmidt Show" im TV-Sender SAT1 vom 19.12.2001 spricht er ausführlich über seine Tics, lässt aber offen, ob diese bis heute bei ihm bestehen.

Der kanadische Schauspieler, Drehbuchautor, Sänger und Komiker **Dan Aykroyd** (Jahrgang 1952) berichtet, dass bei ihm in der Jugend ein mildes Tourette-Syndrom sowie zusätzlich ein Asperger-Syndrom diagnostiziert worden seien. Etwa mit 14 Jahren seien die Tics bei ihm vollständig zurückgegangen.

3.2.4 Politiker mit Tourette-Syndrom

Bijan Kaffenberger (Jahrgang 1989) gilt als der erste deutsche Berufspolitiker mit Tourette-Syndrom. Er wurde 2018 als jüngster Abgeordneter der SPD in den hessischen Landtag gewählt. In zahlreichen Dokumentationen, TV- und Videoformaten spricht er offen über seine Erkrankung. Die Tics sind bei Kaffenberger allerdings auch so stark ausgeprägt, dass sie der Öffentlichkeit bei keinem Auftritt verborgen bleiben. Auf seinem YouTube-Kanal *Tourettikette* informiert er zu zahlreichen Themen, darunter auch zum Tourette-Syndrom. Kaffenberger spielt auch im Theaterstück *Chinchilla Arschloch, waswas* mit.

3.2.5 Schriftsteller mit Tourette-Syndrom

Als gut gesichert gilt heute, dass der bedeutende englische Gelehrte, Lexikograf, Schriftsteller, Dichter und Kritiker **Samuel Johnson** (1709–1784) am Tourette-Syndrom erkrankt war (Murray 1979, Pearce 1994). Er galt im 18. Jahrhundert als wichtigste Person im literarischen Leben Englands. Es liegen zahlreiche Beschreibungen vor, in denen Symptome geschildert werden, die rückblickend als motorische und vokale Tics und sogar als Koprolalie eingestuft werden müssen (Pearce 1994). Johnson nahm kaum Bezug auf seine Erkrankung – weder in der Öffentlichkeit noch in seinem umfangreichen schriftstellerischen Werk. Während er selbst an eine psychogene Ursache seiner Tics glaubte und diese als *schlechte Angewohnheit* bezeichnete, stellten die Ärzte seiner Zeit die Diagnose einer Chorea Sydenham. In einem Porträt von Reynold aus dem Jahre 1769 ist eine ungewöhnliche Haltung der Hände abgebildet, die vermutlich der Darstellung von Hand-Tics entspricht (s. Abb. 6).

Auch bei dem französischen Schriftsteller und Politiker **André Malraux** (1901–1976) bestand zweifellos seit der Jugend ein Tourette-Syndrom. In zahlreichen zeitgenössischen Beschreibungen werden Gesichtszuckungen und auffällige Handbewegungen, aber auch ungewöhnliche Geräusche wie Kehllaute und Schnüffeln erwähnt. Ihm wird auch eine Persönlichkeitsstruktur mit zahlreichen Zwangssymptomen zugeschrieben. Malraux war aber wohl nur wenig durch das Tourette-Syndrom beeinträchtigt. Ab 1920 publizierte er mehrere bedeutende Artikel über moderne Literatur und Kunst. Zwischen 1928 und 1937 veröffentlichte er seine vier wichtigsten Romane. Unter de Gaulle arbeitete er sogar als Staatsminister und bereiste als Repräsentant Frankreichs die Welt (www.wiki.bildungsserver.de/weltliteratur/index.php/André_Malraux).

Quim Monzó (geboren 1952 in Barcelona) gilt als bedeutender katalanischer Autor und wurde mehrfach für seine Romane, Essays und Erzählungen ausgezeichnet. Neben seiner literarischen Tätigkeit arbeitet Monzó als Comiczeichner, Grafikdesigner, Drehbuchautor, Übersetzer und Songwriter. Auch bei Monzó ist ein Tourette-Syndrom bekannt.

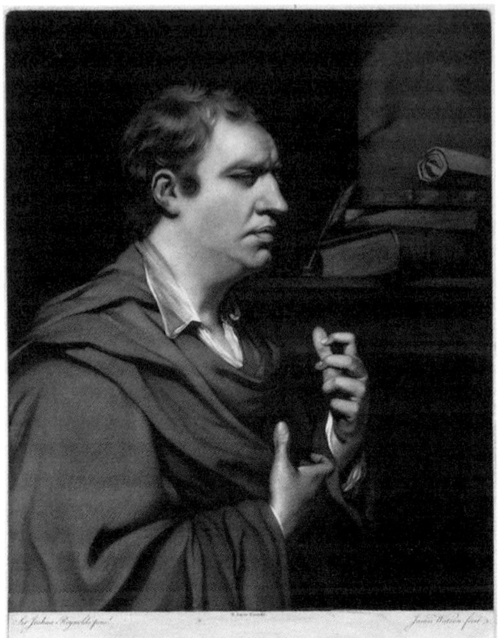

Abb. 6 Darstellung Samuel Johnsons, Reynold 1769. Die bizarre Stellung der Hände könnte als dystoner Tic interpretiert werden. (Mit freundlicher Genehmigung der Royal Academy)

3.2.6 Erfolgreiche Sportler mit Tourette-Syndrom

Im Jahre 1994 wurde durch einen Bericht in der Sendung *Der Sportspiegel* im deutschen Fernsehen der amerikanische Basketballprofi **Mahmoud Abdul-Raouf** auch hierzulande einem breiteren Publikum bekannt. Trotz eines deutlich ausgeprägten Tourette-Syndroms spielte er von 1990–1998 sehr erfolgreich in der 1. amerikanischen Basketballliga NBA. In dem Fernsehbeitrag wurden seinerzeit die Einschränkungen des Sportmillionärs durch das Tourette-Syndrom dargestellt, aber auch positive Folgen der Erkrankung beschrieben: Abdul-Raouf kam oft zu spät zum Training, da er wieder und wieder die Autotür kontrollieren oder seine Schnürsenkel zubinden musste, bis sich ein *Genau-richtig-Gefühl* einstellte. Andererseits führte sein Zwang, den Ball beim Training so lange durch den Basketballkorb zu werfen, bis sich eben dieses *Genau-richtig-Gefühl* einstellte und der Ball mit der *richtigen* Geschwindigkeit, der *richtigen* Flugbahn und dem *richtigen* Geräusch durch den Korb flog, dazu, dass er seinerzeit der treffsicherste Freiwurfschütze der NBA war mit einer Trefferquote von 96%.

Er selbst beschrieb diesen Zwang folgendermaßen:

> *Ja, man ist ein Perfektionist, man muß bestimmte Sachen immer wieder machen. Wenn ich zum Beispiel eine Kanne berühre und sie sich nicht richtig anfühlt, muß ich sie immer wieder anfassen, bis alles genau richtig ist. Das gleiche beim Lesen. Manche Sätze muß ich immer wieder lesen, wenn die einzelnen Wörter nicht richtig über meine Lippen kommen, wenn ich nicht die genaue Bedeutung des einzelnen Wortes verstehe. Sogar beim Basketballspielen ist das so, wie ihr gesehen habt. Wenn der Ball nicht so in den Korb fällt, wie ich das will, dann muß ich immer weiter werfen. Es ist ein Kampf, aber das ist gut so. [...] Wenn die Schnürsenkel nicht richtig über meine Finger gleiten, muß ich es immer wieder versuchen. Für andere ist das unbedeutend, aber wenn es nicht richtig ist, muß ich wieder von vorne anfangen. Es muß eben genau richtig sein. Es ist schwierig, sich so seine Schuhe zu binden, es ist ein Kampf, wenn es nicht genau so läuft, wie ich es will, muß ich es immer wieder machen. (zit. n. Hartung 1995)*

James Michael (Jim) Eisenreich, geboren 1959, spielte in den Jahren von 1982–1984 und 1987–1998 trotz seines Tourette-Syndroms überaus erfolgreich als Profi in der ersten amerikanischen Baseball-Liga, der *Major League Baseball*. Im Anschluss an seine Sportlerkarriere gründete Eisenreich die *Jim Eisenreich Foundation for Children with Tourette's Syndrome*, die sich für Kinder mit Tourette-Syndrom einsetzt.

Nach Eisenreich war **Michael Charles (Mike) Johnston** (Jahrgang 1979) der zweite amerikanische Profi mit Tourette-Syndrom, der in der *Major League Baseball* spielte. Er stand von 2004–2006 bei den *Pittsburgh Pirates* unter Vertrag.

Eric Bernotas (geboren 1971) wurde trotz des bei ihm bestehenden Tourette-Syndroms mehrfacher amerikanischer Meister im Skeleton, einer Rennschlittenart. Zudem errang er bei Weltmeisterschaften Silber- und Bronzemedaillen.

Timothy Matthew (Tim) Howard (1979 in New Jersey geboren) ist erfolgreicher Fußballspieler. Er spielte von 2003–2006 als Torhüter in der 1. englischen Fußball-Liga bei Manchester United und später bei anderen englischen Vereinen wie dem FC Everton, bevor er 2016 wieder in die USA zurückkehrte. Nachdem er 2019 bereits sein Karriereende bekannt gegeben hatte, unterschrieb er 2020 erneut einen Vertrag bei einem amerikanischen Verein, bei dem er auch Miteigentümer und Sportdirektor ist. Howard feierte zudem zahlreiche Erfolge mit der amerikanischen Fußball-Nationalmannschaft. Als er 2001 in der 1. amerikanischen Fußball-Liga bei den *MetroStars* spielte, wurde ihm für seine Arbeit mit Kindern mit Tourette-Syndrom der *MLS (= Major League Soccer) Humanitarian of the Year Award* verliehen, eine Auszeichnung, die seit 1999 einmal jährlich an Fußballspieler verliehen wird, die nicht nur erfolgreich in der 1. amerikanischen Liga (MLS) spielen, sondern sich auch durch soziales Engagement hervorgetan haben.

Auch in der 1. Bundesliga in Deutschland spielte mit **Lars Ricken** (Jahrgang 1976) über viele Jahre erfolgreich ein Fußballspieler, der sich während seiner aktiven Zeit auf seiner Homepage offen zu seinem Tourette-Syndrom bekannte. Ricken spielte von 1993–2007 als Profi bei Borussia Dortmund und stand sechzehnmal im Team der Deutschen Nationalmannschaft.

Der Amerikaner **Jeremy Stenberg** (Jahrgang 1981) fährt seit seinem 16. Lebensjahr Freestyle-Motocrossrennen. Er gilt als einer der talentiertesten Fahrer dieser Sportart. Im Alter von 5 Jahren wurde bei ihm die Diagnose Tourette-Syndrom gestellt. Dies brachte ihm den bis heute gebrauchten Spitznamen *Twitch* (zu Deutsch: Zuckung) ein.

Auch der Amerikaner **Steve Wallace** (geboren 1987) ist trotz eines Tourette-Syndroms professioneller Motorsportler. Der aus einer Rennfahrerfamilie stammende Wallace fährt seit 2005 erfolgreich Stock Car Rennen (www.en.wikipedia.org/wiki/Steve_Wallace_(racing_driver)).

Die Tatsache, dass sowohl Stenberg als auch Wallace als Rennfahrer erfolgreich sind, verdeutlicht, dass das Tourette-Syndrom keinesfalls die Fahrtauglichkeit beeinträchtigen muss (s. Kap. 19.5 Tourette-Syndrom und Führerschein).

Der Profigolfer und Golfcoach **Robin Smiciklas** (Jahrgang 1992) spricht erst seit Kurzem öffentlich über das bei ihm seit der Kindheit bestehende Tourette-Syndrom und möchte damit Vorbild für andere Profisportler mit Tourette-Syndrom sein. Anstoß war ein Treffen mit dem Schauspieler Florian David Fitz, der 2010 im Kinofilm *Vincent will Meer* einen Tourette-Betroffenen spielte.

Bei dem amerikanischen Profiboxer **Zack Rice** (Jahrgang 1995) wurde bereits im Alter von zehn Jahren die Diagnose Tourette-Syndrom gestellt. Rice, der sich den Ringnamen „TicNTimebomb" gab, sagt über sich: „Boxen hat mir körperlich geholfen – ich bin in der besten Form meines Lebens – und mental, denn wenn ich boxe, ist das so ziemlich die einzige Zeit, in der mich das Tourette-Syndrom nicht wirklich beeinträchtigt und ich kaum Symptome habe" (www.altoonamirror.com/sports/local-sports/2021/08/professional-boxer-deals-daily-with-tourettes-syndrome/).

3.2.7 Tourette-Syndrom im Kino

Der im Jahre 1998 in Englisch produzierte Film *The Tic Code* von **Polly Draper** kam 2001 auch in die deutschen Kinos. In diesem in New York spielenden Film wird über die Freundschaft zweier Musiker mit Tourette-Syndrom berichtet, den erst 12 Jahre alten Pianisten Miles und den Jazzsaxophonisten Tyrone Pike. *The Tic Code* verdankt seine Authentizität sicherlich auch dem Umstand, dass der amerikanische Musiker Michael Wolff, bei dem selbst ein Tourette-Syndrom besteht, die Filmmusik schrieb, und dass die Produzentin und Hauptdarstellerin Polly Draper Wolffs Ehefrau ist. So überrascht es nicht, dass der Film autobiographische Erlebnisse aus dem Leben des Jazzpianisten Wolff beschreibt.

Auch der englische Film *Dirty Filthy Love*, der amerikanische Film *Live for the Moment* und der schwedische Film *Outside Your Door* erzählen jeweils die Lebensgeschichten junger Männer mit Tourette-Syndrom.

Unter der Regie von Ralf Huettner startete im April 2010 in den deutschen Kinos der Film *Vincent will Meer*. Darin spielt der Drehbuchautor **Florian David Fitz** selbst den Tourette-kranken Protagonisten Vincent. Der Film erzählt, wie Vincent sein Leben trotz und mit Tourette-Syndrom zu meistern versucht.

Im Jahr 2011 kam mit *Ein Tick anders* ein weiterer Film in die deutschen Kinos, der sich dem Thema Tourette-Syndrom widmet. **Jasna Fritzi Bauer** spielt darin die 17-jährige Eva, die wegen ihrer starken Tics die Schule abbricht und die Einsamkeit sucht.

Der Dokumentarfilm *Kopfleuchten* aus dem Jahr 1998 beschäftigt sich mit verschiedenen neurologischen und psychiatrischen Erkrankungen, darunter dem Tourette-Syndrom. Der von der Kritik gelobte Film wurde 2000 mit dem Adolf-Grimme-Preis in der Kategorie Information und Kultur ausgezeichnet.

In dem deutschen Dokumentarfilm *DOCH* aus dem Jahr 2006 werden sechs Menschen mit Tourette-Syndrom porträtiert, darunter Christian Hempel. Hempel ist auch einer der Darsteller in dem Theaterstück *Chinchilla Arschloch, waswas*.

Im Jahr 2020 produzierte die sogenannte „Agentur für Überschüsse" in Kooperation mit Rainville & Oswald den Dokumentarfilm *TICS*. Dargestellt wird die Reise von drei Tourette-Betroffenen an Orte in Europa, die als wichtige Zentren in Zusammenhang mit der Erforschung des Tourette-Syndroms gelten wie Köln, Hannover und Lübeck sowie die berühmte Klinik Salpêtrière in Paris, in der die Pioniere des Tourette-Syndroms Gilles de la Tourette und Charcot lehrten und arbeiteten. Komplettiert wird die Reise durch einen Aufenthalt in Lappland, um die Reaktion der dortigen Bevölkerung in einem anderen sozialen Kontext zu untersuchen.

3.2.8 Tourette-Syndrom im Theater

Der von dem Tourette-Experte Alexander Münchau 2007 in Hamburg gegründete Verein N.E.MO. (Förderverein für die Erforschung der Neurophysiologie und Entwicklung des Motorischen Systems und die Erforschung und Behandlung von Bewegungsstörungen bei Kindern, Jugendlichen und Erwachsenen e.V.) unterstützte die Produktion von Theaterprojekten zum Thema Tourette-Syndrom wie *Neurovisions – eine gesamteuropäische Touretterie*, SCHWICS und *das Theater der Infamen Menschen*.

Im April 2019 wurde das Theaterstück *Chinchilla Arschloch, waswas* uraufgeführt, in dem drei Tourette-Betroffene das Leben mit der Erkrankung darstellen. Mitwirkende sind neben dem Politiker Bijan Kaffenberger der Mediengestalter Christian Hempel sowie der Musiker und Altenpfleger Benjamin Jürgens. Das Stück wurde mittlerweile in zahlreichen Städten und Festivals aufgeführt. Dem Publikum bleibt es dabei überlassen zu entscheiden, welche der dargestellten Symptome tatsächlich als Tics im Rahmen des Tourette-Syndroms einzustufen sind. Das gleichnamige Hörspiel gewann 2019 den Deutschen Hörspielpreis der ARD.

3.2.9 Tourette-Syndrom in Fernsehserien

Neben Kinofilmen wurden in den letzten Jahren auch im TV Serien mit Personen mit Tourette-Syndrom ausgestrahlt. So lief im Jahre 2002 auf SAT1 die Krankenhausserie *Die Anstalt*, in der in manchen Folgen ein Patient mit Tourette-Syndrom im Mittelpunkt stand. Die US-amerikanische Schauspielerin Anne Heche spielte in der amerikanischen Serie *Ally McBeal* eine Frau mit Tourette-Syndrom. Seit 2019 ist die Zahl der tatsächlichen oder vermeintlichen Darstellungen Tourette-Betroffener sprunghaft angestiegen. Offenkundig hat es aktuell für viele Menschen einen besonderen Reiz, Charaktere zu sehen, deren Verhaltensweisen wegen eines „Tourette-Syndroms" keine Grenzen gesetzt sind.

Interessanterweise wurde das Thema Tourette-Syndrom auch bereits in der amerikanischen Animationsserie *South Park* aufgegriffen, die seit 1997 läuft und auch in Deutschland ausgestrahlt wurde. Zu der erstmals 2007 ausgestrahlten Staffel 11 in Folge 8 heißt es: „Cartman entdeckt die Vorzüge des Tourette-Syndroms, bei dem die Betroffenen unkontrolliert Fluchen" (Text: MTV). Unter der Vorgabe, am Tourette-Syndrom zu leiden, beginnt er in der Schule alle möglichen Schimpfwörter auszurufen, die er sonst nie sagen würde. Mit diesem berauschenden Gefühl, alles sagen zu können, was er will, ohne dafür zur Rechenschaft gezogen zu werden, tritt er im Fernsehen auf und genießt sein neues Leben „ohne Filter". (s. auch Kap. 3.2.10: Tourette-Syndrom in den sozialen Medien)

3.2.10 Tourette-Syndrom in den sozialen Medien

In jüngster Zeit hat die Zahl der Videos in den sozialen Medien, die sich mit dem Tourette-Syndrom beschäftigen, sprunghaft zugenommen. Einer der wenigen gelungenen Beiträge wurde 2015 von der belgischen Tourette-Selbsthilfegruppe *Iktic Tourettevereniging België – Jetique association Tourette* anlässlich des Europäischen Tourette Syndrome Awareness Day am 7. Juni produziert (www.youtube.com/watch?v=KO-oCEQW5Gvc). In dem sehr kurzen Video ist ein junger Tänzer mit Tourette-Syndrom zu sehen, wobei Tics und rhythmische Tanzbewegungen verschmelzen.

Die überwiegende Mehrzahl der aktuell auf sozialen Medien wie YouTube, TikTok und Instagram zu findenden Videos ist dadurch gekennzeichnet, dass die Personen, die dort über das bei ihnen vermeintlich bestehende Tourette-Syndrom berichten, für jeden Experten eindeutig ersichtlich gar nicht am Tourette-Syndrom erkrankt sind oder zumindest die meisten der dargebotenen Symptome nicht dieser Erkrankung zuzuordnen sind. In Deutschland war es vermutlich **Michelle**, die als erste Person in der Sendung *taff* auf ProSieben in zahlreichen Staffeln über *Ein Leben mit Tourette* berichtet hat und dies später auf ihrem YouTube-Kanal *Taff Tourette: Best of Michelle* fortsetzt. Da die von Michelle dargebotenen bizarren Verhaltensweisen inklusive zahlloser obszöner Handlungen und Ausrufe, die allerdings nur sehr entfernt an das Tourette-Syndrom erinnern und zweifelsfrei als funktionell einzustufen sind, offenbar einem breiteren Publikum gefallen, wurde in der

Sendung Akte auf SAT.1 die Sendung *Tour de Tourette: Ein Urlaub mit Tourette-Erkrankten* ausgestrahlt, in der Michelle neben zwei weiteren vermeintlich Tourettebetroffenen Frauen mitwirkt.

Der aktuell bekannteste YouTube-Kanal in Deutschland zum Tourette-Syndrom ist sicherlich *Gewitter im Kopf* mit **Jan Zimmermann**. Der seit Februar 2019 in dieser Form bestehende Kanal hat (Stand 1/2023) 2,1 Millionen Abonnenten. Zusätzlich wird der Kanal von einem intensiven Merchandising-Konzept begleitet inklusive Fan-Shop, App, Buch und Theaterstück. Auch wenn die Diagnose des Tourette-Syndroms von Jan Zimmermann nicht grundsätzlich in Zweifel zu ziehen ist, so sind sich zahlreiche Experten einig, dass die vordergründig dargebotenen und stark vom situativen Kontext abhängigen Symptome mit Ausrufen zahlloser Wörter, Schimpfwörter und Beleidigungen, bizarren und zum Teil sozial unpassenden Handlungen und komplexen Bewegungen zweifelsfrei als funktionell einzustufen sind. Der Tourette-Experte Alexander Münchau geht sogar einen Schritt weiter und spricht nicht von einer funktionellen (dissoziativen) Störung, sondern von Simulation (Münchau 2019). Auch die Selbsthilfegruppen TGD e.V. und IVTS e.V. haben sich bereits in öffentlichen Stellungnahmen von dem YouTube-Kanal distanziert und darauf aufmerksam gemacht, dass die überwiegend unsachliche Darstellung und zum Teil falschen Beschreibungen des Tourette-Syndroms eine Diskriminierung der tatsächlich von der Erkrankung Betroffenen darstellt. Fatal ist, dass nicht nur in der allgemeinen Öffentlichkeit ein völliges falsches Bild von der Erkrankung entsteht und manche Tourette-Betroffene es daher vorziehen, ihre Diagnose in der Öffentlichkeit nun gar nicht mehr zu nennen, sondern dass sich – im Sinne einer Massenkrankheit – in Deutschland zunehmend Jugendliche und jungen Erwachsene in Tourette-Zentren mit zum Teil identischen Symptomen vorstellen (s. auch Kap. 8.2 Funktionelle (dissoziative) Bewegungsstörungen). Allzu oft wird die korrekte Diagnose einer funktionellen Störung verpasst und unter der Fehldiagnose Tourette-Syndrom eine falsche Therapie eingeleitet.

Bemerkenswerterweise ist aktuell eine ähnliche Entwicklung in zahlreichen anderen Ländern zu erkennen. So ist die englischsprachige 20-jährige **Evie Meg** unter ihrem Künstlernamen *This Trippy Hippie* mittlerweile eine YouTube- und TikTok-Berühmtheit mit Millionen von Followern. Auch sie behauptet, am Tourette-Syndrom zu leiden und teilt unzählige Videos über ihr Leben mit Tics, Anfällen und Krämpfen. Analog zur Situation in Deutschland im Zusammenhang mit Jan Zimmermann werden seither in Tourette-Zentren etwa in England und Kanada zahlreiche, überwiegend weibliche junge Patienten vorstellig, deren Symptome augenfällig denjenigen von Evie Meg ähneln. Es wurde spekuliert, ob bei diesen meist abrupt beginnenden Symptomen die COVID-19-Pandemie entscheidenden ursächlichen Anteil haben könnte (Pringsheim et al. 2021).

Auch in anderen Ländern finden sich ähnliche Beispiele für das massenhafte Auftreten „Tourette-ähnlicher" Symptome bei überwiegend weiblichen Jugendlichen in Zusammenhang mit der Präsentation vermeintlich Tourette-Betroffener im Internet. So erfreuen sich in Dänemark die YouTube-Videos von **Stine Sarah** einer großen Fangemeinde. Seither stellen sich in den dortigen Tourette-Ambulanzen junge Erwachsene mit praktisch identischen Symptomen vor, oft ebenfalls mit abruptem Beginn.

Wegen der immensen Popularität und des – auch finanziellen – Erfolges dieser YouTuber und TikToker wurden in jüngster Zeit zahlreiche ähnliche Kanäle gestartet, auf denen Personen beschreiben, dass bei ihnen „über Nacht" ein Tourette-Syndrom aufgetreten sei und sie nun die Fangemeinde darüber informieren oder gar zum Lachen bringen möchten. Zur Differenzialdiagnose zwischen Tourette-Syndrom und einer funktionellen „Tourette-ähnlichen" Störung siehe Kapitel 8.2.

3.2.11 Tourette-Syndrom aus der Sicht von Betroffenen

In den vergangenen Jahren wurden zahlreiche autobiographische Bücher von Betroffenen oder Angehörigen herausgegeben. Darin werden aus unterschiedlichen Blickwinkeln Lebenswege von Personen mit Tourette-Syndrom beschrieben. Sowohl für Eltern eines betroffenen Kindes als auch für Betroffene selbst können solche Biographien eine wichtige Ergänzung zu anderen Informationsquellen darstellen und Mut für ein Leben mit Tourette-Syndrom geben. Ein aktueller Überblick findet sich auf den Internetseiten der Selbsthilfegruppen (s. Kap. 20 Anhang).

3.2.12 CME-Fortbildungs-DVD Tic-Störungen & Tourette-Syndrom

Seit Oktober 2013 ist erstmals eine deutschsprachige CME-Fortbildungs-DVD-ROM für Ärzte und Therapeuten zum Thema „Tic-Störungen &Tourette-Syndrom“ erhältlich. Ziel dieser von den Selbsthilfegruppen InteressenVerband Tic & Tourette Syndrom e.V. und Tourette Gesellschaft Deutschland e.V. herausgegebenen DVDs ist es, ein modernes Fortbildungsmedium zur Klinik, Pathogenese und Therapie von Tic-Störungen anzubieten. Durch das erfolgreiche Studium dieser multimedialen DVD können bis zu 6 CME-Fortbildungspunkte erworben werden.

Parallel wurde eine Informations-DVD speziell für Betroffene und Angehörige sowie zur Aufklärung beispielsweise an Schulen herausgegeben. Darauf erläutern führende deutsche Tourette-Experten allgemeinverständlich die medizinischen Hintergründe der Erkrankung. Zusätzlich berichten Eltern und Betroffene ausführlich über eigene Erfahrungen mit dem Tourette-Syndrom.

> Einige Biografien in diesem Kapitel beruhen auf Informationen von en.wikipedia.org. Die genauen Verweise finden sich im Literaturverzeichnis.

3.3 Tourette-Syndrom in der Literatur

In der Literatur erlangte das Tourette-Syndrom besondere Aufmerksamkeit durch die berühmte Darstellung des **Witty Ticcy Ray** in dem Buch *Der Mann der seine Frau mit einem Hut verwechselte* von **Oliver Sacks**, das 1985 (in deutscher Übersetzung 1990) erschien. Sacks versteht es in seinen Büchern und Vorträgen in besonderer Weise, durch neurologische oder psychiatrische Erkrankungen hervorgerufene Verhaltensänderungen und -auffälligkeiten auf verständliche, einfühlsame und amüsante Weise zu beschreiben. Unter der Überschrift *Überschüsse* berichtet er von Witty Ticcy Ray, den er selbst erstmals 1971 traf. Verwundert schreibt er eingangs, dass er noch am Tage von Rays Untersuchung meinte, drei weitere Menschen mit Tourette-Syndrom innerhalb von nur einer Stunde in den Straßen New Yorks gesehen zu haben – und das, obwohl die Erkrankung seinerzeit als Rarität eingestuft wurde.

Sacks gibt in dem Kapitel einige allgemeine Erläuterungen zum Tourette-Syndrom und schildert sehr anschaulich die Lebensgeschichte des Herrn Ray. Dabei berichtet er über die zu der Zeit noch ganz neue Behandlung mit dem Antipsychotikum Haloperidol (Haldol®). Dies führte bei Ray zu einer deutlichen Verminderung der Tics, aber auch zu Nebenwirkungen, die wie folgt beschrieben werden (Sacks 1991):

> *[...] Wie viele Tourette-Patienten war er fasziniert von allem, was rotiert, insbesondere von Drehtüren, durch die er blitzschnell flitzte. Der Trick, mit dem er dieses flinke Rein-und-Rausspringen zuwege gebracht hatte, war ihm durch das Haldol abhanden gekommen – er hatte seine Bewegungen falsch berechnet und sich heftig die Nase gestoßen. [...]*

In dem Buch *Eine Anthropologin auf dem Mars* widmet Sacks einem kanadischen Chirurgen ein Kapitel (*Das Leben eines Chirurgen*) und beschreibt dessen starke Tics und Zwänge im Alltag, aber auch die Ruhe und Präzision im Operationssaal (Sacks 1995) (s. Kap. 19.3 Tourette-Syndrom und Beruf).

Eine weitere Schilderung einer Person mit Tourette-Syndrom findet sich – ohne dass dies dem Autor vermutlich bewusst war – in *Die Aufzeichnungen des Malte Laurids Brigge* von **Rainer Maria Rilke** aus dem Jahre 1910:

> *[...] aber es zeigte sich, daß vor mir niemand ging, als ein großer hagerer Mann in einem dunklen Überzieher [...] Ich vergewisserte mich, daß weder an der Kleidung noch in dem Benehmen dieses Mannes etwas Lächerliches sei, und versuchte schon, an ihm vorüber den Boulevard hinunter zu schauen, als er über irgend etwas stolperte. Da ich nahe hinter ihm folgte, nahm ich mich in acht, aber als die Stelle kam, war da nichts, rein nichts. Wir gingen beide weiter, er und ich, der Abstand zwischen uns blieb derselbe. Jetzt kam ein Straßenübergang, und da geschah es, daß der Mann vor mir mit ungleichen Beinen die Stufen des Gangsteigs hinunterhüpfte in der Art etwa, wie Kinder manchmal während des Gehens aufhüpfen oder springen, wenn sie sich freuen. Auf den jenseitigen Gehsteig kam er einfach mit einem langen Schritt hinauf. Aber kaum war er oben, zog er das Bein ein wenig an und hüpfte auf dem anderen einmal hoch und gleich darauf wieder und wieder [...] Ich muß gestehen, daß ich mich merkwürdig erleichtert fühlte, als etwa zwanzig Schritte lang jenes Hüpfen nicht wiederkam, aber da ich nun meine Augen aufhob, bemerkte ich, daß dem Manne ein anderes Ärgernis entstanden war. Der Kragen seines Überziehers hatte sich aufgestellt; und wie er sich auch, bald mit einer Hand, bald mit beiden umständlich bemühte, ihn niederzulegen, es wollte nicht gelingen [...] Aber gleich darauf gewahrte ich mit grenzenloser Verwunderung, daß in den beschäftigten Händen dieses Menschen zwei Bewegungen waren: eine heimliche, rasche, mit welcher er den Kragen unmerklich hochklappte, und jene andere ausführliche, anhaltende, gleichsam übertrieben buchstabierte Bewegung, die das Umlegen des Kragens*

> *bewerkstelligen sollte. Diese Beobachtung verwirrte mich so sehr, daß zwei Minuten vergingen, ehe ich erkannte, daß im Halse des Mannes, hinter dem hochgeschobenen Überzieher und den nervös agierenden Händen dasselbe schreckliche, zweisilbige Hüpfen war, das seine Beine eben verlassen hatte [...] Ich begriff, daß dieses Hüpfen in seinem Körper herumirrte, daß es versuchte, hier und da auszubrechen. Ich verstand seine Angst vor den Leuten, und ich begann selber vorsichtig zu prüfen, ob die Vorübergehenden etwas merkten [...] Ich wußte, daß, während er ging und mit unendlicher Anstrengung versuchte, gleichgültig und zerstreut auszusehen, das furchtbare Zucken in seinem Körper sich anhäufte; aber auch in mir war die Angst, mit der er es wachsen und wachsen fühlte, und ich sah, wie er sich an den Stock klammerte, wenn es innen in ihm zu rütteln begann. Dann war der Ausdruck dieser Hände so unerbittlich und streng, daß ich alle Hoffnung in seinen Willen setzte, der groß sein mußte. Aber was war da der Wille. Der Augenblick mußte kommen, da seine Kraft zu Ende war, er konnte nicht weit sein [...] Er wandte ein wenig den Kopf, und sein Blick schwankte über Himmel, Häuser und Wasser hin, ohne zu fassen, und dann gab er nach. Der Stock war fort, er spannte die Arme aus, als ob er auffliegen wollte, und es brach aus ihm aus wie eine Naturkraft und bog ihn vor und riß ihn zurück und ließ ihn nicken und neigen und schleuderte Tanzkraft aus ihm heraus unter die Menge. Denn schon waren viele Leute um ihn, und ich sah ihn nicht mehr. [...]*

Diese detaillierte und beinahe beklemmende Schilderung von Rilkes Protagonisten lässt sogleich an einen Menschen mit Tics denken. Auch wenn hier lediglich verschiedene motorische, nicht aber vokale Tics, beschrieben werden, erregen diese offenkundig eine große Aufmerksamkeit.

Der 2001 in deutscher Sprache erschienene und viel gelobte Roman *Motherless Brooklyn* von **Jonathan Lethem** ist gleichzeitig eine Kriminalstory und ein Roman über eine *Krankheit*. Beschrieben wird die Geschichte eines Waisenjungen mit einem Tourette-Syndrom. Auch in dem Roman *Landeplatz der Engel* von **Frank Reifenberg** liegt bei dem jungen Fabian, dessen Leben erzählt wird, ein Tourette-Syndrom vor. Mittlerweile wurde der Roman verfilmt und kam 2019 in die deutschen Kinos.

Darüber hinaus finden sich in der Literatur in zahlreichen weiteren Romanen Beschreibungen von Personen mit Tics. So beschreibt etwa **Charles Dickens** (1812–1870) in seinem Roman *Little Dorrit* bei der Figur des Mr. Pancks verschiedene vokale Tics: „[...] er[...]schnaubte und schniefte und paffte und blies, wie eine kleine arbeitende Dampfmaschine. Herr Pancks machte hier ein eigenartiges und verblüffendes Geräusch, das durch ein starkes Pusten in der Nasengegend erzeugt wurde[...]" (Larner 2003). Während sich nur wenige Schilderungen finden, die an motorische Tics erinnern, werden zudem Zwänge inklusive einer Trichotillomanie beschrieben, sodass insgesamt an der Diagnose eines Tourette-Syndroms kaum Zweifel bestehen können (Cosnett 1991).

Auch der spanische Schriftsteller **Benito Perez Galdos** (1843–1920) beschreibt bei einer seiner Romanfiguren in *Angel Guerra* typische Tics ebenso wie der isländische Schriftsteller und Literaturnobelpreisträger **Halldór Kiljan Laxness** (1902–1998) in seinem Roman *Salka Valka* (Szejko et al. 2021).

4 Definitionen und Klassifikation

4.1 ICD und DSM

IIm Jahre 1948 wurden erstmals alle bekannten Erkrankungen einer Kategorisierung zugeführt. Seither wurden die Klassifikationen mehrfach entsprechend dem aktuellen Wissensstand überarbeitet. Derzeit stehen parallel zwei verschiedene Kategorisierungen zur Verfügung: einerseits die von der Weltgesundheitsorganisation (WHO) seit 1948 herausgegebene und international anerkannte ICD (*International Statistical Classification of Diseases and Related Health Problems*, Internationale statistische Klassifikation der Krankheiten und verwandter Gesundheitsprobleme) in der aktuellen Version (ICD-11 2018), andererseits das in den USA entwickelte und erstmals 1952 erschienene System *DSM* (*Diagnostic and Statistical Manual of Mental Disorders*, Diagnostisches und Statistisches Handbuch Psychischer Störungen). Die aktuell gültige Version DSM-5 erschien im Frühjahr 2013 in Englisch und steht seit 2015 in der mittlerweile 2. korrigierten Auflage von 2018 auch in deutscher Übersetzung zur Verfügung (DSM-5® 2018).

Während im deutschsprachigen Raum vornehmlich nach ICD klassifiziert wird, wird im englischsprachigen Raum das DSM bevorzugt. Ein Vergleich beider Manuale zeigt große Übereinstimmungen, aber auch zahlreiche Unterschiede. Diese resultieren in erster Linie aus der Tatsache, dass die Ursachen vieler Erkrankungen bis heute nicht abschließend aufgeklärt sind und die Klassifikation daher oft anhand klinischer Kriterien erfolgt. Traditionell werden psychische Erkrankungen in unterschiedlichen Kulturkreisen unterschiedlich beschrieben und auch unterschiedlich bewertet. So wird auch in den beiden Handbüchern ICD und DSM das Tourette-Syndrom weiterhin nicht identisch definiert.

Wahrscheinlich werden mit zunehmenden wissenschaftlichen Erkenntnissen über die Ursachen von Tic-Störungen in Zukunft weitere Änderungen der Definitionen notwendig sein. Eine vollständige Revision wird dann erfolgen müssen, wenn die den Tic-Störungen zugrundeliegende Pathogenese aufgeklärt wird. Ob dann eine nach klinischen Kriterien vorgenommene Klassifikation noch sinnvoll ist, bleibt abzuwarten. Es ist vorstellbar, dass in Zukunft eine Einordnung etwa nach einem zugrundeliegenden Gendefekt zweckmäßiger ist und sich eine an Dauer und Art der Tics orientierende Klassifikation als unbrauchbar erweist. Auf diesem Wege könnte theoretisch sogar eine Klassifikation entstehen, die klinisch sehr heterogene Krankheitsbilder zusammenfasst. Man sollte sich daher bewusst sein, dass die zurzeit gültigen Klassifikationen nur vorläufige Einteilungen darstellen, die einer ständigen Aktualisierung bedürfen.

In der ICD-6, die von 1952–1957 benutzt wurde und als erste Version überhaupt Krankheiten klassifizierte, wurde das Tourette-Syndrom als eigenständige Erkrankung nicht einmal erwähnt. Hier findet sich lediglich der Eintrag *Tic* unter der Überschrift *sonstige Neurosen*. Auch in der ICD-8 (1968–1978) fehlt der Begriff *Tourette-Syndrom*. Es findet sich lediglich ein Eintrag unter der Bezeichnung *Tick* unter der Überschrift *besondere Symptome, die nicht in andere Positions-Nummern einzuordnen sind*, welches wiederum dem Kapitel *Seelische Störungen* zugeordnet ist. In der ICD-10 war das Tourette-Syndrom gemeinsam mit anderen *Tic-Störungen* unter der Überschrift *Psychische und Verhaltensstörungen* im Kapitel *Verhaltens- und emotionale Störungen mit Beginn in der Kindheit und Jugend* klassifiziert.

Im ICD-11 werden Tic-Störungen und das Tourette-Syndrom nunmehr im Kapitel Bewegungsstörungen den neurologischen Erkrankungen zugerechnet. Diese Einordnung des Tourette-Syndroms als Bewegungsstörung – statt wie zuvor im Kapitel der Entwicklungsstörungen – wurde mehrfach kritisiert. So sprechen nach Ansicht von europäischen Experten zahlreiche Befunde aus klinischen und genetischen Studien dafür, Tic-Störungen auch weiterhin den *neuronalen Entwicklungsstörungen* zuzurechnen und weisen auf Gemeinsamkeiten mit anderen psychiatrischen Erkrankungen wie etwa den Zwangsstörungen hin (Müller-Vahl et al. 2022b). Darüber hinaus wurden zahlreiche weitere Änderungen im Hinblick auf die Klassifikation von Tic-Störungen im Vergleich zur ICD-10 kritisiert (Müller-Vahl et al. 2021). So wurde in der ICD-11 in der Kategorie „Sekundäre Tics" (8A05.1) die Unterkategorie „Infektiöse oder postinfektiöse Tics" (8A05.10) erstmals eingeführt. Dies verwundert auch deswegen besonders, weil jüngst nachgewiesen werden konnte, dass die Entstehung von Tics gar nicht in Zusammenhang mit Infektionen wie etwa Streptokokken-Infekten steht (Martino et al. 2022b). Auch wurde die unklare Klassifikation für Patienten mit gleichzeitig bestehenden Tics und einer ADHS oder einer Autismus-Spektrum-Störung kritisiert, die nun alternativ auch unter dem Abschnitt „Tics in Verbindung mit Entwicklungsstörungen" (8A05.11) erfolgen kann.

Auch im DSM wurden in der Vergangenheit wiederholt Modifizierungen der Klassifikation und Definition von Tic-Störungen vorgenommen. So war im DSM-IV der Passus enthalten, ein Tourette-Syndrom dürfe nur dann diagnostiziert werden, wenn die Symptomatik zu einer *klinisch bedeutsamen Beeinträchtigung* führt. Diese Passage wurde nach lebhafter Diskussion in der nachfolgenden Version DSM-IV-TR wieder gestrichen. Es hatte sich gezeigt, dass bei Anwendung dieses Kriteriums die Mehrzahl aller Patienten, bei der bis dato die Diagnose eines Tourette-Syndroms gestellt worden war, die Diagnosekriterien nicht mehr erfüllt hätte (Freeman 2005).

Im DSM-5 wurde – neben zahlreichen weiteren Änderungen – das Kapitel *Neurodevelopmental Disorders* neu eingeführt mit den Unterkapiteln: *Intellectual Disability, Communication Disorders, Autism Spectrum Disorder, Attention-Deficit/Hyperactivity Disorder, Specific Learning Disorder* und *Motor Disorders*. In letzterem wurden – neben der *Developmental Coordination Disorder* und der *Stereotypic Movement Disorder* – die verschiedenen Tic-Störungen eingeordnet: *Tourette's disorder, persistent (chronic) motor or vocal tic disorder, provisional tic disorder, other specified tic disorder* und *unspecified tic disorder*. Der Vorschlag, die Tic-Störungen dem Kapitel „Angst- und Zwangsstörungen" zuzuordnen, hat sich nicht durchsetzen können. Gegenüber dem DSM-IV-TR finden sich im DSM-5 folgende wesentliche Änderungen: Tic-Störungen werden nun unter der Überschrift „Bewegungsstörungen" im Kapitel Entwicklungsstörungen (engl.: *Neurodevelopmental Disorders*) klassifiziert. Das bisherige Kapitel „Störungen, die gewöhnlich zuerst im Kleinkindalter, in der Kindheit oder Adoleszenz diagnostiziert werden" wurde stattdessen aufgegeben. Der Terminus *transient* (deutsch: vorübergehend) wurde durch den Begriff *provisional* (deutsch: vorläufig) ersetzt. Ersetzt wurde auch die Bezeichnung „chronisch" durch „persistierend". Gestrichen wurden das Adjektiv „stereotyp" zur Charakterisierung von Tics, ebenso wie „Stimulanzien" als Beispiel für Substanzen, die Tics provozieren können und das Zeitkriterium eines Tic-freien Intervalls von mehr als 3 Monaten als Ausschlusskriterium für die Diagnose einer Tic-Störung (zu Details s. jeweilige Definitionen für Tic-Störungen). Auf spezielle Änderungen im DSM-5 und ICD-11 im Hinblick auf die einzelnen Tic-Störungen wird in Kapitel 4.2 detailliert eingegangen.

Neben den Definitionen von Tic-Störungen und dem Tourette-Syndrom in der ICD und im DSM wurde im Jahre 1993 zusätzlich eine Klassifikation einer amerikanischen Expertengruppe in Kooperation mit der amerikanischen Tourette-Gesellschaft veröffentlicht (The Tourette Syndrome Classification Study Group 1993). Diese hat sich aber nie durchsetzen können.

Nach allen in der Vergangenheit und derzeit vorliegenden Definitionen werden die Diagnosen Tic-Störung und Tourette-Syndrom ausschließlich anhand klinischer Merkmale gestellt.

Alle verfügbaren Klassifikationen grenzen vom Tourette-Syndrom (chronische Störung mit kombiniert auftretenden vokalen und multiplen motorischen Tics) eine nur vorübergehende (transiente oder vorläufige) Tic-Störung und eine chronische Störung mit allein motorischen oder vokalen Tics ab.

Nicht nur in der ICD-11, sondern auch in allen anderen aktuellen Definitionen für Tic-Störungen und das Tourette-Syndrom wird als einziges Diagnosekriterium das Bestehen von motorischen und/oder vokalen Tics gefordert. In keiner der Klassifikationen wurde bisher der Erkenntnis Rechnung getragen, dass bei der Mehrzahl der Patienten mit Tourette-Syndrom auch weitere Symptome wie Zwänge, Hyperaktivität, Aufmerksamkeitsstörung und Depression bestehen. Es wurden aber bereits erste Entwürfe erarbeitet, die eine Klassifikation des Tourette-Syndroms vorschlagen in *einfache* (Englisch: *pure*) und *komplexe* (Englisch: *plus*) Unterformen, je nach Komplexität der Tics und Vorliegen von Komorbiditäten (s. Kap. 7 Komorbiditäten).

4.2 Definition und Klassifikation der Tic-Störungen

4.2.1 ICD-10

Nach ICD-10 wurden Tic-Störungen folgendermaßen definiert:

> *Syndrome, bei denen das vorwiegende Symptom ein Tic ist. Ein Tic ist eine unwillkürliche, rasche, wiederholte, nichtrhythmische Bewegung meist umschriebener Muskelgruppen oder eine Lautproduktion, die plötzlich einsetzt und keinem erkennbaren Zweck dient. Normalerweise werden Tics als nicht willkürlich beeinflussbar erlebt, sie können jedoch meist für unterschiedlich lange Zeiträume unterdrückt werden. Belastungen können sie verstärken, während des Schlafens verschwinden sie. Häufige einfache motorische Tics sind Blinzeln, Kopfwerfen, Schulterzucken und Grimassieren. Häufige einfache vokale Tics sind z.B. Räuspern, Bellen, Schnüffeln und Zischen. Komplexe Tics sind Sich-selbst-schlagen sowie Springen und Hüpfen. Komplexe vokale Tics sind die Wiederholung bestimmter Wörter und manchmal der Gebrauch sozial unangebrachter, oft obszöner Wörter (Koprolalie) und die Wiederholung eigener Laute oder Wörter (Palilalie).*

Je nach Art und Dauer konnte folgende weitere Unterteilung vorgenommen werden:

Klassifikation der Tic-Störungen nach ICD-10

F95.	Tic-Störungen
F95.0	Vorübergehende Tic-Störung
F95.1	Chronische motorische oder vokale Tic-Störung
F95.2	Kombinierte vokale und multiple motorische Tics [Tourette-Syndrom]
F95.8	Sonstige Tic-Störungen
F95.9	Tic-Störung, nicht näher bezeichnet

4.2.2 ICD-11

Davon abweichend wird nun in der ICD-11 im Kapitel „08 Neurologische Erkrankungen“ im Abschnitt „Bewegungsstörungen“ unter „Tic-Störungen“ (8A05) die „primären Tics bzw. Tic-Störungen“ (8A05.0) wie folgt definiert:

> *„Primäre Tics oder Tic-Störungen sind durch das Vorhandensein chronischer motorischer und/oder vokaler (phonischer) Tics gekennzeichnet. Motorische und vokale Tics sind definiert als plötzliche, schnelle, nicht rhythmische und wiederkehrende Bewegungen bzw. Vokalisationen. Für die Diagnose müssen die Tics seit mindestens einem Jahr, wenn auch nicht permanent, vorhanden sein.“*

Klassifikation der Tic-Störungen (8A05) nach ICD-11

8A05.0 Primäre Tics oder Tic-Störungen

- 8A05.00 Tourette-Syndrom
- 8A05.01 Chronische motorische Tic-Störung
- 8A05.02 Chronische vokale Tic-Störung
- 8A05.03 Vorübergehende motorische Tics
- 8A05.0Y Sonstige spezifizierte primäre Tics oder Tic-Störungen
- 8A05.0Z Primäre Tics oder Tic-Störungen, nicht spezifiziert

8A05.1 Sekundäre Tics

- 8A05.10 Infektiöse oder postinfektiöse Tics
- 8A05.11 Tics im Zusammenhang mit Entwicklungsstörungen
- 8A05.1Y Sonstige spezifizierte sekundäre Tics
- 8A05.1Z Sekundäre Tics, nicht spezifiziert

8A05.Y Sonstige spezifizierte Tic-Störungen

8A05.Z Tic-Störungen, nicht spezifiziert

ausschließlich anhand der Anamnese gestellten Diagnose (*by history* -2) abgegrenzt.

Die insgesamt acht verschiedenen Untergruppen mit zum Teil weiteren Subgruppen offenbaren ein im klinischen Alltag zuweilen bestehendes diagnostisches Dilemma, wenn nach klinischem Eindruck zwar die Diagnose eines Tourette-Syndroms oder einer chronischen Tic-Störung zutreffend erscheint, aber ein einzelnes der Kriterien nach DSM oder ICD nicht oder noch nicht erfüllt ist.

4.2.3 DSM-IV-TR

Nach DSM-IV-TR erfolgte die Klassifikation der Tic-Störungen in Analogie zur ICD-10:

Klassifikation der Tic-Störungen nach DSM-IV-TR

307.21 Vorübergehende Ticstörung
307.22 Chronische motorische oder vokale Ticstörung
307.23 Tourette-Syndrom
307.20 Nicht näher bezeichnete Ticstörung

4.2.4 DSM-5

Im DSM-5 werden Tics nun definiert als plötzliche, rasche, wiederkehrende, nichtrhythmische, motorische Bewegungen oder Vokalisationen. Ersatzlos gestrichen wurde hingegen das Adjektiv „stereotyp", mit dem Ziel, (motorische) Tics in Zukunft eindeutiger von *stereotypen* Bewegungen abzugrenzen.

Klassifikation der Tic-Störungen nach DSM-5

307.20 Andere spezifizierte Tic-Störung
307.20 Unspezifizierte Tic-Störung
307.21 Vorläufige Tic-Störung
307.22 persistierende (chronische) motorische oder vokale Tic-Störung
307.23 Tourette-Syndrom

4.2.5 Weitere Klassifikationen

Die amerikanische *Tourette Syndrome Classification Study Group* schlug 1993 eine abweichende Klassifikation vor. Darin wurden weitere Untergruppen definiert und insbesondere wurde für Tic-Störungen eine eindeutig gesicherte Diagnose (*definite* -1) von einer

Klassifikation der Tic-Störungen nach der Tourette-Syndrome Classification Study Group:

I. Tourette-Syndrom (A-1 und A-2)
II. Chronische multiple motorische oder vokale Tic-Störung (B-1 und B-2)
III. Chronische Tic-Störung mit nur einem einzelnen motorischen oder vokalen Tic (C-1 und C-2)
IV. Transiente Tic-Störung (D-1 und D-2)
V. Unspezifische Tic-Störung (E-1 und E-2): beispielsweise fehlende Fluktuationen der Tics
VI. Definitive Tic-Störung (F): alle Kriterien für ein Tourette-Syndrom (A-1) sind erfüllt, aber Erkrankungsdauer gegenwärtig < 1 Jahr
VII. Wahrscheinliches Tourette-Syndrom (G)
Typ 1: Alle Kriterien für ein definitives Tourette-Syndrom (A-1) sind erfüllt, aber Beginn nach dem 21. Lebensjahr und/oder andere Ursachen nicht sicher ausgeschlossen.
Typ 2: Alle Kriterien für ein definitives Tourette-Syndrom (A-1) sind erfüllt, aber es bestehen entweder nur ein motorischer Tic oder lediglich ein fraglicher vokaler Tic.
VIII. Wahrscheinliche multiple motorische und/oder vokale Tic-Störung (H): alle Kriterien für eine definitive multiple Tic-Stöung (B-1) sind erfüllt, aber Beginn nach dem 21. Lebensjahr und/oder andere Ursachen nicht sicher ausgeschlossen.

Diese sehr an klinischen Erfahrungen orientierte Klassifikation hat sich nie durchsetzen können und wird heute nicht mehr gebraucht.

4.2.6 Ausblick

Die unterschiedlichen Definitionen und Klassifikationen der Tic-Störungen in der ICD-11 und dem DSM-5 – sowie die Veränderungen von Version zu Version – machen deutlich, welche Unklarheiten nach wie vor in der Einteilung bestehen. Da mittlerweile zahlreiche klinische, aber auch genetische Befunde dafür sprechen, dass primäre Tic-Störungen – einschließlich transienter Tics, chronischer motorischer und vokaler Tic-Störung sowie dem Tourette-Syndrom – ein Kontinuum ein und derselben Erkrankung darstellen (Müller-Vahl et al. 2016, Yu et al. 2019, Claudio-Campos et al. 2021) wurde jüngst vorgeschlagen, einen gemeinsamen Begriff für alle diese primären Tic-Störungen einzuführen wie etwa *Tic-Spektrum-Störung* (Müller-Vahl et al. 2019a). In Zusammenhang mit dem Vorschlag der Vereinheitlichung der Begriffe entbrannte eine kontroverse Diskussion zu der Frage, ob es vorteilhaft oder eher nachteilig für die Betroffenen sei, den Begriff Tourette-Syndrom nicht mehr zu gebrauchen (ebd, Conelea et al. 2020).

4.3 Tourette-Syndrom

Die Begriffe *Gilles de la Tourette-Syndrom*, *Tourette-Syndrom* und *kombinierte vokale und multiple motorische Tic-Störung* werden synonym gebraucht. Letztgenannte Bezeichnung entstammte der ICD-10 und wurde im klinischen Alltag kaum verwandt. Während im englischsprachigen Raum vornehmlich die kurze Bezeichung *Tourette-Syndrom* in Gebrauch ist, werden in Deutschland die beiden Begriffe *Tourette-Syndrom* und *Gilles de la Tourette-Syndrom* gleichermaßen verwandt. Besonders in wissenschaftlichen Arbeiten sind darüber hinaus die Abkürzungen TS und GTS weit verbreitet.

An dieser Stelle sei die Anmerkung erlaubt, dass *Gilles de la Tourette* der vollständige Nachname von George Gilles de la Tourette war und *Gilles* nicht etwa den Vornamen, sondern einen Teil des Nachnamens bezeichnet. Aus diesem Grund empfehlen manche Experten, nicht vom Tourette-Syndrom, sondern stets vom Gilles de la Tourette-Syndrom zu sprechen.

4.3.1 ICD

Da in der ICD-11 im Vergleich zur ICD-10 einige Veränderungen vorgenommen wurden, werden hier beide Definitionen vergleichend erwähnt. Während die Definition des Tourette-Syndroms selbst praktisch unverändert blieb, wurde in der ICD-11 auf die weiteren Ausführungen zum Verlauf und zu den vokalen Tics verzichtet, da sie nicht zwingend zutreffen müssen. In der ICD-11 wird nun auch primär der Terminus *Tourette-Syndrom* verwandt und der Begriff *kombinierte vokale und multiple motorische Tic-Störung* lediglich noch ergänzend genannt.

Definition nach ICD-10 F 95.2 Kombinierte vokale und multiple motorische Tics (Tourette-Syndrom)

Eine Form der Ticstörung, bei der gegenwärtig oder in der Vergangenheit multiple motorische Tics und ein oder mehrere vokale Tics vorgekommen sind, die aber nicht notwendigerweise gleichzeitig auftreten müssen.

Die Störung verschlechtert sich meist während der Adoleszenz und neigt dazu, bis in das Erwachsenenalter anzuhalten.

Die vokalen Tics sind häufig multipel mit explosiven repetitiven Vokalisationen, Räuspern und Grunzen und Gebrauch von obszönen Wörtern oder Phrasen.

Manchmal besteht eine begleitende gestische Echopraxie, die ebenfalls obszöner Natur sein kann (Kopropraxie).

Definition nach ICD-11 8A05.00: Tourette-Syndrom

Das Tourette-Syndrom ist eine chronische Tic-Störung, die durch das Vorhandensein von chronischen motorischen und vokalen (phonischen) Tics gekennzeichnet ist und in der Entwicklungsphase beginnt. Motorische und vokale Tics sind definiert als plötzliche, schnelle, nicht rhythmische und wiederkehrende Bewegungen bzw. Vokalisationen. Für die Diagnose eines Tourette-Syndroms müssen motorische und vokale Tics seit mindestens einem Jahr bestehen, auch wenn sie nicht unbedingt gleichzeitig oder durchgängig während des gesamten Symptomverlaufs bestehen müssen. Synonym: Kombinierte vokale und multiple motorische Tic-Störung.

4.3.2 DSM

Anders als im ICD wird im DSM der Terminus *Tourette's disorder* (abgekürzt: TD) gebraucht, was der deutschen Bezeichnung „Tourette-Störung" entspräche. Während die Definition des Tourette-Syndroms im DSM-IV-TR der im ICD-10 sehr ähnelte, folgt auch das DSM-5 weiterhin demselben Aufbau und definiert – anders als in der ICD-11 – weiterhin ein Maximalalter zum Beginn der Tics, Details zum Verlauf und Ausschlussfaktoren.

Neben der bereits beschriebenen geringfügigen Veränderung der Definitionen von Tics wurde im DSM-5 in der Definition des Tourette-Syndroms (aber auch aller anderen Tic-Störungen) die Forderung einer maximal 3 Monate andauernden Tic-freien Phase gestrichen. Somit kann die Diagnose einer Tic-Störung nun auch dann gestellt werden, wenn zwischenzeitlich über längere Zeit keine Tics auftraten.

Weiterhin wurde das Kriterium D. geändert und Stimulanzien als Beispiel für Substanzen, die Tics auslösen können, gestrichen. Dies ist folgerichtig, da Studien der letzten Jahre eindeutig zeigen konnten, dass weder ein Zusammenhang zwischen einer Therapie mit Stimulanzien und dem Beginn von Tics (Roessner et al. 2006b), noch mit einer Verschlechterung von bereits bestehenden Tics (Bloch et al. 2009) besteht. Alternativ wird nun Kokain als Beispiel für eine Substanz genannt, die Tics provozieren kann. Zusätzlich wurde in diesem Zusammenhang die im DSM-IV-TR gebrauchte Präposition *due to* (deutsch: wegen) im DSM-5 durch das Adjektiv *attributable* (deutsch: zuschreibbar) ersetzt. Diese Änderung soll verdeutlichen, dass nach wie vor für keine Substanz oder andere Erkrankungen eindeutig bewiesen werden konnte, dass diese das typische klinische Bild einer Tic-Störung hervorrufen können.

Definition nach DSM-IV-TR 307.23 Tourette-Störung

A. Sowohl multiple motorische als auch ein oder mehrere vokale Tics haben zu einem Zeitpunkt während der Krankheit bestanden, jedoch nicht unbedingt gleichzeitig.

B. Die Tics treten mehrmals täglich auf (gewöhnlich anfallsweise) oder fast jeden Tag oder intermittierend für einen Zeitraum von mehr als einem Jahr. Während dieser Zeit bestand keine Tic-freie Periode von mehr als drei aufeinander folgenden Monaten.

C. Der Beginn liegt vor dem 18. Lebensjahr.

D. Die Störung ist nicht auf die direkte Wirkung einer Substanz (z. B. Stimulanzien) oder eine andere Erkrankung (z. B. M. Huntington oder postvirale Enzephalitis) zurückzuführen.

Definition nach DSM-5 307.23 Tourette's Disorder

A. Sowohl multiple motorische als auch ein oder mehrere vokale Tics sind zu irgendeinem Zeitpunkt während der Erkrankung aufgetreten, wenn auch nicht unbedingt gleichzeitig.

B. Die Häufigkeit der Tics kann zu- und abnehmen, muss aber seit dem ersten Auftreten des Tics mehr als 1 Jahr lang anhalten.

C. Der Beginn liegt vor dem Alter von 18 Jahren.

D. Die Symptome sind nicht auf die direkten physiologischen Auswirkungen einer Substanz (z. B. Kokain) oder einer anderen Erkrankung zurückzuführen (z. B. Morbus Huntington oder postvirale Enzephalitis).

4.3.3 Tourette Syndrom Classification Study Group

Wegen Unzulänglichkeiten der damaligen *offiziellen* Definitionen wurde von der amerikanischen *Tourette Syndrome Classification Group* 1993 eine alternative Definition für das Tourette-Syndrom vorgeschlagen. Heute findet sie keine Anwendung mehr. Folgende wesentliche Unterschiede finden sich darin:

- Die für Tics typischen Fluktuationen hinsichtlich Lokalisation, Anzahl, Häufigkeit, Komplexität, Art und Schwere werden als obligate Diagnosekriterien herausgestellt.
- Es wird ein Erkrankungsbeginn vor dem 21.(und nicht vor dem 18.) Lebensjahr gefordert.
- Aus der Tatsache, dass die Diagnose rein klinisch zu stellen ist, wird die Konsequenz abgeleitet, dass der Untersucher *erfahren* sein muss.
- Für die *definitive* Diagnose eines Tourette-Syndroms wird gefordert, dass der Untersucher die Tics persönlich beobachtet haben muss.
- Alternativ kann für die *definitive* Diagnose anstatt der persönlichen Beobachtung auch eine Videoaufnahme herangezogen werden (was sich im klinischen Alltag oft als sehr hilfreich erweist).
- Da vor allem gering ausgeprägte Tics zuweilen auch während einer längeren Untersuchung nicht beobachtet werden, wurde für alle Tic-Störungen alternativ eine Diagnosestellung auch lediglich anhand der Anamnese (*by history*) eingeführt

Diagnostische Kriterien für ein Tourette-Syndrom (A-1 und A-2) nach Definition der Tourette Syndrome Classification Study Group 1993

A. Sowohl multiple motorische als auch ein oder mehrere vokale Tics haben zu einem Zeitpunkt während der Krankheit bestanden, jedoch nicht unbedingt gleichzeitig.

B. Die Tics treten mehrmals täglich auf oder fast jeden Tag oder intermittierend für einen Zeitraum von mehr als einem Jahr.

C. Die Lokalisation, Anzahl, Häufigkeit, Komplexität, Art und Schwere der Tics verändert sich im Verlauf.

D. Beginn vor dem 21. Lebensjahr

E. Die unwillkürlichen Bewegungen und Geräusche können nicht durch andere Ursachen erklärt werden.

F. Die motorischen und/oder vokalen Tics müssen von einem erfahrenen Untersucher zu irgendeinem Zeitpunkt der Erkrankung persönlich beobachtet oder eindeutig mittels Video dokumentiert worden sein (→ Diagnose *definitives* Tourette-Syndrom, A-1) oder alternativ – falls die Tics nicht von einem erfahrenen Untersucher selbst beobachtet wurden – muss eine Beschreibung der Tics durch ein verlässliches Familienmitglied oder einen nahen Freund vorliegen, die für einen erfahrenen Untersucher überzeugend ist (→ Diagnose Tourette-Syndrom *by history*, A-2).

4.3.4 Bewertung

In keiner Klassifikation wird für die Diagnose des Tourette-Syndroms (oder einer anderen Tic-Störung) eine besondere Schwere der Tics gefordert. Dieser Aspekt ist auch bei der Aufklärung von Patienten zu berücksichtigen. Immer noch wird häufig die fehlerhafte Auffassung vertreten, das Tourette-Syndrom stelle in jedem Fall eine schwere Erkrankung mit starken Tics dar. Falsch ist selbstverständlich auch die Annahme, dass das Tourette-Syndrom immer mit einer Koprolalie (Ausrufen obszöner Wörter) einhergehen müsse (s. Kap. 5.8.1 Koprolalie).

Problematisch für den klinischen Alltag sind folgende Aspekte der Definitionen des Tourette-Syndroms nach DSM-5 und ICD-11:

- Der Begriff *multiple motorische Tics* ist unpräzise und lässt großen Spielraum.
- Der Begriff *vokaler Tic* wird nicht definiert. Es stellt sich beispielsweise die Frage, ob jeder Tic, der ein Geräusch erzeugt, als *vokaler* Tic zu klassifizieren ist, etwa auch ein geräuschvolles Aufblasen der Backen oder ein Zunge schnalzen.
- Umgekehrt ist die Frage berechtigt, ob nicht *alle* vokalen Tics im Grunde motorische Tics sind, da jedem Geräusch eine Bewegung des Stimmapparates zugrunde liegt. Deshalb ist im Einzelfall eine Differenzierung zwischen motorischen und vokalen Tics zuweilen nicht sicher möglich.
- Unabhängig davon, ob der Erkrankungsbeginn per Definition vor dem 18. (DSM-IV-TR/DSM-5) oder dem 21. Lebensjahr (*The Tourette Syndrom Classification Study Group* 1993) liegt, gibt es einzelne Patienten mit einem *typischen* Tourette-Syndrom, die angeben, dass erste Tics erst nach dem 18. oder 21. Lebensjahr aufgetreten sind (s. Kap. 6.3 Tic-Störungen mit Beginn im Erwachsenenalter). Die Festlegung einer bestimmten Altersgrenze enthält immer eine gewisse Willkür. Daher wird im ICD-10 lediglich vom einem Beginn in der „Entwicklungsphase" (*developmental period*) gesprochen. Da Tics allerdings bei 99% der Patienten mit Tourette-Syndrom bereits vor dem 16. Lebensjahr auftreten, ist die definierte Altersgrenze im klinischen Alltag nur sehr selten von Bedeutung (Freeman et al. 2000).
- Wegen des aktuell gehäuften Auftretens von funktionellen „Tourette-ähnlichen" Symptomen bei Jugendlichen sollte bei einem Symptombeginn deutlich nach dem zehnten Lebensjahr die Diagnose einer Tic-Störung sehr sorgfältig überprüft werden, zumal wenn der Symptombeginn abrupt ist und wenn überwiegend, von Beginn an komplexe Bewegungen und Ausrufe von Wörtern und Beleidigungen bestehen (Pringsheim et al. 2021, Müller-Vahl et al. 2022a, s. Kap. 8.3).

Das Tourette-Syndrom ist eine chronische motorische und vokale Tic-Störung, die per definitionem nicht durch eine besondere Schwere der Tics gekennzeichnet ist.

Typische Anamnese eines Jungen mit leichtem Tourette-Syndrom

Die Eltern des heute 10 Jahre alten Nikolas stellen sich zum ersten Mal in unserer Tourette-Sprechstunde mit der Frage vor, ob bei ihrem Sohn ein Tourette-Syndrom bestehe. Im Internet hätten sie zahlreiche Berichte gelesen und vermuteten nun selbst diese Diagnose, nachdem in der Vergangenheit von verschiedenen Ärzten die Diagnosen „nervöse Tics", Hyperaktivität und chronisches Asthma gestellt worden seien. Begonnen habe es mit 6 Jahren kurz nach der Einschulung mit Augenblinzeln und Kopfrucken. Zunächst sei daran gedacht worden, dass Nikolas eine Brille benötige, aber der Augenarzt habe keinen Sehfehler feststellen können. Auch ein Besuch beim Friseur, bei dem der Pony gekürzt worden sei, habe nicht zu einer Veränderung der Kopfbewegungen geführt. Nachdem mit Beginn der Herbstferien die Zuckungen für etwa 2 Monate vollständig aufgehört hätten, seien kurz vor Weihnachten erneut Bewegungen mit Augen verdrehen und Grimassieren aufgetreten. Aufforderungen, dies zu unterlassen, hätten keinerlei Wirkung gezeigt. In den nachfolgenden Jahren habe die Ausprägung immer wieder geschwankt, dabei habe eine Bewegung die nächste abgelöst, ohne dass jemals eine relevante Beeinträchtigung bestanden habe. Die Lehrer in der Schule seien auf die Zuckungen erst aufmerksam geworden, als die Eltern sie darauf angesprochen hätten. Vor etwa einem halben Jahr sei eine Verschlechterung eingetreten: Die Zuckungen seien stärker geworden und seien im Sportverein aufgefallen. Beim Fußball müsse Nikolas häufig den Boden berühren oder sich gelegentlich im Kreis um die eigene Achse drehen. Vor drei Monaten seien erstmals Geräusche mit einem Quieken aufgefallen. Auf Nachfrage wird berichtet, dass mit etwa acht Jahren im Anschluss an eine Erkältung nach Abklingen aller anderen Erkältungssymptome für mehrere Monate ein Hüsteln bestanden habe.

Auf Nachfrage wird weiter berichtet, dass Nikolas die Angewohnheit habe, auf dem Schulweg nicht auf die Fugen der Gehwegplatten zu treten. Ihm sei es wichtig, dass die Lego-Figuren in seinem Zimmer in ganz besonderer Weise angeordnet seien. Auffällig sei zudem, dass Nikolas – ganz im Gegensatz zu seiner 2 Jahre jüngeren Schwester – auch tagsüber nicht gerne für kurze Zeit zu Hause alleine bleibe.

Die weitere Eigen- und Sozialanamnese ergibt keinerlei Auffälligkeiten. Der Vater berichtet allerdings, dass auch bei ihm während der Grundschulzeit ähnliche Symptome mit unwillkürlichen Bewegungen im Gesicht bestanden hätten. Heute sei er hingegen symptomfrei.

4.4 Chronische motorische Tic-Störung

Vom Tourette-Syndrom abzugrenzen sind nach den Klassifikationen in DSM-5 und ICD-11 die chronische motorische und – in erster Linie bei Kindern – die transiente bzw. vorläufige Tic-Störung. Wie bereits in Kapitel 4.2.6 erläutert, mehren sich Befunde, die die Unterteilung der primären Tic-Störungen in transiente Tic-Störung, chronische motorische und vokale Tic-Störung und Tourette-Syndrom infrage stellen. Stattdessen ist vielmehr von unterschiedlichen Manifestationen ein und derselben Erkrankung auszugehen mit unterschiedlicher Dauer, Art und Ausprägung der Tics (und typischerweise auch der psychiatrischen Komorbiditäten). Daher wurde bereits alternativ der Begriff Tic-Spektrum-Störung vorgeschlagen (Müller-Vahl et al. 2019a, Yu et al. 2019, Claudio-Campos et al. 2021).

Die chronische motorische Tic-Störung (CMT) unterscheidet sich vom Tourette-Syndrom nach derzeitiger Definition lediglich durch das Fehlen vokaler Tics.

Definition nach ICD-11 8A05.01: Chronische motorische Tic-Störung

Die chronische motorische Tic-Störung ist durch das Vorhandensein motorischer Tics über einen Zeitraum von mindestens einem Jahr gekennzeichnet, auch wenn diese nicht permanent bestehen müssen. Motorische Tics sind definiert als plötzliche, schnelle, nicht-rhythmische und wiederkehrende Bewegungen.

Die Definitionen der chronischen motorischen Tic-Störung sowohl nach DSM-5 als auch nach der Definition der *Tourette Syndrom Classification Study Group* (1993) stimmen mit den jeweiligen Definitionen für das Tourette-Syndrom (s. Kap. 4.3 Tourette-Syndrom) überein, mit der einzigen Ausnahme, dass zu keiner Zeit vokale Tics bestanden.

Im DSM-5 wurde nun folgende Definition gewählt:

Definition nach DSM-5: persistierende (anhaltende oder chronische) motorische oder vokale Tic-Störung 307.22

A. Einzelne oder mehrere motorische oder vokale Tics (z. B. plötzliche, schnelle, wiederkehrende, nicht rhythmische, stereotype motorische Bewegungen oder Vokalisationen), aber nicht beides, sind zu irgendeinem Zeitpunkt der Erkrankung aufgetreten.

B. Die Tics können in ihrer Häufigkeit zu- und abnehmen, bestehen aber seit mindestens 1 Jahr seit dem ersten Auftreten.

C. Der Beginn liegt vor dem 18. Lebensjahr.

D. Die Symptome sind nicht auf die direkten physiologischen Auswirkungen einer Substanz (z. B. Kokain) oder einer anderen Erkrankung zurückzuführen (z. B. Morbus Huntington oder postvirale Enzephalitis).

E. Die Kriterien für das Tourette-Syndrom wurden noch nie erfüllt.

Mithilfe eines *Specifiers* ist dann zwischen der chronischen motorischen und der chronischen vokalen Tic-Störung zu unterscheiden.

Gegenüber dem DSM-IV-TR wurde im DSM-5 der Begriff „chronisch" durch den Terminus „persistierend" ersetzt. Dies bezieht sich sowohl auf das Tourette-Syndrom als auch auf die „persistierende" motorische und vokale Tic-Störung. Mit dieser Umbenennung soll dem Umstand Rechnung getragen werden, dass auch eine bis ins Erwachsenenalter *persistierende* Tic-Störung ausheilen und nicht lebenslang *(chronisch)* bestehen muss. Es liegen nach wie vor allerdings keine Studien vor, die angeben, wie oft im Erwachsenenalter eine Spontanremission eintritt. Die Differenzierung zwischen persistierender *motorischer* und *vokaler* Tic-Störung erfolgt im DSM-5 nun mittels eines *Specifiers* am Ende.

Wie bereits angesprochen wird mittlerweile angenommen, dass die chronische motorische Tic-Störung eine milde Verlaufsvariante des Tourette-Syndroms darstellt. Sie tritt im Kindesalter häufiger auf als bei Erwachsenen (s. Kap. 9 Epidemiologie). Unter Patienten, die sich in einem spezialisierten Zentrum vorstellen, besteht sehr viel seltener eine chronische motorische Tic-Störung als ein Tourette-Syndrom. Diese Tatsache ist weniger durch die geringe Häufigkeit dieser Störung zu erklären, als durch den Umstand, dass die Lebensqualität von Patienten mit einer chronischen motorischen Tic-Störung offenbar weitaus weniger beeinträchtigt ist als die von Patienten mit Tourette-Syndrom und daher ärztliche Hilfe seltener in Anspruch genommen wird.

In einer eigenen Untersuchung fanden sich unter 1.018 Patienten mit Tic-Störungen lediglich 40 mit einer chronischen motorischen Tic-Störung, hingegen 978 Patienten mit der Diagnose eines Tourette-Syndroms (Müller-Vahl et al. 2019a). Es zeigte sich, dass bei Patienten mit einer chronischen motorischen Tic-Störung im Vergleich zu Patienten mit Tourette-Syndrom nicht nur eine geringere Schwere der Tics besteht. Auch die Häufigkeit komplexer motorischer Tics wie Echopraxie und Kopropraxie und die Häufigkieit und Schwere psychiatrischer Komorbiditäten war deutlich geringer. Während sich bei lediglich 8% unserer Patienten ein Tourette-Syndrom ohne irgendeine psychiatrische Begleiterkrankung fand, waren dies immerhin 18% der Patienten mit einer chronischen motorischen Tic-Störung. Die mittlere Tic-Schwere betrug bei Patienten mit einer chronischen motorischen Tic-Störung 2,0 (gemessen mit der Shapiro Tourette-Syndrom Severity Scale, STSS (Shapiro et al. 1988d), während sie bei Patienten mit Tourette-Syndrom bei 2,8 lag. Der mittlere Komorbiditätsscore (= Anzahl der Komorbiditäten pro Patient) lag bei Patienten mit einer chronischen motorischen Tic-Störung bei 1,9, bei Patienten mit Tourette- Syndrom hingegen bei 2,7. Signifikant seltener fanden sich bei Patienten mit chronischer motorischer Tic-Störung praktisch alle typischen psychiatrischen Komorbiditäten wie Angststörungen, ADHS, autoaggressive Handlungen und Zwänge. Hingegen fanden sich zwischen beiden Gruppen keine Unterschiede hinsichtlich des Bestehens eines Vorgefühls vor den Tics oder der Fähigkeit, die Tics unterdrücken zu können (Müller-Vahl et al. 2019a).

Es gibt weitere indirekte Hinweise darauf, dass die chronische motorische Tic-Störung im Mittel weniger schwer verläuft als ein Tourette-Syndrom: Im Vergleich zu Patienten mit Tourette-Syndrom erfolgt bei Patienten mit chronischer motorischer Tic-Störung seltener eine medikamentöse Behandlung der Tics. In unserem Patientenkollektiv wurde die Diagnose einer chronischen motorischen Tic-Störung im Mittel später gestellt als die eines Tourette-Syndroms (15,7 Jahre nach Symptombeginn gegenüber 11,9 Jahren bei Patienten mit Tourette-Syndrom). Zum Zeitpunkt der Diagnosestellung waren 60,0% der Patienten mit einer chronischen motorischen Tic-Störung bereits volljährig, hingegen nur 38,5% der Patienten mit Tourette-Syndrom.

Die chronische motorische Tic-Störung stellt mutmaßlich eine milde Verlaufsform des Tourette-Syndroms dar und ist nicht als eigenständige, unabhängige Erkrankung einzustufen. Im Vergleich zum Tourette-Syndrom ist sie durch folgende Merkmale gekennzeichnet:

- *vokale Tics fehlen*
- *motorische Tics sind geringer ausgeprägt*
- *einfache motorische Tics sind häufig, komplexe motorische Tics selten*
- *Komorbiditäten wie Angststörungen, ADHS, autoaggressive Handlungen und Zwänge sind seltener und geringer ausgeprägt.*

Bei der Diagnose einer chronischen motorischen Tic-Störung sollte bedacht werden, dass motorische Tics im Mittel zwei bis drei Jahre früher als vokale Tics eintreten (Sambrani et al. 2016). Während dieser Zeit ist eine Unterscheidung zwischen einem beginnenden Tourette-Syndrom und einer chronischen motorischen Tic-Störung nicht möglich. Im Einzelfall ist daher im Beginn einer Tic-Störung, wenn bereits eine Erkrankungsdauer von mehr als einem Jahr besteht und ausschließlich motorische Tics aufgetreten sind, die Diagnose einer chronischen motorischen Tic-Störung zu stellen und ggf. nach dem Hinzutreten vokaler Tics die Diagnose zu korrigieren und die eines Tourette-Syndroms zu stellen. Prognostischen Faktoren, die vorher eine Differenzierung zwischen einer chronischen motorischen Tic-Störung und einem Tourette-Syndrom erlauben, sind nicht bekannt. Bestehen allerdings bereits zu Beginn einer Tic-Störung starke und komplexe motorische Tics und Komorbiditäten wie eine schwere ADHS, ist es sehr wahrscheinlich, dass sich im weiteren Verlauf ein Tourette-Syndrom entwickeln wird.

Da bei Patienten mit Tourette-Syndrom in der Regel deutlich mehr motorische als vokale Tics bestehen, sollte die Diagnose einer chronischen motorischen Tic-Störung erst nach sorgfältiger Anamnese (ggf. inklusive einer Fremdanamnese) einschließlich einer persönlichen Untersuchung (und nicht nur anhand einer Videodokumentation) gestellt werden. Viele Patienten verneinen zunächst, dass bei ihnen unwillkürlich hervorgebrachte Laute und Geräusche vorkommen. Oft verstehen sie unter vokalen Tics ausschließlich das Ausrufen lauter Schreie oder gar Wörter und berichten erst auf gezielte Nachfrage über ein wenig auffälliges, unwillkürliches, wiederkehrendes und insbesondere nicht zweckgerichtetes Hüsteln oder Räuspern. Viele Patienten sind erstaunt darüber, dass auch diese Symptome als vokale Tics klassifiziert werden.

Nicht selten werden vokale Tics – häufiger als motorische Tics – irrtümlich mit anderen Erkrankungen, etwa mit Asthma, Allergien oder einer chronischen Bronchitis erklärt. Daher ist auch die Latenz zwischen Symptombeginn und Diagnosestellung länger, wenn zu Beginn der Tic-Störung ausschließlich vokale Tics bestehen (Shilon et al. 2008). Zuweilen werden auch eindeutige vokale Tics von den Patienten selbst – oder von den Eltern – überhaupt nicht mit den motorischen Tics in Zusammenhang gebracht. Bei der Anamnese ist es daher stets sinnvoll, den Patienten oder den Eltern verschiedene Beispiele für vokale Tics zu geben. Ferner sollten zuvor gestellte Diagnosen wie Asthma oder Bronchitis stets kritisch hinterfragt werden.

Bei einer kleinen Zahl von Patienten können geringe einfache vokale Tics (wie Schniefen, Räuspern) während der Untersuchung eindeutig beobachtet werden, ohne dass diese vom Patienten selbst bemerkt werden. Es ist nicht ungewöhnlich, dass diese Tics auch trotz gezielter Nachfrage verneint werden.

4.5 Chronische vokale Tic-Störung

Während die chronische vokale Tic-Störung (CVT) im DSM-5 lediglich durch einen *Specifier* von der chronisch motorischen Tic-Störung differenziert wird, findet sich in der ICD-11 eine separate Definition:

Definition nach ICD-11: 8A05.02 Chronische vokale Tic-Störung

Die chronische vokale Tic-Störung ist durch das Vorhandensein vokaler (phonischer) Tics über einen Zeitraum von mindestens einem Jahr gekennzeichnet, auch wenn diese nicht durchgängig auftreten. Vokale Tics sind definiert als plötzliche, schnelle, nicht-rhythmische und wiederkehrende Vokalisationen.

Auszuschließen ist die Diagnose eines Tourette-Syndroms (8A05.00).

Insofern unterscheidet sich die chronische vokale Tic-Störung – analog der chronischen motorischen Tic-Störung – vom Tourette-Syndrom lediglich durch das Fehlen *motorischer* Tics (s. Kap. 4.4 Chronische motorische Tic-Störung).

Systematische Untersuchungen zu dieser Unterform der Tic-Störungen fehlen. Im klinischen Alltag zeigt sich, dass die chronische vokale Tic-Störung eine Rarität darstellt (Leckman et al. 2006). Unter mehr als 1.000 Patienten in der Tourette-Sprechstunde der Medizinischen Hochschule Hannover wurde diese Diagnose in den vergangenen 15 Jahren kaum je gestellt. Folgt man der Hypothese, dass die chronische motorische Tic-Störung eine milde Verlaufsvariante des Tourette-Syndroms und keine eigenständige Erkrankung darstellt (Müller-Vahl et al. 2019a), und somit das Auftreten vokaler Tics als Ausdruck einer stärkeren Symptomausprägung gewertet werden kann, ist die Frage berechtigt, inwieweit die chronische vokale Tic-Störung nur ein theoretisches Konstrukt darstellt, ohne klinische Relevanz.

In jedem Falle sollte eine sehr sorgfältige differenzialdiagnostische Abklärung erfolgen, bevor die Diagnose einer chronischen vokalen Tic-Störung gestellt wird. Neben Erkrankungen der Atemwege, die zu unwillkürlichen Lautäußerung im Sinne eines Stridors, Räusperns oder Hustens führen können, müssen auch dissoziative Störungen mit unterschiedlichen Lautäußerungen abgegrenzt werden.

Die chronische vokale Tic-Störung ist eine sehr seltene Verlaufsvariante der chronischen Tic-Störungen und sollte nur nach sorgfältiger differenzialdiagnostischer Abklärung gestellt werden.

4.6 Transiente Tic-Störung

Von den zuvor genannten *chronischen* Tic-Störungen ist die transiente oder vorübergehende (nach DSM-5: *vorläufige*) Tic-Störung abzugrenzen. In allen Definitionen einheitlich wird in Abgrenzung zu den chronischen Verlaufsformen eine Dauer der Tics von maximal einem Jahr definiert. Während in der ICD-10 noch von einer *vorübergehenden Tic-Störung* gesprochen wurde, wird in der ICD-11 stattdessen lediglich der Terminus „Tics" verwendet. Vermutlich soll diese Änderung der Tatsache Rechnung tragen, dass vorübergehende Tics von den Betroffenen und deren Familien nur selten als *Störung* wahrgenommen werden.

Paradoxerweise wird die vorübergehende Tic-Störung in der ICD-11 nun als „8A05.03 Vorübergehende motorische Tics" bezeichnet, nachfolgend wird aber auch ein Beispiel für einen vokalen Tic gegeben.

Definition nach ICD-10:
F 95.0 Vorübergehende Tic-Störung

Sie erfüllt die allgemeinen Kriterien für eine Tic-Störung, jedoch halten die Tics nicht länger als 12 Monate an. Die Tics sind häufig Blinzeln, Grimassieren oder Kopfschütteln.

Definition nach ICD-11: 8A05.03 Vorübergehende motorische Tics

Tics sind plötzliche, unrhythmische, stereotype Bewegungen wie Blinzeln, Schniefen, Klopfen usw. Sie sollten kürzer als ein Jahr bestehen.

Im DSM-IV-TR wurde demgegenüber ergänzend eine Mindestdauer der Tics von vier Wochen gefordert:

Definition nach DSM-IV-TR:
307.21 Vorübergehende Tic-Störung

A. Ein einzelner oder multiple motorische und/oder vokale Tics.

B. Die Tics können mehrmals täglich an fast jedem Tag für mindestens 4 Wochen auftreten, über nicht länger als für 12 aufeinanderfolgende Monate.

C. Beginn vor dem 18. Lebensjahr.

D. Die Störung ist nicht auf die direkte Wirkung einer Substanz (z.B. Stimulanzien) oder eine andere Erkrankung (z.B. M. Huntington oder postvirale Enzephalitis) zurückzuführen.

E. Zu keiner Zeit waren die Diagnosekriterien für ein Tourette-Syndrom oder eine chronische motorische oder vokale Tic-Störung erfüllt.

Neben den bereits beschriebenen, auch für die *persistierenden* Tic-Störungen geltenden Änderungen, wurde im DSM-5 gegenüber dem DSM-IV-TR das Kriterium einer Mindestdauer der Tics von 4 Wochen ersatzlos gestrichen. Als wesentliche Änderung ist aber die Umbenennung von *transiente* (deutsch: *vorübergehende*) in *provisional* (deutsch: *vorläufige*) Tic-Störung zu nennen. Diese Änderung soll dem Umstand Rechnung tragen, dass bei einer beispielsweise seit 8 Monaten bestehenden Tic-Störung nicht vorhergesagt werden kann, ob die Störung in der Tat „vorübergehend" ist oder nicht.

Definition nach DSM-5: vorläufige Tic-Störung (307.21)

A. Einzelne oder mehrere motorische und/oder vokale Tics (z. B. plötzliche, schnelle, wiederkehrende, unrhythmische, stereotype motorische Bewegungen oder Vokalisationen) sind vorhanden.

B. Die Tics bestehen seit weniger als 1 Jahr seit ihrem ersten Auftreten.

C. Der Beginn liegt vor dem 18. Lebensjahr.

D. Die Symptome sind nicht auf die direkten physiologischen Auswirkungen einer Substanz (z. B. Stimulanzien) oder einer anderen Erkrankung zurückzuführen (z. B. Morbus Huntington oder postvirale Enzephalitis).

E. Die Kriterien für ein Tourette-Syndrom oder eine anhaltende (chronische) motorische oder vokale Tic-Störung wurden noch nie erfüllt.

Nochmals leichte Abweichungen fanden sich in der Definition der *Tourette Syndrome Classification Study Group* (1993) hinsichtlich der Zeitdauer:

Diagnostische Kriterien für die transiente Tic-Störung (D-1 und D-2) nach Definition der Tourette Syndrome Classification Study Group (1993)

A. Ein einzelner oder multiple motorische und/oder vokale Tics.

B. Die Tics können mehrmals täglich an fast jedem Tag für mindestens 2 Wochen auftreten, aber nicht länger als für 12 aufeinanderfolgende Monate, wenn gleich der Erkrankungsbeginn auch mehr als 1 Jahr zurückliegen kann.

C. Die Lokalisation, Anzahl, Häufigkeit, Komplexität und Schwere der Tics verändert sich im Verlauf.

D. Zu keinem Zeitpunkt waren die Kriterien für ein Tourette-Syndrom oder eine chronische motorische oder vokale Tic-Störung erfüllt.

E. Beginn vor dem 21. Lebensjahr

F. Die motorischen und/oder vokalen Tics müssen von einem erfahrenen Untersucher zu irgendeinem Zeitpunkt der Erkrankung persönlich beobachtet oder eindeutig mittels Video dokumentiert worden sein (→ Diagnose *definitive* transiente Tic-Störung, D-1) oder alternativ – falls die Tics nicht von einem erfahrenen Untersucher selbst beobachtet wurden – muss eine Beschreibung der Tics durch ein verlässliches Familienmitglied oder einen nahen Freund vorliegen, die für einen erfahrenen Untersucher überzeugend ist (→ Diagnose transiente Tic-Störung *by history*, D-2).

Die klinische Erfahrung zeigt, dass die transiente Tic-Störung in der Regel eine sehr milde Verlaufsvariante der Tic-Störungen darstellt. So bestehen in der Mehrzahl der Fälle lediglich gering ausgeprägte einfache und nur selten komplexe motorische Tics. Typische motorische Tics bei einer transienten Tic-Störung betreffen das Gesicht und den Kopf. Motorische Tics an anderen Körperteilen wie Armen, Rumpf und Beinen stellen eine Rarität dar. Vokale Tics fehlen mehrheitlich (Leckman et al. 2006).

Formal wird auch für die transiente Tic-Störung nach DSM-IV-TR und auch nach DSM-5 ein Beginn vor dem 18. Lebensjahr gefordert (nach Definition der *Tourette Syndrome Classification Study Group* (1993) ist ein Beginn bis zum 21. Lebensjahr möglich). Typischerweise treten transiente Tics aber bei Kindern im Grundschulalter auf. Wegen der geringen Symptomausprägung und des stets selbst limitierenden Verlaufs stellt die transiente Tic-Störung eine harmlose Störung dar. In der Regel sollte wegen des fehlenden Krankheitswerts nicht von einer *Erkrankung* im engeren Sinne gesprochen werden.

Es wird geschätzt, dass bei 5 bis 19% aller Kinder im Grundschulalter vorübergehend Tics auftreten (s. Kap. 9 Epidemiologie). Dies verdeutlicht, dass Tics ein sehr häufiges – und in aller Regel harmloses – Symptom darstellen. Wegen des typischen Auftretens zwischen dem 6. und 10. Lebensjahr ist anzunehmen, dass die Manifestation von Tics an eine bestimmte Entwicklungsphase des Gehirns geknüpft ist.

Abweichend von dieser Einschätzung veröffentlichte eine Arbeitsgruppe um Kevin Black 2019 die Ergebnisse einer kleinen prospektiven Studie mit 43 Kindern, bei denen im Mittel erst 3,3 Monate zuvor erstmals Tics aufgetreten waren (Kim et al. 2019a). Von 39 Kindern, die nach 12 Monaten nachuntersucht werden konnten, hatten alle weiterhin Tics, auch wenn die Ausprägung im Mittel geringer war als bei der Erstuntersuchung und die Tics zum Teil erst mithilfe von Videoaufnahmen beobachtet werden konnten. Die Autoren vermuten daher, dass sogenannte *transiente* Tics viel seltener tatsächlich nur vorübergehend bestehen, als bisher angenommen.

Interessanterweise konnten in der Studie darüber hinaus Prädiktoren für den Verlauf ermittelt werden. So war nicht nur die Tic-Schwere zum Zeitpunkt der Erstuntersuchung ein negativer Prädiktor für den Verlauf der Tic-Störung, sondern auch das Bestehen leichter Symptome einer Autismus-Spektrum-Störung und das Vorliegen einer Angststörung. In einer weiteren Studie derselben Arbeitsgruppe wurde zudem die Fähigkeit der Tic-Unterdrückung als günstiger Faktor für den weiteren Verlauf einer Tic-Störung identifiziert (Kim et al. 2019b).

Die Diagnose einer transienten Tic-Störung kann verlässlich nur im Rückblick gestellt werden. Ebenso wie im frühen Erkrankungsstadium einer chronischen Tic-Störung prospektiv keine Differenzierung zwischen einem Tourette-Syndrom und einer chronischen motorischen Tic-Störung möglich ist – zumindest dann, wenn ausschließlich motorische Tics bestehen – kann vor Ablauf eines Jahres auch keine Differenzierung zwischen einer *transienten* und einer *chronischen* Tic-Störung getroffen werden.

Diesem Umstand trägt die im DSM-5 vorgenommene Umbenennung von „transient" oder „vorüber-

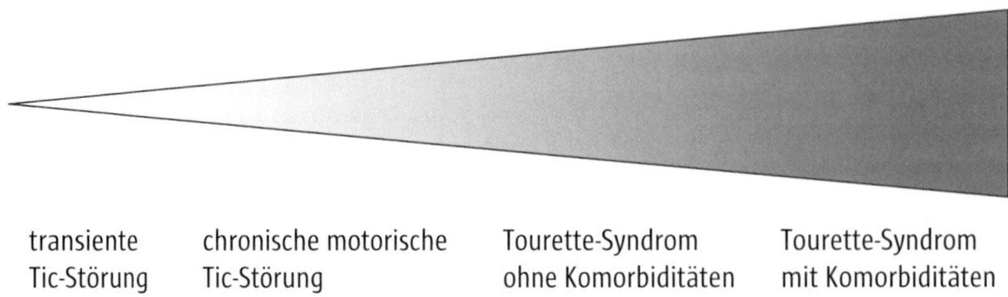

Abb. 7 Das Spektrum der Tic-Störungen

gehend" in „vorläufig" Rechnung. Kritisch wurde allerdings angemerkt, dass die Bezeichnung „vorläufige Tic-Störung" im klinischen Alltag in Zukunft zu der fehlerhaften Annahme führen könnte, es handele sich stets um eine Erkrankung mit nur geringen Tics. Nach wie vor ist vor Ablauf eines Jahres keine verlässliche Prognose über den Verlauf möglich und nach Ablauf eines Jahres muss die Diagnose bei fortbestehenden Tics entsprechend korrigiert werden. Im Zusammenhang mit wissenschaftlichen Fragestellungen ist diese Begriffsänderung nachteilig, da mit dem Begriff „vorläufige Tic-Störung" offen bleibt, ob diese Diagnose vergeben wurde, weil die Tic-Störung erst seit weniger als 1 Jahr besteht oder aber rückblickend festgestellt wurde, dass die Störung „vorübergehend" (d.h. für weniger als 1 Jahr) bestand, mittlerweile aber spontan ausgeheilt ist.

Da als einziges Symptom der transienten Tic-Störung oft nur einige wenige und zudem gering ausgeprägte einfache motorische Tics bestehen (beispielsweise Augenblinzeln, Gesichtsgrimassen, Kopfrucken), wird die Diagnose häufig verpasst. In nicht wenigen Fällen werden die Tics nicht einmal von den Eltern bemerkt oder zumindest als nicht bedeutsam eingestuft, sodass ärztliche Hilfe nicht in Anspruch genommen wird.

In spezialisierten Zentren werden wegen der geringen Symptomausprägung und -dauer nur selten Kinder mit transienter Tic-Störung vorgestellt. Im Einzelfall sollte bei einer Erkrankungsdauer von unter einem Jahr zunächst die Diagnose einer transienten Tic-Störung gestellt werden. Es empfiehlt sich jedoch, die Eltern darauf hinzuweisen, dass der weitere Verlauf nicht verlässlich vorhergesehen werden kann und bei fortbestehenden Tics nach Ablauf eines Jahres die Diagnose eines Tourette-Syndroms oder einer chronischen motorischen Tic-Störung zu stellen ist.

So wie gemutmaßt werden kann, dass die chronische motorische Tic-Störung eine milde Verlaufsform des Tourette-Syndroms darstellt, kann dies auch für die transiente Tic-Störung angenommen werden (Kurlan et al. 1988). Aus klinischer Sicht können die verschiedenen Tic-Störungen als Spektrum ein und derselben Erkrankung verstanden werden. Dabei stellt die transiente Tic-Störung die mildeste Verlaufsform dar (mit meist geringen einfachen motorischen Tics für < 12 Monate), die chronische motorische Tic-Störung die nächst stärkere Variante (mit meist geringen einfachen motorischen Tics, aber chronischem Verlauf) und das Tourette-Syndrom die stärkste Manifestation (mit chronisch verlaufenden multiplen motorischen und vokalen Tics). Darüber hinaus kann zusätzlich eine Differenzierung des Tourette-Syndroms in Untergruppen (je nach Komplexität der Tics und Art und Zahl der Komorbiditäten) vorgenommen werden (s. Kap. 7 Komorbiditäten) (s. Abb. 7). Mittlerweile liegen auch genetische Studien vor, die diese klinische Vermutung untermauern und annehmen lassen, dass sämtliche primäre Tic-Störungen inklusive der transienten Tic-Störung als Kontinuum derselben Erkrankung zu verstehen sind (Yu et al. 2019).

Die transiente Tic-Störung ist nach aktueller Definition eine gutartig verlaufende, sich selbst limitierende Erkrankung. Eine Behandlung ist in der Regel entbehrlich. Im Vergleich zum Tourette-Syndrom bestehen folgende Unterschiede:

- *die Erkrankungsdauer beträgt stets weniger als 12 Monate*
- *meist bestehen nur gering ausgeprägte einfache motorische Tics*
- *komplexe motorische Tics bestehen nur selten*
- *vokale Tics fehlen häufig*
- *psychiatrische Begleiterkrankungen bestehen deutlich seltener und in geringerer Schwere im Vergleich zu den chronisch verlaufenden Tic-Störungen*

4.7 Andere und nicht näher bezeichnete Tic-Störungen

Wie in der ICD-10 kann auch in der ICD-11 zusätzlich zu den oben genannten Tic-Störungen die Diagnose einer anderen bzw. nicht näher bezeichneten Tic-Störung gestellt werden. Während dies in der ICD-10 aber nicht weiter spezifiziert wurde, finden sich in der ICD-11 folgende weitere Einteilungen in der Kategorie „8A05.0 primäre Tic-Störungen“ (allerdings ohne weitere Definitionen):

8A05.0Y	Sonstige spezifizierte primäre Tics oder Tic-Störungen
8A05.0Z	Primäre Tics oder Tic-Störungen, nicht spezifiziert

Zusätzlich wurde die Unterkategorie „Sekundäre Tics“ (8A05.1) neu eingeführt. Definiert werden diese wie folgt: „Eine Tic-Störung als direkte physiologische Folge einer vorangegangenen Infektion, eines Medikaments oder einer Krankheit“. Folgende Untergruppen können ausgewählt werden:

8A05.10	Infektiöse oder postinfektiöse Tics
8A05.11	Tics im Zusammenhang mit Entwicklungsstörungen
8A05.1Y	Sonstige spezifizierte sekundäre Tics
8A05.1Z	Sekundäre Tics, nicht spezifiziert
8A05.Y	Sonstige spezifizierte Tic-Störungen
8A05.Z	Tic-Störungen, nicht spezifiziert

Kritisiert wurde an dieser Klassifikation, dass nach wie vor unklar ist, ob Tics tatsächlich durch Infektion hervorgerufen werden können (Müller-Vahl et al. 2022b) und mittlerweile zudem ausgeschlossen wurde, dass Gruppe A-Streptokokken-Infekte (GAS) zum erstmaligen Auftreten von Tics oder einer Zunahme bereits bestehender Tics führen (Martino et al. 2021b).

Im DSM-IV-TR wurde ebenfalls lediglich eine sehr vage Definition für alle weiteren primären Tic-Störungen gegeben:

Definition nach DSM-IV-TR: 307.20 Nicht näher bezeichnete Tic-Störungen

Hier sollen solche Tic-Störungen kategorisiert werden, die nicht die Kriterien einer spezifischen Tic-Störung erfüllen.

Beispiele hierfür sind Tic-Störungen, die weniger als vier Wochen andauern oder erst nach dem 18. Lebensjahr beginnen.

Im DSM-5 wird diese Kategorie der „nicht-näher bezeichneten Tic-Störungen“ erstmals in zwei Untergruppen differenziert:

Andere spezifizierte Tic-Störung 307.20

Diese Kategorie gilt für Präsentationen, bei denen für eine Tic-Störung charakteristische Symptome vorliegen, die zu einer klinisch relevanten Störung oder zu einer Beeinträchtigung in sozialen, beruflichen oder anderen wichtigen Bereichen des Lebens führen, die aber nicht die vollständigen Kriterien erfüllen für eine Tic-Störung oder eine der Störungen in der Diagnoseklasse der neuronalen Entwicklungsstörungen. Die Kategorie „Andere spezifizierte Tic-Störung“ wird verwendet, wenn der Behandler den spezifischen Grund angeben möchte, warum die Präsentation nicht die Kriterien für eine Tic-Störung oder eine andere spezifische neuronale Entwicklungsstörung erfüllt. Dazu wird die Kategorie gewählt, gefolgt von einem *Specifier*.

Nicht spezifizierte Tic-Störung 307.20

Diese Kategorie gilt für Präsentationen, bei denen für eine Tic-Störung charakteristische Symptome vorliegen, die zu einer klinisch relevanten Störung oder zu einer Beeinträchtigung in sozialen, beruflichen oder anderen wichtigen Bereichen des Lebens führen, die aber nicht die vollständigen Kriterien erfüllen für eine Tic-Störung oder eine der Störungen in der Diagnoseklasse der neuronalen Entwicklungsstörungen. Die Kategorie der „Nicht spezifizierten Tic-Störung“ wird in Situationen verwendet, in denen der Behandler den Grund dafür, dass die Kriterien für eine Tic-Störung oder für eine bestimmte neurologische Störung nicht erfüllt sind, nicht angeben möchte.

Mit dieser Differenzierung sollen Tic-Störungen, die zwar nicht in eine der zuvor genannten Tic-Störungen eingeordnet werden können, bei denen aber der Grund für die Tic-Störung bekannt ist (z.B. eine Substanz oder eine andere Hirnerkrankung), abgegrenzt werden von solchen Tic-Störungen, bei denen die Ursache nicht benannt werden soll oder unbekannt ist. Beide Diagnosen sollen so selten wie möglich vergeben werden.

Es verwundert, dass die für alle anderen Diagnosen vorgenommene Vereinheitlichung durch die Einführung der Kriterien A–E für diese beiden Diagnosen wieder verlassen wurde. Warum darüber hinaus für diese Diagnosen das bereits im DSM-IV-TR nicht mehr gebrauchte Kriterien einer obligaten Beeinträchtigung durch die Tics wieder aufgenommen wurde, ist unverständlich (Roessner et al. 2014). So kann nach DSM-5 bei einem Patienten mit einer nach dem 18. Lebensjahr erstmals aufgetretenen leichten Tic-Störung ohne relevante Beeinträchtigung keine der verfügbaren Diagnosen für eine Tic-Störung vergeben werden.

Die Kriterien für andere Tic-Störungen gemäß der Definition der *Tourette Syndrome Classification Study Group* (1993) wurden bereits beschrieben (s. Kap. 4.2 Definition und Klassifikation der Tic-Störungen).

Die Diagnose einer *nicht näher bezeichneten Tic-Störung* ist zumindest in einer Spezialsprechstunde nur sehr selten zu stellen. Nach DSM-IV-TR sollte diese Diagnose beispielsweise dann vergeben werden, wenn eine Tic-Störung für weniger als 4 Wochen bestand. Mit der generellen Streichung dieses Zeitkriteriums wird nach DSM-5 bei diesen Patienten nun die Diagnose einer „vorläufigen" Tic-Störung gestellt.

Eher noch wird bei Patienten, die über einen Tic-Beginn nach dem 18. Lebensjahr berichten, zu entscheiden sein, ob die Diagnose einer *nicht näher bezeichneten Tic-Störung* oder eines Tourette-Syndroms zu stellen ist (s. Kap. 6.3 Tic-Störungen mit Beginn im Erwachsenenalter). Nach DSM-5 soll bei diesen Patienten nun die Diagnose „Andere spezifizierte Tic-Störung" (307.20) gestellt werden.

Diese Überlegungen verdeutlichen, dass auch in der ICD-11 und im DSM-5 weiterhin keine vollauf befriedigenden Klassifikationen und Definitionen für die primären Tic-Störungen gefunden wurden. Es bleibt zu wünschen, dass für zukünftige Revisionen stärker den Erkenntnissen Rechnung getragen wird, dass primäre Tic-Störungen als Spektrum zu verstehen und alle bisherigen Kategorisierungen hinsichtlich Art und Dauer der Tics mehr oder weniger willkürlicher Natur sind. Die Einführung einer Gesamtkategorie etwa mit der Bezeichnung „Tic-Spektrum-Störung" würde viele der aktuell bestehenden Unzulänglichkeiten beseitigen.

In einer zukünftigen Revision der Definition der Tic-Störungen sollte auch eine klare Abgrenzung zu funktionellen „Tic- und Tourette-ähnlichen" Störungen vorgenommen werden, da Patienten mit diesen Symptomen aktuell in zunehmender Zahl vorstellig werden und derartige funktionelle Bewegungsstörungen daher mittlerweile die wichtigste Differenzialdiagnose darstellen (Pringsheim et al. 2021, Müller-Vahl et al. 2022a).

5 Klinische Kennzeichen von Tics

5.1 Einteilung von Tics

Tics sind das kennzeichnende Merkmal jeder Tic-Störung. Eine Einteilung kann in motorische und vokale Tics sowie in einfache und komplexe Tics erfolgen. Während die Differenzierung in motorische und vokale Tics entscheidend ist, um die Diagnose eines Tourette-Syndroms stellen und eine Abgrenzung zur chronischen motorischen Tic-Störung vornehmen zu können, ist die Einteilung in einfache und komplexe Tics für die Diagnose von untergeordneter Bedeutung. Die Differenzierung der Tics hinsichtlich ihrer Komplexität ist jedoch nicht nur von akademischem Interesse, sondern auch von klinischer Bedeutung, da gerade komplexe Tics oft zu einer erheblichen Alltagsbeeinträchtigung führen.

Die Einteilung von Tics erfolgt nach der Qualität (motorisch versus vokal) und dem Grad der Komplexität (einfach versus komplex).

Theoretisch kann jede denkbare *einfache* oder *komplexe* Bewegung ebenso wie jeder unwillkürlich hervorgebrachte Laut auch als motorischer oder vokaler Tic vorkommen. Allerdings finden sich bestimmte Bewegungen und Laute deutlich häufiger bei Tic-Störungen als andere. Die Art, Anzahl, Häufigkeit, Intensität und Komplexität der Tics in Kombination mit der daraus resultierenden Beeinträchtigung erlaubt eine unbegrenzte Zahl von verschiedenen Erkrankungsmanifestationen. Es darf daher angenommen werden, dass bei jedem Patienten – und sogar bei eineiigen Zwillingen – eine andere, gewissermaßen individuelle Tic-Störung besteht.

Tics können einzeln, mit kurzen oder langen Pausen bis zum nächsten Tic eintreten, sich aber auch in Serien manifestieren, bei denen mehrere Tics derart rasch aufeinander folgen, dass eine Trennung zwischen einzelnen Tics nicht mehr möglich ist. Manche Patienten beschreiben verschiedene solcher Tic-Serien, bei denen die Tics zuweilen in einer scheinbar festgelegten Reihenfolge aufeinander folgen oder ineinander übergehen. Auch eine Kombination von motorischen und vokalen Tics ist in solchen Tic-Serien möglich. Bei manchen Patienten sind einzelne motorische Tics vorzugsweise mit einem bestimmten vokalen Tic gepaart, beispielsweise ein Mundverziehen mit einem Zischlaut (Leckman et al. 2006).

> *Die Zahl der im Einzelfall möglichen Kombination von motorischen und vokalen Tics hinsichtlich ihrer Art, Anzahl, Häufigkeit, Intensität und Komplexität ist unbegrenzt, sodass vermutlich weltweit nicht zwei Personen mit völlig identischer Tic-Störung zu finden sind.*

Wiederholt wurde versucht, lediglich anhand der Art der bestehenden Tics, eine Einteilung in verschiedene Unterformen von Tic-Störungen vorzunehmen. Derartige Clusteranalysen verfolgen nicht nur das Ziel eines besseren klinischen Verständnisses von Tic-Störungen, sondern sollen auch helfen, Suszeptibilitätsgene zu identifizieren (s. Kap. 11 Genetik). Kircanski und Mitarbeiter (Kircanski et al. 2010) konnten in einer solchen Clusteranalyse an 99 Jugendlichen mit chronischer Tic-Störung auf der Basis der mit der Yale Global Tic Severity Skala dokumentierten Tics vier verschiedene Gruppen identifizieren: Patienten mit hauptsächlich

1. komplexen Tics,
2. einfachen Tics an Gesicht und Kopf,
3. einfachen Tics am Körper (Arme, Rumpf, Beine) und
4. einfachen vokalen und Gesichts-Tics.

Patienten des Cluster 1 (hauptsächlich komplexe Tics) wiesen häufiger psychiatrische Komorbiditäten auf und gaben häufiger ein den Tics vorangehendes Vorgefühl an.

In einer Folgestudie derselben Gruppe wurden 239 Jugendliche und Erwachsene untersucht. Dabei wurden wiederum vier, allerdings leicht unterschiedliche Cluster identifiziert:

1. Impuls-Kontroll-Tics (Kopropraxie, Autoaggression, Schreib-Tics) und komplexe vokale Tics,
2. komplexe motorische Tics,
3. einfache motorische Tics am Kopf und einfache vokale Tics, und
4. sonstige einfache motorische Tics.

Interessanterweise sprachen Patienten aller vier Cluster in gleicher Weise auf eine Behandlung mit Verhaltenstherapie an (McGuire et al. 2013).

In einer ähnlichen Analyse mit 639 Patienten (Cavanna et al. 2011b) wurden folgende drei Faktoren identifiziert:

1. komplexe motorische Tics einschließlich Echo- und Paliphänomenen,
2. Symptome einer ADHS inklusive aggressivem Verhalten und
3. komplexe vokale Tics und Koprophänomene.

Zwangssymptome traten deutlich häufiger in Gruppe 1 und 2 auf (s. auch Kap. 7 Komorbiditäten).

5.2 Sind Tics abnorme, unwillkürliche und bedeutungslose Bewegungen?

Versucht man eine Willkürbewegung von einem Tic zu differenzieren, scheint weniger die Bewegungsanalyse selbst als vielmehr die Beurteilung der verschiedenen Bewegungen im zeitlichen Verlauf und in Abhängigkeit von der Situation von Relevanz zu sein. Dieser Umstand deutet darauf hin, dass es sich bei Tics – anders als bei anderen extrapyramidal-motorischen Bewegungen wie Tremor, Dystonie oder Myoklonus – im Grunde nicht um *abnorme* unwillkürliche Bewegungen an sich handelt, sondern vielmehr um physiologische Bewegungen, deren Auftreten lediglich hinsichtlich Häufigkeit und Situation *abnorm* ist. Tics können dieser Annahme folgend als lediglich unzureichend gehemmte physiologische Bewegungen verstanden werden (s. Kap. 10 Pathogenese).

Diese Sichtweise wird von Ergebnissen eines Experiments unter verschiedenen Tourette-Experten in Deutschland untermauert: Während es bei der Präsentation von sehr kurzen Videosequenzen (3 Sekunden) nur in 46–81% der Fälle gelang, Tics (bei Patienten mit Tourette-Syndrom) von Willkürbewegungen (bei gesunden Personen) zu differenzieren, war dies bei der Betrachtung längerer Videoausschnitte deutlich besser möglich (73–96%) (Paszek et al. 2010).

Die Definition von Tics beinhaltet, dass Tics von den Betroffenen selbst als bedeutungs- und zwecklos erlebt werden. Typisch für Tics ist daher, dass sie ausgeführt werden müssen, obwohl die Betroffenen dies nicht wollen oder sogar als unsinnig empfinden. Der Ablauf der Tics wird – abgesehen von gering ausgeprägten Tics – dabei üblicherweise bewusst wahrgenommen. Abweichend von dieser formalen Definition berichten einzelne Patienten jedoch darüber, dass ihren Tics sehr wohl ein gewisser Bedeutungsgehalt zukommt. So wird zuweilen beschrieben, dass Tics gerade in solchen Situationen besonders oft eintreten, in denen sie von anderen als störend oder sogar provozierend empfunden werden. Manche Patienten berichten, dass besonders dann ein starker Drang bestehe, etwa einen lauten Schrei auszurufen, wenn dies besonders unpassend sei – etwa im Opernhaus oder während eines Vortrags. Andere Patienten beobachten, dass sie nur in Gegenwart bestimmter Menschen bestimmte obszöne Wörter ausrufen müssen, wie beispielweise das Wort *Nigger* nur in Anwesenheit von Schwarzen oder das Wort *Hure* erstmals, nachdem bekannt wurde, dass die Nachbarin diesem Gewerbe nachgeht.

Solche Phänomene lassen durchaus die Frage zu, ob Tics in gleicher Weise als *unwillkürliche* Bewegungen einzustufen sind, wie dies bei anderen extra-pyramidalmotorischen Bewegungen (etwa Tremor oder Dystonie) üblich und gut begründet ist (Cavanna u. Nani 2013 b). Andererseits sind Tics gewiss keine *Willkürbewegungen*. Somit wäre für eine zutreffende Klassifikation von Tics im Grunde eine weitere, neue Kategorie notwendig, die einerseits dem unwillkürlichen Charakter der Tics – und insbesondere dem den Tics vorangehenden unwillkürlichen Vorgefühl (s. Kap. 5.5 Vorgefühl) – Rechnung trägt, andererseits aber auch alle mehr oder weniger willentlichen Einflussfaktoren (wie Unterdrückbarkeit, Situationsabhängigkeit, Provokationsmöglichkeiten, möglicher Bedeutungsgehalt) berücksichtigt. Sinnvoll wäre es daher möglicherweise, Tics als Phänomen *zwischen* einer willkürlichen und einer unwillkürlichen Bewegung zu begreifen – ohne dass es allerdings hierfür im Deutschen eine geeignete Bezeichnung gäbe.

5.3 Anamnese bei Tic-Störungen

Im klinischen Alltag ist es ratsam, Patienten in der Anamnese nicht direkt nach dem Bestehen von motorischen und vokalen Tics zu befragen, sondern nach dem Auftreten von *unwillkürlichen Bewegungen* und *unwillkürlich hervorgebrachten Lautäußerungen*. Dieses auf den ersten Blick etwas umständliche Vorgehen ermöglicht häufig eine klarere Zuordnung der vom Patienten beschriebenen Symptome. Durch die vielfältig erhältlichen Informationen verfügen die meisten Patienten oder die Eltern von betroffenen Kindern bereits zum Zeitpunkt der ersten ärztlichen Vorstellung über ein erstaunliches Vorwissen. Dieser zunächst positive Umstand führt in der Anamnese oft dazu, dass Fachbegriffe von den Patienten nicht mit ausreichender Präzision verwandt werden. So kann es dazu kommen, dass Zwangshandlungen unzutreffend als motorische Tics eingestuft werden, da der Patient etwa das mehrmalige Berühren eines Gegenstandes als *Tic* und nicht als Zwang einstuft. Ebenso ist es möglich, dass Patienten das Auftreten vokaler Tics vorschnell verneinen, da sie selbst der Auffassung sind, dass vokale Tics stets mit lauten Ausrufen oder gar obszönen Wörtern einhergehen müssten und gering ausgeprägte einfache vokale Tics wie ein Hüsteln oder Räuspern nicht zu den Tics gehörten.

In der Anamnese einer Tic-Störung ist es hilfreich, für die verschiedenen Tic-Formen konkrete Beispiele zu geben und nach unwillkürlichen Bewegungen an verschiedenen Körperteilen sowie unwillkürlich hervorgebrachten Geräuschen wie Räuspern und Husten zu fragen.

Gerne weise ich Patienten darauf hin, dass das Wort *Tic* aus dem Französischen kommt (zu Deutsch: *zucken*) und mit dem in der Umgangssprache oft gebrachten Begriff *Tick* (im Sinne von: *du tickst wohl nicht richtig*) weder inhaltlich noch orthographisch übereinstimmt.

Nicht jede unwillkürliche Bewegung, die keiner bekannten Bewegungsstörung zugeordnet werden kann, sollte vorschnell als Tic klassifiziert werden. So wie die Begriffe Tremor und Dystonie in der Neurologie für spezielle, klinisch präzise definierte Hyperkinesen gebraucht werden, sollte auch die Bezeichnung Tic nur in Zusammenhang mit einer Tic-Störung oder einer anderen Bewegungsstörung, die mit einer entsprechenden Bewegung oder Lautäußerung einhergeht, verwandt werden. Viel zu oft werden auch heute noch Überbewegungen unterschiedlicher Art und Ursache unzutreffend als Tics klassifiziert. Vor allem in Zusammenhang mit dissoziativen Bewegungsstörungen sollte der Begriff Tic vermieden werden, um Missverständnissen vorzubeugen (s. Kap. 8.2 Funktionelle (dissoziative) Bewegungsstörungen).

5.4 Unterdrückbarkeit von Tics

Die Fähigkeit, motorische und vokale Tics unterdrücken zu können, ist ein überaus typisches Merkmal, das in dieser Weise bei keiner anderen Bewegungsstörung vorkommt. Mehr als 90% der erwachsenen Patienten geben an, ihre Tics vorübergehend willentlich unterdrücken zu können. Bei Kindern ist diese Zahl allerdings deutlich geringer. In der Anamnese sollte stets danach gefragt werden.

In einer eigenen Untersuchung an 1.032 Patienten mit Tourette- Syndrom (529 Kinder und 503 Erwachsene) gaben 85,4% der Patienten an, ihre Tics vorübergehend unterdrücken zu können. Etwa zwei Drittel der Patienten berichteten, dies gelinge nur kurz, für Sekunden oder wenige Minuten. Etwa ein Fünftel gab an, die Tics sogar für mehrere Stunden unterdrücken zu können (Sambrani et al. 2016).

Banaschewski und Mitarbeiter (2003) führten eine Untersuchung an 254 Kindern und Jugendlichen (zwischen 8 und 19 Jahren) zu der Frage durch, ab welchem Alter das Unterdrücken der Tics gelingt. Insgesamt gaben 64% an, die Tics unterdrücken zu können. Dies waren 48% in der Altersgruppe von 8–10, 66% von 11–14 Jahren und 79% von 15–19 Jahren. Diese Ergebnisse konnten in einer eigener Studie bestätigt werden (Sambrani et al. 2016). Dabei zeigte sich erneut eine eindeutige Altersabhängigkeit im Hinblick auf die Fähigkeit der willentlichen Tic-Unterdrückung. Allerdings gaben bei gezielter Befragung sogar 56,5% der unter 8 Jahre alten Kinder, 75,1% der 8–10-Jährigen, 82,8% der 11–14-jährigen und 90,6% der 15–19-jährigen Jugendlichen an, ihre Tics willentlich zumindest kurzzeitig unterdrücken zu können. Von den Erwachsenen (> 19 Jahre) gab dies mit 93,4% die überwiegende Mehrzahl der Patienten an. Diese Daten lassen annehmen, dass die Fähigkeit zur Tic-Unterdrückung bereits mit Beginn der Tics besteht und sich lediglich die entsprechende Wahrnehmung dieser Fähigkeit mit zunehmendem Alter verbessert. Diese Sichtweise steht in Einklang mit Behandlungserfolgen mittels Verhaltenstherapie auch bereits bei jüngeren Kindern (Piacentini et al. 2010).

Hingegen konnte kein Zusammenhang zwischen der Tic-Schwere und der Fähigkeit der Tic-Unterdrückung gefunden werden. Allerdings war ein positiver Zusammenhang nachweisbar zwischen der subjektiv empfundenen Fähigkeit der Tic-Unterdrückung und der Wahrnehmung eines den Tics vorangehenden Vorgefühls. Es ist aber bekannt, dass manche Patienten angeben, ihre Tics zwar unterdrücken zu können, aber zuvor kein Vorgefühl wahrzunehmen. Schließlich war die Fähigkeit zur Unterdrückung der Tics unabhängig vom Bestehen einer komorbiden Zwangsstörung, Ängsten, Depressionen und autoaggressiven Handlungen. Hingegen gaben Patienten mit komorbider ADHS an, ihre Tics weniger gut unterdrücken zu können (Sambrani et al. 2016).

Die Mehrzahl der erwachsenen Patienten berichtet, das Unterdrücken der Tics gelinge nur für kurze Zeit, denn es erfordere eine gewisse Konzentration, sei anstrengend und oft auch unangenehm. Während des Unterdrückens baue sich zunehmend ein innerer Druck auf, der das Unterdrücken immer schwieriger mache, bis schließlich ein neuer Tic auftrete. Von der Mehrzahl der Patienten wird der subjektive Eindruck beschrieben, nach dem Unterdrücken der Tics komme es zu einer überschießenden Verschlechterung der Tics (Rebound). Viele Patienten fassen ihre Eindrücke daher in der Weise zusammen, dass die Tics während einer Phase des Unterdrückens nicht aufgehoben, sondern lediglich aufgeschoben seien, um sich danach mit stärkerer Intensität zu entladen. Die Mehrzahl der Patienten gibt an, dass sie die Tics wegen des in dieser Zeit aufkommenden unangenehmen Gefühls nur ungern unterdrücke.

Parallel zu in den letzten Jahren durchgeführten Untersuchungen zur Wirksamkeit von Verhaltenstherapien (wie Habit Reversal Training und Exposure and Response Prevention, s. Kap. 14 Behandlung von Tics: Psychotherapie) in der Behandlung von Tics, wurde intensiv der Frage nachgegangen, ob die willentliche Unterdrückung von Tics in der Tat – so wie von vielen Patienten beschrieben – nachfolgend zu einer überschießenden Tic-Verschlechterung führt. Dies ist nicht nur von akademischem Interesse, sondern erhält dadurch eine besondere Relevanz, da die Patienten im Rahmen der genannten Verhaltenstherapien aufgefordert werden, ihre Tics aktiv zu unterdrücken. Würde dies nachfolgend stets zu einem Tic-Rebound führen, müsste das Behandlungskonzept nochmals hinterfragt werden. Mittlerweile wurden aber mehrere Studien – sowohl bei Kindern als auch bei Erwachsenen – durchgeführt, die überraschenderweise *keine* Tic-Verschlechterung nach einer Phase der willentlichen Tic-Unterdrückung nachweisen konnten (Himle u. Woods 2005, Verdellen et al. 2007, Woods et al. 2008a, Meidinger et al. 2005, Capriotti et al. 2012, Woods u. Himle 2004, Specht et al. 2013, Ganos et al. 2012a, Müller-Vahl et al. 2014).

Unter experimentellen Bedingungen konnten die Patienten ihre Tics nicht nur kurzzeitig, sondern anhaltend bis zu 40 Minuten unterdrücken. Das Unterdrücken führte zu einer Tic-Reduktion von bis zu 70%. Durch eine in Aussicht gestellte Belohnung verbesserte sich – zumindest bei Kindern – die Tic-Unterdrückung (Greene et al. 2015). Interessanterweise fand sich in zwei an Erwachsenen durchgeführten Studien kein Zusammenhang zwischen der Fähigkeit zur Tic-Unterdrückung und der Schwere der Tics bzw. des den Tics vorangehenden Vorgefühls. Auch gaben die Patienten – entgegen spontanen Berichten – an, dass das Vorgefühl während der Unterdrückung nicht zunähme (Ganos et al. 2012a, Müller-Vahl et al. 2014). Auch wenn die Ergebnisse dieser Studien zweifelsfrei belegen, dass der von Patienten spontan beschriebene Tic-Rebound nach einer Phase der willentlichen Tic-Unterdrückung nicht eintritt, so bleibt derzeit ungeklärt, worauf diese offensichtliche Fehleinschätzung zurückzuführen ist. Hierzu wurde die Hypothese aufgestellt, dass Patienten ganz generell nur unzureichend in der Lage sind, die Schwere ihrer Tics einzuschätzen und die Bewertung in hohem Maße von relativen Schwankungen der Tics beeinflusst wird. Dies könnte erklären, warum eine Zunahme der Tics nach Unterdrückung nicht als Rückkehr zum Ausgangsniveau, sondern fehlerhaft als überschießende Verschlechterung empfunden wird. Im weiteren Verlauf der Untersuchung (nach Unterdrückung) waren die Patienten darüber hinaus der fehlerhaften Überzeugung, dass sich ihre Tics spontan verminderten (Müller-Vahl et al. 2014). Es wurde vorgeschlagen, dass eine komorbide ADHS Einfluss auf die selbst wahrgenommene Fähigkeit der Tic-Unterdrückung haben könnte. Besonders Patienten mit erhöhter Impulsivität waren der fehlerhaften Ansicht, die Tics kaum unterdrücken zu können (Brandt et al. 2017).

Zurzeit ist es schwierig, Patienten (und besonders Kindern) eine Empfehlung zu der Frage zu geben, ob sie sich ständig bemühen sollten, die Tics zu unterdrücken (wie es beim Exposure and Response Prevention Training empfohlen wird). Sicherlich ist es nicht sinnvoll, wenn Eltern ihre Kinder permanent auffordern, die Tics zu unterdrücken. Viele erwachsene Patienten berichten rückblickend darüber, dass sie in ihrer Kindheit derartige Aufforderungen der Eltern als sehr belastend erlebt hätten, da sie selbstverständlich die Tics nicht hätten ausführen wollen, aber zu einer anhaltenden Unterdrückung nicht in der Lage gewesen seien. Der Versuch, die Tics den Eltern zuliebe dennoch zu unterdrücken, habe die Tics oft nur noch weiter verstärkt und eine Kaskade in Gang gesetzt. Allerdings konnte in einer Studie mit 100 Patienten unterschiedlichen Alters gezeigt werden, dass die Fähigkeit der Tic-Unterdrückung zu einer Verbesserung der Lebensqualität führt (Matsuda et al. 2016).

In einer 2019 veröffentlichten Studie mit 45 Kindern konnte erstmals nachgewiesen werden, dass eine erfolgreiche Unterdrückung der Tics von Symptombeginn an – eventuell noch verstärkt durch eine in Aussicht gestellte Belohnung – in einer Verlaufsuntersuchung nach einem Jahr mit einer geringeren Schwere der Tics einherging (Kim et al. 2019b). Sollten diese Ergebnisse bestätigt werden können, so müsste über einen Paradigmenwechsel im Umgang mit Kindern mit Tics nachgedacht werden.

Eltern sollten das Unterdrücken der Tics stets unter Anleitung (oder mithilfe der verfügbaren Literatur mit Anleitungen für Eltern) mit ihren Kindern üben und dabei gezielt den etablierten Behandlungskonzepten zur Verhaltenstherapie von Tics folgen. Dabei ist es besonders wichtig, die Kinder nicht für den Erfolg zu loben, sondern alleine schon für das Bemühen, die Tics zu unterdrücken. So können Enttäuschungen oder gar Schuldzuweisungen vermieden werden (s. Kap. 14 Behandlung von Tics: Psychotherapie).

Untersuchungen der nächsten Jahre sollten klären, ob die Fähigkeit, Tics zu unterdrücken, erlernbar ist oder nicht. Nach klinischen Erfahrungen besitzen viele Erwachsene diese Fähigkeit in geringerem oder stärkerem Ausmaß und setzen dies je nach Erfordernis ein. Ob ein weiteres Üben der Tic-Unterdrückung nur bei den (erwachsenen) Patienten sinnvoll ist, die diese Fähigkeit bereits besitzen, oder ob diese Fähigkeit selbst im Erwachsenenalter noch *neu* erlernt werden kann, ist ungeklärt.

Völlig offen ist auch die Frage, ob das Unterdrücken von Tics zwar erlernt werden kann, dies aber an eine bestimmte Entwicklungsphase des Gehirns gebunden ist. Möglicherweise bestehen ein Mindestalter, ab dem das Üben erst sinnvoll wird, und auch ein Höchstalter, etwa mit Abschluss der Hirnentwicklung. Vielleicht kann sogar ein ideales Alter für das Training definiert werden.

Die Mehrzahl der erwachsenen Patienten ist in der Lage, ihre Tics vorübergehend willentlich zu unterdrücken. Da dies meist als unangenehm und anstrengend empfunden wird, vermeiden viele Patienten das Unterdrücken trotz der sozialen Vorteile. Auch Kinder und Jugendliche können mehrheitlich ihre Tics willentlich unterdrücken. Sie scheinen sich dieser Fähigkeit altersabhängig aber nicht immer voll bewusst zu sein.

Das willentliche Unterdrücken gilt als Charakteristikum für Tics und kann daher auch zur differenzialdiagnostischen Abgrenzung gegenüber anderen Hyperkinesen genutzt werden.

Anders als früher angenommen, führt das willentliche Unterdrücken der Tics nachfolgend nicht zu einem Tic-Rebound.

5.5 Vorgefühl

Neben der Unterdrückbarkeit gilt das von den Patienten oft angegebene Vorgefühl (Englisch: *premonitory feeling, premonitory (sensory) urge*) als weiteres typisches Charakteristikum von Tics. Sowohl motorischen als auch vokalen Tics vorangehend wird ein solches Gefühl wahrgenommen. Ähnlich wie bei der Fähigkeit, Tics zu unterdrücken, besteht auch für das Vorgefühl eine Altersabhängigkeit: während jüngere Kinder nur selten darüber berichten, wird dies mit zunehmendem Alter häufiger angegeben.

Banaschewski und Mitarbeiter (2003) wiesen in einer Untersuchung an 251 Kindern und Jugendlichen nach, dass nur 37% der Patienten im Alter zwischen 8 und 19 Jahren ein solches Vorgefühl angeben. Aufgeteilt nach Altersgruppen berichteten nur 24% der Kinder zwischen 8 und 10 Jahren und 34% zwischen 11–14 Jahren über ein Vorgefühl, hingegen aber 57% der Jugendlichen zwischen 15–19 Jahren. Demgegenüber waren 52% aller Kinder in der Lage, zu der Frage, ob ein Vorgefühl bestehe, eine eindeutige Antwort (*ja* oder *nein*) zu geben. Auch hier zeigte sich eine Alterabhängigkeit (8–10 Jahre = 34%, 11–14 Jahre = 56%, 15–19 Jahre = 68%). Die Ergebnisse legen nahe, dass das Bewusstsein für Tics allgemein einer Altersabhängigkeit unterliegt, die sich etwa um das 10. Lebensjahr entwickelt (Leckman et al. 1993b, Banaschewski et al. 2003) und dass ein den Tics vorangehendes Vorgefühl deutlich häufiger nach als vor dem 14. Lebensjahr wahrgenommen wird (Banaschewski et al. 2003).

Diese Befunde konnten in einer großen Studie mit 1032 Teilnehmern jeden Alters bestätigt werden. Von diesen gaben 68% der Patienten an, ein Vorgefühl zu bemerken. Ähnlich wie in der Studie von Banaschewski et al. (2003) zeigte sich eine klare Altersabhängigkeit hinsichtlich der Wahrnehmung eines Vorgefühls. Allerdings gab in dieser Studie – analog der Untersuchung zur Tic-Unterdrückung – eine viel größere Zahl der Teilnehmer an, ein Vorgefühl wahrzunehmen: Von den Kindern unter 8 Jahren waren dies 34,8%, von den 8–10 sowie den 11–14-Jährigen jeweils 61,8% und von den 15–19 Jahre alten Jugendlichen 76,6%. Erwachsene ab 19 Jahren berichten sogar in 81,3% der Fälle über ein Vorgefühl (Sambrani et al. 2016).

Bisher ist nicht bekannt, worauf die Altersabhängigkeit für die Wahrnehmung des Vorgefühls zurückzuführen ist. Sie könnte darauf beruhen, dass bei jüngeren Kindern ein Vorgefühl überhaupt noch nicht vorhanden ist. Andererseits ist es denkbar, dass ein Vorgefühl zwar besteht, von den Kindern aber wegen noch fehlender Introspektionsfähigkeit oder eines unzureichenden verbalen Ausdrucksvermögens nur nicht benannt werden kann. Auch jüngere Kinder antworten allerdings oft auf die Frage, warum sie denn die Tics ausführten, dass sie dies einfach tun *müssten*. Banaschewski und Mitarbeiter (2003) äußerten die Auffassung, die Wahrnehmung eines Vorgefühls sei an die kognitive Entwicklung des Kindes geknüpft und nicht auf das Tourette-Syndrom selbst zurückzuführen. Diese Vermutung wird durch zunehmende Erfahrungen in der Behandlung von Kindern mittels Habit Reversal Training (s. Kap. 14 Behandlung von Tics: Psychotherapie) bestärkt. Werden die Kinder im Rahmen der Wahrnehmungsschulung aufgefordert, ihre Tics aufzuhalten, dann berichten viele von ihnen tatsächlich über ein zunehmendes, unangenehmes sensorisches Gefühl.

Auch weitere Untersuchungen an erwachsenen Patienten mit Tourette-Syndrom zeigten, dass in dieser Altersgruppe ein Vorgefühl in 74% (Kurlan et al. 1989b) oder sogar 93% (Leckman et al. 1993b) und damit deutlich häufiger angegeben wird als bei Kindern.

Unterschiedliche Ergebnisse liegen zu der Frage vor, inwieweit eine Korrelation zwischen Vorgefühl und Tics besteht. In zwei kleineren Studien konnte weder ein Zusammenhang zwischen der Ausprägung des Vorgefühls und der Fähigkeit zur Tic-Unterdrückung, noch der Schwere der Tics gefunden werden (Ganos et al. 2012a, Müller-Vahl et al. 2014). Ganos und Mitarbeiter (2012) stellten daher die Vermutung auf, dass ein Vorgefühl keine notwendige Voraussetzung für die Unterdrückung der Tics sei und dass Tics und Vorgefühl zwei voneinander unabhängige Symptome ein und derselben Erkrankung seien. Hingegen fand sich in einer anderen Studie mit 122 Jugendlichen und Erwachsenen eine positive Korrelation zwischen Vorgefühl und Tic-Schwere (und IQ), nicht aber mit einer komorbiden ADHS, Zwangsstörung und Medikation (Reese et al. 2014).

Auch in der bisher größten Studie mit 1.032 Patienten zeigte sich, dass Patienten, die über ein Vorgefühl berichteten, signifikant schwerere Tics haben als solche ohne Vorgefühl (Sambrani et al. 2016). Zudem fand sich ein signifikanter positiver Zusammenhang zwischen der Wahrnehmung des Vorgefühls und der Fähigkeit der Tic-Unterdrückung. Schließlich wurde ein hochsignifikanter positiver Zusammenhang zwischen der Wahrnehmung eines Vorgefühls und dem Bestehen von Zwangssymptomen festgestellt. Insbesondere bestand dabei ein starker direkter Zusammenhang zwischen dem Vorgefühl und einem Zwang mit einem „Genau-richtig-

Gefühl". Daher wurde spekuliert, ob das Vorgefühl möglicherweise eine spezielle Form dieses *Genau-richtig-Gefühls* darstellt.

Die meisten Patienten – Erwachsene deutlich häufiger als Kinder – berichten über ein den Tics vorangehendes Vorgefühl. Für die Entstehung der Tics scheint dieses Vorgefühl wesentlich zu sein. Es wird diskutiert, ob das Vorgefühl das eigentliche unwillkürliche Symptom der Erkrankung darstellt und die Tics in gewisser Weise als willkürliche Reaktion auf das Vorgefühl zu verstehen sind.

Bei Verdacht auf eine Tic-Störung sollte stets nach einem Vorgefühl gefragt werden, da es zur differenzialdiagnostischen Einordnung sehr hilfreich ist.

5.5.1 Lokalisation des Vorgefühls

Spontan wird von Patienten am häufigsten ein unangenehmes Gefühl umschrieben an dem Ort des nachfolgend eintretenden Tics berichtet, sodass es möglich sei, anhand des Vorgefühls exakt zu erkennen, welcher Tic an welchem Körperteil eintreten werde. Meist wird dies als Spannungs-, Druck- oder Dranggefühl, als Kribbeln oder am Auge auch als Fremdkörpergefühl und im Rachen als Kratzen oder Kitzeln beschrieben. Manche Patienten berichten, dass sie einigen, aber nicht allen Tics vorangehend ein derartiges Vorgefühl empfänden. Wieder andere Patienten geben an, dass sie zwar ein Vorgefühl verspürten, aber daran lediglich erkennen könnten, dass ein Tic eintreten werde, ohne genau zu wissen, welcher Tic dies sei. Manche Patienten berichten auch – je nach Tic – über die Wahrnehmung beider Formen (Leckman et al. 2006). Die Mehrzahl der Patienten gibt an, dass das Vorgefühl nur wenige Bruchteile einer Sekunde dem Tic vorausgehe.

Bis heute wurden nur wenige detaillierte Studien zur Lokalisation des Vorgefühls durchgeführt. Die bis vor kurzem größte und wichtigste derartige Untersuchung wurde von Leckman und Mitarbeitern bereits 1993 veröffentlicht. Darin zeigte sich, dass die Wahrnehmung eines Vorgefühls deutliche Unterschiede hinsichtlich der anatomischen Lokalisation aufweist. Am stärksten wurden Vorgefühle wahrgenommen am Schultergürtel, im Rachen, an den Händen, an der Mittellinie ventral am Rumpf, an den ventralen Oberschenkeln und am Fußrücken, hingegen seltener in der Kopf- und Halsregion (s. Abb. 8a). Da die von Leckman et al. (1993b) beschriebene anatomische Verteilung des Vorgefühls nicht nur im Widerspruch zu den spontanen Berichten vieler Patienten steht, sondern darüber hinaus nicht im Mindesten mit der typischen Häufigkeitsverteilung der Tics – mit vornehmlicher Lokalisation im Gesicht und am Kopf – übereinstimmt, wurde jüngst eine neue Studie initiiert, um diese Untersuchungsergebnisse zu überprüfen (Essing et al. 2021). Dabei wurde in Analogie zur Studie von Leckman et al. (1993b) eine Zeichnung zur Markierung der Lokalisation von Tics und Vorgefühl genutzt. Da die Studie aber online durchgeführt wurde, war nicht nur die Zahl der Studienteilnehmer viel größer (n = 291, Alter > 18 Jahre), sondern auch eine viel differenziertere Dokumentation von Tics und Vorgefühl möglich.

Interessanterweise zeigten sich bereits in Abhängigkeit von der Art der Frage Unterschiede hinsichtlich der von den Patienten angegeben Häufigkeit eines Vorgefühls. Ganz allgemein befragt, bejahten dies 75,9%, speziell in Abhängigkeit einzelner Tics aber 79,7% der Teilnehmer. Frauen berichteten deutlich häufiger über ein Vorgefühl als Männer (98,6% vs. 73,8%). Als wichtigstes Ergebnis fand sich – im Gegensatz zu der Studie von Leckman et al. (1993b) – dass das Vorgefühl in genau der Körperregion wahrgenommen wird, in der auch nachfolgend der Tic eintritt. Am häufigsten wurde dementsprechend über ein Vorgefühl im Gesicht und am Kopf berichtet (s. Abb. 8b). Komplexen (motorischen und vokalen) Tics ging im Vergleich zu einfachen Tics häufiger ein Vorgefühl voraus. Dabei fanden sich aber keine Unterschiede zwischen motorischen und vokalen Tics. Während deutlich häufiger ein Vorgefühl an der Vorderseite als an der Rückseite des Körpers (73% vs. 27%) angegeben wurde, gab es keine Unterschiede zwischen der rechten und linken Körperhälfte (41,6% vs. 41,3%, s. Abb. 8b). Insgesamt gaben 97% der Patienten an, durch die Ausführung mindestens eines Tics ein vorübergehendes Gefühl der Erleichterung zu verspüren. Basierend auf diesen Ergebnissen ist eine sehr enge Verknüpfung zwischen Vorgefühl und Tic anzunehmen, sodass vermutet werden kann, dass das Bestehen eines Vorgefühls als Voraussetzung für die Entstehung eines Tics angesehen werden kann. Konsequenterweise sollte zukünftig bei der Therapie von Tics die Reduktion des Vorgefühls angestrebt werden.

Im Einklang mit diesen Ergebnissen berichten manche Patienten, dass nicht die Tics, sondern das Vorgefühl den Kern ihrer Erkrankung bilde. Sie berichten, dass ausschließlich das Vorgefühl völlig unwillkürlich eintrete und in keiner Weise willentlich zu beeinflussen sei, dass die Tics hingegen gewisser-

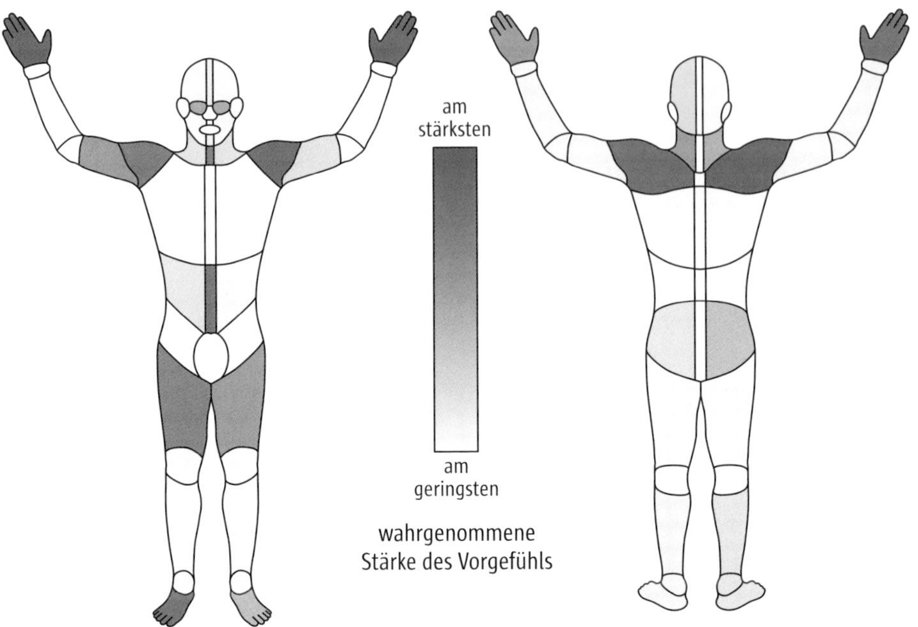

Abb. 8a Anatomische Verteilung des den Tics vorangehenden Vorgefühls. Darstellung in Abhängigkeit von der Stärke des empfundenen Gefühls (nach Leckman et al. 1993b)

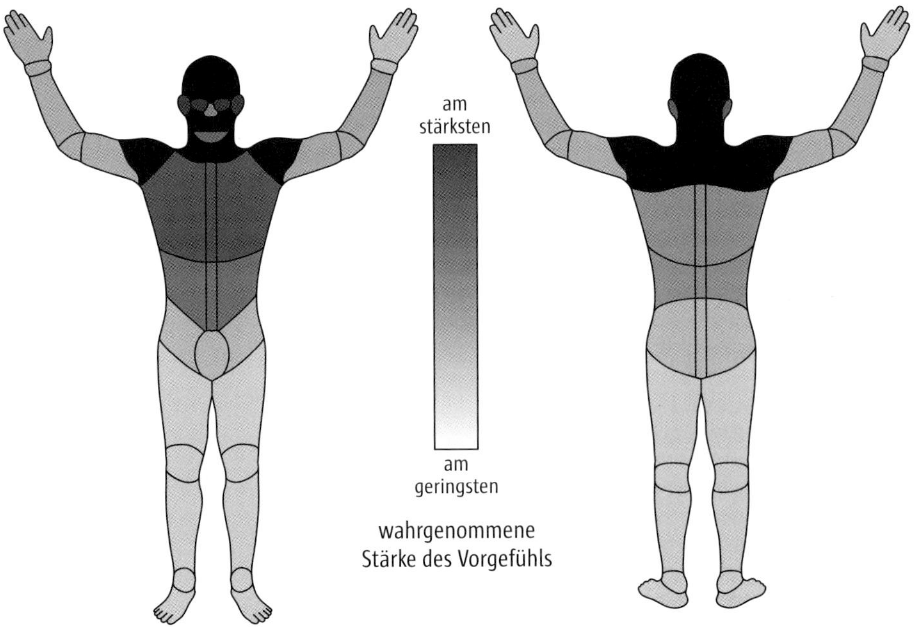

Abb. 8b Ergebnisse der Folgestudie zum Vorgefühl analog zur Studie aus dem Jahr 1993 (nach Essing et al. 2021)

maßen eine willentliche Reaktion auf dieses unangenehme Vorgefühl darstellten, um es zu beenden. Durch das Ausführen eines Tics gelinge es, das Vorgefühl zumindest vorübergehend zu unterbinden, allerdings meist nur kurzzeitig, bis es wenig später erneut eintrete und zunehme.

Derartige Schilderungen haben die Vermutung aufkommen lassen, dass das Vorgefühl und der nachfolgende Tic mit dem Phänomen des Juckens und dem nachfolgenden Kratzen vergleichbar ist. Mit dieser Annahme in Einklang steht die klinische Erfahrung, dass Patienten mit Tourette-Syndrom zuweilen eine sensorische Überempfindlichkeit beschreiben. Manche berichten darüber, dass sie sich durch kleine Wäschezeichen im T-Shirt so stark beeinträchtigt fühlten, dass sie diese entfernen müssten. Andere Patienten geben an, bestimmte Kleidungsstücke nicht tragen zu können (beispielsweise einen Gürtel), da ihnen dies unangenehm sei. In ähnlicher Weise ist vielleicht auch das als Zwangssymptom einzuordnende *Genau-richtig-Gefühl (just right feeling)* zu werten, über das viele Patienten mit Tourette-Syndrom, aber auch mit einer Zwangserkrankung berichten (Prado et al. 2008) (s. Kap. 7.1 Zwangsstörung). In Einklang mit diesen Überlegungen fand sich in der bereits erwähnten großen Studie mit 1.032 Patienten ein hochsignifikanter positiver Zusammenhang zwischen der Wahrnehmung des Vorgefühls und dem Bestehen insbesondere von Zwangssymptomen in Form eines *Genau-richtig-Gefühls* (Sambrani et al. 2016).

Analog wurde vorgeschlagen, Vorgefühle in drei Unterkategorien einzuteilen: ein „sensorisches Vorgefühl", das mit Wahrnehmungen am Körper einhergeht, ein „kognitives Vorgefühl", welches sich in einem *Genau-richtig-Gefühl* äußert und schließlich ein „autonomes Vorgefühl", das mit Schwitzen und Herzrasen einhergeht (Miguel et al. 2000). Crossley und Cavanna (2013) fanden eine positive Korrelation zwischen der Ausprägung des Vorgefühls und Zwangssymptomen und werten dies als Ausdruck eines phänomenologischen Kontinuums zwischen beiden Symptomen. Die besondere klinische Relevanz des Vorgefühls drückt sich auch darin aus, dass es mit wachsendem Vorgefühl zu einer zunehmenden Beeinträchtigung der Lebensqualität kommt (Crossley u. Cavanna 2013; Brandt et al. 2023a).

Auch wurde spekuliert, ob Tics und Zwänge insofern eine Parallelität aufweisen, als dass sich beide Symptome durch ständiges Wiederholen selbst erhalten. So konnte beispielsweise gezeigt werden, dass gesunde Versuchspersonen durch wiederholtes Kontrollieren nicht sicherer, sondern immer stärker verunsichert werden und dadurch – statt weniger – immer mehr Kontrollverhalten zeigen (van den Hout u. Kindt 2003). In einem ähnlichen Experiment mit freiwilligen Probanden konnte nachgewiesen werden, dass ein bewusstes Augen blinzeln als Reaktion auf einen unangenehmen Luftstoß in der Folge zu einem vermehrten (unbewussten) Blinzeln führt (Beetsma et al. 2013). Die Autoren vermuten, dass analog das Ausführen eines Tics (wie etwa Augen blinzeln) nach einem vorangegangenen Vorgefühl zwar vorübergehend zu einer Erleichterung, langfristig aber zu einer Aufrechterhaltung (oder sogar Zunahme) des Tics – im Sinne einer negativen Verstärkung – führt. Dieser Hypothese folgend durchbricht eine Verhaltenstherapie wie das Exposure and Response Prevention Training eine solche Verhaltenskette (dass einem Vorgefühl immer ein Tic folgen muss) und führt dadurch zu einer Habituation mit nachfolgender Abnahme sowohl des Vorgefühls als auch der Tics.

5.5.2 Neurobiologische Grundlagen des Vorgefühls

Mittlerweile konnten in Studien mittels funktioneller Magnetresonanztomografie (fMRT) detailliertere Informationen über die neurobiologischen Grundlagen des den Tics vorangehenden Vorgefühls gewonnen werden. So scheinen an der Entstehung des Vorgefühls insbesondere die Insula, der cinguläre Kortex und die supplementär motorische Area (SMA) beteiligt zu sein (Übersicht bei Cavanna et al. 2017). Neuner et al. (Neuner et al. 2014) konnten in einer bemerkenswerten fMRT-Studie ein spezifisches zeitliches Muster für die Tic-Entstehung nachweisen. So fanden sie bereits 2 Sekunden vor dem Eintreten eines Tics eine Aktivierung in der SMA, im primären sensorischen Kortex und im parietalen Operculum. Nachfolgend trat etwa eine Sekunde vor dem Tic eine Aktivierung eines Netzwerks ein, das den anterioren cingulären Kortex, das Putamen, die Insula, die Amygdala, das Kleinhirn und den okzipitalen Kortex einschließt. Schließlich wurde mit Beginn des Tics eine Aktivierung festgestellt im Thalamus, dem zentralen Operculum, dem primären motorischen Kortex und dem somato-sensorischen Kortex. Im Einklang mit diesen Ergebnissen wurde auch in einer weiteren fMRT-Studie eine Beteiligung der rechten dorsalen anterioren Insula und der SMA beidseits an der Entstehung des Vorgefühls nachgewiesen (Tinaz et al. 2015).

Alternativ zu der weit verbreiteten Annahme, dass zunächst ein Vorgefühl bestehe und Tics eine (un)willkürliche Reaktion darauf darstellen, kann theoretisch auch gemutmaßt werden, dass sich das Vorgefühl erst im Verlauf der Erkrankung entwickelt – und anfangs tatsächlich fehlt und nicht nur nicht wahrgenommen wird. Dieser Vermutung folgend könnte das Vorgefühl daher auch lediglich als reaktiver (unzureichender) Kompensationsversuch verstanden werden und nicht als primäre Ursache der Erkrankung.

5.5.3 Instrumente zur Messung des Vorgefühls

In wissenschaftlichen Studien ist es häufig sinnvoll, nicht nur die Art und Schwere der Tics, sondern auch die des Vorgefühls mit Hilfe einer Beurteilungsskala zu bestimmen. Hierzu stehen seit wenigen Jahren zwei Skalen zur Verfügung. Während die *University of São Paulo Sensory Phenomena Scale* (USP-SPS) für die Beurteilung von Vorgefühlen bei Patienten mit Zwangserkrankungen entwickelt wurde (Rosario et al. 2009), stellt die *Premonitory Urge for Tics Scale* (PUTS) ein Messinstrument speziell für das Vorgefühl in Zusammenhang mit Tics bei Patienten mit Tourette-Syndrom dar (Woods et al. 2005). Im Anhang dieses Buches findet sich die Erstveröffentlichung der PUTS in deutscher Übersetzung von Roessner und Mitarbeitern (2009). Nachdem diese Skala primär für Kinder entwickelt worden war, konnte mittlerweile in einer Studie an mehr als 100 Erwachsenen gezeigt werden, dass die PUTS auch zur Messung des Vorgefühls bei Erwachsenen geeignet ist (Crossley et al. 2014).

Mittlerweile hat sich allerdings gezeigt, dass das zehnte und letzte Item der PUTS nicht in direktem Zusammenhang mit dem Vorgefühl steht, sondern ein anderes Konstrukt – und zwar die Fähigkeit der Tic-Unterdrückung – misst (Brandt et al. 2016). Daher werden typischerweise zur Messung des Vorgefühls lediglich die Items 1–9 der PUTS herangezogen. Wegen allerdings weiterhin bestehender Mängel der psychometrischen Eigenschaften der PUTS wurde mittlerweile eine revidierte Version vorgeschlagen (PUTS-R), in der zahlreiche Änderungen in den Formulierungen zahlreicher Items vorgenommen wurden (Baumung et al. 2021).

Alternativ wurde basierend auf der PUTS eine Skala entwickelt, mit der mehrere Dimensionen des Vorgefühls (Anzahl, Häufigkeit und Intensität) erfasst werden können. In einer ersten kleinen Studie wurden für diese „Individualized Premonitory Urge for Tics Scale" (I-PUTS) gute psychometrische Eigenschaften gefunden (McGuire et al. 2016).

Auf die spezielle Bedeutung des Vorgefühls für verhaltenstherapeutische Behandlungen wie dem *Habit Reversal Training* und dem *Exposure and response prevention-Verfahren* wird in Zusammenhang mit der Therapie von Tics ausführlich eingegangen (s. Kap. 14 Behandlung von Tics: Psychotherapie).

Neben diesem unangenehmen, den Tics vorangehenden körperlichen Vorgefühl, berichten 70–80% der Patienten mit Tic-Störungen auf Nachfrage über eine Überempfindlichkeit auf sensorische Wahrnehmungen aus der Umwelt (Cohen u. Leckman 1992, Belluscio et al. 2011, Isaacs u. Riordan 2020). Die erhöhte Wahrnehmung betrifft grundsätzlich alle Sinnesqualitäten, am häufigsten Gerüche (70%), gefolgt von taktilen (65%), optischen (60%), akustischen (55%) und gustatorischen (50%) externen Stimuli. Analog konnte mithilfe des *Sensory Gating Inventory* (SGI) – einer Skala zur Erfassung der sensorischen Reizverarbeitung – ein erhöhtes sensorisches Gating nachgewiesen werden. Allerdings fand sich keine Korrelation zwischen SGI und der Schwere der Tics und des Vorgefühls (Sutherland Owens et al. 2011).

5.6 Motorische Tics

Motorische Tics können zunächst ganz allgemein als *un*willkürlich eintretende Bewegungen eingestuft werden. Entsprechend den gängigen Klassifikationen von Bewegungsstörungen in der Neurologie werden sie als Hyperkinesen oder abnorm unwillkürliche Überbewegungen bezeichnet. Motorische Tics betreffen ausschließlich die Skelettmuskulatur (s. Tab. 1). In der Mehrzahl schießen sie plötzlich, schnell und abrupt ein und dauern nur einen kurzen Augenblick an. Von den Betroffenen werden Tics (fast immer) als bedeutungslos erlebt. Sie dienen keinem bestimmten Zweck. Für den Außenstehenden sind sie nicht vorhersehbar. Ihr unvermitteltes und zuweilen unpassendes Auftreten kann daher zu erheblicher Irritation und Erschrecken führen.

Motorische Tics werden unterteilt in einfache und komplexe motorische Tics. Als Sonderformen komplexer motorischer Tics gelten die Kopropraxie und die Echopraxie. Dystone Tics stellen eine seltene Form komplexer motorischer Tics dar. Sie sind durch langsame, meist verdrehende Bewegungen mit abnormer Haltung gekennzeichnet.

5.6.1 Einfache motorische Tics

Motorische Tics, die nur wenige Muskelgruppen betreffen und zu kurzen, umschriebenen Bewegungen an nur einem Körperteil führen, werden als *einfache motorische Tics* bezeichnet. Typische einfache motorische Tics sind Augenblinzeln, Grimassieren, Kopfrucken, Mundöffnen oder Armzucken. Einfache motorische Tics können am gesamten Körper eintreten. Aus nicht bekannten Gründen treten sie allerdings im Gesicht und am Kopf deutlich häufiger auf als an Armen, Rumpf und Beinen. Eine klinische Untersuchung von 212 Patienten ergab, dass bei 94,8% aller Patienten einfache motorische Tics im Bereich der Augen bestehen (Augen rollen/verdrehen, stieren, blinzeln, Bewegungen der Augenbrauen) (Martino et al. 2012). Die meisten Patienten hatten mehrere derartige „Augen-Tics“. Tics im Bereich der Augen können somit als typisches Charakteristikum einer Tic-Störung verstanden werden, das auch differenzialdiagnostisch hilfreich sein kann.

Einfache motorische Tics an Armen, Rumpf und Beinen finden sich zu Beginn einer Tic-Störung nur selten. Da Tics an Rumpf und Beinen meist nur bei stärkerer Ausprägung einer Tic-Störung auftreten, kommen Tics dieser Lokalisation nur selten bei einer transienten Tic-Störung oder einer chronischen motorischen Tic-Störung vor. Von einfachen motorischen Tics werden so genannte *komplexe motorische Tics* abgegrenzt.

Tab. 1 Beispiele für einfache und komplexe motorische Tics

Einfache motorische Tics	Komplexe motorische Tics
Augen zwinkern, blinzeln, rollen, aufreißen	Scheinbar absichtsvolle Bewegungen, Gesten im Gesicht, an Kopf, Hand, Armen, Rumpf, Fuß, Beinen
Augenbrauen hochziehen	Hüpfen, Springen
Nase rümpfen, verziehen	Klatschen, Klopfen
Backen aufblasen	Im Kreis drehen
Mund öffnen, verziehen	Verbiegende, beugende Rumpfbewegungen
Lippenbewegungen	Ausfahrende Armbewegungen
Zunge hervorstrecken	Aufstampfen
Kieferbewegungen	Dystone Tics
Stirn runzeln	Schreibtics
Grimassieren	Tic-ähnliche zwanghafte Handlungen
Zähne klappern, aufeinander schlagen, gegeneinander reiben	Echopraxie
Kopf schütteln, werfen, verdrehen, zucken, nicken	Kopropraxie
Schulter zucken	Palipraxie
Arm-/Handbewegungen	autoaggressive Handlungen
Bauchbewegungen	
Rumpfbewegungen	
Bein-/Fußbewegungen	

> *Einfache motorische Tics sind deutlich häufiger als komplexe motorische Tics. Sie können am gesamten Körper auftreten, finden sich aber bevorzugt im Gesicht und am Kopf (z.B. Augenblinzeln, Grimassieren und Kopfrucken).*

5.6.2 Komplexe motorische Tics

Unter komplexen motorischen Tics werden solche Bewegungen verstanden, die nicht die vorgenannten Kriterien eines *einfachen motorischen Tics* erfüllen. Versucht man, diesen Begriff positiv zu definieren, trifft für *komplexe motorische Tics* entweder zu, dass sie verschiedene Muskelgruppen an einem oder sogar an verschiedenen Körperteilen betreffen und somit zu mehr oder weniger *komplexen* Bewegungen führen (etwa gleichzeitiges Verdrehen und Zucken mit der ganzen Hand oder Beugen des Rumpfes in Kombination mit einem Anheben der Arme). Hinsichtlich der Art, der Kombination und der Ausprägung solcher Tics sind alle theoretisch denkbaren Bewegungen auch als Tics möglich. Darüber hinaus werden auch solche unwillkürlichen Bewegungen als *komplex* eingestuft, die scheinbar einen Zweck erfüllen oder Ziel gerichtet sind (etwa das Verziehen des Gesichtes zu einer bedeutungsvollen Grimasse, das Streichen mit der Hand durch die Haare, das Hochspringen während des Gehens oder das Drehen im Kreis um die eigene Achse). Komplexe motorische Tics laufen meist langsamer ab als einfache motorische Tics.

Auch wenn eine eindeutige Zuordnung eines motorischen Tics als *einfach* oder *komplex* meist problemlos möglich ist, kann die Klassifikation anhand der genannten Definition in Einzelfällen schwierig sein, da der Übergang von einfachen zu komplexen Tics fließend ist.

Folgende Sonderformen komplexer motorischer Tics werden unterschieden:

- Kopropraxie (Zeigen obszöner Gesten) (s. Kap. 5.8 Kopropháänomene)
- Echopraxie (Imitieren von Bewegungen anderer Personen) (s. Kap. 5.9 Echophänomene)
- Palipraxie (Wiederholen von Bewegungen) (s. Kap. 5.10 Paliphänomene)
- dystone Tics
- autoaggressive Handlungen

Die Klassifikation autoaggressiver Handlungen erfolgt nach wie vor uneinheitlich. Sie werden nicht nur als komplexe motorische Tics verstanden. Alternativ wurde vorgeschlagen, sie als Zwangshandlungen oder - unabhängig von Tics und Zwängen - als eigenständiges Symptom einzustufen. Auch wurde vorgeschlagen, autoaggressive Handlungen als „impulse control tics" zusammen mit der Kopropraxie und Schreib-Tics zu klassifizieren (McGuire et al. 2013). Neuere Untersuchungsergebnisse sprechen allerdings dafür, dass autoaggressive Handlungen tatsächlich eine Sonderform komplexer Tics darstellen (Müller-Vahl et al., unveröffentlicht) (s. Kap. 7.5 Autoaggressive Handlungen).

Dystone Tics

Die Bezeichnung *dystoner Tic* ist an den Begriff *Dystonie* aus der Neurologie angelehnt und wurde gewählt, weil diese Tics dystonen Bewegungen ähneln. Eine Dystonie bezeichnet unwillkürliche Muskelanspannungen, durch die es zu Störungen der Willkürbewegungen sowie zu abnormen Fehlhaltungen des Körpers kommt. Ein dystoner *Tic* kann zuweilen nicht ausschließlich anhand des Bewegungsmusters eindeutig von einer dystonen Bewegung im engeren Sinne abgegrenzt werden. Anhand des klinischen Gesamtbildes (Anamnese und neurologischer Untersuchungsbefund) ist in diesen Fällen zunächst zu entscheiden, ob primär eine Tic-Störung - mit dystonen Tics - oder primär eine Dystonie (möglicherweise mit rascher Bewegungskomponente) besteht.

Als *dystone* Tics werden solche komplexen motorischen Tics bezeichnet, die anders als typische motorische Tics nicht kurz und abrupt eintreten, sondern mit einer deutlich langsameren und oft verdrehenden Bewegung einhergehen oder zu einer abnormen Haltung führen. Dystone Tics sind deutlich seltener als kurze, abrupte Tics und finden sich nur selten bei Patienten mit Tic-Störungen. Sie treten - wie alle komplexen Tics - meist nur bei Patienten mit (schwerem) Tourette-Syndrom auf, hingegen kaum jemals bei Patienten mit transienter oder chronischer motorischer Tic-Störung.

Da für dystone Tics keine Definition im engeren Sinne vorliegt, ist es nicht immer möglich, dystone Tics eindeutig von anderen Tics zu unterscheiden. Eine solche Differenzierung ist meist nur im Rahmen wissenschaftlicher Studien sinnvoll und notwendig. Für den klinischen Alltag ist der Begriff dennoch wichtig, da er verdeutlicht, dass Tics nicht immer kurz und abrupt sind, sondern sehr wohl auch mit langsameren Bewegungen einhergehen können.

Da theoretisch bei einem Patienten auch gleichzeitig dystone Tics (im Rahmen eines Tourette-Syndroms) und zusätzlich eine dystone Bewegungsstörung bestehen können, muss alternativ an die Möglichkeit einer Doppeldiagnose gedacht werden. In einer Studie zur Häufigkeit der Coexistenz von Tourette-Syndrom und Dystonie fand sich allerdings kein erhöhtes Risiko für das Auftreten einer Dystonie bei Patienten mit Tourette-Syndrom (Pringsheim et al. 2007). Wegweisend für eine Differenzierung zwischen dystonen Tics und einer Dystonie sind folgende Merkmale:

- Dystone Tics zeigen - ebenso wie andere Tics - typischerweise Fluktuationen im Verlauf, werden von einem Vorgefühl begleitet und sind unterdrückbar.
- Dystone Tics treten unvorhersehbar auf und sind typischerweise - anders als eine Dystonie - nicht während der neurologischen Untersuchung provozierbar.
- Dystone Bewegungen treten anhaltend auf oder sind intermittierend und provozierbar (durch bestimmte Haltungen oder Aktionen). Ihre Lokalisation ist fokal, multifokal, segmental oder generalisiert.

5.6.3 Differenzialdiagnose: funktionelle „Tic-ähnliche" Bewegungen

Zunehmend häufig stellen sich in jüngster Zeit in Tourette-Zentren weltweit Patienten vor, bei denen keine Tics, sondern funktionelle „Tic-ähnliche" Bewegungen bestehen. Wegen der zunehmenden Häufigkeit und der gewissen Ähnlichkeit der Bewegungen zu motorischen Tics ist eine Abgrenzung dieser funktionellen „Tic-ähnlichen" Bewegungen von motorischen Tics besonders wichtig, um Fehldiagnosen und -behandlungen zu vermeiden.

Diese zuvor kaum bekannte Präsentation einer funktionellen Bewegungsstörung unterscheidet sich in vielfältiger Hinsicht von motorischen Tics im Rahmen einer primären Tic-Störung, da:

- der Beginn mehrheitlich abrupt und nicht einschleichend ist.
- das Alter zu Beginn meist zwischen dem 12. und dem 16. Lebensjahr und damit deutlich später als der typische Beginn von Tics liegt.
- sich von Beginn an meist komplexe Bewegungen überwiegend an Armen und Oberkörper finden statt *einfachen* Bewegungen im Gesicht und am Kopf.
- meist innerhalb kurzer Zeit eine deutliche Symptomzunahme zu beobachten ist statt der für Tics typischen Fluktuationen.
- *einfache* Bewegungen – wie sie für motorische Tics besonders typisch sind etwa im Bereich der Augen – im Hintergrund stehen oder ganz fehlen (s. Kap. 8.2 Funktionelle (dissoziative) Bewegungsstörungen).

5.7 Vokale Tics

Vokale Tics werden ebenso wie motorische Tics in einfache und komplexe Tics unterteilt und reichen vom einfachen Räuspern und Schniefen bis hin zum Auftreten von komplexen Sprachfragmenten, Wörtern oder Wortfolgen. Von den betroffenen Patienten werden die vokalen Tics – auch wenn ganze Wörter ausgerufen werden – regelhaft als sinnlos empfunden. Vokale Tics werden in Anlehnung an den englischen Begriff *phonic tic* auch im Deutschen zuweilen als *phonische Tics* bezeichnet.

Unter den vokalen Tics finden sich klinisch am häufigsten verschiedene einfache vokale Tics wie Räuspern, Schniefen, Husten, Nase hochziehen, aber auch andere Nasal- und Rachenlaute sowie Quietschen, Quieken und Grunzen (s. Tab. 2). Da gerade diese einfachen vokalen Tics oft nur gering ausgeprägt sind und somit einem willkürlichen Husten oder Räuspern und ähnlichen Symptomen im Rahmen von Racheninfekten oder -reizungen sehr ähneln, werden sie von den Betroffenen und den Eltern oft fehl gedeutet. Diese Fehleinschätzung wird dadurch bestärkt, dass gerade Räuspern und Husten sehr vielfältige Ursachen haben können (neben Infekten auch etwa Asthma, Lufttrockenheit, Verschlucken) und auch jeder gesunde Mensch sich gelegentlich *grundlos* räuspert. Es ist daher sinnvoll, in der Anamnese konkret nach derartigen unwillkürlich hervorgebrachten Geräuschen zu fragen und sich nicht vorschnell möglichen Fehlinterpretationen der Patienten anzuschließen.

> *Unwillkürlich hervorgebrachte Geräusche werden als einfache vokale Tics bezeichnet. Unter komplexen vokalen Tics werden die Koprolalie, Echolalie und Palilalie sowie Sprechblockaden, das Ausrufen von Sprachfragmenten oder anderen sozial unangemessenen Wörtern zusammengefasst.*

Gering ausgeprägte einfache vokale Tics werden zuweilen selbst von den Betroffenen nicht wahrgenommen. Bei typischer Anamnese und klinisch eindeutigem Befund mit dem Nachweis eines vokalen Tics während der Untersuchung ist aber auch in diesem Fall die Diagnose eines Tourette-Syndroms zu stellen. Formal reicht für diese Diagnose ein *einziger* vokaler Tic aus (aktuell oder in der Vergangenheit, isoliert oder zeitgleich mit motorischen Tics und unabhängig davon, ob dieser von dem Betroffenen selbst bewusst wahrgenommen wird), unabhängig von

Tab. 2 Beispiele für einfache und komplexe vokale Tics

Einfache vokale Tics	Komplexe vokale Tics
Räuspern	Echolalie
Schniefen, Schnäuzen	Koprolalie
Husten, Hüsteln	Palilalie
Nasehochziehen	Sprechblockaden
Prusten	Atypische Sprachwendungen
Geräuschvolles Ein- oder Ausatmen	Ausrufen von Sprachfragmenten
Quieken, Quietschen, Grunzen	Ausrufen anderer sozial unangemessener Wörter (Englisch: *non-obscene socially inappropriate behaviour, NOSI*)
Pfeifen, Summen	
Ausstoßen von Schreien	
Ausrufen von Silben (hm, eh, ah, ha)	
Ausstoßen von Tier- oder anderen Lauten	
Spucken	

dessen Häufigkeit, Lautstärke, Komplexität oder Schwere. Die Diagnose Tourette-Syndrom ist selbst dann zu stellen, wenn – neben allen anderen Diagnosekriterien – über nur *einen* (eindeutigen) vokalen Tic vor vielen Jahren oder aus der Kindheit berichtet wird. Es kommt praktisch nie vor, dass bei einem Patienten mit Tourette-Syndrom neben multiplen motorischen Tics nur komplexe (und keine einfachen) vokalen Tics bestehen.

Neben den häufig zu beobachtenden *gering* ausgeprägten einfachen vokalen Tics (wie Räuspern, Schniefen, Nase hochziehen, Hüsteln) bestehen bei manchen Patienten einfache vokale Tics von erheblicher Intensität. So kann es zum lauten Ausrufen verschiedener Vokale kommen, zu lauten Tier- oder Quieklauten und zu extremen Schreien ohne jeglichen Bedeutungsgehalt. Derartige laute vokale Tics führen regelhaft zu einer erheblichen sozialen Beeinträchtigung. Auch kam es schon zu Klagen von Nachbarn, die sich in ihrer Gartennutzung durch einen Nachbarn mit Tourette-Syndrom gestört fühlten.

Bestehen derart laute vokale Tics, ist die erhebliche soziale Beeinträchtigung stets unmittelbar ersichtlich. Es sollte aber nicht unterschätzt werden, zu welcher Beeinträchtigung auch scheinbar gering ausgeprägte einfache vokale Tics führen können. So ist es für einen Menschen mit einem vokalen Tic in Form eines regelmäßigen Nasehochziehens in Abständen von Minuten kaum mehr möglich, ein Konzert mit klassischer Musik oder die Oper zu besuchen. Auch der Besuch von Vorträgen (beispielsweise in der Universität) ist dann bereits oft problematisch. Nicht wenige Personen mit Tourette-Syndrom besuchen ein Kino nur am Nachmittag bei geringer Besucherzahl und setzen sich abseits von allen anderen Besuchern (s. Kap. 19.1 Lebensqualität von Patienten mit Tourette-Syndrom).

Alle denkbaren Geräusche und Lautäußerungen können auch als vokale Tics auftreten. Mit Abstand am häufigsten bestehen einfache vokale Tics mit Hüsteln, Räuspern, Grunzen oder geräuschvollem Ein- und Ausatmen. Besonders bei Erwachsenen führen auch geringe einfache vokale Tics oft zu einer erheblichen Beeinträchtigung der Lebensqualität.

Wegen der Ähnlichkeit einfacher vokaler Tics mit Symptomen anderer Erkrankungen werden besonders bei isoliert auftretenden Tics zu Beginn oft Fehldiagnosen gestellt.

Grundsätzlich ist die Frage berechtigt, inwiefern eine Differenzierung zwischen motorischen und vokalen Tics überhaupt sinnvoll ist. Ebenso wie jedem motorischen Tic liegt auch jedem vokalen Tic eine Bewegung einzelner Skelettmuskeln zugrunde. Bei vokalen Tics allerdings sind dies im Speziellen die Muskeln des Nasen-Rachenraumes und die Stimmmuskeln, sodass neben der Muskelbewegung zusätzlich eine Lautäußerung resultiert.

Bei manchen Tics wird der zuweilen fließende Übergang zwischen *motorischem* und *vokalem* Tic besonders deutlich: ein bloßes Aufblasen der Backen wird als einfacher motorischer Tic klassifiziert, hingegen ein geräuschvolles Auspusten von Luft als vokaler Tic eingeordnet. Auch in gewisser Weise willkürlich wird ein Spucken meist als vokaler und nicht als motorischer Tic klassifiziert. Eindeutig ist eine Zuordnung zur Kategorie der vokalen Tics immer dann, wenn Silben oder ganze Wörter ausgesprochen werden.

Für den klinischen Alltag kann als sinnvolle Regel gelten, dass jede unwillkürliche Muskelbewegung, die zu einer hörbaren Lautäußerung aus Mund und Nase führt, als vokaler und nicht als motorischer Tic eingeordnet werden soll.

Als komplexe vokale Tics werden folgende Sonderformen zusammengefasst: Koprolalie (Aussprechen von obszönen Wörtern), Echolalie (Wiederholen des Gesprochenen anderer Menschen) und Palilalie (Wiederholen eigener Wörter oder Silben) (s. entsprechende Kapitel). Als weitere seltene Ausdrucksform eines komplexen vokalen Tics wurde erstmals 2010 über 6 Patienten mit einem sozial unangemessenen Lachen berichtet (Cavanna et al. 2010a). Darüber hinaus zählen zu den komplexen vokalen Tics Sprechblockaden, die zu einer erheblichen Beeinträchtigung der verbalen Kommunikation führen oder diese beinahe unmöglich machen können (s. Kap. 5.11 Blocking Tics). Auch das Ausrufen von Sprachfragmenten und von sozial unangemessenen Wörtern wird den komplexen vokalen Tics zugerechnet (s. Kap. 5.8.3 NOSI).

5.8 Koprophänomene: Koprolalie, Kopropraxie, Koprographie

Als Koprophänomene werden Äußerungen in Sprache, Gestik oder Bild verstanden, die obszöne oder sexuelle Inhalte haben. Sie werden unterteilt in Koprolalie (*Aussprechen* obszöner Wörter), Kopropraxie (*Zeigen* obszöner Gesten) und Koprographie (*Schreiben* und *Malen* obszöner Wörter und Bilder). Koprophänomene – und im Besonderen die Koprolalie – sind die bekanntesten und zugleich am wenigsten verstandenen Symptome des Tourette-Syndroms. Bis heute ist nicht geklärt, warum von Patienten mit Tourette-Syndrom gerade Schimpfwörter und nicht angenehmere und positiv belegte Ausdrücke – wie etwa Sonne, Baum oder Haus – ausgerufen werden.

Aus linguistischer Sicht stellt das Fluchen einen nicht ungewöhnlichen Teil der Sprache dar. Es findet sich in allen Sprachen, Dialekten und Kulturen. Schimpfwörter können unterteilt werden in solche mit religiösem Kontext und in Wörter, die auf Körperfunktionen Bezug nehmen. Auch wenn auf den ersten Blick scheinbar eine große Ähnlichkeit zwischen solchen *normalen* (willkürlichen) Flüchen, wie sie wohl jeder gelegentlich gebraucht, und der (unwillkürlichen) Koprolalie zu bestehen scheint – immerhin werden bei beiden dieselben Wörter gebraucht – sind bei genauerer Betrachtung doch zahlreiche bedeutsame Unterschiede zu erkennen (Müller-Vahl 2009a).

Der Koprolalie vergleichbare Phänomene, nämlich das Ausrufen sozial unangemessener Begriffe, finden sich auch bei anderen neurologischen und psychiatrischen Erkrankungen wie etwa Enzephalitiden, schweren Schädelhirntraumata, Demenzen (insbesondere der fronto-temporalen Demenz), Bewegungsstörungen wie dem Hemiballismus und der Chorea Sydenham, Hirntumoren und der Zwangsstörung (Singer 1997a). Eine Hypersexualität ist von Schädigungen unterschiedlicher Genese im Bereich des rechten Frontalhirns, des limbischen Systems und des Temorallappens bekannt (van Lancker u. Cummings 1999). Sie kann auch durch Medikamente wie Dopaminagonisten hervorgerufen werden. Bei Patienten mit einer schweren motorischen Aphasie infolge eines linkshirnigen Infarktes ist selten zu beobachten, dass das Aussprechen von Flüchen die einzige erhalten gebliebene Sprachfunktion darstellt (van Lancker u. Cummings 1999).

Zur Erklärung des Phänomens der Koprolalie wurde die Hypothese formuliert, dass im Gehirn zwei funktionell getrennte Systeme für Sprache bestehen: eines für die inhaltsvolle und in Sätzen gebildete Sprache, welches in die rechte Hirnrinde lokalisiert werden kann, und ein zweites für emotionale Lautentäußerungen, welches vermutlich im limbischen System liegt. Dieser Annahme folgend wäre die Wortbedeutung (Semantik) und nicht bestimmte Wort-Charakteristika (Phonetik) für das Bilden von Schimpfwörtern ausschlaggebend. Auch würde eine solche Hypothese das Auftreten anderer Koprophänomene neben der Koprolalie plausibel erklären (van Lancker u. Cummings 1999). Zudem wären zahlreiche für die Koprolalie typische Phänomene verständlich wie etwa die kurze und schroffe Form der Schimpfwörter und der *primitivere* Charakter im Vergleich zu anderen Wörtern. Auch eine entwicklungsgeschichtliche Deutung, wenn nämlich der Gebrauch von Schimpfwörtern als soziale Funktion zur Abwehr von Angreifern und als Ausdrucksform von Ärger und Missfallen erklärt wird, lässt an eine Entstehung im limbischen System denken. Hieraus entstand die Theorie, dass Koprophänomene bei Patienten mit Tourette-Syndrom als motorische und vokale *limbische* Tics zu verstehen sind (Müller-Vahl 2009a).

In einer Studie wurde mittels funktioneller Kernspintomographie untersucht, welche Hirnregionen an der Entstehung vokaler Tics allgemein und speziell der Koprolalie beteiligt sind. Auch in dieser Studie konnten neben anderen Hirnregionen Auffälligkeiten in Teilen des limbischen Systems (Cingulum) nachgewiesen werden (Gates et al. 2004).

Unter den Koprophänomenen findet sich die Koprolalie etwa dreimal so häufig wie die Kopropraxie (Freeman et al. 2009). Die Koprographie ist hingegen sehr selten. Das deutliche Überwiegen der Koprolalie ist auch deswegen bemerkenswert, da im Übrigen vokale Tics deutlich seltener auftreten als motorische Tics. Eine Erklärung für diese Ungleichverteilung ist nicht bekannt. Es wurde vermutet, dass dies mit der allgemeinen Vorrangstellung des Wortes gegenüber Gesten bei Beschimpfungen zu tun haben könnte.

In einer großen multizentrischen Untersuchung zu den Koprophänomenen bei Patienten mit Tourette-Syndrom (n = 597) wiesen 71% aller Patienten mit Koprolalie zu keinem Zeitpunkt zusätzlich eine Kopropraxie auf, hingegen hatten nur 9% der Patienten eine Kopropraxie, ohne dass jemals eine Koprolalie bestanden hatte (Freeman et al. 2009). Unter den erwachsenen Patienten fand sich kein Patient mit Kopropraxie ohne Koprolalie. Während in der Stichprobe bei insgesamt 19,3% der Patienten jemals Koprophänomene (Koprolalie und/oder Kopropraxie) aufgetreten waren, bestanden bei nur 4% sowohl eine Koprolalie als auch eine Kopropraxie.

5.8.1 Koprolalie

Die Koprolalie ist fraglos das markanteste Symptom des Tourette-Syndroms. Es trug gewiss wesentlich dazu bei, dass die Erkrankung in den vergangenen Jahren oft in den Medien dargestellt wurde. Auch heute noch wird die Koprolalie manchmal fälschlicherweise als obligates Diagnosekriterium für das Tourette-Syndrom angesehen.

Häufigkeit: Bereits in der ersten großen klinischen Studie (n = 666) von Shapiro und Mitarbeitern (1988b) konnte gezeigt werden, dass die Koprolalie bei nur 32% der Patienten mit Tourette-Syndrom auftritt. In einer eigenen Untersuchung an 1032 Patienten gaben sogar nur 24% an, dass jemals eine Korpolalie bestanden habe (Sambrani et al. 2016). In beiden Studien wurden monozentrisch große Klinikpopulationen von ein oder zwei sehr erfahrenen Ärzten und Ärztinnen untersucht, sodass die Stichproben und Erhebungsmethoden gut vergleichbar sind. In anderen Studien mit kleineren Patientengruppen fand sich eine Koprolalie in 8–50% der Patienten (Übersicht bei Freeman et al. 2009). In einer multizentrischen Untersuchung (15 Zentren in sieben Ländern, n = 597) wurde eine Häufigkeit von 18,5% festgestellt. Die Ergebnisse der einzelnen Zentren differierten allerdings sehr stark (3,1–50%). Vermutlich sind die Unterscheide zwischen den Studien methodisch begründet. In unserer eigenen Untersuchung wurde zusätzlich nach klinischem Eindruck eine Differenzierung in Abhängigkeit von der Schwere der Koprolalie vorgenommen. Eine deutliche Koprolalie fand sich bei 12% aller Patienten und damit bei weniger als der Hälfte der Patienten mit Koprolalie (Müller-Vahl, unveröffentlichte Ergebnisse).

Während in der Studie von Freeman und Mitarbeitern (2009) nur geringe Geschlechtsunterschiede nachweisbar waren (Männer: 19,4%, Frauen: 14,6%), berichteten in einer eigenen Untersuchung der Autorin (Sambrani et al. 2016) signifikant mehr Männer als Frauen nicht nur allgemein über Koprophänomene (30,4% vs. 20,3%), sondern auch speziell über das Bestehen einer Koprolalie (25,9% vs. 17,8%).

Alter zu Beginn: Während sich Tics typischerweise zwischen dem fünften und siebten Lebensjahr manifestieren, tritt eine Koprolalie im Mittel erst 5 Jahre und 4 Monate später mit 11 Jahren und 8 Monaten (Spannweite 3–49 Jahre) ein (Freeman et al. 2009). Daraus folgt, dass eine Koprolalie sehr viel häufiger bei Erwachsenen (27,5%) als bei Kindern (16,9%) vorkommt. Nur selten (9,3%) manifestiert sich eine Koprolalie allerdings erstmals im Erwachsenenalter. Bei lediglich 11% der Patienten trat die Korpolalie schon zu Beginn der Erkrankung auf (Freeman et al. 2009).

Die Koprolalie ist ein markantes, aber seltenes Symptom des Tourette-Syndroms.

Häufig werden kurze, sexuell getönte Schimpfwörter gebraucht, die in veränderter Ton- und Stimmlage sowie Lautstärke wie ein Zwischenruf – und nicht als Teil des Satzes – auftreten.

Eine Koprolalie findet sich häufiger bei schwerem Tourette-Syndrom mit mehreren Komorbiditäten.

Zusammenhang mit der Schwere des Tourette-Syndroms: Mehrfach wurde ein Zusammenhang zwischen dem Bestehen von Koprophänomenen und der Schwere des Tourette-Syndroms beschrieben. Diese Assoziation fand sich auch in der Untersuchung von Freeman und Mitarbeitern (2009). Nur bei 7,3% der Patienten, bei denen geringe Tics bestanden (Bewertung nach klinischem Eindruck in gering, mittel, stark), bestand eine Koprolalie, hingegen bei 42,6% der Patienten mit starken Tics.

Nach dieser Untersuchung besteht eine Assoziation zwischen der Koprolalie und verschiedenen Komorbiditäten. Der mittlere Komorbiditätsscore (= Anzahl der Komorbiditäten pro Patient) betrug 1,62 für Patienten ohne Koprophänomene, hingegen 2,31 für Patienten mit Koprophänomenen. Nur 10,1% der Patienten ohne Komorbiditäten (*TS only*) wiesen eine Koprolalie auf, hingegen 21% der Patienten mit Komorbiditäten (*TS plus*) (s. Abb. 9). Unabhängig vom Alter der Patienten fanden sich signifikant häufiger bei Patienten mit Koprophänomenen ein Spucken und autoaggressives Verhalten, bei Kindern ein sexuell unangemessenes Verhalten, eine Zwangsstörung, das Riechen an Gegenständen, Wutausbrüche, oppositionelles Verhalten und eine Störung des Sozialverhaltens und bei Erwachsenen eine ADHS und Schlafstörungen (Freeman et al. 2009). Auch in einer Arbeit von Eddy und Cavanna (2013a) konnte eine positive Korrelation zwischen dem Auftreten einer Koprolalie und der Tic-Schwere nachgewiesen werden. Zudem fanden die Autoren, dass die Koprolalie einen erheblichen negativen Einfluss auf die Lebensqualität der Patienten hat. Im Einklang damit konn-

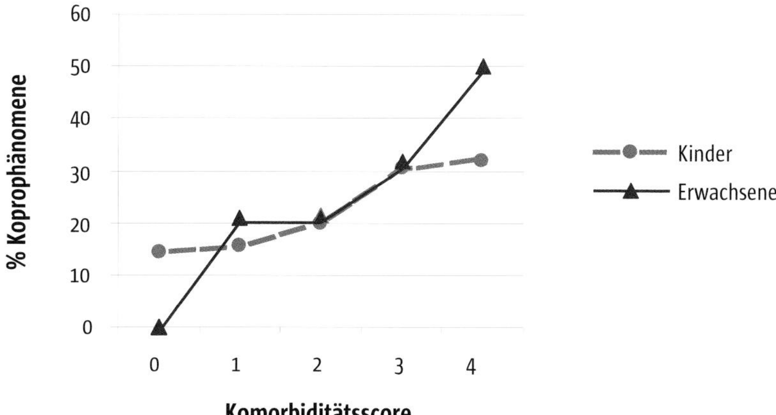

Abb. 9 Koprophänomene in Abhängigkeit vom Komorbiditätsscore (= Summe der Komorbiditäten pro Patient), n = 461 (nach Freeman et al. 2009)

te auch in einer neuen Studie (n = 1.032) ein signifikanter Zusammenhang zwischen dem Bestehen einer Koprolalie und der Schwere der Tics nachgewiesen werden (Sambrani et al. 2016). Ebenso fanden sich signifikante Assoziationen zwischen dem Auftreten einer Koprolalie und autoaggressiven Handlungen sowie – in geringerem Ausmaß – mit zahlreichen weiteren Komorbiditäten (in absteigender Reihenfolge angegeben): Depression, Wutanfälle, ADHS, Ängste und Zwänge. All diese Befunde verdeutlichen, dass die Koprolalie praktisch ausschließlich im Rahmen eines schweren Tourette-Syndroms auftritt mit auch ansonsten starken (motorischen und vokalen) Tics und zusätzlich bestehenden psychiatrischen Begleiterkrankungen, aber kaum je bei nur gering Betroffenen.

Kultureller Einfluss: Die frühere Annahme, dass das Auftreten der Koprolalie stark von soziokulturellen Aspekten beeinflusst sei (und die Koprolalie bei Patienten etwa in den USA häufiger auftrete als in Japan), erwies sich mittlerweile als falsch. Es wurde nachgewiesen, dass die Häufigkeit der Koprolalie in allen Ländern sehr ähnlich ist (Cardoso et al. 1996, Kano et al. 1998, Mathews et al. 2001, Freeman et al. 2009).

Durch den Fallbericht über die Marquise de Dampierre von Jean Itard aus dem Jahre 1825 (Itard 1925) wie auch durch die Fallbeschreibungen aus der Originalarbeit von George Gilles de la Tourette aus dem Jahre 1885 (Gilles de la Tourette 1985) ist belegt, dass die Koprolalie nicht etwa ein Phänomen der *modernen* Zeit ist, sondern auch schon vor fast 200 Jahren auftrat. Fünf der neun von Gilles de la Tourette beschriebenen Personen wiesen eine Koprolalie auf, die folgende Wörter (in deutscher Übersetzung) umfasste: *Scheiße, Dreckschwein, Kuh, dieses alte A ..., Blödmann, hau ab du Dummkopf, Herrgott noch mal, verdammt* (Gilles de la Tourette 1985, zit. n. Krämer 2003).

Kennzeichen: Für die Koprolalie ist kennzeichnend, dass sie meist aus kurzen, schroffen Schimpfwörtern besteht. Diese werden ohne Sinnzusammenhang während des normalen Sprechens, oft zwischen zwei Sätzen, ausgerufen. Die Koprolalie ist also nicht als Teil des Satzes, sondern vielmehr als eine Art *Zwischenruf* zu verstehen. Oft werden die Schimpfwörter laut, unartikuliert und in veränderter Stimmlage ausgesprochen. Meist kommen sexuell getönte Schimpfwörter vor, deutlich seltener religiöse Flüche oder Gotteslästerungen. Besonders in englischer Sprache dominieren solche Schimpfwörter, die lediglich aus vier Buchstaben bestehen (*fuck, shit*) (Singer 1997a) (s. Tab. 3). Viele dieser englischen Schimpfwörter werden auch von deutschsprachigen Patienten mit Tourette-Syndrom ausgerufen. Typische im Deutschen benutzte Schimpfwörter sind in Tabelle 3 zusammengefasst. Seltener werden auch komplexere Wörter gebraucht wie *Tittenlecken, Potzblitz und Heroinfotze.*

Wie auch bei anderen Tics, die als störend empfunden werden oder sozial unangemessen sind, versuchen viele Patienten, die Schimpfwörter vollständig oder teilweise zu unterdrücken. Oft gelingt es, statt der Wörter *Scheiße* oder *Ficken* lediglich die Anfangsbuchstaben *sch* oder *f* auszusprechen. Diese verkürzten Tics werden oft nur noch von *Experten* als Koprolalie erkannt und von anderen für beliebig ausgerufene Buchstaben gehalten.

Tab. 3 Koprolalie in verschiedenen Sprachen (modifiziert nach Singer 1997a)

USA	England	Hong Kong	Japan	Dänemark	Spanien	Deutschland
Fuck	Fuck	Tiu	Kusobata	Kaeft	Puta	Fuck
Shit	Shit	Shui	Chikusho	Svin	Mierda	Ficken
Bitch	Bastard	Tiu Ma	Omanko	Fisse	Coño	Scheiße
Ass(Hole)	Piss	Tiu So		Kusse	Joder	Shit
Bastard	Sod			Pik	Maricon	Arsch
Pussy	Cock			Rov	Cojones	Arschloch
Prick, Dick, Cock	Cunt			Pis	Hijo De Puta	Titten
Cunt				Gylle	Hostia	Hure
Fart				Sgu		Fotze
Nigger				Lort		Wichser

Für die Koprolalie ist kennzeichnend, dass sie von den Betroffenen als sinnlos empfunden wird und in der Regel keinen Sinnzusammenhang mit gerade gesprochenen Sätzen aufweist. Sie tritt – wie andere motorische und vokale Tics – ohne *Vorankündigung* unvermittelt und beliebig auf. Allerdings schildern einzelne Patienten, dass sie in Gegenwart bestimmter Personen (nicht selten gegenüber bestimmten Familienmitgliedern) oder in bestimmten Situationen einen deutlich größeren Drang verspüren, Schimpfwörter auszurufen. Der Grund für dieses Phänomen ist kaum verstanden. Es zeigt, dass Ausprägung und Häufigkeit der Koprolalie stark variieren können. So berichten manche Eltern, dass ihr Kind besonders häufig in Gegenwart der Mutter das Wort *ficken* ausrufe, kaum jedoch gegenüber dem Vater. Eine andere Patientin schildert, dass sie das Wort *Heroinfotze* ausrufen müsse, seitdem in der Nachbarwohnung eine drogenabhängige Frau wohnt. Ein weiterer Patient musste auf dem Bahnsteig genau in dem Moment *Heil Hitler* rufen und gleichzeitig den Arm zum *Hitlergruß* in die Luft heben, als er seinen behandelnden Arzt in der Menschenmenge erkannte. Weiterhin berichtete dieser Patient, dass der das Wort *Nigger* meist dann ausrufen müsse, wenn er einen Schwarzen sehe.

Auch hieran zeigt sich – wie im Kapitel 5.2 Sind Tics abnorme, unwillkürliche und bedeutungslose Bewegungen? bereits erörtert – dass Tics und so auch die Koprolalie kein *vollständig* unwillkürliches Symptom darstellen, sondern einer gewissen willentlichen Kontrolle und Einflussnahme unterliegen.

Nach eigenen Beobachtungen kann sich eine Koprolalie bei Mehrsprachigkeit auf eine der Sprachen beschränken (Müller-Vahl 2012). So berichtete ein griechischstämmiger Patient, der seit der Kindheit in Deutschland lebte, und fließend deutsch und griechisch sprach, dass er als einziges Schimpfwort das griechische Wort *malaka* (zu Deutsch: *Scheiße*) ausrufen müsse. Dies wiederum stelle für ihn in Deutschland kein Problem dar, da es niemand verstehe. Auch bei einem in Bosnien aufgewachsenen und im Alter von 8 Jahren nach Deutschland emigrierten Patienten trat die Koprolalie nur in der Muttersprache auf, obwohl Tics überhaupt erstmals im Alter von 12 Jahren beobachtet wurden und der Patient fließend deutsch sprach. Diese Fallberichte lassen annehmen, dass die Sprache, in der die Koprolalie auftritt, vom Alter des Spracherwerbs abhängt. Es ist bekannt, dass unterschiedliche Hirnareale am Erwerb der Primär- und der Sekundärsprache beteiligt sind. Auch besteht in der Primärsprache eine größere affektive Resonanz und ein besserer Zugang zu Gefühlen. Möglicherweise sind dies unabdingbare Voraussetzungen für das Auftreten einer Koprolalie (Müller-Vahl 2012).

Tritt bei Kindern oder Jugendlichen erstmals eine Koprolalie auf, sind die Eltern in der Regel zunächst gleichermaßen irritiert und besorgt. Nicht selten kommt es in der Öffentlichkeit (vor allem in der Schule) zu Fehldeutungen und Missverständnissen. So berichten manche verzweifelte Eltern darüber, dass ihr Sohn für ihn völlig untypische Verhaltensweisen zeige und gleichaltrigen Mädchen obszöne Wörter zurufe. Ein erwachsener Patient berichtete, dass die Koprolalie auf einem Kinderspielplatz dazu geführt habe, dass er von Müttern als potenzieller Sexualtäter beschimpft worden sei.

In diesem Zusammenhang ist zu beachten, dass unter Jugendlichen Schimpfwörter sehr gebräuchlich sind. Daher ist das Ausrufen eines Schimpfwortes nicht zwangsläufig als Koprolalie einzustufen, selbst bei bekanntem Tourette-Syndrom.

Wie kann aber unterschieden werden, wann *normale* Schimpfwörter gebraucht werden und wann eine Koprolalie vorliegt? Diese Differenzierung im Umgang mit einem Kind ist durchaus bedeutsam, da im ersten Fall möglicherweise eine Zurechtweisung berechtigt, im zweiten aber Nachsicht und Verständnis angezeigt wären. Eine eindeutige Einordnung wird nicht immer möglich sein. Verschiedene Kriterien weisen aber in die eine oder andere Richtung. Zwar können alle in Zusammenhang mit dem Tourette-Syndrom ausgerufenen Schimpfwörter auch willentlich ausgesprochen werden, doch ermöglicht zuweilen bereits das gebrauchte Wort sowie die Art der Aussprache eine Zuordnung. Oft führt die Frage nach dem Sinnzusammenhang mit dem gerade Gesprochenen zur Klärung. In Einzelfällen ist nicht auszuschließen, dass Jugendliche mit Tourette-Syndrom versuchen, einen sekundären Krankheitsgewinn zu erzielen, indem sie willentlich gebrauchte Schimpfwörter als Koprolalie deklarieren. Nach eigener Erfahrung kommt dies aber nur selten vor.

Mentale Koprolalie: Bei manchen Personen mit Tourette-Syndrom besteht zusätzlich oder ausschließlich eine *mentale* Koprolalie: Schimpfwörter schießen in unangemessenen Situationen als Gedanken in den Kopf, aber im Gegensatz zur Koprolalie müssen sie nicht laut ausgesprochen werden (Eddy u. Cavanna 2013 a; Janik et al. 2021). In einer Studie bestätigten 16 von 227 Patienten (7%) bei gezielter Befragung das Bestehen einer *mentalen* (kognitiven) Koprolalie (Janik et al. 2021). Interessanterweise berichteten insgesamt 34 Patienten (15%), dass zu irgendeinem Zeitpunkt kognitive Tics inklusive einer *mentalen* Koprolalie, Echolalie und Palilalie bestanden hatten. All diese Phänomene traten erst im Verlauf der Erkrankung auf (mittleres Alter bei Beginn: 15 Jahre) und korrelierten mit der Tic-Schwere und komorbiden Ängsten.

Vermutlich stellt die *mentale Koprolalie* eine Vorstufe oder milde Variante der Koprolalie dar. Im Kern scheint dasselbe Phänomen wie bei der Koprolalie zu bestehen, nämlich der Drang, in sozial unangemessenen Situationen, Schimpfwörter zu gebrauchen. Im Gegensatz zur eigentlichen Koprolalie besteht jedoch eine bessere Fähigkeit, den Drang zu unterdrücken. Das Symptom der mentalen Koprolalie verdeutlicht, warum in Zusammenhang mit verschiedenen Symptomen des Tourette-Syndroms gerne der Begriff *near to normal* (nahe am Normalen) gebraucht wird. So scheint ein fließender Übergang zu bestehen zwischen *normalem Verhalten* und *Koprolalie*. Sicherlich kennen auch viele gesunde Menschen einen gelegentlich aufkommenden Drang, sich sozial unangemessen zu verhalten oder Schimpfwörter auszurufen – ohne dies allerdings tatsächlich zu tun.

Differenzialdiagnose – funktionelle Koprolalie: Wie bereits in Kapitel 5.6.3 (Differenzialdiagnose: funktionelle „Tic-ähnliche" Bewegungen) erwähnt, stellen sich aktuell vermehrt Patienten mit funktionellen „Tourette-ähnlichen" Symptomen in spezialisierten Zentren vor. Bei den Betroffenen bestehen aber nicht nur „Tic-ähnliche" Bewegungen, sondern häufig auch Vokalisationen, die sich ganz überwiegend in Form einer funktionellen Koprolalie manifestieren. Bereits 2016 wurde erstmals darauf aufmerksam gemacht, dass auch eine Koprolalie als funktionelles Symptom auftreten kann und keineswegs stets auf eine organische Genese der Erkrankung hinweist (Ganos et al. 2016). Das Bestehen einer Koprolalie sollte daher keinesfalls *reflexhaft* zur Diagnose eines Tourette-Syndroms führen. Während selbst bei Patienten mit schwerem Tourette-Syndrom kaum je in der Sprechstunde eine Koprolalie beobachtet wird (und über diese meist nur mit viel Scham anamnestisch berichtet wird), steht bei Patienten mit funktionellen „Tourette-ähnlichen" Störungen die Koprolalie oft klinisch ganz im Vordergrund (s. Kap. 8.2 Funktionelle (dissoziative) Bewegungsstörungen).

Kennzeichnend für eine Koprolalie im Rahmen einer funktionellen „Tourette-ähnlichen" Störung ist:

- die ungewöhnliche Vielzahl der verschiedenen Schimpfwörter
- Gebrauch von Schimpfwörtern, die für das Tourette-Syndrom unbekannt sind
- das mehrheitliche Ausrufen längerer Sätze mit Beleidigungen statt einzelner Schimpfwörter
- der häufige Gebrauch zusammengesetzter Wörter statt sehr kurzer, einsilbiger Schimpfwörter
- die große Häufigkeit, in der diese Wörter ausgerufen werden
- das fehlende Bemühen, die Wörter zu unterdrücken; stattdessen oft ein scheinbares Vergnügen beim Gebrauch der Schimpfwörter
- der abrupte Beginn meist von Beginn der Erkrankung

- die rasche Zunahme der Wortzahl
- oft Aussprechen der Wörter in erkennbar veränderter Stimmlage
- fast immer bestehender situativer Kontext, auf den sich die Schimpfwörter und Beleidigungen beziehen
- oft sekundärer Krankheitsgewinn (etwa mit Befreiung vom Schulbesuch)

5.8.2 Kopropraxie

Das zweite häufige Koprophänomen nach der Koprolalie stellt die Kopropraxie dar. Als Kopropraxie wird der Drang bezeichnet, obszöne Gesten oder Bewegungen auszuführen. Formal wird die Kopropraxie den komplexen motorischen Tics zugerechnet. Da die Kopropraxie deutlich seltener auftritt als die Koprolalie und in der Öffentlichkeit meist auch weniger auffällt, wird in den Medien viel seltener über die Kopropraxie als über die Koprolalie berichtet.

Häufigkeit: Auch in der wissenschaftlichen Literatur finden sich weniger Untersuchungen zur Kopropraxie als zur Koprolalie. In kleineren Studien wird über eine Häufigkeit zwischen 12,8 und 25% berichtet (Übersicht bei Freeman et al. 2009). Shapiro und Mitarbeiter fanden in einer großen Stichprobe (n = 666) eine Kopropraxie bei 12,8% der Patienten und damit 2,5-mal seltener als eine Koprolalie. Auch in einer eigenen Untersuchung fand sich die Kopropraxie mit 15,5% (160 von 1.032 Patienten) deutlich seltener als die Korprolalie (Sambrani et al. 2016). Nach einer großen internationalen Untersuchung (n = 597) zu Koprophänomenen bei Patienten mit Tourette-Syndrom tritt die Kopropraxie bei nur 5,7% der Patienten auf (Freeman et al. 2009). Das Symptom war bei Kindern (5,8%) etwas häufiger als bei Erwachsenen (5,5%). Während sich in der Untersuchung von Freeman und Mitarbeitern (2009) kein Geschlechtsunterschied nachweisen ließ (5,9% bei Männern, 4,9% bei Frauen), trat in einer eigenen Studie die Kopropraxie – ebenso wie die Koprolalie – signifikant häufiger bei Männern als bei Frauen auf (17,8% vs. 8,1%) (Sambrani et al. 2016).

Alter zu Beginn: Das mittlere Alter, in dem eine Kopropraxie eintritt, liegt bei 10 Jahren und 6 Monaten (Spannweite 2–35 Jahre) und damit im Mittel 4 Jahre und 10 Monate nach dem Auftreten erster Tics (Freeman et al. 2009). Nur in 6,1% trat die Kopropraxie erst nach dem 18. Lebensjahr ein. Bei 11,8% der Patienten bestand bereits zum Zeitpunkt der Erstmanifestation eine Kopropraxie.

Zusammenhang mit der Schwere des Tourette-Syndroms: Bei Patienten mit Kopropraxie fanden sich signifikant häufiger als bei Patienten mit Koprolalie verstärkte Wutausbrüche (53% versus 34,5%). Bei Patienten ohne Komorbiditäten fand sich nur in 2,4% eine Kopropraxie, hingegen bei Patienten mit Komorbiditäten in 6,7%. Sexuell unangemessenes Verhalten trat bei 21,9% der Patienten mit Kopropraxie auf, hingegen nur bei 9,2% mit Koprolalie und bei 1,9% ohne Koprophänomene (Freeman et al. 2009). Diese Ergebnisse bestätigten sich in einer großen Studie mit 1.032 Patienten (Sambrani et al. 2016). Dabei fanden sich für die Kopropraxie identische Assoziationen wie für die Koprolalie mit einem Zusammenhang zwischen Kopropraxie und Tic-Schwere sowie zahlreichen Komorbiditäten (Depression, Wutanfälle, ADHS, Ängste und Zwänge). Für weitere Assoziationen mit Komorbiditäten siehe Kapitel 5.8.1 Koprolalie.

Häufige Symptome einer Kopropraxie: Die unterschiedlichen Angaben zur Häufigkeit der Kopropraxie sind vermutlich auf methodische Unterschiede zurückzuführen. Beispielsweise kann bei Männern mit Tourette-Syndrom gelegentlich ein Greifen mit der Hand in den Schritt beobachtet werden, das von den Patienten selbst oft nicht wahrgenommen und daher in einer Befragung auch nicht angegeben wird. Denkbar ist auch, dass obszöne Gesten aus Scham unerwähnt bleiben.

> *Häufigste Symptome einer Kopropraxie sind vermutlich das Berühren der eigenen Genitalregion, Fassen in den Schritt, masturbierende Gesten und obszöne Beckenbewegungen. Ein weiteres häufiges Symptom stellt das sogenannte Mittelfingerzeichen dar.*

Bei Männern kann der Drang bestehen, Frauen an der Brust zu berühren. Es besteht dabei nicht nur ein Drang, eine andere Person überhaupt zu berühren (sogenanntes *touching*), sondern die Berührung erfolgt gezielt an der Brust (und nicht an einem beliebigen anderen Körperteil) und enthält somit eindeutig eine obszöne Geste. Ob eine solche Handlung am besten als komplexer motorischer Tic, als Zwangshandlung, als Kombination aus Zwang und Tic oder als ganz anderes Symptom klassifiziert wird, ist unbekannt.

Selbstwahrnehmung einer Kopropraxie: Da sich die Patienten der Kopropraxie – wie auch sonst der Mehrzahl ihrer Tics – meist bewusst sind und zudem wahrnehmen, dass diese Symptome sozial überaus unpassend sind, versuchen sie, die Kopropraxie soweit wie möglich zu unterdrücken oder zumindest die obszönen Gesten abzubrechen oder in andere Handlungen umzulenken. So tritt ein Mittelfingerzeichen nicht selten im Rahmen eines Tics mit komplexer Bewegung des ganzen Armes auf und wird darin mehr oder minder stark versteckt. Auch kann der Drang, einen anderen Mann in der Genitalregion zu berühren, zuweilen durch eine scheinbar versehentliche Berührung am Becken oder Bauch kaschiert werden. Obszöne Gesten werden daher oft nur von geübten Beobachtern wahrgenommen und von anderen leicht übersehen. Im völligen Gegensatz dazu werden obszöne Gesten bei Patienten mit einer funktionellen „Tourette-ähnlichen" Störung sehr augenfällig dargeboten und stehen – ebenso wie eine funktionelle Koprolalie – oft im Vordergrund der Symptomatik (s. Kap. 8.2 Funktionelle (dissoziative) Bewegungsstörungen).

An dieser Stelle muss hervorgehoben werden, dass die Kopropraxie kein Symptom darstellt, dass in irgendeiner Weise mit sexuellen Übergriffen in Zusammenhang steht. Es liegen keinerlei Hinweise darauf vor, dass Patienten mit Tourette-Syndrom häufiger Sexualdelikte verüben als andere Personen (s. Kap. 19.8 Tourette-Syndrom und rechtswidrige Handlungen). Nach einer 2023 veröffentlichten Studie (n = 62) treten auch ein zwanghaftes Sexualverhalten und paraphile Interessen bei Erwachsenen mit Tourette-Synrom nicht gehäuft auf (Kurvits et al. 2023).

5.8.3 NOSI

Von der Koprolalie abgegrenzt werden kann das Ausrufen von sozial unangemessenen Wörtern, die im engeren Sinne aber keine Schimpfwörter darstellen. Dieses Symptom wird im Englischen mit dem Begriff *non-obscene (complex) socially inappropriate behaviour*, kurz *NOSI* bezeichnet (Kurlan et al. 1996). Ein entsprechender deutscher Terminus existiert nicht. NOSI umfasst nicht nur das Aussprechen sozial unangemessener Wörter, sondern ganz allgemein ein sozial unangemessenes Verhalten bei Patienten mit Tourette-Syndrom.

Kurlan und Mitarbeiter (1996) untersuchten 87 Jugendliche und Erwachsene mit Tourette-Syndrom hinsichtlich Häufigkeit und Art eines solchen Verhaltens. Am häufigsten traten Beschimpfungen gegenüber anderen Personen (22%) und sozial unangemessene Handlungen (14%) auf (s. Tab. 4). Noch häufiger berichteten die Patienten über einen Drang, dies tun zu müssen.

NOSI trat am häufigsten gegenüber Familienmitgliedern und nahen Freunden auf und führte häufig zu sozialen Schwierigkeiten. Es fand sich eine Assoziation zwischen NOSI und einer ADHS und einer Störung des Sozialverhaltens. Daher schlugen Kurlan und Mitarbeiter (1996) vor, NOSI als Ausdruck einer allgemeinen Impulskontrollstörung zu werten.

In einer Studie an 60 Patienten konnten Eddy und Cavanna (2013b) zeigen, dass NOSI mit einer Prävalenz von 66% ein typisches Symptom des Tourette-Syndroms ist. Am häufigsten (in 50%) berichteten die Patienten über einen Drang, sozial unangemessene Handlungen auszuführen (etwa in der Kirche einen Stuhl umzuwerfen oder Kinderspielzeug zu zerstören), gefolgt von Beleidigungen (43%) (am häufigsten mit abfälligen Bemerkungen über auffällige Körpermerkmale anderer Personen) und schließlich andere unpassende Bemerkungen (38%) (wie das Ausrufen des Wortes „Bombe" am Flughafen oder laute Ausrufe während einer Rede oder Radioaufnahme). Wenn vorhanden, dann traten NOSIs beinahe täglich oder zumindest wöchentlich auf. NOSI bestand deutlich häufiger bei Patienten mit komplexer klinischer Symptomatik etwa bei zusätzlich bestehender (mentaler) Koprolalie, Zwängen, ADHS und Verhaltensstörungen. Es fand sich eine positive Korrelation zwischen NOSI und der Schwere der Tics und dem den Tics vorangehenden Vorgefühl. NOSI hatte einen negativen Einfluss auf die Lebensqualität der Patienten. Allerdings hatte das tatsächliche Ausführen unangemessener Handlungen oder Ausrufe nur bei einer Minderzahl der Patienten konkrete (rechtliche) Konsequenzen.

Tab. 4 Art und Häufigkeit der Beschimpfungen (NOSI) von Jugendlichen und Erwachsenen mit Tourette-Snydrom (n = 87) (Kurlan et al. 1996)

Abfällige Bemerkungen über	Häufigkeit [%]
Gewicht	30
Intelligenz	30
Allgemeines Auftreten	27
Atem-, Körpergeruch	23
Einzelne Körperteile	21
Rasse, ethnischen Hintergrund	20
Körpergröße	13

Brandt und Mitarbeiter (Brandt et al. 2019) untersuchten das Auftreten in NOSI anhand der Daten der 2015 Millennium Cohort Study (University of London 2019). Von 11.192 Jugendlichen im Alter von 14 Jahren berichteten 1.467 über NOSI – völlig unabhängig vom Bestehen einer Tic-Störung. Auch in dieser Studie fand sich ein Zusammenhang zwischen NOSI und dem Bestehen einer ADHS und anderen Verhaltensstörungen. Die Autoren vermuten, dass NOSI ein vom Tourette-Syndrom unabhängiges Phänomen ist und daher auch keine Erscheinungsform komplexer motorischer oder vokaler Tics darstellt.

Vor dem Hintergrund der zunehmenden Zahl an Patienten mit funktionellen „Tourette-ähnlichen" Störungen (Pringsheim et al. 2021, Müller-Vahl et al. 2022a) drängt sich die Frage auf, ob NOSI tatsächlich wie bisher angenommen als Teilmanifestation eines Tourette-Syndroms zu werten ist oder per se ein störungsübergreifendes Phänomen darstellt (Brandt et al. 2019), welches nicht selten auch funktioneller Natur ist (s. auch Kap. 8.2 Funktionelle (dissoziative) Bewegungsstörungen).

5.8.4 Obszöne gebärdensprachliche Tics

Einen überaus interessanten Fallbericht stellt die Beschreibung einer 23-jährigen Frau mit *sign language tics* (gebärdensprachlichen Tics) dar (Lang et al. 1993). Bei dieser Frau bestand seit dem achten Lebensjahr ein Tourette-Syndrom ohne Koprolalie. Mit 17 Jahren erlernte sie aus beruflichen Gründen die Gebärdensprache. Ein Jahr später traten erstmals *signing obscenities* (obszöne Gebärden-Tics) auf, die die Gebärden für die Schimpfwörter *fuck* und *shit* beinhalteten. Während anfangs gleichzeitig mit den Gebärden das jeweilige Schimpfwort ausgesprochen wurde, traten später isoliert nur die obszönen Gebärden auf. Analog dem partiellen Unterdrücken bei der Koprolalie oder Kopropraxie, gelang es der Patientin, die Schimpfgebärden nach einer Weile nur noch unvollständig auszuführen.

Zudem liegen einzelne Fallberichte über Patienten mit einem Tourette-Syndrom vor, bei denen zusätzlich von Geburt an eine Taubheit bestand. Diese Patienten hatten bereits in der Kindheit die Gebärdensprache erlernt und darin sogenannte *sign language tics* entwickelt. Im Verlauf traten *signing obscenities* hinzu, die nicht nur während eines Gesprächs in Gebärdensprache auftraten, sondern auch gegenüber Personen, die der Gebärdensprache unkundig waren (Morris et al. 2000, Dalsgaard et al. 2001, Rickards 2001). Robertson und Mitarbeiter veröffentlichten 2015 eine Übersichtsarbeit zu tauben Patienten mit Tic-Störungen (Robertson et al. 2015). Neben sechs eigenen Fällen werden sechs weitere Fälle aus der Literatur beschrieben. Dabei konnten die Autoren keinerlei klinische Unterschiede feststellen im Vergleich zu hörenden Patienten mit Tic-Störungen. Die tauben Patienten hatten in der Mehrzahl ebenfalls vokale Tics, die sich nicht von denen bei hörenden Patienten unterschieden. Über Gebärden-Tics wurde hingegen nur bei 3 von 12 Patienten berichtet. Wegen der bisher nur sehr geringen Zahl an berichteten Fällen nehmen die Autoren an, dass Tics bei tauben Personen besonders häufig unerkannt bleiben.

5.8.5 Koprographie

Zu den Koprophänomenen wird schließlich die Koprographie gerechnet, bei der der Drang besteht, obszöne Wörter zu schreiben oder obszöne Bilder zu malen. Die Koprographie ist ein seltenes Symptom, zu dem keine Angaben zur Häufigkeit oder überhaupt systematische Untersuchungen vorliegen. Die Frage, ob die von Mozart in zahlreichen Briefen niedergeschriebenen Schimpfwörter als Koprographie einzustufen sind, wurde bereits ausführlich diskutiert (s. Kap. 3.1 Hatte Mozart ein Tourette-Syndrom?). Nach eigener Erfahrung ist die Koprographie sehr selten und führt auch nur sehr selten zu sozialen Schwierigkeiten.

5.9 Echophänomene: Echolalie, Echopraxie

Eine weitere Sonderform der komplexen Tics stellen die Echophänomene dar. Darunter werden die Echolalie und die Echopraxie zusammengefasst. Die *Echolalie* bezeichnet das komplexe tic-artige, nicht der Kommunikation dienende Wiederholen von gehörten Sätzen, Wörtern, Silben oder Geräuschen. Mit dem Begriff *Echopraxie* wird das nicht zweckgebundene Wiederholen von Bewegungen anderer Personen bezeichnet. Zusätzlich wurde die Bezeichnung *echolaliapraxia* (Deutsch: *Echolaliopraxie*) vorgeschlagen für in Gebärdensprache auftretende Echophänomene, die bei ertaubten Patienten mit Tourette-Syndrom beobachtet werden (Lang et al. 1993). Als seltene Variante eines Echophänomens wurde ein Patient mit einer *echoplasia* (Deutsch: *Echoplasie*) beschrieben, bei dem der Drang bestand, die äußeren Umrisse eines ihn beeindruckenden

Gegenstandes (etwa ein Haus, ein Auto oder eine Frau) mit dem Finger in der Luft oder auf einer Oberfläche nachzuzeichnen (Kawohl u. Podoll 2008).

Häufigkeit: Über Echophänomene wurde bereits in der Originalpublikation zur Erkrankung von Gilles de la Tourette berichtet und sie gelten seither als typisches Merkmal. Wiederholt konnte gezeigt werden, dass Echophänomene tatsächlich in Zusammenhang mit den Tics stehen und nicht etwa mit komorbiden Zwängen oder einer ADHS (Cath et al. 2001; Cavanna et al. 2011b). Dementsprechend treten Echophänomene verstärkt bei Patienten mit schwerem Tourette-Syndrom auf (Sambrani et al. 2016).

Nach Schätzungen besteht bei 30–46% aller Patienten mit Tourette-Syndrom eine Echolalie. Die Echopraxie ist mit 10–25% seltener (Robertson et al. 1988). In einer eigenen Untersuchung (n = 1.032) gaben 28,1% der Patienten an, dass bei ihnen eine Echolalie besteht; 23,1% berichteten über eine Echopraxie. Hierbei ist allerdings zu beachten, dass viele Patienten sich der bei ihnen auftretenden Echophänomene nicht bewusst sind. Während einer Untersuchung kann oft beobachtet werden, dass Patienten etwa das Bestehen eines einfachen motorischen Tics selbst dann verneinen, wenn sie im selben Augenblick eben diese vom Untersucher zur Veranschaulichung durchgeführte Bewegung imitieren. Deshalb liegen die durch Befragungen von Patienten gewonnenen Angaben weit unterhalb der tatsächlichen Häufigkeit von Echophänomenen.

Merkmale von Echophänomenen: In einer 2012 veröffentlichten Studie (Finis et al. 2012) wurde die Echopraxie erstmals systematisch untersucht. Dabei bestätigte sich, dass Echophänomene ein typisches Symptom des Tourette-Syndroms sind, das bei gesunden Personen deutlich seltener zu beobachten ist. Die Patienten imitierten gleichermaßen Tics anderer Patienten wie physiologische Spontanbewegungen. In über 80% wurden Bewegungen imitiert, die bereits zum Tic-Repertoire des Patienten gehörten.

Nach klinischer Erfahrung besteht bei einer großen Zahl von Patienten ein Drang, Wörter oder Geräusche sowie Bewegungen zu wiederholen, ohne dass dies allerdings tatsächlich geschieht. Diese Symptome sind vermutlich als Vorstufe oder milde Variante der Echophänomene zu verstehen, bei denen eine bessere Fähigkeit besteht, den Drang zu unterdrücken. In einer Studie zu *mentalen* (kognitiven) Tics berichteten 17 von 227 (7%) Patienten über eine derartige *mentale* Echolalie (Janik et al. 2021).

Die häufigste Form der Echolalie besteht in einem Wiederholen von Silben, einzelnen Wörtern oder auch ganzen Sätzen, die gerade gehört wurden. Dabei ist unerheblich, ob die Wörter von einer realen Person ausgesprochen oder im Radio/TV gehört wurden. Wichtig ist vielmehr, dass die Wiederholungen unwillkürlich und in unmittelbarem zeitlichem Zusammenhang mit dem Gehörten auftreten. Eine Definition für die Länge dieses Intervalls liegt nicht vor. Wichtiger als eine definierte zeitliche Latenz ist für die Einordnung einer Lautäußerung als Echolalie – und ebenso einer Bewegung als Echopraxie – vielmehr der eindeutige Zusammenhang zwischen externem Stimulus und Imitation.

Die Echolalie tritt ebenso wie die Koprolalie als Zwischenruf auf und nicht etwa als sinnzusammenhängende Antwort. Es werden daher häufig kurze Sätze und Wörter ausgerufen, zum Teil in veränderter Lautstärke oder verändertem Tonfall.

Oft werden auch Geräusche wie ein Husten, Räuspern oder Schniefen imitiert. Im Rahmen einer Echolalie werden allerdings nicht nur von Menschen hervorgebrachte Geräusche und Wörter wiederholt, sondern manchmal auch Tier- oder andere Laute.

Eine Echolalie kann auch mehrfache Wiederholungen enthalten. Dies könnte als *Paliecholalie* bezeichnet werden. Bei solchen Mehrfachwiederholungen kommt es häufig zu Verkürzungen: während bei der ersten Wiederholung ein kurzer Satz noch vollständig nachgesprochen wird, werden danach nur noch ein oder zwei einzelne Wörter ausgerufen.

Eine Echopraxie kann sowohl das Imitieren kurzer Bewegungen (etwa Augenblinzeln oder Verziehen des Gesichts), aber auch komplexer Bewegungen (etwa Humpeln, Hüpfen oder Springen) beinhalten. Aus jeder imitierten Bewegung und jedem gehörten Geräusch kann sich theoretisch ein neuer, zuvor nicht vorhandener Tic entwickeln. Manche Patienten können sich genau erinnern, in welcher Situation ein Geräusch oder eine Bewegung eines anderen Menschen imitiert werden musste, um dann in das eigene *Tic-Repertoire* überzugehen.

Eine besondere Form der Echolalie und -praxie stellt das Imitieren von Tics anderer Personen mit einer Tic-Störung dar. Manche Patienten berichten darüber, dass einzelne ihrer Tics durch Imitation von Tics bei anderen entstanden seien. Aus Furcht, Tics von anderen Personen zu übernehmen, vermeiden es einige Patienten, Treffen von Selbsthilfegruppen zu besuchen. Durch Imitation übernommene Tics können entweder nur kurze Zeit – beispielsweise solange der externe Stimulus noch präsent ist – bestehen bleiben, aber auch für viele Monate anhalten.

> *Nach Schätzungen besteht bei 30–45% der Patienten mit Tourette-Syndrom eine Echolalie, bei 10–25% eine Echopraxie. Echophänomene werden von den Betroffenen oft nicht wahrgenommen. Sie stellen bei einer kleinen Gruppe von Patienten ein Problem dar, weil auch Tics von anderen imitiert werden und so neue eigene Tics entstehen können.*

Echophänomene unabhängig von Tics: Echophänomene kommen nicht nur bei Patienten mit Tourette-Syndrom vor. Sie können auch bei zahlreichen anderen neurologischen und psychiatrischen Erkrankungen auftreten wie Autismus, Schizophrenie, Katatonie, Demenz, Bewusstseinsstörung, Aphasie, abnormale Schreckreaktion, fragilem X-Syndrom und Enzephalitis lethargica (Ford 1989). Da Echophänomene auch physiologisch – besonders bei Müdigkeit und Unaufmerksamkeit sowie während der normalen motorischen und Sprachentwicklung von Kleinkindern bis etwa zum 3. Lebensjahr –beobachtet werden, sind sie als Teil des *normalen* menschlichen Verhaltens einzustufen (Ganos et al. 2012b).

Pathophysiologie: Die den Echophänomenen zugrunde liegende Pathophysiologie ist bis heute unbekannt. Vermutlich liegen Echophänomenen bei verschiedenen Erkrankungen unterschiedliche Ursachen zugrunde und es resultiert lediglich klinisch ein ähnliches Symptom. Es wurde die Hypothese aufgestellt, dass Echophänomene beim Tourette-Syndrom dadurch entstehen, dass die individuelle motorische Repräsentation einer Bewegung bereits durch die bloße Beobachtung dieser Bewegung aktiviert wird (Finis et al. 2012). Vielfältige Hinweise sprechen dafür, dass – ebenso wie bei Makkaken-Affen – auch beim Menschen physiologisch ein sogenanntes Spiegelneuronensystem (*mirror neuron system*) angelegt ist, welches gleichermaßen durch die Ausführung, Beobachtung und Imagination von Bewegungen aktiviert wird (Rizzolatti u. Fabbri-Destro 2008). Dies führte zu der Überlegung, Echophänomene bei Patienten mit Tourette-Syndrom könnten durch eine unzureichende Inhibition solcher *Spiegelantworten* hervorgerufen werden (Finis et al. 2012).

Analog konnte auch in einem anspruchsvollen Imitationsparadigma gezeigt werden, dass Patienten mit Tourette-Syndrom über unzureichende Mechanismen zur Kontrolle von Imitationen verfügen (Jonas et al. 2010). Es wurde darüber spekuliert, dass dies auf eine Dysfunktion der inhibitorischen Netzwerke unter Beteiligung präfrontaler Strukturen zurückzuführen sei mit daraus resultierender Überaktivität kortikaler motorischer Areale (Ganos et al. 2012b). In Übereinstimmung mit diesen Vermutungen konnte für das „ansteckende Gähnen" – welches als physiologisches Korrelat des Echophänomens gilt – nachgewiesen werden, dass sowohl die kortikale Erregbarkeit im primären motorischen Kortex, als auch deren physiologische Hemmung signifikante Prädiktoren für das Auftreten des Gähnens waren (Brown et al. 2017).

5.10 Paliphänomene: Palilalie, Palipraxie

Zu den komplexen Tics zählen weiterhin die Paliphänomene. Während der Begriff Palilalie weithin etabliert ist, wird die Bezeichnung Palipraxie nur selten gebraucht. Eine Palilalie bezeichnet das unwillkürliche Wiederholen von selbst ausgesprochenen Wörtern, Silben und Geräuschen. Sie kann während der spontanen Sprache und während einer Antwort auf eine Frage eintreten. Unter einer Palipraxie wird das unwillkürliche Wiederholen von selbst durchgeführten Bewegungen verstanden. Anders als bei den Echo- werden bei Paliphänomenen also Wörter/Geräusche oder Bewegungen wiederholt, die zuvor selbst – und nicht von anderen – ausgesprochen oder ausgeführt wurden. Die Palilalie ist kein für das Tourette-Syndrom pathognomonisches Symptom, sondern kann auch bei anderen Erkrankungen wie Demenz, postenzephalitischer Parkinson-Krankheit, Schizophrenie und Autismus auftreten.

Häufigkeit: Es wird geschätzt, dass bei Patienten mit Tourette-Syndrom in einer Klinikpopulation in 6 bis 15% eine Palilalie auftritt (Serra-Mestres et al. 1998). Comings und Comings (1987c) fanden in einer großen Population (n = 246) bei 25% der Patienten eine Palilalie. In einer eigenen Untersuchung (n = 1.032) war eine Palilalie in zumindest geringer Ausprägung sogar bei 33% nachweisbar. Zur Häufigkeit der Palipraxie liegen keine Angaben vor.

Klinische Präsentation: Auch wenn der Begriff *pali*, der von dem griechischen Wort *pálin* abgeleitet ist, zu Deutsch *wieder* bedeutet, so wird unter der Bezeichnung *Palilalie* im weiteren Sinne nicht nur das *wiederholte* Aussprechen von Wörtern und Geräuschen verstanden, sondern zuweilen auch das Aussprechen von Wörtern in veränderter Stimm- und Tonlage, ebenso Wortverzerrungen, das Anfügen von Silben oder entstellenden Geräuschen an einzelne Wörter und eine veränderte Sprechgeschwindigkeit

(Shapiro et al. 1988b). Oft tritt auch eine Kombination dieser Phänomene auf, also das Wiederholen von Wörtern in veränderter Lautstärke und Geschwindigkeit im Vergleich zur sonstigen Aussprache. Typischerweise kommt es bei einer Palilalie zu mehreren Wiederholungen mit zunehmender Geschwindigkeit und abnehmender Lautstärke. Zum Ende treten manchmal sogar noch stimmlose Mundbewegungen auf (Serra-Mestres et al. 1998). Bei der Palilalie ist oft der zwanghafte Charakter dieses Symptoms (vergleichbar den Echophänomenen) auffällig.

Eine Palilalie kann so stark ausgeprägt sein, dass eine starke Störung des Redeflusses – ähnlich einem Stottern – resultiert. Dies kann die Kommunikation erheblich beeinträchtigen. Im Einzelfall ist es zuweilen sehr schwierig zu differenzieren, ob ein bei einem Kind mit Tourette-Syndrom bestehendes *Stottern* im Sinne einer Palilalie – und damit als komplexer vokaler Tic – oder als von der Tic-Störung völlig unabhängige Redeflussstörung (im Sinne eines idiopathischen Stotterns) einzustufen ist. Das idiopathische Stottern ist durch eine Störung des Sprechablaufs durch Verspannungen der Sprechmuskulatur und/oder klonische Wiederholungen charakterisiert.

Zur Differenzierung zwischen einem idiopathischen Stottern und einer Palilalie können folgende Aspekte hilfreich sein:

- Eine Palilalie mit starker Störung des Sprechflusses ist selten.
- Vokale Tics beginnen im Mittel 2–3 Jahre später als motorische Tics und somit typischerweise mit 7–9 Jahren.
- Erste vokale Tics sind oft einfach und nicht komplex.
- Ein idiopathisches Stottern tritt bei der Hälfte der Kinder bereits vor dem vierten Lebensjahr auf, bei 90% vor dem sechsten Lebensjahr.
- Eine Palilalie beginnt nach eigener klinischer Erfahrung meist erst nach dem 10. Lebensjahr und damit später als das idiopathische Stottern.
- Eine Palilalie unterliegt denselben Schwankungen wie auch andere Tics, d.h., das Kind hat zuvor völlig unauffällig und flüssig gesprochen.
- Eine durch eine Palilalie hervorgerufene Sprechstörung kann in der Ausprägung (ebenso wie andere Tics) stark schwanken, sodass das Sprechen zeitweise kaum beeinträchtigt ist.
- Eine logopädische Behandlung ist nach eigener Erfahrung unwirksam in der Behandlung einer starken Redeflussstörung infolge einer Palilalie.

> *Die Palilalie ist vermutlich ein häufiges Symptom des Tourette-Syndroms, das aber nur selten und bei starker Ausprägung (bei deutlicher Störung des Redeflusses) von klinischer Bedeutung ist.*

Palikoprolalie: Anekdotisch wurde über einzelne Patienten berichtet, bei denen eine kombinierte Kopro- und Palilalie in der Weise auftrat, dass Schimpfwörter mehrmals in Folge zwanghaft wiederholt werden mussten. Dieses Symptom trat mit oder auch ohne eine typische Koprolalie (ohne Wiederholungen) auf. Die Autoren schlugen für dieses Symptom den Begriff *palicoprolalia* (zu Deutsch: *Palikoprolalie*) vor (Serra-Mestres et al. 1998). Nach eigener Erfahrung besteht bei manchen Patienten der Drang, von anderen Personen ausgesprochene Wörter nicht einmal, sondern mehrfach zu wiederholen. In Analogie könnte hierfür der Begriff *Echopalilalie* gebraucht werden.

Mentale Palilalie: Weiterhin wurde darüber berichtet, dass – analog der *mentalen* Koprolalie und Echolalie – auch eine mentale Palilalie bestehen könne, bei der lediglich gedachte Wörter mehrfach in den Gedanken wiederholt (aber nicht ausgesprochen) werden müssen (Shapiro et al. 1988b). In der ersten Studie überhaupt, in der die Häufigkeit mentaler Tics systematisch untersucht wurde, berichteten 13 von 227 Patienten (6%) über eine derartige *mentale* Palilalie (n = 13) und 7 (3%) über ein gedankliches Wiederholen von Wörtern (Janik et al. 2021).

Paligraphie: In einem Fallbericht wurden zwei Patienten mit Paligraphie beschrieben (Cavanna et al. 2011a). Bei einem 47 Jahre alten Patienten bestand der Drang, einzelne Wörter mehrfach aufzuschreiben, zum Teil mit geringen Silbenabwandlungen, die zu Reimen oder heiteren Wortreihen führten. Der Patient gab an, dass dies zu einer gewissen Befriedigung führe, vergleichbar einem „*just right*-Gefühl". Nach Ansicht der Autoren erinnert dieses Symptom an die von Mozart benutzen Reime und Wortwiederholungen (s. Kap. 3.1 Hatte Mozart ein Tourette-Syndrom?). Weiterhin wurde über ein 9-jähriges Mädchen berichtet, dass als Unterschrift ihren Namen stets mehrfach schrieb, interessanterweise mit zunehmend blasser werdender Schrift – vergleichbar dem von der Palilalie bekannten Phänomen, dass mit jeder Wiederholung die Sprechgeschwindigkeit zu- und die Lautstärke abnimmt (Serra-Mestres et al. 1998).

5.11 Blocking Tics

Ein bisher nur selten beschriebenes und kaum untersuchtes Phänomen stellen *blocking tics* (blockierende Tics) dar. Sie können in Form motorischer und vokaler Blockierungen auftreten und sind im Gegensatz zu anderen Tics durch „Negativphänomene" gekennzeichnet, ähnlich wie dies auch für andere hyperkinetische Bewegungsstörungen bereits beschrieben wurde (etwa negativer Myoklonus, Einfrieren [*freezing*] des Gangs und Kataplexie) (Kaczyńska u. Janik 2021). Erstmals wurden derartige motorische und vokale *blocking tics* 1997 von Jankovic beschrieben (Jankovic 1997). Er mutmaßte, dass es dabei infolge langanhaltender tonischer oder dystoner Tics zu Unterbrechungen beim Sprechen bzw. einer akuten Hemmung motorischer Aktivitäten komme. In einzelnen Fallberichten wurden Blockierungen beim Sprechen ähnlich einem starken Stottern (Jakubovski et al. 2017) und beim Gehen mit einem abrupten Anhalten beschrieben (Rizzo et al. 2015a).

Nach einer ersten systematischen Untersuchung zu *blocking tics* bei 195 konsekutiven Patienten mit Tourette-Syndrom (mittleres Alter: 15,0 ± 9,2 Jahre) tritt diese Tic-Form sogar relativ häufig auf: 37,4% der befragten Patienten gaben an, dass zu irgendeinem Zeitpunkt solche Tics bestanden. Der häufigste *blocking tic* war eine Unterbrechung beim Gehen, gefolgt von Blockierungen beim Sprechen, Laufen und Schreiben. Es fand sich eine Assoziation mit der Schwere der Tics und einer komorbiden Zwangsstörung, sodass die Autoren schlussfolgerten, dass *blocking tics* eine häufige Präsentation komplexer Tics darstellen, die besonders bei schwer betroffenen Patienten auftritt (Kaczyńska u. Janik 2021). Ganos und Mitarbeiter grenzen von Blockierungen im Zusammenhang mit Tics ähnliche Phänomene infolge von Zwängen und im Rahmen funktioneller Bewegungsstörungen ab, welche somit wichtige Differenzialdiagnosen darstellen (Ganos et al. 2015).

5.12 Tic-Rating

Die Beurteilung der Tic-Schwere mithilfe spezieller Messinstrumente hat im klinischen Alltag nur eine untergeordnete Bedeutung, ist aber für wissenschaftliche Untersuchungen zur Ursache der Erkrankung und im Besonderen für Therapiestudien von großer Wichtigkeit. Nach Ansicht vieler Tourette-Experten steht bis heute kein Messinstrument zur Verfügung, das geeignet ist, die Art und Schwere der Tics in idealer Weise zu bestimmen. Neben verschiedenen Skalen zur Tic-Schwere steht (allerdings nur in englischer Sprache) der *Tourette Syndrome Diagnostic Confidence Index* (DCI) zur Verfügung, mit dessen Hilfe nicht die Schwere der Erkrankung gemessen wird, sondern die Diagnosesicherheit erhöht werden soll (Robertson et al. 1999). Diese Skala wurde von Mitarbeitern der *American Tourette Syndrome Association International Genetic Collaboration* entwickelt. Sie ist geeignet, die Wahrscheinlichkeit für eine Lebenszeitdiagnose für ein Tourette-Syndrom auf einer Skala von 0 bis 100 anzugeben.

Grundsätzlich können folgende Messinstrumente zur Bestimmung der Schwere der Tics und des Tourette-Syndroms unterschieden werden:

1. Selbstbeurteilungsskalen für Tics
2. Fremdbeurteilungsskalen für Tics
3. Videodokumentation von Tics
4. Messung des Vorgefühls
5. Bestimmung der Lebensqualität

Eine umfassende Übersicht und Bewertung aller verfügbaren Instrumente zur Messung von Tics findet sich in einer 2017 veröffentlichten Arbeit einer Expertengruppe der *Movement Disorder Society* (Martino et al. 2017). Darin werden insgesamt 16 Skalen zur Bewertung der Tic-Schwere erfasst, von denen aber nur fünf uneingeschränkt und sechs weitere mit Einschränkungen empfohlen werden.

Empfohlen werden folgende Skalen:

- Yale Global Tic Severity Scale (YGTSS) (Leckman et al. 1989)
- Tourette Syndrome Clinical Global Impression (TS-CGI) (Cohen et al. 2013)
- Tourette's Disorder Scale (TDS) (Shytle et al. 2003)
- Shapiro Tourette syndrome Severity Scale (STSS) (Shapiro et al. 1988)
- Premonitory Urge for Tics Scale (PUTS) (Woods et al. 2005) bzw die revidierte Version Premonitory Urges for Tic Disorders Scale-Revised (PUTS-R) (Baumung et al. 2021)

Mit Einschränkung werden darüber hinaus empfohlen:

- Rush Video-Based Tic Rating Scale (RVTRS) (Goetz et al. 1999)
- Motor tic, Obsessions and compulsions, Vocal tic Evaluation Survey (MOVES) (Gaffney et al. 1994)
- Tourette Syndrome Global Scale (TSGS) (Harcherik et al. 1984)

- Global Tic Rating Scale (GTRS) (Gadow u. Paolicelli 1986)
- Parent Tic Questionnaire (PTQ) (Ricketts et al. 2018)
- Tourette Syndrome Symptom List (TSSL) (Leckman et al. 1989)

Eine Übersicht nicht nur über die empfehlenswerten Skalen zur Beurteilung der Tic-Schwere, sondern auch über Skalen zur Messung psychiatrischer Komorbiditäten findet sich in der revidierten Version der Leitlinien der europäischen Tourette-Gesellschaft ESSTS (Szejko et al. 2022a).

5.12.1 Selbstbeurteilungsskalen

Auch wenn es für klinische Studien sehr wichtig sein kann, Selbstbeurteilungskalen einzusetzen, stehen bis heute nur drei Skalen zur Verfügung. Mit Hilfe der *(Yale) Tourette-Syndrom Symptom List* ((Y)TSSL) können einzelne Tics hinsichtlich ihrer Häufigkeit (0–5) für jeden einzelnen Tag bewertet werden (Leckman et al. 1989). Durch Summation wird ein Score getrennt für einfache und komplexe motorische und vokale Tics sowie für verschiedene Verhaltensauffälligkeiten gebildet, die zu einem Gesamtscore addiert werden können. Eine deutsche Version der TSSL findet sich im Anhang dieses Buches.

Darüber hinaus steht – allerdings nur in englischer Sprache – der *Motor Tic Obsession and Compulsion and Vocal Tic Evaluation Survey* (MOVES) zur Verfügung (Gaffney et al. 1994). Diese für Kinder und Erwachsene geeignete Skala enthält fünf Subskalen (motorische Tics, vokale Tics, Zwangsgedanken, Zwangshandlungen, assoziierte Symptome).

Basierend auf dem *Parent Tic Questionnaire* (PTQ) (Ricketts et al. 2018) – einem Fragebogen, mit dessen Hilfe Eltern die Tic-Schwere ihrer Kinder einschätzen – wurde der *Adult Tic Questionnaire* (ATQ) entwickelt, ein Instrument, mit dem Erwachsene für jeden einzelnen aktuell bestehenden Tic eine Einschätzung hinsichtlich Häufigkeit und Intensität (jeweils 1–4) vornehmen (Abramovitch et al. 2015). Der ATQ stellt vermutlich die aktuell valideste Selbstbeurteilungsskala für Tics dar.

5.12.2 Fremdbeurteilungsskalen

Die am häufigsten in Studien eingesetzte Fremdbeurteilungsskala ist die *Yale Global Tic Severity Scale* (YGTSS) (Leckman et al. 1989). In deutscher Übersetzung findet sich diese Skala im Anhang dieses Buches. Im ersten Teil werden die aktuell bestehenden motorischen und vokalen Tics erfasst. Im zweiten Teil erfolgt eine Bewertung getrennt für motorische und vokale Tics nach Anzahl, Häufigkeit, Intensität, Komplexität und Interferenz (jeweils 0–5, Gesamtscore 0–50). Zusätzlich erfolgt eine Beurteilung der Gesamtbeeinträchtigung (0–50), sodass sich insgesamt ein Summenscore zwischen 0–100 errechnet. Die YGTSS berücksichtigt bei der Bewertung sowohl die während der Untersuchung dokumentierten Tics als auch die anamnestischen Angaben des Patienten in der vergangenen Woche. Diese Skala erwies sich auch in später durchgeführten Überprüfungen als valide und reliabel (Storch et al. 2005, Storch et al. 2007b). Der sogenannte *Total Tic Score* (TTS, 0–50) der YGTSS gilt heute als Goldstandard für die Messung von Tics. In einer 2018 durchgeführten Studie wurde erneut eine gute interne Konsistenz sowohl bei Kindern als auch Erwachsenen nachgewiesen (McGuire et al. 2018). Die Autoren schlagen aber eine Revision (YGTSS-R) vor mit geringfügigen Änderungen in den Beschreibungen der Ankerpunkte. Auch in einer 2021 veröffentlichten Studie zur psychometrischen Qualität der YGTSS bzw. YGTSS-R – basierend auf einer sehr großen Population mit 704 Kindern und Jugendlichen – wurde erneut eine insgesamt akzeptable psychometrische Qualität des YGTSS festgestellt. Es wurden aber weitere Verbesserungen empfohlen etwa eine Reduzierung der Komplexität der Items (Haas et al. 2021).

Deutlich seltener wird die *Tourette Syndrome Global Scale* (TSGS) gebraucht, bei der getrennt für einfache und komplexe motorische und vokale Tics eine Beurteilung hinsichtlich der Häufigkeit (0–5) und der durch die Tics hervorgerufenen Beeinträchtigung (0–5) erfolgt (Harcherik et al. 1984). Durch Multiplikation und Summation wird ein Gesamt-Tic-Score (0–100) errechnet, zu dem zusätzlich vier weitere Zahlenwerte für verschiedene soziale Problemfelder (jeweils 0–25) zu einem Gesamtscore (0–200) addiert werden. Zahlreiche methodische Mängel wurden an der TSGS kritisiert.

Schließlich kann die Tic-Schwere mit der *Shapiro Tourette Syndrom Severity Scale* (STSS) gemessen werden (Shapiro et al. 1988d). Diese Skala ist sehr kurz und umfasst lediglich eine Bewertung der Tics zu den Fragen, ob die Tics für andere sichtbar sind (0–3), Kommentare oder Neugierde hervorufen (0–1), als skurril oder bizarr eingestuft werden (0–2), bei der Arbeit behindern (0–2) und dazu führen, dass die Patienten arbeitsunfähig, ans Haus gebunden oder hospitalisiert sind (0–1). Durch Addition ergibt sich ein Score zwischen 0 und 9, der in ein in sieben Stufen unterteiltes *Global Severity Rating* (GSR) übertragen wird (nicht, sehr gering, gering, mittel, deutlich, schwer, sehr schwer). Auch wenn dieses Messinstrument viele Charakteristika der Tics außer Acht lässt, ist es einfach zu benutzen und gilt als valide und reliabel.

In verschiedenen Studien konnte gezeigt werden, dass auch die *Tourette Syndrome Clinical Global Impression-Scale* (TS-CGI) (Cohen et al. 2013) zu einer verlässlichen Beurteilung der Schwere der Tics führt mit akzeptabler psychometrischer Qualität im Vergleich zur YGTSS (McGuire et al. 2021, Jeon et al. 2013).

5.12.3 Videobasierte Beurteilungsskalen

In den vergangenen Jahren wurden drei verschiedene videobasierte Beurteilungsskalen für das Tourette-Syndrom publiziert. Wegen der Subjektivität der Selbstbeurteilungsskalen und der stark vom jeweiligen Untersucher abhängigen Bewertung der Fremdbeurteilungsskalen, wurde vorgeschlagen, dass mit Hilfe einer Videodokumentation eine *objektivere* Tic-Messung möglich sei. Die erste von Goetz und Mitarbeitern (1987b) entwickelte videobasierte Messmethode wurde 1999 in überarbeiteter Fassung veröffentlicht (Goetz et al. 1999). Diese sogenannte *Rush Video-Based Tic Rating Scale* (RVTRS) beinhaltet eine 10-minütige Videodokumentation, unterteilt in vier Abschnitte à 2,5 Minuten. Dabei hält sich der Patient für 2 x 2,5 Minuten alleine im Untersuchungsraum auf und für 2 x 2,5 Minuten gemeinsam mit einem Untersucher. In jeder der beiden Situationen wird einmal der gesamte Körper und einmal nur das Gesicht aufgenommen. Die Tic-Beurteilung erfolgt anhand von jeweils zwei 1-minütigen Sequenzen (Kopf, Körper) hinsichtlich der Anzahl der beteiligten Körperteile, der absoluten Zahl der motorischen und vokalen Tics und deren Schwere. Durch Addition errechnet sich ein Gesamtscore für die Tic-Schwere (0–20). Auch wenn die RVTRS sicherlich ein objektives Maß für die Tic-Schwere zum Zeitpunkt der Videodokumentation darstellt, unterliegt sie dem Mangel, dass die Dokumentation nur für eine sehr kurze Zeit erfolgt und die Aufnahmesituation das Ergebnis möglicherweise erheblich beeinflusst. Auch wurde das Fehlen psychometrischer Daten zur divergenten Validität kritisiert (Martino et al. 2017). Mittlerweile wurde die RVTRS grundlegend überarbeitet (Riechmann et al. 2023). Dabei wurde die RVTRS so weit wie möglich an die Struktur der YGTSS angeglichen. Zudem wurde der Ablauf erheblich vereinfacht und die Zeitdauer der Videoaufnahmen verkürzt, sodass der erhebliche Aufwand, der bisher einer breiteren Anwendung der RVTRS im klinischen Alltag oft entgegenstand, deutlich vermindert werden konnte.

Darüber hinaus wurde ein Video-Rating entwickelt, dass eine Videoaufnahme zu Hause durch den Patienten (oder Angehörige) vorsieht (Goetz et al. 2001). Vorteil dieser Aufnahmetechnik ist nach Ansicht der Autoren, dass im häuslichen Umfeld nicht nur stärkere Tics auftreten, sondern auch einzelne Tics, die nur zu Hause und nicht in der Klinik beobachtet werden können. Während die RVTRS häufig in wissenschaftlichen Untersuchungen eingesetzt wird, hat sich die häusliche Videodokumentation nicht durchgesetzt.

5.12.4 Messung des Vorgefühls

Zur Beurteilung des Vorgefühls stehen zum einen die für Zwangssymptome entwickelte *University of São Paulo Sensory Phenomena Scale* (USP-SPS) (Rosario et al. 2009) und zum anderen die speziell für Tics entwickelte *Premonitory Urge for Tics Scale* (PUTS) (Woods et al. 2005) zur Verfügung (s. Kap. 5.5 Vorgefühl). Letztere findet sich in deutscher Übersetzung im Anhang dieses Buches (Roessner et al. 2009). Die PUTS ist ein sehr einfaches, nur 10 Fragen umfassendes Messinstrument. Es wurde in Zusammenhang mit Studien zum Habit Reversal Training entwickelt, bei dem der bewussten Wahrnehmung des den Tics vorangehenden Vorgefühls eine zentrale Bedeutung zukommt (s. Kap. 14 Behandlung von Tics: Psychotherapie).

Wie bereits in Kapitel 5.5 (Vorgefühl) ausgeführt, werden zur Messung des Vorgefühl mittlerweile nur die Items 1–9 herangezogen, da gezeigt werden konnte, dass Item 10 nicht in direktem Zusammenhang mit dem Vorgefühl steht, sondern ein anderes Konstrukt – und zwar die Fähigkeit der Tic-Unterdrückung – misst (Brandt et al. 2016). Wegen darüber hinaus bestehender Mängel der psychometrischen Qualität der PUTS wurde mittlerweile eine revidierte Version vorgeschlagen (PUTS-R), in der zahlreiche Änderungen in den Formulierungen verschiedener Items vorgenommen wurden (Baumung et al. 2021)

Alternativ wurde basierend auf der PUTS 2016 eine Skala entwickelt, mit der mehrere Dimensionen des Vorgefühls (Anzahl, Häufigkeit und Intensität) erfasst werden können. In einer ersten kleinen Studie wurden für diese *Individualized Premonitory Urge for Tics Scale* (I-PUTS) gute psychometrische Eigenschaften gefunden (McGuire et al. 2016).

5.12.5 Messung der Lebensqualität

Neben verschiedenen Skalen zur allgemeinen Bestimmung der krankheitsbezogenen Lebensqualität (unabhängig von der jeweils bestehenden Erkrankung) steht mit der *Gilles de la Tourette syndrome-quality of life scale* (GTS-QOL) auch ein spezielles Messinstument zur Untersuchung der Lebensqualität von Patienten mit Tourette-Syndrom zur Verfügung (Cavanna et al. 2008). Sie findet sich in deutscher Übersetzung im Anhang dieses Buches (Neuner et al. 2009). Mittlerweile liegen Übersetzungen in zahlreichen weiteren Sprachen vor. In den entsprechenden Validierungsstudien konnten die guten psychometrischen Eigenschaften der GTS-QOL bestätigt werden (Jalenques et al. 2020). Zudem wurde 2017 eine englischsprachige Version der GTS-QOL speziell für Kinder und Jugendliche veröffentlicht (Su et al. 2017). Besonders in Therapiestudien sollte diese Skala (neben anderen) stets eingesetzt werden, da sich in der Vergangenheit gezeigt hat, dass manche Behandlungen zwar zu einer objektiv messbaren Verbesserung etwa der Tics, aber nicht zu einer Veränderung der Lebensqualität der Patienten führten (s. Kap. 19.1 Lebensqualität von Patienten mit Tourette-Syndrom).

6 Verlauf

6.1 Alter zu Beginn der Tics

Tics treten typischerweise erstmals im Grundschulalter auf. In verschiedenen großen Studien zeigten sich erstaunlich einheitliche Ergebnisse zum Manifestationsalter. Shapiro und Mitarbeiter (1988b) fanden in einer großen Stichprobe (n = 666) ein mittleres Alter von 6,7 Jahren (Spannweite 1–17 Jahre). In über 90% der Patienten hatten die Tics bis zum Alter von 10 Jahren begonnen, in 99% vor dem 15. Lebensjahr. In einer eigenen Untersuchung an 1.032 Patienten ergab sich ein mittleres Alter zu Beginn der Tics von 6,97 Jahren (Spannweite 0–21). Dabei lag der Beginn der motorischen Tics bei 7,51 Jahren (Spannweite 0–53) und der Beginn der vokalen Tics mit 9,76 Jahren (Spannweite 0–48) gut zwei Jahre später. Bestand eine positive Familienanamnese für Tic-Störungen, traten die Tics ein Jahr früher auf als bei fehlender Familienanamnese (6,6 versus 7,6 Jahre) (Freeman et al. 2000, Sambrani et al. 2016).

In einer internationalen multizentrischen Studie zeigte sich ein mittleres Alter zum Beginn der Tics von 6,4 Jahren (Freeman et al. 2000). Bei 41% der Patienten lag der Beginn der Tics bereits vor dem 6. Lebensjahr, in 93% bis zum Alter von 10 Jahren. Nur bei 1% der 3.500 Patienten traten Tics erstmals zwischen dem 16. und 20. Lebensjahr auf. Zwar beginnen Tics nur selten vor dem 4. Lebensjahr. Ausnahmsweise ist aber auch ein sehr früher Beginn schon im ersten oder zweiten Lebensjahr möglich (Shapiro et al. 1988b).

> *Laut einer 2021 veröffentlichten Übersichtsarbeit von Black und Mitarbeitern über den Verlauf von Tics liegt das Alter zu Beginn der Tics typischerweise zwischen 5 und 9 Jahren (Black et al. 2021). Primäre Tic-Störungen sind damit den neuronalen Entwicklungsstörungen mit Beginn in der Kindheit zuzurechnen. Dies ist ein besonders wichtiges Merkmal aller primären Tic-Störungen und sollte bei der Diagnosestellung stets berücksichtigt werden.*

Das Alter zu Beginn der Tics ist bei Männern und Frauen gleich (Shapiro et al. 1988b, Freeman et al. 2000 , Sambrani et al. 2016). Es gibt keine Hinweise darauf, dass der Beginn einer Tic-Störung in unterschiedlichen Ländern oder Kulturen verschieden ist. In zwei großen Studien wurde kein Zusammenhang zwischen der Tic-Schwere und dem Manifestationsalter festgestellt (Freeman et al. 2000, Sambrani et al. 2016). Nach anderen Untersuchungen gehen hingegen ein früherer Tic-Beginn mit schwereren Tics (Khalifa u. Knorring 2005) und zusätzlichen Komorbiditäten (Mol Debes et al. 2008) einher.

Während sich in einer eigenen Untersuchung keine Hinweise darauf ergaben, dass der Tic-Beginn bei Patienten mit Tourette-Syndrom und mit chronischer motorischer Tic-Störung verschieden ist (Müller-Vahl et al. 2019a), wurde in einer anderen Untersuchung ein signifikanter Unterschied festgestellt (mit früherem Beginn des Tourette-Syndroms; Khalifa u. Knorring 2005). Ein fehlender Altersunterschied zum Beginn der Tics steht im Einklang mit der Vermutung, dass das Tourette-Syndrom und die chronische motorische Tic-Störung lediglich unterschiedliche klinische Manifestationen derselben „Tic-Spektrum-Störung" darstellen (Müller-Vahl et al. 2019a).

Unabhängig von der Art der Tic-Störung beginnen Tics typischerweise zwischen dem 5. und 7. (bis 9.) Lebensjahr. Motorische Tics treten meist zwei bis drei Jahre früher ein als vokale Tics. In der Mehrzahl ist der Beginn langsam mit deutlichen Fluktuationen hinsichtlich der Art und Häufigkeit der Tics. Gerade zu Beginn der Erkrankung sind auch längere Tic-freie Intervalle (über Monate) nicht untypisch.

Nach den offiziellen Definitionen in der ICD-11 und im DSM-5 muss der Beginn aller Tic-Störungen im Kindes- und Jugendalter vor dem 18. Lebensjahr liegen. In einer Klassifikation einer Amerikanischen Expertengruppe aus dem Jahr 1993 war sogar ein Beginn der Tics bis zum 21. Lebensjahr definiert worden (s. Kap. 4 Definitionen und Klassifikation). Während mithilfe der in den offiziellen Klassifikationen vorgegebenen Altersgrenzen das sinnvolle Ziel verfolgt wird, einerseits zu verdeutlichen, dass Tics den neuronalen Entwicklungsstörungen zuzurechnen sind und gleichzeitig aber zu vermeiden, dass bei einem sehr späten Beginn der Tics die korrekte Diagnose einer primären Tic-Störung nicht mehr gestellt werden kann, so ist unabweisbar, dass die festgelegte Altersgrenze einer gewissen Willkür unterliegt.

Im klinischen Alltag sollte die Diagnose einer primären Tic-Störung bzw. eines Tourette-Syndroms stets kritisch hinterfragt werden, wenn über einen Beginn der Tics erst nach dem 10. Lebensjahr berichtet wird.

Stets ist zu berücksichtigen, dass die Ermittlung des Erkrankungsbeginns allein auf Angaben des Patienten oder von Angehörigen basiert. Bekanntermaßen nehmen Betroffene ihre eigenen Tics nicht immer wahr, besonders wenn sie nur gering ausgeprägt sind (Black et al. 2021). Geringe Tics werden erstaunlicherweise zuweilen selbst von nahen Angehörigen nicht bemerkt. Da Tics oft erheblichen Schwankungen unterliegen und besonders im Beginn der Erkrankung auch für Monate wieder völlig zurückgehen können, sind die Angaben der Patienten nicht immer verlässlich. Wird von einem Patienten über einen Erkrankungsbeginn erst im Erwachsenenalter berichtet, ist stets kritisch zu prüfen, ob die Tics möglicherweise erst jetzt – nach Zunahme ihrer Ausprägung – erstmals wahrgenommen wurden, in geringerer Stärke aber schon lange vorher bestanden haben. Zur differenzialdiagnostischen Abklärung ist bei diesen Patienten stets eine Fremdanamnese anzustreben. Manchmal können Videoaufnahmen aus der Kindheit zur diagnostischen Klärung bei erwachsenen Patienten herangezogen werden (s. Kap. 6.3 Tic-Störungen mit Beginn im Erwachsenenalter).

6.2 Art der Tics zu Beginn

Mehrfach wurde bereits darauf hingewiesen, dass motorische Tics im Mittel 2–3 Jahre früher als vokale Tics beginnen. Die genauen Gründe hierfür sind nicht bekannt. Der Annahme folgend, dass vokale Tics erst bei stärkerer Ausprägung einer Tic-Störung hinzutreten – und entsprechend die chronisch motorische Tic-Störung eine milde Verlaufsvariante des Tourette-Syndroms darstellt (Müller-Vahl et al. 2019a) – und die Tatsache, dass der Beginn einer Tic-Störung praktisch ausnahmslos schleichend mit anfangs nur geringen Tics ist, erklären plausibel, dass zu Beginn einer primären Tic-Störung mehrheitlich zunächst nur geringe und überwiegend *einfache* motorische Tics bestehen.

Tics beginnen langsam einschleichend. In seltenen Ausnahmefällen wird über einen scheinbar abrupten Beginn berichtet. In der weiteren Anamnese ergibt sich dann fast regelhaft, dass entweder bereits zuvor geringe Tics bestanden, die nicht als solche eingestuft wurden oder bisher der Aufmerksamkeit entgangen waren bzw. dass lediglich die subjektive Bewertung – meist der Eltern – die eines plötzlichen Beginns ist, weil erstmals ein zuvor bereits vorhandenes Symptom bemerkt wird.

Berichten Patienten und deren Angehörige übereinstimmend über einen zweifelsfrei abrupten Beginn der Tics „von einem Tag auf den anderen" – und lag der Beginn der Tics darüber hinaus erst nach dem 10. Lebensjahr – so ist primär nicht von der Diagnose einer Tic-Störung auszugehen, sondern an die Diagnose einer funktionellen Bewegungsstörung zu denken (s. Kap. 8.2 Funktionelle [dissoziative] Bewegungsstörungen).

Typischerweise bestehen anfangs *einfache* motorische Tics im Gesicht und am Kopf wie Augenblinzeln, Grimassieren und Kopfrucken. Auch vokale Tics beginnen in der Regel mit einfachen Tics wie Schniefen, Räuspern oder Hüsteln. Praktisch nie bestehen von Beginn an starke und komplexe motorische und vokale Tics oder etwa eine Koprolalie. Selbst bei diesen Patienten finden sich stets zusätzlich und mehrheitlich *einfache* motorische und vokale Tics. Nie – weder zu Beginn noch zu irgendeinem Zeitpunkt im Verlauf – bestehen ausschließlich komplexe Tics.

Es gibt keine Hinweise darauf, dass sich der Beginn der verschiedenen Tic-Störungen voneinander unterscheidet. Deswegen ist es auch bei Eintreten erster Tics nicht möglich, bereits auf die spätere Diagnose (chronisch vs. transient bzw. motorische vs. kombinierte motorische und vokale Tic-Störung) oder den späteren Verlauf zu schließen.

6.3 Tic-Störungen mit Beginn im Erwachsenenalter

Nach der ICD-11 muss eine Tic-Störung mit einem Beginn nach dem 18. Lebensjahr entweder als „Sonstige spezifizierte primäre Tics oder Tic-Störung" (8A05.0Y) oder als „Primäre Tics oder Tic-Störungen, nicht spezifiziert" (8A05.0Z) klassifiziert werden. Nach DSM-5 soll bei diesen Patienten die Diagnose „Andere spezifizierte Tic-Störung" (307.20) oder alternativ „Unspezifizierte Tic-Störung" (307.20) gestellt werden.

Unabhängig von diesen Definitionen besteht unter Tourette-Experten Einigkeit darin, dass Tics bei Patienten mit Tourette- Syndrom oder – sehr selten – einer chronischen motorischen Tic-Störung in seltenen Einzelfällen auch erst im Erwachsenenalter und auch nach dem 18. oder gar erst nach dem 21. Lebensjahr beginnen können (Marneros 1983, Chouinard u. Ford 2000, Eapen et al. 2002). Allerdings wurden in einer 2017 veröffentlichten Übersichtsarbeit bisher lediglich 26 Fälle beschrieben, in denen mit ausreichender Sicherheit von einem Beginn der Tics erst im Erwachsenenalter auszugehen ist (Robakis 2017). Die Diagnose eines Tourette- Syndroms oder einer chronischen motorischen Tic-Störung sollte in diesen **seltenen** Einzelfällen nur dann gestellt werden, wenn alle anderen Diagnosekriterien in *typischer* Weise erfüllt sind und der Untersucher über Erfahrung in der Diagnostik von Tic-Störungen verfügt. Dieses Vorgehen steht allerdings im Widerspruch zu den in ICD und DSM gegebenen Definitionen. Während im Rahmen wissenschaftlicher Studien selbstverständlich eine Klassifikation nach ICD oder DSM vorgenommen werden sollte, ist im klinischen Alltag sicherlich ein pragmatisches Vorgehen sinnvoll und die Diagnose eines Tourette-Syndroms meist der einer „sonstigen spezifizierten primären Tic-Störung" vorzuziehen. In der Mehrzahl der Fälle, in denen über einen Erkrankungsbeginn erst im Erwachsenenalter berichtet wird, ergibt eine sorgfältige Eigen- und Fremdanamnese allerdings, dass doch schon in der Kindheit oder Jugend Tics bestanden haben. Stets ist bei einem Beginn der Tics erst im Erwachsenenalter immer auch differenzialdiagnostisch an eine symptomatische Ursache zu denken (Factor u. Molho 1997, Ko et al. 2004, Erer u. Jankovic 2008, Gomis et al. 2008). Zudem sollte eine funktionelle Genese der Symptome ausgeschlossen werden (Fremer et al. 2021).

6.4 Prädiktoren für das Eintreten von Tics

Wiederholt wurde der Frage nachgegangen, ob bereits vor dem Auftreten von Tics klinische Merkmale bestehen, die eine Manifestation von Tics wahrscheinlicher machen. Die vorliegenden Daten sind bisher aber uneinheitlich und zum Teil sogar widersprüchlich (Black et al. 2021). Wegen der häufigen Koinzidenz von ADHS und Tics kann es wenig überraschen, dass bei Bestehen einer ADHS das Eintreten von Tics – im Mittel 6,3 Jahre nach Beginn der ADHS –

wahrscheinlicher ist (Spencer et al. 2001). In der bisher größten Studie wurden 187 Kinder (Alter: 3–10 Jahre) *ohne* Tics für bis zu 7 Jahre nachverfolgt (Openneer et al. 2021). Das Besondere an dieser auf der EMTICS-Population beruhenden Studie ist, dass alle Kinder ein erhöhtes Risiko für das Eintreten einer Tic-Störung hatten, da bei mindestens einem Verwandten ersten Grades bereits eine Tic-Störung bestand. Bei 61 Kindern (33%) entwickelten sich während des Beobachtungszeitraums Tics. Dies betraf mehr Jungen als Mädchen. Zudem zeichneten sich diese Kinder durch stärkere allgemeine Verhaltensauffälligkeiten aus, stärkere autistische Züge und das häufigere Bestehen von Zwängen und emotionalen Problemen während der Eingangsuntersuchung. Interessanterweise waren diese Prädiktoren geschlechtsabhängig: Während bei Jungen das Bestehen von Verhaltensauffälligkeiten und autistischen Zügen das Eintreten von Tics vorhersagte, waren dies bei Mädchen die Ausprägung von Zwängen, oppositionellem Verhalten und emotionalen Problemen.

6.5 Transiente oder chronische Tic-Störung?

Wie bereits in Kapitel 4.6 (Transiente Tic-Störung) beschrieben, ist die Definition für die Dauer der Tics im Rahmen einer *transienten* Tic-Störung mit 1 Jahr relativ willkürlich festgelegt. Ebenso wurde bereits ausführlich erläutert, dass nach neueren Erkenntnissen sämtliche primären Tic-Störungen lediglich als unterschiedliche Manifestationen einer „Tic-Spektrum-Störung" zu verstehen sind (Müller-Vahl et al. 2019). Während aber bisher davon ausgegangen wurde, dass *transiente* Tics ein sehr häufiges Phänomen bei Kindern im Kindergarten- und Grundschulalter seien, konnte jüngst in zwei methodisch hochwertigen Studien nachgewiesen werden, dass die vollständige Remission bei einmal eingetretenen Tics eher die Ausnahme als die Regel darstellt. In einer auf der EMTICS-Population beruhenden Untersuchung konnten 44 (72%) von 61 Kindern, bei denen während der Studiendauer *erstmals* Tics aufgetreten waren, für mindestens ein Jahr nachverfolgt werden (Openneer et al. 2021). Bei 66% (n = 29) der Kinder bestanden auch nach Ablauf eines Jahres noch Tics, sodass formal die Diagnose einer *chronischen* Tic-Störung gestellt wurde. Davon erfüllten 38,6% (n = 17) die Diagnosekriterien eines Tourette-Syndroms und 27,3% (n = 12) die einer chronischen motorischen Tic-Störung. Bei lediglich 20,5% (n = 9) der Kinder wurde nach einem Jahr rückblickend die Diagnose einer transienten Tic-Störungen gemäß DSM-IV-TR gestellt (d.h. die Tics dauerten für mindestens 4 Wochen, aber für weniger als 12 Monate an). In nur 13,6% (n = 6) war die Dauer der Tics kürzer als 4 Wochen, sodass nach DSM-IV-TR formal nicht einmal die Diagnosekriterien einer transienten Tic-Störung erfüllt waren.

Diese Ergebnisse sind im Einklang mit einer weiteren Studie, in der 39 Kinder nachuntersucht wurden, bei denen während der Erstuntersuchung im Mittel erst seit 3–4 Monaten Tics bestanden (Black et al. 2020, Kim et al. 2019). Während einer Nachuntersuchung nach 12 Monaten bestanden bei allen 39 Kindern weiterhin Tics, sodass die Diagnosekriterien einer chronischen Tic-Störung (Tourette-Syndrom oder chronische motorische Tic-Störung) erfüllt waren. Bemerkenswerterweise war die Ausprägung der Tics zum Zeitpunkt der Nachuntersuchung nach einem Jahr im Mittel geringer als bei Baseline (YGTSS-Total Tic Score: 17,1 vs. 13,6). Lediglich in 5–10% der Fälle wurden die Tics während der Verlaufsuntersuchung nach einem Jahr von den betroffenen Familien als störend oder behandlungsbedürftig wahrgenommen.

> *Provisional Tic Disorder is not so transient – so lautet der Titel einer 2019 veröffentlichten Studie zur Frage, wie oft Tics transient sind (Kim et al. 2019). Entgegen bisherigen Überzeugungen sprechen neuere Daten dafür, dass Tic-Störungen nur selten transient sind, d.h. kürzer als ein Jahr anhalten, sondern mehrheitlich chronisch verlaufen. Die Ergebnisse bestätigen aber auch, dass Tic-Störungen in der überwiegenden Mehrzahl der Fälle einen günstigen Verlauf mit nur gering ausgeprägten und wenig beeinträchtigenden Tics nehmen.*

6.6 Alter zum Zeitpunkt der Diagnose

In zahlreichen Studien hat sich gezeigt, dass in der Vergangenheit die Diagnose eines Tourette-Syndroms oft erst viele Jahre nach Beginn der Erkrankung gestellt wird. Eine internationale multizentrische Studie an 3.500 Patienten aus dem Jahr 2000 ergab, dass zwar bei 92,7% der Patienten die Tics bereits bis zum Alter von 10 Jahren aufgetreten waren, bis zu diesem Alter aber nur bei 65% der Patienten die korrekte Diagnose gestellt worden war (Freeman et al. 2000). Während sich nur bei 1% der Patienten die Tics nach dem 15. Lebensjahr manifestierten, wurde bei 16% der Patienten die Diagnose Tourette-Syndrom erst im Erwachsenenalter (nach dem 18. Lebensjahr) gestellt.

In einer eigenen Untersuchung an 763 Patienten aus dem Jahr 2013 betrug die mittlere Latenz zwischen Tic-Beginn und Diagnose sogar 11,9 Jahre (Müller-Vahl, unveröffentlichte Ergebnisse). Allerdings ist zu berücksichtigen, dass in unserer Patientengruppe fast 48% der Patienten zum Zeitpunkt der Erstvorstellung bereits erwachsen waren. Demgegenüber wurde in einer israelischen Patientengruppe von 185 Kindern (mittleres Alter = 10,8 ± 3,6 Jahre) lediglich eine mittlere Latenz zwischen Tic-Beginn und Diagnose von 13,2 ± 15,9 Monaten festgestellt (Shilon et al. 2008). In dieser Studie war die Zeit bis zur Diagnose länger, wenn die Tics erst mit höherem Alter begannen und wenn anfangs ausschließlich vokale Tics bestanden. Die Autoren vermuten, dass bei isoliertem Auftreten vokaler Tics zunächst meist andere Erkrankungen wie Asthma und banale Erkältungen angenommen werden. Erwartungsgemäß wurde die Diagnose bei schweren Tics früher als bei geringen Tics gestellt. Auch eine komorbide Zwangserkrankung hatte Einfluss auf den Zeitpunkt der Diagnose. Dies kann darin begründet sein, dass Patienten mit komorbider Zwangsstörung entweder schwerere Tics aufweisen oder – wegen der größeren Einschränkung der Lebensqualität infolge der Zwänge – früher in ärztliche Behandlung kommen. Hingegen hatten das Geschlecht der Patienten, die Ausbildung und Beschäftigung der Eltern, ethnische Aspekte sowie das Vorliegen von Tics, Zwängen oder einer ADHS bei weiteren Familienmitgliedern keinen Einfluss auf die Latenz zwischen Tic-Beginn und Zeitpunkt der Diagnose.

In einer dänischen Studie an 314 Kindern fand sich mit 5,5 Jahren ein relativ früher Tic-Beginn (Mol Debes et al. 2008). Die korrekte Diagnose wurde im Mittel 2,8 Jahre später gestellt. Die Autoren nehmen an, dass Unkenntnis über den natürlichen Verlauf des Tourette-Syndroms – sowohl in der allgemeinen Öffentlichkeit als auch unter Ärzten – für die Verzögerung der Diagnose verantwortlich ist.

Nach einer in Spanien durchgeführten Studie aus dem Jahr 2009 sind Patienten mit Tourette-Syndrom und ihre Angehörigen der Auffassung, dass die Diagnose Tourette-Syndrom deshalb oft verspätet gestellt werde, weil die Erkrankung zu wenig bekannt sei (Rivera-Navarro et al. 2009). Zudem würden die Patienten oft nur unzureichend oder unverständlich aufgeklärt.

Aus verschiedenen Gründen ist das Tourette-Syndrom in den letzten Jahren zunehmend in das Interesse der Öffentlichkeit und auch ärztlicher Fachkreise gerückt. Nach eigener Erfahrung hat in Deutschland parallel die Latenz zwischen Tic-Beginn und Diagnose deutlich abgenommen. Anders als noch vor 15–20 Jahren wird die Erstdiagnose heute nur noch ausnahmsweise erst im Erwachsenenalter gestellt.

Die Öffentlichkeitsarbeit der Selbsthilfegruppen, zahlreiche Beiträge in den Medien und regelmäßige Fortbildungsveranstaltungen auf den Fachkongressen für Kinder- und Jugendärzte, Neurologen und Psychiater haben dazu beigetragen, dass Tic-Störungen heute deutlich früher diagnostiziert werden als noch vor 10 Jahren.

In jüngster Zeit – etwa seit 2019 – ist nun sogar ein gegenläufiger Trend festzustellen: Zunehmend häufig wird die Diagnose eines Tourette-Syndroms *falsch positiv* gestellt. Bei der Mehrzahl dieser Patienten besteht weder ein Tourette-Syndrom, noch eine andere Tic-Störung, sondern eine funktionelle Störung mit „Tic- und Tourette-ähnlichen“ Symptomen (s. Kap. 8.2 Funktionelle (dissoziative) Bewegungsstörungen).

Das Bestehen von Bewegungen, Zuckungen, Lautäußerungen und insbesondere Ausrufen obszöner Wörter und Beleidigungen sollte nicht reflexhaft zur Diagnose eines Tourette-Syndroms führen, besonders dann nicht, wenn der Beginn dieser Symptome akut (statt einschleichend) sowie deutlich nach dem 10. (statt im 5.–9.) Lebensjahr liegt und wenn mehrheitlich komplexe (statt einfache) Bewegungen überwiegend an Armen und Oberkörper (statt Augen und Gesicht) und eine Vielzahl von obszönen Wörtern und Beschimpfungen (statt Geräuschen) bestehen.

6.7 Maximum der Tics und Verlauf im Erwachsenenalter

Chronische Tic-Störungen zeigen typischerweise einen altersabhängigen Verlauf mit einem Maximum der Tics zwischen dem 10. und 12. Lebensjahr. Nachfolgend kommt es bei der ganz überwiegenden Mehrzahl der Patienten zu einer deutlichen spontanen Verminderung der Tics.

So wie in zahlreichen Studien ein einheitliches Ergebnis für das Manifestationsalter von Tics (5 bis 9 Jahre) gefunden wurde, kamen auch die Untersuchungen zum Alter, in dem Tics ein Maximum erreichen, zu einem übereinstimmenden Ergebnis. Bloch und Mitarbeiter (2006b) untersuchten 46 Kinder zweimal im Abstand von im Mittel 7,6 (± 1,9) Jahren (mittleres Alter bei Erstuntersuchung = 11,4 ± 1,6 Jahre, mittleres Alter zum Zeitpunkt der Folgeuntersuchung = 19,0 ± 1,8 Jahre) und fanden die stärkste Ausprägung der Tics im Alter von 10,6 Jahren. 85% der Patienten gaben während der Folgeuntersuchung an, dass sich ihre Tics gebessert hätten. Tics in starker Ausprägung bestanden bei der Verlaufsuntersuchung nur bei den Patienten, die bereits während der Erstuntersuchung stärkere Tics aufwiesen. Das Maximum komorbider Zwangssymptome lag im Mittel zwei Jahre später als das Tic-Maximum. Die Ergebnisse dieser Studie stehen in Einklang mit früheren Studien, in denen ebenfalls über ein Maximum der Tics zwischen dem 10.–12. Lebensjahr berichtet wurde (Erenberg et al. 1987, Peterson et al. 2001a).

In einer anderen Studie wurden 42 Kinder mit Tourette-Syndrom im Verlauf (nach 7,3 Jahren) nachuntersucht. Die stärkste Ausprägung der Tics bestand im Alter von 10 (± 2,4) Jahren (Leckman et al. 1998). Der Zeitpunkt der Pubertät hatte keinen Einfluss auf den Verlauf der Tics. Zudem konnte kein Zusammenhang zwischen dem Zeitpunkt der Tic-Remission und dem Manifestationsalter der Tics festgestellt werden (Altman et al. 2009).

In einer jüngeren Studie aus Dänemark mit 314 Kindern und Jugendlichen (Altersspanne: 5–19 Jahre) mit Tourette-Syndrom fand sich bei Nachuntersuchungen über sechs Jahre (n = 227) im Mittel eine jährlich abnehmende Schwere der Tics. Im Alter von 16 Jahren hatten lediglich noch 22,8% der Jugendlichen moderate oder schwere Tics. Eine mindestens mittelschwere Beeinträchtigung infolge der Tics gaben anfangs 30% der Jugendlichen an, im Verlauf aber nur noch 14%. Parallel war ein kontinuierlicher Rückgang der Schwere von Zwängen und Symptomen einer ADHS nachweisbar. Allerdings hatten im Verlauf fast zwei Drittel der Jugendlichen eine Diagnose einer komorbiden Störung oder zumindest begleitend bestehende Verhaltensauffälligkeiten (Groth et al. 2017).

Es ist davon auszugehen, dass nicht nur im Jugendalter (ab etwa 12 Jahren) eine Reduktion der Tics eintritt (Bloch et al. 2006b), sondern dass sich diese Verminderung der Tics im Erwachsenenalter kontinuierlich weiter fortsetzt. In einer Verlaufsuntersuchung an 39 Patienten trat im Erwachsenenalter eine Verbesserung der Tics um 59% ein (Burd et al. 2001). Leckman und Mitarbeiter (1998) berichteten, dass mit 18 Jahren die Hälfte der untersuchten Patienten *nahezu* Tic-frei war.

Während gut belegt ist, dass sich Tics mit zunehmendem Alter oft deutlich bessern, ist bis heute strittig, ob ein Tourette-Syndrom *völlig ausheilen* kann und wie häufig dies ist. In einer epidemiologischen Untersuchung fand sich bei Kindern im Vorschulalter eine Prävalenz für Tics von 22,3%, bei Grundschülern von 7,8% und bei Jugendlichen von nur noch 3,4% (Gadow et al. 2002). Diese Zahlen sprechen dafür, dass nicht nur transiente, sondern auch chronische Tic-Störungen häufig spontan sistieren. Die Ergebnisse von Verlaufstudien zu dieser Frage sind allerdings sehr diskrepant. So berichteten etwa Burd und Mitarbeiter (2001), dass 44% der Patienten in ihrer Studie während der Verlaufsuntersuchung *symptomfrei* waren. Hingegen fand sich in einer japanischen Untersuchung an 31 erwachsenen Patienten mit Tourette-Syndrom bei *keinem* eine vollständige Remission (Ohta u. Kano 2003): bei 32% der erwachsenen Patienten bestanden Tics ohne Komorbiditäten, bei 45% Tics mit Komorbiditäten und bei 23% Komorbiditäten ohne Tics.

In einer bemerkenswerten Studie von Pappert und Mitarbeitern (2003) wurde nachgewiesen, dass sich Tics mit zunehmendem Alter zwar häufig hinsichtlich ihrer Anzahl, Schwere, Komplexität und Häufigkeit bessern, aber nur selten vollständig remittieren. In dieser Verlaufsuntersuchung zeigte sich, dass 90% aller Patienten, die im Kindesalter wegen eines Tourette-Syndroms untersucht worden waren, auch im Erwachsenenalter noch Tics aufwiesen. Bemerkenswert war, dass bei der Hälfte der Erwachsenen, die sich selbst als Tic-frei einstuften, per Videodokumentation zweifelsfrei Tics nachgewiesen werden konnten. Diese Studie belegt einmal mehr, dass bei der Beurteilung von Tics Selbst- und Fremdeinschätzungen oft erheblich voneinander abweichen.

> *Wie häufig chronische Tic-Störungen (chronische motorische Tic-Störung, Tourette-Syndrom) im Erwachsenenalter vollständig zurückgehen, ist ungeklärt. Auch wenn zuweilen über hohe Remissionsquoten berichtet wird, ist kritisch zu fragen, ob bei diesen Personen tatsächlich nicht nur die Tics, sondern auch die Komorbiditäten (die als Teil der Erkrankung aufzufassen sind) ausgeheilt sind. Zwar lässt die Ausprägung der Tics im Verlauf meist deutlich nach (sodass hierdurch keine Beeinträchtigung mehr hervorgerufen wird). Milde Tics (die oft der Selbstwahrnehmung entgehen) bleiben aber bei der großen Mehrheit bestehen (Black et al. 2021).*

In einer Vergleichsstudie zwischen Kindern und Erwachsenen mit Tourette-Syndrom fanden sich keine Hinweise darauf, dass die Phänomenologie der Tics vom Alter abhängt (Cubo et al. 2008). Allerdings erfolgte bei gleicher Tic-Schwere bei Erwachsenen häufiger eine medikamentöse Behandlung als bei Kindern. Die Fluktuationen der Tics in Anzahl, Art und Häufigkeit sind bei Kindern oft stärker ausgeprägt als bei Erwachsenen. Auch sind vollständig Tic-freie Phasen, wie sie bei Kindern zuweilen zu Beginn auftreten, im Erwachsenenalter selten (Leckman et al. 2006, Black et al. 2021).

Eine Clusteranalyse mit 237 Jugendlichen und Erwachsenen mit Tourette-Syndrom zeigte, dass Grimassieren im Gesicht der einzige einfache motorische Tic war, der eine Altersabhängigkeit aufwies und bei Erwachsenen häufiger auftrat als bei Jugendlichen. Komplexe motorische (nicht aber komplexe vokale) Tics bestanden bei Erwachsenen häufiger als bei Jugendlichen. Komplexe vokale Tics waren unabhängig vom Alter generell mit schwereren Tics assoziiert (McGuire et al. 2013).

In einer weiteren Studie wurden die klinischen Symptome vergleichend bei 100 Patienten < 18 Jahren (mittleres Alter = 13 Jahre) und 43 Patienten > 18 Jahre (mittleres Alter = 59 Jahre) verglichen. Bei den erwachsenen Patienten mit Tourette-Syndrom bestanden signifikant häufiger Tics im Gesicht und am Rumpf und häufiger eine Abhängigkeitserkrankung und eine Depression. Hingegen hatten Erwachsene seltener als Kinder vokale Tics sowie motorische Tics an den Extremitäten, eine ADHS und ein oppositionelles Trotzverhalten (Jankovic et al. 2010a).

In einer größeren Studie wurde (retrospektiv) an 100 Patienten untersucht, welche Unterschiede in der klinischen Symptomatik bei Erstvorstellung und im Verlauf nach 10 Jahren bestehen. Patienten mit *pure TS* (d.h. mit Tics ohne Komorbiditäten, n = 38) bei Erstvorstellung hatten in 58% auch 10 Jahre später noch dasselbe klinische Bild. Bei 42% hatte sich hingegen ein *TS+OCD* (d.h. ein Tourette-Syndrom mit Zwangsstörung) entwickelt. Bei allen Patienten mit *TS+ADHS* (n = 48) hatte sich das klinische Bild nach 10 Jahren gewandelt: Bei 62% stand nun ein *pure TS*, bei 35% ein *TS+OCD* und bei 2% ein *TS+ADHS+OCD*. Bei den primär als *TS+ADHS+OCD* klassifizierten Patienten (n = 14) bestand nach 10-jährigem Verlauf in 14% dasselbe Bild, in 8,3% ein *pure TS* und in der großen Mehrzahl (92%) ein *TS+OCD*. Diese Ergebnisse sprechen dafür, dass das Fehlen von Komorbiditäten zu Beginn der Erkrankung als prognostisch günstiger Faktor zu werten ist und dieser Phänotyp auch im Verlauf relativ stabil ist. Die Lebensqualität der Patienten verschlechterte sich mit dem Auftreten von Komorbiditäten (s. auch Kap. 19.1 Lebensqualität von Patienten mit Tourette-Syndrom) (Rizzo et al. 2012).

Nur in wenigen Studien wurde direkt untersucht, ob sich die Symptome im Verlauf bei Männern und Frauen mit Tourette-Syndrom unterscheiden. In einer Studie wurden 185 Frauen und 275 Männer im Alter zwischen 18 und 79 Jahren verglichen. Nach eigener Einschätzung bestanden bei 68% der Frauen schwere motorische und bei 40% schwere vokale Tics. Die Ergebnisse deuten darauf hin, dass Frauen mit einer chronischen Tic-Störung häufiger von psychosozialen Folgen der Erkrankung (etwa sozialer Not, schlechteren Schulleistungen und Abschlüssen) betroffen sind und öfter unter einer Angststörung und Depression leiden (Lewin et al. 2012).

In Einzelfällen wurde diskutiert, ob Tics nach einer langen symptomfreien Phase und zum Teil auch noch nach jahrelanger Latenz erneut auftreten können (Schaefer et al. 2017). Auch wenn im Erwachsenenalter Fluktuationen der Tics weiterhin fortbestehen und durchaus auch noch völlig neue Tics auftreten können, so ist eine erhebliche Zunahme der Tics – eventuell sogar auf ein zuvor nicht gekanntes Niveau – als extrem untypisch zu bezeichnen. In diesen Fällen ist alternativ viel mehr an das zusätzliche Eintreten einer funktionellen Störung zu denken, da komorbide *funktionelle* „Tic-ähnliche“ Symptome bei Patienten mit Tourette-Syndrom vermutlich deutlich häufiger bestehen als bisher angenommen (Müller-Vahl et al. 2023a).

6.8 Verlauf der Komorbiditäten

Neben den Tics zeigen auch die typischen psychiatrischen Komorbiditäten deutliche altersabhängige Veränderungen. Sowohl bei Kindern als auch bei Erwachsenen mit Tourette-Syndrom und komorbider ADHS konnte gezeigt werden, dass sich die Symptome der ADHS im Verlauf bessern. Allerdings war eine Remission der ADHS mit 20% seltener als eine Remission der Tics (Spencer et al. 1999, Spencer et al. 2001).

In einer prospektiven Studie mit 46 Kindern mit einer Beobachtungszeit von im Mittel 7,6 Jahren konnte gezeigt werden, dass in dieser Altersgruppe begleitend bestehende Zwänge im Durchschnitt zwei Jahre später als die Tics ein Maximum erreichen. Im Verlauf kam es im Vergleich zu den Tics seltener zu einer Verbesserung der Zwänge (Groth et al. 2017).

In einer großen Querschnittstudie (n = 1.374) wurde erstmals systematisch die Altersabhängigkeit psychiatrischer Komorbiditäten bei Patienten mit Tourette-Syndrom untersucht (Hirschtritt et al. 2015). Während das mittlere Alter zu Beginn der Tics 6 Jahre (Spannweite 4–8 Jahre) betrug, lag der Beginn einer komorbiden ADHS und einer Störung des Sozialverhalten mit 5 Jahren (3–6 Jahre) nicht nur früher, sondern erreichte auch früher als die Tics ein Symptommaximum (3–8 Jahre). Begleitend bestehende Zwänge und Ängste begannen im Mittel mit 7 Jahren und damit etwa 1 Jahr nach den Tics. Depressionen zeigten ein breites Spektrum hinsichtlich des Eintrittsalters und begannen zum Teil bereits mit 5 Jahren, häufiger aber im Alter von 7–8 Jahren. Lediglich Substanzkonsumstörungen und Essstörungen wiesen im Vergleich zu den Tics mit 13 Jahren ein deutlich späteres Alter zu Symptombeginn auf (s. Abb. 10, für weitere Details s. Kap. 7 Komorbiditäten).

6.9 Verlaufsprädiktoren

Besonders für Eltern von Kindern mit Tic-Störungen ist – verständlicherweise – die Frage nach der Prognose besonders drängend. Mehrheitlich nehmen Tic-Störungen einen günstigen Verlauf: Bei 67–96% aller Patienten kommt es zu einer fast 70%igen Verbesserung der Tics im Erwachsenenalter (Leckman et al. 1998, Leckman et al. 2006b). Auch wenn nicht bekannt ist, wie oft eine vollständige Remission eintritt, so wird die Wahrscheinlichkeit hierfür mit zunehmendem Alter offenbar aber immer geringer (Bloch 2013). Wiederholt wurde spekuliert, ob das Alter zu Beginn der Tics eine Aussage zum späteren Verlauf zulässt. Einer eigenen Untersuchung zufolge (Müller-Vahl et al. 2019a) besteht aber kein derartiger Zusammenhang zwischen der Tic-Schwere und dem Alter bei Beginn der Tics. Bestehen im Erwachsenenalter Zwangssymptome, so ist die Wahrscheinlichkeit hoch, dass auch die Tics bis ins Erwachsenen-

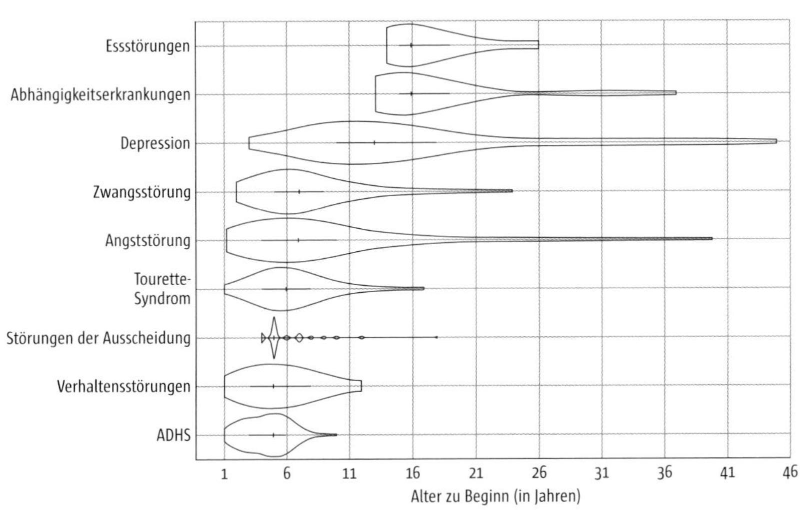

Abb. 10 Häufige Komorbiditäten des Tourette-Syndroms mit typischer Altersverteilung (Hirschtritt et al. 2015)

alter persistieren (Bloch et al. 2013). Einer anderen Studie zufolge sind einfache Phobien und Zwänge (Peterson et al. 2001a) ebenso wie eine Depression (Lin et al. 2007) in der Kindheit Prädiktoren für die Persistenz der Tics bis ins Erwachsenenalter.

In weiteren Studien fanden sich Hinweise auf einen ungünstigen Verlauf der Tics bei Bestehen von Tics jenseits von Gesicht und Kopf und einer komorbiden ADHS (s. Übersicht bei Black et al. 2021).

In der bisher methodisch besten Studie zu Prädiktoren zum Verlauf einer Tic-Störung konnte gezeigt werden, dass ein signifikanter Zusammenhang zwischen der Schwere der Tics zu Beginn der Erkrankung und der Tic-Schwere im späteren Verlauf besteht (Kim et al. 2019a). Als weitere ungünstige Faktoren hinsichtlich des Verlaufs der Tics fanden sich das Bestehen autistischer Symptome und einer Angststörung, eine emotionale Dysregulation sowie das Vorhandensein von drei oder mehr vokalen Tics. Mittlerweile konnten in einer unabhängigen Stichprobe der Schweregrad der Tics zu Beginn der Erkrankung und das Bestehen von drei oder mehr vokalen Tics als prognostisch ungünstige Faktoren bestätigt werden (Black et al. 2016). Insgesamt kann somit davon ausgegangenen werden, dass ein stark ausgeprägtes und komplexes Tourette-Syndrom mit verschiedenen Komorbiditäten bereits zu Beginn der Erkrankung mit einer ungünstigen Prognose der Tics einhergeht.

Interessanterweise hatten Kinder im Verlauf dann geringere Tics, wenn sie gleich von Beginn an ihre Tics (mit nachfolgender Belohnung) erfolgreich unterdrücken konnten (Kim et al. 2019a).

Bloch und Mitarbeiter (Bloch et al. 2006c) untersuchten 32 Kinder mit Tourette-Syndrom und fanden einen Zusammenhang zwischen der Feingeschicklichkeit (gemessen mit dem *Purdue Pegboard Test*) und dem Verlauf: Je schlechter die Testergebnisse waren, desto schwerer waren nicht nur die Tics zum Zeitpunkt der Untersuchung, sondern desto ungünstiger war auch die Prognose im Hinblick auf die Tics und allgemeine psychosoziale Fertigkeiten im Erwachsenenalter. Hingegen ließen die Testergebnisse keine Vorhersage zum Verlauf der Zwangssymptome zu.

In einer Studie wurde untersucht, ob die Ergebnisse struktureller Kernspintomographie-Untersuchungen Aussagen zum Verlauf im Erwachsenenalter erlauben (Bloch et al. 2005). Dazu wurden 46 Kinder zunächst im Alter von im Mittel 11 Jahren und dann ein zweites Mal im Mittel 8 Jahre später untersucht. Dabei wurde ein Zusammenhang zwischen klinischem Verlauf und dem Volumen des Nucleus caudatus festgestellt: Je kleiner das Caudatus-Volumen im Kindesalter war, desto schlechter waren die Tics und Zwänge im Erwachsenenalter. In einer Längsschnittstudie wurde das Hirnvolumen von Jugendlichen mit Tourette-Syndrom im Alter von 11–19 Jahren nicht nur vergleichend zu einer gesunden Kontrollgruppe untersucht, sondern auch im Verlauf von vier Jahren (Debes et al. 2015). Während das Volumen des linken Putamens der Kontrollpersonen mit zunehmendem Alter abnahm, war dies in der Gruppe der Patienten mit Tourette-Syndrom nicht der Fall. Hingegen konnten keine Veränderungen in Abhängigkeit vom Verlauf der Tics festgestellt werden.

Es ist allerdings zu betonen, dass o.g. testpsychologische und bildgebende Untersuchungen für eine Verlaufsprognose im Einzelfall nicht geeignet sind. Abgesehen von der bisher noch nicht in weiteren Studien bestätigten Beobachtung, dass eine erfolgreiche Unterdrückung der Tics zu Beginn der Erkrankung möglicherweise ein prognostisch günstiger Faktor sein könnte (Kim et al. 2019b) – und damit eine Verhaltenstherapie eventuell den Verlauf von Tics beeinflussen könnte – gibt es keine Hinweise darauf, dass eine Behandlung der Tics im Kindesalter den Verlauf der Tic-Störung im Erwachsenenalter positiv beeinflusst.

6.10 Einflussfaktoren

Alle Patienten mit Tics berichten darüber, dass bestimmte Situationen ihre Tics beeinflussen. Allerdings kann daraus keine generelle Regel abgeleitet werden. Die Mehrzahl der Patienten gibt an, dass Stress (positiv wie negativ), Angst, Aufregung, Frustration, Freude und Anspannung eine vorübergehende Verschlechterung der Tics hervorrufe. Demgegenüber führten Ruhe und Entspannung oft zu einer Tic-Verminderung. Die Angaben zum Einfluss von Müdigkeit und verschiedenen Freizeitaktivitäten (etwa Sport) auf die Tics sind unterschiedlich (Übersicht bei Conelea u. Woods 2008). Viele Patienten nehmen wahr, dass auch die konzentrierte Beschäftigung mit einem interessanten Sachverhalt die Tics reduziere. Als Beispiele hierfür können das fast vollständige Sistieren der Tics von Musikern beim Musizieren (s. Kap. 3.2.2 Musiker mit Tourette-Syndrom) oder eines Chirurgen beim Operieren (s. Kap. 19.3 Tourette-Syndrom und Beruf) gelten. Einzelne Patienten beschreiben deutliche tages- oder auch jahreszeitliche Schwankungen (s. Kap. 9 Epidemiologie). Auch wenn Eltern immer wieder über eine Zunahme der Tics bei ihren Kindern etwa beim Fernsehen oder Computer spielen berichten, so ist auch dies lediglich als unspezifischer Einflussfaktor und nicht als Ursache der Tics zu werten. Mutmaßlich ist diese Zunahme der Tics auf die mit dem Fernsehen oder Computerspielen verbundene Freude und Aufregung verbunden.

Im Gegensatz zu dieser subjektiven Einschätzung zeigte sich in einer prospektiven Verlaufsstudie nur bei etwa 20% der Patienten ein bedeutsamer negativer Einfluss von *small life events* auf die Tic-Schwere (Hoekstra et al. 2004c) (s. Kap. 9 Epidemiologie). Analog konnte auch in einer Studie mit 41 Jugendlichen mit Tourette-Syndrom kein Zusammenhang zwischen *stressful life events* und dem Beginn der Tics gefunden werden (Horesh et al. 2008). Im Gegensatz dazu hatten nach einer weiteren Studie mit 60 Kindern *minor life events* (aber nicht *major life events*) einen eindeutigen negativen Einfluss nicht nur auf die Ausprägung der Tics, sondern auch auf verschiedene Komorbiditäten wie Depression und Angst (Steinberg et al. 2013a). In einer Studie mit 45 Kindern mit Tourette-Syndrom und 41 gesunden Kontrollen war „psychosozialer Stress" verbunden mit einer späteren Verschlechterung von Tics, Zwängen und depressiven Symptomen (Lin et al. 2010).

In einer Studie mit 10 Kindern im Alter zwischen 9 und 17 Jahren wurde der unmittelbare Einfluss von Stress auf die Tic-Schwere untersucht: Entgegen der Einschätzung der Patienten führte ein Stresstest nicht zu einer Verschlechterung der Tics. Allerdings konnten die Tics unter Stress nicht mehr so gut unterdrückt werden wie zuvor ohne Stress. Die Autoren vertreten daher sie Auffassung, dass Stress lediglich zu einer Verminderung der Fähigkeit der Tic-Unterdrückung, nicht aber zu einer direkten Zunahme der Tics führt (Conelea et al. 2011a). In einer großen auf der EMTICS-Population beruhenden Studie mit 412 Kindern und Jugendlichen (3–16 Jahre) mit chronischer Tic-Störung konnten im Vergleich zu einer Kontrollgruppe allerdings keine Unterschiede in der Konzentration der Cortisol-Spiegel im Haar – ein etablierter Parameter für Langzeitstress – gefunden werden. Auch fand sich kein Zusammenhang zwischen den Cortisol-Spiegeln und der Schwere der Tics (Buse et al. 2021).

Die vorgenannten Studien verdeutlichen, dass die Selbsteinschätzung zur Schwere der Tics oft nicht mit den Ergebnissen objektiver Tic-Messungen (beispielsweise mittels Videoaufnahme) übereinstimmt. Auch in einer Studie zur Untersuchung des Rebound-Phänomens nach willentlicher Tic-Unterdrückung waren die Einschätzungen der Patienten und eine videobasierte Tic-Messung zum Teil deutlich diskrepant (Müller-Vahl et al. 2014). Der Grund, warum Patienten offenbar nur unzureichend in der Lage sind, die Schwere ihrer Tics einzuschätzen, ist unbekannt. Es wurde vermutet, dass die Bewertung stark durch relative Schwankungen der Tics beeinflusst werde (Müller-Vahl et al. 2014). In jedem Fall muss dieser Umstand in zukünftigen Studien zur Messung der Tic-Schwere stärker berücksichtigt werden.

Oft wird berichtet, dass die Ausprägung der Tics stark davon abhänge, ob andere Personen anwesend sind. Mehrheitlich wird über eine Verminderung der Tics in Anwesenheit fremder Personen berichtet und eine Zunahme beim Alleinsein und in Anwesenheit der Familie oder anderer guter Bekannter. So sind die Tics in der Schule oder am Arbeitsplatz oft geringer ausgeprägt als zu Hause. Auch während ärztlicher Untersuchungen kann es zu einer deutlich veränderten Ausprägung der Tics (meist Verminderung) kommen. Eine Unterhaltung über die Tics führt bei vielen Patienten zu einer Zunahme der Tics (Conelea u. Woods 2008).

Deutliche Unterschiede in der Tic-Ausprägung in unterschiedlichen Situationen können dazu führen, dass bei einem Kind vormittags in der Schule nahezu keine Tics bemerkt werden, am Nachmittag zu Hause aber sehr deutliche Tics wahrnehmbar sind. Es ist mehrheitlich davon auszugehen, dass Patienten ihren Tics dann freien Lauf lassen, wenn sie sich unbeobachtet und angenommen fühlen. Insofern sollte eine Zunahme der Tics in der Familie nicht vorschnell als Hinweis auf innerfamiliäre Konflikte (fehl) gedeutet werden.

Manche Tics treten offenbar nur in Anwesenheit bestimmter Personen auf und werden durch diese scheinbar provoziert. So berichten einzelne Patienten darüber, dass sie beispielsweise das Wort *Nigger* nur in Anwesenheit eines Schwarzen ausrufen müssten (s. Kap. 5.8.1 Koprolalie). Auch wird von manchen Patienten über die Provokation von bestimmten Tics durch Kleidungsstücke berichtet, beispielsweise ein Rumpfzucken beim Tragen eines engen Gürtels. Auf die Provokation von Tics als Echophänomen wurde bereits ausführlich eingegangen (s. Kap. 5.9 Echophänomene).

> *Fast alle Patienten mit Tic-Störungen berichten darüber, dass ihre Tics durch Umgebungsfaktoren beeinflusst werden. Auch wenn individuelle Unterschiede bestehen, wird mehrheitlich über eine Zunahme bei Stress und Aufregung sowie eine Abnahme bei Ruhe, Entspannung und bei als angenehm empfundener konzentrierter Tätigkeit berichtet.*

7 Komorbiditäten

Üblicherweise werden bei Patienten mit chronischen Tic-Störungen alle weiteren, neben den Tics bestehenden Symptome unter dem Begriff *Komorbiditäten* zusammengefasst. Während nach wie vor in allen gebräuchlichen Definitionen des Tourette-Syndroms ausschließlich die Tics als Klassifikationsmerkmal herangezogen werden, ist mittlerweile allgemein akzeptiert, dass bei Patienten mit Tourette-Syndrom mehrheitlich neben den Tics noch weitere Symptome bestehen. In neueren Untersuchungen konnte nachgewiesen werden, dass bei etwa 70–90% aller Patienten mit Tourette-Syndrom Komorbiditäten bestehen, bei 50% sogar zwei oder mehr psychiatrische Begleiterkrankungen (Freeman et al. 2000, Robertson 2006b, Cavanna et al. 2009, Sambrani et al. 2016, Hirschtritt et al. 2015). Ein Tourette-Syndrom ohne Komorbiditäten besteht demnach nur in der Minderheit der Fälle, zumindest in Klinikpopulationen (Freeman et al. 2000, Sambrani et al. 2016). Insofern ist das sogenannte Tourette-Syndrom *plus* (mit Komorbiditäten) als Regelfall, hingegen das Tourette-Syndrom *only* (ohne Komorbiditäten) als Ausnahme zu bezeichnen.

Die große Häufigkeit zusätzlich bestehender Symptome hat zu der kontroversen Diskussion geführt, ob der Terminus *Komorbidität* überhaupt eine im Zusammenhang mit dem Tourette-Syndrom zutreffende Bezeichnung darstellt. Es ist unklar, ob Komorbiditäten – ebenso wie die Tics – als integrativer Bestandteil des Tourette-Syndroms oder als unabhängige, additiv bestehende Erkrankungen zu werten sind. Unter dem Begriff Komorbidität wird allgemein das gleichzeitige Vorkommen definierter Störungen im Sinne der ICD-11 verstanden. Komorbiditäten bestehen demnach zusätzlich zu einer Grunderkrankung und sind diagnostisch abgrenzbare Krankheitsbilder. Sie können – müssen aber nicht – im Sinne einer Folgeerkrankung ursächlich mit der Grunderkrankung zusammenhängen. Derzeit ist strittig, ob in Zusammenhang mit dem Tourette-Syndrom besser von verschiedenen Symptomen der Erkrankung als von Komorbiditäten zu sprechen ist. Da der Begriff Komorbiditäten für alle weiteren neben den Tics bestehenden Symptome bei Patienten mit Tourette-Syndrom etabliert und weithin gebräuchlich ist, wird auch in diesem Buch dieser Begriff gebraucht.

Zahlreiche Störungen gelten heute als Komorbiditäten des Tourette-Syndroms. Wegen ihrer besonderen Häufigkeit sind an erster Stelle die Zwangsstörung und die ADHS zu nennen. Weitere Komorbiditäten sind Depressionen, Angststörungen, Autoaggressionen, Impulskontrollstörungen, Wutausbrüche, verstärkte Aggressivität, Schlafstörungen, Suchterkrankungen, Lernstörungen, Störungen des Sozialverhaltens sowie tiefgreifende Entwicklungsstörungen wie die Autismus-Spektrum-Störung (s. Tab. 5 und 6).

Durch die Anwendung eines multivariaten Analyseverfahrens (mittels Cluster- und Hauptkomponentenanalyse) und nachfolgendem kompletten Genomscan gelang es, in einer großen Familie mit insgesamt 85 Personen, von denen 69 Symptome aus dem Erkrankungsspektrum eines Tourette-Syndroms (Tics, Zwänge, ADHS) aufwiesen, drei große Gruppen mit ähnlichen Eigenschaftsausprägungen zu finden (Robertson u. Cavanna 2007):

- Cluster 1: überwiegend einfache Tics
- Cluster 2: überwiegend Symptome einer ADHS und aggressives Verhalten
- Cluster 3: überwiegend affektive Symptome mit Angst, Depression und Zwang sowie autoaggressives Verhalten

Die Ergebnisse dieser Untersuchung weisen darauf hin, dass das Tourette-Syndrom nicht als genetisch einheitliche Erkankung zu verstehen ist. Dieser Annahme folgend wäre eine Differenzierung des Tourette-Syndroms in Untergruppen sinnvoll und notwendig.

Robertson (2000) schlug daher eine Klassifikation für Tic-Störungen je nach klinischem Bild vor:

- „reines (*pure*) Tourette-Snydrom" (bei ausschließlichem Bestehen von motorischen und vokalen Tics)
- „komplettes (*full-blown*) Tourette-Snydrom" (bei zusätzlichem Bestehen von Kopro-, Echo- und Paliphänomenen)
- „Tourette-Syndrom *plus*" (bei zusätzlichem Bestehen von ein oder mehreren Komorbiditäten)

Tab. 5 Häufige Komorbiditäten des Tourette-Syndroms, n = 1.032, monozentrisch (Sambrani et al. 2016)

Komorbidität	Häufigkeit
Zwangssymptome	71,8%
Wutausbrüche	57,8%
Autoaggressives Verhalten	39,4%
Aufmerksamkeitsstörung	39,4%
Angststörung	31,4%
Hyperaktivität	28,4%
Schlafstörungen	26,7%
Depression	22,9%

Tab. 6 Häufige Komorbiditäten des Tourette-Syndroms, n = 3.500, multizentrisch (n = 65) (Freeman et al. 2000). OCD = obsessive-compulsive disorder (= Zwangserkrankung), OCB = obsessive-compulsive behavior (= Zwangssymptome), CD = conduct disorder (= Verhaltensstörungen mit Störung des Sozialverhaltens), ODD = oppositional defiant disorder (= Störung des Sozialverhaltens mit oppositionellem, aufsässigem Verhalten)

Komorbidität	Mittlere Häufigkeit aller Zentren	Schwankungsbreite der Zentren mit >50 Patienten
TS only, keine Komorbiditäten	12%	2–35%
ADHS	60%	33–91%
OCD	27%	2–66%
OCB	32%	13–66%
CD/ODD	15%	4–44%
Lernstörung	23%	3–43%
Depression	20%	2–47%
Angststörung	18%	4–38%
Tiefgreifende Entwicklungsstörungen	4,5%	1–9%
Mentale Retardierung	3,9%	1–14%
Wutausbrüche (jemals)	37%	0–72%
Wutausbrüche (gegenwärtig)	26%	0–58%
Schlafstörungen (jemals)	25%	0–58%
Schlafstörungen (gegenwärtig)	16%	0–11%
Autoaggressives Verhalten	14%	4–43%
Trichotillomanie	2,7%	0–14%
Sexuell unangemessenes Verhalten	6%	0–18%

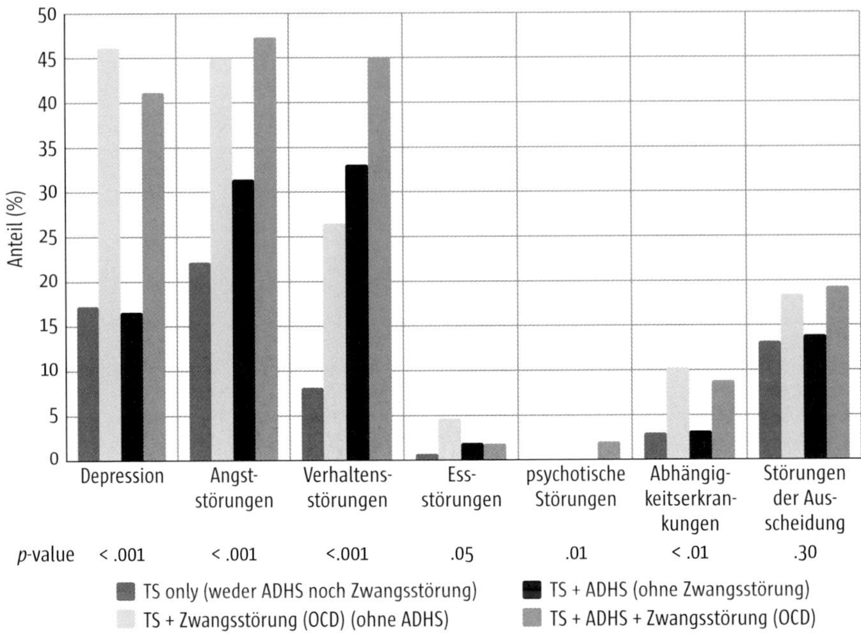

Abb. 11 Lebenszeitprävalenz weiterer Komorbiditäten bei Patienten mit Tourette-Syndrom und komorbider Zwangsstörung (OCD) und/oder ADHS (Signifikanzwerte spiegeln individuelle 4-mal-2-χ2-Tests wider) (Hirschtritt et al. 2015)

Eine Alternative könnte eine Klassifikation sowohl nach Art der Tics als auch nach Art der Komorbiditäten darstellen:

- einfaches Tourette-Syndrom: einfache motorische und vokale Tics
- komplexes Tourette-Syndrom: bei zusätzlichem Bestehen von komplexen Tics (Kopro-, Echo- und Paliphänomene)
- Tourette-Syndrom plus ADHS: bei zusätzlichem Bestehen von Komorbiditäten mit Überwiegen von Symptomen einer ADHS und aggressivem Verhalten
- Tourette-Syndrom plus OCD: bei zusätzlichem Bestehen von Komorbiditäten mit Überwiegen von affektiven Symptomen mit Angst, Depression, Zwang und autoaggressivem Verhalten
- Tourette-Syndrom plus ADHS und OCD: bei Bestehen von ADHS und Zwangsstörung in klinisch vergleichbarer Ausprägung, ggf. weitere Komorbiditäten (s. auch Kap. 5.1 Einteilung von Tics)

Sowohl eine große internationale multizentrische Studie (n = 3.500) (Freeman et al. 2000) als auch eine eigene monozentrische Untersuchung einer großen Stichprobe von Patienten mit Tourette-Syndrom (n = 1.032, Sambrani et al. 2016) sowie eine weitere große strukturierte Querschnittsbefragung (n = 1.374, Hirschtritt et al. 2015) haben gezeigt, dass meist bei einem Patienten nicht eine, sondern im Mittel 2,06 (Freeman et al. 2000), 2,1 (Hirschtritt et al. 2015) bzw. 2,62 (Sambrani et al. 2016) Komorbiditäten bestehen. Während Freeman et al. bei Männern im Mittel einen höheren Komorbiditätsscore (= Anzahl der Komorbiditäten pro Patient) fanden als bei Frauen, konnte in der Studie von Sambrani et al. kein derartiger Geschlechtsunterschied nachgewiesen werden. In beiden Studien fand sich aber ein Zusammenhang zwischen dem Komorbiditätsscore und der Tic-Schwere (Freeman et al. 2000, Sambrani et al. 2016).

Hirschtritt et al. (2015) fanden in einer großen Stichprobe (n = 1.374) einen eindeutigen Zusammenhang zwischen dem Bestehen einer kormorbiden Zwangsstörung (OCD) und/oder einer ADHS und weiteren psychiatrischen Komorbiditäten: Depressionen, Angststörungen und Abhängigkeitserkrankungen traten bei Patienten mit Tourette-Syndrom (TS) *plus* Zwangsstörung (TS+OCD) und jenen mit TS+OCD+ADHS häufiger auf als bei Patienten mit Tourette-Syndrom *only* (ohne Komorbiditäten) und TS+ADHS. Verhaltensstörungen und psychotische Störungen traten bei Patienten mit TS+OCD+ADHS häufiger auf als in den anderen drei Gruppen (s. Abb. 11).

Diese Ergebnisse stimmen überein mit Untersuchungsergebnissen einer großen epidemiologischen Studie, in der sich bei lediglich 8% der Kinder ein Tourette- Syndrom ohne Komorbiditäten fand und 36% der Patienten drei oder mehr Komorbiditäten aufwiesen (Khalifa u. Knorring 2006).

Es wurde allerdings die Frage aufgeworfen, ob die hohen Prävalenzraten für Komorbiditäten dadurch verfälscht sein könnten, dass zumeist Klinikpopulationen untersucht wurden und erwartungsgemäß eine Vorstellung in einem Tourette-Zentrum mit größerer Wahrscheinlichkeit dann erfolgt, wenn neben den Tics auch psychiatrische Symptome bestehen (da diese oft zu einer stärkeren Beeinträchtigung führen als die Tics und dann in aller Regel auch stärkere Tics bestehen). Scharf und Mitarbeiter fanden entsprechend in einer bevölkerungsbasierten Untersuchung mit 6.678 Kindern im Alter von 13 Jahren bei nur 17,8% der Kinder mit Tourette-Syndrom eine komorbide ADHS und bei nur 20,5% eine Zwangsstörung (Scharf et al. 2012).

Bei der Mehrzahl der Patienten mit Tourette-Syndrom bestehen neben den Tics weitere Symptome, am häufigsten eine ADHS und Zwangssymptome.

Das klinische Erscheinungsbild des Tourette-Syndroms ist als Kontinuum zu verstehen mit leichten Tics ohne Komorbiditäten auf der einen und schweren Tics (inklusive einer Koprolalie) und zahlreichen Komorbiditäten auf der anderen Seite des Spektrums.

Wegen der komplexen Symptomatik des Tourette-Syndroms und der häufigen Assoziation von Tic, Zwang und ADHS wird oft der Begriff Spektrumerkrankung verwandt.

Angesichts der oft vielfältigen klinischen Symptome ist bei jedem einzelnen Patienten eine sorgfältige Exploration notwendig, um einschätzen zu können, welches der Symptome die stärkste Beeinträchtigung hervorruft. Dabei sollte berücksichtigt werden, dass die meist augenfälligen Tics im Vergleich zu einer (leichter zu übersehenden) Depression oder Zwangsstörung für den Betroffenen oft eine geringere Beeinträchtigung darstellen (s. Kap. 19.1 Lebensqualität von Patienten mit Tourette-Syndrom). Im klinischen Alltag kann sehr häufig eine wechselseitige Beeinflussung der verschiedenen Symptome beobachtet werden. So kann einerseits im Rahmen einer Depression eine Zunahme der Tics eintreten, andererseits können vorübergehend verstärkte Tics eine depressive Verstimmung hervorrufen. Eine Aufmerksamkeitsstörung oder ausgeprägte Zwangsgedanken können die Fähigkeit verschlechtern, Tics zu unterdrücken, und so zu deren Zunahme führen. Diese Zusammenhänge sollten bei der Therapie berücksichtigt werden.

Bei der differenzialdiagnostischen Abgrenzung zwischen Tic, ADHS und Zwang ist auch der für die jeweilige Störung typische altersabhängige Beginn eine wichtige Hilfe (s. Kap. 6.8 Verlauf der Komorbiditäten). Symptome einer ADHS beginnen meist schon im Vorschulalter (per definitionem bis zum 7. Lebensjahr), während Tics typischerweise erstmals im Grundschulalter (am häufigsten mit 5–7 Jahren) auftreten und sich im Verlauf oft spontan bessern. Zwänge treten zuweilen schon bei Kleinkindern auf (oft als ritualisierte und repetitive Verhaltensweisen in geringer Ausprägung und meist vorübergehend). Während bisher aber angenommen wurde, dass Zwänge bei Patienten mit Tourette-Syndrom mehrheitlich erst um das 15. Lebensjahr beginnen (Leckman 2002), wurde in einer großen Querschnittsbefragung an 1.374 Patienten festgestellt, dass Zwänge im Mittel nur ein Jahr nach dem Beginn der Tics auftreten und in zahlreichen Fällen sogar schon vor Tic-Beginn (Hirschtritt et al. 2015).

Skalen zur Messung psychiatrischer Komorbiditäten bei Patienten mit Tourette-Syndrom

Eine aktuelle und umfassende Übersicht über alle empfehlenswerten Skalen zur Beurteilung psychiatrischer Komorbiditäten bei Patienten mit Tourette-Syndrom findet sich in der revidierten und 2021 veröffentlichten Version der Leitlinien der europäischen Tourette-Gesellschaft ESSTS (Szejko et al. 2022). Wegen der Vielzahl der Skalen – zum Teil getrennt für Kinder und Erwachsene – wird hier auf eine weiterführende Darstellung verzichtet. Die zur Messung psychiatrischer Komorbiditäten bei Patienten mit Tourette-Syndrom gebrauchten Instrumente unterscheiden sich nicht von jenen Skalen, die für diese Erkrankungen auch unabhängig vom Bestehen einer Tic-Störung empfohlen werden.

7.1 Zwangsstörung

7.1.1 Definition

Eine Zwangsstörung ist durch Zwangsgedanken und/oder Zwangshandlungen gekennzeichnet. Bei 70–90% der Patienten mit einer Zwangsstörung bestehen sowohl Zwangshandlungen als auch Zwangsgedanken.

Zwangsgedanken sind wiederkehrende, sich aufdrängende Ideen, bildhafte Vorstellungen oder Zwangsimpulse, die zumeist als ich-dyston erlebt werden, d.h., als fremd und störend. Zwangsgedanken können willentlich nicht vollständig und dauerhaft unterbrochen werden. Fast immer werden sie als quälend empfunden. Je nach Schwere der Zwangssymptome versucht der Patient mit mehr oder weniger Erfolg, Widerstand zu leisten. Zwangsgedanken können zu einem endlosen Grübeln führen, sodass einfache Entscheidungen des täglichen Lebens nicht mehr getroffen werden können. Zwangsgedanken haben häufig folgende Themen zum Inhalt:

- Schmutz und Verseuchung
- Gewalt und Aggression
- Ordnung und Symmetrie
- Sexualität
- Religiöse Gedanken
- Magische Gedanken

Aggressive Zwangsgedanken können mit der Sorge verbunden sein, sich oder anderen etwas anzutun. Magische Gedanken können in der Verknüpfung voneinander unabhängiger Ereignisse bestehen, etwa dem Eintritt eines Unglücks infolge unzureichender Reinigung eines Gegenstandes.

Zwangshandlungen sind zwanghaft gegen den eigenen Willen durchgeführte stereotype Handlungen, die ständig wiederholt werden müssen, obwohl deren Unsinnigkeit erkannt wird. Zwangshandlungen werden oft als vorbeugende Maßnahme ausgeführt (beispielsweise das Waschen der Hände als Schutz vor Infektion). Bei sehr schweren Zwängen gibt der Patient zuweilen auf, gegen die Zwangshandlungen Widerstand zu leisten. Zwangshandlungen sind oft von Ängsten begleitet, die typischerweise bei dem Versuch zunehmen, die Zwänge zu unterdrücken. Die häufigsten Zwangshandlungen befassen sich mit dem

- Reinigen von Gegenständen oder dem eigenen Körper (Waschzwang),
- Kontrollieren,
- Ordnen,
- Berühren,
- Aufbewahren und/oder
- Zählen.

Während die Zwangsstörungen im DSM-IV-TR noch unter den Angststörungen aufgeführt worden waren, wurde in der überarbeiten, im Mai 2013 erschienenen Version DSM-5 ein neues Kapitel mit der Überschrift *Obsessive-Compulsive and Related Disorders* eingeführt. Darin werden neben den Zwangsstörungen im engeren Sinne die Dysmorphophobie (*Body Dysmorphic Disorder*), die Trichotillomanie (*Hair-Pulling Disorder*) und durch Substanzen und andere Erkrankungen hervorgerufene Zwangsstörungen zusammengefasst. Zusätzlich wurden in diesem Kapitel zwei neue Diagnosen eingeführt: das pathologische Horten (*Hoarding Disorder*) und die Dermatillomanie (*Excoriation* oder *Skin-Picking Disorder*). Weiterhin erfolgt nun eine detailliertere Spezifikation (*specifier*) im Hinblick auf die Einsichtsfähigkeit. Statt wie bisher lediglich in „ja/nein", kann die Einsichtsfähigkeit nun in „gute oder ausreichende", „schlechte" und „fehlende Einsichtsfähigkeit/wahnhafte Überzeugungen" differenziert werden. Zudem wurde ein neuer *tic-related specifier* eingeführt, mit dessen Hilfe angegeben werden soll, ob „gegenwärtig oder in der Vergangenheit zusätzlich eine Tic-Störung bestand". Als Begründung für die Einführung dieser Spezifizierung heißt es im DSM-5, dass eine komorbide Tic-Störung bedeutsame „klinische Implikationen" habe. Der Vorschlag, eine allgemeine Kategorie „Angst- und Zwangsstörungen" beizubehalten und diesen auch die Tic-Störungen zuzuordnen, konnte sich nicht durchsetzen.

Während nach ICD-10 Zwangsstörungen nach dem vorwiegenden Bestehen von Zwangsgedanken oder -handlungen klassifiziert wurden, weicht die ICD-11 hiervon ab und stellt den Aspekt der Einsichtsfähigkeit in den Vordergrund. Zudem werden den Zwangsstörungen analog der Klassifikation im DSM-5 nun zahlreiche weitere Störungen zugeordnet.

Klassifikation nach ICD-10:

F42.0	Vorwiegend Zwangsgedanken oder Grübelzwang
F42.1	Vorwiegend Zwangshandlungen (Zwangsrituale)
F42.2	Zwangsgedanken und -handlungen, gemischt
F42.8	Sonstige Zwangsstörungen
F42.9	Zwangsstörung, nicht näher bezeichnet

Klassifikation nach ICD-11:

6B20 Zwangsstörungen
- 6B20.0 Zwangsstörung mit hinreichender bis guter Einsicht
- 6B20.1 Zwangsstörung mit geringer bis fehlender Einsicht
- 6B20.Z Nicht näher bezeichnete Zwangsstörung

6B21 Körperdysmorphe Störungen
- 6B21.0 Körperdysmorphe Störung mit hinreichender bis guter Einsicht
- 6B21.1 Körperdysmorphe Störung mit geringer bis fehlender Einsicht
- 6B21.Z Nicht näher bezeichnete körperdysmorphe Störung

6B22 Körpergeruchsstörungen (olfactory reference disorder)
- 6B22.0 Körpergeruchsstörung mit hinreichender bis guter Einsicht
- 6B22.1 Körpergeruchsstörung mit geringer bis fehlender Einsicht
- 6B22.Z Nicht näher bezeichnete Körpergeruchsstörung

6B23 Hypochondrie
- 6B23.0 Hypochondrie mit hinreichender bis guter Einsicht
- 6B23.1 Hypochondrie mit geringer bis fehlender Einsicht
- 6B23.Z Nicht näher bezeichnete Hypochondrie

6B24 Pathologisches Horten
- 6B24.0 Pathologisches Horten mit hinreichender bis guter Einsicht
- 6B24.1 Pathologisches Horten mit geringer bis fehlender Einsicht
- 6B24.Z Nicht näher bezeichnetes Pathologisches Horten

6B25 Körperbezogene repetitive Verhaltensstörungen
- 6B25.0 Trichotillomanie
- 6B25.1 Dermatillomanie

7.1.2 Klinik

Die Zwangsstörung ist eine in etwa 80% der Fälle chronisch verlaufende Erkrankung, deren Beginn meist im Jugend- oder jungen Erwachsenenalter mit einem Manifestationsgipfel zwischen 20–25 Jahren liegt. Zwangsstörungen finden sich in gleicher Häufigkeit bei Männern und Frauen. Liegt der Beginn bereits in der Kindheit, sind allerdings Jungen häufiger betroffen als Mädchen. Die Prävalenz der Zwangserkrankung beträgt bei Kindern etwa 1% und erhöht sich im Erwachsenenalter auf 2–3%. Damit gehören Zwangsstörungen zu den häufigen psychischen Erkrankungen. Da Zwänge oft verheimlicht werden, wird die Diagnose einer Zwangserkrankung nicht selten übersehen. Im Mittel vergehen mehr als 5 Jahre bis zur korrekten Diagnose. Angehörige ersten Grades von Patienten mit einer Zwangserkrankung haben ein Risiko von 3–12%, selbst an einer Zwangsstörung zu erkranken. Das erhöhte Risiko für Angehörige verdeutlicht, dass genetische Faktoren bei der Entstehung von Zwangsstörungen von Bedeutung sind (Fineberg et al. 2007, Voderholzer u. Hohagen 2007, Fornaro et al. 2009).

Unter der Vorstellung, verschiedenen Zwängen lägen unterschiedliche pathogenetische Mechanismen zugrunde, wurde wiederholt versucht, Zwangsstörungen in Abhängigkeit von der klinischen Symptomatik in Untergruppen zusammenzufassen. Hierzu wurde folgende Einteilung vorgeschlagen:

1. Gewalt/Aggression und Kontrollieren,
2. Symmetrie und Ordnen,
3. Kontamination und Reinigen sowie
4. Aufbewahren.

Es gibt beispielsweise Hinweise darauf, dass die Prognose der Zwangsstörung bei Bestehen von Sammel- und Aufbewahrungszwängen ungünstiger ist, als bei anderen Zwangssymptomen (Fineberg et al. 2007, Math u. Janardhan Reddy 2007, Lombroso u. Scahill 2008).

Bei mehr als der Hälfte der Patienten mit Zwangserkrankungen bestehen komorbide Störungen. Nach einer großen Querschnittsstudie aus Brasilien (n = 955) besteht sogar bei 92% aller Zwangspatienten zu irgendeinem Zeitpunkt zumindest eine komorbide Störung (Torres et al. 2013). Neben Angststörungen (in etwa 50%) finden sich am häufigsten depressive Symptome (Lebenszeitprävalenz etwa 65%). Weitere häufige Komorbiditäten sind Tic-Störungen, Essstörungen, substanzbedingte Störungen und Persönlichkeitsstörungen. Bei gleichzeitigem Bestehen von Ängsten, Depressionen und Zwängen ist es zuweilen schwierig, die primär zugrundeliegende Störung zu identifizieren.

Von der Zwangsstörung im engeren Sinne abzugrenzen sind andere Erkrankungen, die mit Zwängen einhergehen können. Für solche Erkrankungen, ebenso wie für durch Substanzen (Medikamente wie

Drogen) induzierte Zwangssymptome wurden im DSM-5 neu die Diagnosen *Substance/Medication-Induced Obsessive-Compulsive and Related Disorder* und *Obsessive-Compulsive and Related Disorder Due to Another Medical Condition* eingeführt. Hierbei ist einerseits an (neurologische) Basalganglienerkrankungen zu denken, wie die Chorea Sydenham, andererseits aber auch an psychiatrische Erkrankungen wie Psychosen, Suchterkrankungen und die anankastische Persönlichkeitsstörung. Letztere besteht zusätzlich bei etwa 10% der Patienten mit einer Zwangserkrankung (Fornaro et al. 2009, Ravindran et al. 2009).

7.1.3 Ursachen

Es wird angenommen, dass bei der Entstehung von Zwangsstörungen mehrheitlich sowohl psychologische als auch neurobiologische Faktoren eine Rolle spielen. Zahlreiche Studien weisen auf eine Fehlregulation in fronto-subkortikalen Regelschleifen hin. Es liegen Hinweise darauf vor, dass ursächlich eine Überaktivität thalamo-kortikaler Verbindungen besteht, die auf gestörte kortiko-striatale Projektionen und eine konsekutive Enthemmung des Thalamus zurückzuführen sind. In bildgebenden Untersuchungen konnte gezeigt werden, dass bei Patienten mit Zwangsstörungen unterschiedliche Veränderungen bestehen in Abhängigkeit von der Art der Zwänge. So korrelierten etwa Zwänge der Dimensionen „Aggression“, „sexuelle/religiöse Gedanken“, „Horten“, „Kontamination“ und „Symmetrie“ jeweils mit Volumenänderungen der grauen Substanz in unterschiedlichen Hirnarealen einschließlich dem lateralen parietalen, anterioren cingulären, dorso-lateralen präfrontalen und orbito-frontalen Kortex, der Insel, dem Putamen und dem Parahippocampus (Alvarenga et al. 2012). Auch wurden bei Patienten mit vorwiegend Zwangsgedanken Veränderungen in anderen Hirnregionen (primär im linken Nucleus lentiformis und Cingulum) als bei Patienten mit vorwiegend Zwangshandlungen (primär im parietalen Kortex) gefunden (Glahn et al. 2015). Weiterhin ist von einer Beteiligung des serotonergen Systems, aber auch anderer Transmittersysteme wie dem dopaminergen System auszugehen (Fineburg et al. 2007, Voderholzer u. Hohagen 2007).

7.1.4 Spezielle Aspekte bei komorbiden Tics und Zwängen

Zwänge treten bei bis zu 50–80% der Patienten mit Tourette-Syndrom auf. Bei etwa 10–30% der Patienten mit Tourette-Syndrom besteht eine Zwangssymptomatik in deutlicher Ausprägung, sodass zusätzlich die Diagnosekriterien einer Zwangserkrankung erfüllt sind (Robertson 2006b, Cavanna et al. 2009). Die Ausprägung der Zwänge ist bei Patienten mit Tourette-Syndrom sehr unterschiedlich. Oft bestehen nur geringe Zwangssymptome, die keine relevante Beeinträchtigung hervorrufen.

Demgegenüber bestehen bei Patienten mit einer Zwangsstörung in 6–30% gleichzeitig Tics, oftmals ohne dass diese die Diagnosekriterien eines Tourette-Syndroms erfüllen. In einer großen Querschnittsstudie mit 813 Patienten mit Zwangsstörungen bestanden bei 29% der Patienten jemals Tics, 8,9% erfüllten die Diagnosekriterien für ein Tourette-Syndrom, 17,3% für eine chronische motorische Tic-Störung und 2,8% für eine chronische vokale Tic-Störung.

Tab. 7 Häufige Zwangshandlungen bei Patienten mit Tourette-Syndrom, n = 763, monozentrisch (Müller-Vahl, unveröffentlichte Ergebnisse)

Art des Zwangssymptoms	Häufigkeit
Just Right-Gefühl	58,1%
Berühren von Objekten	41,5%
Kontrollieren	37,9%
Riechen an Körperteilen, Gegenständen	30,8%
Ordnen	27,7%
Rituale	24,7%
Berühren von Personen (*touching*)	23,3%
Übertriebene Pünktlichkeit	22,9%
Lecken an Gegenständen	13,9%
Zählen	13,4%
Vollführen von Handlungen entsprechend einer besonderen Zahl	13,2%
Waschen	7,9%

Eine komorbide Tic-Störung fand sich häufiger bei Männern als bei Frauen. Zudem hatten diese Patienten häufiger weitere komorbide Störungen, etwa Angststörungen, eine posttraumatische Belastungsstörung, eine ADHS und eine Störung der Impulskontrolle (Gomes de Alvarenga et al. 2012). Häufig finden sich bei Patienten mit Zwangsstörungen lediglich geringe einfache motorische, nur selten komplexe und vokale Tics. Mehrheitlich bestehen motorische Tics im Gesicht und am Kopf. Wegen der meist nur geringen Symptomausprägung werden die Tics oft übersehen. Nur selten führen sie zu einer Beeinträchtigung mit Behandlungsnotwendigkeit. Bei zusätzlich bestehenden Tics liegt der Beginn der Zwangserkrankung früher als bei einer *reinen* Zwangsstörung. Tics treten besonders häufig bei Patienten auf, bei denen Sammel- und Aufbewahrungszwänge bestehen (Roessner et al. 2005, Robertson 2006b, Lambroso u. Scahill 2008, Cavanna et al. 2009). Die Schwere der Zwangsstörung wird durch das Auftreten von Tics nicht beeinflusst (Diniz et al. 2006). Umgekehrt stellt ein Tourette-Syndrom mit komorbider Zwangsstörung eine schwerer verlaufende Unterform dar als ein Tourette-Syndrom ohne Zwänge. Bei diesen Patienten bestehen nicht nur stärkere Tics, sondern auch häufiger weitere Komorbiditäten wie eine Depression und Angststörungen (Lebowitz et al. 2012).

In einer Studie an 159 Patienten mit Zwangsstörung zeigten sich Unterschiede in der Art der Zwänge bei Patienten mit reiner Zwangsstörung im Vergleich zu Patienten mit Zwangsstörung und komorbidem Tourette-Syndrom. Patienten mit Zwangsstörung und chronischen Tics (die nicht die Diagnosekriterien eines Tourette-Syndroms erfüllten) ähnelten in der Symptomatik den Patienten mit Tourette-Syndrom, sodass ein Erkrankungkontinuum (Zwang – Zwang + chronische Tics – Zwang +TS) angenommen werden kann (Diniz et al. 2006). Während bei Patienten mit Zwangserkrankungen am häufigsten Wasch-, Reinigungs- und Kontrollzwänge vorkommen, findet sich bei Patienten mit Tourette-Syndrom am häufigsten ein sogenanntes *just right*-Gefühl, also ein Drang, Handlungen *richtig* ausführen zu müssen. Typischerweise handelt es sich dabei um das Bedürfnis, Gegenstände auf dem Schreibtisch oder im Schrank *richtig* anordnen zu müssen, obwohl dadurch keine verbesserte Ordnung oder Funktionalität erzielt wird. Zuweilen kann sich dieses *just right*-Gefühl auch mit der Ausführung von Tics kombinieren, indem Tics mehrfach vollführt werden müssen, bis ein Gefühl eintritt, den Tic *richtig* ausgeführt zu haben. Auch kann das Bedürfnis bestehen, einen Tic mit einem Arm in gleicher Weise vollführen zu müssen wie zuvor mit dem anderen Arm. Ebenso können Fragen mit einem *just right*-Gefühl kombiniert sein, sodass eine Frage immer wieder gestellt werden muss, bis der Gesprächspartner die *richtige* Antwort hinsichtlich der gebrauchten Wörter, der Lautstärke oder des Tonfalls gegeben hat (Diniz et 2006, Prado et al. 2008). Alternativ wurde für dieses Symptom die Bezeichnung *not just right experiences* vorgeschlagen, da primär ein Gefühl besteht, dass etwas „nicht richtig“ ist (Neal u. Cavanna 2013a).

In einem Einzelfall wurde bei einem Patienten mit Tourette-Syndrom erstmals 2013 eine Misophonie beschrieben, das heißt eine selektive Geräuschintoleranz (*selective sound sensitivity syndrome*) etwa gegenüber Kaugeräuschen beim Essen oder Fahrgeräuschen eines Busses (Neal u. Cavanna 2013b). Die Autoren vermuten, dass es sich um ein nicht seltenes, bisher aber kaum beachtetes Phänomen handele, das den „*not just right*-Gefühlen“ zuzurechnen sei. Mittlerweile wurde über weitere Fälle von Misophonie bei Patienten mit Tourette-Syndrom – sogar bei Kindern – berichtet (Robinson et al. 2018).

Weitere häufige Zwangshandlungen bei Patienten mit Tourette-Syndrom sind das Berühren von Gegenständen, Kontrollieren, Ordnen, Rituale und das Berühren anderer Personen (*touching*). Nur relativ selten findet sich hingegen ein Waschzwang (s. Tab. 7). Zwangshandlungen bestehen bei Patienten mit Tourette-Syndrom deutlich häufiger als Zwangsgedanken. In einer eigenen Untersuchung an 763 Patienten mit Tourette-Syndrom zeigten 77,7% der Patienten zumindest leichte Zwangshandlungen, hingegen nur 39,4% Zwangsgedanken (Müller-Vahl, unveröffentlichte Daten).

Anekdotisch wurde über einen Patienten berichtet, bei dem eine kontinuierliche Verschlechterung der Handschrift bis zur Unleserlichkeit auftrat (Mitchell u. Cavanna 2013). Der Patient berichtete über einen Drang, jeden einzelnen Buchstaben mehrfach schreiben zu müssen. Auch eigener Erfahrung nach können infolge des Tourette-Syndroms (häufig im Kontext mit Zwangshandlungen bzw. einem *just right*-Gefühl) erhebliche Schwankungen des Schriftbildes auftreten.

Komorbide Zwänge bei Patienten mit Tourette-Syndrom haben andere Inhalte als bei Patienten mit reiner Zwangserkrankung. Am häufigsten finden sich ein just right-Gefühl, Berühren von Gegenständen und Personen, Kontrollieren und Ordnen.

Bei gleichzeitigem Bestehen von Zwängen und (komplexen) Tics ist eine Differenzierung zuweilen schwierig. Während ein stereotypes Händewaschen eindeutig als Zwang und ein Augenblinzeln eindeutig als Tic klassifiziert werden kann, finden sich mitunter Symptome, die keine klare Zuordnung erlauben, etwa komplexe, sich wiederholende Bewegungen mit einem Drehen um die eigene Achse oder ein stereotypes Streichen der Hand durch das Haar. Hilfreich bei der Zuordnung eines Symptoms – welches wesentliche Voraussetzung für die Wahl der Therapie ist – ist die Symptombeschreibung des Patienten. Wird ein unmittelbar zuvor auftretendes Vorgefühl oder ein Drang beschrieben oder gelingt ein (zumindest kurzzeitiges) Unterdrücken (das möglicherweise als unangenehm empfunden wird, aber keine Ängste auslöst), so ist mit größerer Wahrscheinlichkeit von einem Tic auszugehen. Die Patienten geben häufig an, dass das Unterdrücken zu einer Art Aufstauen der Tics führe mit nachfolgend verstärkt eintretenden Tics (s. Kap. 5.4 Unterdrückbarkeit von Tics). Demgegenüber kann Zwängen – von schweren Formen abgesehen – oft länger anhaltend und erfolgreich Widerstand geleistet werden. Für einen Tic sprechen weiterhin eine starke und rasche Symptomfluktuation sowie Schwankungen hinsichtlich der Frequenz und Ausprägung parallel zu anderen, eindeutig als Tics zu klassifizierenden Bewegungen und Geräuschen. Auch wenn Schwere und Art von Zwängen ebenfalls schwanken können, so sind diese Fluktuationen meist deutlich geringer ausgeprägt als die bei Tics. Während Tics oft spontan remittieren, ist der Verlauf einer Zwangsstörung (ohne Behandlung) meist chronisch. Weiterhin kann es hilfreich sein, den Patienten beurteilen zu lassen, ob das fragliche Symptom dem Empfinden nach einem typischen Tic (wie einem Blinzeln) oder aber einer eindeutigen Zwangshandlung (beispielsweise dem Ordnen von Gegenständen auf dem Schreibtisch) stärker ähnelt. Während Tics in geringer Ausprägung auch nachts eintreten können, ist dies bei Zwängen nie der Fall (Roessner et al. 2005, Prado et al. 2008).

Zwangshandlungen werden oft von starken emotionalen Gefühlen begleitet. Diese treten meist in Form von Ängsten auf und nehmen zu, wenn der Patienten an der Ausführung der Zwangshandlung gehindert wird. Zudem werden die den Zwang begleitenden Ängste von den Betroffenen oft als unsinnig und nicht begründbar erlebt, sodass eine kognitiv-emotionale Dissonanz besteht. Sehr viel stärker als bei Tics wird von den Patienten beschrieben, dass die Zwangshandlungen in gewisser Weise willentlich ausgeführt werden. Bei Zwangshandlungen ist die Handlung oder Bewegung selbst meist komplexer, zeitaufwändiger, zielgerichteter und langsamer als bei Tics. Allerdings können auch Tics mit sehr komplexen Bewegungen unter Einbeziehung des gesamten Körpers einhergehen oder in Serien von längerer Dauer auftreten. Während bereits Kinder oft versuchen, Zwangssymptome zu verheimlichen, besteht eine solche Tendenz bei Tics in der Regel nicht. Die Einbeziehung von weiteren Familienmitgliedern in die Ausführung von Zwängen in Form eines komplexen Zwangssystems findet sich bei Tics ebenfalls nicht (Roessner et al. 2005, Prado et al. 2008, Fornaro et al. 2009).

Worbe und Mitarbeiter (2010b) haben versucht, repetitive Verhaltensweisen *(repetitive behaviours)* bei 166 erwachsenen Patienten mit Tourette-Syndrom anhand klinischer Merkmale in „zwangsähnliche“ *(OCD-like)* und „Tic-ähnliche“ *(tic-like)* Symptome zu differenzieren. Insgesamt waren derartige Verhaltensweisen bei 65% der Patienten feststellbar. Diese wiesen häufiger zusätzlich autoaggressive Handlungen und komplexe Tics auf als Patienten ohne repetitive Handlungen. Bei 24% der Patienten wurden die Handlungen als *tic-like* eingestuft, hierzu zählten: Berühren (78,5%), Zählrituale (54,2%), Symmetriebedürfnis (33,6%) und ein *Just right*-Gefühl (45,8%). Bei 21% der Patienten fanden sich zwangsähnliche repetitive Verhaltensweisen, am häufigsten Kontrollieren (30,8%) und Waschrituale (10,3%). Bei 13% wurden die Symptome als „gemischt“ *(tic- und OCD-like)* und bei 6% als unbestimmt eingestuft. Die Autoren betonen, dass die Klassifikation repetitiver Handlungen (Tic versus Zwang) im Einzelfall mithilfe eines ausführlichen Interviews erfolgen muss. Nach dieser Studie ähnelt das *Just right*-Gefühl häufiger Tics als Zwangshandlungen.

Demgegenüber vertreten andere Autoren die Auffassung, dass das *Just right*-Gefühl eher den Zwangssymptomen zuzuordnen sei, da es sich einerseits eindeutig von dem den Tics vorangehenden Vorgefühl unterscheide und andererseits häufiger bei Patienten mit komorbider Zwangsstörung auftrete (Miguel et al. 2000). In einer speziell zu diesem Thema durchgeführten Studie (Neal u. Cavanna 2013a) fanden sich *not just right experiences* – womit das sonst mit dem Terminus *Just right*-Gefühl bezeichnete Phänomen gemeint ist – bei 80% aller Patienten. Ein *Just right*-Gefühl trat aber bei Patienten mit komorbider Zwangsstörung deutlich häufiger auf (59%) als bei Patienten ohne weitere Zwangssymptome (41%). Die Autoren halten das *Just right*-Gefühl zwar für ein charakteristisches Merkmal des Tourette-Syndroms, das aber noch häufiger auftritt, wenn weitere Zwangssymptome bestehen.

Analog fand sich auch in einer weiteren großen Studie (n = 111), in der der Zusammenhang zwischen *Just right-Gefühl* und Tics und Zwängen untersucht wurde, eine stärkere Korrelation des *Just right-Gefühls* mit Zwängen als mit Tics (Brandt et al. 2023b). Demgegenüber korrelierte das mit der *Premonitory Urge for Tics Scale* (PUTS) gemessene, den Tics vorangehende Vorgefühl stärker mit den Tics als mit den Zwängen. *Just right-Gefühl* und Vorgefühle sind somit als unterschiedliche Phänomene einzustufen: Ersteres ist den Zwängen, während letzteres den Tics zuzurechnen ist.

Aus Studien zur Lebensqualität ist bekannt, dass Zwänge die Lebensqualität häufig stärker beeinträchtigen als Tics oder andere Komorbiditäten des Tourette-Syndroms. In der Anamnese sollte bei Patienten mit Tourette-Syndrom daher stets mit einigen wenigen Screening-Fragen nach dem Bestehen von Zwangshandlungen und -gedanken gefragt werden (s. Kap. 19.1 Lebensqualität von Patienten mit Tourette-Syndrom).

7.2 Aufmerksamkeitsdefizit-Hyperaktivitätsstörung (ADHS)

7.2.1 Definition

Der im Deutschen gebräuchliche Begriff Aufmerksamkeitsdefizit-Hyperaktivitätsstörung (ADHS) leitet sich von der englischen Bezeichnung *Attention-Deficit/Hyperacitivity Disorder (ADHD)* ab. Die bisher in der ICD-10 benutzte Terminologie enthält diesen Begriff nicht und weicht von den im DSM-IV-TR und DSM-5 gebrauchten Bezeichnungen und Unterteilungen ab. Im ICD-11 wird der bisherige Begriff der hyperkinetischen Störung aufgegeben und stattdessen analog zum DSM-5 von ADHS gesprochen.

Nach ICD-10 können folgende Diagnosen verschlüsselt werden:

F90.0 Störung von Aktivität und Aufmerksamkeit
F90.1 Hyperkinetische Störung mit Störung des Sozialverhaltens
F90.8 oder F.90.9 Andere hyperkinetische Störungen
F98.8 Aufmerksamkeitsstörung ohne Hyperaktivität

Nach DSM-5 werden folgende Subtypen der ADHS unterschieden:

- ADHS, kombinierter Typ (314.00)
- ADHS, überwiegende Störung der Aufmerksamkeit (314.00)
- ADHS, überwiegend mit Impulsivität und Hyperaktivität (314.01)

Definition nach ICD-11:

Im ICD-11 erfolgt nun eine weitgehende Anpassung der Definition an das DSM-5 unter Aufgabe des Terminus hyperkinetische Störung.

6A05 Aufmerksamkeitsdefizit-Hyperaktivitätsstörung (ADHS)
6A05.0 ADHS, überwiegend unaufmerksamer Typ
6A05.1 ADHS, vorwiegend hyperaktiv-impulsiver Typ
6A05.2 ADHS, kombinierter Typ
6A05.Y ADHS, anderer spezifizierter Typ
6A05.Z ADHS, Präsentation nicht spezifiziert

Für die Diagnose ADHS müssen mindestens 6 der nachfolgend genannten insgesamt 18 Symptome und Zeichen aus einer oder jeder Gruppe für die jeweilige Diagnose erfüllt sein.

Aufmerksamkeitsstörung:

- richtet die Aufmerksamkeit nicht auf Details oder macht Flüchtigkeitsfehler bei der Schularbeit oder bei anderen Aktivitäten (Sorgfaltsfehler)
- hat Schwierigkeiten, bei Aufgaben in der Schule oder während des Spielens längere Zeit aufmerksam zu bleiben (Ausdauerprobleme)
- scheint nicht zuzuhören, wenn direkt angesprochen
- folgt den Anweisungen nicht oder bringt Aufgaben nicht zu Ende
- hat Schwierigkeiten, Aufgaben und Tätigkeiten zu organisieren (Organisationsprobleme)
- vermeidet oder verabscheut oder zögert, wenn es um Aufgaben geht, die eine erhöhte geistige Anstrengung über einen langen Zeitraum erfordern
- verliert Dinge, die notwendig für Schulaufgaben oder Tätigkeiten sind
- ist leicht abzulenken
- ist vergesslich bei täglichen Aktivitäten

Hyperaktivität und Impulsivität:

- zappelt oft mit Händen oder Füßen oder windet sich
- kann nicht längere Zeit auf dem Stuhl sitzen bleiben
- läuft oft herum oder klettert exzessiv, wo solch eine Aktivität nicht angebracht ist
- hat Schwierigkeiten damit, leise zu spielen
- ist ständig in Bewegung, wie von einem Motor angetrieben
- spricht oft übermäßig viel
- platzt oft mit der Antwort heraus, noch bevor der Fragesatz beendet ist
- hat oft Schwierigkeiten zu warten, bis es an der Reihe ist
- unterbricht oft andere oder stört sie

Zusätzlich wird für die Diagnose ADHS gefordert, dass die Symptome für mindestens 6 Monate bestehen, deutlich stärker ausgeprägt sind als für das Alter typisch, in mindestens zwei Situationen auftreten (z.B. zu Hause und in der Schule), sich erstmals vor dem Alter von 12 manifestierten und in verschiedenen Situationen stören (z.B. zu Hause, in der Schule oder bei der Arbeit).

Nach den Leitlinien der deutschen Gesellschaft für Kinder- und Jugendpsychiatrie ist die Hyperkinetische Störung wie folgt definiert:

> *Hyperkinetische Störungen sind durch ein durchgehendes Muster von Unaufmerksamkeit, Überaktivität und Impulsivität gekennzeichnet, das in einem für den Entwicklungsstand des Betroffenen abnormen Ausmaß situationsübergreifend auftritt. Die Störung beginnt vor dem Alter von 6 Jahren und sollte in mindestens 2 Lebensbereichen/Situationen (z.B. in der Schule, in der Familie, in der Untersuchungssituation) über mehr als 6 Monate auftreten.*

Der Schweregrad der ADHS hängt nicht nur von der Intensität der einzelnen Symptome ab, sondern auch von dem Umstand, in wie vielen Lebensbereichen eine Beeinträchtigung oder eine Einschränkung des Funktionsniveaus besteht. Weiterhin gilt als Maß der Schwere, ob die Symptomatik nur in fremdbestimmten oder aber auch in selbstbestimmten Situationen auftritt. Es wird angenommen, dass es sich bei der ADHS um ein kontinuierlich verteiltes Merkmal handelt.

> *Als Leitsymptom der ADHS gilt neben der Unaufmerksamkeit (Aufmerksamkeitsstörung, Ablenkbarkeit) und der Überaktivität (Hyperaktivität, motorische Unruhe) die Impulsivität.*

7.2.2 Klinik

Die Diagnose einer ADHS wird klinisch gestellt. Verschiedene Selbst- und Fremdbeurteilungsbögen können dabei hilfreich sein. Die Prävalenz der ADHS bei Kindern wird in Deutschland zwischen 4–5% eingeschätzt, bei Erwachsenen auf 2–3%. Jungen sind zwei- bis dreimal häufiger betroffen als Mädchen. Im Erwachsenenalter sind die Geschlechtsunterschiede weniger deutlich (Männer sind 1,5–2-mal öfter betroffen als Frauen). Es wurde daher gemutmaßt, dass bei Patienten mit Tourette-Syndrom die Geschlechterverteilung zu Ungunsten der Jungen/Männer zumindest zum Teil auf das Bestehen einer komorbiden ADHS zurückzuführen sei (Rothenberger u. Roessner 2013).

Bei Kindern besteht nur selten eine isolierte ADHS. In der Mehrzahl finden sich weitere Störungen, am häufigsten ein oppositionelles Trotzverhalten, Verhaltensstörungen, Lernstörungen, Angststörungen, Depression, Epilepsie und Tic-Störungen.

Während früher angenommen wurde, dass die ADHS ausschließlich eine Störung des Kindes- und Jugendalters sei, weiß man heute, dass Symptome einer ADHS in etwa 40–60% bis ins Erwachsenenalter persistieren. Die Symptomatik der ADHS im Erwachsenenalter unterscheidet sich von der des Kindesalters. Bei Erwachsenen steht mehrheitlich die Unaufmerksamkeit im Vordergrund. Die Hyperaktivität der Kinder verwandelt sich im Erwachsenenalter häufig in eine *innere Unruhe*. Weitere typische Symptome einer ADHS im Erwachsenenalter sind die Desorganisation und emotionale Dysregulation. Seltener als bei Kindern besteht eine Impulskontrollstörung. Bei etwa der Hälfte der erwachsenen Patienten mit ADHS finden sich komorbide Störungen wie affektive Erkrankungen, Sucht, Angst- und Schlafstörungen (Übersichten bei Rösler u. Hesslinger 2007, Dopheide u. Pliszka 2009, Schmidt u. Petermann 2009). Bis heute fehlen Studien bei Patienten mit Tics, in denen speziell der Verlauf der ADHS bis ins Erwachsenenalter untersucht wurde. Zu speziellen weiteren Aspekten der ADHS sei auf die entsprechende Literatur verwiesen.

7.2.3 Ursachen

Zahlreiche Studien haben zeigen können, dass der ADHS neben einer genetischen Ursache auch umweltbedingte Risikofaktoren (geringes Geburtsgewicht, perinatale Komplikationen) zugrunde liegen. Konkordanzraten eineiiger Zwillinge liegen zwischen 0,7 und 0,9. Ein vielversprechendes Kandidatengen ist bis heute nicht bekannt. Pathophysiologisch wird bei der ADHS eine Störung der Hirnentwicklung mit konsekutiver Fehlregulation im anterioren (anteriores Cingulum, dorsomedialer präfrontaler Kortex) und posterioren (posteriorer parietaler Kortex, Pulvinar, Colliculus superior) Aufmerksamkeitssystem angenommen, welche unter dopaminerger Kontrolle stehen. Eine Beteiligung frontostriataler Regelkreise gilt als wahrscheinlich. Bei Kindern mit ADHS konnten kernspintomographische Veränderungen mit einer Volumenreduktion der Basalganglien (rechter Globus pallidus, rechtes Putamen, Nucleus caudatus bds.) nachgewiesen werden. Diese strukturellen Veränderungen nahmen sowohl durch eine Behandlung ab als auch spontan im Verlauf im Erwachsenalter. Bei Erwachsenen mit ADHS fand sich als typischer Befund eine Volumenminderung des anterioren cingulären Kortex (Frodl u. Skokauskas 2012).

7.2.4 Spezielle Aspekte bei kombinierter ADHS und Tourette-Syndrom

Zahlreiche Studien der vergangenen Jahre haben zeigen können, dass ein überzufällig häufiges gemeinsames Auftreten von ADHS und Tics besteht. Die ADHS stellt – zumindest bei Kindern und Jugendlichen – die häufigste Komorbidität bei Patienten mit Tourette-Syndrom dar. Bei etwa 50–60% aller Patienten mit Tourette-Syndrom besteht zusätzlich eine ADHS (Freeman et al. 2000, Freeman et al. 2007). Zudem ist bei diesen Patienten deutlich häufiger auch eine positive Familienanamnese für ADHS nachweisbar (Freeman et al. 2007). Umgekehrt finden sich bei etwa 20% aller Patienten mit ADHS zusätzlich Tics (Übersicht bei Robertson 2006a, Banaschekski et al. 2007).

Auch wenn mit zunehmender Schwere der Tics die Zahl und Schwere der Komorbiditäten in der Regel ansteigt (Freeman et al. 2000), besteht keine eindeutige Assoziation zwischen Tic-Schwere und ADHS. So kann eine schwere ADHS bei Kindern mit leichten Tics bestehen, aber auch eine leichte ADHS bei Kindern mit schweren Tics (Poncin et al. 2007). Bei erwachsenen Patienten fand sich in einer Vergleichsstudie (n = 80 Patienten mit Tourette-Syndrom ohne ADHS (*TS only*), n = 60 TS + ADHS) kein Unterschied in der Tic-Schwere in Abhängigkeit von einer komorbiden ADHS (Haddad et al. 2009). Allerdings bestanden bei Patienten mit komorbider ADHS häufiger komplexe Tics mit Kopro- und Echophänomenen.

Besteht eine ADHS, dann beeinflusst das Hinzutreten von Tics den Verlauf der ADHS kaum (Spencer et al. 2001b). Abgesehen von Patienten mit sehr starken Tics findet sich bei Kindern mit Tourette-Syndrom ohne Komorbiditäten eine Lebensqualität ähnlich derjenigen gesunder Kinder. Hingegen ist bei Kindern mit einem Tourette-Syndrom das Vorliegen einer ADHS meist mit einer deutlichen Einbuße der Lebensqualität verbunden. Meist besteht nicht nur eine erhebliche psychosoziale Beeinträchtigung des betroffenen Kindes, sondern auch der Eltern bzw. der Familie und des sozialen Umfeldes (Pringsheim et al. 2009a). Kinder mit ADHS (mit und ohne Tics) weisen oft zahlreiche zusätzliche Funktionseinschränkungen und Verhaltensauffälligkeiten auf wie Zwangsstörung, Trichotillomanie, Depression, Angststörung, Lernschwierigkeiten, Störung des Sozialverhaltens (bei Erwachsenen antisoziales Verhalten), Schlafstörungen, Autoaggression, inadäquates Sexualverhalten und Stottern (Freeman et al. 2007, Roessner et al. 2007a, Roessner et al. 2007b, Haddad et al. 2009). Auch das Vorliegen einer Störung der Impulskontrolle bei Patienten mit Tourette-Syndrom ist häufig auf eine zusätzlich bestehende ADHS zurückzuführen (Freeman et al. 2000). Bei nur 18% der Patienten mit Tourette-Syndrom mit kombinierter ADHS bestehen keine weiteren Komorbiditäten (Freeman et al. 2007). Es wurde deswegen sogar vermutet, dass bei Bestehen multipler Komorbiditäten bei Patienten mit Tourette-Syndrom diese primär auf die zusätzlich bestehende ADHS und nicht auf das Tourette-Syndrom selbst zurückzuführen seien.

Im Einzelfall ist es bei gleichzeitigem Bestehen einer ADHS und Tics zuweilen schwierig, eine eindeutige Zuordnung zu treffen. So kann eine allgemeine Zappeligkeit wegen einer Hyperaktivität leicht mit multiplen Tics verwechselt werden. Besteht eine starke Hyperaktivität, werden die Tics oft übersehen, besonders wenn sie nur gering ausgeprägt sind. Zudem können sich die Symptome gegenseitig beeinflussen: Die gedankliche Beschäftigung mit den Tics kann zu einer weiteren Verschlechterung der Aufmerksamkeitsleistung führen. Umgekehrt vermindern sich Tics häufig bei konzentrierter Tätigkeit. So kann es einerseits durch eine erfolgreiche Behandlung der ADHS zu einer Verbesserung der Tics kommen, vermutlich weil durch die verbesserte Konzentration eine bessere Tic-Unterdrückung gelingt. Umgekehrt kann eine erfolgreiche Behandlung der Tics zu einer Verbesserung der Konzentration führen.

Die Analyse von Ergebnissen einer großen internationalen Datenbank mit 6.805 Patienten hat ergeben, dass die Diagnose eines Tourette-Syndroms im Mittel 3,5 Jahre früher gestellt wird, wenn zusätzlich eine ADHS besteht (Freeman et al. 2007). Dies kann vermutlich dadurch erklärt werden, dass erste Symptome einer ADHS meist in frühester Kindheit manifest werden, Tics im Mittel aber erst mit 5–7 Jahren einsetzen. Kinder mit einer ADHS befinden sich somit nicht selten bereits beim Auftreten der ersten Tics in ärztlicher Behandlung, während Kinder mit einem Tourette-Syndrom ohne ADHS wegen der anfangs oft gering ausgeprägten Tics erst zu einem späteren Zeitpunkt in ärztliche Behandlung kommen.

Es ist daher auch zu vermuten, dass in Klinikpopulationen – im Vergleich zu einer Querschnittuntersuchung – in einem etwas höheren Prozentsatz eine komorbide ADHS vorliegt. Es ist unklar, ob eine komorbide ADHS möglicherweise zu einem früheren Beginn der Tic-Störung führt (Rothenberger u. Roessner 2013).

Untersuchungen zur Frage, wie sich eine ADHS ohne Tics (ADHS *only*) von einer ADHS in Zusammenhang mit einem Tourette-Syndrom unterscheidet, haben ergeben, dass – zumindest bei Kindern – die Symptome der ADHS bei zusätzlich bestehendem Tourette-Syndrom im Mittel etwas stärker ausgeprägt sind (Spencer et al. 2001a). Hingegen fanden sich keine Unterschiede im Hinblick auf das Manifestationsalter der ADHS, die Erkrankungsdauer und die Häufigkeit weiterer Komorbiditäten wie Depression, störendes Verhalten, psychotische und Angststörungen. Zwangsstörungen bestanden häufiger bei zusätzlich bestehendem Tourette-Syndrom. Bei Patienten mit Tourette-Syndrom scheint sich das Risiko für eine komorbide Zwangsstörung durch das Hinzutreten einer ADHS nicht weiter zu erhöhen. Umgekehrt bestehen aber bei Patienten mit Tourette-Syndrom und komorbider ADHS (im Vergleich zum TS *only*) deutlich häufiger weitere Komorbiditäten wie eine Depression, Verhaltensstörungen und ein oppositionelles Trotzverhalten.

Schlafstörungen bei Patienten mit Tourette-Syndrom können vielfältige Ursachen haben, stehen aber vermutlich ebenfalls oft in Zusammenhang mit einer komorbiden ADHS (s. Kap. 7.6.3 Schlafstörungen). Es ist mittlerweile gut belegt, dass (geringe) Defizite in neuropsychologischen Tests (etwa der exekutiven Funktionen) und sogenannte *soft signs* in der neurologischen Untersuchung bei Kindern mit Tourette-Syndrom mehrheitlich auf eine komorbide ADHS zurückzuführen sind. Bei Kindern mit Tourette-Syndrom ohne ADHS werden solche Auffälligkeiten kaum je festgestellt (s. Kap. 7.6.2 Lernstörungen und Intelligenz).

In Einklang mit der Tatsache, dass eine komorbide ADHS bei Patienten mit Tourette-Syndrom meist zu einer Vielzahl weiterer Störungen und Beeinträchtigungen führt, wird auch die psychosoziale Entwicklung in erster Linie durch eine komorbide ADHS beeinträchtigt und in deutlich geringerem Maße durch komorbide Zwänge und die Tic-Schwere (Gorman et al. 2010, Übersicht bei Rothenberger et al. 2013).

Bis heute ist nicht eindeutig geklärt, wie das überzufällig häufige gemeinsame Auftreten von ADHS und Tics zu erklären ist. Es wurden verschiedene Modelle für die Koexistenz von ADHS und chronischen Tic-Störungen vorgeschlagen (Banaschewski et al. 2007). Einerseits ist ein additives Modell denkbar, bei dem das gleichzeitige Vorkommen lediglich als kombiniertes Auftreten beider Erkrankungen zu verstehen ist. Alternativ kann im Sinne eines interaktiven Modells angenommen werden, dass bei gleichzeitigem Bestehen von Tourette-Syndrom und ADHS von einer eigenständigen nosologischen Entität auszugehen ist. Darüber hinaus wurde ein phänotypisches Modell vorgeschlagen, dass die Kombination von Tourette-Syndrom und ADHS als Phänotyp jeweils einer der beiden Erkrankungen versteht. Es wurde auch diskutiert, dass es zwei verschiedene Varianten bei gleichzeitigem Bestehen von Tourette-Syndrom und ADHS geben könnte: eine einem additiven Modell folgende und eine zweite, bei der die ADHS sekundäre Folge des Tourette-Syndroms ist (Cavanna et al. 2009).

In einer großen Studie, in der zahlreiche psychopathologische Merkmale bei Kindern mit chronischer Tic-Störung (n = 112), ADHS (n = 129) und der Kombination beider Erkrankungen (n = 82) im Vergleich zu einer Kontrollgruppe (n = 144) untersucht wurden, fanden sich deutliche Hinweise auf das Vorliegen eines additiven Modells (Roessner 2007c). Auch die Ergebnisse polysomnographischer Untersuchungen bei Kindern mit Tourette-Syndrom, ADHS und kombiniertem Tourette-Syndrom plus ADHS sprechen für ein additives Modell (Kirov et al. 2007) (s. Kap. 7.6.3 Schlafstörungen).

ADHS und Tics treten überzufällig häufig gemeinsam auf. Bei 50–60% der Patienten mit Tourette-Syndrom besteht eine komorbide ADHS. Die ADHS beeinträchtigt die Lebensqualität der Kinder und Jugendlichen meist deutlich stärker als die Tics.

7.3 Depression

Depressionen gehören zu den häufigsten psychischen Erkrankungen. Bei Patienten mit Tourette-Syndrom besteht überzufällig häufig eine Depression. Die Auswertung von Ergebnissen einer internationalen Datenbank mit 3.500 Patienten zeigte eine Prävalenz depressiver Symptome von 20% (Freeman et al. 2000). Eine eigene Untersuchung an 1.032 Patienten ergab, dass bei 23% aller Patienten mindestens einmal eine depressive Episode aufgetreten war (Sambrani et al. 2016). Eine umfangreiche Auswertung von 16 unkontrollierten Studien mit insgesamt 5.409 Patienten mit Tourette-Syndrom erbrachte eine Häufigkeit unterschiedlich schwerer depressiver Symptome von 13–76% (Robertson 2006b). Nicht nur in Studien, in denen Klinikpopulationen untersucht wurden, sondern auch in epidemiologischen Studien an einem repräsentativen Bevölkerungsquerschnitt konnte eine höhere Prävalenzrate für Depressionen bei Personen mit Tourette-Syndrom im Vergleich zur Durchschnittsbevölkerung nachgewiesen werden (Übersicht bei Robertson 2006). In einer großen, in Taiwan durchgeführten Kohortenanalyse (Auswertung von Krankenkassendaten, n = 1.337) ergab sich für Patienten mit Tourette-Syndrom ein um das 4,9-Fache erhöhtes Risiko, zusätzlich eine Depression zu entwickeln (Chou et al. 2013). Insgesamt wird angenommen, dass etwa 45% der Patienten mit Tourette-Syndrom in irgendeiner Form depressive Symptome aufweisen und 12–30% die Diagnosekriterien einer schweren depressiven Episode erfüllen (Martino u. Leckman 2022). Wie bei depressiven Störungen allgemein sind auch bei Patienten mit Tourette-Syndrom häufiger Erwachsene und Frauen betroffen als Kinder und Männer. So wurde in einer großen Querschnittsstudie mit 1.374 Patienten über eine Depressionsrate von 39% bei Frauen und von 27% bei Männern berichtet (Hirschtritt et al. 2015). Während in der Gruppe der Patienten über 18 Jahren mit 43% fast bei der Hälfte jemals eine schwere depressive Episode eingetreten war, war die Prävalenz bei den 13–17-Jährigen mit 21% deutlich geringer. Insgesamt scheint die Rate klinisch relevanter Depressionen linear mit dem Alter zuzunehmen (ebd). Von besonderer klinischer Relevanz ist, dass depressive Symptome bei Patienten mit Tourette-Syndrom im Mittel 10 Jahre früher auftreten (zwischen dem 10. und 18. Lebensjahr) als in der Allgemeinbevölkerung (Martino u. Leckman 2022). Eine schwere depressive Episode kann daher auch bereits bei Kindern im Alter von 6–10 Jahren bestehen (Robertson et al. 2002, Rizzo et al. 2017).

Untersuchungen zur Lebensqualität haben gezeigt, dass eine Depression bei erwachsenen Patienten mit Tourette-Syndrom einen wesentlichen (wenn nicht sogar den wichtigsten) Faktor darstellt, der die Lebensqualität negativ beeinflusst (Elstner et al. 2001, Müller-Vahl et al. 2010, Jalenques et al. 2012) (s. Kap. 19.1 Lebensqualität bei Patienten mit Tourette-Syndrom). Auch bei Kindern und Jugendlichen wirkt sich eine komorbide Depression negativ auf die Lebensqualität der Betroffenen selbst und zusätzlich auf die gesamte Familie aus (Martino u. Leckman 2022). Zahlreiche Symptome scheinen bei Patienten mit Tourette-Syndrom mit einer Depression zu korrelieren, so die Schwere der Tics, Kopro- und Echophänomene, das den Tics vorangehende Vorgefühl, Schlafstörungen, Zwangssymptome, autoaggressives Verhalten und bei Kindern eine Störung des Sozialverhaltens. Hinsichtlich eines möglichen Zusammenhangs zwischen komorbider Depression und ADHS liegen widersprüchliche Daten vor (Übersicht bei Robertson 2006b). Neuere Untersuchungen deuten darauf hin, dass das Bestehen einer Zwangsstörung eng mit dem Eintreten einer Depression vergesellschaftet ist (Martino u. Leckman 2022).

Es gibt Belege dafür, dass sich Patienten mit Tourette-Syndrom häufiger ärztlich vorstellen, wenn eine Depression besteht (Cavanna et al. 2009). Dies verdeutlicht die Notwendigkeit, besonders bei erwachsenen Patienten mit Tourette-Syndrom stets an eine komorbide Depression zu denken.

Ebenso wie für andere Komorbiditäten des Tourette-Syndroms ist nicht geklärt, wie die häufige Assoziation von Depression und Tourette-Syndrom zu erklären ist. Die Prävalenzraten sprechen gegen ein rein zufälliges Zusammentreffen. Sicherlich können Depressionen bei Patienten mit Tourette-Syndrom nicht allein als Reaktion auf die Tic-Störung erklärt werden. Am wahrscheinlichsten ist eine mulitfaktorielle Genese. Ob Depressionen bei einer Untergruppe von Patienten als Teil des *Tourette-Phänotyps* zu werten sind, ist nicht geklärt. Zur Frage, ob sich die Symptome einer Depression bei Patienten mit Tourette-Syndrom von jenen bei Patienten mit anderen Formen von Depression unterscheiden, wurden bisher nur wenige Studien durchgeführt. Piedad und Mitarbeiter (Piedad et al. 2013) verglichen die Ergebnisse des *Beck Depressions-Inventars* (BDI) von Patienten mit Tourette-Syndrom (n = 65) mit jenen mit rezidivierender unipolarer (n = 696), bipolar I (n = 1.515) und bipolar II (n = 497) Störung sowie mit gesunden Kontrollen (n = 293). Eine Depression fand sich – wie zu erwarten – bei Patienten mit Tourette-Syndrom signifikant häufiger als in der Kontrollgruppe. Frauen mit Tourette-Syndrom hatten häufiger eine Depression als Männer. Die BDI-Werte waren insgesamt bei Patienten mit Tourette-Syndrom deutlich niedriger als bei Patienten mit unipolarer Depression (besonders für die Unterpunkte Selbstkritik, Libido, Suizidalität und Mangel an Aktivität) und vergleichbar mit jenen von Patienten mit bipolarer Störung. Die Autoren glauben daher, dass sich eine Depression im Rahmen eines Tourette-Syndroms phänotypisch von einer unipolaren Depression unterscheidet.

Suizidalität: Die Mehrzahl der vollendeten Suizide wird von Patienten mit Depressionen begangen. Nach Schätzungen versterben etwa 15% aller Patienten, die wegen einer Depression zumindest einmal stationär behandelt wurden, durch Suizid. In der Literatur finden sich nur sehr wenige Kasuistiken über vollendete Suizide bei Patienten mit Tourette-Syndrom. Robertson et al. (1995) berichteten über zwei Fälle sowie Margolese et al. (2002) und Walby et al. (2006) über je einen Fall. Eine kleine retrospektive Fallserie wurde 2010 aus Spanien veröffentlicht (Dávila et al. 2010). In dieser wird über 10 Patienten berichtet, von denen sieben einen Suizidversuch unternommen hatten und drei durch Suizid verstorben waren. Allerdings kommen bei den Fallbeschreibungen gewisse diagnostische Zweifel auf, da mehrheitlich über für das Tourette-Syndrom untypische Komorbiditäten berichtet wird, wie mentale Retardierung, bipolare und schizoaffektive Störungen. Schließlich wurde die Suizidrate bei Patienten mit Tourette-Syndrom und anderen chronischen Tic-Störungen im Vergleich zu einer Kontrollgruppe anhand landesweiter schwedischer Registerdaten untersucht (Fernández de la Cruz et al. 2017). Von 7.736 Personen mit der Diagnose Tourette-Syndrom oder chronische Tic-Störung verstarben während des Studienzeitraums 32 durch Suizid. Damit war die Suizd-Wahrscheinlichkeitsrate in der Tourette-Gruppe im Vergleich zur Kontrollgruppe mehr als viermal so hoch (OR = 4,39) und auch die Suizidversuchsrate war um das mehr als 3,5-fache (OR = 3,86) erhöht. Nach Adjustierung für psychiatrische Komorbiditäten war das Risiko zwar leicht vermindert, lag aber immer noch deutlich über dem in der Kontrollgruppe. Ein früherer Suizidversuch stellte den stärksten Prädiktor dar, später an einem Suizid zu versterben. Nach Ergebnissen einer nicht-repräsentativen Umfrage der *Tourette Association America* (TAA) an 1.194 Personen mit Tourette-Syndrom gaben 30% der befragten Kinder an, jemals Suizidgedanken gehabt und 10%, in den vergangenen 12 Monaten einen Suizidversuch unternommen zu haben. Die entsprechenden Zahlen für Erwachsene lagen sogar bei 48% bzw. 27% (https://tourette.org/wp-content/uploads/2022_TAA_ImpactSurvey_0512b.pdf). Einer italienischen Studie (n = 313) zufolge erhöht das zusätzliche Bestehen von Tics bei Patienten mit Zwangsstörung die Suizidversuchsrate (Benatti et al. 2021).

Aus klinischer Sicht besteht dennoch der Eindruck, dass Suizide bei Patienten mit Tourette-Syndrom eher selten sind und die Suizidrate auch bei komorbider Depression geringer ist als bei Patienten mit unipolarer Depression. In Einklang mit dieser Vermutung steht die Beobachtung, dass Patienten mit Tourette-Syndrom und komorbider Depression seltener suizidal sind als Patienten mit unipolarer Depression (Piedad et al. 2013).

> *Depressionen stellen mit einer Prävalenz von > 40% eine häufige Komorbidität bei Patienten mit Tourette-Syndrom dar und führen oft zu einer starken Beeinträchtigung der Lebensqualität.*

Da sich die Empfehlungen zur Behandlung der Depression bei Patienten mit Tourette-Syndrom nicht von den allgemeinen Richtlinien zur Therapie von Depressionen unterscheiden, wird auf eine ausführliche Darstellung verzichtet und auf die einschlägige Fachliteratur verwiesen. Hier soll lediglich darauf hingewiesen werden, dass im Falle einer Indikation für eine Pharmakotherapie der Depression und gleichzeitigen Zwangssymptomen eine Behandlung mit einem Serotonin-Wiederaufnahmehemmer vorteilhaft ist.

7.4 Angststörungen

Allgemein werden Angststörungen unterschieden in Panik-, generalisierte Angst- und phobische Störungen sowie die gemischte Störung mit gleichzeitig bestehender Angst und Depression. Die drei häufigsten Angststörungen im Kindesalter sind die Trennungsangststörung (auch Trennungsängstlichkeit genannt), die generalisierte Angststörung und spezifische Phobien.

Angsterkrankungen bestehen bei Patienten mit Tourette-Syndrom in 18–31% der Fälle und damit deutlich häufiger als in Vergleichspopulationen (Freeman et al. 2000, Sambrani et al. 2016). In einer Studie an 246 Kindern und Erwachsenen mit Tourette-Syndrom (mittleres Alter = 17 Jahre) fanden sich sowohl Phobien mit relevanter Beeinträchtigung (in 19%), als auch Panikstörungen (in 33%) signifikant häufiger als in einer Kontrollgruppe (Comings u. Comings 1987a). Auch in einer großen Untersuchung, in der 1.596 Kinder interviewt und dabei 339 Kinder mit Tics identifiziert wurden, fanden sich bei diesen – neben anderen Verhaltensauffälligkeiten – signifikant häufiger verschiedene Angststörungen (Trennungsangststörung, einfache Phobien, soziale Phobie, Agoraphobie, Störung mit Überängstlichkeit) (Kurlan et al. 2002). In einer weiteren Studie, in der 190 Jugendliche mit Tourette-Syndrom untersucht wurden, waren alle Formen von Angststörungen gehäuft. Insbesondere die Trennungsangststörung zeigte dabei eine Korrelation mit der Tic-Schwere (Coffey et al. 2000). Nach einer neueren großen Querschnittsstudie mit 1.374 Patienten besteht bei 15–36% eine komorbide Angststörung (Hirschtritt et al. 2015), am häufigsten eine Trennungsangst, eine spezifische Phobie (jeweils etwa 15%) und eine generalisierte Angststörung (11–20%). Etwas seltener besteht eine soziale Angststörung und Panikstörung (mit jeweils 5–10%) (Martino u. Leckman 2022).

Während Depressionen häufiger bei Erwachsenen als bei Kindern mit Tourette-Syndrom bestehen, scheinen Angststörungen in allen Altersgruppen in etwa gleicher Häufigkeit aufzutreten. Laut einer internetbasierten Umfrage (n = 460) sind nicht nur Depressionen, sondern auch Angststörungen bei Frauen mit Tourette-Syndrom häufiger als bei Männern (Lewin et al. 2012). Einzig die soziale Angststörung scheint einer großen Studie zufolge bei Männern mit 13% häufiger vorzukommen als bei Frauen (8%) (Hirschtritt et al. 2015). Einfache Phobien (ebenso wie Zwänge) in der Kindheit sind möglicherweise ein Prädiktor für die Persistenz der Tics bis ins Erwachsenenalter (Peterson et al. 2001a). Das Bestehen einer Trennungsangst in früher Kindheit erhöht das Risiko für die spätere Entwicklung von Zwängen. Das Bestehen einer ADHS, aber auch einer Zwangsstörung scheint das zusätzliche Eintreten einer Angststörung zu begünstigen (Martino u. Leckman 2022).

Mehrere von Robertson und Mitarbeitern durchgeführte Studien konnten einen Zusammenhang zwischen Angststörungen und der Tic-Schwere nachweisen. Bei Personen mit nur gering ausgeprägtem Tourette-Syndrom wurde hingegen keine erhöhte Inzidenz für Angststörungen festgestellt (Robertson et al. 1988, Robertson u. Gourdie 1990, Robertson et al. 1993, Robertson et al. 1997). In einer weiteren Untersuchung zeigte sich, dass komorbide Angststörungen – im Gegensatz zu disruptivem Verhalten – bei Kindern mit Tourette-Syndrom nicht wesentlich zum Bestehen von Verhaltensauffälligkeiten beitragen (Ghanizadeh u. Mosallaei 2009). Allerdings gilt als gut belegt, dass Angststörungen in allen Altersgruppen – und besonders bei Kindern – zu einer deutlichen Beeinträchtigung der Lebensqualität führen können (Martino u. Leckman 2022).

In einer genetischen Untersuchung konnte bei Familienmitgliedern von Patienten mit Tourette-Syndrom ein gehäuftes Auftreten von Phobien, Panik- und anderen Angststörungen nicht nachgewiesen werden (Pauls et al. 1994). Diese Daten sprechen gegen die Hypothese, dass Angststörungen genetisch mit dem Tourette-Syndrom verknüpft sind.

In Einzelfällen wurde über das Eintreten einer Schulphobie während einer antipsychotischen Behandlung der Tics mit Haloperidol und Pimozid berichtet (Mikkelsen et al. 1981, Linet 1985, Bruun 1988). Allerdings wurde auch unabhängig von einer medikamentösen Behandlung das Phänomen der Schulverweigerung bei Kindern mit Tourette-Syndrom beschrieben (Plapp 1990).

Es gilt als gut belegt, dass Angststörungen auch gehäuft bei Kindern mit ADHS (ohne Tourette-Syndrom) auftreten (Baldwin u. Dadds 2008, Lavigne et al. 2009). Bisher liegen Studien über den Zusammenhang von Angststörungen und komorbider ADHS bei Kindern mit Tourette-Syndrom nicht vor.

Angststörungen stellen eine häufige Komorbidität bei Patienten mit Tourette-Syndrom dar, die bei 30–40% der erwachsenen Patienten und 15–30% der Kinder und Jugendlichen im Laufe des Lebens auftreten, am häufigsten eine Trennungsangst und eine generalisierte Angststörung. Angststörungen gehen mit schwereren Tics einher, ohne dass die zugrundeliegenden Mechanismen bekannt sind. Die Wahrscheinlichkeit scheint mit zunehmender Tic-Schwere zu steigen.

7.5 Autoaggressive Handlungen

Autoaggressives Verhalten ist ein seit der Erstbeschreibung des Tourette-Syndroms durch George Gilles de la Tourette bekanntes Phänomen der Erkrankung. In den seither durchgeführten Studien fanden sich allerdings sehr unterschiedliche Zahlen zur Häufigkeit selbstverletzenden Verhaltens. Dies ist zum einen vermutlich auf unterschiedliche Erhebungsmethoden zurückzuführen. Zudem ist zu bedenken, dass keine allgemein anerkannte Definition für dieses Symptom vorliegt. Ein weiteres Problem ergibt sich daraus, dass Selbstverletzungen auch bei zahlreichen anderen neurologischen und psychiatrischen Erkrankungen auftreten können, etwa bei Intelligenzminderung, Deprivation, Autismus, Zwangsstörung, Schizophrenie, Münchhausen-Syndrom, Persönlichkeitsstörungen vom Borderline-Typ, Essstörungen, Suchterkrankungen, Cornelia de Lange-Syndrom, Neuroakanthozytose und Lesch-Nyhan-Syndrom. Es gibt aber auch Menschen, die sich aus Langeweile oder um Aufmerksamkeit zu erregen, Selbstverletzungen zufügen.

Im DSM-5 wurde neu die Diagnose Dermatillomanie (*Excoriation* oder *Skin-Picking Disorder*) aufgenommen. Diese den Zwangserkrankungen zugeordnete Störung ist durch anhaltende Manipulationen an der Hand (etwa durch Kratzen oder Drücken) mit daraus resultierenden Hautveränderungen gekennzeichnet. Die *Skin-Picking Disorder* könnte – ebenso wie die ebenfalls den Zwangsstörungen zugeordnete Trichotillomanie – auch als autoaggressives Verhalten verstanden werden.

Das Phänomen der Selbstverletzung wurde ganz generell bis heute nur unzureichend untersucht. Sicherlich unterscheiden sich die zugrunde liegenden Ursachen bei den einzelnen Erkrankungen. Oft wurde selbstverletzendes Verhalten als Ausdruck einer Impulskontrollstörung eingestuft. Während das selbstschädigende Verhalten bei Patienten mit einer Persönlichkeitsstörung vom Borderline-Typ in erster Linie dazu dient, *sich zu spüren*, Spannungszustände zu reduzieren oder eine Euphorisierung herbeizuführen, berichten Patienten mit Tourette-Syndrom von einem Drang, derartige Handlungen gegen ihren Willen ausführen zu müssen, obwohl sie die damit verbundenen Gefahren sehr wohl erkennen. Patienten mit Tourette-Syndrom berichten kaum je darüber, dass das Ausführen autoaggressiver Handlungen mit Gefühlen von Spannungsverminderung oder Euphorisierung einhergehe.

Auch die Art der Selbstverletzungen ist bei den einzelnen Erkrankungen verschieden. Während sich Patienten mit Borderline-Persönlichkeitsstörung in erster Linie Verletzungen mit Schneiden, Ritzen, Kratzen und Verbrennen zufügen, kommen bei Patienten mit Tourette-Syndrom am häufigsten ein Schlagen mit dem Kopf gegen Gegenstände und ein Schlagen mit der Hand gegen den Körper vor. Über ein oberflächliches Ritzen und Schneiden sowie das Verschlucken oder sonstige Einführen von scharfen Gegenständen in den Körper wurde bei Patienten mit Tourette-Syndrom (ohne zusätzliche Persönlichkeitsstörung) bis heute nicht berichtet.

Es wäre zu begrüßen, wenn im deutschsprachigen Raum eine Terminologie gefunden werden könnte, die bei der Beschreibung *selbstverletzenden Verhaltens* stärker als bisher die unterschiedlichen Ursachen berücksichtigte. So wäre es sinnvoll, den Terminus *selbstverletzendes oder selbstschädigendes Verhalten* für Patienten mit Borderline-Persönlichkeitsstörungen zu verwenden und bei Patienten mit Tourette-Syndrom – wegen der mutmaßlich völlig unterschiedlichen Pathogenese und klinischen Präsentation – einen anderen Begriff zu gebrauchen, etwa *autoaggressives Verhalten* oder *autoaggressive Handlungen*. Im Englischen hat sich allerdings der Terminus *self-injurious behaviour* (SIB) für Selbstverletzungen bei Patienten mit Tourette-Syndrom etabliert.

Bereits in älteren Studien wurde über hohe Prävalenzraten (zwischen 34–53%) für autoaggressives Verhalten bei Patienten mit Tourette-Syndrom berichtet (Moldofsky et al. 1974, van Woert et al. 1976, Nee et al. 1980, Stefl 1984). In einer größeren Untersuchung an 90 Patienten fanden Robertson und Mitarbeiter (1989) eine Häufigkeit von 33%. Die häufigste Form der Selbstverletzung war ein Schlagen mit dem Kopf gegen Gegenstände (*head banging*) bei 47% dieser Patienten. Weitere Selbstverletzungen waren: das Schlagen mit der Hand gegen Körper, Kopf und Gesicht, das Stoßen von scharfen Gegenständen gegen oder in den Körper, das Kratzen und das Zufügen schwerer Augenverletzungen. In einer weiteren großen Untersuchung an 297 Patienten mit Tourette-Syndrom fand sich autoaggressives Verhalten bei 29% der Patienten, 4% wiesen schwere Selbstverletzungen auf (Mathews et al. 2004). Ergebnisse einer großen Datenbank aus 22 Ländern und 65 Kliniken erbrachten demgegenüber eine deutlich geringere Häufigkeit für autoaggressive Handlungen von lediglich 14% (Spannweite von 4–43%) (Freeman et al. 2000). In einer eigenen Untersuchung mit 1.032 Patienten mit Tourette-Syndrom fanden sich autoaggressive Handlungen jeglicher Form bei 39% der Patienten, allerdings führten diese nur selten zu relevanten Verletzungen (Sambrani et al. 2016).

In einer jüngst durchgeführten und noch unveröffentlichten eigenen Studie speziell zur Frage der Häufigkeit und Art autoaggressiven Verhaltens bei Tourette-Syndrom wurde im Rahmen einer Online-Befragung bei 123 Patienten festgestellt, dass autoaggressive Handlungen offenbar viel häufiger auftreten, als bisher angenommen. So gaben in dieser Studie 84% der Teilnehmer an, jemals autoaggressive Handlungen ausgeführt zu haben.

Diesen Untersuchungen wurde folgende Definition für autoaggressive Handlungen zugrunde gelegt:

> *„Unter Autoaggressionen versteht man einen Drang oder eine Handlung, sich selbst gegen den eigenen Willen zu verletzen. Autoaggressive Handlungen werden nicht absichtlich ausgeführt und sind nicht Folge eines Unfalls. Sie können zu einer Verletzung oder Schädigung des eigenen Körpers führen, ohne dass aber eine Selbstverletzungs- oder Selbsttötungsabsicht (Suizidalität) besteht. Diese Handlungen müssen ausgeführt werden, obwohl deren Sinnlosigkeit und Selbstschädigung erkannt werden."*

Die Studienteilnehmer wurden gebeten, basierend auf dieser Definition für autoaggressive Handlungen, darüber hinaus mithilfe eines speziell entwickelten Fragebogens (*self-injurious behaviour scale*, SIBS) anzugeben, welche Formen der Autoaggressionen jemals aufgetreten waren. Der Fragebogen ist im Anhang dieses Buches zu finden. Wie in Tabelle 8 zu erkennen, treten bei Patienten mit Tourette-Syndrom vielfältige Autoaggressionen auf, am häufigsten aber Symptome der Kategorien Schlagen/Drücken/Stoßen, gefolgt von Kratzen/Kneifen und Beißen/Lecken.

Schwere Verletzungen durch autoaggressive Handlungen sind selten, jedoch wiederholt beschrieben worden. Am häufigsten sind hierbei zu nennen Augenverletzungen (bis hin zur ein- oder beidseitigen Erblindung) durch Schlagen mit der Hand oder (seltener) mit Gegenständen gegen das Auge oder durch den Drang, mit einem Finger in die Augenhöhle oder hinter den Augapfel bohren zu müssen. Über ähnliche autoaggressive Handlungen mit Verlust des Augenlichtes wurde in Einzelfällen auch bei Patienten mit schwerer (isolierter) Zwangsstörung berichtet (Torres et al. 2009). Seltener kommt es durch Selbstschlagen oder Schlagen mit Körperteilen gegen Gegenstände zu inneren Blutungen oder Knochenbrüchen. In Einzelfällen wurden schwere Autoaggressionen mit Ab- und Zerbeißen von Zunge und Lippen, Zahnextraktion oder Verbrennen mit einer Zigarette beschrieben (Robertson et al. 1989, Fornaro et al. 2012, Leksell u. Edvardson 2005, Krüger u. Müller-Vahl 2015). Todesfälle infolge autoaggressiver Verletzungen etwa infolge eines subduralen Hämatoms stellen eine absolute Rarität dar (Robertson et al. 1989).

Autoaggressives Verhalten bei Patienten mit Tourette-Syndrom ist ein häufiges Phänomen, das nach einer neuen großen prospektiven Studie durchgeführt mittels eines neu entwickelten Fragebogens mit 83% noch viel häufiger auftritt als bisher angenommen. Mehrheitlich handelt es sich aber um geringe autoaggressive Handlungen, die nicht zu Verletzungen führen, am häufigsten Symptome der Kategorien „Schlagen/Drücken/Stoßen", gefolgt von „Kratzen/Kneifen" und „Beißen/Lecken". Schwere Selbstverletzungen sind selten. Autoaggressive Handlungen sind als Sonderform komplexer motorischer Tics zu verstehen. Starke Autoaggressionen treten besonders bei Patienten mit schwerem Tourette-Syndrom und zahlreichen weiteren Komorbiditäten auf.

In verschiedenen Studien fand sich ein Zusammenhang zwischen autoaggressivem Verhalten und den Persönlichkeitsmerkmalen Feindseligkeit und Zwanghaftigkeit (Robertson et al. 1989, Robertson u. Gourdie 1990). Zudem konnte gezeigt werden, dass autoaggressives Verhalten besonders bei solchen Patienten auftritt, bei denen schwere Tics bzw. ein Tourette-Syndrom *plus* (mit Komorbiditäten) besteht (Robertson et al. 1989, Freeman et al. 2000). In dieser Patientengruppe fand sich autoaggressives Verhalten viermal häufiger als bei Patienten mit Tourette-Syndrom *only* (ohne Komorbiditäten).

Zudem wurde ein linearer Zusammenhang zwischen der Anzahl der Komorbiditäten und dem Auftreten von autoaggressivem Verhalten nachgewiesen. Als größter Risikofaktor für das Eintreten autoaggressiven Verhaltens gilt das Vorliegen einer Zwangsstörung (Freeman et al. 2000, Eapen et al. 2004, Mathews et al. 2004). Hingegen konnte bei Patienten mit Tourette-Syndrom kein Zusammenhang zwischen autoaggressivem Verhalten und Impulsivität oder einer Affektdysregulation nachgewiesen werden. Lediglich bei Vorliegen sehr schwerer Selbstverletzungen war der stärkste Prädiktor eine Impulskontrollstörung und nicht eine Zwangsstörung (Mathews et al. 2004).

Während in manchen Studien autoaggressives Verhalten bei Frauen häufiger als bei Männern be-

Tab. 8 Häufigkeit autoaggressiver Handlungen bei Patienten mit Tourette-Syndrom (n = 123) (Müller-Vahl, unveröffentlichte Ergebnisse)

Kategorie	Art der autoaggressiven Handlung	Häufigkeit
Schlagen/Drücken/ Stoßen (79,6%)	mit dem Kopf gegen Gegenstände/Wand schlagen	46,6%
	mit anderen Körperteilen gegen Gegenstände/Wand schlagen	59,2%
	mir selbst gegen den Kopf schlagen	61,2%
	mir selbst gegen andere Körperteile schlagen	58,3%
	mit Gegenständen gegen den Kopf schlagen oder drücken	33%
	mit Gegenständen gegen sonstige Körperteile schlagen oder drücken	33%
	scharfe Gegenstände gegen oder in den Körper stoßen	12,7%
Kratzen und Kneifen (67,9%)	mich selbst kneifen	30,1%
	mich selbst kratzen	37,8%
	die Haut blutig kratzen	25,2%
	Wunden immer wieder aufkratzen	43,7%
	meine Fingernägel stark in die Haut drücken	37,9%
Manipulation am Auge (39,1%)	gegen mein Auge schlagen	11,7%
	auf, in oder hinter mein Auge drücken	20,4%
	mit Gegenständen mein Auge verletzen	0,97%
Beißen und Lecken (67,9%)	mich selbst beißen	34%
	auf meine Lippen beißen	18,4%
	auf meine Zunge beißen	10,7%
	in meine Wange beißen	18,5%
	an den Fingernägeln beißen oder manipulieren	34,9%
	an den Fußnägeln beißen oder manipulieren	10,6%
	durch ständiges Lecken an den Lippen die Lippen zu verletzen („rissige Lippen")	33,1%
Manipulation an den Zähnen (45,6%)	wenn ich wach bin, meine Zähne gegeneinander reiben	26,2%
	kräftig in/auf harte Gegenstände beißen	12,7%
	meine Zähne kräftig aufeinanderschlagen	34%
	meine Zähne mit den Händen lockern	7,8%
	durch Schlagen oder Drücken mit Gegenständen meine Zähne beschädigen	2%
Trichotillomanie (20,4%)	meine Kopfhaare ausreißen	12,6%
	meine Wimpern oder Augenbrauen ausreißen	7,8%
	Haare sonst am Körper ausreißen	12,6%
Verbrennungen der Haut (30,1%)	heiße Gegenstände berühren	30,1%
	Verbrennungen an der Haut zufügen	8,8%

obachtet wurde (Freeman et al. 2000, Sambrani et al. 2016), fand sich in den beiden methodisch besten Studien kein Geschlechtsunterschied (Mathews et al. 2004, Müller-Vahl et al., unveröffentlichte Ergebnisse).

In der Studie von Müller-Vahl und Mitarbeitern (unveröffentlichte Ergebnisse) wurde darüber hinaus untersucht, ob autoaggressive Handlungen den Tics oder Zwängen zuzuordnen sind. Es fand sich eine starke Korrelation zwischen autoaggressiven Handlungen und komplexen motorischen Tics – nicht aber mit Zwängen – sodass anzunehmen ist, dass autoaggressive Handlungen als Sonderform von Tics zu verstehen und auch entsprechend zu behandeln sind. Im Einklang mit diesem Ergebnis gaben 87% der Patienten an, den autoaggressiven Handlungen – analog zu den Tics – vorangehend ein Dranggefühl zu verspüren. Schließlich wurde deutlich, dass autoaggressive Handlungen häufig die Lebensqualität der Betroffenen beeinträchtigen.

Mehrere Autoren äußerten die Auffassung, autoaggressives Verhalten stelle kein einheitliches Phänomen dar, sondern sei in unterschiedliche ätiologische Kategorien zu unterteilen (Robertson et al. 1989, Mathews et al. 2004). So könnten leichte autoaggressive Handlungen möglicherweise den Zwangssymptomen zugeordnet werden, schwere Selbstverletzungen hingegen hiervon unabhängig als Ausdruck einer Affektdysregulation verstanden werden (Mathews et al. 2004). Robertson und Mitarbeiter (1989) schlugen hingegen vor, besonders komplexe Formen der Selbstverletzungen (wie das Manipulieren am Auge) als Stereotypie zu klassifizieren. Es gibt Hinweise darauf, dass autoaggressives Verhalten in manchen ethnischen Gruppen häufiger vorkommt (besonders bei Ashkenazi-Juden) als in anderen (Mathews et al. 2004).

7.6 Weitere Komorbiditäten bei Patienten mit Tourette-Syndrom

Neben der Zwangsstörung und der ADHS stellen autoaggressive Handlungen, Depressionen und Angststörungen vermutlich die häufigsten Komorbiditäten des Tourette-Syndroms dar. Darüber hinaus gibt es Hinweise, dass zahlreiche weitere Symptome gehäuft in dieser Patientengruppe auftreten wie Impulskontrollstörungen, rasch aufbrausendes Verhalten, verstärkte Aggressivität, Lernstörungen, Störungen des Sozialverhaltens, oppositionelles Trotzverhalten, Schlafstörungen, Autismus-Spektrum-Störungen sowie fraglich auch Persönlichkeitsstörungen, Suchterkrankungen und unangemessenes Sexualverhalten. Allerdings liegen zu diesen weiteren Begleiterkrankungen bis heute nur wenige Studienergebnisse vor (Freeman et al. 2000, Robertson 2000).

Es kann angenommen werden, dass zumindest einige dieser Symptome (etwa Impulskontroll-, Lern- und Schlafstörungen) in stärkerem Ausmaß mit einer komorbiden ADHS als mit der Tic-Störung korrelieren. Allerdings können alle genannten Komorbiditäten auch bei Patienten mit Tourette-Syndrom ohne eine zusätzliche ADHS auftreten.

Wiederholt wurde kasuistisch darüber berichtet, dass bei Patienten mit Tourette- Syndrom gehäuft Schizophrenie-ähnliche Symptome auftraten, insbesondere überwertige und wahnhafte Ideen (Verfolgungsideen, ein Gefühl, beobachtet zu werden) (Comings u. Comings 1987b, Kerbeshian u. Burd 1987, Kurlan et al. 2002, Robertson et al. 1997). Allerdings waren nur sehr selten die Diagnosekriterien einer Schizophrenie erfüllt (Müller et al. 2002). Es gibt keine begründeten Hinweise auf eine Assoziation zwischen psychotischen Erkrankungen und dem Tourette-Syndrom (Cavanna et al. 2009).

Vermutlich häufiger als angenommen tritt bei Patienten mit Tourette-Syndrom *zusätzlich* eine dissoziative Bewegungsstörung ein. Die Differenzierung zwischen Tics einerseits und dissoziativen Symptomen andererseits kann überaus schwierig sein. Wegweisend können eine plötzlich einsetzende Verschlechterung der Bewegungsstörungen sein und ebenso Hyperkinesen, die nicht nur für Tics allgemein *untypisch* sind, sondern aus dem bis dahin bei diesem Patienten bestehenden *Muster* der Tics herausfallen. Auffällig ist auch das fehlende Ansprechen auf übliche Behandlungen. Das gemeinsame Auftreten von Tourette-Syndrom und dissoziativer Bewegungsstörung sollte wegen der erheblichen therapeutischen Implikationen nicht übersehen werden (Müller-Vahl et al. 2023a) (s. Kap. 8.2 Funktionelle (dissoziative) Bewegungsstörungen).

7.6.1 Wutausbrüche, Ärger, Impulsivität, Aggression

Wutausbrüche (*rage attacks*) sind vermutlich die am wenigsten erforschte Komorbidität des Tourette-Syndroms (Silva et al. 2020). Dies überrascht umso mehr, da bereits George Gilles de la Tourette 1885 über Wutausbrüche bei Patienten mit Tourette-Syndrom berichtete und Wutausbrüche nicht nur die Lebensqualität der Betroffenen deutlich beeinträchtigen können (Martino u. Leckman 2022), sondern auch das unmittelbare Umfeld oft erheblich belasten (Budman et al. 2003, Dooley et al. 1999).

> **In Anlehnung an eine frühere Definition von Budman et al. (2003) wurde jüngst folgende Definition für Wutausbrüche vorgeschlagen (Müller-Vahl et al. 2020):**
>
> Wutausbrüche sind plötzliche, meist kurz anhaltende, starke, impulsive, emotionale Reaktionen auf Situationen und/oder Reize, die nicht ausreichend willentlich kontrolliert werden können. Das gezeigte Verhalten steht dabei nicht im Verhältnis zum auslösenden Reiz. Wutausbrüche können sich in unpassenden verbalen Äußerungen, Sachbeschädigung oder aggressiven Handlungen manifestieren. Den Betroffenen ist die Unverhältnismäßigkeit ihres Verhaltens bewusst. Deswegen werden Wutausbrüche von den Betroffenen oft als unangenehm, ungewollt und häufig auch Scham besetzt erlebt, verbunden mit dem Gefühl, das Verhalten dennoch nicht ändern zu können.

Neben dem Begriff Wutausbruch (*rage attack*) werden in der Literatur zahlreiche weitere, meist nicht klar definierte Begriffe zur Beschreibung aggressiven und/oder impulsiven Verhaltens bei Patienten mit Tourette-Syndrom wie Wut, Wutanfälle, Aggressionen, Feindseligkeit, Impulsausbrüche oder Ärger gebraucht. Die häufig benutzen Begriffe episodische Wut und explosiver Ausbruch (*outburst*) weisen auf das intermittierende Auftreten und die Unverhältnismäßig des Verhaltens hin (Martino u. Leckman 2022). Wutausbrüche treten aber oft auch im Rahmen anderer Störungen auf wie der Impulskontrollstörung, der Störung des Sozialverhaltens, Autismus-Spektrum-Störung und ADHS. All dies erschwert die Beurteilung der wenigen verfügbaren Studien, da oft unklar bleibt, welches Symptom genau untersucht wurde. Abzugrenzen von Wutausbrüchen sind sicherlich Symptome, die mit den Begriffen Impulsivität, Aggression und Unruhe beschrieben werden.

Vor diesem Hintergrund ist die Interpretation der verfügbaren Daten schwierig. Wright et al. (2012) berichten basierend auf einer Literaturrecherche über das Auftreten von Symptomen wie plötzliche, unvorhersehbare Wut, Reizbarkeit, Wutausbrüche und Aggression bei 23–40% der Patienten mit Tourette-Syndrom. Bei Kindern wurde eine Häufigkeit zwischen 35 und 45% gefunden (Mol Debes et al. 2008b, Kano et al. 2008, Budman et al. 2003), bei Erwachsenen zwischen 20–56% (Müller-Vahl et al. 2020, Chen et al. 2013, Hirschtritt et al. 2015).

In einer großen internationalen multizentrischen Studie (n = 3.500) wurden unter dem Begriff „anger control problems“ zusammengefasste Symptome bei 38% der männlichen und 30% der weiblichen Patienten gefunden. Unter dem Begrifff „disruptive behavior disorders“ klassifizierte Symptome wurden in einer anderen großen multizentrischen Studie (n = 1.368) bei 29,7% der Patienten festgestellt (Hirschtritt et al. 2015). In einer großen deutschen Stichprobe (n = 1.032) wurde über eine Häufigkeit von „Wutausbrüchen“ in 56% der Fälle berichtet (Sambrani et al. 2016). Silva et al. (2020) werteten die verfügbare Literatur aus und berichteten über eine Häufigkeit von „temper tantrums and rage attacks“ bei 35–64% aller Kinder mit Tourette-Syndrom. Schließlich wurden in einer systematischen Übersichtsarbeit speziell zu Wutanfällen bei Tourette Syndrom unter Verwendung der Suchbegriffe „*rage attacks, rage, impulse control disorder, anger, outburst, intermittent explosive disorder, and aggression*“ insgesamt 10 Studien ausgewertet und eine Prävalenz von 20–67% ermittelt (Conte et al. 2020).

Im Jahr 2020 wurde schließlich eine methodisch hochwertige Studie zur Untersuchung von Wutausbrüchen bei Erwachsenen mit Tourette-Syndrom durchgeführt (Müller-Vahl et al. 2020). Hierfür wurde basierend auf der eingangs genannten Definition für Wutausbrüche und einem zuvor von Budman et al. (2003) entwickelten Elternfragebogen zu Wutausbrüchen ein neuer Selbstbeurteilungsbogen speziell zur Erfassung von Wutausbrüchen entwickelt, der *Rage Attack Questionnaire* (RAQ-R). Die deutsch- und englischsprachige Version des RAQ-R sind im Open Access verfügbar (Müller-Vahl et al. 2020). Die deutsche Fassung findet sich zudem im Anhang dieses Buches.

Unter Verwendung des RAQ-R wurde bei Patienten mit Tourette-Syndrom (n = 127) im Vergleich zu einer Kontrollgruppe (n = 645) mittels Onlinebefragung ein signifikant häufigeres Auftreten von Wutausbrüchen gefunden. In einer Folgestudie wurde die Häufigkeit von Wutausbrüchen in anderen psychiatrischen Populationen mittels RAQ-R untersucht (Palm et al. 2021). Dabei fanden sich vergleichbare RAQ-R-Werte für Patienten mit Tourette-Syndrom und solchen mit den Diagnosen ADHS und Borderline-Persönlichkeitsstörung. Das Bestehen einer komorbiden ADHS und – in geringerem Ausmaß –

einer Zwangsstörung erhöhten bei Patienten mit Tourette-Syndrom das Risiko für das Auftreten von Wutanfällen. Nach bisherigen Daten sind Jungen/Männer häufiger betroffen als Mädchen/Frauen (Martino u. Leckman 2022).

Wutanfälle sind ein häufiges Symptom bei Kindern und Erwachsenen mit Tourette-Syndrom, das oft zu einer relevanten Beeinträchtigung der Lebensqualität führt. Eine komorbide ADHS und Zwangsstörung sowie das männliche Geschlecht stellen Risikofaktoren dar.

7.6.2 Lernstörungen und Intelligenz

Lernstörungen sowie umschriebene Entwicklungsstörungen schulischer Fertigkeiten kommen selten isoliert vor, sondern treten mehrheitlich gemeinsam mit anderen Störungen auf wie motorischen Entwicklungsstörungen, Störungen des Sozialverhaltens, ADHS und Zwangsstörungen. Die häufigste Lernstörung ist die Lese-Rechtschreibstörung. Wiederholt wurde auch über ein gehäuftes Auftreten von Lernstörungen bei Kindern mit Tourette-Syndrom berichtet (Übersicht bei Como 2001, Burd et al. 2005, Martino u. Leckman 2022).

Zahlreiche Studien wurden mit dem Ziel durchgeführt, kognitive Leistungen bei Kindern mit Tourette-Syndrom zu untersuchen. Wiederholt wurden dabei geringe Beeinträchtigungen beschrieben, vor allem bei solchen Aufgaben, bei denen inhibitorische Funktionen von Bedeutung sind. Die Ergebnisse waren allerdings sehr widersprüchlich, da oft nur kleine Patientengruppen untersucht und komorbide Störungen unzureichend berücksichtigt wurden (Yeates u. Bornstein 1996, Como 2001). Während bei Kindern mit *unkompliziertem Tourette-Syndrom* in verschiedenen neuropsychologischen Testungen meist keine oder nur minimale Auffälligkeiten nachgewiesen wurden, hatten komorbide Zwangssymptome und Aufmerksamkeitsdefizite einen eindeutigen negativen Einfluss auf die Testergebnisse (Bornstein 1991, Bornstein et al. 1991, de Groot et al. 1997, Brand et al. 2002, Channon et al. 2003, Huckeba et al. 2008, Channon et al. 2006). In einer Studie, in der exekutive Funktionen untersucht wurden, zeigte sich eine altersabhängige Beeinträchtigung bei Kindern mit ADHS. Hingegen waren bei Kindern mit Tourette-Syndrom keine Auffälligkeiten nachweisbar (Roessner et al. 2006).

In einer größeren, in Dänemark durchgeführten Studie (n = 266) hatten Kinder mit Tourette-Syndrom im Vergleich zu einer gesunden Kontrollgruppe einen leicht geringeren Gesamt- und Handlungs-IQ. Das Alter zu Beginn der Tics hatte einen negativen Einfluss auf den Handlungs-IQ. Kinder mit komorbider Zwangsstörung ebenso wie Kinder mit Tourette-Syndrom ohne Komorbiditäten hatten einen höheren IQ als Kinder mit komorbider Zwangsstörung plus ADHS. Hingegen hatten Kinder mit komorbider ADHS (ohne Zwangsstörung) keinen verminderten IQ. Die Autoren nehmen daher an, dass die bei Kindern mit Tourette-Syndrom leicht verminderte Intelligenz nicht alleine durch eine komorbide ADHS erklärt werden kann (Debes et al. 2011).

Nur in geringer Zahl wurden neuropsychologische Untersuchungen bei erwachsenen Patienten mit Tourette-Syndrom durchgeführt. Dabei fand sich eine mit der Tic-Schwere korrelierende Beeinträchtigung des non-verbalen Gedächtnisses, während verbale Gedächtnis- und exekutive Funktionen unbeeinträchtigt waren (Lavoie et al. 2007).

Daten einer internationalen multizentrischen Datenbank einer großen Stichprobe ergaben, dass bei 1.235 (22,7%) der insgesamt 5.450 Patienten mit Tourette-Syndrom zugleich eine Lernstörung bestand (Burd et al. 2005). Lernstörungen fanden sich signifikant häufiger bei Jungen/Männern, frühem Erkrankungsbeginn des Tourette-Syndroms, pränatalen Komplikationen und schweren Tics. Alle in der Datenbank erfassten Komorbiditäten traten häufiger bei Patienten mit Lernstörungen auf. Auch die Anzahl der Komorbiditäten war höher. Die häufigste Komorbidität sowohl in der Gesamtpopulation (57,8%) als auch in der Untergruppe mit Lernstörungen war eine ADHS mit einer Rate von 80,2%. Bei 31% der Patienten mit Tourette-Syndrom und komorbider ADHS bestand zusätzlich eine Lernstörung. Das Studiendesign erlaubt allerdings keine Aussage darüber, ob die hohe Prävalenz von Lernstörungen in dieser Population mit dem Tourette-Syndrom zusammenhängt oder Folge einer komorbiden ADHS ist.

Untersuchungen zur Intelligenz bei Patienten mit Tourette-Syndrom führten ebenfalls zu uneinheitlichen Ergebnissen. Neuere Testungen an größeren und homogeneren Patientengruppen weisen darauf hin, dass Patienten mit Tourette-Syndrom ohne bedeutsame Komorbiditäten eine normale Intelligenz aufweisen (Bornstein et al. 1991, Como 2001). Hingegen wurde bei Hinzutreten einer ADHS oder Lernstörung ein leicht verminderter Intelligenzquotient (IQ) gemessen (Dykens et al. 1990, Peterson et al. 2001a, Brand et al. 2002, Huckeba et al. 2008).

Das Risiko, dass im Verlauf des Tourette-Syndroms im jungen Erwachsenenalter Zwangssymptome hinzutreten, ist bei Kindern mit einem IQ von 120 8-fach erhöht verglichen mit Kindern mit einem IQ von 100 (Peterson et al. 2001a, Bloch et al. 2006b).

In einer Untersuchung bei Patienten mit Tourette-Syndrom fand sich ein höherer verbaler IQ im Vergleich zum Handlungs-IQ (Como 2001). Dies könnte bei Patienten mit Tourette-Syndrom zu Schwierigkeiten beim Bewältigen von Aufgaben führen, die hohe Anforderungen an die visuo-motorische Geschwindigkeit und Integration sowie an visuo-perzeptive Funktionen stellen. Es wurde ein Zusammenhang dieser Diskrepanz zwischen Verbal- und Handlungs-IQ mit einer komorbiden AHDS diskutiert. Fraglich bleibt allerdings, ob diese Defizite von alltagspraktischer Relevanz sind (Como 2001).

Die Diagnose einer Lernstörung bei Kindern mit Tourette-Syndrom erfordert eine sorgfältige Untersuchung, damit Einschränkungen durch starke Tics oder infolge einer ADHS, Zwangsstörung, Depression oder anderer häufig mit dem Tourette-Syndrom in Zusammenhang stehenden Störungen nicht fälschlicherweise als umschriebene Lernstörung fehlgedeutet werden. Auch bei der Auswertung von Intelligenztests muss geprüft werden, ob die Leistungseinbußen nicht durch ausgeprägte motorische Tics oder Zwangshandlungen verursacht wurden.

Umgekehrt muss aber auch geprüft werden, ob Schulprobleme bei Kindern mit komplexem Tourette-Syndrom mit komorbider ADHS nicht eventuell in Zusammenhang mit einer umschriebenen Lernstörung stehen. Das Übersehen einer solchen Störung kann nicht nur zu einer weiteren Zunahme von Schulschwierigkeiten führen, sondern auch zu Selbstwertproblemen mit daraus resultierender Schulphobie oder Depression. Ohne entsprechende Diagnose kann in diesen Fällen keine angemessene Förderung oder ein Nachteilausgleich gewährt werden (s. Kap. 19.2 Tourette-Syndrom und Schule).

> *Menschen mit Tic-Störungen weisen eine normale Intelligenz auf. Auch Lernstörungen finden sich nicht häufiger als in der Allgemeinbevölkerung. Allerdings führt das Hinzutreten einer ADHS zu einem erhöhten Risiko für das Bestehen einer Lernstörung und einer leichten Verminderung des IQ. Lernstörungen bestehen besonders bei männlichen Patienten mit schwerem Tourette-Syndrom und komorbider ADHS.*

7.6.3 Schlafstörungen

Über Schlafstörungen bei Personen mit Tourette-Syndrom wurde bereits 1885 von George Gilles de la Tourette berichtet. Allerdings lagen lange Zeit nur wenige Daten vor, obwohl Schlafstörungen zu einer erheblichen Beeinträchtigung der Lebensqualität führen können. Ergebnisse einer großen multizentrischen Studie an 3.500 Patienten mit Tourette-Syndrom zeigten, dass 25% der untersuchten Patienten jemals unter Schlafstörungen litten. Zum Untersuchungszeitpunkt berichteten immerhin 16% der Patienten über aktuell bestehende Schlafstörungen (Freeman et al. 2000). Eine weitere klinische Exploration ergab, dass Schlafstörungen bei Kindern mit Tourette-Syndrom am häufigsten durch Ein- und Durchschlafstörungen, Trennungsängstlichkeit am Abend und Parasomnien (Schlafwandeln, Pavor nocturnus) hervorgerufen werden (Übersicht bei Kostanecka-Endress et al. 2003).

Da über Schlafstörungen besonders häufig bei Kindern und Erwachsenen mit ADHS berichtet wird, ist im Einzelfall oft schwierig zu klären, ob diese bei Bestehen beider Erkrankungen mit dem Tourette-Syndrom oder der komorbiden ADHS in Zusammenhang stehen. Eine Metaanalyse zeigte, dass Kinder mit ADHS deutlich häufiger als gesunde Kinder eine Verweigerung des Zubettgehens (*bedtime resistance*) zeigen sowie unter Ein- und Durchschlafstörungen, Schwierigkeiten beim morgendlichen Erwachen, schlafbezogenen Atemstörungen und Tagesmüdigkeit leiden (Cortese et al. 2009). Schlafstörungen können somit als typisches Symptom einer ADHS aufgefasst werden (Taylor 2009).

Im Jahr 2020 wurde erstmals eine systematische Übersicht basierend auf 18 Studien zu Schlafstörungen bei Kindern mit Tourette-Syndrom und anderen chronischen Tic-Störungen veröffentlicht (Hibberd et al. 2020). Auch wenn die Datenqualität lediglich als mäßig eingestuft wurde (und die Prävalenz von 9,7% bis 80,4% reichte), zeigt sich insgesamt, dass Schlafprobleme eine häufige Komorbidität bei Kindern mit Tic-Störungen sind.

Polysomnographische Untersuchungen zeigten eine deutliche Beeinträchtigung der Schlafqualität sowohl bei Kindern als auch bei Erwachsenen mit Tourette-Syndrom, so eine verlängerte Einschlafzeit, verminderte Schlafeffizienz und häufiges nächtliches Erwachen (Cohrs et al. 2001, Kostanecka-Endress et al. 2003). Bei Erwachsenen korrelierte die Schwere des Tourette-Syndroms negativ mit der Schlafqualität.

In einer anderen polysomnographischen Untersuchung wurden vergleichend Kinder und Jugendliche mit Tourette-Syndrom, ADHS, kombiniertem Tourette-Syndrom plus ADHS und gesunde Kontrollpersonen untersucht (Kirov et al. 2007). In allen drei Patientengruppen konnten charakteristische Veränderungen der Schlafparameter nachgewiesen werden. Während sich allerdings bei Patienten mit Tourette-Syndrom hauptsächlich eine verminderte Schlafeffizienz und ein erhöhter Arousal-Index (= Anzahl der Weckreaktionen pro Stunde Schlaf durch periodische nächtliche Beinbewegungen) fanden, zeigten Patienten mit einer ADHS vor allem eine Zunahme des REM-(*Rapid Eye Movement*)-Schlafs (auch paradoxer Schlaf). Bei kombiniertem Tourette-Syndrom plus ADHS fanden sich additiv die bei beiden Störungen bestehenden Auffälligkeiten.

In einer weiteren polysomnographischen Untersuchung wurde der Zusammenhang zwischen Schlafarchitektur und dem Verhalten von unbehandelten Kindern und Jugendlichen mit Tourette-Syndrom, mit ADHS sowie Tourette-Syndrom plus ADHS im Vergleich zu einer gesunden Kontrollgruppe untersucht. In allen drei Patientengruppen fand sich mit zunehmender Häufigkeit der nächtlichen Weckreaktionen (Arousal) eine zunehmende Anzahl von verschiedenen Auffälligkeiten wie Verhaltensstörungen, Hyperaktivität, Unreife sowie ruheloses, unorganisiertes Verhalten. Weckreaktionen und Verhaltensauffälligkeiten traten am häufigsten bei Kindern mit ADHS (mit und ohne Tourette-Syndrom) auf. Die Autoren raten daher zu einer konsequenten Behandlung von Schlafstörungen bei Kindern mit ADHS, da dies auch positive Auswirkungen auf das Verhalten der Kinder habe (Stephens et al. 2013). Darüber hinaus kann angenommen werden, dass Schlafstörungen auch zu einer Verschlechterung der Tics am Tage (etwa infolge ausgeprägter Tagesmüdigkeit) führen können.

Im Vergleich zur Allgemeinbevölkerung bestehen bei Patienten mit Tourette-Syndrom häufiger Ein- und Durchschlafstörungen. Insgesamt deuten die vorliegenden polysomnographischen Befunde darauf hin, dass in erster Linie Schlafstörungen bestehen mit verkürzter Gesamtschlafzeit, verlängerter Einschlaflatenz, verminderter Schlafeffizienz und erhöhtem Arousal. Anders als früher angenommen, verdeutlichen die Untersuchungen darüber hinaus, dass Tics auch im Schlaf auftreten, wenn auch in deutlich geringerer Ausprägung als im Wachzustand. Neben den Tics besteht gehäuft auch eine *Periodic Limb Movement Disorder* (PLMD), die durch Tagesschläfrigkeit und periodische, überwiegend an den Beinen gelegenen Extremitätenbewegungen gekennzeichnet ist. Weniger konsistent sind die Ergebnisse zum Vorliegen von Parasomnien wie Schlafwandeln und Pavor nocturnus (Blaty et al. 2022, Jiménez-Jiménez 2022).

Auch wenn Schlafstörungen bei Patienten mit Tourette-Syndrom vermutlich am häufigsten in Zusammenhang mit einer komorbiden ADHS stehen, sollten stets auch andere mögliche Ursachen in Betracht gezogen werden, wie:

- Depressive Störungen
- Angststörung mit Trennungsängstlichkeit
- Grübelnde Zwangsgedanken
- Verschiedene Zwangshandlungen, beispielsweise
  - Vollführen von Ritualen
  - Kontrollzwänge vor dem Zubett gehen
  - *Just right*-Gefühl, etwa beim Zurechtlegen der Kissen
- Starke (motorische) Tics vor dem Einschlafen
- Restless-Legs-Syndrom (Lespérance et al. 2004)
- Emotionale Belastungen infolge des Tourette-Syndroms, besonders bei Kindern
- Medikamentöse Behandlung mit
  - Serotonin-Wiederaufnahmehemmern
  - Aripiprazol
  - Stimulanzien, z.B. Methylphenidat
  - Atomoxetin

Die Behandlung einer Schlafstörung bei Patienten mit Tourette-Syndrom setzt eine sorgfältige diagnostische Abklärung voraus und sollte – wenn immer möglich – kausal und nicht nur symptomatisch erfolgen.

> *Schlafstörungen sind ein häufiges Symptom des Tourette-Syndroms, das mit der Schwere der Erkrankung korreliert. Die Ursachen sind vielfältig. Nicht nur die Tics, sondern auch zahlreiche Komorbiditäten sowie die medikamentöse Behandlung müssen als Ursache in Betracht gezogen werden. Eine komorbide ADHS ist eine besonders häufige Ursache für Schlafstörungen bei Kindern mit Tourette-Syndrom.*

7.6.4 Suchterkrankungen

Bisher wurde nur in wenigen Studien untersucht, wie häufig Suchterkrankungen bei Patienten mit

Tourette-Syndrom auftreten. Eine Befragung von 246 Patienten mit Tourette-Syndrom ergab, dass sowohl über *Drogenprobleme* als auch über *Alkoholprobleme* häufiger als von Kontrollprobanden berichtet wird (Comings u. Comings 1987b, Comings u. Comings 1987c). In einer eigenen Untersuchung an 480 Patienten mit Tourette-Syndrom wurden bei 12,3% der Patienten Hinweise auf das Vorliegen einer Suchterkrankung festgestellt (Müller-Vahl, unveröffentlichte Ergebnisse). Bei Patienten mit schwerem Tourette-Syndrom wurde sogar eine Prävalenzrate für eine Alkoholabhängigkeit von 30% vermutet (Comings u. Comings 1993). Auch bei Angehörigen von Patienten mit Tourette-Syndrom wurde über eine erhöhte Rate einer Alkoholabhängigkeit (12–17%) berichtet (Pauls et al. 1988, Comings u. Comings 1990).

In Einzelfällen wurde beschrieben, dass ein Alkoholentzug zur Manifestation einer Tic-Störung führen könne (Sandyk u. Gillman 1985, Cardoso u. Vargas 1996). Dabei ist allerdings zu berücksichtigen, dass viele Patienten mit Tourette-Syndrom über eine Verminderung der Tics nach Alkoholkonsum berichten (Müller-Vahl et al. 1997a, b). In einer systematischen Befragung von Erwachsenen mit Tourette-Syndrom, die gelegentlich oder regelmäßig Alkohol trinken, gaben 23 von 37 (62%) Patienten an, dass der Alkoholkonsum zu einer vorübergehenden Verminderung der Tics führe. Zwei Patienten (5%) berichteten sogar über ein vollständiges Sistieren ihrer Tics. Bei acht Patienten (22%) waren die Kriterien einer Alkoholabhängigkeit erfüllt (Müller-Vahl et al. 1997a). Demgegenüber berichteten lediglich 2 von 28 (7%) Zigarettenrauchern über eine Tic-Reduktion während des Rauchens (Müller-Vahl et al. 1997b). Die eigene klinische Erfahrung spricht dafür, dass der Konsum von Alkohol – auch bereits in geringer Menge – bei vielen erwachsenen Personen mit Tic-Störungen zu einer über einige Stunden anhaltenden Tic-Verminderung führt. Viele Patienten geben auf Nachfrage an, dass sie den Alkoholkonsum zeitweise gezielt zur Tic-Reduktion (beispielsweise am Abend vor dem Einschlafen oder bei Feiern) einsetzen. Oft berichten Patienten allerdings auch über eine vorübergehende überschießende Verschlechterung der Tics am Folgetag. Vermutlich mündet zumindest bei einer kleinen Gruppe von Patienten mit Tourette-Syndrom diese *Selbstbehandlung* der Tics mit Alkohol in eine Alkoholabhängigkeit ein.

Anekdotisch wurde über Fälle von Tourette-Syndrom mit zusätzlich bestehender Heroinabhängigkeit berichtet. In allen Fällen bestanden aber weitere Komorbiditäten wie ADHS, Borderline-Persönlichkeitsstörung und Zwänge (Sarajlija et al. 2003). In Einzelfällen wurde über eine erhebliche Zunahme der Tics nach dem Konsum von Heroin (Berthier et al. 2003a, Miller 1985) und Kokain (Daniels et al. 1996, Cardoso u. Jankovic 1993, Attig et al. 1994) berichtet.

In einer großen Querschnittsstudie (n = 1.374) fand sich – besonders auch im Vergleich mit anderen Komorbiditäten wie ADHS und Zwangsstörung – mit 6,2% nur eine relativ geringe Prävalenz für Abhängigkeitserkrankungen (Hirschtritt et al. 2015). Eine komorbide Suchterkrankung fand sich deutlich häufiger bei Patienten mit Tourette-Syndrom, bei denen zusätzlich eine ADHS und/oder eine Zwangsstörung bestand. Nach Kontrolle für die Variablen ADHS und Zwang zeigte sich sogar, dass das Bestehen eines Tourette-Syndroms mit einem verminderten Risiko für eine Substanzabhängigkeit verbunden ist.

Auch in einer schwedischen bevölkerungsbasierten Kohortenstudie mit insgesamt 14.277.199 Personen, von denen 7.832 ein Tourette-Syndrom oder eine chronische Tic-Störung hatten, war die Diagnose Tourette-Syndrom bzw. chronische Tic-Störung mit einem erhöhten Risiko für einen Substanzmissbrauch verbunden, inklusive alkohol- und drogenbedingter Erkrankungen (Virtanen et al. 2021). Im Gegensatz zu der Studie von Hirschtritt et al. (Hirschtritt et al. 2015) war der Einfluss komorbider psychiatrischer Störungen gering, abgesehen vom Bestehen einer ADHS. Aber selbst nach Berücksichtigung des Einflusses einer komorbiden ADHS hatten Personen mit Tourette-Syndrom bzw. chronischer Tic-Störung signifikant häufiger einen Substanzmissbrauch. Die erhöhte Inzidenz einer Substanzabhängigkeit bei Patienten mit ADHS ist gut belegt.

> *Das Risiko für eine Suchterkrankung scheint sich für Patienten mit Tourette-Syndrom nur dann deutlich zu erhöhen, wenn komorbid eine ADHS oder andere Erkrankungen wie eine Zwangsstörung bestehen.*

7.6.5 Persönlichkeitsstörungen

Bisher wurden nur wenige Studien bei Patienten mit Tourette-Syndrom durchgeführt speziell im Hinblick auf Persönlichkeitsakzentuierungen oder -störungen.

In einer systematischen Untersuchung an 102 Patienten mit Tourette-Syndrom wurde bei 15% zusätzlich die Diagnose einer schizotypen Persönlichkeitsstörung gestellt (Cavanna et al. 2007). Diese Persönlichkeitsstörung fand sich besonders häufig, wenn weitere psychiatrische Komorbiditäten bestanden, insbesondere eine Zwangsstörung. Ein solcher Zusammenhang kann nicht verwundern, da Zwangssymptome gehäuft bei Patienten mit schizotypen Merkmalen und umgekehrt schizotype Persönlichkeitsmerkmale oft bei Patienten mit Zwangsstörung auftreten. Schizotype Persönlichkeitsmerkmale gelten bei Patienten mit einer Zwangsstörung als negativer Prädiktor für den Therapieerfolg (Miguel et al. 2003).

In einer weiteren Untersuchung mit 39 erwachsenen Patienten mit Tourette-Syndrom wurde bei 25 Patienten (64%) zusätzlich eine Persönlichkeitsstörung diagnostiziert (Robertson et al. 1997). Am häufigsten waren dies Persönlichkeitsstörungen mit folgenden Merkmalen (in abnehmender Häufigkeit): Borderline, depressiv, anankastisch, paranoid, passiv-aggressiv, ängstlich-vermeidend, dissozial, narzisstisch, histrionisch, schizoid und selbstschädigend.

In einer anderen, kleinen Studie (n = 25) unterschieden sich Erwachsene mit Tourette-Syndrom in vier von fünf untersuchten Persönlichkeitsmerkmalen von gesunden Kontrollpersonen: Introversion/Extraversion, Gewissenhaftigkeit, Offenheit für Erfahrungen und emotionale Stabilität. Patienten mit Tourette-Syndrom ohne Komorbiditäten *(TS only)* zeigten im Vergleich eine verminderte Introversion/Extraversion und emotionale Stabilität (Eddy et al. 2013).

Cath und Mitarbeiter (2001) untersuchten 51 Patienten mit Tourette-Syndrom im Vergleich zu einer Kontrollgruppe mittels verschiedener Persönlichkeitsfragebögen. Patienten mit Tourette-Syndrom zeigten höhere Neurotizismus-Werte, die noch weiter zunahmen bei Bestehen einer komorbiden Zwangsstörung. Zudem führte das Bestehen von Zwängen zu einer Verminderung der Werte für Extraversion.

In einer eigenen Untersuchung wurden Persönlichkeitsakzentuierungen bei 50 erwachsenen Patienten mit Tourette-Syndrom untersucht (Trillini u. Müller-Vahl 2015b). Lediglich 28% der Patienten hatten keinerlei Persönlichkeitsakzentuierungen, 16% drei, 10% zwei und 45% sogar drei oder mehr Persönlichkeitsakzentuierungen. Folgende Persönlichkeitsakzentuierungen fanden sich am häufigsten: anforderungsängstlich (39%), obsessiv-selbstunsicher (29%), asthenisch-nervös (24%), willensschwach (22%), dependent (18%), impulsiv-explosiv (18%), zwanghaft (16%), schizoid (16%), schizotypisch (12%), Borderline (10%) und vermeidend-selbstunsicher (10%). Kein einziger Patient erfüllte hingegen die Kriterien für eine histrionische Persönlichkeitsakzentuierung. Mit zunehmender Anzahl der Persönlichkeitsakzentuierungen nahm die Lebensqualität der Patienten ab. Hingegen fand sich kein Zusammenhang mit der Tic-Schwere. Während eine komorbide ADHS (n = 13) ohne Einfluss war, bestanden mehr Persönlichkeitsakzentuierungen, wenn zusätzlich eine Zwangsstörung (n = 19) oder Depression (n = 14) bestand. Eine detaillierte Untersuchung des narzisstischen Selbstsystems zeigte keine Auffälligkeiten für das „klassische narzisstische Selbst“, aber erhöhte Werte für die Bereiche „bedrohtes Selbst“ und „hypochondrisches Selbst“ (Trillini u. Müller-Vahl 2015a).

In einer neueren Studie untersuchten Horesh und Mitarbeiter (Horesh et al. 2018) 132 Kinder mit Tourette-Syndrom im Vergleich zu 49 gesunden Kontrollpersonen hinsichtlich ihrer Persönlichkeitsmerkmale. Die Autoren fanden, dass eine ausgeprägte Schadensvermeidung mit stärkeren Zwängen, Ängsten und Depressionen einherging, während ein hohes Maß an Selbstbezogenheit mit einer geringeren Ausprägung dieser Kormobiditäten verbunden war. Hingegen konnte kein Zusammenhang zwischen bestimmten Persönlichkeitsmerkmalen und den Tics gefunden werden.

> *Es ist davon auszugehen, dass zumindest in einer Klinikpopulationen bei vielen Patienten mit Tourette-Syndrom eine Vielzahl von Persönlichkeitsakzentuierungen oder sogar -störungen besteht. Diese Zahl scheint bei komorbider Zwangsstörung und Depression noch weiter zuzunehmen.*

7.6.6 Autismus-Spektrum-Störung

Die Autismus-Spektrum-Störung ist nach DSM-5 durch eine Veränderung in der sozialen Kommunikation und Interaktion gekennzeichnet sowie durch eingeschränkte und repetitive Verhaltensmuster, Interessen und Aktivitäten. Der Beginn der Symptome muss in der Kindheit liegen und zu einer relevanten psychosozialen Beeinträchtigung führen. In der Allgemeinbevölkerung wird eine Häufigkeit von 0,6% angenommen. Ähnlich dem Tourette-Syndrom besteht ein Geschlechterverhältnis zu Ungunsten der Jungen/Männer (1,5:1 bis 6:1).

Das Tourette-Syndrom und die Autismus-Spektrum-Störung treten häufig gemeinsam auf. Auffällig ist auch die Symptomüberlappung im Hinblick auf das Bestehen von ADHS, Zwängen und Lernstörungen (Rapin 2001). In Abhängigkeit vom Studiendesign und den Definitionskriterien für die autistische Störung reichen die Angaben zur Häufigkeit komorbider Tics bei Patienten mit Autismus-Spektrum-Störung von 6,5–50% (Martino u. Leckman 2022). Umgekehrt wird angenommen, dass bei etwa 5–15% aller Personen mit Tic-Störungen autistische Symptome bestehen.

In einer Untersuchung von 37 Schülern mit Autismus bestand bei 3 Kindern (8%) zusätzlich ein Tourette-Syndrom (Baron-Cohen et al. 1999a). In einer Folgestudie an 447 Schülern mit Autismus wurde bei 19 Kindern (4,3%) die Diagnose eines Tourette-Syndroms gestellt, bei 10 weiteren Kindern (2,2%) bestand ein fragliches Tourette-Syndrom. Bei insgesamt 34% der Schüler wurden während der Untersuchung entweder motorische oder vokale Tics beobachtet (Baron-Cohen et al. 1999b). Auch in einer weiteren Untersuchung an 105 Kindern und Jugendlichen mit autistischen Störungen konnten Tics mit einer Häufigkeit von insgesamt 22% nachgewiesen werden. Bei 11% dieser Kinder waren die Diagnosekriterien eines Tourette-Syndroms erfüllt. Zusätzlich konnte ein Zusammenhang zwischen der Schwere der mentalen Retardierung und der Schwere der Tics festgestellt werden (Canitano u. Vivanti 2007).

Häufiger als Tics finden sich allerdings bei Patienten mit autistischen Störungen Stereotypien, die meist komplexer, länger anhaltend und rhythmischer verlaufen sowie weniger fluktuieren als Tics. Stereotypien treten oft bilateral an Händen und Armen auf oder sind generalisiert. Zuweilen können sie auch selbstverletzend sein. Stereotypien sind leichter unterdrückbar als Tics.

Die Analyse der Ergebnisse einer großen internationalen multizentrischen Datenbank (n = 7.288) ergab, dass bei 334 (4,6%) der Patienten mit Tourette-Syndrom zusätzlich eine (nicht näher bezeichnete) tiefgreifende Entwicklungsstörung (*pervasive developmental disorder*) diagnostiziert worden war (Burd et al. 2009). Bei 98,8% dieser Patienten bestanden eine oder mehrere weitere Komorbiditäten. Neben der zunehmenden Zahl der Komorbiditäten waren das Fehlen einer positiven Familienanamnese für Tic-Störungen und das männliche Geschlecht weitere Prädiktoren für das Vorliegen einer tiefgreifenden Entwicklungsstörung.

In einer großen Studie wurden 535 Patienten mit Tourette-Syndrom und deren Familienmitglieder (n = 234) im Hinblick auf autistische Symptome untersucht (Darrow et al. 2017). Insgesamt erfüllten 22,8% der Kinder, aber nur 8,8% der Erwachsenen mit Tourette-Syndrom die Diagnosekriterien für eine Autismus-Spektrum-Störung. Eine komorbide Zwangsstörung erhöhte die Wahrscheinlichkeit für das Bestehen einer Autismus-Spektrum-Störung.

In einer neueren großen Studie wurden retrospektiv klinische Daten eines Tourette-Zentrums in Catania/Italien ausgewertet, hinsichtlich des Bestehens einer komorbiden Autismus-Spektrum-Störung (Gulisano et al. 2020). Dabei fand sich bei 87 von 975 Patienten mit Tourette-Syndrom (8,9%) eine Autismus-Spektrum-Störung. Auch in dieser Studie bestand eine Altersabhängigkeit mit signifikant höherer Inzidenz bei Kindern im Vergleich zu Jugendlichen. Hingegen konnten keine Geschlechtsunterschiede nachgewiesen werden.

Bei Patienten mit Tourette-Syndrom scheint das Risiko für eine komorbide Autismus-Spektrum-Störung besonders durch eine zusätzlich bestehende ADHS – und in geringerem Maß durch eine Zwangsstörung – anzusteigen. Umgekehrt scheint das zusätzliche Bestehen von Tics bei Kindern mit Autismus-Spektrum-Störung einen günstigen Einfluss auf den weiteren Verlauf zu haben im Hinblick auf allgemeine psychosoziale und kognitive Fertigkeiten.

> *Es mehren sich Hinweise darauf, dass das gehäufte gemeinsame Auftreten von autistischen Symptomen und Tics einschließlich der darüber hinaus bestehenden Symptomüberlappung etwa im Hinblick auf Zwangsymtome auf gemeinsame pathologische Veränderungen zurückzuführen sind.*

8 Differenzialdiagnosen

8.1 Diagnose Tourette-Syndrom sichern

Bei typischer Klinik ist die Diagnose einer Tic-Störung einfach zu stellen. Da es sich stets um eine klinische Diagnose handelt, ist eine gewisse Erfahrung allerdings von großem Vorteil. Es sollte Zurückhaltung dabei geübt werden, eine Tic-Störung lediglich anhand einer Videoaufnahme zu diagnostizieren. Eine Untersuchung, die mehrere deutsche Tic-Experten durchführten, zeigte, dass es insbesondere bei sehr kurzen Videosequenzen von nur 3 Sekunden Dauer schwierig ist, Willkürbewegungen von Tics zu differenzieren. Auch wenn die Einordnung mit zunehmender Videolänge deutlich besser gelang, war die Fehlerquote dennoch beträchtlich (Paszek et al. 2010). So wertvoll Videoaufnahmen bei der Diagnose im Einzelfall sein können, die Diagnose eines Tourette-Syndroms ist sicherlich verlässlicher im Rahmen einer persönlichen Untersuchung zu stellen.

! Eine typische Anamnese (allmählicher Beginn der Tics mit 5–7 Jahren im Gesicht und am Kopf, Fluktuationen, Hinzutreten von vokalen Tics 2–3 Jahre später, Angabe eines Vorgefühls und einer vorübergehenden Unterdrückbarkeit, zusätzlich auftretende Zwänge und/oder eine ADHS) und ein typischer Untersuchungsbefund führen zur richtigen Diagnose.

Bei typischem Bild können allein anhand des klinischen Befundes alle möglichen Differenzialdiagnosen sicher ausgeschlossen werden, ohne dass weitere Zusatzuntersuchungen notwendig wären. Da alle zur Verfügung stehenden weiteren Untersuchungen nicht der Diagnosesicherung, sondern dem Ausschluss anderer Erkrankungen dienen, sind bei klinisch zweifelsfreier Diagnose keine weiteren Untersuchungen notwendig. Große Sorgfalt sollte allerdings auf die Anamnese verwendet werden, inklusive einer Familienanamnese, einer genauen Erhebung des Verlaufs der Tics (Beginn, Fluktuationen, Maximum, situative Einflussfaktoren) sowie dem gezielten Erfragen möglicher Komorbiditäten. Im Einzelfall kann es zur Sicherung der Diagnose hilfreich sein, Messinstumente für Tics und Komorbiditäten zu verwenden (Szejko et al. 2022a).

Mehrfach wurde darauf hingewiesen, dass spontane Fluktuationen ein typisches Merkmal von Tics sind. Berichten Patienten über Bewegungen und Lautäußerungen, die zwar an Tics erinnern und diesen ähneln, ohne dass aber spontane Schwankungen hinsichtlich Lokalisation, Intensität, Häufigkeit und Anzahl beschrieben werden, ist die Diagnose einer Tic-Störung zu bezweifeln. Auch sei noch einmal daran erinnert, dass sich erste motorische Tics nicht nur typischerweise an Augen, Gesicht und Kopf manifestieren, sondern dass „Augen-Tics“ bei nahezu allen Patienten mit Tourette-Syndrom zu irgendeinem Zeitpunkt bestehen (Martino et al. 2012). Schließlich ist der Beginn einer Tic-Störung fast ausnahmslos langsam, mehrheitlich bestehen zunächst ausschließlich oder zumindest überwiegend einfache motorische Tics.

Für die Diagnose Tourette-Syndrom notwendige Untersuchungen:

- **detaillierte Anamnese**
- **neurologischer Befund**
- **psychopathologischer Befund inklusive möglicher assoziierter Störungen wie ADHS, Zwang, Depression, Angst, Autoaggression**
- **Beschreibung von Art, Häufigkeit, Intensität und Verteilung der unwillkürlichen Bewegungen sowie situativer Einflussfaktoren**
- **Frage nach Vorgefühl und Unterdrückbarkeit**

Bei untypischer Lokalisation oder für Tics untypischen Bewegungen und Lautäußerungen, fehlenden Fluktuationen und untypischem Verlauf muss immer an andere Erkrankungen gedacht werden. Besonders wenn ein oder mehrere der folgenden Symptome vorliegen, sind primär andere Erkrankungen in Betracht zu ziehen:

- weitere Auffälligkeiten neben den Tics im neurologischen Untersuchungsbefund
- internistische Symptome
- geistige Behinderung
- ungewöhnliche und schwere autoaggressive Handlungen (besonders bereits zu Beginn der Erkrankung)
- dysmorphe Stigmata
- für das Tourette-Syndrom untypische psychiatrische Symptome wie Halluzinationen, Ich-Störungen oder wahnhaftes Erleben

An dieser Stelle sei daran erinnert, dass sowohl nach ICD-10 und -11 als auch nach DSM-5 für die Diagnose eines Tourette-Syndroms ausdrücklich gefordert wird, dass *die Störung nicht auf die direkte Wirkung einer Substanz oder eine andere Erkrankung (z.B. M. Huntington oder postvirale Enzephalitis)* zurückzuführen ist. Sollte eine weitere Erkrankung bekannt sein, so ist sehr sorgfältig abzuwägen, ob alle Symptome bereits durch diese Erkrankung eine ausreichende Erklärung finden oder ob zusätzlich die Diagnose eines Tourette-Syndroms oder einer anderen Tic-Störung zu stellen ist. Besteht eine Erkrankung wie eine Autismus-Spektrum-Störung oder eine frühkindliche Hirnschädigung (die ebenfalls mit Tics oder Tic-ähnlichen Lautäußerungen einhergehen können), sollte die zusätzliche Diagnose Tourette-Syndrom nur dann gestellt werden, wenn alle beschriebenen klinischen Merkmale in typischer Weise vorliegen. Als gutes Diskriminationsmerkmal haben sich im klinischen Alltag auch in diesen Fällen die für Tics charakteristischen Fluktuationen in Art, Lokalisation, Schwere und Komplexität erwiesen, die für Tic-ähnliche Bewegungen als Folge anderer Erkrankungen untypisch sind.

Es sollte ferner bedacht werden, dass Tics typischerweise im Grundschulalter beginnen, aber weder von Geburt an bestehen, noch erst im Erwachsenenalter eintreten (zu Ausnahmen s. Kap. 6.3 Tic-Störungen mit Beginn im Erwachsenenalter). Daher sind besonders solche Bewegungsstörungen differenzialdiagnostisch in Betracht zu ziehen, die im gleichen Alter beginnen. Ausführlich wurde bereits darauf eingegangen, dass zu Beginn einer Tic-Störung keine Differenzierung zwischen einem Tourette-Syndrom, einer chronischen (motorischen) Tic-Störung und einer transienten Tic-Störung möglich ist (s. Kap. 4 Definitionen und Klassifikation).

In Tabelle 9 sind differenzialdiagnostisch in Betracht zu ziehende Symptome und Erkrankungen in Abhängigkeit von dem jeweiligen Symptom des Tourette-Syndroms zusammengestellt (Mejia u. Jankovic 2005).

In Tabelle 10 sind Erkrankungen zusammengefasst, die mit sekundären Tics oder Tic-ähnlichen Bewegungen und Lautäußerungen einhergehen können. In der Regel sind allerdings für alle dort genannten Erkrankungen verschiedene weitere klinische Merkmale, pathologische Laborwerte oder Auffälligkeiten in bildgebenden Untersuchungen pathognomonisch, sodass die Abgrenzung zu diesen Erkrankungen nur selten große Probleme bereiten sollte (Mejia u. Jankovic 2005).

Tab. 9 Differenzialdiagnosen für motorische und vokale Tics

Symptom	Differenzialdiagnosen
einfache motorische Tics	Myoklonus, Chorea, epileptische Anfälle, Dystonie (besonders Blepharospasmus), Muskelspasmen, Krämpfe, Akutdyskinesien, tardive Dyskinesien, Spasmus hemifacialis, Faszikulationen, Hyperekplexie
komplexe motorische Tics	Manierismus, Stereotypien, Restless-Legs-Syndrom, Athetose, epileptische Anfälle, Dystonie, Akathisie, Startle-Syndrom, allgemeine Hyperaktivität, funktionelle (dissoziative) Bewegungsstörungen, Zwangshandlungen, Angewohnheiten
vokale Tics	Stottern, Geräusche im Rahmen von Dystonie, Morbus Parkinson, Chorea, Enzephalitis, Startle-Syndrom, Asthma, Bronchitis, Allergien, spasmodische Dysphonie
sensorische Phänomene (Druck → Erleichterung)	Akathisie, Restless-Legs-Syndrom, Dystonie, Zwangshandlungen
unterdrückbar	fast alle hyperkinetischen Störungen, aber meist deutlich geringer als bei Tics
Zunahme bei Stress	bei vielen hyperkinetischen Störungen
multifokal, wandernd	Chorea, Myoklonus, Dystonie
fluktuierender Verlauf	paroxysmale Dyskinesie, epileptische Anfälle

Tab. 10 Sekundäre Tics und Tic-ähnliche Bewegungen/Lautäußerungen im Rahmen anderer Erkrankungen und Ursachen

genetisch	M. Huntington, M. Wilson, Phenylketonurie, Lesch-Nyhan-Syndrom, Neuroakanthozytose, Down-Syndrom, Klinefelter-Syndrom, Fragiles X-Syndrom, Triple-X-Syndrom, Tuberöse Hirnsklerose, Rett-Syndrom
infektiös	Enzephalitis, Creutzfeld-Jakob-Erkrankung, Neurosyphilis, Chorea Sydenham
medikamentös bzw. durch Drogen	L-Dopa, Antikonvulsiva (Carbamazepin, Phenytoin, Phenobarbital, Lamotrigin), Antipsychotika, Kokain, Heroin, Pemolin
toxisch	Kohlenmonoxid, Wespengift
andere	Schädelhirntrauma, peripheres Trauma, Hirninfarkt (Basalganglien), degenerative Hirnerkrankungen, Schizophrenie, Autismus, Autismus-Spektrum-Störung, Zwangsstörung, ADHS, Suchterkrankungen, paraneoplastische Syndrome, Mitochondriopathien, Dystonie, essentieller Tremor, Autoimmunerkrankungen mit zerebraler Beteiligung, funktionelle (dissoziative) Bewegungsstörungen, Savant-Syndrom (Inselbegabung), gutartige Bewegungsstörungen im Kleinkindalter

In einer internationalen Studie wurden 39 Experten für Bewegungsstörungen gebeten, anhand von Videoaufnahmen Tics von dissoziativen Bewegungen und einem Myoklonus zu differenzieren. Dabei zeigte sich, dass neben der Betrachtung des Videos der Anamnese die größte Bedeutung für die korrekte Einordnung zukam. Am häufigsten wurde die korrekte Diagnose einer Tic-Störung gestellt, am seltensten die eines Myoklonus-Syndroms. Interessanterweise führte die Erhebung des psychiatrischen Befundes nicht zu einer verbesserten Diagnosesicherheit (van der Salm et al. 2013).

Als wichtigste Differenzialdiagnosen sind neben einer funktionellen (dissoziativen) Bewegungsstörung und Bewegungsstereotypien des Kleinkindalters (s. Kap. 8.2 Funktionelle [dissoziative] Bewegungsstörungen, s. Kap. 8.4 Gutartige Bewegungsstereotypien im Kleinkindalter) folgende neurologische und psychiatrische Erkrankungen hervorzuheben (→ wichtige Differenzierungsmerkmale):

- Spasmus hemifacialis → nicht multifokal und fluktuierend, Beginn später
- Blepharospasmus → nicht multifokal und fluktuierend, Beginn später
- Dystonie → meist weniger Fluktuationen, meist progredienter Verlauf, oft typische *Geste antagonistique*, meist nicht unterdrückbar. Zu beachten ist, dass auch (komplexe motorische) Tics ein dystones Muster zeigen können. Nie jedoch bestehen im Rahmen einer Tic-Störung ausschließlich dystone Tics.
- Myoklonus → Beginn später, meist weniger Fluktuationen
- Epilepsie → weniger Fluktuationen, pathologisches EEG
- Autismus-Spektrum-Störung → Bewegungen meist stereotyper, zusätzlich qualitative Störung der sozialen Interaktion. Es können gleichzeitig sowohl Stereotypien, Tics und Zwangshandlungen bestehen.
- Zwangsstörung → meist nur geringe einfache motorische Tics, Zwänge stehen im Vordergrund
- M. Wilson → weitere neurologische, psychiatrische, internistische Symptome, typische Laborbefunde (besonders wichtige Differenzialdiagnose, da behandelbar)
- Neuroakanthozytose → weitere neurologische und psychiatrische Symptome, Beginn später, progredienter Verlauf
- Fragiles X-Syndrom → dysmorphe Stigmata, Intelligenzminderung
- Chorea Sydenham → akuter Beginn in Zusammenhang mit einem Streptokokkeninfekt
- medikamentös-induzierte Bewegungen → zeitlicher Zusammenhang mit Medikamenteneinnahme, geringere Fluktuationen
- hyperkinetische Störung infolge einer ADHS → allgemeine motorische Unruhe statt umschriebener kurzer Zuckungen
- physiologische Bewegungen und Angewohnheiten → Bewegungen stereotyper und weniger fluktuierend

8.2 Funktionelle (dissoziative) Bewegungsstörungen

> *Die vermutlich schwierigste, aktuell aber auch wichtigste Differenzialdiagnose zu einer Tic-Störung stellt die funktionelle Bewegungsstörung (Konversionsstörung, dissoziative, früher auch psychogene Bewegungsstörung) dar.*

Funktionelle Störungen (ICD-10 F44.4) können jede bekannte neurologische und psychiatrische Erkrankung imitieren. Bei der funktionellen Bewegungsstörung verlieren die Betroffenen teilweise oder gänzlich die Kontrolle über ihre Bewegungen. Funktionelle Bewegungsstörungen werden nicht als eine willentliche Handlung, Simulation oder ein bewusstes Vortäuschen von Symptomen verstanden.

Nach ICD-10 ist die Erkrankung durch eine Beeinträchtigung der Bewegungen, der Sprache und/oder der Koordination gekennzeichnet, die normalerweise der willentlichen Kontrolle unterliegen. Die Symptome ähneln somatischen – besonders oft neurologischen – Erkrankungen. Am häufigsten manifestieren sich funktionelle Bewegungsstörungen als Tremor, Dystonie oder Myoklonie (Edwards u. Bhatia 2012, Bhatia u. Schneider 2007, Lang u. Voon 2011). Während im ICD-10 für die Diagnose einer funktionellen (dissoziativen) Bewegungsstörung ein Zusammenhang mit einem vorangegangenen oder bestehenden Konflikt, Trauma oder einem anderen belastenden Ereignis gefordert wurde, wird im DSM-5 auf dieses Diagnosekriterium verzichtet.

Wurden funktionelle Tic-ähnliche Bewegungen bis vor Kurzem als relativ seltene Form einer funktionellen Bewegungsstörung eingestuft (Baizabal-Carvallo u. Jankovic 2014), ist seit 2019 nicht nur in Deutschland sondern weltweit eine deutliche Zunahme von Patienten zu beobachten, bei denen funktionelle „Tic- und Tourette-ähnliche" Symptome auftreten (Müller-Vahl et al. 2020b). Typischerweise bestehen bei diesen Patienten kaum Zuckungen und Vokalisationen, die an einfache motorische und vokale Tics erinnern, sondern vornehmlich komplexe Bewegungen und Lautäußerungen mit lauten Ausrufen oder dem Aussprechen bzw. Ausrufen (zahlloser) (Schimpf-)Wörter, Beleidigungen und Kommentaren sowie oft weitere sozial unpassende oder bizarre Verhaltensweisen, wie sie für das Tourette-Syndrom unbekannt sind.

Noch im Jahr 2014 wurde in einer retrospektiven Untersuchung von 184 Patienten mit dissoziativen Bewegungsstörungen lediglich über neun Patienten (4,9%) mit der Diagnose einer „psychogenen Tic-Störung“ berichtet (Baizabal-Carvallo u. Jankovic 2014). Vier der neun Patienten waren weiblich, das mittlere Alter zum Beginn der Symptome betrug 34 Jahre. Die Patienten gaben an, weder ein Vorgefühl zu verspüren, noch die Symptome unterdrücken zu können. Mehrheitlich bestanden weitere dissoziative Bewegungsstörungen oder Anfälle.

Im Februar 2012 traten in der Kleinstadt LeRoy im US-Bundesstaat New York bei insgesamt 19 Schülern (darunter 18 Mädchen) akut „Tic-ähnliche Bewegungen“ auf. Das landesweite mediale Interesse an dieser vermuteten „Tourette- oder PANDAS-Epidemie“ führte bei den Betroffenen zunächst zu einer weiteren Zunahme der Bewegungen und Vokalisationen. Erst als die Symptome – nach zahlreichen Untersuchungen – als funktionell eingestuft worden waren, kam es rasch bei allen Schülerinnen zu einem Symptomrückgang. Es wurde spekuliert, dass bei einem der Kinder in der Tat ein Tourette-Syndrom bestand und dies eine Massenkrankheit („Massenhysterie“) verursacht haben könnte (Motluk 2012, Pollak 2013).

Im Jahr 2019 beginnend konnte weltweit erstmals überhaupt nachgewiesen werden, dass sich eine Massenkrankheit („Massenhysterie“) auch rein über das Internet bzw. soziale Medien ausbreiten kann und der persönliche Kontakt der Betroffenen nicht – wie bisher angenommen – eine unabdingbare Voraussetzung für einen solchen Ausbruch ist (Müller-Vahl et al. 2022a). Analog zum Begriff *mass sociogenic illness* (MSI) wurde hierfür der Begriff *mass social media-induced illness* (MSMI) vorgeschlagen. Vorausgegangen war dem MSMI-Ausbruch die Veröffentlichung einer Vielzahl von Videos in den sozialen Medien, in denen sich Menschen mit Tic- und Tourette-ähnlichen Symptomen präsentierten und angaben, unter dem Tourette-Syndrom zu leiden und über diese Erkrankung aufklären zu wollen. In Deutschland wurde ab Februar 2019 der YouTube-Kanal „Gewitter im Kopf“ mit dem Influencer Jan Zimmermann sehr populär. Kurz nach dem Start des Kanals stellten sich in deutschen Tourette-Zentren in zunehmender Zahl Jugendliche und junge Erwachsene vor, bei denen weitestgehend dieselben Symptome aufgetreten waren wie bei Jan Zimmermann (Fremer et al. 2022, Paulus et al. 2021). Bei allen Betroffenen bestanden Tic- und Tourette-ähnliche Bewegungen und Lautäußerungen, die eindeutig als funktionell diagnostiziert werden konnten. Klinisch im Vordergrund standen – ebenso wie bei Jan Zimmermann – eine oft unzählige Zahl von überwiegend komplexen und stereotypen Bewegungen und eine meist noch größere Zahl an Vokalisationen überwiegend mit dem Ausrufen von langen Sätzen mit Beleidigungen, Schimpfwörtern und Obszönitäten, die in dieser Form für das Tourette-Syndrom unbekannt sind. Häufig wurde darüber hinaus über sozial unpassende und bizarre Verhaltensweisen berichtet, etwa Stoßen und Schubsen anderer Personen, Herunterwerfen und Zerstören von Gegenständen und Umkippen von Getränken oder Verschmieren von Essen.

Während das gehäufte Auftreten funktioneller „Tourette-ähnlicher“ Symptome wegen des zeitgleich gelaunchten YouTube-Kanals „Gewitter im Kopf“ und der infolge der deutschen Sprache lokal begrenzten Ausbreitung am eindeutigsten als MSMI-Ausbruch identifiziert werden konnte, wurden ähnliche Erkrankungsfälle mit Beginn der COVID-19-Pandemie in rasend steigender Anzahl weltweit beobachtet. Nach zahlreichen Veröffentlichungen von kleineren Fallserien aus verschiedenen Ländern wurden 2022 die Daten einer multizentrischen Datenanalyse zu funktionellen Tic-ähnlichen Störungen publiziert (Martino et al. 2023). Darin wurden die Ergebnisse aus 10 Tourette-Zentren aus den Jahren 2019 bis 2022 von 294 Patienten vorgestellt. Von diesen Patienten waren 97% Jugendliche oder junge Erwachsene und 87% der Patienten weiblich. Typisch waren ein abrupter Symptombeginn innerhalb eines Monats, vorübergehende Spontanremissionen und das Bestehen komplexer Bewegungen und Vokalisationen. Interessanterweise fanden sich bei der Mehrzahl der Patienten psychiatrische Komorbiditäten: bei zwei Dritteln komorbide Angststörungen, bei knapp einem Drittel depressive Störungen, bei je etwa einem Viertel Symptome einer Autismus-Spektrum-Störung und einer ADHS. Behandlungen mit Anti-Tic-Medikamenten waren meist wirkungslos. Besonders bemerkenswert ist, dass bei einem Fünftel der Patienten neben der Diagnose einer funktionellen Störung mit Tic-ähnlichen Symptomen zusätzlich die Diagnose einer primären Tic-Störung bzw. eines Tourette-Syndroms gestellt wurde.

Wegweisend für die korrekte Diagnose ist die Anamnese. Folgende klinische Kriterien können helfen, eine funktionelle Bewegungsstörung von einer Tic-Störung abzugrenzen (Williams et al. 1995, Peckham u. Hallett 2009, Martino et al. 2023):

- meist abrupter Beginn
- Beginn deutlich nach dem Grundschulalter
- oft kontinuierliche Symptomzunahme

- Bewegungen überwiegend komplex und stereotyp, meist an Armen und Kopf lokalisiert
- oft Vielzahl komplexer Vokalisationen mit Schimpfwörtern, Beleidigungen und Kommentaren
- trotz der Vielzahl und Schwere der Symptome kaum je Einschränkungen bei Hobbys oder Verletzungen infolge der Bewegungen
- Zunahme der Bewegungen bei zunehmender Aufmerksamkeit (während Tics oft in der Öffentlichkeit geringer und während des Alleinseins stärker ausgeprägt sind)
- meist keine oder untypische Angabe eines Vorgefühls
- Sistieren im Schlaf
- Besserung/Remission der funktionellen Bewegungsstörung durch Placebo und Suggestion
- Zusammenhang/Auslösung mit Trauma, Belastungssituation, besonderem Lebensereignis
- Einstellung gegenüber der Erkrankung ungewöhnlich
- Keine Besserung unter einer Behandlung mit Antipsychotika

Hingegen sind andere, für dissoziative Bewegungsstörungen charakteristische Merkmale nicht zur Differenzierung gegenüber einer Tic-Störung geeignet, da sie bei beiden Erkrankungen oft auftreten, wie Abnahme unter Ablenkung, Fluktuationen, Unterdrückbarkeit sowie assoziierte psychiatrische Symptome wie Depression und Angststörung.

8.3 Tourette-Syndrom mit komorbider funktioneller Bewegungsstörung

Noch schwieriger ist die Diagnose, wenn sowohl eine funktionelle Bewegungsstörung als auch eine Tic-Störung bestehen. Nur in Einzelfällen wurde über das gleichzeitige Auftreten eines Tourette-Syndroms und funktionellen Bewegungsstörungen mit Dystonie oder Tremor berichtet (Mejia u. Jankovic 2006). In der Literatur fanden sich bis vor kurzem lediglich zwei Fallberichte über zwei Kinder und einen erwachsenen Patienten, bei denen ebenfalls ein Tourette-Syndrom und gleichzeitig Tic-ähnliche funktionelle Bewegungen bestanden (Kurlan et al. 1992, Dooley et al. 1994). Diese bisher als *Pseudo-Tics* bezeichneten Bewegungen sistierten, nachdem belastende Konflikte geklärt werden konnten.

Mit dem seit 2019 gehäuften Auftreten funktioneller Tic-ähnlicher Symptome in Zusammenhang mit dem Konsum entsprechender Inhalte in sozialen Medien wurde deutlich, dass funktionelle „Tic-ähnliche" Bewegungen viel häufiger bei Patienten mit Tourette-Syndrom auftreten als bisher angenommen. In einer eigenen Fallserie mit 32 Patienten mit funktioneller Tic-ähnlicher Bewegungsstörung wurde bei 47% der Patienten zusätzlich die Diagnose eines Tourette-Syndroms gestellt (Fremer et al. 2022). Die Auswertung einer internationalen Datenbank mit 294 Patienten mit funktionellen Tic-ähnlichen Bewegungsstörungen ergab, dass bei 19% zusätzlich eine primäre Tic-Störung bestand (Martino et al. 2023). Im Jahr 2023 wurde die erste größere Fallserie publiziert, in der über 71 Patienten (davon 38,0% weiblich) mit Tourette-Syndrom und komorbider funktioneller Tic-ähnlicher Bewegungsstörung berichtet wird. Während die Tics im typischen Alter in früher Kindheit begannen, traten die funktionellen Bewegungen und Lautäußerungen meist abrupt durchschnittlich 15 Jahre später auf. Die funktionellen Symptome manifestierten sich in erster Linie in Form komplexer, stereotyper Bewegungen und dem Ausrufen von Schimpfwörtern. Oft gingen dem Beginn belastende Situationen voran. Bemerkenswerterweise fanden sich bei etwa einem Drittel der Patienten weitere, als funktionell einzustufende Symptome. Im Vergleich zu einer großen eigenen Tourette-Stichprobe (n = 1032) waren Patienten mit Tourette-Syndrom und komorbider funktioneller Tic-ähnlicher Bewegungsstörung häufiger weiblich, wiesen signifikant häufiger den Korprophänomenen ähnliche Symptome auf, berichteten über ganz andere Einflussfaktoren, beschrieben ein Vorgefühl von ganz anderer Art und Dauer und litten häufiger an einer komorbiden Zwangsstörung und selbstverletzendem Verhalten (Müller-Vahl et al. 2023a).

Wegweisend für die Diagnose eines Tourette-Syndroms mit komorbider funktioneller Tic- bzw. Tourette-ähnlicher Bewegungsstörung ist das parallele Bestehen einerseits eines typischen Befundes einer Tic-Störung und darüber hinaus das (meist deutlich spätere) Hinzutreten einer weiteren Bewegungsstörung, die sich vom bisherigen Bewegungsmuster der Tics deutlich abhebt. Oft berichten auch die Patienten selbst, dass die verschiedenen Bewegungen in ihrer Art und im subjektiven Empfinden unterschiedlich wahrgenommen werden oder Vorgefühl und Unterdrückbarkeit deutlich verschieden seien. Häufig wird in Zusammenhang mit funktionellen Tic-ähnlichen Symptomen auch über ein anfallsartiges Auftreten der Bewegungen und Vokalisationen berichtet. Weiterhin ist typisch, dass sich bei einer Kombination aus Tic- und funktioneller Bewegungsstörung einige der Bewegungen unter einer antipsychotischen Behandlung gut bessern, andere hingegen völlig unbeeinflusst bleiben oder sich sogar noch verstärken. Eine Differenzierung der Symptome ist umso wichtiger, um die jeweils richtige Behandlung einleiten zu können.

8.4 Gutartige Bewegungsstereotypien im Kleinkindalter

Differenzialdiagnostisch sind weiterhin gutartige Bewegungsstereotypien im Kleinkindalter abzugrenzen (Blackburn u. Parnes 2021). Diese können motorischen Tics sehr ähneln. Sie beginnen aber meist schon deutlich früher, oft bereits ab dem 1.–3. Lebensjahr. Typischerweise handelt es sich um komplexe, gleichförmig ablaufende Bewegungen, die überwiegend an den Armen lokalisiert sind. Oft kommt es zu einem Anheben bzw. Anwinkeln der Arme kombiniert mit drehenden Bewegungen der Arme und Hände, die in aller Regel beidseits auftreten. Zuweilen können diese Bewegungen kombiniert sein mit hüpfenden oder anderen komplexen Bewegungen der Beine und selten auch mit Vokalisationen mit juchzenden oder ähnlichen Geräuschen. Ein weiteres typisches Merkmal dieser Bewegungsstörung ist, dass die Bewegungen durch Freude und Aufregung provoziert werden. Bewegungsstereotypien im Kleinkindalter treten familiär gehäuft auf. Eine spezifische Behandlung ist nicht bekannt. Da die Beeinträchtigung meist gering und der Verlauf mehrheitlich gutartig und selbstlimitierend ist, stellt sich die Frage einer Behandlung nur selten. Die Aufklärung der Eltern stellt daher die wichtigste Intervention dar. In wenigen Fällen treten die Bewegungsstereotypien mit höherer Frequenz auf und/oder persistieren bis ins Jugend- oder sogar Erwachsenenalter. Auch in diesen Fällen kommt es aber nur selten zu einer klinisch relevanten Beeinträchtigung (Bonnet et al. 2010).

8.5 Tardives Tourette-Syndrom

Als weitere Differenzialdiagnose ist das sogenannte tardive Tourette-Syndrom abzugrenzen. In der Literatur finden sich insgesamt 22 Fallberichte über Patienten, die unter einer – zumeist wegen einer psychiatrischen Erkrankung erfolgten – Behandlung mit Antipsychotika eine tardive Bewegungsstörung entwickelten, die klinisch einem Tourette-Syndrom ähnelte (Klawans et al. 1978, Fog et al. 1982, Karagianis u. Nagpurkar 1990, Bharucha u. Sethi 1995, Ortí-Pareja et al. 1999, Alonso-Navarro u. Jiménez-Jiménez 2006, Yamauchi u. Ohmori 2006, Kozian u. Friederich 2007, Thomas et al. 2009, Fountoulakis u. Panagiotidis 2011). Insgesamt ist somit von einer sehr seltenen Manifestation einer tardiven Bewegungsstörung auszugehen. Über das Auftreten eines tardiven Tourette-Syndroms wurde bisher in Zusammenhang mit folgenden Substanzen berichtet: Olanzapin, Risperidon, Amisulprid, Haloperidol, Chlorpromazin, Thiothixen, Trifluoperazin, Fluphenazin, Thioridazin, Mesoridazin, Perphenazin, Paliperidon und einer Kombination verschiedener Antipsychotika. Die Symptome können – vergleichbar einer tardiven Dyskinesie – sowohl während als auch nach Beendigung der antipsychotischen Behandlung auftreten. Es findet sich in der Literatur kein Fallbericht über einen Patienten, bei dem sowohl eine seit Kindheit bestehende Tic-Störung als auch ein tardives Tourette-Syndrom gleichzeitig auftraten.

8.6 Tic oder Tic-ähnliche Bewegung?

Unglücklicherweise wird das Wort *Tic* – anders als die wissenschaftliche Bezeichnung anderer Bewegungsstörungen – in vielfältiger Weise gebraucht. Wegen der sich über viele Jahrzehnte fälschlicherweise aufrechterhaltenden Annahme, Tics hätten eine psychische Ursache, ist auch heute noch beim landläufigen Gebrauch des Wortes *Tic* nicht per se impliziert, dass ein organisch bedingtes Symptom gemeint ist. Jedoch ist genau dies beabsichtigt, wenn in Zusammenhang mit einer Tic-Störung die Rede von Tics ist. Um eine klare und unzweideutige Nutzung des Begriffs *Tic* zu erreichen, wird von manchen Experten heute dazu geraten, Bewegungen, die Tics zwar ähneln, aber zweifelsfrei als funktionell einzustufen sind, nicht als *funktionelle Tics* zu bezeichnen, sondern als Konversions- oder dissoziative Bewegungsstörung mit *Tic-ähnlichen Bewegungen* (im Englischen: *functional tic-like behavior*, FTLB). Diese Terminologie grenzt den Begriff *Tic*, wie er im Zusammenhang mit Tic-Störungen gebraucht wird, von dem eher jargonhaften Gebrauch des Wortes stärker ab und unterstreicht, dass Tic-Störungen stets auf eine hirnorganische Ursache zurückzuführen sind.

Es sollte zudem vermieden werden, Hyperkinesen, die keiner anderen Bewegungsstörung zugeordnet werden können, automatisch als *Tics* zu bezeichnen, wenn sie hierfür ebenso untypisch sind.

9 Epidemiologie

9.1 Prävalenz

Inklusive der neun Patienten, die George Gilles de la Tourette in seiner Erstbeschreibung aus dem Jahre 1885 zusammenfasste, fanden sich in der wissenschaftlichen Literatur von 1825 bis 1890 lediglich 23 Fallbeschreibungen (Shapiro et al. 1988a). Noch 1973 wurde in einer umfassenden Übersichtsarbeit die Auffassung vertreten, das Tourette-Syndrom müsse eine äußert seltene Erkrankung sein, da bis dahin weltweit lediglich 430 Patienten beschrieben worden waren (Abuzzahab u. Anderson 1973). Erst in den nachfolgenden Jahren wurde deutlich, dass das Tourette-Syndrom viel häufiger auftritt als bis dahin angenommen. Allerdings ergaben erste Studien zur Prävalenz sehr unterschiedliche Häufigkeiten, die von 0,4% bis 3,8% reichten (Übersicht bei Robertson 2008a). Diese diskrepanten Ergebnisse sind vermutlich in erster Linie auf methodische Unterschiede bzw. Unzulänglichkeiten zurückzuführen. So wurden nicht nur Kinder und Jugendliche unterschiedlichen Alters einbezogen, sondern auch unterschiedliche Populationen untersucht, etwa in Schulen oder aber in Kliniken. Zur Diagnosesicherung wurden zudem unterschiedliche Methoden eingesetzt (z.B. Interview, persönliche Untersuchung). Es kommt hinzu, dass die Definition des Tourette-Syndroms über die Jahre hinweg mehrfach überarbeitet und verändert wurde (Robertson 2008b). Dass die Erhebungsmethode starken Einfluss auf die gefundene Prävalenzrate hat, zeigte sich in einer 2007–2008 durchgeführten großen amerikanischen Studie, in der mittels Telefoninterview 91.642 Familien befragt und lediglich eine (von den Eltern berichtete) Prävalenz von 0,3% ermittelt wurde (Scahill et al. 2009). Weiterhin ist bekannt, dass Erwachsene bei nur noch sehr gering ausgeprägten Tics nicht selten fälschlicherweise annehmen, ihre Tics seien vollständig zurückgegangen, sodass in entsprechenden Umfragen zum Teil falsch negative Angaben gemacht werden (Pappert et al. 2003).

Im Jahre 2008 führten Robertson und Mitarbeiter erstmals eine umfassende Untersuchung zur Frage der Häufigkeit des Tourette-Syndroms durch. Anhand der seinerzeit verfügbaren Daten wurde eine Prävalenzrate von etwa 1% angenommen. Die Autoren vermuteten aber, dass das Tourette-Syndrom noch häufiger sei, da Tics oft übersehen oder fehlgedeutet würden (Robertson 2008b).

In einer im Jahre 2012 veröffentlichten Metaanalyse (basierend auf 35 zwischen 1985–2011 durchgeführten Studien) fand sich für das Tourette- Syndrom bei Kindern eine Prävalenz von 0,77%, hingegen bei Erwachsenen von lediglich 0,05%. Transiente Tics bestanden bei 2,99% aller Kinder und stellten damit die häufigste Tic-Störung dar (Knight et al. 2012).

Scahill und Kollegen kamen in einer 2013 vorgenommenen Bewertung aller vorliegenden Studien zu dem Ergebnis, dass bei Kindern im Alter zwischen 6–18 Jahren von einer Prävalenz von 0,3–0,8% auszugehen sei. Die Autoren vertraten die Auffassung, dass auffällig große und kleine Prävalenzraten besonders in Studien mit kleineren Fallzahlen gefunden wurden und diese Studien daher methodisch fragwürdig seien (Scahill et al. 2013).

Zwei Jahre später, im Jahr 2015, wurde nochmals ein systematisches Review und eine Metaanalyse durchgeführt. Darin wurden 26 Studien berücksichtigt. Unterschiedliche Häufigkeiten fanden sich in Abhängigkeit von der untersuchten Stichprobe. So lag die Prävalenz für das Tourette-Syndrom in den bevölkerungsbasierten Studien bei 0,52% (95% Konfidenzintervall: 0,32–0,85). Die Populationsprävalenzschätzung für Kinder betrug 0,3–0,9% (Scharf et al. 2015). Abweichend von diesen Ergebnissen wurde in einer 2016 in China durchgeführten Untersuchung eine Prävalenzrate bei Kindern von 1,7% ermittelt (Yang et al. 2016b).

Nach einer weiteren, 2022 veröffentlichten systematischen Übersicht und Metaanalyse basierend auf der Auswertung von 30 zwischen 1986 und 2022 publizierten Studien ist eine Gesamtprävalenz für das Tourette-Syndrom von 0,5% (95% Konfidenzintervall, 0,3–0,8%) anzunehmen. Für Kinder und Jugendliche wurde in einer Subgruppenanalyse mit 0,7% (95% Konfidenzinterall: 0,4–1,4%) die höchste Prävalenzrate gefunden (Jafari et al. 2022).

Während für Kinder eine zunehmend solide Datenbasis vorliegt, sind die Angaben zur Prävalenz bei Erwachsenen nach wie vor sehr unsicher. In eine 2019 publizierten Metaanalyse speziell zur Prävalenz des Tourette-Syndroms bei Erwachsenen wurden lediglich drei Studien (mit 2.356.485 Patienten) einbezogen. Die einzelnen Studien kamen zu sehr unterschiedlichen Ergebnissen mit Häufigkeiten zwischen 49 und 657 Fällen pro eine Million Erwachsene. Die Gesamtprävalenz des Tourette-Syndroms im Erwachsenenalter wurde auf 118 Fälle pro Million geschätzt (95% Konfidenzintervall: 19–751 Fälle) entsprechend einer Häufigkeit von etwa 0,012% (Levine et al. 2019). Dass Zweifel an diesen Zahlen angebracht sind, ergibt sich schon allein aus der Tatsache, dass bei einer Prävalenz von 0,01% im Erwachsenenalter – unter der Annahme einer Prävalenz von 0,5% im Kindesalter – von einer unrealistisch hohen Remissionsrate von 99,8% auszugehen wäre. In zwei früheren, 2012 und 2013 veröffentlichten Metaanalysen wurde hiervon abweichend jeweils eine Prävalenz im Erwachsenenalter von 0,05% gefunden (Knight et al. 2012, Scahill et al. 2013).

Basierend auf einer zunehmend robusteren Datenbasis ist bei Kindern und Jugendlichen für das Tourette-Syndrom von einer Prävalenzrate von 0,3–0,9% auszugehen – häufig wird auch eine Zahl zwischen 0,5–0,7% angegeben. Verlässliche Daten für Erwachsene liegen nicht vor. Manche Autoren schätzen die Prävalenz im Erwachsenenalter auf etwa 0,2% (Leckman et al. 1998), andere auf lediglich 0,05% oder sogar darunter. Basierend auf der 2022 errechneten sehr geringen Prävalenzrate von lediglich 0,01% wurde sogar diskutiert, ob das Tourette-Syndrom im Erwachsenenalter als seltene Erkrankung einzustufen sei (Hartmann et al. 2021).

9.2 Geografische Unterschiede

Nach der Datenanalyse von Robertson (2008a) aus dem Jahr 2008 ist das Tourette-Syndrom weltweit verbreitet und tritt in allen Regionen der Erde und in allen ethnischen Gruppen und Rassen in nahezu gleicher Häufigkeit und mit gleicher klinischer Symptomatik auf.

Lediglich für wenige Bevölkerungsgruppen fanden sich vage Hinweise darauf, dass das Tourette-Syndrom dort seltener vorkommen könnte. So liegen zum einen aus einer südlich der Sahara gelegenen Region in Afrika (subsaharisches Afrika) nur sehr wenige Berichte über Patienten mit Tourette-Syndrom vor. Auch wenn denkbar ist, dass dies ausschließlich methodische Gründe hat (etwa eine geringe absolute Zahl an Studien), so wurde auch die Vermutung geäußert, dass in dieser Bevölkerungsgruppe ein genetischer Vorteil bestehen könnte, der dem Auftreten eines Tourette-Syndroms entgegenwirkt (Robertson 2008a).

Zum anderen finden sich Hinweise darauf, dass in Amerika das Tourette-Syndrom in der schwarzafrikanischen Bevölkerung seltener auftritt als in anderen ethnischen Gruppen. Auch dies könnte aber auf methodische Unzulänglichkeiten zurückzuführen sein. Allerdings fand sich auch in der schwarzafrikanischen Bevölkerung Südafrikas eine geringere Prävalenzrate als bei den in Südafrika lebenden Buren, die von niederländischen Siedlern abstammen, die im 17. Jahrhundert nach Afrika einwanderten (Robertson 2008a).

In einer in England durchgeführten Studie, bei der Ergebnisse einer großen Datenbank ausgewertet wurden, zeigte sich, dass die Diagnose Tourette-Syndrom in der weißen Bevölkerung häufiger gestellt wurde als in der schwarzen Bevölkerung (Schrag et al. 2009). Allerdings war es in dieser Studie nicht möglich zu differenzieren, ob in den verschiedenen ethnischen Gruppen tatsächlich eine unterschiedliche Prävalenz besteht oder ob lediglich Menschen mit weißer Hautfarbe häufiger einen Arzt aufsuchen oder bei ihnen die Diagnose Tourette-Syndrom nur häufiger gestellt wird als bei schwarzen Menschen.

Eine große Telefonumfrage (n = 91.642) ergab eine zweifach erhöhte Wahrscheinlichkeit für die Diagnose eines Tourette-Syndroms für die in den USA lebende weiße nicht-hispanische Bevölkerungsgruppe im Vergleich zur schwarzen nicht-hispanischen und zur hispanischen Bevölkerung (Scahill et al. 2009). Auch in dieser Untersuchung blieb ungeklärt, ob tatsächlich von einer unterschiedlichen Prävalenz in Abhängigkeit von der ethnischen Zugehörigkeit auszugehen ist oder ob nicht methodische Gründe (Sprachkenntnisse, Zugang zum Gesundheitssystem) für die Differenz ausschlaggebend waren.

In einer kleinen vergleichend in England (n = 35) und den Vereinigten Arabischen Emiraten (n = 35) durchgeführten Studie fanden sich in beiden Populationen gleich häufig eine komorbide ADHS und Zwangsstörung. In der englischen Gruppe traten häufiger eine Koprolalie und Störungen des Sozialverhaltens auf (Eapen u. Robertson 2008).

Während früher spekuliert wurde, dass Koprophänomene starken kulturellen Einflüssen unterliegen und etwa in den USA deutlich häufiger auftreten als beispielsweise in Japan, gilt diese Vermutung heute als widerlegt (Freeman et al. 2009, s. Kap. 5.8 Koprophänomene).

Im Einklang mit der älteren Literatur wurde auch in neueren Studien kein Hinweis darauf gefunden, dass hinsichtlich des Auftretens des Tourette-Syndroms weltweit bedeutsame regionale, ethnische oder kulturelle Unterschiede bestehen (Scharf et al. 2015, Jafari et al. 2022).

9.3 Prävalenz anderer Tic-Störungen

Die Prävalenzraten für andere chronische ebenso wie transiente Tic-Störungen sind deutlich höher als für das Tourette-Syndrom. Weltweit wurden zahlreiche Studien zur Häufigkeit von Tics mit zum Teil aber sehr unterschiedlichen Ergebnissen durchgeführt. Khalifa und Mitarbeiter untersuchten 4.479 schwedische Schüler im Alter zwischen 7 und 15 Jahren und fanden Tics ganz allgemein bei 6,6% der Kinder, eine chronische Tic-Störung in 1,3% und eine transiente Tic-Störung in 4,8% (Khalifa u. von Knorring 2003). In einer Untersuchung von Kurlan und Mitarbeitern an 1.596 amerikanischen Schülern fand sich hingegen mit 19,7% eine deutlich höhere Prävalenzrate für Tics (Kurlan et al. 2001).

Eine in Israel durchgeführte repräsentative Befragung von 957 Jugendlichen im Alter zwischen 14–17 Jahren und deren Müttern ergab eine Prävalenz für Tics von 1,3% (nach Ansicht der Mütter) bzw. 4,4% (nach Einschätzung der Jugendlichen). Das Auftreten der Tics korrelierte mit dem Vorliegen externalisierender Störungen (etwa ADHS) und Lernstörungen. Tics bestanden in der arabischen Bevölkerung häufiger als bei jüdischen Jugendlichen (Steinberg et al. 2013b). Demgegenüber war in einer vorangegangenen israelischen Studie über eine deutlich geringere Prävalenz für das Tourette-Syndrom (0,043% bei Männern und 0,049% bei Frauen) und Tics allgemein (2%) berichtet worden (Apter et al. 1993). In dieser Studie aus dem Jahre 1993 waren insgesamt 28.037 16–17-jährige Rekruten für die israelische Armee untersucht worden. Es wurde spekuliert, dass die Unterschiede entweder tatsächlich auf eine Zunahme der Prävalenz in den vergangenen Jahren zurückzuführen sind oder aber methodisch begründet sind (unterschiedliches Alter, zunehmendes Bewusstsein für Tics, verbesserte soziale Akzeptanz) (Steinberg et al. 2013b).

Eine in den USA durchgeführte und auf der Inanspruchnahme von Versicherungsleistungen beruhenden Studie unter Kindern und Jugendlichen zwischen 4–18 Jahren ergab eine Häufigkeit von 0,05% (privat versichert) bzw. 0,053% (gesetzlich versichert) für das Tourette-Syndrom, von 0,008–0,010% für eine chronische (motorische oder vokale) Tic-Störung und von 0,043–0,059% für „andere Tic-Störungen“ (Olfson et al. 2011).

Robertson (2008a) kam anhand der Auswertung der verfügbaren Studien zu der Einschätzung, dass für motorische Tics eine Punktprävalenz zwischen 7 und 28% anzunehmen ist. Bei etwa 10–15% aller Grundschüler träten zu irgendeinem Zeitpunkt Tics auf (Robertson 2008a).

Nach Scahill und Mitarbeitern ist für die chronische motorische Tic-Störung von einer Prävalenz zwischen 0,3–0,8% auszugehen, während verlässliche Angaben zur Häufigkeit der chronischen vokalen Tic-Störung nicht möglich seien (Martino u. Leckman 2022).

Nach einer dänischen Studie liegt die Prävalenz für die chronische motorische Tic-Störung – genauso wie für das Tourette-Syndrom – bei 0,6%. Hingegen wurde in dieser Studie für die transiente Tic-Störung lediglich eine Prävalenz von 0,3% gefunden (Kraft et al. 2012).

Die Häufigkeit von Tics wird von zahlreichen Faktoren beeinflusst, wie dem Alter (s. Kap. 6.7 Maximum der Tics und Verlauf im Erwachsenenalter), dem Geschlecht (s. Kap. 9.4 Geschlechterverhältnis) und dem Bestehen weiterer Erkrankungen. So konnten Kurlan und Mitarbeiter (2001) zeigen, dass bei Kindern, die eine Sonderschule besuchen, eine signifikant höhere Prävalenz für Tics besteht (23,4%) als bei Kindern in Regelschulen (19,7%). Auch Khalifa und von Knorring (2003) fanden deutliche Unterschiede in Abhängigkeit von der Schulform (Tic-Prävalenz in Regelschulen = 6,3%, in Sonderschulen = 46,3%). Ebenso wurde bei Kindern mit autistischen Erkrankungen eine erhöhte Prävalenz für chronische Tics (22%) (Canitano u. Vivanti 2007) und für ein Tourette-Syndrom (6,5–11%) (Baron-Cohen et al. 1999a, Baron-Cohen et al. 1999b, Canitano u. Vivanti 2007) festgestellt. Bei Bestehen einer ADHS und einer Zwangserkrankung wird ebenfalls von einem erhöhten Risiko für Tics oder ein Tourette-Syndrom ausgegangen (Walkup 2009, persönliche Mitteilung) (s. Kap. 7 Komorbiditäten).

Es gibt Hinweise darauf, dass Tics häufiger im Winter als im Sommer auftreten. Es wurde diskutiert, dass dies mit Stressfaktoren (z.B. Schulbeginn nach den Sommerferien) oder mit im Winter gehäuft auftretenden Infektionen in Zusammenhang stehen könnte (Robertson, persönliche Mitteilung).

Die Datenlage im Hinblick auf die Häufigkeit der chronischen motorischen und vokalen sowie der transienten Tic-Störung ist deutlich schlechter als die für das Tourette-Syndrom. Unter der Annahme, dass die chronische motorische Tic-Störung lediglich eine milde Verlaufsvariante des Tourette-Syndroms darstellt, ist davon auszugehen, dass eine klare Abgrenzung beider Erkrankungen nicht immer eindeutig möglich ist (Müller-Vahl et al. 2019a). Naturgemäß nehmen Personen mit chronischer motorischer Tic-Störung wegen der geringeren Symptomausprägung das Hilfesystem seltener in Anspruch und werden daher auch seltener diagnostiziert und in Untersuchungen erfasst. Inwieweit vorliegende Schätzungen zur Häufigkeit der chronischen motorischen Tic-Störung von etwa 0,3–0,8% verlässlich sind, kann derzeit nicht beurteilt werden. Verlässliche Angaben zur Häufigkeit der chronischen vokalen Tic-Störung liegen nicht vor.

Es kann angenommen werden, dass die transiente Tic-Störung deutlich häufiger ist als chronische Tic-Störungen. Verlässliche Zahlen fehlen allerdings auch hierfür, da die Angaben in der Literatur erheblich schwanken. Dies könnte auch darin begründet sein, dass in einer methodisch sehr sorgfältig durchgeführten Studie gezeigt werden konnte, dass Tics deutlich seltener „transient" sind als bisher angenommen. Von 39 untersuchten Kindern mit der primären Diagnose einer transienten Tic-Störung war kein einziges Kind 12 Monate nach Tic-Beginn vollständig Tic-frei (Kim et al. 2019b). Allerdings war die Ausprägung der Tics fast immer sehr gering und ohne relevante Beeinträchtigung, sodass auch vor diesem Hintergrund die Annahme weiterhin plausibel ist, dass Tics in der Kindheit sehr häufig auftreten.

9.4 Geschlechterverhältnis

Zahlreiche Studien haben gezeigt, dass das Tourette-Syndrom bei Jungen und Männern deutlich häufiger auftritt als bei Mädchen und Frauen. Eine solche Verteilung zu Ungunsten der Männer findet sich bereits in der Erstbeschreibung von George Gilles de la Tourette, in der über acht Männer, aber nur eine Frau berichtet wird.

> *In der Mehrzahl der weltweit durchgeführten Studien wurde ein Geschlechterverhältnis von Jungen/Männern zu Mädchen/Frauen von 3:1 bis 4:1 gefunden (Jafari et al. 2022, Yang et al. 2016b, Dalsgaard et al. 2020, Robertson et al. 2008a).*

Der Grund für diese Ungleichverteilung ist bis heute nicht geklärt. In einer 2023 veröffentlichen großen genetischen Studie wurden sowohl bei Männern mit Tourette-Syndrom als auch mit Autismus-Spektrum-Störung und ADHS seltene Veränderungen im X-Chromosom gefunden, die möglicherweise die „männliche Vulnerabilität" dieser Erkrankungen erklären könnten (Wang et al. 2023).

10 Pathogenese

Die Pathogenese des Tourette-Syndroms ist bis heute trotz zahlreicher Studien nur ansatzweise bekannt. Da postmortem-Untersuchungen in nur sehr geringer Zahl und an wenigen Patienten durchgeführt wurden, stützen sich die Erkenntnisse in erster Linie auf die Ergebnisse bildgebender Untersuchungen. Je nach eingesetzter Technik ist es dabei möglich, strukturelle oder funktionelle Untersuchungen des Gehirns vorzunehmen. Mittels Kernspintomographie (Magnetresonanztomographie, MRT) sind zum einen strukturelle Untersuchungen einzelner Hirnregionen möglich. Diese Technik wurde bei Patienten mit Tourette-Syndrom in der Vergangenheit in erster Linie zur Volumenmessung eingesetzt, entweder mittels zuvor definierter umschriebener Hirnregionen (regions of interest, ROI) oder aber mithilfe vollautomatisierter Analyseverfahren ohne *à priori*-Hypothese. Dabei ist auch eine differenzierte Untersuchung getrennt nach weißer und grauer Substanz des Gehirns möglich. Andere MRT-Techniken ermöglichen darüber hinaus auch Untersuchungen zur Integrität von Nervenfasern (Diffusions-Tensor-Bildgebung, DTI) und zum Verlauf größerer Nervenfaserbündel (Traktografie). Dies erlaubt Hinweise auf Nervenverbindungen zwischen verschiedenen Hirnarealen.

Mithilfe der funktionellen Kernspintomographie (fMRT) ist es möglich, durch Messungen von Blutfluss und -oxygenierung indirekt auf die neuronale Aktivität zu schließen. Durch Reizpräsentation oder das Lösen von Aufgaben während der Untersuchung kommt es zu einer Aktivierung und Stoffwechselveränderung in bestimmten Hirnarealen, die gemessen und bildlich dargestellt werden können. Die resting state fMRT(rs-fMRT)-Technik ermöglicht die Untersuchung der Ruheaktivität des Gehirns.

Darüber hinaus sind mittels Positronen-Emissions-Tomographie (PET) und Single-Photon-Emissionscomputertomographie (SPECT) funktionelle Studien des Gehirns möglich. Beide Techniken sind zur Untersuchung von Stoffwechselvorgängen geeignet, indem die Verteilung eines zuvor applizierten Radiopharmakons im Gehirn gemessen wird. Je nach Art des Radiopharmakons können Untersuchungen des zerebralen Blutflusses, des Glukosemetabolismus sowie verschiedener Abschnitte einzelner Neurotransmittersysteme durchgeführt werden. Die morphologische Auflösung von PET und SPECT ist allerdings geringer als die der Kernspintomographie.

Nachfolgend werden die Ergebnisse bisheriger Studien vorgestellt, wobei zur besseren Übersicht eine Darstellung getrennt nach der jeweils untersuchten Hirnregion gewählt wurde.

10.1 Untersuchung einzelner Hirnregionen

Seit 1993 wurden zahlreiche bildgebende Untersuchungen mittels Kernspintomographie bei Patienten mit Tourette-Syndrom durchgeführt. Dabei richtete sich das Augenmerk lange Zeit ausschließlich auf die Basalganglien. Es wird vermutet, dass die zum Teil widersprüchlichen Ergebnisse bisheriger Studien auf die überwiegend kleinen Patientenzahlen (meist lediglich etwa 20 Patienten) und die oft große Heterogenität der Patientengruppen zurückzuführen sind. Neuere Untersuchungen haben verdeutlicht, dass neben dem Alter und dem Geschlecht der Patienten auch die medikamentöse Behandlung, die Schwere der Erkrankung und Komorbiditäten wie etwa eine ADHS oder Zwangsstörung Einfluss auf die Untersuchungsergebnisse nehmen können.

10.1.1 Basalganglien

Nachdem sich Anfang der 60er-Jahre die Auffassung durchsetzte, dass das Tourette-Syndrom eine organisch begründete – und nicht eine psychisch bedingte – Störung ist, wurde die Hypothese aufgestellt, dass dem Tourette-Syndrom eine Funktionsstörung der Basalganglien zugrunde liegt. Diese Annahme basierte in erster Linie auf der Tatsache, dass das Tourette-Syndrom zu dieser Zeit – wegen der motorischen Tics und unter Vernachlässigung der zahlreichen Komorbiditäten – primär als neurologische Bewegungsstörung eingestuft und daher eine Pathogenese wie bei anderen extrapyramidal-motorischen Erkrankungen (wie der Parkinson-Erkrankung und der Dystonie) angenommen wurde.

Zu den Basalganglien zählen im engeren Sinne der Nucleus caudatus, das Putamen und der Globus pallidus (unterteilt in Globus pallidus internus [GPi] und Globus pallidus externus [GPe]). Putamen und Pallidum gemeinsam werden auch als Nucleus lentiformis bezeichnet, unter dem Begriff Striatum werden der Nucleus caudatus und das Putamen zusammengefasst. Im weiteren Sinne werden zuweilen auch die Substantia nigra und der Nucleus subthalamicus den Basalganglien zugerechnet (s. Abb. 12).

Bis heute konnte nicht abschließend geklärt werden, ob und in welcher Weise bei Patienten mit Tourette-Syndrom Veränderungen des Volumens und der Symmetrie der Basalganglien vorliegen. Während sich in manchen Studien eine Aufhebung der physiologischen Basalganglienasymmetrie nachweisen ließ (Peterson et al. 1993, Singer et al. 1993, Moriarty et al. 1997), fanden sich in einer Folgestudie mit größerer Patientenzahl (Peterson et al. 2003) und einer Studie ausschließlich an Mädchen mit Tourette-Syndrom (Zimmerman et al. 2000) keine Veränderungen der Basalganglienasymmetrie im Vergleich zu einer Kontrollgruppe.

Nachdem sich darüber hinaus in frühen MRT-Studien Hinweise auf eine Volumenreduktion des linken Nucleus lentiformis (Putamen und Globus pallidus) bei Patienten mit Tourette-Syndrom fanden (Peterson et al. 1993, Singer et al. 1993), konnte in einer großen Studie an 154 Patienten eine Reduktion des Volumens des Nucleus caudatus beidseits sowohl bei Kindern als auch bei Erwachsenen nachgewiesen werden. Eine Volumenreduktion des Nucleus lentiformis fand sich nur bei erwachsenen Patienten und Kindern mit komorbider Zwangsstörung (Peterson et al. 2003). Dieser Befund einer Volumenminderung im Nucleus caudatus links konnte auch in neueren Studien bei unbehandelten Patienten sowohl im Erwachsenen (Müller-Vahl et al. 2009b), als auch im Kindesalter (Makki et al. 2009) bestätigt

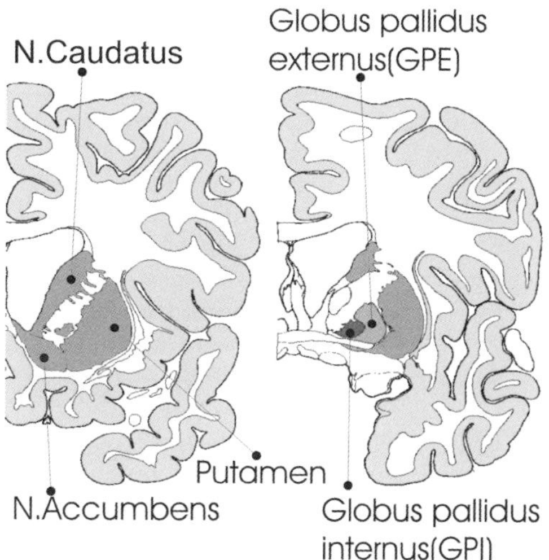

Abb. 12 Anatomische Lokalisation der Basalganglien im Gehirn (entnommen aus Wikipedia, https://de.wikipedia.org/wiki/Basalganglien#/media/Datei:Anatomie-Basalganglien-A.jpg; Rechte: Public Domain)

werden. Allerdings liegen auch Studien vor, in denen diese Ergebnisse nicht repliziert und keine Volumenänderungen der Basalganglien (sowohl bei Kindern als auch bei Erwachsenen) nachgewiesen werden konnten (Moriarty et al. 1997, Zimmerman et al. 2000, Wang et al. 2007). Insbesondere auch in einer größeren multizentrischen Studie mit 103 Kindern mit Tourette-Syndrom fanden sich im Vergleich zu einer Kontrollgruppe keine signifikanten Volumenunterschiede des Striatums (Greene et al. 2018).

Ebenfalls uneinheitlich sind die Befunde im Hinblick auf Volumenänderungen des Putamens. So wurde in zwei Studien bei unbehandelten Jungen (mit und ohne Komorbiditäten) eine *Volumenzunahme* des Putamen beidseits festgestellt (Roessner et al. 2011a, Ludolph et al. 2006). Hingegen fanden sich in der großen Studie von Peterson und Mitarbeitern (2003) Hinweise darauf, dass eine *Volumenabnahme* des Putamen in Zusammenhang mit komorbiden Zwängen steht. In DTI-Studien konnten sowohl bei Kindern als auch bei Erwachsenen mikrostrukturelle Veränderungen der weißen Substanz im Putamen (Makki et al. 2008, Müller-Vahl et al. 2014) als auch im Nucleus caudatus beidseits (Saporta et al. 2010) nachgewiesen werden.

In einer Verlaufsuntersuchung fanden sich Hinweise darauf, dass das Volumen des Nucleus caudatus als prognostischer Faktor für den weiteren Krankheitsverlauf gewertet werden kann, da eine negative Korrelation zwischen dem Caudatusvolumen in der Kindheit und der Schwere von Tics und Zwängen im Erwachsenenalter gefunden wurde (Bloch et al. 2005).

In funktionellen MRT-Untersuchungen fand sich eine positive Korrelation mit der Aktivität im Striatum und der Häufigkeit und Schwere der Tics (Stern et al. 2000). Die willentliche Unterdrückung der Tics führte zu einer Aktivierung in den Basalganglien (Peterson et al. 1998a). Als weiterer Beleg für eine Beteiligung der Basalganglien können die Ergebnisse aus postmortem-Studien angesehen werden, in denen eine Verminderung der Zahl striataler Interneurone gefunden wurde (Kalanithi et al. 2005, Kataoka et al. 2010). Schließlich weist die erfolgreiche Behandlung von Tics mittels tiefer Hirnstimulation im Globus pallidus auf eine Beteiligung dieser Strukturen hin (s. Kap. 17 Behandlung von Tics: Operative Therapie). Neben dem Einfluss von Alter, Geschlecht, Medikation, Komorbiditäten und der Schwere der Tics auf die Ergebnisse von MRT-Studien haben neuere Untersuchungen gezeigt, dass nicht nur motorische Tics am Kopf, sondern auch geringfügige (physiologische) Kopfbewegungen zu relevanten Bewegungsartefakten führen können und damit erheblichen Einfluss auf die Messergebnisse nehmen können. Dies könnte ein weiterer Grund für die diskrepanten Untersuchungsbefunde sein (Martino u. Leckman 2022).

> *Eine Beteiligung der Basalganglien und insbesondere des Nucleus caudatus in der Pathogenese des Tourette-Syndrom gilt als sicher. Allerdings ist nach wie vor nicht abschließend geklärt, ob eine – möglicherweise altersabhängige – Volumenreduktion einzelner Basalganglienkerne vorliegt. Zur Diagnosestellung des Tourette-Syndroms im Einzelfall kann die MRT bis heute keinen Beitrag leisten.*

10.1.2 Corpus callosum

Untersuchungen der weißen Substanz konzentrierten sich vornehmlich auf das Corpus callosum. Das Corpus callosum (Balken) verbindet beide Hemisphären und dient dem Informationsaustausch. Volumen- und Strukturveränderungen können somit je nach beteiligtem Anteil des Balkens als indirekter Hinweis auf Funktionsstörungen andernorts im Gehirn gewertet werden (s. Abb. 13).

Volumenmessungen des Corpus callosum bei Patienten mit Tourette-Syndrom führten zu widersprüchlichen Ergebnissen. So wurde sowohl ein reduziertes (Peterson et al. 1993), ein vergrößertes (Baumgardner et al. 1996, Moriarty et al. 1997) als auch ein unverändertes (Mostofsky et al. 1999) Volumen des Corpus callosum nachgewiesen.

Bei Berücksichtigung des Alters zeigte sich allerdings in mehreren Studien bei Kindern einheitlich eine Volumenreduktion (Peterson et al. 1994a, Plessen et al. 2004), während sich bei erwachsenen Patienten eine Volumenzunahme fand (Moriarty et al. 1997). Allerdings wurde auch in einer Medikamenten-naiven Gruppe von Jungen ohne Komorbiditäten eine Volumenzunahme in Teilen (Subregion 3) des Corpus callosum gemessen (Roessner et al. 2011a).

MRT-Studien, die das *Diffusion Tensor Imaging* (DTI) einsetzten, um die Organisation und Integrität von Nervenfaserbündeln in der weißen Substanz des Corpus callosum zu untersuchen, zeigten bei Kindern mit Tourette-Syndrom eine reduzierte interhemisphärische Konnektivität (Plessen et al. 2006, Jackson et al. 2011). Auch bei Erwachsenen war die fraktionale Anisotropie (welche als Maß für die Unversehrtheit eines Nervenfaserbündels angesehen wird) im Corpus callosum vermindert (Neuner et al. 2010). Bei einem eineiigen 20-jährigen Zwillingspaar fand sich bei dem Zwilling mit Tourette-Syndrom – im Vergleich zum gesunden Zwillingsbruder – eine verminderte fraktionale Anisotropie (Cavanna et al. 2010b). In einer weiteren DTI-Studie fand sich bei erwachsenen Patienten eine negative Korrelation zwischen Tic-Schwere und der fraktionalen Anisotropie im Corpus callosum (Müller-Vahl et al. 2014). In einer großen Studie mit 158 Patienten war eine positive Korrelation zwischen dem Volumen des Corpus callosum und der Schwere der motorischen Tics nachweisbar (Plessen et al. 2004).

In einer neueren methodisch hochwertigen Studie mit 26 medikamenten-naiven Jungen mit Tourette-Syndrom ohne psychiatrische Komorbiditäten waren hingegen weder Veränderungen der fraktionalen Anisotropie noch der radialen Diffusivität (als Maß für die Gerichtetheit der Diffusion in der Ebene senkrecht zur Hauptrichtung) im Corpus callosum nachweisbar (Wolff et al. 2016). Auffälligkeiten fanden sich allerdings in der sogenannten axialen Diffusivität, welche ein Maß für die Gerichtetheit der Diffusion in der Hauptrichtung und somit in der Richtung der größten Beweglichkeit darstellt. Die axiale Diffusivität war in dieser Patientengruppe nicht nur vermindert. Es konnte zudem eine negative Korrelation mit der Schwere der Tics nachgewiesen werden.

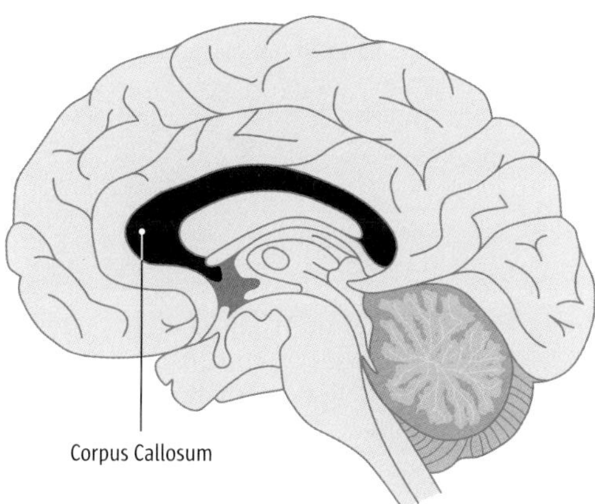

Abb. 13 Anatomische Lokalisation des Corpus callosum im Gehirn

Trotz teils widersprüchlicher Daten ist zusammenfassend von einem vergrößerten Volumen und einer verringerten fraktionalen Anisotopie im Corpus callosum auszugehen. Allerdings kann nicht ausgeschlossen werden, dass die bisherigen Ergebnisse durch Bewegungsartefakte beeinflusst wurden (Martino u. Leckman 2022).

10.1.3 Limbische Strukturen: Hippocampus, Amygdala, Cingulum

Volumenmessungen limbischer Strukturen (Hippocampus und Amygdala) zeigten bei Kindern mit Tourette-Syndrom eine Volumenzunahme, während sich bei Erwachsenen eine leichte Volumenabnahme fand (Peterson et al. 2007). Bei Jungen mit Tourette-Syndrom wurde eine Reduktion der grauen Substanz ausschließlich im linken Hippocampus nachgewiesen (Ludolph et al. 2006). In einer weiteren Studie bei Jungen mit Tourette-Syndrom und komorbider ADHS fand sich eine Volumenverminderung der Amygdala (Ludoph et al. 2008). Es wurde allerdings diskutiert, dass diese Volumenänderung auf die komorbide ADHS und nicht auf das Tourette-Syndrom zurückzuführen sei (Ludoph et al. 2008). Analog wurde auch in einer Studie mit unbehandelten Erwachsenen nur bei Tourette-Patienten mit komorbider ADHS eine Volumenreduktion der Amygdala nachgewiesen, während sich bei komorbider Zwangsstörung (ohne ADHS) in dieser Region keine Auffälligkeiten fanden (Wittfoth et al. 2012).

In Einklang mit den Ergebnissen von Peterson et al. (2003) wurde in einer weiteren Studie bei 59 erwachsenen Patienten ebenfalls eine Volumenreduktion des Hippocampus nachgewiesen, allerdings nur bei zusätzlichem Bestehen einer Zwangsstörung (Worbe et al. 2010a). Mittels DTI fanden sich bei Erwachsenen mit Tourette-Syndrom mikrostrukturelle Veränderungen in der Amygdala, die positiv mit der Tic-Schwere korrelierten (Neuner et al. 2011). Auch in fMRT-Untersuchungen wurde eine veränderte Aktivierung in der Amygdala beim Lösen von Aufgaben *(finger tapping)* nachgewiesen (Werner et al. 2010).

In zahlreichen Studien wurden darüber hinaus Veränderungen im Cingulum festgestellt. So fanden sich bei unbehandelten Erwachsenen ohne Komorbiditäten mittels DTI mikrostrukturelle Veränderungen im Cingulum rechtsseitig, die positiv mit der

Tic-Schwere korrelierten (Müller-Vahl et al. 2014). In derselben Patientengruppe konnten zudem mittels voxel-basierter Morphometrie (VBM) und Magnetisierungstransfer Imaging (MTI) eine Verminderung der grauen Substanz im anterioren Cingulum (ACC) bzw. der weißen Substanz im ACC rechts nachgewiesen werden. Wiederum korrelierte der Befund positiv mit der Schwere der Tics (Müller-Vahl et al. 2009b). In einer weiteren Untersuchung an Kindern und Erwachsenen fand sich ebenfalls eine positive Korrelation zwischen der Verschmächtigung des Cingulums und der Schwere sowohl der Tics als auch der Zwänge (Fahim et al. 2009).

In einer neueren Untersuchung mit 28 Kindern und Jugendlichen mit Tourette-Syndrom konnte mittels VBM ebenfalls eine beidseitige Volumenminderung des anterioren und mittleren cingulären Kortex nachgewiesen werden (Jackson et al. 2021).

In einer fMRT-Studie mit 16 Erwachsenen wurde der Ablauf der Hirnveränderungen und das zeitliche Muster unmittelbar vor dem Auftreten eines Tics untersucht (Neuner et al. 2014). Neben zahlreichen weiteren Veränderungen (s. Kap. 10.2 Kortiko-striato-thalamo-kortikale Regelkreise) fand sich bereits eine Sekunde vor dem Tic eine Aktivierung im anterioren Cingulum, in der Insula und in der Amygdala.

> *Auch wenn die Vielzahl der pathologischen Befunde wenig Zweifel daran lässt, dass limbischen Strukturen eine Rolle in der Pathogenese des Tourette-Syndroms zukommt, so ist eine abschließende Bewertung derzeit nicht möglich. Zukünftige Untersuchungen sollten das Augenmerk besonders auf das Bestehen von Komorbiditäten (ADHS und Zwang) richten sowie die vielfältigen Verbindungen zu den Basalganglien.*

10.1.4 Mittelhirn

In einer strukturellen MRT-Studie mittels VBM wurde bei erwachsenen Patienten eine Volumenzunahme der grauen Substanz im Mittelhirn linksseitig festgestellt (Garraux et al. 2006). Auch in einer weiteren Studie fanden sich bei erwachsenen Patienten strukturelle Auffälligkeiten im Mittelhirn (Dávila et al. 2010). In einer großen multizentrischen Studie (n = 103) konnte auch bei Kindern und Jugendlichen eine bilaterale Volumenzunahme im Mittelhirn nachgewiesen werden (Greene et al. 2020). Mittels fMRT wurde eine aufgabenabhängige (*finger tapping* rechts) Verminderung der Aktivität im Hirnstamm gemessen (Werner et al. 2011).

10.1.5 Thalamus

Eine pathogenetische Beteiligung des Thalamus wurde immer wieder wegen seiner komplexen Verschaltung innerhalb der kortiko-striato-thalamo-kortikalen Regelkreise diskutiert, aber auch wegen der erfolgreichen Behandlung von Tics durch eine tiefe Hirnstimulation in verschiedenen Thalamuskernen (s. Kap. 17 Behandlung von Tics: Operative Therapie). Direkte Hinweise für Veränderungen innerhalb des Thalamus ergeben sich aus zahlreichen strukturellen und funktionellen MRT-Untersuchungen. So wurde bei unbehandelten Jungen eine Volumenzunahme des linksseitigen Thalamus nachgewiesen (Lee et al. 2006). Mittels DTI fanden sich bei Kindern mikrostrukturelle Veränderungen (verminderte Diffusivität) im Thalamus sowie eine Volumenreduktion des Nucleus caudatus links und des Thalamus beidseits, sodass eine gestörte Integrität fronto-striato-thalamischer Regelkreise angenommen wurde (Makki et al. 2008, Makki et al. 2009). In weiteren DTI-Studien wurden auch bei unbehandelten Erwachsenen ohne Komorbiditäten mikrostrukturelle Veränderungen im Thalamus linksseitig (Müller-Vahl et al. 2014) und rechtsseitig (Thomalla et al. 2009) nachgewiesen. Die Veränderungen korrelierten positiv mit der Tic-Schwere. In einer großen Studie mit 149 Patienten (Kinder und Erwachsene) wurde ebenfalls eine Volumenzunahme des Thalamus festgestellt, welche unabhängig von zusätzlichen psychiatrischen Symptomen war (Miller et al. 2010). Im Gegensatz dazu fanden sich in zwei weiteren Studien bei unbehandelten Erwachsenen (Wang et al. 2007) und Jungen mit Tourette-Syndrom (Roessner et al. 2009, Roessner et al. 2011a) keine Volumenveränderungen des Thalamus. In einer multizentrischen Studie wurden 103 Kinder und Jugendliche mit Tourette-Syndrom im Vergleich zu 103 gesunden Kindern untersucht (Greene et al. 2017). Hier fand sich eine Volumenzunahme der grauen Substanz im posterioren Thalamus und im Hypothalamus. Interessanterweise hatten weder eine medikamentöse Therapie noch psychiatrische Komorbiditäten einen Einfluss auf die Ergebnisse.

Darüber hinaus wurden auch in zahlreichen fMRT-Studien Veränderungen im Thalamus nachgewiesen, mehrheitlich im Sinne einer gesteigerten Aktivität (Bohlhalter et al. 2006, Baym et al. 2008,

Raz et al. 2009, Wang et al. 2011). Interessanterweise konnte in einer fMRT-Studie (n = 16) eine Aktivierung im Thalamus erst mit Beginn der Tics, aber nicht in den Sekunden zuvor festgestellt werden (Neuner et al. 2014, s. Kap. 10.2 Kortiko-striato-thalamo-kortikale Regelkreise).

> *Insgesamt kann wenig Zweifel an einer Beteiligung besonders des linksseitigen Thalamus bestehen. Allerdings ist unklar, ob es sich hierbei um primäre Veränderungen handelt oder aber um sekundäre Adaptationsmechanismen.*

10.1.6 Cerebellum

Bisher wurde das Kleinhirn deutlich seltener im Hinblick auf pathologische Veränderungen beim Tourette-Syndrom untersucht. Erst in jüngster Zeit mehren sich Hinweise darauf, dass das Cerebellum auch bei der Entstehung von Tics von Bedeutung und in klassische Basalganglienregelkreise involviert sein könnte (McCairn et al. 2013). Mittels PET wurden im Cerebellum nicht nur eine Aktivierung während der Initiierung und Ausführung von Tics beobachtet (Lerner et al. 2007), sondern auch eine erhöhte Bindung an Gamma-Amino-Buttersäure (GABA)-A-Rezeptoren (Lerner et al. 2012). In einer weiteren PET-Studie konnte neben einem „Tic-assoziierten" abnormen metabolischen Netzwerk, ein zweites, den Zwängen zuzuordnendes Netzwerk identifiziert werden (Pourfar et al. 2011). Interessanterweise war in das „Tic-Netzwerk" – neben dem Striatum, dem orbito-frontalen und prämotorischen Kortex – auch das Cerebellum involviert.

Auch in fMRT-Studien wurde eine veränderte Aktivierung im Cerebellum nachgewiesen (Werner et al. 2011, Wang et al. 2011). Schließlich fand sich in einer großen (n = 163) strukturellen MRT-Untersuchung eine beidseitige Volumenreduktion der Kleinhirnhemisphären, welche primär auf eine Verminderung der grauen Substanz zurückzuführen war (Tobe et al. 2010).

In einer neueren strukturellen MRT-Studie wurden speziell das Cerebellum und assoziierte Netzwerke untersucht (Sigurdsson et al. 2020). Bei 28 Kindern und Jugendlichen mit Tourette-Syndrom fand sich ein vermindertes Volumen der grauen Substanz in den cerebellären Strukturen, die in höhere kognitive Funktionen und die senso-motorische Verarbeitung involviert sind. Darüber hinaus wurden Veränderungen in assoziierten Netzwerken mit Beteiligung zahlreicher weiterer Hirnstrukturen (frontaler und cingulärer Kortex, senso-motorisches Netzwerk, subkortikale Areale) nachgewiesen. Auch in einer nachfolgenden MRT-Studie derselben Arbeitsgruppe wurden mittels VBM strukturelle Veränderungen in Netzwerken mit Beteiligung motorischer Kleinhirnareale beidseits gefunden (Jackson et al. 2021).

In einer resting state (rs)-fMRT mit 21 medikamenten-naiven Kindern mit Tourette-Syndrom ohne weitere Komorbiditäten zeigte sich eine verringerte regionale Homogenität im rechten Kleinhirn, die positiv mit der Erkrankungsdauer korrelierte (Liu et al. 2017).

In einer SPECT-Studie wurde ein erhöhter cerebraler Blutfluss im Cerebellum bei Patienten mit Tourette-Syndrom nachgewiesen, der infolge einer tiefen Hirnstimulation (im Globus pallidus internus oder Thalamus) abnahm (Schmidt et al. 2012). In einer Studie (n = 16 Erwachsene), in der mittels fMRT Hirnveränderungen und das zeitliche Muster unmittelbar vor dem Auftreten eines Tics untersucht wurden, fand sich – neben zahlreichen anderen Veränderungen (s. Kap. 10.2 Kortiko-striato-thalamo-kortikale Regelkreise) – bereits eine Sekunde vor dem Tic eine Aktivierung im Kleinhirn (Neuner et al. 2014).

> *Es ist anzunehmen, dass auch das Cerebellum in Regelkreise involviert ist, die an der Entstehung von Tics beteiligt sind.*

10.1.7 Kortikale Hirnregionen

In den vergangenen Jahren wurden zunehmend Studien durchgeführt, in denen kortikale und insbesondere frontale Hirnregionen bei Patienten mit Tourette-Syndrom untersucht wurden. In einer großen Studie an 155 Patienten mit Tourette-Syndrom fand sich bei Kindern eine Volumenzunahme des präfrontalen Kortex, während Erwachsene eine Volumenabnahme dieser Region aufwiesen (Peterson et al. 2001b). In MRT-Studien, in denen Volumenmessungen getrennt nach weißer und grauer Substanz erfolgten, zeigte sich bei Jungen mit Tourette-Syndrom eine Volumenzunahme der weißen Substanz im frontalen Kortex auf der rechten Seite (Fredericksen et al. 2002) und eine Volumenabnahme der weißen Substanz auf der linken Seite (Kates et al. 2002). In einer strukturellen MRT-Studie (VBM) an unbehandelten, erwachsenen, männlichen Patienten ohne Komorbiditäten fanden sich die deutlichsten Veränderungen ebenfalls in präfrontalen Arealen in Form einer Volumenreduktion der grauen und Volumenzu- und abnahmen der weißen Substanz in verschiedenen frontalen Regionen (Müller-Vahl et al. 2009b). Diese Ergebnisse konnten in derselben Patientengruppe in der bisher einzigen Untersuchung mittels Magnetisierungstransfer Imaging (MTI) bestätigt werden. Hier zeigte sich eine verminderte Myelinisierung und ein Axonenverlust in der weißen Substanz in verschiedenen frontalen Arealen beidseits (Müller-Vahl et al. 2009b). In einer erwachsenen Patientengruppe mit komorbider ADHS oder Zwangsstörung wurde eine Volumenreduktion in der grauen Substanz im linken inferioren frontalen Gyrus nachgewiesen (Wittfoth et al. 2012). Ein vergleichbarer Befund konnte auch bei Patienten mit reiner Zwangsstörung gefunden werden (Rotge et al. 2008). Auch in einer großen (n = 40) Studie an erwachsenen Patienten mit Tourette-Syndrom (mit und ohne Komorbiditäten) zeigte sich eine Volumenreduktion der grauen Substanz beidseits im orbitofrontalen und präfrontalen Kortex (Draganski et al. 2010).

Mittels DTI konnten dementsprechend mikrostrukturelle Veränderungen im frontalen Kortex festgestellt werden: Bei Kindern in Faserverbindungen zwischen dem Nucleus caudatus und frontalen Regionen (Makki et al. 2009) und bei Erwachsenen in präfrontalen Arealen und im inferioren frontalen Gyrus (Pars opercularis), aber auch im medialen prämotorischen Kortex und dem linksseitigen präzentralen Gyrus. Die Veränderungen in den verschiedenen frontalen Arealen korrelierten (entweder negativ oder positiv) mit der Tic-Schwere (Müller-Vahl et al. 2014). In einer weiteren DTI-Studie an 15 erwachsenen, unmedizierten Patienten ohne Komorbiditaten fanden sich ebenfalls strukturelle Veränderungen im prä- aber auch im postzentralen Gyrus (Thomalla et al. 2009).

Neuere VBM-Studien weisen auf eine Beteiligung des rechten insulären Kortex hin, sowohl bei der Entstehung des den Tics vorangehenden Vorgefühls als auch bei der Entstehung der Tics selbst (Jackson et al. 2020). So konnte eine Korrelation zwischen der Schwere der motorischen Tics und dem Volumen der grauen Substanz in einer posterioren Region der rechten Insula nachgewiesen werden, während das Vorgefühl mit dem Volumen einer mehr anterior-dorsal gelegenen Region korrelierte.

In einer Untersuchung bei Kindern mit Tourette-Syndrom wurde eine ausgedehnte kortikale Verschmälerung *(cortical thinning)* insbesondere im sensomotorischen Kortex (Frontal- und Parietallappen) nachgewiesen (Sowell et al. 2008). Dieser Befund konnte nachfolgend sowohl bei Kindern als auch bei Erwachsenen bestätigt werden (Fahim et al. 2010). In dieser Untersuchung fand sich zusätzlich eine Geschlechtsabhängigkeit mit deutlich stärkerer Verschmälerung kortikaler Regionen bei Jungen als bei Mädchen. Die im sensomotorischen Kortex gefundene kortikale Verschmälerung korrelierte mit der Tic-Schwere. In einer weiteren Studie fand sich darüber hinaus eine Abhängigkeit von der klinischen Präsentation: Erwachsene mit einfachen Tics hatten eine Verschmälerung im sensomotorischen und prämotorischen Kortex, während beim Bestehen komplexer Tics eine Verschmälerung in prämotorischen, präfrontalen und parietalen assoziativen Arealen nachweisbar war. Bestand eine komorbide Zwangsstörung, dann war eine Verschmälerung des anterioren cingulären Kortex (ACC) sowie ein reduziertes Volumen des Hippocampus nachweisbar (Worbe et al. 2010a).

Der Nachweis einer Verschmälerung zahlreicher kortikaler Regionen konnte auch in neueren MRT-Studien in unterschiedlichen Altersgruppen mehrfach repliziert werden. Draper et al. (Draper et al. 2016) fanden eine verminderte kortikale Dicke bei Jugendlichen mit Tourette-Syndrom in sensomotorischen und prämotorischen Arealen, der Insula sowie dem präfrontalen und parietalen Kortex. Die kortikale Dicke im sensomotorischen Kortex und in der Insula korrelierte dabei negativ mit dem den Tics vorangehenden Vorgefühl.

Bei 103 Kindern mit Tourette-Syndrom fand sich ein verringertes Volumen der weißen Substanz tief im orbitalen und medialen präfrontalen Kortex (Greene et al. 2020). Müllner et al. (Müllner et al. 2015) konnten eine verminderte Tiefe und Dicke der grauen Substanz in den prä- und postzentralen sowie den superioren, inferioren und internen frontalen Sulci nachweisen. Bei komorbider Zwangsstörung fanden sich darüber hinaus strukturelle Veränderungen in den temporalen, insulären und olfaktorischen Sulci. Die Schwere sowohl der Tics als auch der Zwänge korrelierte mit den strukturellen Sulcusveränderungen (in sensomotorischen, temporalen, dorsolateralen präfrontalen und mittleren cingulären kortikalen Arealen).

Allerdings wurden neben den bisher beschriebenen, überwiegend in frontalen und sensomotorischen Regionen gelegenen Veränderungen auch Auffälligkeiten in anderen kortikalen Arealen nachgewiesen. So fand sind bei Erwachsenen mit Tourette-Syndrom ein verringertes Volumen der grauen Substanz in parieto-temporo-occipitalen Regionen (Müller-Vahl et al. 2009), eine Verschmälerung im rechten parietalen Kortex (Fahim et al. 2010) und ein vergrößertes Volumen in parieto-okzipitalen Regionen bei Männern, aber eine Volumenminderung bei Frauen mit Tourette-Syndrom (Peterson et al. 2001b). Bei Kindern mit Tourette-Syndrom wurde zusätzlich eine Verschmälerung im dorsalen parietalen Kortex (Sowell et al. 2008), im rechten parietalen Kortex (Fahim et al. 2010) und eine Volumenzunahme in parieto-okzipitalen Regionen gefunden (Peterson et al. 2001). Demgegenüber fanden sich in einer Studie mit unmedizierten Jungen mit Tourette-Syndrom in keiner der untersuchten kortikalen Regionen Volumenänderungen in der grauen Substanz (Roessner et al. 2009, s. auch Kap. 10.2 Kortiko-striato-thalamo-kortikale Regelkreise).

»

Trotz der zunehmenden Zahl an bildgebenden Untersuchungen sind die dem Tourette-Syndrom zugrunde liegenden neuroanatomischen Veränderungen nach wie vor nicht eindeutig geklärt. Die Ergebnisse der überwiegend relativ kleinen Studien sind zum Teil widersprüchlich. Es muss vermutet werden, dass zahlreiche Befunde durch Artefakte und methodische Limitationen beeinflusst wurden.

Zusammenfassend finden sich altersunabhängig in strukturellen MRT-Studien Volumenminderungen in verschiedenen subkortikalen Regionen. Bei Kindern und Erwachsenen finden sich Hinweise auf eine Verschmälerung in sensomotorischen kortikalen Arealen, wobei spezifische Regionen mit bestimmten Tic-Arten zu korrespondieren scheinen. Bei Erwachsenen – und fraglich auch bei Kindern – ist das Volumen der grauen Substanz in präfrontalen Regionen vermindert. Im Corpus callosum finden sich – mutmaßich altersabhängig – Volumenänderungen und eine reduzierte fraktionale Anisotropie.

Seit 2017 arbeiten internationale Forscher daran, MRT-Datensätze zusammenzutragen und gemeinsam auszuwerten. Es ist zu erwarten, dass diese *ENIGMA-Tourette Syndrome Study Group* in absehbarer Zeit wegweisende neue Befunde im Hinblick auf die Pathologie des Tourette-Syndroms liefern wird (Paschou et al. 2022).

10.2 Kortiko-striato-thalamo-kortikale Regelkreise

Auch wenn es mithilfe der bis heute durchgeführten bildgebenden Untersuchungen nicht gelungen ist, die Pathogenese des Tourette-Syndroms vollständig aufklären, so geben die vorliegenden Befunde doch zahlreiche wichtige Hinweise auf die Ursachen. Ein bisher ungelöstes Problem bei der Interpretation der Ergebnisse bildgebender Untersuchungen stellt allerdings die Frage dar, ob die nachgewiesenen Veränderungen als Ursache der Erkrankung oder als neuroplastische Adaptation einzuordnen sind. Darüber hinaus haben bisher nur wenige MRT-Studien Komorbiditäten ausreichend berücksichtigt. Es ist daher weitgehend ungeklärt, welche der gefundenen Volumenänderungen möglicherweise auf eine begleitende ADHS oder Zwangsstörung zurückzuführen sind. Schließlich ist zu vermuten, dass manche der Befunde durch Bewegungsartefakte verfälscht sind.

Bewertet man die Ergebnisse bisheriger Studien, dann ist mit hoher Wahrscheinlichkeit davon auszugehen, dass dem Tourette-Syndom eine **Dysfunktion in kortiko-striato-thalamo-kortikalen Regelkreisen** zugrunde liegt. Gegenwärtig werden fünf funktionell getrennte Regelkreise unterschieden: ein motorischer, ein okulo-motorischer, ein dorsolateraler präfrontaler, ein lateraler orbitofrontaler und ein limbischer (anteriorer cingulärer) Regelkreis (Alexander et al. 1986) (s. Abb. 14). Es wird angenommen, dass diese Regelkreise zwar parallel verlaufen, aber dennoch zahlreiche Quervernetzungen aufweisen. Allen Regelkreisen ist gemeinsam, dass sie (verschiedene) Kerngebiete des Striatums und des Thalamus durchlaufen. Projektionen zum Striatum nehmen ihren Ursprung überwiegend im Kortex (über exzitatorische glutamaterge Bahnen) und im Thalamus. Neurone innerhalb des Striatums nutzen zumeist den inhibitorischen Neurotransmitter GABA (Harris u. Singer 2006).

Die weitergehende Interpretation der Daten führt zu dem Schluss, dass den **Basalganglien** in der Pathogenese des Tourette-Syndroms eine wichtige Rolle zukommt. Mehrheitlich wurde sowohl bei Kindern als auch bei Erwachsenen mit Tourette-Syndrom eine **Volumenreduktion des Striatums** gefun-

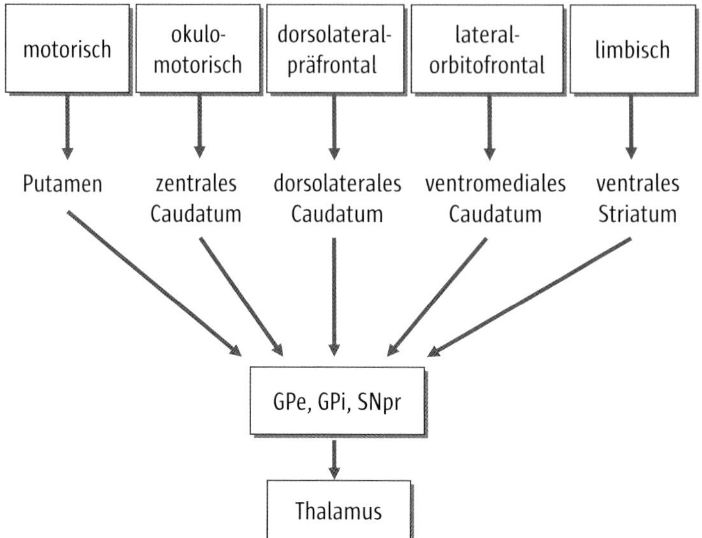

Abb. 14 Parallel verlaufende kortiko-striato-thalamo-kortikale Regelkreise (modifiziert nach Alexander et al. 1986). GPe = Globus pallidus externus, GPi = Globus pallidus internus, SNpr = Substantia nigra pars reticulata

den. Dies ist primär auf eine Volumenminderung des Nucleus caudatus zurückzuführen. Die Befunde hinsichtlich des Putamens sind hingegen uneinheitlich. Darüber hinaus konnte in einer postmortem-Studie bei Patienten mit Tourette-Syndrom ein Ungleichgewicht der GABAergen Neurone nachgewiesen werden mit einer Neuronenzunahme im Globus pallidus internus (GPi), hingegen aber einer Neuronenverminderung im Globus pallidus externus (GPe) und im Nucleus caudatus (Kalanithi et al. 2005). Diese Befunde wurden als Hinweis auf eine gestörte Entwicklung hemmender Neurone innerhalb der Basalganglien gewertet. Es wurde die Hypothese aufgestellt, dass eine verminderte inhibitorische Wirkung GABAerger Interneurone zu einer Überaktivität striataler Neuronen führe und dies wiederum Tics hervorrufe (Kalanithi et al. 2005).

Ausgehend von der Annahme einer **striatalen Dysfunktion** bei Patienten mit Tourette-Syndrom konnte bis heute allerdings nicht geklärt werden, ob diese Fehlregulation als primäre Ursache der Tics bzw. des Tourette-Syndroms einzustufen ist. Alternativ wurde gemutmaßt, dass die in den Basalganglien nachgewiesenen Veränderungen lediglich sekundäre Folge einer **Dysfunktion im präfrontalen Kortex** darstellen (Müller-Vahl et al. 2009b). Nicht nur in strukturellen (Müller-Vahl et al. 2009b), sondern auch in funktionellen (Eidelberg et al. 1997, Peterson et al. 1998a, Bohlhalter et al. 2006) bildgebenden Untersuchungen sowie in einer postmortem-Studie (Minzer et al. 2004) fanden sich die deutlichsten Veränderungen bei Patienten mit Tourette-Syndrom nicht etwa in den Basalganglien, sondern im präfrontalen Kortex.

Die vorliegenden MRT-Studien lassen annehmen, dass bei **Erwachsenen mit Tourette-Syndrom eine Volumenabnahme des präfrontalen Kortex** besteht. Während die Ergebnisse bei Erwachsenen relativ konsistent sind, wurde bei Kindern und Jugendlichen sowohl über Volumenzunahmen als auch -abnahmen berichtet. Es wurde daher spekuliert, dass diese möglicherweise altersabhängigen Volumenveränderungen im Sinne einer **neuroplastischen Adaptation** im Verlauf der Erkrankung zu interpretieren sind. Ausgehend von der Hypothese einer primären Dysfunktion im präfrontalen Kortex wurde die Vermutung aufgestellt, dass bei Patienten mit Tourette-Syndrom als Folge einer unzureichenden frontalen Inhibition eine Überaktivität der Basalganglien und des limbischen Systems eintritt und dadurch einerseits Tics und andererseits psychiatrische Komorbiditäten hervorgerufen werden (Müller-Vahl et al. 2009b).

Alternativ wurde vorgeschlagen, dass die in frontalen Regionen nachgewiesenen Veränderungen Ausdruck einer **neuroplastischen Anpassung** auf die primär durch eine striatale Fehlregulation eingetretenen Tics sind (Peterson et al. 2001b, Serrien et al. 2005). So könnte die bei Kindern zum Teil gefundene Volumenzunahme als Ausdruck einer verstärkten präfrontalen Aktivität interpretiert werden, welche zu einer verbesserten Tic-Unterdrückung führen soll (Plessen et al. 2006, Baym et al. 2008).

Weiterhin wurde die Vermutung geäußert, dass bei Patienten mit Tourette-Syndrom und komorbider ADHS eine komplexe Interaktion besteht. Während die ADHS durch eine unzureichende Inhibition – und eine damit einhergehende Volumenreduktion – in fronto-striatalen Regelkreisen hervorgerufen sein könnte, könnte das Tourette-Syndrom Folge einer Volumenreduktion des Nucleus caudatus in Kombination mit einer Volumenzunahme und Hyperaktivität präfrontaler Regionen sein (Plessen et al. 2007).

Die auch im **Corpus callosum** nachgewiesenen Volumenänderungen stehen mit den in frontalen Regionen nachgewiesenen Volumenänderungen in Einklang, die ebenfalls eine Altersabhängigkeit zeigen mit einer **Volumenzunahme bei erwachsenen Patienten** und einer **Volumenverminderung** und einer reduzierten interhemisphärischen Konnektivität **bei Kindern** mit Tourette-Syndrom. Volumenänderungen des Corpus callosum können – je nach Lokalisation – auf einen gestörten interhemisphärischen Informationsaustausch, eine gestörte Aufmerksamkeit, eine verminderte Hemmung kortikaler Aktivität oder eine gestörte zerebrale Reorganisation hinweisen (Plessen et al. 2006). Allerdings kann nicht ausgeschlossenen werden, dass auch die Volumenänderungen des Corpus callosum als neuroplastische Adaptation einzustufen sind mit dem Ziel der verbesserten Tic-Unterdrückung (Plessen et al. 2006).

Neben den Ergebnissen von bildgebenden Untersuchungen (Ludolph et al. 2006, Peterson et al. 2007, Ludolph et al. 2008, Fahim et al. 2009, Müller-Vahl et al. 2009b, Jackson et al. 2021, Neuner et al. 2014) finden sich verschiedene weitere Befunde, die auf eine **Dysfunktion des limbischen Regelkreises** in der Pathogenese des Tourette-Syndroms hinweisen. Das anteriore Cingulum ist durch komplexe Verschaltungen nicht nur mit verschiedenen frontalen Regionen, sondern auch mit dem motorischen System und dem Striatum verbunden. Es spielt eine wichtige Rolle bei Bewegungen, aber auch bei der Bewegungsinitiation sowie motivationalem und zielgerichtetem Verhalten. Im Tierexperiment führt eine Reizung des anterioren Cingulums zur Provokation unwillkürlicher Vokalisationen. Epileptische Anfälle des Cingulums gehen mit komplexen motorischen Automatismen einher. Zudem kann eine Dysfunktion des anterioren Cingulums zu sozial unangemessenem Verhalten und Zwangssymptomen führen (Devinsky et al. 1995, Singer 1997b). Es wurde die Hypothese formuliert, Koprophänomene bei Patienten mit Tourette-Syndrom könnten als *limbische Tics* eingeordnet werden (Müller-Vahl 2009).

In Einklang mit der Hypothese einer Beteiligung verschiedener kortiko-striato-thalamo-kortikaler Regelkreise in der Pathogenese des Tourette-Syndroms fanden sich nicht nur in MRT-Studien mittels DTI (Makki et al. 2008, Makki et al. 2009), sondern auch in einer Untersuchung mittels Protonen-Magnet-Resonanz-Spektroskopie – die den Nachweis verschiedener biologisch wichtiger Moleküle des Gehirns *in vivo* erlaubt – Hinweise auf eine gestörte Konnektivität und neuronale Integrität in fronto-striato-thalamischen Regelkreisen (deVito et al. 2005). Die Annahme einer Beteiligung des Thalamus in der Pathogenese des Tourette-Syndroms wird dadurch weiter bestärkt, dass verschiedene Thalamuskerne als geeignete Zielpunkte für eine Behandlung des Tourette-Syndroms mittels tiefer Hirnstimulation angesehen werden (Maciunas et al. 2007).

Strukturelle MRT-Untersuchungen (Sowell et al. 2008, Müller-Vahl et al. 2009b, Thomalla et al. 2009, Fahim et al. 2010) ergaben Hinweise darauf, dass bei Patienten mit Tourette-Syndrom eine Dysfunktion in **somatosensorischen Regelkreisen** im Sinne einer unzureichenden sensomotorischen Integration bestehen könnte. In mehreren Studien konnte einheitlich eine Verschmächtigung *(cortical thinning)* des sensomotorischen Kortex nachgewiesen werden (Sowell et al. 2008, Fahim et al. 2010, Worbe et al. 2010). Interessanterweise fand sich in einer der Studien (bei Erwachsenen) ein *cortical thinning* in unterschiedlichen Hirnarealen in Abhängigkeit von der klinischen Phänomenologie (Worbe et al. 2010): Während Erwachsene mit einfachen Tics eine Verschmächtigung besonders im sensomotorischen und prämotorischen Kortex aufwiesen, fanden sich bei Patienten mit komplexen Tics Verschmächtigungen im prämotorischen, präfrontalen und parietalen Assoziationskortex. Bestand zusätzlich eine Zwangsstörung, fand sich darüber hinaus ein *cortical thinning* im anterioren Cingulum und im Hippocampus. Auch vorangegangene Verhaltensexperimente und neurophysiologische Studien (Ziemann et al. 1997, Nowak et al. 2005, Orth et al. 2005a, Lemay et al. 2007) hatten bei Patienten mit Tourette-Syndrom Auffälligkeiten gezeigt, die als Dysregulation im sensomotorischen Kortex infolge einer unzureichenden kortikalen Inhibition des motorischen Systems gewertet wurden. Zudem konnte in einer Studie, in der mittels transkranieller Magnetstimulation (TMS) die kortiko-spinale Erregbarkeit in Ruhe und während der Durchführung einer einfachen motorischen Aufgabe untersucht wurde, gezeigt werden, dass bei Patienten mit Tourette-Syndrom in Ruhe – während der Vorbereitung einer Bewegung – eine verminderte intrakortikale Inhibition besteht (Heise et al. 2010). In einer kleinen Studie (n = 10) wurde die Erregbarkeit des motorischen Kortex bei Jugendlichen mit Tourette-Syndrom untersucht. Hierzu wurde eine Einzelpuls-TMS in Kombination mit einer klassischen Go/NoGo-Aufgabe durchgeführt. Bei den Jugendlichen mit Tourette-Syndrom fanden sich nicht (wie bei den gesunden Kontrollen) unmittelbar vor der Ausführung einer Willkürbewegung typische, durch die TMS hervorgerufene Veränderungen der motorischen evozierten Potentiale (MEP). Dies wurde als Ausdruck einer gestörten kortiko-spinalen Erregbarkeit während der Vorbereitung einer Willkürbewegung interpretiert (Draper et al. 2013).

Diesen Befunden sollte besondere Beachtung geschenkt werden, weil sie erstmals eine plausible Erklärung für das von vielen Patienten beschriebene, den Tics vorangehende unwillkürliche Vorgefühl liefern. Es wird diskutiert, dass das Vorgefühl (*premonitory urge*) den Kern der Erkrankung bildet und die Tics lediglich eine Reaktion zur Verminderung des Gefühls darstellen (s. Kap. 5.5 Vorgefühl). Diese Annahme steht in Einklang mit der Hypothese einer gestörten sensomotorischen Integration als (Teil-) Ursache des Tourette-Syndroms (Thomalla et al. 2009).

Welche Bedeutung dem **Cerebellum** in der Pathogenese des Tourette-Syndroms zukommt, ist ungeklärt. Es ist allerdings bekannt, dass Motorik und Sprache (bei Kindern der Erwerb und bei Erwachsenen die Fehlerkorrektur) der Kontrolle des Kleinhirns unterliegen. Zudem bestehen enge Verbindungen des Cerebellums nicht nur zu motorischen und anderen kortikalen Arealen, sondern auch zum Thalamus und Striatum. Eine Störung in kortiko-cerebellären Verbindungen könnte ebenso zur Entstehung oder Verschlechterung von Tics betragen, wie eine cerebelläre Fehlregulation kortiko-striato-thalamo-kortikaler Schaltkreise (Tobe et al. 2010). Es kann nicht überraschen, dass in mehreren in jüngster Zeit durchgeführten Studien Veränderungen im Kleinhirn festgestellt wurden (s. Kap. 10.1.6 Cerebellum). Die Befunde korrelierten zum Teil mit der Schwere der Tics und der Zwänge. Da sich bei Kindern und Erwachsenen umschriebene Volumenminderungen in vergleichbarer Lokalisation und Ausprägung fanden, wurde vermutet, dass die Veränderungen im Kleinhirn als primäre Ursache und nicht als sekundäre Adaptation anzusehen sind (Tobe et al. 2010).

Mittels rs-fMRT fanden sich bei Kindern mit Tourette-Syndrom unzureichend ausgebildete Verbindungen in zahlreichen zerebralen Kontrollnetzwerken, die am stärksten fronto-parietale und cingulo-operculare Projektionen betrafen (Church et al. 2009). Die Autoren mutmaßen, dass bei Jugendlichen mit Tourette-Syndrom „unreife" – und damit minderfunktionale – Verbindungen zwischen diesen Hirnarealen bestehen, die dem Reifezustand von Kindern entsprechen. Wang und Mitarbeiter (2011) konnten in einer fMRT-Untersuchung zeigen, dass während des Ausführens eines Tics andere Veränderungen der Hirnaktivität auftreten als während der Simulation von Tics. Die Ergebnisse sprechen dafür, dass Tics einerseits durch eine Überaktivität in motorischen Bahnen hervorgerufen werden und andererseits auf einer Unterfunktion der top-down Kontrolle kortiko-striato-thalamo-kortikaler Regelkreise beruhen.

In jüngerer Zeit wurde zunehmend versucht, nicht nur Veränderungen nachzuweisen, die auf das Ausführen der Tics zurückzuführen sind, sondern auch Hirnareale zu identifizieren, die mit dem den Tics vorangehenden Vorgefühl in Verbindung stehen. In fMRT-Studien konnte zwei Sekunden vor dem Auftreten der Tics eine Aktivierung in der supplementär motorischen Rinde (SMA) nachgewiesen werden (Bohlhalter et al. 2006, Hampson et al. 2009).

In der bisher umfangreichsten Studie zur Frage der Tic-Entstehung und des zeitlichen Ablaufs von Vorgefühl und Tics wurden 16 Erwachsene mit Tourette-Syndrom mittels fMRT untersucht (Neuner et al. 2014). Dabei konnte zwei Sekunden vor einem Tic eine Aktivierung in der SMA, im ventralen primären motorischen Kortex, im primären sensomotorischen Kortex und im parietalen Operculum gefunden werden. Eine Sekunde vor Eintreten des Tics fand sich hingegen eine Aktivierung im anterioren Cingulum, im Putamen, in der Insula, in der Amygdala, im Kleinhirn und im extrastriatal-visuellen Kortex. Mit Beginn des Tics war schließlich eine Aktivierung im Thalamus, im zentralen Operculum und im primären motorischen und somatosensorischen Kortex nachweisbar. Eine zusätzlich durchgeführte resting-state Analyse der Daten zeigte eine Beteiligung des Default-Mode-Netzwerks. Zusammenfassend werten die Autoren die Studienergebnisse als klaren Beleg für eine Beteiligung kortiko-striato-thalamo-kortikaler Regelkreise an der Entstehung von Tics, wobei die Aktivierung kortikaler Strukturen der subkortikaler Areale vorangeht.

Ergebnisse einer großen fMRT-Studie (n = 51) erbrachten direkte Hinweise darauf, dass die willentliche Unterdrückung von Tics auf eine Aktivierung des frontalen Kortex und des Striatums zurückzuführen ist (Mazzone et al. 2010). Diese Befunde stehen in Einklang mit den gegensätzlichen Befunden zum frontalen Kortex bei Kindern (Volumenzunahme) und Erwachsenen (Volumenabnahme) (s. Kap. 10.1.7 Kortikale Hirnregionen).

In einer weiteren Studie zur Untersuchung der anatomischen Korrelate der Tic-Unterdrückung mittels rs-fMRT wurde während der Tic-Unterdrückung – im Vergleich zum freien Ticcen – eine erhöhte regionale Homogenität im linken inferioren frontalen Gyrus gefunden (Ganos et al. 2014). Schließlich wurde mittels fMRT untersucht, ob die willentliche Unterdrückung des physiologischen Augenblinzelns bei Gesunden zu anderen Hirnveränderungen führt als die willentliche Unterdrückung von Blinzel-Tics (van der Salm et al. 2018). Während die Tic-Unterdrückung zu einer verstärkten Aktivierung im dorsalen anterioren cingulären Kortex und assoziierten limbischen Bereichen führte, war das Unterdrücken des physiologischen Blinzelns mit einer vermehrten Aktivierung im rechten ventrolateralen präfrontalen Kortex sowie supplementär motorischen und cingulären motorischen Arealen verbunden. Nach Ansicht der Autoren verdeutlichen die Ergebnisse, dass die Tic-Unterdrückung mit einer Aktivierung limbischer Strukturen assoziiert ist, während bei der Unterdrückung des normalen Augenblinzelns sensomotorische Schaltkreise und das klassische „Stopp"-Netzwerk involviert sind.

Die Daten bisheriger bildgebender Untersuchungen sprechen dafür, dass dem Tourette-Syndrom eine Störung in kortiko-striato-thalamo-kortikalen Regelkreisen zugrunde liegt, wobei eine Beteiligung insbesondere des fronto-striatalen und des limbischen Regelkreises angenommen werden kann.

Auch finden sich deutliche Hinweise auf eine Beteiligung nicht nur der motorischen, sondern auch der sensorischen Anteile dieser Regelschleifen. Die Rolle des Cerebellums ist ungeklärt.

Eindeutig scheint zudem, dass dem Tourette-Syndrom komplexe Veränderungen in verschiedenen Hirnregionen zugrunde liegen. Dies liefert eine gute Erklärung für die oft vielseitige Klinik.

Unklar ist zurzeit, welche der nachgewiesenen Veränderungen mit den verschiedenen Komorbiditäten in Zusammenhang stehen und welche Veränderungen aus einer kompensatorischen neuroplastischen Adaptation resultieren.

An der Entstehung des den Tics vorangehenden Vorgefühls scheint das supplementär motorische Areal (SMA) maßgeblich beteiligt zu sein.

10.3 Dopaminerges System

Gewiss kommt dem dopaminergen System in der Pathogenese des Tourette-Syndroms eine herausragende Bedeutung zu. Hinweise hierfür reichen ins Jahr 1961 zurück, als erstmals gezeigt werden konnte, dass der Dopaminrezeptor-Antagonist Haloperidol in der Behandlung von Tics wirksam ist (Caprini u. Melotti 1961, Seignot 1961). Bis heute gelten Haloperidol und andere **anti-dopaminerg wirkende Substanzen** als Mittel der 1. Wahl in der Therapie von Tics. Demgegenüber gilt als gut belegt, dass durch Substanzen, die das dopaminerge System stimulieren – durch direkte agonistische Wirkung am Dopamin-Rezeptor oder Dopaminfreisetzung – eine Provokation von Tics möglich ist.

In den vergangenen Jahren wurden zahlreiche Untersuchungen mit dem Ziel durchgeführt, ein umschriebenes Defizit innerhalb des dopaminergen Systems als Ursache des Tourette-Syndroms zu identifizieren. Ausgehend von der Tatsache, dass Dopamin-Antagonisten Tics vermindern, wurde vermutet, dass dem Tourette-Syndrom eine dopaminerge Überfunktion zugrunde liegt, die entweder durch eine erhöhte Dopaminkonzentration, eine vermehrte Dichte oder eine Supersensitivität der postsynaptischen Dopamin-Rezeptoren hervorgerufen wird.

Dopamin ist ein im Nervensystem weit verbreiteter Neurotransmitter. Es wird im Körper aus der Vorstufe Levodopa gebildet, welches wiederum durch die Tyrosin-Hydroxylase aus der Aminosäure Tyrosin entsteht. Der Dopaminabbau erfolgt durch die Enzyme Catechol-O-Methyltransferase (COMT) und Monoaminooxidase-B (MAO-B) zu Homovanillinsäure. Alternativ kann die Dopaminwirkung durch eine Rückaufnahme mit Hilfe des Dopamintransporters (DAT) in das präsynaptische Neuron beendet werden. Dort wird es durch den vesikulären Monoamintransporter (VMAT2) in synaptische Vesikel zurückgepumpt und kann nachfolgend erneut in den synaptischen Spalt freigesetzt werden, um an prä- und postsynaptisch gelegenen Dopamin-Rezeptoren zu binden. Mittlerweile konnten fünf verschiedene Dopamin-Rezeptoren (D1–D5) mit jeweils unterschiedlicher regionaler Verteilung differenziert werden. Dabei wirken der D1- und D5-Rezeptor (D1-Gruppe) exzitatorisch, der D2-, D3- und D4-Rezeptor (D2-Gruppe) hingegen inhibitorisch. Im Gehirn finden sich mindestens vier verschiedene dopaminerge Systeme mit unterschiedlichen Funktionen (nigrostriatales, mesolimbisches, mesokortikales und tuberoinfundibuläres System). Für die Bewegungssteuerung ist das von der Substantia nigra zum Striatum projizierende nigrostriatale System von besonderer Bedeutung.

Viele Abschnitte dieses komplexen dopaminergen Systems wurden in den vergangenen Jahren mit Hilfe von laborchemischen und bildgebenden Studien bei Patienten mit Tourette-Syndrom untersucht und erbrachten – trotz zum Teil widersprüchlicher Ergebnisse – weitere wichtige Hinweise auf die Bedeutung des dopaminergen Systems in der Pathogenese des Tourette-Syndroms. Inwieweit die gefundenen Auffälligkeiten allerdings – zumindest in manchen der Untersuchungen – auf Medikamenteneffekte (durch eine vorangegangene Behandlung mit einem Antipsychotikum) zurückzuführen sind, ist ungeklärt (Meyer et al. 1999). Auch wurde diskutiert, dass die zum Teil diskrepanten Befunde durch das unterschiedliche Alter, Geschlecht und Bestehen von Komorbiditäten verursacht worden sein könnten (Albin et al. 2009).

Im **Liquor** von Patienten mit Tourette-Syndrom wurde im Vergleich zu einer Kontrollgruppe eine verminderte Konzentration des Dopaminmetaboliten Homovanillinsäure gemessen (Cohen et al. 1978, Butler et al. 1979). In einer nachfolgenden **postmortem-Studie** fanden sich allerdings keine Veränderungen der Konzentrationen von Dopamin und seinen Metaboliten (Singer et al. 1991). Hingegen wurde in dieser Untersuchung eine erhöhte Mazindol-Bindung am präsynaptisch gelegenen DAT im Nucleus caudatus und Putamen nachgewiesen (Singer et al. 1991). Als weiterer Hinweis auf eine dopaminerge Dysfunktion wurde eine Verminderung der Konzentration von cyclischem Adenosinmonophosphat (cAMP) im Putamen gewertet, da cAMP stimulierend auf Dopamin D1- und inhibierend auf D2-Rezeptoren wirkt (Singer et al. 1990).

In einer weiteren **postmortem-Untersuchung** fanden sich interessanterweise deutlich ausgeprägtere Veränderungen des dopaminergen Systems im präfrontalen Kortex als in verschiedenen Abschnitten der Basalganglien (Nucleus caudatus, Putamen, ventrales Striatum) (Minzer et al. 2004). Die hier lokalisierten dopaminergen Neurone sind Teil des mesokortikalen dopaminergen Systems, dessen Projektionen vom ventralen Tegmentum zum Frontallappen verlaufen und für exekutive Funktionen und Motivation relevant sind. Aus Tierversuchen ist bekannt, dass eine Zerstörung dieser Bahnen zu einer motorischen Hyperaktivität führt. Es wird vermutet, dass die durch Antipsychotika oft hervorgerufene Bewegungsunruhe (Akathisie) durch eine Blockade eben dieser mesokortikalen dopaminergen Projektionen bedingt ist. Minzer und Mitarbeiter (2004) konnten eine Zunahme der D2-Rezeptoren, des DAT, des Vesikel assoziierten Membranproteins VMAT2 und der alpha-2A-Adrenozeptoren im präfrontalen Kortex nachweisen. Diese Ergebnisse konnten in einer von Yoon und Mitarbeitern (2007a) publizierten postmortem-Untersuchung partiell bestätigt werden. Sie zeigte ebenso eine Dichtezunahme der D2-Rezeptoren und des DAT in verschiedenen frontalen und okzipitalen Hirnregionen sowie zusätzlich eine Zunahme der D1- und der alpha-2A-Adrenozeptoren in frontalen Arealen.

Darüber hinaus wurden in den vergangenen Jahren verschiedene Bild gebende Untersuchungen mittels **PET** und **SPECT** durchgeführt, um prä- und postsynaptische Abschnitte des dopaminergen Systems *in vivo* zu untersuchen. Studien, in denen die Bindung an **postsynaptische Dopamin D2-Rezeptoren** gemessen wurde, konnten mehrheitlich keine Veränderungen bei Patienten mit Tourette-Syndrom im Vergleich zu einer Kontrollgruppe nachweisen (Brooks et al. 1992, George et al. 1994, Turjanski et al. 1994, Müller-Vahl et al. 2000b, Hwang et al. 2008). Allerdings fanden sich in einer Untersuchung Hinweise darauf, dass die Bindung mit zunehmender Erkrankungsdauer (unabhängig vom Alter) abnimmt (Müller-Vahl et al. 2000). Singer und Mitarbeiter (2002) fanden in einer PET-Untersuchung ebenfalls keine Veränderungen der postsynaptischen D2-Bindung. Allerdings führte die intravenöse Applikation von Amphetamin – welches zu einer vermehrten Dopaminausschüttung führt – bei Patienten mit Tourette-Syndrom zu einer stärkeren Dopaminfreisetzung im Putamen (nicht aber im Nucleus caudatus) im Vergleich zu einer Kontrollgruppe.

In anderen Studien fanden sich hingegen Hinweise darauf, dass dem Tourette-Syndrom Veränderungen der postsynaptischen Dopamin D2-Rezeptoren zugunde liegen könnten. So zeigten in einer PET-Studie 4 von 20 Patienten eine erhöhte Bindung an den D2-Rezeptor (Wong et al. 1997). Wolf und Mitarbeiter (1996) fanden in einer SPECT-Untersuchung an fünf monozygoten Zwillingspaaren eine erhöhte D2-Rezeptorbindung im Kopf des Nucleus caudatus bei den klinisch jeweils schwerer betroffenen Zwillingen im Vergleich zu den weniger stark betroffenen Geschwistern (Wolf et al. 1996). In einer weiteren PET-Studie konnte hingegen eine verminderte Bindung an den D2-Rezeptor in verschiedenen Abschnitten des mesolimbischen dopaminergen Systems sowie im Thalamus nachgewiesen werden (Gilbert et al. 2006).

In einer weiteren Studie wurde mittels Raclioprid-PET die Dopamin $D_{2/3}$-Rezeptorbindung bei Patienten mit Tourette-Syndrom (ohne Zwänge) vergleichend mit Zwangspatienten (ohne Tics) und gesunden Kontrollpersonen vor und nach Gabe von Amphetamin untersucht (Denys et al. 2013). Vor Amphetamingabe war die $D_{2/3}$-Rezeptorbindung in beiden Patientengruppen (allerdings in der Tourette-Gruppe stärker als in der Zwangsgruppe) im Vergleich zur Kontrollgruppe im Putamen beidseits vermindert. Die Gabe von Amphetamin führte in allen drei Gruppen zu einer vergleichbaren Dopaminfreisetzung. In der Tourette-Gruppe korrelierte die durch Amphetamin bedingte Zunahme der Tics mit der Abnahme der $D_{2/3}$-Rezeptorbindung im ventralen Striatum rechtsseitig. Die Autoren vermuten, dass die verminderte $D_{2/3}$-Rezeptorbindung Folge einer phasisch erhöhten endogenen Dopamin-Konzentration ist und nicht auf eine primäre Veränderung der Rezeptorendichte oder -affinität zurückzuführen ist.

In einer ähnlich konzipierten Studie wurde bei Patienten mit Tourette-Syndrom mittels FLB 457-PET vor und nach Applikation von Amphetamin nicht die striatale, sondern die extrastriatale Dopamin-$D_{2/3}$-Rezeptorbindung untersucht (Steeves etal. 2010). Vor Amphetamingabe fand sich dabei eine verminderte $D_{2/3}$-Rezeptorbindung in verschiedenen kortikalen und subkortikalen Regionen einschließlich dem Cingulum, dem mittleren und superioren Gyrus temporalis, dem okzipitalen Kortex, der Insel und dem Thalamus. Die Gabe von Amphetamin führte in der Tourette-Gruppe in zahlreichen Hirnarealen (inklusive dem anterioren Cingulum und dem medialen frontalen Gyrus) zu einer stärkeren Dopaminfreisetzung als in der Kontrollgruppe, hingegen im Thalamus – im Gegensatz zu den Kontrollen – nicht zu einer Dopaminfreisetzung.

Die vorliegenden Studien liefern insgesamt ein sehr uneinheitliches Bild mit reduzierter, normaler und erhöhter Bindung an die postsynaptischen Dopamin-Rezeptoren, sodass eine abschließende Bewertung nicht möglich ist.

Ebenso widersprüchlich sind die Ergebnisse von Studien, in denen die Bindung an den **präsynaptisch gelegenen DAT** gemessen wurde. In zahlreichen Studien konnte eine erhöhte DAT-Bindung in verschiedenen Abschnitten der Basalganglien nachgewiesen werden (Malison et al. 1995, Müller-Vahl et al. 2000a, Serra-Mestres et al. 2004, Liu et al. 2010). In einer größeren Studie mit 18 unbehandelten Patienten mit Tourette-Syndrom fand sich zwar ebenfalls eine erhöhte DAT-Bindung im Striatum beidseits. Allerdings fand sich keine Korrelation mit der Tic-Schwere. Jedoch korrelierte die DAT-Bindung mit der Erkrankungsdauer (Liu et al. 2010). Ein ähnliches Ergebnis wurde in der einzigen SPECT-Studie, in der die DAT-Bindung bei noch nie mit Medikamenten behandelten Kindern mit Tourette-Syndrom untersucht wurde, festgestellt. Auch hier war die DAT-Bindung innerhalb der Basalganglien erhöht, ohne dass aber eine Korrelation mit der Schwere der Tics feststellbar war (Cheon et al. 2004). In anderen Untersuchungen wurden hingegen keine Veränderung der DAT-Bindung im Vergleich zu Kontrollprobanden nachgewiesen (Heinz et al. 1998, Stamenkovic et al. 2001, Yeh et al. 2006, Hwang et al. 2008, Albin et al. 2009). In einer weiteren Studie fand sich zunächst ebenfalls kein Unterschied in der DAT-Bindung zwischen Patienten mit Tourette-Syndrom und gesunden Kontrollprobanden, allerdings nahm die DAT-Bindung (im rechten Nucleus caudatus) zwei Stunden nach oraler Gabe von Methylphenidat – welches den DAT blockiert – bei Patienten mit Tourette-Syndrom deutlich geringer ab als bei Kontrollprobanden (Yeh et al. 2007).

PET-Studien, in denen die **präsynaptische striatale Dopaminaufnahme** untersucht wurde, konnten keine Auffälligkeiten nachweisen (Brooks et al. 1992, Turjanski et al. 1994).

Untersuchungen des **striatalen vesikulären Monoamintransporters VMAT$_2$**, der u.a. den Transport von Dopamin in die präsynaptisch gelegenen Vesikel erleichert, zeigten bei Patienten mit Tourette-Syndrom im Vergleich zu Kontrollprobanden eine erhöhte Bindung an den Membrantransporter VMAT$_2$ im ventralen Striatum auf der rechten Seite (Albin et al. 2003). Allerdings konnten in zwei weiteren Studien mit gleicher Methode keine Auffälligkeiten festgestellt werden (Meyer et al. 1999, Albin et al. 2009).

In einer Studie, in der parallel die Bindung an postsynaptische Dopamin D_2-Rezeptoren, an den präsynatischen DAT sowie die **durch Amphetamingabe provozierte Dopaminfreisetzung** untersucht wurde, zeigte sich im Vergleich zu einer Kontrollgruppe bei Patienten mit Tourette-Syndrom eine erhöhte Dopaminfreisetzung nach Amphetamingabe im ventralen Striatum. Lediglich jene Patienten, bei denen eine komorbide Zwangsstörung bestand, wiesen zusätzlich eine erhöhte Bindung an den D_2-Rezeptor im linksseitigen ventralen Striatum auf (Wong et al. 2008).

Eine Beteiligung primär des Dopamin D1-Rezeptors wird diskutiert, seitdem nachgewiesen werden konnte, dass der selektive Dopamin D1-Rezeptor-Antagonist Ecopipam wirksam in der Behandlung von Tics ist (Gilbert et al. 2023).

Fasst man alle verfügbaren Befunde zusammen, so finden sich Hinweise darauf, dass dem Tourette-Syndrom eine Störung in der phasischen Dopamin-Freisetzung in striatalen und kortikalen Regionen zugrunde liegt. Dies würde auch plausibel die typischen Fluktuationen der Tics erklären (Singer 2013). Manche Autoren vermuten, dass nicht nur die phasische, sondern auch die tonische dopaminerge Transmission gestört ist (Maia u. Conceição 2018). Diese Annahme wird durch die Tatsache untermauert, dass alle Tic-reduzierenden Medikamente die tonische und/oder phasische dopaminerge Signalübertragung vermindern. Allerdings ist weiterhin unklar, ob Veränderungen im dopaminergen System tatsächlich die primäre Ursache des Tourette-Syndroms darstellen. Alternativ wurde vorgeschlagen, dass die nachgewiesenen Veränderungen im dopaminergen System lediglich sekundäre Folge einer Dysfunktion in GABAergen und glutamatergen Regelkreisen sind (Kanaan et al. 2017a, s. Kap. 10.5 Glutamaterges System).

Genetische Studien mit Untersuchungen verschiedener Gene des dopaminergen Systems führten zu uneinheitlichen Ergebnissen (Qi et al. 2017). Allerdings fanden sich gewisse Hinweise auf eine Beteiligung dopaminerger Gene etwa mit Veränderungen des Dopamin-D_2-Rezeptor- (DRD_2), des Monoamino-Oxidase-A- (MAO-A) und des Dopamintransporter- (DAT) Gens (Paschou 2013, s. Kap. 11.4 Assoziationsstudien).

In zahlreichen Studien wurden in den vergangenen Jahren verschiedene Aspekte des dopaminergen Systems bei Patienten mit Tourette-Syndrom untersucht. Auch wenn heute sicher ist, dass diesem System eine wesentliche Rolle in der Pathogenese des Tourette-Syndroms zukommt, konnte bisher nicht geklärt werden, ob die nachgewiesenen Veränderungen die primäre Ursache der Erkrankung darstellen oder lediglich Folge einer andernorts lokalisierten Dysfunktion sind.

Innerhalb des dopaminergen Systems scheint nach heutigem Kenntnisstand in erster Linie eine präsynaptisch lokalisierte Fehlregulation zu bestehen. Es wurde die Hypothese aufgestellt, dass eine funktionelle, phasisch auftretende Dysfunktion der dopaminergen Transmission besteht (Singer et al. 2002, Yeh et al. 2007).

Es ist davon auszugehen, dass bei Patienten mit Tourette-Syndrom Veränderungen im dopaminergen System nicht nur innerhalb der Basalganglien bestehen, sondern auch in extrastriatalen Regionen, etwa dem präfrontalen Kortex, Thalamus und Cingulum.

10.4 Serotonerges System

Zahlreiche Befunde deuten darauf hin, dass neben dem dopaminergen System auch andere Neurotransmittersysteme in die Pathogenese des Tourette-Syndroms involviert sind. Dies trifft in besonderem Maße für das serotonerge System zu. Serotonin (5-Hydroxytryptamin, 5-HT) wird in den im Mittelhirn gelegenen Raphe-Kernen gebildet und gelangt von dort in zahlreiche Hirnregionen. Bis heute konnten sieben verschiedene Serotonin-Rezeptorgruppen (5-HT_1 bis 5-HT_7) mit zum Teil bis zu fünf Subtypen (z.B. $5\text{-HT}_{1A,\,B,\,D,\,E,\,F}$) identifiziert werden, die in nahezu allen Regionen des Gehirns gelegen sind. Die Wirkung von Serotonin am Rezeptor wird durch einen aktiven Rücktransport durch den Serotonin-Transporter beendet. **Serotonin-Wiederaufnahmehemmer (SRI)** hemmen diese aktive Aufnahme und verstärken dadurch die serotonerge Wirkung.

Hinweise auf eine Beteiligung des serotonergen Systems können zunächst aus der Phänomenologie des Tourette-Syndroms abgeleitet werden. Für die häufig bestehenden **Komorbiditäten Zwang, Depression und Angst** gilt eine Beteiligung des serotonergen Systems als gut belegt, auch wenn die Pathogenese dieser Erkrankungen bis heute nur ansatzweise aufgeklärt wurde. Während bei Patienten mit Tourette-Syndrom in bis zu 80% Zwangssymptome bestehen, finden sich bei 6–30% der Patienten mit Zwangserkrankung auch leichte Tics (s. Kap. 7 Komorbiditäten). Sowohl Zwangssymptome als auch Angststörungen und Depressionen können auch bei Patienten mit Tic-Störungen erfolgreich mit einem

SRI behandelt werden. Weiterhin gibt es Hinweise, dass durch die Hinzugabe eines SRI zu einer Therapie mit einem Antipsychotikum eine Augmentation erzielt werden kann. Wiederholt wurde spekuliert, ob die positive Wirkung insbesondere der atypischen Antipsychotika auf Tics auch auf deren vielfältige Interaktion mit dem serotonergen System zurückzuführen ist (Müller-Vahl 2007b) (s. Kap. 15 Behandlung von Tics: Pharmakotherapie).

Weitere Hinweise auf eine Bedeutung des serotonergen Systems in der Pathogenese des Tourette-Syndroms stammen von **laborchemischen Untersuchungen**. Im Serum von Patienten mit Tourette-Syndrom wurden im Vergleich zu Kontrollprobanden reduzierte Spiegel von **Serotonin** und seiner Vorstufe **Tryptophan** gemessen (Leckman et al. 1984, Comings 1990a, Krause et al. 2002). Im Liquor fand sich eine verminderte Konzentration des Serotonin-Metaboliten **5-Hydroxyindolessigsäure** (5-HIAA). In einigen Studien wurde ein Zusammenhang zwischen den Konzentrationen von Tryptophan und 5-HIAA und der Tic-Schwere nachgewiesen (Cohen et al. 1978, Butler et al. 1979, Leckman et al. 1995).

Bis heute liegen nur wenige bildgebende Studien vor, die verschiedene Abschnitte des serotonergen Systems bei Patienten mit Tourette-Syndrom untersuchten. In zwei Studien konnte mittels **SPECT** eine reduzierte Bindung an den präsynaptisch gelegenen **Serotonintransporter** (**SERT**) im Mittelhirn bei erwachsenen Patienten mit Tourette-Syndrom im Vergleich zu gesunden Kontrollprobanden nachgewiesen werden (Heinz et al. 1998, Müller-Vahl et al. 2005). Dieser Befund konnte in einer **PET**-Studie repliziert werden (Wong et al. 2008). Es fand sich dabei nicht nur im Mittelhirn, sondern auch im Nucleus caudatus und im Putamen eine reduzierte SERT-Bindung.

Ungeklärt ist gegenwärtig, ob die Veränderungen der Serotonintransporter-Bindung in primärem Zusammenhang mit der Ursache des Tourette-Syndroms stehen oder aber auf zusätzlich bestehende Zwangssymptome zurückzuführen sind. Während in einer Studie eine negative Korrelation zwischen der SERT-Bindung und begleitend bestehenden Zwängen nachgewiesen werden konnte (Müller-Vahl et al. 2005), war in einer anderen Studie die SERT-Bindung unabhängig vom Bestehen einer komorbiden Zwangserkrankung reduziert (Wong et al. 2008).

In einer weiteren mittels ADAM-SPECT durchgeführten Studie fand sich bei Patienten mit Tourette-Syndrom ohne Zwangssymptome eine normale Bindung an den Serotonintransporter, bei Tourette-Patienten mit komorbiden Zwängen hingegen im Hypothalamus eine erhöhte Bindung (Müller-Vahl et al. 2019b). Diese Studie spricht somit dafür, dass Veränderungen im serotonergen System auf psychiatrische Komorbiditäten zurückzuführen sind und nicht in Zusammenhang mit der Pathogenese der Tics selbst stehen.

Weiterhin wurde in zwei PET-Studien bei erwachsenen Patienten mit Tourette-Syndrom die Bindung an den **Serotonin-5-HT$_{2A}$-Rezeptor** im Vergleich zu gesunden Kontrollprobanden untersucht. Während sich in einer dieser Untersuchungen in zahlreichen Hirnregionen eine erhöhte Bindung an den 5-HT$_{2A}$-Rezeptor nachweisen ließ (Haugbøl et al. 2007), konnte in der anderen Studie kein signifikanter Unterschied festgestellt werden (Wong et al. 2008). Allerdings zeigten auch in dieser Untersuchung Patienten mit komorbider Zwangserkrankung eine erhöhte Bindung an den 5-HT$_{2A}$-Rezeptor im Vergleich zu Patienten mit Tourette-Syndrom ohne Zwangsstörung.

Eine an Kindern mit Tourette-Syndrom durchgeführte **PET**-Studie zur Untersuchung des **Tryptophanstoffwechsels** ergab einerseits eine allgemein verminderte Aufnahme des Radiopharmakons im Gehirn, andererseits aber eine umschriebene Mehraufnahme im Thalamus beidseits sowie eine regionale Minderaufnahme im dorsolateralen präfrontalen Kortex beidseits (Behen et al. 2007). Diese Befunde weisen auf eine komplexe serotonerge Dysfunktion in striato-thalamischen Regelkreisen bei Patienten mit Tourette-Syndrom hin. In einer Folgestudie wurde die PET-Untersuchung kombiniert mit einer MRT-DTI-Untersuchung durchgeführt, um die räumliche Auflösung zu verbessern (Saporta et al. 2010). Dabei konnte besonders in den Regionen im Nucleus caudatus eine erhöhte Serotonin-Synthese festgestellt werden, in denen mittels DTI mikrostrukturelle Veränderungen nachgewiesen werden konnten.

Nur in Einzelfällen wurden Untersuchungen des serotonergen Systems an verstorbenen Patienten durchgeführt. Dabei wurden keine Veränderungen am 5-HT$_{1A}$-Rezeptor gefunden (Swerdlow u. Sutherland 2006). In weiteren **postmortem-Untersuchungen** wurden verminderte Serotonin- und Tryptophan-Spiegel (Anderson et al. 1992) und reduzierte (Anderson et al. 1992) und normale (Singer 1992) 5-HIAA-Konzentrationen nachgewiesen.

Unter der Annahme einer Beteiligung des serotonergen Systems an der Pathogenese des Tourette-Syndroms wurden verschiedene Gene untersucht, die bei der Regulation dieses Systems von Bedeutung sind. Die Mehrzahl dieser genetischen Studien erbrachte allerdings kein positives Ergebnis. Lediglich im Trypthophan-Hydoxylase-2(TPH2)-Gen, welches an der zerebralen Serotonin-Synthese beteiligt ist, konnte ein Polymorphismus nachgewiesen werden, sodass dieses Gen als mögliches Suszeptibilitätsgen für das Tourette-Syndrom vorgeschlagen wurde (Mössner et al. 2007). Darüber hinaus fanden sich in einer Studie bei Patienten mit Tourette-Syndrom Polymorphismen im Serotonin-Rezeptor-Gen HTR2C, hingegen nicht in den Serotonin-Rezeptor-Genen HTR3A und HTR3B sowie im Serotonin-Transporter-Gen (Zhang et al. 2014, Dehning et al. 2010, s. Kap. 11 Genetik).

Die vorliegenden Ergebnisse weisen auf eine Dysregulation im serotonergen System bei Patienten mit Tourette-Syndrom hin. Es ist ungeklärt, ob diese Veränderungen ausschließlich durch eine komorbide Zwangsstörung bedingt sind. Möglicherweise stehen die nachgewiesenen Veränderungen im serotonergen System in Zusammenhang mit Veränderungen in anderen Transmittersystemen, da eine komplexe Interaktion sowohl mit dem dopaminergen als auch dem glutamatergen System besteht. Es wurde alternativ auch vorgeschlagen, dass bei Patienten mit Tourette-Syndrom *primär* ein Serotonin-Mangel bestehen könnte und lediglich kompensatorisch – aus einer komplexen Wechselwirkung zwischen dem dopaminergen und dem serotonergen System resulierend – Veränderungen auch im dopaminergen System mit einer vermehrten Dopamin-Freisetzung auftreten. Ein Serotonin-Mangel könnte kompensatorisch einerseits zu einer Herabregulation der Konzentration des Serotonin-Transporters im synaptischen Spalt führen mit dem Ziel, die Serotonin-Konzentration zu erhöhen und andererseits eine Hochregulation postsynaptischer 5-HT_{2A}-Rezeptoren hervorrufen, um die Sensibilität der Rezeptoren für das noch verbleibende Serotonin zu erhöhen (Wong et al. 2008).

> *In zahlreichen Studien konnten bei Patienten mit Tourette-Syndrom Veränderungen im serotonergen System nachgewiesen werden. Die meisten Befunde sprechen – ebenso wie bei der Zwangserkrankung – für eine verminderte Funktion dieses Systems.*
>
> *Unklar ist, ob diese Veränderungen im serotonergen System auch bei den Patienten mit Tourette-Syndrom vorliegen, bei denen keine komorbide Depression, Zwangs- oder Angststörung bestehen.*

10.5 Glutamaterges System

Neben einer Beteiligung des dopaminergen und des serotonergen Systems wurde mehrfach die Vermutung geäußert, dass weitere Neurotransmittersysteme in die Pathogenese des Tourette-Syndroms involviert sein könnten. Auch die Tatsache, dass es bis heute nicht gelungen ist, einen umschriebenen Defekt innerhalb des dopaminergen Systems zu identifizieren, führte immer wieder zu der Annahme, dass dem Tourette-Syndrom primär eine Dysfunktion in einem anderen Transmittersystem zugrunde liegen könnte. Eine mögliche Beteiligung des glutamatergen, histaminergen, GABAergen, noradrenergen, cholinergen, Endocannabinoid- und endogenen Opioid-Systems stützt sich nicht zuletzt auf die klinische Beobachtung, dass Substanzen, die diese Transmittersysteme beeinflussen, zu einer Tic-Verminderung führen können (s. Kap. 15 Behandlung von Tics: Pharmakotherapie).

Glutamat ist der wichtigste exzitatorische Neurotransmitter. Innerhalb des kortiko-striato-thalamo-kortikalen Regelkreises verlaufen zahlreiche glutamaterge Projektionen. Theoretisch könnte das Auftreten von Tics plausibel durch eine Dysfunktion dieses Systems erklärt werden, entweder direkt infolge einer Fehlfunktion in kortiko-striatalen, thalamo-striatalen oder thalamo-kortikalen Verbindungen oder indirekt durch eine Fehlregulation (meso-kortikaler oder im Mittelhirn gelegener) dopaminerger Projektionen. Weiterhin besteht eine Wechselwirkung zwischen dem glutamatergen und dem serotonergen sowie dem GABAergen System (Singer et al. 2010).

Direkte Hinweise auf eine Beteiligung des glutamatergen Systems stammen aus postmortem- und bildgebenden Studien. In postmortem-Untersuchungen wurde im Globus pallidus internus und externus sowie in der Substantia nigra pars reticulata bei Patienten mit Tourette-Syndrom ein reduzierter Glutamatspiegel gefunden (Anderson et al. 1992). Allerdings waren die Spiegel in kortikalen Regionen unverändert.

Mittels MR-Spektroskopie (MRS) fanden sich in einer ersten Studie zunächst nur indirekte Hinweise auf eine Störung des glutamatergen Systems (DeVito et al. 2005): So waren zwar die Spiegel von Glutamat und seines Metaboliten Glutamin unverändert, jene von N-Acetylaspartat (NAA) (als Marker für die neuronale Integrität) und Cholin (als Zellmembran-Marker) aber waren im Vergleich zu einer Kontrollgruppe im Putamen linksseitig vermindert ebenso wie der Kreatinspiegel (einem Metaboliten des Energiestoffwechsels) im Putamen beidseits. Da zwischen NAA und Glutamat eine sehr enge biochemische Wechselwirkung besteht, könnte die Verminderung des NAA-Spiegels als Hinweis auf eine Störung im glutamatergen System verstanden werden (DeVito et al. 2005). In drei neueren und größeren Studien wurden ebenfalls Glutamatkonzentrationen mittels MRS in verschiedenen Hirnregionen untersucht. In einer Studie wurden 83 Kinder mit Tourette-Syndrom, ADHS oder beiden Störungen im Alter zwischen 8–12 Jahren im Vergleich zu 53 Kontrollen untersucht (Naaijen et al. 2016). Es fanden sich keine Unterschiede zwischen den verschiedenen Gruppen hinsichtlich der Glutamatkonzentrationen im anterioren cingulären Kortex (ACC) und im dorsalen Striatum. Bei Kindern mit Tourette-Syndrom bestand allerdings eine positive Korrelation zwischen Zwangssymptomen und der Glutamatkonzentration im ACC. In einer weiteren Studie mit Kindern mit Tourette-Syndrom (n = 32) im Alter von 5–12 Jahren wurde hingegen im Vergleich mit 43 Kontrollen eine erhöhte Glutamatkonzentration im prämotorischen Kortex, nicht aber im Striatum festgestellt, während die GABA-Konzentrationen in allen untersuchten Hirnregionen unverändert waren (Mahone et al. 2018). Eine Korrelation mit der Schwere der Tics fand sich aber nicht. Im Gegensatz dazu konnten in einer Studie mit 37 Medikamenten freien erwachsenen Patienten mit Tourette-Syndrom im Vergleich zu 36 alters- und geschlechtsgematchten Kontrollpersonen signifikante Verminderungen der striatalen Konzentrationen von Glutamat und Glutamin sowie von Glutamat plus Glutamin im Thalamus nachgewiesen werden (Kanaan et al. 2017a). Die Konzentration von striatalem Glutamin korrelierte negativ mit der Tic-Schwere, während die Glutamat-Konzentration im Thalamus negativ mit der Ausprägung des den Tics vorangehenden Vorgefühls korrelierte. Eine Behandlung mit dem Antipsychotikum Aripiprazol führte zu einer Erhöhung der Konzentrationen von Glutamat und Glutamat plus Glutamin, sodass kein Unterschied mehr zur Kontrollgruppe nachweisbar war.

Darüber hinaus gibt es aus genetischen Untersuchungen Hinweise für eine Beteiligung des glutamatergen Systems, etwa Veränderungen des auf Chromosom 5p13 liegenden Glutamattransporters 1 ($EAAT_1$ und SLC_1A_3) (s. Kap. 11.4 Assoziationsstudien). Genetische Veränderungen wurden auch in weiteren Regionen festgestellt, die in Zusammenhang mit dem glutamatergen System stehen wie $E_{21}9D$. Als vielversprechendes Kandidatengen gilt $DLGAP_3$, das in striatalen glutamatergen Synapsen exprimiert wird. Allerdings waren der Glutamat-Agonist D-Serin und der Glutamat-Antagonist Riluzol in kleinen Studien nicht wirksam in der Behandlung von Tics (Lemmon et al. 2015, s. Kap. 15 Behandlung von Tics: Pharmakotherapie).

Es mehren sich Hinweise darauf, dass beim Tourette-Syndrom eine Störung im glutamatergen System besteht. Allerdings ist unklar, ob es sich dabei um primäre, sekundäre oder kompensatorisch bedingte Veränderungen handelt. Auch ist es derzeit nicht möglich, die spektroskopisch nachgewiesenen Veränderungen eindeutig von Veränderungen im GABAergen System abzugrenzen. Aktuell ergeben sich aus den nachgewiesenen Auffälligkeiten im glutamatergen System keine therapeutischen Konsequenzen.

10.6 GABAerges System

γ-Aminobuttersäure (GABA) ist der wichtigste hemmende Neurotransmitter im Gehirn. Zahlreiche Projektionen innerhalb der Basalganglien sind GABAerg, etwa striatale Interneurone und Verbindungen vom Striatum zum Globus pallidus internus und externus. Es wurde daher vermutet, dass Tics infolge einer verminderten Expression GABAerger striataler Projektionen hervorgerufen werden könnten, was wiederum zu einer verminderten Hemmung exzitatorischer thalamo-kortikaler Projektionen führen würde. Allerdings konnte in einer postmortem-Studie keine Aktivitätsänderung der Glutamat-Decarboxylase nachgewiesen werden, einem Enzym, das die Biosynthese von GABA aus Glutamat katalysiert (Singer et al. 1990). Auch konnten keine Konzentrationänderungen von GABA im Serum oder Liquor von Patienten mit Tourette-Syndrom festgestellt werden (van Woert et al. 1982, Anderson et al. 1992).

Demgegenüber fanden sich in zwei postmortem-Studien eine verminderte Dichte Parvalbumin-positiver GABAerger Interneurone im Nucleus caudatus und Putamen, während die Anzahl Parvalbumin positiver Neurone im Globus pallidus internus erhöht war (Kalanithi et al. 2005, Kataoka et al. 2010). Neuere Studien weisen darauf hin, dass nicht nur von einem Verlust bzw. einer Dysfunktion striataler Interneurone auszugehen ist, sondern dass auch chronisch entzündliche Veränderungen bestehen (Lennington et al. 2016).

Darüber hinaus wurden in den letzten Jahren zunehmend bildgebende Studien durchgeführt, in denen das GABAerge System untersucht wurde. In einer PET-Studie mit Flumazenil mit 11 Patienten mit Tourette-Syndrom wurde in zahlreichen Hirnregionen eine verminderte Bindung an $GABA_A$-Rezeptoren nachgewiesen, etwa im ventralen Striatum, Globus pallidus, Thalamus, Amygdala und der Insel rechtsseitig (Lerner et al. 2012). In anderen Hirnregionen (u.a. Substantia nigra, posteriores Cingulum rechtsseitig, Cerebellum) war die Bindung hingegen erhöht.

Mittels Spektroskopie (MRS) wurden zum Teil widersprüchliche Ergebnisse gefunden. In einer Studie mit 19 Kindern im Alter zwischen 8–12 Jahren fand sich im Vergleich mit 25 Kontrollen eine verminderte GABA-Konzentration im primären sensomotorischen Kortex (SM1). Zudem korrelierte die GABA-Konzentration in der SM1 mit der Schwere der motorischen Tics (Puts et al. 2015). Demgegenüber konnten in einer weiteren Studie mit Kindern mit Tourette-Syndrom (n = 32) im Alter von 5–12 Jahren im Vergleich mit 43 Kontrollen weder Gruppenunterschiede im Hinblick auf die GABA-Konzentrationen im prämotorischen, ventralen medialen präfrontalen und dorsolateralen präfrontalen Kortex sowie im Striatum nachgewiesen werden, noch fanden sich Korrelationen zwischen GABA-Konzentrationen und Tic-Schwere (Mahone et al. 2018). Bei Jugendlichen und jungen Erwachsenen mit Tourette-Syndrom

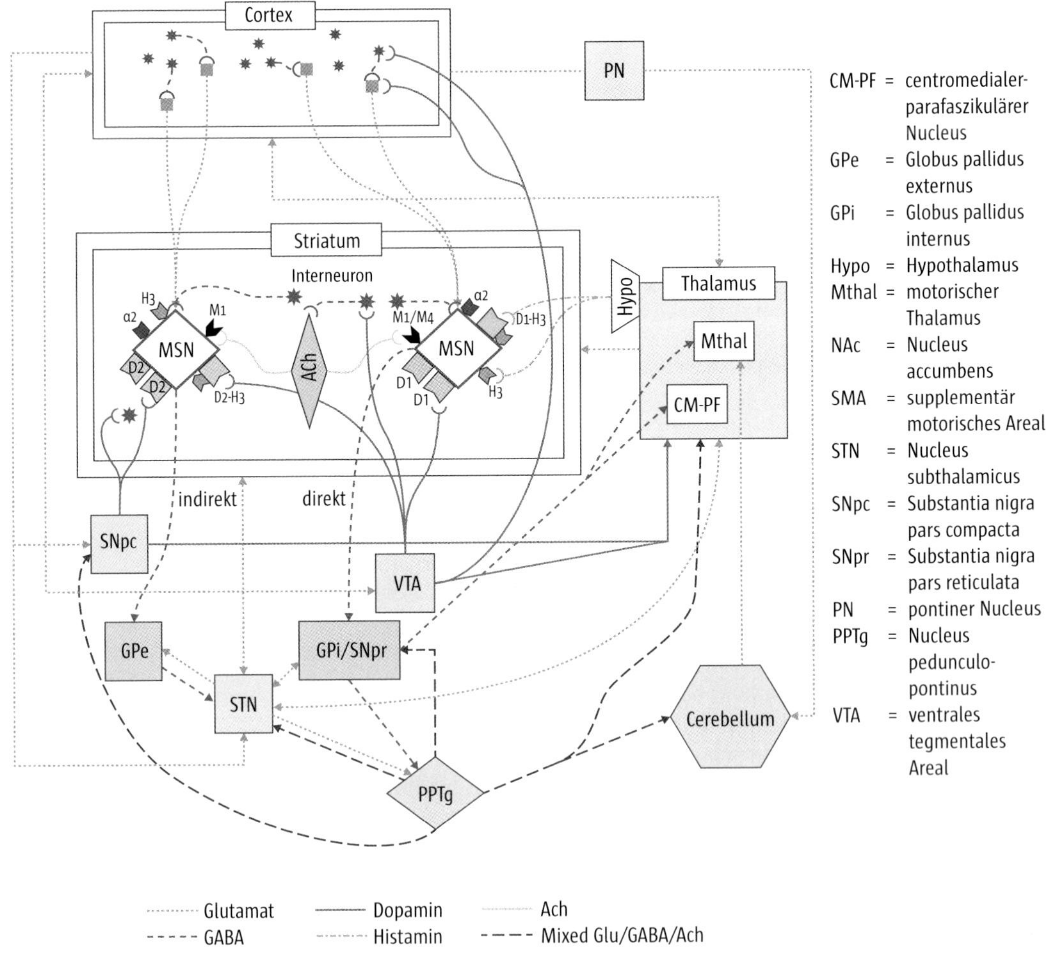

Abb. 15 Neurotransmitter in Regelkreisen und Verschaltungen zwischen Kortex, Basalganglien und Thalamus (Augustine u. Singer 2019)

(n = 15) wurde im Vergleich zu einer Kontrollgruppe (n = 36) eine erniedrigte GABA-Konzentration im anterioren cingulären Kortex (ACC) nachgewiesen. Allerdings fand sich keine Korrelation mit klinischen Parametern (Freed et al. 2016). Demgegenüber wurde in einer weiteren Studie mit Jugendlichen mit Tourette-Syndrom (n = 15) im Vergleich zu einer Kontrollgruppe (n = 15) eine erhöhte GABA-Konzentration im supplementär-motorischen Areal (SMA) nachgewiesen. Zudem fand sich eine negative Korrelation der GABA-Konzentration in der SMA mit der kortikalen Erregbarkeit im primären motorischen Kortex. Basierend auf diesen Befunden vermuteten die Autoren, dass extrasynaptisches GABA kontrollierend auf die tonische Hemmung innerhalb der SMA wirkt und dadurch zur Unterdrückung der Tics beiträgt (Draper et al. 2014). In einer Studie mit Erwachsenen mit Tourette-Syndrom (n = 16) wurde im Vergleich zu einer Kontrollgruppe (n = 16) das Verhältnis von GABA+ zu Creatin (Cre) im sensomotorischen Kortex (SMC) untersucht. Während sich das GABA+/Cre-Verhältnis im SMC zwischen Patienten und Kontrollen nicht unterschied, war die Korrelation zwischen der zusätzlich mittels Magnetenzephalographie gemessenen basalen Beta-Aktivität und dem GABA+/Cre-Verhältnis im SMC bei Patienten mit Tourette-Syndrom verändert. Die Autoren werteten diesen Befund als Hinweis auf veränderte GABA-vermittelte Beta-Oszillationen im SMC (Tinaz et al. 2014). Es wurde gemutmaßt, dass die widersprüchlichen Ergebnisse in den bildgebenden Studien methodisch bedingt sein könnten infolge unterschiedlicher Altersgruppen, Geschlechtsunterschieden sowie Einflüssen von Komorbiditäten und Medikamenten. Zu beachten ist zudem, dass nur ein geringer Anteil des mittels MRS gemessenen GABAs in Zusammenhang mit der Neurotransmission steht.

Weiterhin wurde vermutet, dass der mittels transkranieller Magnetstimulation (TMS) gefundenen Reduktion der intrakortikalen Hemmung eine Störung des GABAergen Systems zugrunde liegen könnte (Ziemann et al. 1997). Schließlich gibt es Hinweise darauf, dass Medikamente mit GABAerger Wirkung (wie Benzodiazepine und Baclofen) Tics reduzieren können (s. Kap. 15 Behandlung von Tics: Pharmakotherapie). Aus genetischen Untersuchungen liegen Hinweise auf eine Beteiligung des GABAergen Systems vor, etwa Veränderungen des NLGN4-Gens, von Genen, die für den GABA-Transporter kodieren sowie GABA-Rezeptor assoziierten Genen (GABRA4 und GABRG1) (Tian et al. 2011, s. Kap. 11 Genetik).

> *Methodisch unterschiedliche Untersuchungen deuten darauf hin, dass bei Patienten mit Tourette-Syndrom Veränderungen im GABAergen System bestehen. Wegen der engen Wechselbeziehungen nicht nur zwischen dem GABAergen und dem glutamatergen System (GABA entsteht aus Glutamat), sondern auch mit dem dopaminergen System ist allerdings anzunehmen, dass eine Dysfunktion in einem der Transmitter-Systeme auch zu Veränderungen in den anderen Systemen führt (s. Abb. 15).*

10.7 Noradrenerges System

Noradrenalin wird hauptsächlich im Locus coeruleus im Mittelhirn gebildet und dient als Neurotransmitter in Projektionen zu kortikalen Arealen sowie in thalamo-kortikalen und frontalen Regelkreisen.

Für eine Beteiligung des noradrenergen Systems sprechen neben der klinischen Wirkung noradrenerger Substanzen wie Clonidin und Guanfacin (s. Kap. 15 Behandlung von Tics: Pharmakotherapie) in der Behandlung von Tics einige wenige laborchemische Befunde. So wurden eine erhöhte Konzentration von Noradrenalin im Liquor (Leckman et al. 1995) und eine erhöhte Noradrenalin-Ausscheidung im Urin bei Patienten mit Tourette-Syndrom nachgewiesen (Chappell et al. 1994). Demgegenüber fanden sich in anderen Studien keine Konzentrationsänderungen von Noradrenalin im Serum und Liquor. Während in einer postmortem-Untersuchung keine Veränderungen der Konzentration von Noradrenalin und der Alpha-2 adrenergen Rezeptoren nachgewiesen werden konnten (Übersicht bei Singer u. Wendlandt 2001), fand sich in einer anderen postmortem Studie eine erhöhte Dichte von alpha-2A-Rezeptoren in verschiedenen frontalen Arealen (BA 10 und BA 11) (Yoon et al. 2007a). Eine Aktivierung frontaler alpha-2A-Rezeptoren führt zu einer Hemmung der Dopaminausschüttung im präfrontalen Kortex und könnte so an der Entstehung von Tics beteiligt sein (Gobert et al. 1998).

10.8 Cholinerges System

Acetylcholin ist ein wichtiger Neurotransmitter. Dem cholinergen System werden vielfältige Aufgaben zugeschrieben, wie die Steuerung von Aufmerksamkeit, Weiterleitung sensorischer Reize und eine Beteiligung an Lernprozessen und Plastizität. Für die

Motorik ist ein Gleichgewicht zwischen dem dopaminergen und cholinergen System entscheidend. Cholinerge Interneurone befinden sich im Striatum. Zudem bestehen cholinerge Projektionen vom basalen Vorderhirn zum Kortex und von der lateralen tegmentalen Area zum Locus coeruleus.

Erste Untersuchungen verschiedener Aspekte des cholinergen Systems blieben ohne pathologische Befunde, inklusive einer postmortem-Studie, in der die Aktivität der Cholin-Acetyltransferase bestimmt wurde, einem für die Biosynthese von Acetylcholin wichtigen Enzym (Singer et al. 1990). Im Gegensatz dazu wurde in einer nachfolgenden postmortem-Untersuchung eine 50–60%ige Verminderung Cholin-Acetyltransferase (ChAT) positiver cholinerger Interneurone im Nucleus caudatus und Putamen nachgewiesen. Darüber hinaus fand sich eine Änderung der Verteilung cholinerger Interneurone auch in anderen Hirnregionen (Assoziationskortex, sensomotorische und limbische Areale) (Kataoka et al. 2010). In einer nachfolgenden Studie konnte eine Verminderung von Interneuronen nachgewiesen werden, die für die cholinergisch vermittelte Unterdrückung der striatalen Aktivität von Bedeutung sind (Lennington et al. 2016).

10.9 Histaminerges System

Histaminerge Neurone projizierten vom Hypothalamus nahezu in das gesamte Gehirn. Bis heute wurden vier verschiedene Histamin-Rezeptoren (H1–H4) identifiziert. Nicht nur die ubiquitäre Verbreitung von Histamin im Gehirn, sondern auch genetische Befunde führten zu der Hypothese, dass Tics eventuell Folge einer Störung im histaminergen System sein könnten. Pathophysiologisch könnte dies erklärt werden durch Wechselwirkungen mit dem dopaminergen, glutamatergen, GABAergen oder serotonergen System oder durch eine direkte histaminerge Stimulation von Neuronen im Striatum oder Globus pallidus. Diese Annahme basiert in erster Linie auf den Ergebnissen einer Studie von Ercan-Sencicek und Mitarbeitern aus dem Jahre 2010 (Ercan-Sencicek et al. 2010): In einer Familie, in der beim Vater und allen acht Kindern ein Tourette-Syndrom bestand, wurde eine seltene Mutation des HDC-Gens (Chromosom 15, Exon 9) entdeckt, welches für die L-Histidin-Decarboxylase kodiert. Dieses Enzym katalysiert die Bildung von Histamin aus der Aminosäure L-Histidin. Allerdings gilt diese Mutation als extrem selten, da sie kein einziges Mal bei 720 weiteren Patienten mit Tourette-Syndrom nachgewiesen werden konnte. Auch in nachfolgend durchgeführten genetischen Untersuchungen mit großen Patientenzahlen fanden sich Hinweise auf eine Beteiligung des HDC-Gens bzw. des histaminergen Systems (Karagiannidis et al. 2013). Eine Bewertung dieser Befunde ist derzeit noch nicht möglich. Es wurde allerdings bereits vorgeschlagen, Medikamente, die das histaminerge System modulieren, zur Behandlung von Tics einzusetzen (Hartmann et al. 2012) (s. Kap. 15 Behandlung von Tics: Pharmakotherapie).

10.10 Endocannabinoid-System

Erst vor wenigen Jahrzehnten wurden Rezeptoren und endogene Liganden (sogenannte Endocannabinoide) des bis dahin unbekannten Endocannabinoid-Systems entdeckt. Mittlerweile konnten ein überwiegend im ZNS lokalisierter Cannabinoid-1-(CB_1)-Rezeptor und ein überwiegend peripher lokalisierter CB_2-Rezeptor charakterisiert werden. Als die beiden wichtigsten endogenen Liganden wurden die Endocannabinoide Anandamid (AEA) und 2-Arachidonoylglycerol (2-AG) identifiziert. Die höchste Dichte zentraler CB_1-Rezeptoren findet sich in den Basalganglien und dort wiederum in den Ausgangsstationen, das heißt auf Neuronen, die vom Striatum (Putamen und Nucleus caudatus) zur Substantia nigra pars reticulata und zum Globus pallidus projizieren. Diese Lokalisation legt nahe, dass den CB_1-Rezeptoren eine besondere Rolle in der Bewegungskontrolle zukommt (Herkenham et al. 1990). Weiterhin gilt das Endocannabinoid-System mittlerweile als das wichtigste Neuromodulationssystem, das alle wichtigen Neurotransmitter beeinflusst – inklusive GABA, Glutamat, Dopamin und Serotonin.

Die physiologische Bedeutung des Endocannabinoid-Systems ist heute nur ansatzweise bekannt. Ebenso ist ungeklärt, welche klinischen Symptome infolge einer Fehlfunktion dieses Systems eintreten und ob das Endocannabinoid-System in der Pathogenese bestimmter neurologischer und psychiatrischer Erkrankungen von ursächlicher Bedeutung ist.

Berichte von Patienten darüber, dass der Konsum von Cannabis Symptome des Tourette-Syndroms vermindere, führten ebenso wie positive Behandlungsergebnisse mit verschiedenen Cannabinoiden zu der Hypothese, dass dem Endocannabinoid-System eine Bedeutung in der Pathogenese des Tourette-Syndroms zukommen könnte (s. Kap. 15 Behandlung von Tics: Pharmakotherapie). In einer ersten Studie fand sich ein direkter Beleg für eine Störung im Endocannabinoid-System beim Tourette-Syndrom. Bei 20 Patienten mit Tourette-Syndrom wurden im Vergleich zu einer Kontrollgruppe erhöhte Spiegel der Endocannabinoide Anandamid und 2-AG, des Endocannabinoid-ähnlichen Moleküls Palmitoylethanolamid (PEA) und des Metaboliten Arachidonsäure (AA) im Liquor festgestellt (Müller-Vahl et al. 2020c). Ergebnisse von bisher lediglich zwei genetischen Studien sind widersprüchlich. Während in einer der Studien keine Veränderungen des zentralen Cannabinoidrezeptor (CNR1)-Gens nachgewiesen werden konnten (Gadzicki et al. 2004), wurden in einer weiteren Studie bei Patienten mit Tourette-Syndrom Veränderungen im CNR1-Gen festgestellt (Szejko et al. 2020a). Bis heute wurde nur eine einzige bildgebende Untersuchung zum Endocannabinoid-System bei Tourette-Syndrom durchgeführt. Darin wurde mittels Single-Photonen-Emissions-Computertomographie (SPECT) und dem CB1-Rezeptorantagonisten [123I]AM281 (N-(Morpholin-4-yl)-1-(2,4-dichlorphenyl)-5-(4-[123I]iodophenyl)-4-methyl-1H-pyrazol-3-carboxamid) die Bindung an den CB1-Rezeptor bei fünf Erwachsenen mit Tourette-Syndrom untersucht. Es konnte war gezeigt werden, dass die Gabe von Tetrahydrocannabinol (THC) zu einer Verminderung der CB1-Bindung führt. Eine generelle Aussage zur Rezeptorbindung war aber wegen des Fehlens einer Kontrollgruppe nicht möglich (Berding et al. 2004).

10.11 Opioid-System

Dem endogenen Opioid-System werden vielfältige Wirkungen zugeschrieben in Zusammenhang mit Bewegungen und Verhalten wie Belohnung, Motivation und Gewohnheiten. Zu den körpereigenen Opioiden gehören Enkephaline, Endorphine und Dynorphine, die ihre Wirkung über Opioidrezeptoren (μ, δ und κ) entfalten. Es besteht eine komplexe Interaktion zwischen dem Opioid-System und zahlreichen anderen Transmitter-System wie dem Endocannabinoid-, dopaminergen, glutamatergen und GABA-ergen System, sodass theoretisch auch eine Beteiligung an der Pathogenese des Tourette-Syndroms vorstellbar ist (Augustine u. Singer 2019). In älteren Untersuchungen wurde postmortem eine verminderte Dynorphin-Konzentration gemessen (Haber et al. 1986, Haber u. Wolfer 1992), während im Liquor eine erhöhte Konzentration gefunden wurden (Leckman et al. 1988). Widersprüchlich sind die Ergebnisse hinsichtlich einer Verbesserung von Tics durch den Opiatantagonisten Naloxon (s. Kap. 15 Behandlung von Tics: Pharmakotherapie).

Bis heute ist ungeklärt, welche Neurotransmitter an der Pathogenese des Tourette-Syndroms beteilgt sind. Während lange Zeit einzig von einer Störung im dopaminergen System ausgegangen wurde, mehren sich mittlerweile Hinweise auf eine Beteiligung auch anderer Transmittersysteme, insbesondere dem GABAergen, dem glutamatergen und dem Endocannabinoid-System.

11 Genetik

Es ist gesichert, dass Tic-Störungen eine genetische Ursache zugrunde liegt. Belege für die Erblichkeit stammen in erster Linie von Zwillings- und Adoptionsstudien. In den vergangenen Jahren wurden darüber hinaus in zunehmender Zahl große Segregations- und Kopplungsanalysen sowie Assoziationsstudien durchgeführt. Weiterhin wurde versucht, mit Hilfe von chromosomalen Aberrationen Kandidatengene zu finden, die mit dem Tourette-Syndrom in Zusammenhang stehen könnten. Trotz intensiver Forschungen, zum Teil in großen internationalen Forschungsverbünden, ist es bis heute allerdings nicht gelungen, die genetischen Grundlagen des Tourette-Syndroms und anderer Tic-Störungen zu entschlüsseln. Gesicherte Daten zur Vererbung liegen bis heute weder hinsichtlich des Erbgangs noch hinsichtlich des zugrunde liegenden Gendefekts vor. Weiterhin ist nicht einmal ein vielversprechendes Kandidatengen für das Tourette-Syndrom bekannt.

Früher wurde diskutiert, ob neben einer *erblichen* auch eine *nicht-erbliche* Form des Tourette-Syndroms bestehen könnte. Während sich einerseits Familien fanden, in denen gehäuft Tic-Störungen auftraten, ergaben sich bei anderen Patienten keine Hinweise auf eine positive Familienanamnese. Heute wird davon ausgegangen, dass Tic-Störungen grundsätzlich eine erbliche Ursache zugrunde liegt und eine Differenzierung in eine *erbliche* und eine *sporadische* Form sachlich unbegründet ist.

11.1 Familien- und Zwillingsstudien

Familienstudien konnten zeigen, dass Familienmitglieder von Patienten mit Tourette-Syndrom oder anderen Tic-Störungen mit höherer Wahrscheinlichkeit ebenfalls an einer Tic-Störung erkranken als Personen ohne eine solche familiäre Belastung (Pauls et al. 1991, Walkup et al. 1996). Durch Zwillings- und Adoptionsstudien konnte nachgewiesen werden, dass diese familiäre Häufung nicht etwa auf erworbene (Umwelt-)Faktoren zurückzuführen ist, sondern auf einer erblichen Veranlagung beruht (Price et al. 1985).

Zwillingsuntersuchungen fanden bei monozygoten Zwillingen eine Konkordanzrate von 50–70% für das Tourette-Syndrom und von 77–94% für chronische Tic-Störungen allgemein. Demgegenüber liegt bei dizygoten Zwillingen die Konkordanzrate für das Tourette-Syndrom lediglich bei 8–10% und für chronische Tic-Störungen allgemein bei etwa 20%. Die Tatsache, dass die Konkordanzrate auch bei monozygoten Zwillingen, die eine hundertprozentige genetische Übereinstimmung aufweisen, weder für das Tourette-Syndrom noch für chronische Tic-Störungen bei 100% liegt, ist ein eindeutiger Beweis dafür, dass für die Krankheitsmanifestation neben genetischen auch erworbene Faktoren eine Rolle spielen (Price et al. 1985, Leckman et al. 1987, Alsobrook u. Pauls 1997) (s. Kap. 12 Umweltbedingte Einflussfaktoren).

Nach einer 2013 durchgeführten umfangreichen Studie wurde für das Tourette-Syndrom eine Erblichkeit von 0,58 ermittelt, d. h. dass 58% der klinischen Varianz auf genetische Faktoren zurückgeführt werden können (Davis et al. 2013). In der bisher größten Familienstudie basierend auf dem schwedischen nationalen Patientenregister wurden die Daten von insgesamt 4.826 Personen analysiert und die Erblichkeit für Tic-Störungen sogar auf 0,77 geschätzt (Mataix-Cols et al. 2015).

11.2 Segregationsanalysen

Ziel von Segregationsanalysen ist es, ausgehend vom Phänotyp einer Erkrankung mit Hilfe spezieller statistischer Analysen den Vererbungsmodus dieser Erkrankung innerhalb einer Familie zu identifizieren. Erste komplexe Segregationsanalysen in Familien mit Tourette-Syndrom deuteten zunächst darauf hin, dass dem Tourette-Syndrom ein autosomal dominanter Erbgang mit unvollständiger Penetranz zugrunde liegen könnte. Weiterhin wurde vom Vorliegen eines Hauptgenlocus ausgegangen (Pauls et al. 1986, Eapen et al. 1993b). Alternativ wurde auch ein intermediärer Erbgang vorgeschlagen (Hasstedt et al. 1995). Neuere Untersuchungen haben allerdings gezeigt, dass das Vererbungsmuster weitaus komplexer ist. So wurde von Walkup und Mitarbeitern (1996) ein gemischter Vererbungsmodus mit einem Hauptgenlocus und einem multifaktoriellen Hintergrund als wahrscheinlichster Erbgang angesehen.

Diskutiert wurde zudem, dass das Tourette-Syndrom einer bilinearen Transmission folgt, also einer Vererbung, die auf einer Weitergabe von Merkmalen sowohl von mütterlicher als auch von väterlicher Seite beruht. Es fanden sich Hinweise darauf, dass bei Patienten mit Tourette-Syndrom eine schwerere Tic-Störung und ein früherer Erkrankungsbeginn bestehen, wenn beide Eltern – und nicht nur ein oder kein Elternteil – ebenfalls eine Tic-Störung aufweisen (Kurlan et al. 1994, Walkup et al. 1996).

Einzelne Studien legten die Vermutung nahe, dass die Vererbung des Tourette-Syndroms einem genomischen Imprinting unterliegen könnte, das heißt, dass die klinische Ausprägung einer genetischen Anlage davon abhängt, von welchem Elternteil diese vererbt wurde. Bei Patienten mit Tourette-Syndrom fanden sich bei maternaler Transmission häufiger komplexe motorische Tics und ritualisierte Handlungen (Lichter et al. 1995) sowie ein früherer Erkrankungsbeginn (Eapen et al. 1997). Hingegen bestand bei Patienten mit paternaler Transmission eine größere Anzahl vokaler Tics, ein früherer Beginn der vokalen Tics in Relation zu den motorischen Tics und häufiger eine zusätzlich bestehende ADHS (Lichter et al. 1995).

Segregationsanalysen deuten zudem darauf hin, dass für das Tourette-Syndrom, für die chronisch motorische Tic-Störung, für Zwangserkrankungen (Pauls et al. 1986, Eapen et al. 1993b) und für die ADHS (Pauls et al. 1993) eine gemeinsame genetische Grundlage besteht. Pauls und Mitarbeiter (1991) konnten zeigen, dass in Familien, in denen bei einem Mitglied ein Tourette-Syndrom besteht, nicht nur Tic-Störungen allgemein, sondern auch Zwangsstörungen (insbesondere bei weiblichen Angehörigen) häufiger auftreten. Es wurde vermutet, dass Zwangsstörungen eine variable Expression des anzunehmenden Tourette-Gens darstellen.

Andere Segregationsanalysen kamen demgegenüber zu dem Ergebnis, dass für das Tourette-Syndrom vermutlich kein Hauptgenlocus verantwortlich ist, sondern vielmehr ein polygenes Modell angenommen werden muss (The Tourette Syndrome Association International Consortium for Genetics 1999, Seuchter et al. 2000). Ein solches Modell geht davon aus, dass mehrere Gene gemeinsam an der Krankheitsentstehung beteiligt sind und unabhängig voneinander die Erkrankungswahrscheinlichkeit erhöhen können. Somit wäre kein einzelnes Allel oder eine bestimmte Allelkombination obligat für die Krankheitsentstehung, sondern verschiedene Allele könnten die Krankheitsanfälligkeit beeinflussen (The Tourette Syndrome Association International Consortium for Genetics 1999).

11.3 Kopplungsanalysen

Im Rahmen von Kopplungsanalysen wird untersucht, wie häufig sich bestimmte genetische Merkmale eines Chromosoms beim Austausch von Allelen (Rekombination) trennen. Befinden sich zwei Loci auf verschiedenen Chromosomen, besteht eine freie Rekombination, d.h. eine unabhängige Vererbung mit einer Wahrscheinlichkeit von 50%. Liegen zwei Loci jedoch auf demselben Chromosom, so werden sie häufiger gemeinsam (gekoppelt) vererbt. Eine solche Genkopplung hängt auch davon ab, wie weit zwei Loci auf einem Chromonom voneinander entfernt liegen. Je enger sie benachbart sind, desto häufiger werden sie gekoppelt vererbt. Bei vollständiger Kopplung besteht eine Rekombinationshäufigkeit von null. Für eine Kopplungsanalyse ist es sinvoll, in möglichst großen Familien oder bei Geschwisterpaaren sowohl betroffene als auch gesunde Familienmitglieder zu untersuchen. Die Analyse von sogenannten genetischen Markern führt im positiven Fall dazu, dass ein chromosomaler Abschnitt identifiziert werden kann, der gemeinsam mit der Erkrankung an betroffene, nicht aber an gesunde Nachkommen vererbt wurde. Innerhalb einer solchen gekoppelten Region kann nachfolgend versucht werden, eine krankheitsverursachende Mutation durch eine Sequenzanalyse von Kandidatengenen zu ermitteln.

Mittlerweile konnten durch Kopplungsanalysen in einer großen Zahl von Familien mehr als 95% des Genoms als Ursache für das Tourette-Syndrom ausgeschlosen werden. Eine erste große systematische genomweite Kopplungsanalyse mit polymorphen Markern in 76 Familien mit 110 betroffenen Geschwisterpaaren blieb ohne signifikantes positives Ergebnis (The Tourette Syndrome Association International Consortium for Genetics 1999). Lediglich für zwei Regionen auf den Chromosomen 4q und 8p konnte ein Trend, aber keine signifikante Kopplung nachgewiesen werden. In einer weiteren Kopplungsanalyse in sieben Familien mit insgesamt 225 Mitgliedern (darunter zwei sehr große Familien mit jeweils 47 bzw. 67 Mitgliedern) konnte ebenfalls keine signifikante Kopplung nachgewiesen werden, sondern lediglich ein nicht signifikanter Trend für die Regionen 19q und 5p (Barr et al. 1999).

Eine an 100 Patienten mit Tourette-Syndrom burischer Abstammung (Afrikaander) durchgeführte Analyse zeigte eine Kopplung mit fünf verschiedenen Loci (2p, 8q, 11q, 20q und 21q) (Simonic et al. 1998). In einer Folgestudie wurden von Simonic und Mitarbeitern nochmals 74 weitere burische Familien (mit insgesamt 85 Personen mit Tourette-Syndrom) untersucht (Simonic et al. 2001). Wiederum konnte eine Kopplung mit drei der bereits zuvor beschriebenen Loci (2p, 8q, 11q) gefunden werden, sodass zumindest für eine burische Population diese Regionen als Suszeptibilitätsloci angenommen werden können.

Zudem liegen Ergebnisse einer Kopplungsanalyse in einer großen französisch-kanadischen Familie mit 127 Mitgliedern vor, von denen 20 Personen an einem Tourette-Syndrom und 20 weitere an einer anderen Tic-Störung erkrankt waren. In dieser Studie fand sich eine Kopplung mit einer Region auf Chromosom 11q (Merette et al. 2000). Interessanterweise konnte für eben diesen Marker auch in den Studien von Simonic und Mitarbeitern (1998, 2001) eine Kopplung mit dem Tourette-Syndrom nachgewiesen werden.

In einer Kopplungsanalyse, bei der drei amerikanische und kanadische Familien mit ingesamt 462 Individuen, darunter 105 Patienten mit Tourette-Syndrom, untersucht wurden, fand sich hingegen eine Kopplung mit einem Locus auf Chromosom 17q (Paschou et al. 2004).

Eine Kopplungsanalyse in einer großen, aus Utah stammenden Familie mit 260 Mitgliedern, darunter 108 Personen mit Tourette-Syndrom oder einer Tic-Störung, zeigte eine Kopplung mit Regionen auf den Chromosomen 1p und 3p (Knight et al. 2010).

Im Jahr 2010 wurde in einer Familie, in der beim Vater und allen 8 Kindern ein Tourette-Syndrom besteht, eine seltene Mutation im HDC-Gen auf Chromosom 15 (Exon 9) entdeckt, welches für die L-Histidin-Decarboxylase kodiert (Ercan-Sencicek et al. 2010). Die nachgewiesene Punktmutation (Transition) führt zu einem völligen Funktionsausfall dieses Enzyms. Nach tierexperimentellen Befunden hat dies eine etwa 50%ige Verminderung der zerebralen Histaminkonzentration zur Folge. Dieser Befund hat eine intensive Diskussion zu der Frage in Gang gesetzt, ob möglicherweise dem histaminergen System eine bedeutsame Rolle bei der Entstehung von Tics zukommt (s. Kap. 10.9 Histaminerges System).

Die bisher größte Kopplungsanalyse wurde vom *Tourette Syndrome Association International Consortium for Genetics* (TSAICG) im Jahre 2007 durchgeführt. Dabei erfolgte ein *whole-genome screen*, bei dem das gesamte Genom von insgesamt 2040 Individuen untersucht wurde. Als Ergebnis fand sich eine signifikante Kopplung mit einer Region auf dem Chromosom 2p. In die Studie wurden auch die bereits zuvor von Paschou und Mitarbeitern (2004) untersuchten Familien eingeschlossen, ohne dass allerdings deren Ergebnisse repliziert werden konnten, die eine Region auf Chromosom 17q als Suszeptibilitätslocus nahelegten (The Tourette Syndrome Association International Consortium for Genetics 2007).

» *Bisher durchgeführte Kopplungsanalysen waren enttäuschend und konnten kein vielversprechendes Kandidatengen ermitteln. Zwar konnten in verschiedenen Studien einzelne Regionen als Suszeptibilitätsloci identifiziert werden, jedoch gelang es meist nicht, diese Ergebnisse in einer zweiten, unabhängigen Stichprobe zu replizieren. Die Ergebnisse legen allerdings nahe, dass dem Tourette-Syndrom ein komplexes Vererbungsmuster zugrunde liegt, bei dem verschiedene Gene zur Suszeptibilität der Erkrankung beitragen. Es kann zudem vermutet werden, dass einzelne Genloci jeweils mit unterschiedlichen Phänotypen gekoppelt sind. Für weitere Studien sind daher neben großen Fallzahlen auch besonders sorgfältige klinische Charakterisierungen der Patienten beispielsweise hinsichtlich der Art der Tic-Störung und der Komorbiditäten notwendig.*

Es gilt mittlerweile als ausgeschlossen, dass das Tourette-Syndrom eine genetisch einheitliche Erkrankung ist, der eine Mutation in einem einzelnen Gen zugrunde liegt (Verkerk et al. 2006).

11.4 Assoziationsstudien

Alternativ zu Kopplungskartierungen in einzelnen Familien können Assoziationsstudien hilfreich sein, um die genetische Ursache einer Erkrankung aufzudecken. Im Rahmen von genetischen Assoziationsstudien wird untersucht, ob ein bestimmtes Allel eines genetischen Markers in einer Gruppe von erkrankten Personen häufiger vorkommt als in einer gesunden Kontrollgruppe, d.h. eine statistische Assoziation zwischen einer Krankheit und einem Allel besteht. Sehr häufig werden dazu sogenannte Einzelnukleotid-Polymorphismen (engl.: *Single Nucleotide Polymorphism*, SNP) in solchen Genen untersucht, die mutmaßlich in Zusammenhang mit der jeweiligen Erkrankung stehen könnten. SNPs sind durch den Austausch nur eines Basenpaares in der DNA-Sequenz gekennzeichnet. SNPs bleiben meist ohne Folgen für die Funktion des Genes. Je nach Art und Lokalisation des Basentausches können SNPs aber auch zu einer veränderten Proteinsequenz und -funktion und einer gestörten Genregulation führen.

Bei Patienten mit Tourette-Syndrom wurden Assoziationsstudien mit verschiedenen Kandidatengenen durchgeführt, d.h. Genen, von denen vermutet werden kann, dass sie an einem für die Erkrankung wesentlichen regulatorischen Mechanismus beteiligt sind.

Da verschiedene Befunde dafür sprechen, dass dem **dopaminergen System** in der Pathogenese des Tourette-Syndroms eine wesentliche Bedeutung zukommt, wurden in den vergangenen Jahren verschiedene Gene untersucht, die an der Regulation dieses Systems beteiligt sind (s. Kap. 10.3 Dopaminerges System). Während in einer Studie (Comings et al. 1991) eine signifikante Assoziation zwischen dem Dopamin-D_2-Rezeptor (DRD2) Gen und dem Tourette-Syndrom nachgewiesen wurde, konnte dieser Befund in anderen Studien (Nöthen et al. 1994, Díaz-Anzaldúa et al. 2004) nicht repliziert werden. Auch das Dopamin-D_4-Rezeptor (DRD4) Gen wurde von mehreren Arbeitsgruppen als mögliches Kandidatengen für das Tourette-Syndrom vorgeschlagen (Grice et al. 1996, Cruz et al. 1997, Díaz-Anzaldúa et al. 2004). Allerdings konnte auch dieser Befund durch andere Arbeitsgruppen nicht bestätigt werden (Barr et al. 1996, Hebebrand et al. 1997, Comings et al. 1999). Ebenso konnte auch für andere Dopamin-Rezeptorgene (DRD1, DRD3, DRD5) sowie das Dopamin-beta-Hydroxylase-Gen (DBH) keine Assoziation mit dem Tourette-Syndrom gefunden werden (Vandenbergh et al. 2000, Díaz-Anzaldúa et al. 2004, Yoon et al. 2007b).

In einer weiteren Studie fand sich eine Assoziation zwischen einem Polymorphismus im Dopamintransporter (DAT1) Gen und der Tic-Schwere bei Patienten mit Tourette-Syndrom (Tarnok et al. 2007). Eine vorangegangene Untersuchung hatte hingegen keinen Anhalt dafür erbracht, dass Veränderungen im DAT1-Gen das Risiko für Tic-Störungen erhöhen (Díaz-Anzaldúa et al. 2004).

Darüber hinaus wurden verschiedene Gene untersucht, die für die Monoamino-Oxidase-A (MAO-A) und die Catecholamin-O-Methyltransferase (COMT) kodieren, jene Enzyme, die den Dopaminabbau regulieren. Während sich in zwei Studien eine positive Assoziation zwischen dem MAO-A-Gen und dem Tourette-Syndrom fand (Gade et al. 1998, Díaz-Anzaldúa et al. 2004), konnte zwischen der funktionell bedeutsamen Val-158-Met Substitution im COMT-Gen und dem Tourette-Syndrom keine Assoziation festgestellt werden (Tarnok et al. 2007). Bei homozygoten Trägern dieser Mutation kommt es infolge einer drei- bis vierfach erniedrigten COMT-Aktivität zu einer erhöhten zerebralen L-Dopa-Konzentration. Interessanterweise wurde bei Patienten mit Zwangserkrankung eine solche Assoziation beschrieben (Katerberg et al. 2010).

Da verschiedene Befunde darauf hinweisen, dass neben dem dopaminergen System auch dem **serotonergen System** eine pathogenetische Bedeutung bei der Entstehung des Tourette-Syndroms zukommt (s. Kap. 10.4 Serotonerges System), wurden auch solche Gene untersucht, die für die Regulation dieses Systems bedeutsam sind. Während für verschiedene serotonerge Gene wie dem Serotonintransporter-(5HTT-)Gen keine Assoziation mit dem Tourette-Syndrom nachgewiesen werden konnte (Cavallini et al. 2000), fand sich ein Polymorphismus im Trypthophan-Hydoxylase-2-(TPH2-)Gen, welches an der zerebralen Serotoninsynthese beteiligt ist, sodass dieses Gen als mögliches Suszeptibilitätsgen für das Tourette-Syndrom vorgeschlagen wurde (Mössner et al. 2007).

Untersuchungen des Protein-Tyrosin-Phosphatase-(ACP1A-)Gens, welches in die Regulation sowohl der serotonerger als auch der dopaminerger Aktivität im zentralen Nervensystem involviert ist, verliefen ebenfalls negativ (Devor et al. 1991, Bottini et al. 2002). In einer in Taiwan durchgeführten Studie wurde ein Polymorphismus im Tyrosyl-DNA-phosphodiesterase 1 (TDP1)-Gen festgestellt (Wu et al. 2013a).

Auch Studien, die **noadrenerge Gene** (ADRA1C, ADRA2A, ADRA2C) (Chou et al. 2007a, Xu et al. 2003) untersuchten und Gene, die in die neuronale Entwicklung sowie neuroendokrine und immunologische Funktionen involviert sind, erbrachten keine wegweisenden Befunde (Martino u. Leckman 2022). Studien zum Endocannabinoid-System zeigten uneinheitliche Ergebnisse. Während in einer Studie keine Veränderungen des Cannabinoid-Rezeptor-Gens (CNR1) festgestellt werden konnten (Gadzicki et al. 2004), fand sich in einer polnischen Studie eine Assoziation zwischen dem Auftreten von Tics und dem C-Allel des Polymorphismus rs2023239 des CNR1-Gens (Szejko et al. 2020a).

Trotz der seit Ende der achtziger Jahre in beträchtlicher Zahl durchgeführten molekulargenetischen Untersuchungen konnten bis heute mit Hilfe von Assoziationsstudien keine Erfolge erzielt werden. Nicht einmal für eine Untergruppe von Patienten mit Tic-Störungen konnte eine relevante Genmutation nachgewiesen werden. Alle bisherigen Untersuchungen sprechen gegen die Annahme, dass Polymorphismen in einem der oben genannten Kandidatengene die Wahrscheinlichkeit für ein Tourette-Syndrom in relevanter Weise erhöhen (Swain et al. 2007).

Mittlerweile werden derartige Assoziationsstudien auch nicht mehr als vielversprechende Methode angesehen (Martino u. Leckman 2022).

11.5 Genomweite Assoziationsstudien

Im Rahmen von genomweiten Assoziationsstudien (engl.: *Genome-wide association study*, GWAS) wird im gesamten menschlichen Genom nach Allelen gesucht, die gehäuft bei einer bestimmten Erkrankung auftreten. Im Jahre 2012 wurde die erste GWAS bei 1.496 Patienten mit Tourette-Syndrom und 5.249 Kontrollen unter Federführung der TSAICG durchgeführt (Scharf et al. 2013). Die Ergebnisse dieser großen, multiethnischen Untersuchung waren allerdings enttäuschend. Es fanden sich nur vage Hinweise für die Beteiligung eines einzelne Gens (*COL27A1 = collagen, type XXVII, alpha 1*) auf Chromosom 9q32 an der Entstehung des Tourette-Syndroms.

In einer Folgestudie wurden 42 SNPs aus dieser GWAS in einer unabhängigen Stichprobe genotypisiert. Dabei fand sich einzig ein signifikantes Ergebnis für rs2060546 auf Chromosom 12q22 (Paschou et al. 2014).

In einer GWAS-Metaanalyse fand sich als einziger signifikanter Befund ein Locus auf einem SNP auf Chromosom 13q12.2 innerhalb des Introns von FLT3, der für die FMS-ähnliche Tyrosinkinase 3 kodiert. Allerdings konnte dieser Befund in einer unabhängigen Stichprobe nicht repliziert werden (Yu et al. 2019). Nachfolgend ermittelten die Autoren sogenannte *polygenic risk scores* (PRS), die das Bestehen eines Tourette-Syndroms bzw. einer Tic-Störung vorhersagten und mit der Schwere der Tics korrelierten. Der PRS war höher bei Probanden mit positiver Familienanamnese. In einer darauf aufbauenden Studie sagten die PRS zwar das Bestehen einer Tic-Störung voraus, nicht aber deren Chronizität (Abdulkadir et al. 2019).

In einer systematischen GWAS-Metaanalyse wurden störungsübergreifende Analysen für die häufig komorbid auftretenden Erkrankungen Tourette-Syndrom, ADHS, Autismus-Spektrum-Störung und Zwangsstörung durchgeführt. Dabei konnten insgesamt 13 genomweite signifikante Regionen gefunden werden, von denen 11 bisher unbekannt waren. Die Autoren betonen den Wert eines diagnoseübergreifenden, symptomorientierten Ansatzes (Yang et al. 2021, Tsetsos et al. 2021).

In einer 2023 veröffentlichten erneuten großen GWAS-Metaanalyse (6133 Patienten mit Tourette-Syndrom und 13.565 Kontrollen) wurde ein genomweiter signifikanter Locus auf Chromosom 5q15 identifiziert. Weitere Analysen legen eine Bedeutung des NR2F1-Gens und assoziierter lncRNAs innerhalb des 5q15-Locus nahe (Tsetsos et al. 2023).

Eine GWAS-Studie, in der die sogenannten *set-based association* (SBA) und die *competitive gene set* (MAGMA) Methoden eingesetzt wurden, bestätigte frühere Ergebnisse mit Varianten in FLT3 und weisen auf neuroinflammatorische Mechanismen in der Pathogenese des Tourette-Syndroms und einer Beteiligung des GABAergen Transmittersystems hin (Tsestos et al. 2021).

Schließlich wurden in einer 2021 durchgeführten Studie mittels Exom-Sequenzierung (*whole-exome sequencing*, WES) 71 Kandidatengene identifiziert, darunter bereits bekannte Varianten, aber auch bisher unbekannte wie HTRA3, CDHR1 und ZDHHC17 (Cao et al. 2021).

11.6 Chromosomale Anomalien

Bei einigen Patienten konnten chromosomale Anomalien nachgewiesen werden, wobei ein ursächlicher Zusammenhang mit dem Tourette-Syndrom zumeist unklar blieb. Wenn chromosomale Aberrationen Gene beinhalten, die aufgrund ihrer bekannten oder vermuteten Funktion in einem Zusammenhang mit dem Tourette-Syndrom stehen könnten, verdienen diese als Kandidatengene besondere Beachtung.

Wie schon im vorangegangenen Abschnitt beschrieben, wurden in den vergangenen Jahren zahlreiche Gene als mögliche Kandidatengene für das Tourette-Syndrom vorgeschlagen. In einer viel beachteten Arbeit aus dem Jahre 2005 fanden sich Hinweise darauf, dass das sogenannte **Slit and Trk-like family member 1 (SLITRK1)-Gen** ein vielversprechendes Kandidatengen für das Tourette-Syndrom sein könnte (Abelson et al. 2005a). Unter 174 Patienten mit Tourette-Syndrom konnte bei einem Kind eine de-novo-Inversion auf Chromosomen 13 [inv(13) (q13.1; q33.1)] und bei zwei weiteren Patienten eine seltene DNA Mutation (var321) in diesem Gen nachgewiesen werden. Keine dieser Veränderungen konnte hingegen bei einem der Kontrollprobanden festgestellt werden. Die Autoren schlugen vor, dass SLITRK1 zwar nicht als Hauptgenort, aber als mögliches Suszeptibilitätsgen für das Tourette-Syndrom einzustufen sei. Die in dieser Studie gefundenen Ergebnisse konnten in nachfolgenden Untersuchungen allerdings nicht repliziert werden (The Tourette Syndrome Association International Consortium for Genetics 2007, Pasquini et al. 2008, Scharf et al. 2008, Zimprich et al. 2008). In drei weiteren Studien gelang zwar ebenfalls keine Bestätigung der Ergebnisse, allerdings fanden sich bei einzelnen Patienten andere Polymorphismen im SLITRK1-Gen. Daher wurde gemutmaßt, dass SLITRK1 möglicherweise die Empfänglichkeit für eine genetische Schädigung erhöht (Deng et al. 2006, Chou et al. 2007b, Miranda et al. 2009).

In einer 2012 publizierten, großen europäischen Studie fanden sich erneut Hinweise auf eine Bedeutung des SLITRK1-Gens mit einem Kopplungsungleichgewicht zwischen zwei SPNs im SLITRK1-Gen (Karagiannidis et al. 2012). Demgegenüber konnten in einer großen GWAS aus dem Jahre 2012 keine auffälligen SNPs im SLITRK-1-Gen nachgewiesen werden (Scharf et al. 2013).

Auch theoretische Überlegungen lassen es plausibel erscheinen, SLITRK1 als mögliches Suszeptibilitätsgen für das Tourette-Syndrom anzunehmen. So konnte nicht nur gezeigt werden, dass das SLITRK1-Gen in genau den Regionen (Kortex, Hippocampus, Basalganglien) exprimiert wird, die mutmaßlich an der Pathogenese des Tourette-Syndroms beteiligt sind (Abelson et al. 2005a), sondern auch, dass SLITRK1 an der Entwicklung kortiko-striato-thalamo-kortikaler Regelkreise beteiligt ist (welchen bei der Entstehung des Tourette-Syndroms eine besondere Bedeutung zugeschrieben wird) und das Wachstum von Dendriten fördert (Stillman et al. 2009). Auch tierexperimentelle Befunde stehen in Einklang mit dieser Hypothese. So waren *SLITRK1-knock-out*-Mäuse nicht nur ängstlicher, sondern wiesen auch eine erhöhte noradrenerge Neurotransmission auf (Katayama et al. 2010).

> *Das **Slit and Trk-like family member 1** (SLITRK1)-Gen wurde erstmals 2005 als vielversprechendes Kandidatengen für das Tourette-Syndrom vorgeschlagen. Folgestudien erbrachten uneinheitliche Ergebnisse, sodass die Bedeutung dieses Gens für die Manifestation des Tourette-Syndroms weiterhin unklar ist. Einigkeit besteht allerdings darin, dass dem SLITRK1-Gen für die Diagnosestellung des Tourette-Syndroms im klinischen Alltag keinerlei Bedeutung zukommt (Deng et al. 2006, Chou et al. 2007).*

Auch wenn die große Mehrzahl der Patienten mit Tourette-Syndrom unauffällige Karyotypen aufweist, so wurden vereinzelt chromosomale Aberrationen bei Patienten mit Tourette-Syndrom mit möglicher Relevanz beschrieben. So wurde beispielsweise über eine de-novo-Duplikation auf dem langen Arm des Chromosoms 7 (Petek et al. 2001) berichtet, welche zu einer Fehlfunktion des *IMMP2L*-Gens führt. Weitere Hinweise darauf, dass dieses Gen möglicherweise ein Kandidatengen für das Tourette-Syndrom sein könnte, erbrachte ein 2011 publizierter Fall: Bei einem männlichen Patienten mit chronischen Tics wurde eine 2;7 Translokation und eine Deletion der Chromosomen 7q31.1–7q31.2 nachgewiesen, die ebenfalls das *IMMP2L*-Gen betraf (Patel et al. 2011).

Darüber hinaus wurden das *contactin-associated protein-like 2* (*CNTNAP2*)-Gen (Verkerk et al. 2003) und das *Neuroligin 4, X-linked* (*NLGN4X*)-Gen (Lawson-Yuen et al. 2008) als mögliche Kandidatengene für Tic-Störungen vorgeschlagen. Mutationen in diesen Genen werden auch mit dem Auftreten der Autismus-Spektrum-Störung in Zusammenhang gebracht. Ferner wurden eine Translokation auf dem Gen 1;8 (Matsumoto et al. 2000) sowie Deletionen der Chromosomen 9p (Taylor et al. 1991) und 18q (Donnai 1987) beschrieben. Interessanterweise fanden sich in mehreren Fallberichten unabhängig voneinander Hinweise darauf, dass Veränderungen im Chromosom 18q22 bei der Entstehung von Tic-Störungen von Bedeutung sein könnten. So wurde in diesem Chromosom bei einem Patienten mit Tics und Zwängen eine Inversion nachgewiesen (State et al. 2003) und bei anderen Patienten unterschiedliche Translokationen (Boghosian-Sell et al. 1996, Cuker et al. 2004).

Schließlich wurden bei einem Patienten mit Tourette-Syndrom und komorbider Zwangsstörung und ADHS Duplikationen in den Chromosomen 15q13.3 und Xq21.31 nachgewiesen, die für das CHRNA7- bzw. das PABPC5- und PCDH11X-Gen kodieren (Melchior et al. 2013). Mittels einer genomweiten Analyse von Sequenzvariationen (*Genome-wide sequencing*) wurde eine Deletion in Chromosom 6q16 nachgewiesen, die die Funktion von drei Genen betrifft (GPR63, NDUFA4 und KLHL32) (Hooper et al. 2012). Weiterhin wurde über eine allgemein erhöhte Brüchigkeit der Chromosomen bei Patienten mit Tourette-Syndrom berichtet (Gericke et al. 1995, Gericke et al. 1996).

11.7 Copy Number Variation (CNV)

Unter Copy Number Variations (CNVs) (Kopienzahlvariationen) versteht man submikroskopische strukturelle Chromosomenveränderungen. Meist liegen Deletionen oder Duplikationen von Chromosomenabschnitten vor, sodass es zu einer veränderten Anzahl von Kopien eines bestimmten DNA-Abschnittes kommt. Es wird angenommen, dass CNVs zur Prädisposition zahlreicher Erkrankungen beitragen. In einer ersten Studie bei Patienten mit Tourette-Syndrom fanden sich CNVs im *Neurexin 1* (NRXN1)- und im *Catenin Alpha 3* (CTNNA3)-Gen (Sundaram et al. 2010). Diese Befunde konnten in einer weiteren Studie zum Teil bestätigt werden, da CNVs ebenfalls im *Neurexin 1* (NRXN1)- und zusätzlich im *Collagen, type VIII, alpha 1* (COL8A1)-Gen nachgewiesen werden konnten (Nag et al. 2013). Interessanterweise kodiert das NRXN1-Gen für Proteine, die an der Ausbildung synaptischer Strukturen (etwa der Synaptogenese von glutamatergen Synapsen) beteiligt sind und so große Bedeutung für die Interaktion von Zellen im ZNS haben. In einer dritten Studie konnte unter Verwendung mehrerer Algorithmen eine Anreicherung von Genen innerhalb der Histamin-Rezeptor-abhängigen Signalvermittlung nachgewiesen werden. Zudem wurden drei CVNs identifiziert, von denen eine zu einer Funktionsstörung von GABA-Rezeptor-Genen führt (Fernandez et al. 2012).

In einer weiteren 2014 veröffentlichten Studie wurde zwar keine generelle Erhöhung der CNVs gefunden, allerdings waren Deletionen nachweisbar, unter anderem auf 16p13.11, welche mit Zwangsstörungen in Zusammenhang gebracht wird (McGrath et al. 2014).

In zwei jüngeren Studien aus den Jahren 2017 und 2018 konnten wie in der frühen Studie von Nag et al. (2013) zahlreiche CNVs nachgewiesen werden. So wurden in einer dieser Studien vornehmlich seltene CNVs gefunden, darunter erneut im NRXN1- sowie zusätzlich im CNTN6-Gen (Huang et al. 2017). Wang et al. (2018) identifizierten als Tourette-Risikogen CELSR3 (Cadherin EGF LAG seven-pass G-type receptor 3).

11.8 Single Nucleotide Variants (SNVs)

Mithilfe des Next Generation Sequencing (NGS) ist es möglich, seltene kurze Genveränderungen auch einzelner Basenpaare durch Substitution, Deletion oder Duplikation zu detektieren. Diese werden als *Single Nucleotide Variants* (SNVs, Einzelnukleotid-Varianten) bezeichnet. Im Jahr 2017 berichteten Willsey und Mitarbeiter (Willsey et al. 2017) über de novo *likely gene-disrupting* (LGD) variants bei Tourette-Syndrom, die mittels *Whole-Exome Sequencing* (WES) und der sogenannten de-novo-Variantendetektion gefunden wurden. Insgesamt wurden vier mögliche

Risikogene gefunden: WWC1 (WW and C2 domain containing 1), CELSR3 (Cadherin EGF LAG seven-pass G-type receptor 3), NIPBL (Nipped-B-like) und FN1 (Fibronectin 1). Die Autoren schätzen, dass de-novo-Varianten in mehr als 400 Genen zur Entstehung des Tourette-Syndroms beitragen.

11.9 Genome-wide Complex Trait Analysis (GCTA)

Im Jahr 2013 wurde erstmals mithilfe einer *Genome-wide Complex Trait Analysis (GCTA)* die Erblichkeit von Tourette-Syndrom und Zwangsstörung untersucht. Analog den Ergebnissen aus Zwillings- und Familienstudien fand sich für das Tourette-Syndrom ein Schätzwert von 0,58 und für Zwangsstörungen von 0,37. Die geschätzte genetische Korrelation, also die Wahrscheinlichkeit, dass beide Erkrankungen gleichzeitig auftreten, betrug 0,41 (Davis et al. 2013).

11.10 Latente Klassenanalyse

Mit Hilfe des TSAICG wurde 2008 eine Analyse latenter Klassen in einer großen Gruppe von 952 Individuen aus 222 Familien mit Tourette-Syndrom durchgeführt (Grados et al. 2008). Die latente Klassenanalyse (LCA) ist eine statistische Datenanalysetechnik, mit deren Hilfe versucht wird, Gleichungen zu bestimmen, die angeben, wie latente Variablen auf beobachtbare Indikatoren wirken. Diese Strategie ist daher vor allem zur Erfassung qualitativer latenter Merkmale geeignet. In der Studie von Grados und Mitarbeitern (2008) konnten drei Tourette-Syndrom-Untergruppen differenziert werden: Tourette-Syndrom kombiniert mit Zwangssymptomen, Tourette-Syndrom mit Zwangserkrankung und Tourette-Syndrom mit kombinierter Zwangserkrankung und ADHS. Komorbiditäten fanden sind häufiger bei Jungen und Männern mit Tourette-Syndrom und bei Patienten mit frühem Erkrankungsbeginn. Für die Untergruppe Tourette-Syndrom mit kombinierter Zwangserkrankung und ADHS konnte eine starke erbliche Komponente nachgewiesen werden, sodass die Autoren vorschlugen, dass diese Subgruppe durch andere oder zusätzliche Suszeptibilitätsloci verursacht wird als die beiden anderen Untergruppen.

11.11 Epigenetische Studien

In einer epigenomweiten Assoziationsstudie wurde die DNA-Methylierung bei Patienten mit Tourette-Syndrom mit einer Kontrollgruppe verglichen. Obwohl keine signifikanten Unterschiede gefunden wurden, zeigte sich, dass die größten Unterschiede überwiegend solche Gene betrafen, die mit der Entstehung neuropsychiatrischer Erkrankungen in Zusammenhang gebracht werden (Zilhão et al. 2015). In einer kleinen Studie konnte gezeigt werden, dass die miR-429 Serumspiegel bei Patienten mit Tourette-Syndrom im Vergleich zu einer Kontrollgruppe reduziert sind (Rizzo et al. 2015b). Schließlich fanden sich in einer weiteren Studie Hinweise darauf, dass bei Patienten mit Tourette-Syndrom eine erhöhte Methylierungsrate des Dopamin-D_2-Rezeptor (DRD_2)-Gens besteht, die positiv mit der Schwere der Tics korrelierte. Hingegen fand sich bei schwerer betroffenen Patienten eine verminderte Methylierung des Dopamintransporter (DAT)-Gens (Müller-Vahl et al. 2017).

11.12 Familiäres Wiederholungsrisiko

Bis heute liegen keine Studien vor, die eine eindeutige Antwort auf die Frage erlauben, wie hoch das Risiko für Angehörige einer Person mit Tics bzw. Tourette-Syndrom ist, ebenfalls an einer Tic-Störung zu erkranken. Robertson und Mitarbeiter (2009) schätzen 2009, dass das Erkrankungsrisiko für ein Tourette-Syndrom für weibliche Nachkommen um 5% und für männliche Nachkommen um 10% erhöht ist (Robertson et al. 2009). Das Risiko, dass irgendeine Tic-Störung (inklusive milder und transienter Tics) eintritt, wurde auf etwa 10–20% geschätzt. Im Jahr 2020 nahmen Heiman et al. (2020) anhand der verfügbaren Literatur erstmals eine umfangreiche datenbasierte Schätzung zum Wiederholungsrisiko vor. Sie ermittelten für das Auftreten einer chronischen Tic-Störung für Angehörige 1. Grades ein Risiko von 29,9% (9 5% Konfidenzintervall: 23,2–38,5%). Dabei war das Risiko mit 33,7% (95% Konfidenzintervall: 26,2–43,3%) für Männer höher als für Frauen (24,3%; 95% Konfidenzintervall: 18,9–31,3%). Deutlich niedriger wurde das Wiederholungsrisiko bei Verwandten 2. Grades eingeschätzt (7,4%; 95% Konfidenzintervall: 5,1–10,4%), wiederum aber bei Männern (8,3%; 95% Konfidenzintervall: 5,8–11,7%) deutlich höher als bei Frauen (6,0%; 95% Konfidenzintervall: 4,2–8,5%). Darüber hinaus wurden Hinweise darauf gefunden, dass der Schweregrad der Tics nicht vererbt wird und dass die Anzahl der Verwandten mit Tics keine Vorhersage zum Schweregrad der Tics erlaubt. Es liegen nur sehr vage Hinweise darauf vor, dass Kinder von zwei Elternteilen mit Tics selbst schwerere Tics haben werden.

11.13 Genetische Beratung

Die aus den bisher durchgeführten Untersuchungen gewonnenen Erkenntnisse können für eine genetische Beratung im klinischen Alltag folgendermaßen zusammgefasst werden:

- Nach heutigem Kenntnisstand ist davon auszugehen, dass dem Tourette-Syndrom eine genetische Ursache zugrunde liegt.
- Nicht ein einzelnes Gen, sondern eine Vielzahl verschiedener Gene erhöht unabhängig voneinander das Erkrankungsrisiko.
- Trotz großer Bemühungen ist bis heute kein aussichtsreiches Kandidatengen bekannt.
- Eine genetische Untersuchung, die geeignet wäre, die Diagnose eines Tourette-Syndroms zu bestätigen oder auszuschließen, steht nicht zur Verfügung.
- Eine pränatale Diagnostik im Hinblick auf das Tourette-Syndrom ist nicht möglich.
- Bei gesunden Familienmitgliedern eines erkrankten Verwandten können keine Untersuchungen durchgeführt werden, die geeignet wären zu klären, ob eventuell zu einem späteren Zeitpunkt ein Tourette-Syndrom eintreten wird.
- Für die Manifestation des Tourette-Syndroms sind neben genetischen auch nicht-genetische Faktoren obligat.
- Jungen/Männer sind 3–4-mal häufiger betroffen als Mädchen/Frauen.
- Etwa 10–12% der chronischen Tic-Störungen sind auf de-novo-Mutationen zurückzuführen und können an folgende Generationen weiter vererbt werden.
- Die Zahl der Verwandten mit Tics sagt nicht den Schweregrad der Tics bei einem Nachkommen voraus.
- Auch wenn für Angehörige 1. Grades das Risiko für eine chronische Tic-Störung mit etwa 30% deutlich erhöht ist, so schwankt das individuelle Risiko von Familie zu Familie stark (23–39%), ohne dass aber eine individuelle Risikoabschätzung möglich ist.
- Nicht nur für die Tics, sondern auch für die typischen psychiatrischen Komorbiditäten des Tourette-Syndroms besteht für Angehörige ein erhöhtes Wiederholungsrisiko.
- Die Ausprägung der Tics und die Schwere des Tourette-Syndroms insgesamt sind bei der überwiegenden Mehrzahl der Betroffenen gering.
- Es ist davon auszugehen, dass ein nicht geringer Anteil der Menschen, die formal die Diagnosekriterien eines Tourette-Syndroms erfüllen, wegen der Tics nie einen Arzt aufsuchen oder eine Behandlung erhalten.
- Kinder ebenso wie Erwachsene mit sehr geringen Tics nehmen diese selbst oft gar nicht wahr und schätzen sich selbst als symptomfrei und gesund ein.
- Die Zahl der Familien, bei denen sich mehrere Betroffene aus verschiedenen Generationen in einer Spezialsprechstunde wegen eines Tourette-Syndroms vorstellen, ist erfahrungsgemäß gering. Dies weist darauf hin, dass in vielen Familien – trotz des Wissens um die Erkrankung und trotz Zugangsmöglichkeit zu einem spezialisierten Zentrum – nur sehr selten für mehr als ein Familienmitglied ein Beratungsbedarf oder eine Behandlungsnotwendigkeit bestehen.
- In der genetischen Beratung eines Paares mit Kinderwunsch sollten neben den o.g. Zahlen zum Erkrankungsrisiko immer auch diese relativierenden Faktoren erläutert werden.

> *Letztlich ist die Frage zu stellen, ob der gegenwärtig auf Diagnosen beruhenden Klassifikation tatsächlich eine Entsprechung auf genetischer Seite gegenübersteht. Theoretisch könnte daran gedacht werden, dass Patienten, die gegenwärtig wegen eines ähnlichen Phänotyps unter einer Diagnose zusammengefasst werden, in Wirklichkeit genetisch heterogen sind, wie dies von anderen Erkrankungen bekannt ist. So konnte bisher keine Erklärung dafür gefunden werden, warum bei manchen Patienten mit Tic-Störungen zusätzlich Komorbiditäten bestehen und bei anderen nicht oder warum manche Patienten sehr gut auf eine medikamentöse Therapie ansprechen, andere aber trotz sehr ähnlicher Klinik kaum oder gar nicht von dieser Behandlung profitieren. Zukünftig könnte eventuell ein diagnosenübergreifender, symptombezogener Ansatz zielführender sein bei dem Versuch, die dem Tourette-Syndrom zugrunde liegenden genetischen Veränderungen zu entschlüsseln.*

12 Umweltbedingte Einflussfaktoren

Für die Manifestation des Tourette-Syndroms sind nicht nur genetische, sondern zusätzlich auch erworbene (epigenetische) Faktoren relevant. Wichtigster Beleg für diese Annahme ist die Tatsache, dass die Konkordanzrate für das Tourette-Syndrom auch bei eineiigen Zwillingen nicht etwa bei 100%, sondern lediglich bei 50–70% liegt (Price et al. 1985). Es ist somit davon auszugehen, dass ein Tourette-Syndrom nur dann eintritt, wenn bei einer Person mit entsprechender genetischer Disposition gleichzeitig auch erworbene Faktoren einwirken. Dieser Hypothese folgend ist anzunehmen, dass bei einer möglicherweise nicht kleinen Gruppe von Menschen zwar eine entsprechende genetische Disposition für das Tourette-Syndrom besteht, aber zu keinem Zeitpunkt Tics auftreten werden, weil die hierfür notwendigen Umweltfaktoren fehlen. Da diese klinisch gesunden Personen aber Merkmalsträger sind, können sie die Veranlagung für das Tourette-Syndrom auch an ihre Nachkommen weitervererben. Diese Konstellation kann dazu führen, dass eine Person am Tourette-Syndrom erkrankt, obwohl bei den Eltern (oder anderen Verwandten) nie Tics bestanden. Alternativ wurde überlegt, ob die Veranlagung für das Tourette-Syndrom genetisch determiniert sein könnte, die Schwere der Erkrankung und der Erkrankungsbeginn aber durch epigenetische Faktoren bestimmt werden.

» *Leider ist bis heute ungeklärt, welchen erworbenen Faktoren bei der Entstehung von Tic-Störungen eine bedeutsame Rolle zukommt. Vermutlich wirkt nicht bei allen Patienten ein- und derselbe Umweltfaktor krankheitsauslösend. So ist vorstellbar, dass je nach genetischer Disposition bei einem Patienten dieser und bei einem anderen Patienten jener Faktor zur Krankheitsmanifestation beitragen kann.*

12.1 Prä- und perinatale Komplikationen

Seit vielen Jahren wird diskutiert, ob Komplikationen während der Schwangerschaft oder der Geburt als erworbener Faktor bei der Entstehung von Tic-Störungen von Bedeutung sind. Einzelne Studien fanden einen Zusammenhang zwischen der Tic-Schwere und verschiedenen perinatalen Komplikationen (Leckman u. Peterson 1993).

Folgende Faktoren wurden in älteren Studien als mögliche perinatale Risiken für das Tourette-Syndrom vorgeschlagen (Hyde et al. 1992, Burd et al. 1999, Leckman 2002, Cubo et al. 2014, Mathews et al. 2006):

- schwere Übelkeit und Erbrechen während der ersten drei Schwangerschaftsmonate
- starker psychosozialer Stress der Mutter während der Schwangerschaft
- Rauchen der Mutter während der Schwangerschaft
- intrauterine Wachstumsretardierung
- bei eineiigen Zwillingen das niedrigere Geburtsgewicht
- geringes Geburtsgewicht
- transiente Hypoxie oder Ischämie während der Geburt
- Zangengeburt
- Kaiserschnittentbindung
- fetaler Stress während der Geburt
- geringer Apgar-Index
- Nachweis parenchymaler Hirnläsionen oder einer Ventrikelvergrößerung
- höheres Alter der Mutter und möglicherweise auch des Vaters

Nach einer großen internationalen Datenbank mit insgesamt 3.500 Patienten wurden im Mittel bei 20% der Patienten relevante prä- oder perinatale Komplikationen festgestellt (Freeman et al. 2000). Es fand sich zudem ein signifikanter Geschlechtsunterschied zu Ungunsten der Jungen bzw. Männer. Zwischen den insgesamt 65 Zentren aus 22 verschiedenen Ländern schwankten die Häufigkeitsangaben zu prä- und perinatalen Komplikationen mit 6–43% allerdings erheblich. Dies kann einerseits auf methodische Probleme zurückzuführen sein, da in der Erhebung relativ allgemein nach *„significant prenatal/perinatal problems“* gefragt worden war, und zum anderen auf die Tatsache, dass eine beträchtliche Anzahl der eingeschlossenen Patienten aus pädiatrischen Spezialambulanzen rekrutiert wurde, was zu einer Überrepräsentation schwerer erkrankter Kinder geführt haben könnte.

In einer 2006 veröffentlichten Untersuchung an 180 Patienten konnte gezeigt werden, dass Kinder von Müttern, die während der Schwangerschaft geraucht haben, nicht nur deutlich schwerere Tics, sondern auch häufiger eine komorbide Zwangsstörung aufweisen (Mathews et al. 2006). Von geringerem, aber dennoch relevantem Einfluss auf die Erkrankungsschwere waren das Alter der Eltern und das Geburtsgewicht. Hingegen fand sich in dieser Studie kein negativer Einfluss auf die Tic-Schwere durch eine Zangengeburt oder durch perinatale Hypoxie und Schwangerschaftserbrechen.

Auch in anderen Studien fanden sich Hinweise darauf, dass starkes Rauchen und psychosozialer Stress während der Schwangerschaft das Risiko für das Auftreten eines Tourette-Syndroms – stärker aber noch für eine ADHS – erhöhen (Motlagh et al. 2010). Allerdings liegen auch Studien vor, die zwar einen negativen Einfluss von Geburtskomplikationen auf die Schwere der Tics deutlich machten, nicht aber das Rauchen der Mutter in der Schwangerschaft (Bos-Veneman et al. 2010a).

In einer großen Studie mit 350 Kindern konnte nachgewiesen werden, dass das Risiko für das Auftreten einer komorbiden ADHS durch Rauchen der Mutter in der Schwangerschaft und ein geringes Geburtsgewicht deutlich ansteigen (Pringsheim et al. 2009c). Auch in einer weiteren Studie wurde ein starker Einfluss durch das Rauchen der Mutter in der Schwangerschaft sowohl auf die Entstehung eines Tourette-Syndroms als auch auf eine komorbide ADHS gefunden (Browne et al. 2016). Das Risiko für das Auftreten einer komorbiden Zwangsstörung scheint hingegen besonders durch Komplikationen während der Geburt zuzunehmen (Mathews et al. 2006, Abdulkadir et al. 2016).

Die Autoren einer 2014 veröffentlichten systematischen Übersicht (basierend auf 22 bis dahin publizierten Studien) kamen zu dem Ergebnis, dass die methodische Qualität der Mehrzahl der Untersuchungen so schlecht sei, dass eine verlässliche Aussage zur Frage des Einflusses perinataler Risikofaktoren auf die Entstehung des Tourette-Syndroms nicht möglich ist (Chao et al. 2014). Als einziger robuster Befund wurden die von Mathews et al. (2006) beschriebenen Befunde bewertet, laut denen eine größere Tic-Schwere bei mütterlichem Rauchen während der Schwangerschaft besteht und dass die Tics-Schwere parallel mit der Anzahl der in utero verabreichten Medikamente zunimmt. In der Zusammenschau aller Befunde können nach Chao und Mitarbeitern (2014) lediglich mütterliches Rauchen während der Schwangerschaft und ein geringes Geburtsgewicht als perinatale Risikofaktoren für das Tourette-Syndrom gewertet werden.

Basierend auf einer retrospektiven Datenauswertung einer großen, gut charakterisierten Stichprobe (1.586 Kinder und Erwachsene mit Tourette-Syndrom/chronischer Tic-Störung und 527 Tic-freie Familienangehörige) konnten frühere Ergebnisse überwiegend bestätigt werden. Das Eintreten einer Tic-Störung war assoziiert mit Frühgeburtlichkeit, klinisch relevanter morgendlicher Übelkeit und einer allgemein erhöhten Rate an prä- und perinatalen Komplikationen (Abdulkadir et al. 2016).

Im Gegensatz dazu identifizierten Mathews und Mitarbeiter (Mathews et al. 2014) in einer neueren prospektiven Studie mit 112 Kindern mit chronischer Tic-Störung im Vergleich zu 5.968 Kontrollen folgende, zum Teil bis dato nicht bekannte Risikofaktoren: Alkohol- und Cannabiskonsum der Mutter während der Schwangerschaft, unzureichende Gewichtszunahme der Mutter während der Schwangerschaft und die Geburtenzahl. In einer weiteren, auf demselben Datensatz beruhenden Auswertung fand sich eine Assoziation zwischen dem Auftreten einer chronischen Tic-Störung und einer pränatal bestehenden Depression sowie chronischen Ängsten bei der Mutter (Ben-Shlomo et al. 2016).

In jüngerer Zeit wurden mehrfach Registerstudien durchgeführt mit der Frage nach dem Einfluss verschiedener perinataler Risikofaktoren auf das Entstehen eines Tourette-Syndroms. Während in einer landesweiten finnischen Fall-Kontrollstudie (n = 1.199.112) lediglich für das Merkmal Erstgeburtlichkeit eine erhöhte Wahrscheinlichkeit für das Auftreten eines Tourette-Syndroms gefunden wurde – nicht aber für andere, in vorherigen Studien oft beschriebenen Risikofaktoren (Leivonen et al. 2016a) – wurden nach einer schwedischen bevölkerungsbasierten Längsschnitt-Kohortenstudie (n = 3.026.861) nicht nur andere, sondern auch eine größere Zahl von Risikofaktoren für das Tourette-Syndrom identifiziert, darunter pränatales Rauchen der Mütter, Frühgeburtlichkeit, geringeres Geburtsgewicht, beeinträchtigtes fetales Wachstum, Steißlage und Kaiserschnittentbindung. Die Ergebnisse waren allerdings zum Teil beeinflusst durch eine komorbide ADHS (Brander et al. 2018). In einer weiteren schwedischen Kohortenstudie konnte der Einfluss einer Kaiserschnittentbindung allerdings nicht repliziert werden (Zhang et al. 2021).

In weiteren großen Registerstudien wurde wiederholt Rauchen der Mutter während der Schwangerschaft als Risikofaktor nachgewiesen (Browne et al. 2016), zum Teil aber nur bei komorbid bestehender ADHS (Leivonen et al. 2016b, Brander et al. 2018). Auch nach einer 2021 veröffentlichten Metaanalyse stellt das Rauchen der Mutter während der Schwangerschaft einen Risikofaktor für das Auftreten eines Tourette-Syndroms dar (Ayubi et al. 2021).

In nur einer Studie wurde bisher die Interaktion zwischen genetischen Veränderungen und epigenetischen Faktoren direkt untersucht (Bos-Veneman et al. 2010b). Hierbei fand sich eine Wechselbeziehung zwischen den sogenannten Repeat-Varianten des Dopamin-D_4-Rezeptor-Gens (DRD_4) und verschiedenen perinatalen Einflussfaktoren. Beispielsweise hatten Geburtskomplikationen nur dann einen negativen Einfluss auf die Schwere der Tics, wenn die 3-Repeat-Allel-Variante des DRD_4-Gens nicht vorlag. Diese Befunde sind in Einklang mit der Hypothese, dass spezielle epigenetische Faktoren nur dann krankheitsrelevant sind, wenn eine bestimmte genetische Disposition vorliegt.

Die Datenlage im Hinblick auf erworbene Risikofaktoren für das Tourette-Syndrom ist uneinheitlich. Viele der vorliegenden Studien weisen methodische Limitationen auf. Relativ konsistent wurden als perinatale Risikofaktoren ein geringes Geburtsgewicht sowie (mit etwas geringerer Sicherheit) Geburtskomplikationen nachgewiesen. Es gibt Hinweise darauf, dass mütterlicher Stress während der Schwangerschaft zu einer Zunahme der Schwere der Tics führen könnte. Ob das Rauchen der Mutter während der Schwangerschaft einen unabhängigen Risikofaktor für das Tourette-Syndrom darstellt oder ausschließlich das Risiko für eine ADHS (und eventuell eine Zwangsstörung) erhöht, konnte bisher nicht abschließend geklärt werden.

12.2 Belastungsfaktoren und Stress

In gleicher Weise wird diskutiert, ob *Stress* und Belastungen ganz allgemein relevante epigentische Faktoren sein können. Allerdings ist bis heute nicht geklärt, welche Belastungsfaktoren über welchen Zeitraum und in welchem Lebensalter einwirken müssen, um in Kombination mit einer bestehenden genetischen Disposition zur Manifestation eines Tourette-Syndroms führen zu können. Unklar ist auch, ob physischem oder psychischem Stress eine größere Bedeutung zukommt. Häufig berichten Patienten mit Tourette-Syndrom darüber, dass Tics erstmals unmittelbar nach einem *life event* eintraten oder sich verschlechterten. In einer prospektiven Verlaufsstudie über 12 Wochen sowohl von Kindern (n = 25) als auch Erwachsenen (n = 32) mit Tourette-Syndrom zeigte sich allerdings nur bei etwa 20% der Patienten ein bedeutsamer negativer Einfluss durch *small life events* auf die Tic-Schwere (Hoekstra et al. 2004a) (s. Kap. 6.10 Einflussfaktoren).

Auch wenn zum gegenwärtigen Zeitpunkt nicht sicher ausgeschlossen werden kann, dass bestimmte Lebensereignisse zur Manifestation einer Tic-Störung beitragen können, so ist doch viel wahrscheinlicher, dass *life events* vielleicht den Zeitpunkt der Erstmanifestation beeinflussen, aber keinen grundsätzlichen Einfluss auf das Eintreten der Erkrankung haben. Mit dieser Vermutung stünde die Beobachtung in Einklang, dass im weiteren Verlauf einer Tic-Störung immer wieder vorübergehende Verschlechterungen der Tics während derartiger Belastungen – zumindest bei einer Untergruppe von Patienten – eintreten.

Darüber hinaus wird diskutiert, ob Umweltfaktoren nicht unmittelbar, sondern indirekt durch das Auslösen einer Immunaktivierung zur Krankheitsmanifestation beitragen könnten. Es liegen zahlreiche Befunde vor, die für eine (post-)infektiöse Genese bzw. die Beteiligung immunologischer Mechanismen bei der Entstehung eines Tourette-Syndroms sprechen (s. Kap. 12.3 Infektionen und immunologische Aspekte). Diese Hypothese basiert zum einen auf der klinischen Beobachtung, dass Tics gelegentlich erstmals in engem zeitlichen Zusammenhang mit einem viralen oder bakteriellen Infekt auftreten oder sich während eines Infekts deutlich verschlechtern. Zum anderen konnten in verschiedenen Studien pathologische Veränderungen in unterschiedlichen Abschnitten des Immunsystems nachgewiesen werden. Im Rahmen der 2011 initiierten großen europaweiten EMTICS-Studie (Schrag et al. 2019) (s. auch Kap. 12.3.2 PANDAS-Hypothese) wurde nicht nur der Einfluss einer Streptokokken-Infektion auf Tics untersucht, sondern darüber hinaus in einer Gruppe von mehr als 543 Kindern und Jugendlichen mit bestehender chronischer Tic-Störung oder mit einem erhöhten Risiko für das Auftreten von Tics auch der Einfluss von Stress auf Tics. Allerdings fanden sich zwischen den untersuchten Gruppen keine Unterschiede in den Cortisol-Spiegeln im Haar, sodass die Ergebnisse gegen die Annahme sprechen, dass Tics durch Stress hervorgerufen oder anhaltend verschlechtert werden (Buse et al. 2022).

Alltägliche Belastungen (Stress und life events) führen bei vielen Patienten zu einer vorübergehenden Verschlechterung der Tics, scheinen aber für die Manifestation der Erkrankung nicht von Bedeutung zu sein.

12.3 Infektionen und immunologische Aspekte

12.3.1 Infektionen

Die Theorie einer postinfektiösen Genese des Tourette-Syndroms führte in den vergangenen Jahren zu einer großen Zahl von Studien. Die gewonnenen Ergebnisse wurden und werden allerdings nach wie vor kontrovers diskutiert (Hoekstra et al. 2004a, Gilbert 2019). Die Erforschung möglicher immunologischer und infektiöser Ursachen ist nicht nur im Hinblick auf die *Pathogenese* des Tourette-Syndroms von großem Interesse, sondern auch hinsichtlich möglicher neuer *Therapieansätze*. Eine postinfektiöse Genese des Tourette-Syndroms würde einerseits Optionen für eine antibakterielle bzw. antivirale Therapie eröffnen, andererseits aber auch immunsuppressive oder immunmodulatorische Behandlungstrategien ermöglichen. Unter der Annahme einer infektiösen oder immunologischen Genese wäre – anders als bisher – nicht nur eine symptomatische, sondern erstmals eine kausale Therapie der Tic-Störungen möglich.

Ganz im Vordergrund der bisherigen Untersuchungen stand die Frage, ob ß-hämolysierende Streptokokken der Gruppe A (GABHS) zumindest bei einer Untergruppe von Patienten mit Tic-Störungen krankheitsauslösend sind (Swedo et al. 1998). Darüber hinaus – allerdings in deutlich geringerem Umfang – gibt es Hinweise darauf, dass auch andere, nicht durch GABHS verursachte Infekte möglicherweise Einfluss auf die Manifestation und/oder Exazerbation von Tic-Störungen haben könnten, wie etwa banale virale Infekte der oberen Luftwege (Giulino et al. 2002, Hoekstra et al. 2005). Lediglich in Einzelfällen wurde über einen möglichen ursächlichen Zusammenhang zwischen einer Tic-Störung und einer akuten Lyme-Borreliose (Riedel et al. 1998) oder einer Mycoplasma pneumoniae-Infektion (Müller et al. 2004) berichtet. Nach einer kleinen Studie finden sich bei Patienten mit Tourette-Syndrom (n = 32) – im Vergleich zu 30 gesunden Kontrollprobanden – signifikant häufiger positive Antikörper gegen Chlamydia trachomatis (und ein Trend für Toxoplasma gondii-Antikörper) (Krause et al. 2010). In einer weiteren kleinen Studie mit 43 Kindern mit Tourette-Syndrom und 87 Kindern mit chronischer Tic-Störung fanden sich im Vergleich zu einer Kontrollgruppe 5,8- bzw. 4,4-fach erhöhte Anti-Toxoplasma-IgG-Spiegel (Akaltun et al. 2018).

Anhand von Versicherungsdaten von fast 100.000 Kindern wurde in Taiwan untersucht, ob eine Assoziation zwischen viralen Atemwegsinfekten und Tic-Störungen besteht. Auch wenn insgesamt Atemwegsinfekte zu einem gehäuften Auftreten von Tics führten, so fand sich kein Zusammenhang speziell mit solchen Virusinfekten, die auch zu einer ZNS-Beteiligung führen können (Tsai et al. 2016). In einer zwei Jahre später durchgeführten Studie mit einer noch größeren Probandenzahl konnten diese Befunde repliziert werden (Lin et al. 2017). Kritisch anzumerken ist, dass Atemwegsinfekte bei gleichzeitig bestehenden vokalen Tics möglicherweise lediglich häufiger diagnostiziert werden.

Weiterhin wurde die Tatsache, dass bei einzelnen Patienten eine antibiotische oder immunmodulatorische Behandlung zu einer deutlichen Symptomverbesserung oder sogar zu einer vollständigen Remission führte, als Hinweis darauf gewertet, dass ein vorangegangener Infekt ursächlich für die Krankheitsmanifestation war (s. Kap. 15 Behandlung von Tics: Pharmakotherapie).

Nach aktuellem Kenntnisstand ist jedoch mit höherer Wahrscheinlichkeit davon auszugehen, dass das Auftreten derartiger banaler Infekte zeitgleich mit dem Beginn oder der Verschlechterung einer Tic-Störung mehrheitlich zufällig ist und nicht in ursächlichem Zusammenhang steht.

12.3.2 PANDAS-Hypothese

Die Hypothese, dass ß-hämolysierende Streptokokken der Gruppe A (GABHS) als entscheidender nichtgenetischer Faktor bei der Entstehung von Tic- und Zwangsstörungen wirksam sein könnten, wurde erstmals Ende der 1980er-Jahre aufgebracht, als eine deutliche Zunahme von Tic- und Zwangsstörungen in zeitlichem Zusammenhang mit GABHS-Infektionen registriert wurde (Kiessling et al. 1993, Swedo et al. 1998). Das angenommene zugrundeliegende Konzept hierfür ist an das gut etablierte pathogenetische Modell der Chorea Sydenham angelehnt (Hoekstra et al. 2004a). Die Chorea Sydenham ist eine Spätkomplikation nach Streptokokken-Infekt. Analog dem Konzept der molekularen Mimikry richten sich dabei kreuzreagierende Autoantikörper wegen der strukturellen Homologie mit Streptokokken-Autoantigenen fälschlicherweise gegen körpereigene Basalganglien-Antigene (Swedo et al. 1994). Vermutlich ist eine entsprechende genetische Disposition Voraussetzung für diese Fehlregulation. Klinisch findet sich ein typisches Bild mit motorischen Hyperkinesen in Form choreatischer, aber auch Tic-ähnlicher Bewegungen sowie verschiedenen psychiatrischen Symptomen wie Depression, erhöhter Reizbarkeit, emotionaler Labilität, ADHS und Zwangssymptomen.

Da die Chorea Sydenham und das Tourette-Syndrom nicht nur auffällige Gemeinsamkeiten hinsichtlich der beteiligten neuroanatomischen Strukturen (Basalganglien) aufweisen, sondern auch hinsichtlich der klinischen Symptomatik (Tics, Zwänge, Hyperaktivität), wurde überlegt, ob beiden Erkrankungen eine gemeinsame Ursache zugrunde liegen könnte (Steingard u. Dillon-Stout 1992, Tucker et al. 1996). Analog dem pathogenetischen Konzept der Chorea Sydenham wurde vorgeschlagen, dass sich auch bei einer Untergruppe von Patienten mit Tic- und Zwangsstörungen infolge einer GABHS-Infektion kreuzreagierende Antikörper bilden, die nachfolgend zu einer immunologischen Reaktion in bestimmten Hirnstrukturen wie den Basalganglien führen (Swedo et al. 1998).

Im Jahre 1998 beschrieben Swedo und Mitarbeiter (1998) erstmals eine größere Fallserie von 50 Patienten mit Tics oder Zwängen, bei denen der Symptommanifestation in engem zeitlichen Zusammenhang eine Infektion mit GABHS vorausgegangen war. Ausgehend von diesen Untersuchungen wurde nachfolgend vom *National Institute of Mental Health* (NIMH) für diese Patientengruppe die Bezeichnung *Pediatric Autoimmune Neuropsychiatric Disorders Associated with Streptococcal Infections* (PANDAS) eingeführt.

Die Diagnose PANDAS sollte danach nach klinischen Kriterien gestellt werden und erforderte das Bestehen von Tics oder Zwangssymptomen seit der Kindheit sowie einen abrupten Beginn oder eine deutliche Symptomverschlechterung in zeitlichem Zusammenhang mit einer GABHS-Infektion (s.u.). Ein nicht geringer Anteil von Kindern, die die Kriterien für die Diagnose eines Tourette-Syndroms oder einer Zwangserkrankung aufweisen, erfüllten somit gleichzeitig auch die Diagnosekriterien einer PANDAS-Erkrankung (Snider u. Swedo 2004, Pavone et al. 2006).

Diagnosekriterien für PANDAS

1. Vorliegen einer Zwangs- und/oder Tic-Störung
2. Beginn nach dem 3. Lebensjahr und vor der Pubertät
3. abrupter Symptombeginn oder ein durch drastische Symptomzunahme gekennzeichneter Verlauf

4. Symptombeginn oder -zunahme in zeitlichem Zusammenhang mit einem GABHS-Infekt
5. Auffälligkeiten in der neurologischen Untersuchung (Hyperaktivität, choreatiforme Bewegungen und/oder Tics) während einer Symptomzunahme

Das der PANDAS-Hypothese zugrundeliegende Konzept einer fehlgeleiteten Immunreaktion wurde scheinbar durch verschiedene weitere Befunde unterstützt. Bei Kindern konnte gezeigt werden, dass zum Zeitpunkt der Erstdiagnose einer Tic- oder Zwangsstörung signifikant häufiger im vorangegangenen Jahr ein GABHS-Infekt bestanden hatte als in einer entsprechenden Vergleichsgruppe (Mell et al. 2005, Leslie et al. 2008). In einer großen prospektiven Studie mit 693 Schulkindern wurden für 8 Monate regelmäßig Rachenabstriche durchgeführt und Verhaltensauffälligkeiten und motorische Symptome erfasst. Dabei zeigte sich ein signifikanter Zusammenhang zwischen GABHS-positiven Rachenabstrichen und einer Verschlechterung motorischer und psychischer Symptome (Murphy et al. 2007). Auch in einer großen Querschnittsstudie mit 168 Patienten fanden sich im Vergleich zu einer Kontrollgruppe bei Patienten mit Tourette-Syndrom signifikant häufiger GABHS-Infektionen (8% vs. 2%), höhere Anti-Streptolysin O (ASO) Titer (246 vs. 125) und häufiger positive Anti-Basalganglien-Antikörper-Titer (ABGA) (25% vs. 8%) (Martino et al. 2011). In einer 2012 publizierten Studie mit 109 Kindern konnten zahlreiche klinische Unterschiede zwischen Kindern mit Tics und/oder Zwängen in Abhängigkeit von der Diagnose PANDAS festgestellt werden (Murphy et al. 2012). So war der Beginn der Erkrankung bei den PANDAS-Kindern im Vergleich zu Kindern mit Tics und/oder Zwängen (ohne PANDAS) häufiger „dramatisch". Die Kinder zeigten auch häufiger – spontan oder unter antibiotischer Behandlung – eine Remission, waren öfter tonsillektomiert worden, wiesen häufiger GABHS-Infekte auf und wurden öfter als tollpatschig eingestuft. Des Weiteren konnten in mehreren Studien bei Patienten mit Tourette-Syndrom im Vergleich zu gesunden Kontrollpersonen erhöhte Antikörper-Titer gegen Streptokokken-Antigene (Anti-Streptolysin-Antikörper [ASL] und Anti-DNAse) nachgewiesen werden. Auch fand sich eine positive Korrelation zwischen Antikörper-Titern und der Schwere der Erkrankung (Müller et al. 2000, Cardona u. Orefici 2001, Church et al. 2003). Darüber hinaus wurden erhöhte Antikörper-Titer gegen die Streptokokken-Proteine M12 und M19 gefunden (Müller et al. 2001). Erstmals konnte 2009 in einer Studie nachgewiesen werden, dass Blutseren von Kindern mit Tics ein anderes immunologisches Profil aufweisen als jene von Kindern ohne Tics (Bombaci et al. 2009). Darüber hinaus reagierten die Seren der Kinder mit Tics auf Streptokokken-Antigene der Gruppe A nicht nur stärker als die von Kindern ohne Tics, sondern sogar als die von Kindern mit Pharyngitis.

In einer 2021 veröffentlichten Studie wurde die Bindung von IgG an spezifische Neuronen in Hirnschnitten von Menschen und Mäusen nach Inkubation mit Serum von 27 Kindern mit der Diagnose PANDAS vor und nach intravenöser Immunglobulin (IVIG)-Behandlung im Vergleich zu 23 Kontrollen untersucht. Das IgG von Kindern mit PANDAS band stärker an striatale cholinerge Interneurone, nicht aber an andere untersuchte Neuronentypen. Nach IVIG-Behandlung war die Bindung vermindert. Die Veränderungen korrelierten mit der klinischen Verbesserung. Die Autoren werteten die Befunde als Beleg für eine Beteiligung striataler cholinerger Interneurone an akut auftretenden Zwängen (Xu et al. 2021).

In einer bildgebenden Studie mit PET und (11)C-[R]-PK11195 (PK) wurden entzündliche Veränderungen in den Basalganglien und im Thalamus vergleichend bei Kindern mit PANDAS (n = 17) und Tourette-Syndrom (n = 12) und 15 erwachsenen Kontrollpersonen untersucht. Die Bindung des Tracers PK gilt als Maß für die aktivierte Mikroglia und dadurch vermittelte Neuroinflammation. In der PANDAS-Gruppe fand sich eine erhöhte Bindung im bilateralen Nucleus caudatus und Nucleus lentiformis, während in der Tourette-Syndrom-Gruppe die Bindung nur im bilateralen Nucleus caudatus erhöht war. Die Autoren werteten die Befunde als möglichen Unterschied in der Pathogenese von PANDAS und Tourette-Syndrom (Kumar et al. 2015).

Jedoch liegen auch Untersuchungen vor, die diese Ergebnisse nicht bestätigen konnten und etwa keine Korrelation zwischen der Höhe der Antikörper-Titer und einer Symptomexazerbation fanden (Singer et al. 2008). Kurlan und Mitarbeiter (2008) konnten zwar bei Patienten mit PANDAS eine höhere Rate an GABHS-Infektionen nachweisen, fanden aber nur bei 25% der klinisch manifesten Symptomexazerbationen eine zeitliche Assoziation zu dem Infekt. In einer Untersuchung von Lin und Mitarbeitern (2010) konnte kein Zusammenhang zwischen einer aktuellen GABHS-Infektion und einer Zunahme von Tics und Zwangssymptomen festgestellt werden. Allerdings hatten stattgehabte GABHS-Infektionen bei wenigen Patienten einen leichten negativen Einfluss auf den weiteren Verlauf der Tics und der Zwänge. Deutlich stärkeren (negativen) Einfluss hatte hingegen „psychosozialer Stress". In einer in England durchgeführten Studie, die sich auf die Auswertung einer großen Datenbank stützte, konnte ebenfalls kein Zusammenhang zwischen einem Streptokokken-Infekt und dem Auftreten eines Tourette-Syndroms und einer Zwangsstörung nachgewiesen werden (Schrag et al. 2009). Auch in einer amerikanischen Studie mit 84 Kindern fanden sich während einer Beobachtungszeit von 25 Monaten keine Unterschiede im Hinblick auf die Anzahl der Tic-Exazerbationen oder der GABHS-Infekte zwischen Kindern, die die o.g. PANDAS-Kriterien erfüllten, und Kindern mit Tics oder Zwängen (ohne PANDAS) (Leckman et al. 2011).

Schließlich konnte auch in zwei Längsschnittstudien bei Kindern, die die PANDAS-Kriterien erfüllten, kein Zusammenhang zwischen einer Symptomexazerbation und spezifischen Antikörpern, die bei einer Chorea Sydenham erhöht sind (Anti-Streptokokken-Kohlenhydrat-Antigen der Gruppe A, Anti-N-Acetyl-beta-d-Glucosamin, Anti-Tubulin, Anti-Dopamin 1 [D1R] und 2 [D2R] Rezeptoren, Anti-Lysogangliosid-GM1 und und die Antikörper-vermittelte Aktivierung der Kalzium-Calmodulin-abhängigen Proteinkinase II [CaMKII]) festgestellt werden (Morris-Berry CM et al. 2013, Singer et al. 2015). In einer weiteren Studie konnten Serum-Autoantikörper, die an neuronalen Zelloberflächen-Antigenen binden, zwar bei Patienten mit Chorea Syndenham nachgewiesen werden, nicht aber bei Patienten mit PANDAS und Tourette-Syndrom (Brilot et al. 2011).

In den vergangenen Jahren wurden zahlreiche Kritikpunkte gegenüber dem PANDAS-Konzept vorgetragen (Kurlan u. Kaplan 2004, Martino et al. 2009). In erster Linie wurde die unscharfe klinische Charakterisierung, die unzureichende Abgrenzung einerseits zu anderen Tic- und Zwangsstörungen und andererseits zur Chorea Sydenham und unpräzise Angaben für den Nachweis einer GABHS-Infektion bemängelt. Nachfolgend werden die an den einzelnen Diagnosekriterien für PANDAS erhobenen Kritikpunkte zusammenfassend darstellt:

- 1. Kriterium: Tics und Zwänge können sowohl infolge einer PANDAS als auch einer Chorea Sydenham eintreten, sodass im Einzelfall eine Differenzierung unmöglich sein kann. Die klinische Abgrenzung von Chorea und Tic ist zuweilen schwierig und kann nicht immer zur Diagnosefindung herangezogen werden. In diesem Diagnosekriterium ist keine weitergehende Angabe hinsichtlich der geforderten Anzahl, Art und Schwere der Tics und Zwänge enthalten.
- Der im 2. Kriterium festgelegte zeitliche Beginn von PANDAS (3 Jahre bis Pubertätsbeginn) ist zwar nicht mit dem für das Tourette-Syndrom definierten Beginn (vor dem 18. Lebensjahr) identisch, aber umfasst die Lebensjahre, in der ein Tourette-Syndrom in der Mehrzahl der Fälle beginnt (in 92,7% ≤ 10. Lebensjahr [Freeman et al. 2000]) und ist daher zur Abgrenzung gegenüber dem Tourette-Syndrom ungeeignet.
- Das 3. Kriterium, welches einen *abrupten Symptombeginn oder eine drastische Symptomexazerbation* fordert, ist häufig ungeeignet, PANDAS von anderen Tic-Störungen (etwa dem Tourette-Syndrom) abzugrenzen, da auch diese typischerweise deutliche Fluktuationen aufweisen. Die Diagnose PANDAS wird häufig nicht zu Beginn der Symptomatik, sondern nach längerem Krankheitsverlauf und dann nach nur einer einzelnen Untersuchung gestellt. Entsprechend dem hier formulierten Kriterium wäre hingegen eine Beobachtung über einen längeren Zeitraum und nicht nur *einer* drastischen Symptomexazerbation Voraussetzung für die Diagnose PANDAS.
- Das 4. Kriterium verlangt einen *zeitlichen Zusammenhang mit einem GABHS-Infekt*, lässt aber offen, welche zeitliche Latenz zwischen GABHS-Infektion und Erstmanifestation oder Exazerbation für die Annahme eines kausalen Zusammenhangs zulässig ist. Swedo und Mitarbeiter (1998) schlugen vor, dass auch eine Latenz von bis zu 9 Monaten akzeptabel sei.
  Weiterhin wird das Bestehen eines Streptokokkeninfektes (GABHS) gefordert, es wird aber nicht spezifiziert, welche Untersuchungen für den Nachweis der Infektion notwendig sind. Es bleibt unklar, ob die Diagnose PANDAS bereits bei Vorliegen eines positiven Rachenabstriches erfolgen darf oder ob weitere Untersuchungen zu fordern sind, wie der Nachweis von Antikörpern gegen Streptolysin O (ASO-Titer) im Serum.
  Problematisch ist ferner, dass GABHS-Infektionen im Kindes- und Jugendalter weit verbreitet und positive Rachenabstriche auch bei asymptomatischen Schulkindern häufig nachweisbar sind.
  Da sich Tics häufig beim Hinzutreten anderer Erkrankungen und jeder Form von Stress verschlechtern, kann aus einem *zeitlichen Zusammenhang mit einem GABHS-Infekt* nicht prinzipiell ein ursächlicher Zusammenhang abgeleitet werden. Es ist alternativ ebenso denkbar, dass ein GABHS-

Infekt lediglich indirekt durch die auf dem Infekt beruhenden Krankheitssymptome zu einer Zunahme von Tics und Zwängen führt. Dieser Annahme folgend wäre eine Symptomexazerbation im Sinne einer unspezifischen Stressreaktion und nicht als komplexe Autoimmunerkrankung zu werten.

- Der im 5. Kriterium verlangte Nachweis von *Auffälligkeiten in der neurologischen Untersuchung* kann dadurch zu Fehldiagnosen führen, dass leichte choreatiforme Bewegungen bei Kindern im Alter zwischen drei und acht Jahren häufig auftreten.
- In einer 2009 veröffentlichten Studie gelang es nicht, mit Hilfe des Nachweises von Autoantikörpern im Serum Patienten mit den klinisch gestellten Diagnosen PANDAS und Tourette-Syndrom sowie gesunde Kontrollpersonen voneinander zu differenzieren (Morris et al. 2009).
- Während bei etwa einem Drittel aller Patienten mit Chorea Sydenham eine weitere Streptokokken-Folgeerkrankung in Form eines rheumatischen Fiebers mit Herzbeteiligung (insbesondere eine akute rheumatische Endokarditis) eintritt, wurde bis heute kein Fall eines Patienten mit PANDAS beschrieben, bei dem zusätzlich ein rheumatisches Fieber bestand. Diese klinische Beobachtung spricht gegen die Annahme einer gemeinsamen Pathogenese von PANDAS und Chorea Sydenham.
- Ein Vergleich der PANDAS-Kriterien mit den für Autoimmunerkrankungen des ZNS im Jahre 2000 aufgestellten Kriterien verdeutlicht, dass kein einziges dieser Kriterien erfüllt ist und PANDAS demnach nicht als Autoimmunerkrankung im engeren Sinne klassifiziert werden kann (Archelos u. Hartung 2000):
  - eindeutiger Nachweis von Autoantikörpern im ZNS
  - Auslösung der Erkrankung durch Immunisierung mit Autoantigenen
  - erhöhte Autoantikörper in Serum oder Liquor
  - Verbesserung der klinischen Symptome nach Elimination der Autoantikörper durch Plasma-Austausch
  - Auslösung der Erkrankung durch passive Übertragung der Autoantikörper im Tiermodell

> *Um die strittige Frage zu klären, ob GABHS-Infekte an der Entstehung einer Tic-Störung beteiligt sind oder ob vorbestehende Tics durch derartige Infekte verschlimmert werden können, wurde 2011 eine große europaweite, von der EU geförderte Studie initiiert (Schrag et al. 2019). In diese Studie mit dem Namen EMTICS (European Multicentre Tics in Children Studies) wurden zwischen 2013 und 2016 einerseits 259 Kinder und Jugendliche im Alter zwischen 3 und 10 Jahren ohne Tics aufgenommen, bei denen aber wegen Tic-Störungen in der Familie ein erhöhtes Risiko bestand, und andererseits insgesamt 715 Kinder und Jugendliche im Alter zwischen 3 und 16 Jahren mit der bestehenden Diagnose einer chronischen Tic-Störung. In dieser bis heute größten und methodisch hochwertigsten Studie fanden sich keine Hinweise darauf, dass Streptokokken-Infekte zur Entstehung oder Verschlechterung von Tics beitragen (Martino et al. 2021b, Schrag et al. 2022).*

Unter der überwiegenden Zahl der Experten besteht nach Vorliegen der negativen Ergebnisse der EMTICS-Studie Einigkeit in dem Fazit, dass Behandlungen in Form einer Immunsuppression oder -modulation oder einer Langzeitantibiotikagabe nicht empfohlen werden können und allenfalls im Rahmen kontrollierter Studien durchgeführt werden sollten.

In einer 2008 in Nordamerika durchgeführten retrospektiven Untersuchung an 176 Kindern und Jugendlichen zeigte sich, dass außerhalb spezialisierter Zentren sehr viel häufiger die Diagnose PANDAS gestellt wurde, auch wenn die geforderten Diagnosekriterien gar nicht erfüllt waren. Bei 22 (82%) von 27 Kindern, bei denen PANDAS diagnostiziert wurde, wurde eine antibiotische Behandlung eingeleitet, ohne dass zuvor ein GABHS-Infekt laborchemisch gesichert worden war. Zwei Kinder (7%) wurden wegen der Diagnose PANDAS immunmodulatorisch mit Steroiden bzw. intravenös applizierten Immunglobulinen behandelt (Gabbay et al. 2008). Die Autoren betonen, welche erheblichen medizinischen und gesundheitsökonomischen Auswirkungen die falsch positive Diagnose PANDAS und der unkritische Gebrauch von Antibiotika haben und forderten die Entwicklung von Leitlinien und die adäquate Information aller Ärzte, die Kinder mit Tics und Zwängen untersuchen und behandeln (Gabbay et al. 2008) (s. Kap. 15 Behandlung von Tics: Pharmakotherapie).

Infolge der negativen Ergebnisse der EMTICS-Studie kann auch eine routinemäßige Durchführung von Laboruntersuchungen beispielsweise zum Nachweis von Antikörpern oder anderen Entzündungsparametern bei Kindern mit Tic-Störungen nicht empfohlen werden.

> *Nachdem der Begriff PANDAS erstmals 1998 vorgeschlagen wurde für ein Erkrankungsbild mit bei Kindern akut („über Nacht“) auftretenden Zwängen und/oder Tics in engem zeitlichem Zusammenhang mit einem Streptokokkeninfekt (GABHS), währt bis heute eine kontroverse Diskussion darüber, ob PANDAS eine sinnvolle klinische Entität darstellt (Gilbert 2019). Nachdem sich in der EMTICS-Studie keine Hinweise darauf fanden, dass Streptokokkeninfekte an der Entstehung oder Verstärkung von Tics beteiligt sind, vertreten insbesondere europäische Tourette-Experten die Auffassung, dass das PANDAS-Konzept als widerlegt anzusehen ist. Andere Experten sind aber weiterhin davon überzeugt, dass Infektionen – und insbesondere GABHS-Infekten – zumindest eine unspezifische Rolle bei der Entstehung von Zwängen und/oder Tics zukommt. Für die Diagnose und Behandlung von Kindern mit Tics spielen all diese Überlegungen gegenwärtig keine Rolle, da kein Antikörper bekannt ist, dessen Nachweis die Diagnose einer Tic-Störung verifizieren oder ausschließen könnte. Entsprechende Therapien etwa mit Antibiotika oder Immunsuppressiva werden allgemein nicht zur Behandung von Tics empfohlen.*

12.3.3 PANS

Neben der Bezeichnung PANDAS wurden nachfolgend weitere Begriffe vorgeschlagen, um ätiologisch ungeklärte neuro-psychiatrische Syndrome bei Kindern und Jugendlichen zu klassifizieren. **PANS (= Pediatric Acute-onset Neuropsychiatric Syndrome)** wird hierfür mittlerweile als Oberbegriff verstanden. Laut ursprünglicher Definition müssen für diese Diagnose Zwangssymptome oder eine Nahrungsverweigerung mit abruptem Beginn bestehen. Zusätzlich müssen mindestens zwei weitere der nachfolgend genannten Symptome vorliegen: Angst, emotionale Labilität/Depression, Reizbarkeit/Aggression oder oppositionelles Verhalten, Regression, nachlassende Schulleistungen, sensorische oder motorische Auffälligkeiten bzw. somatische Symptome (Schlafstörungen, Enuresis) (Swedo et al. 2012). Kennzeichnend für dieses klinisch heterogene Syndrom ist der „abrupte, dramatische“ Beginn. Hingegen muss nicht notwendigerweise zeitgleich ein Infekt bestehen. Alternativ war auch die Bezeichnung CANS (= Childhood Acute-onset Neuropsychiatric Syndrome) vorgeschlagen worden, aber wegen der Altersbegrenzung auf Kinder verworfen worden.

Seitdem der Terminus PANDAS zunehmend infrage gestellt wurde, wird von Befürwortern eines Entzündungsmechanismus für die Entstehung von Tics und Zwängen (und anderen neuropädiatrischen Symptomen) häufig der Begriff PANS genutzt, für den ebenso ein akuter Symptombeginn gefordert wird, aber kein Nachweis einer Infektion. Es wird aber dennoch vermutet, dass vorangegangene Infekte auch bei PANS eine auslösende Rolle spielen. Der Symptombeginn von PANS ist nicht auf die Präpubertät begrenzt. Einzelne Autoren schlugen vor, den Begriff PANS auch auf andere klinische Symptome auszudehnen, wie motorische Entäußerungen während des REM-Schlafes (Gaughan et al. 2016) oder komplexe Halluzinationen (Silverman et al. 2019).

Im Jahr 2013 fand in den USA eine PANS-Konsensuskonferenz statt, in deren Folge ein Konsortium ein Manuskript veröffentlichte, in dem Vorschläge zur Evaluation bei klinischem Verdacht auf PANS gegeben werden (Chang et al. 2015). Während PANS in Deutschland wenig bekannt ist und kaum als klinisch sinnvolles Konzept verstanden wird, sind in den vergangenen Jahren in den USA sogenannte „PANS-Kliniken“ entstanden, in denen unter der Verdachtsdiagnose PANS/PANDAS spezielle Angebote zur Diagnosestellung und Therapie gemacht werden. Zur Diagnostik ist mittlerweile auch ein kommerzielles Testset, das sogenannte „*Cunningham Panel™*“, erhältlich, mit dem verschiedene Antikörpertiter bestimmt werden können (gegen Dopamin D1-Rezeptor [DRD1], Dopamin-D2L-Rezeptor [DRD2L], Lysoganglioside GM1 und Tubulin sowie einen Calcium/Calmodulin-abhängige Proteinkinase II [CaMKII] Stimulationstest). Dieser Test kann (Stand 02/2023) online für 995 US-Dollar bestellt werden. Die Aussagekraft des Cunningham Panels ist allerdings umstritten. Während in zwei Studien mit 58 bzw. 311 Patienten eine Assoziation zwischen Antikörpertitern und der Schwere verschiedener neuropsychiatrischer Symptome bzw. von Tics und Zwängen gefunden wurde und die Autoren den Test daher zur Diagnostik und Therapiekontrolle empfehlen (Shimasaki et al. 2020, Cox et al. 2015), bewerten andere den Cunningham-Test als unzuverlässig und ohne jegliche Aussagekraft (Bejerot u. Hesselmark 2019). Diese negative Bewertung stützt sich auf eine kleine schwedische Studie (n = 53), in der der Cunningham-Test nur eine geringe Spezifität und Sensitivität aufwies, eine unzureichende Test-Retest-Verlässigkeit bot und auch bei 86% der gesunden Kontrollen positive Werte erbrachte (ebd). Auch in einer früheren Studie mit acht Patienten, die die PANDAS-Kriterien erfüllten, konnte kein Zusammenhang zwischen klinischen Symptomen und verschiedenen Antikörpertitern (Anti-Dopamin-D1- und -D2-Rezeptor, Anti-Tubulin, Anti-Lysogangliosid-GM1) gefunden werden. Allerdings war bei sechs Patienten eine erhöhte CaMKII-Aktivität zum Zeitpunkt der Symptomexazerbation nachweisbar (Singer et al. 2015).

Darüber hinaus wurde der Begriff **PITANDS** (= **Pediatric Infection Triggered Autoimmune Neuropsychiatric Disorders**) vorgeschlagen, der als Syndrom „zwischen" PANS und PANDAS verstanden werden kann. Neben dem abrupten Auftreten „neuropsychiatrischer Symptome" muss in zeitlichem Zusammenhang eine Infektion nachgewiesen werden. Diese kann allerdings Folge eines beliebigen Erregers sein und muss nicht zwingend durch β-hämolysierende Streptokokken hervorgerufen worden sein. Derzeit fehlen noch eindeutige Belege dafür, dass eine Klassifizierung neuro-psychiatrischer Symptome bei Kindern in dieser Weise sinnvoll ist. Aktuell wird der Begriff kaum gebraucht.

> *Auch der weiter gefasste Begriff PANS, der für akut auftretende neuropsychiatrische Erkrankungen vorgeschlagen wurde, die primär durch Zwänge und Essstörungen gekennzeichnet sind – aber auch mit Tics einhergehen können –, ist bis heute umstritten. Ein plausibles Konzept zur Entstehung konnte bisher nicht beschrieben werden. In der Mehrzahl der Fälle wird ein zugrunde liegender Autoimmunmechanismus angenommen. Während die Verdachtsdiagnose in manchen Ländern sehr populär ist, wird sie in Deutschland von der Mehrzahl der Tourette-Experten als nicht plausibles Konzept abgelehnt.*

12.3.4 Immunologische Dysregulation

Unabhängig von der kontrovers geführten Diskussion zur PANDAS- und PANS-Hypothese weisen zahlreiche Befunde darauf hin, dass entzündliche Prozesse (akute oder chronische Infekte oder postinfektiöse Immunreaktionen) in der Pathogenese des Tourette-Syndroms im Sinne einer immunologischen Dysregulation von Bedeutung sind (Hoekstra et al. 2004a, Gilbert 2019). Beispielsweise fanden sich in einer kleinen Studie (in zwei unabhängigen Stichproben) Hinweise darauf, dass zumindest bei einigen Kindern mit Tourette-Syndrom ein verändertes Immunglobulin-Profil besteht mit reduzierten Serum-IgG3- und fraglich auch IgM-Titern (Bos-Veneman et al. 2011). In einer Studie mittels Protonen-Magnetresonanzspektroskopie (1H-MRS) wurden bei 18 Patienten mit Tourette-Syndrom Konzentrationen von Gesamtcholin, Glutamat und Glutamin, Gesamtkreatin (tCr), Gesamt-N-Acetylaspartat und N-Acetylaspartyl-Glutamat in der weißen Substanz des frontalen Kortex und im Putamen gemessen und in Beziehung gesetzt zu zirkulierenden dentrischen Zellen, die als Antigen-präsentierende Zellen eine wichtige Rolle in der Immunreaktion spielen. Während keine Konzentrationsunterschiede mittels Spektroskopie gefunden wurden, wurde bei Patienten mit komorbiden Ängsten ein Anstieg der dendritischen Zellen Typ 1 (MDC1) nachgewiesen sowie eine starke negative Korrelation zwischen der MDC1-Häufigkeit und dem tCr-Wert in der weißen Substanz des Frontalhirns. Die Autoren werteten die Befunde als möglichen „proinflammatorischen Status" (Sarchioto et al. 2021).

Antineuronale Antikörper

Der Begriff antineuronale Antikörper ist ein Oberbegriff für alle Arten von Antikörpern, die sich gegen Bestandteile oder Strukturen des peripheren oder zentralen Nervensystems richten. Während bei Patienten mit Chorea Sydenham in zahlreichen Studien übereinstimmend erhöhte Antikörper gefunden wurden, sind die Ergebnisse sowohl bei Patienten mit PANDAS als auch bei Patienten mit Tourette-Syndrom sehr heterogen. Zwar konnte in manchen Studien ein Zusammenhang zwischen dem Nachweis antineuronaler Antikörper – etwa gegen Basalganglienstrukturen – und einem Tourette-Syndrom oder einer vermeintlichen PANDAS nachgewiesen werden (Wendland et al. 2001, Church et al. 2003, Hoekstra et al. 2003, Rizzo et al. 2006, Martino et al. 2011). In anderen Studien fanden sich hingegen keine Hinweise für einen solchen ursächlichen Zusammenhang (Dale et al. 2006, Martino et al. 2007, Martino et al. 2008, Singer et al. 2008).

In einer 2015 veröffentlichten Studie mit 51 Erwachsenen mit Tourette-Syndrom konnten in den untersuchten Seren keine Antikörper gegen das Contactin-assoziierte Protein 2 (CASPR2) nachgewiesen werden. Auch fanden sich keine anderen spezifischen Autoantikörper (LGI1, NMDAR, AMPA1,

AMPA/2 oder GABAB1/B2) oder ein in Gewebschnitten nachweisbares spezifisches anti-neuronales Bindungsmuster (Sühs et al. 2015). Diese Ergebnisse sind in Einklang mit Befunden aus einer größeren, auf der europaweiten EMTICS-Population basierenden Studie (n = 158). Auch in dieser Studie konnten keine Hinweise auf das Vorliegen pathogener Antikörper (gegen NMDAR, CASPR2, LGI1, AMPAR und GABAAR) bei Kindern mit chronischen Tic-Störungen gefunden werden (Baglioni et al. 2019). Analog konnten auch in einer Liquorstudie bei 20 Erwachsenen mit Tourette-Syndrom weder erhöhte Titer für spezifische oder unspezifische Autoantikörper gegen verschiedene Antigene (NMDA, CASPR2, LGI1, AMPA und GABAB1/B) noch spezifische Oberflächen-Autoantikörper nachgewiesen werden. Auch immunhistochemische Untersuchungen an Gewebeschnitten zeigten keine relevanten Auffälligkeiten (Baumgaertel et al. 2019).

Im Gegensatz dazu konnte in der EMTICS-Population (n = 137) eine Assoziation zwischen Tic-Exazerbation und Titern zirkulierender Anti-Dopamin-D2-Rezeptor (D2R)-Autoantikörpern gefunden werden (Addabbo et al. 2020). Zu Befunden zu antineuronalen Antikörpern speziell im Hinblick auf Untersuchungen in Zusammenhang mit PANDAS (Pediatric Autoimmune Neuropsychiatric Disorders Associated with Streptococcal Infections) und PANS (Pediatric Acute-Onset Neuropsychiatric Syndrome) siehe Kapitel 12.3.2 PANDAS-Hypothese und Kap. 12.3.3 PANS.

Da erhöhte Titer antineuronaler Antikörper häufig auch bei gesunden Kontrollpersonen gefunden werden, darf der Nachweis von Autoantikörpern nicht per se als Hinweis auf eine Autoimmunerkrankung verstanden werden. Zudem können Autoantikörper auch infolge einer traumatischen oder entzündlichen Gewebeschädigung auftreten und sind dann nicht im Sinne einer immunologischen Dysregulation, sondern lediglich als Epiphänomen zu werten (Martino et al. 2009).

Auch die aktuell verfügbaren Ergebnisse aus Tierversuchen sind widersprüchlich. Während es in einigen Studien (Hallett et al. 2000, Taylor et al. 2002) gelang, Bewegungsstereotypien und unwillkürliche Lautäußerungen dadurch zu provozieren, dass aus dem Serum von Patienten mit Tourette-Syndrom gewonnene antineuronale Antikörper in Striatumzellen von Rattengehirnen injiziert wurden, verliefen vergleichbare Untersuchungen einer anderen Arbeitsgruppe negativ (Loiselle et al. 2004).

B-Lymphozyten-Antigen D8/17

In einigen Arbeiten konnte bei Patienten mit Tourette-Syndrom oder Zwangserkrankung eine signifikant häufigere Expression des B-Lymphozyten-Antigens D8/17 gefunden werden (Murphy et al. 1997, Swedo et al. 1997), welches bei 60–100% der Patienten mit rheumatischem Fieber exprimiert wird (Khanna et al. 1989). Dies führte zu der Annahme, dass D8/17 ein Suszeptibilitätsmarker auch für das Tourette-Syndrom und Zwangserkrankungen sein könnte. Allerdings konnten diese Ergebnisse in neueren Studien nicht reproduziert werden (Inoff-Germain et al. 2003, Morer et al. 2005).

Effektormoleküle: Zytokine und Zelladhäsionsmoleküle

Zytokine wirken regulierend auf das Zellwachstum und spielen als Mediatoren eine wichtige Rolle in der zellulären Immunantwort. In einer prospektiven longitudinalen Studie an jungen Patienten mit Tourette-Syndrom wurden erhöhte Spiegel der Zytokine Interleukin (IL)-12 und Tumor-Nekrosefaktor (TNF)-α gemessen. Da zudem ein Anstieg dieser Zytokine bei klinischer Verschlechterung nachweisbar war, wurde über eine Assoziation zwischen Tic-Schwere und dem Auftreten pro-inflammatorischer Zytokine spekuliert (Leckman et al. 2005). Auch in einer weiteren Studie mit 58 Patienten mit Tourette-Syndrom waren im Vergleich mit einer Kontrollgruppe erhöhte Konzentrationen von IL-6 und IL-8, eine erhöhte Anzahl von natürlichen Killerzellen (NK-Zellen) und erhöhte Konzentrationen von TNF-α nachweisbar (Li et al. 2015). Im Gegensatz dazu wurden bei Patienten mit Zwangserkrankung erniedrigte Spiegel von TNF-α gefunden (Denys et al. 2004).

Zelladhäsionsmoleküle (Englisch *cell adhesion molecule* = CAM) sind für den Zusammenhalt von Geweben und die Kommunikation von Zellen von Bedeutung und sind häufig bei Entzündungen und immunologischen Prozessen in erhöhter Konzentration nachweisbar. Bei Kindern und Erwachsenen mit Tourette-Syndrom konnten im Vergleich zu gesunden Kontrollprobanden erhöhte Spiegel der löslichen interzellulären (VCAM-1) und zellulären (E-Selectin) Adhäsionsmoleküle nachgewiesen werden, welches von den Autoren als Hinweise für eine systemische Entzündung und einen immunvermittelten Prozess bei Patienten mit Tourette-Syndrom gewertet wurde (Martino et al. 2005).

Tryptophan und Kynurenin

Tryptophan ist eine essentielle Aminosäure, die im menschlichen Körper in den Neurotransmitter Serotonin umgewandet wird. Ein Abbauprodukt von Tryptophan ist die Aminosäure Kynurenin. Bei Patienten mit Tourette-Syndrom konnten im Vergleich zu gesunden Kontrollpersonen in zwei größeren Studien erhöhte Kynureninspiegel im Plasma gefunden werden, welches als Hinweis auf eine zelluläre Immunaktivierung gewertet wurde (Dursun et al. 1994a, Heyes 1996, Rickards et al. 1996).

Ungeklärt ist gegenwärtig, welche Bedeutung einem vermehrten Tryptophanmetabolismus in der Pathogenese des Tourette-Syndroms zukommt. Einerseits wurde vermutet, dass es sich lediglich um ein Epiphänomen im Rahmen einer allgemeinen Immunaktivierung handele, andererseits wurde erwogen, dass Kynurenin und andere Metaboliten einen direkten toxischen Effekt auf Basalganglienneurone ausüben könnten. Zudem könnte angenommen werden, dass der Tryptophan-Spiegel bei Patienten mit Tourette-Syndrom – infolge eines beschleunigten Metabolismus – erniedrigt ist und dies wiederum zu einer verminderten Synthese des Transmitters Serotonin führt. Das serotonerge System wiederum ist mutmaßlich an der Pathogenese zahlreicher psychiatrischer Erkrankungen (Depression, Angst, Zwang) und eventuell auch der Tics beteiligt (s. Kap. 10.4 Serotonerges System) (Hoekstra et al. 2002).

Neopterin

Neopterin wird im Körper von Zellen des Immunsystems gebildet und gilt ebenso wie Kynurenin als Indikator einer Aktivierung der zellulären Immunabwehr. Bei Patienten mit Tourette-Syndrom konnte eine positive Korrelation zwischen Kynurenin und Neopterin, aber eine negative Korrelation zwischen Tryptophan und Neopterin gefunden werden (Heyes 1996, Rickards et al. 1996). Diese Befunde deuten ebenfalls auf eine Aktivierung zellulärer Immunprozesse bei Patienten mit Tourette-Syndrom hin.

Lymphozyten und Immunphänotypisierung

B- und T-Lymphozyten dienen der erworbenen Immunabwehr und werden je nach Funktion in verschiedene Unterformen unterteilt. Während T-Zellen an der zellvermittelten Immunantwort beteiligt sind, dienen B-Zellen durch die Bildung von Antikörpern der humoralen Immunantwort. Bisher liegen nur wenige Studien vor, in denen die periphere lymphozytäre Immunaktivität bei Patienten mit Tourette-Syndrom untersucht wurde. Dabei fanden sich eine verminderte Zahl der regulatorischen CD4+/CD25+-T-Zellen (Kawikova et al. 2007), eine erhöhte Expression verschiedener Lymphozytenoberflächenmarker (CD69+/CD22+-B-Zellen, CD95+/CD4+-T-Zellen) (Möller et al. 2008) und ein erhöhter Prozentsatz CD19-positiver B-Zellen (Weisz et al. 2004). In einer weiteren Studie war bei Kindern mit Tourette-Syndrom die Anzahl von CD3 und CD4 T-Zellen vermindert und das CD4:CD8 Verhältnis erhöht (Li et al. 2015). Diese Ergebnisse weisen auf eine erhöhte periphere Immunaktivität bei Patienten mit Tourette-Syndrom hin.

In einer 2014 veröffentlichten Studie wurden der Toll-like-Rezeptor (TLR) 4 auf CD14 + Monozyten und der Gehalt an löslichem CD14 (sCD14) im Serum von 33 Patienten mit Tourette-Syndrom im Vergleich zu einer Kontrollguppe untersucht. Patienten mit Tourette-Syndrom zeigten höhere sCD14-Werte, niedrigere TLR4-Expressionswerte nach Stimulation mit Lipopolysaccharid (als Simulation für eine bakterielle Infektion) und eine verminderte Hochregulierung der TLR4-Expression nach Stimulation. Die Autoren deuteten die Befunde als Hinweis auf eine beeinträchtigte Aktivierung der angeborenen Immunantwort beim Tourette-Syndrom, insbesondere im Hinblick auf bakterielle Infektionen (Weidinger et al. 2014).

Oligoklonale Banden im Liquor

Erstmals wurden in einer 2010 publizierten Studie bei 21 Patienten mit Tourette-Syndrom umfangreiche Liquoruntersuchungen durchgeführt (Wenzel et al. 2010). Während sich bei der Bestimmung von Zellzahl und -bild, Gesamtprotein, Albumin und Immunglobulin G (IgG) keine pathologischen Auffälligkeiten fanden, konnte bei 8 der 21 Patienten (38%) mittels isoelektrischer Fokussierung aus Liquor- und Serumproben eine intrathekale Immunglobulin-Synthese in Form positiver oligoklonaler Banden nachgewiesen werden. Da andere Erkrankungen, die mit positiven Banden assoziiert sind, ausgeschlossen wurden, und positive oligoklonale Banden nur sehr selten (in etwa 3-5%) bei gesunden Probanden gefunden werden, ist davon auszugehen, dass die nachgewiesene intrathekale Immunglobulin-Synthese mit der Pathogenese des Tourette-Syndroms in Zusammenhang steht und auf eine humorale Immunreaktion hinweist.

Eine bei einer einzelnen Patientin im Rahmen der Studie durchgeführte Verlaufsuntersuchung im

Abstand von zwei Jahren erbachte jeweils das gleiche pathologische Bandenmuster. Dies spricht dafür, dass positive oligoklonale Banden bei Patienten mit Tourette-Syndrom ein permanentes und kein temporäres Phänomen darstellen.

Bei einem monozygoten Zwillingspaar fanden sich bei einem Zwilling positive oligoklonale Banden, während der Bruder einen unauffälligen Befund aufwies. Es kann daher spekuliert werden, dass positive oligoklonale Banden durch erworbene und nicht durch genetische Faktoren hervorgerufen werden. Da der Zwilling, bei dem positive Banden nachweisbar waren, einen früheren Krankheitsbeginn als sein Bruder aufwies, und zudem schwerer betroffen war, könnte eine zusätzliche intrathekale Immunreaktion – bei entsprechender genetischer Disposition – den Beginn und die Schwere der Erkrankung beeinflussen (Wenzel et al. 2010).

In einer weiteren prospektiven Studie wurden Liquoruntersuchungen bei 20 erwachsenen Patienten mit Tourette-Syndrom durchgeführt. Im Einklang mit der oben beschriebenen, früheren Studie derselben Arbeitsgruppe (Wenzel et al. 2010) wurden erneut bei 20% der Patienten positive oligoklonale Banden (OKB, Typ 2) im Liquor nachgewiesen. Andere Ursachen für die positiven Banden konnten jeweils ausgeschlossen werden. Da positive oligoklonale Banden bei Gesunden nur in etwa 3-5% nachgewiesen werden können, kann der Befund als Beleg für eine intrathekale Antikörpersynthese gewertet werden (Baumgaertel et al. 2019).

» *Es liegen zahlreiche Befunde vor, die dafür sprechen, dass bei der Entstehung von Tic-Störungen erworbene Faktoren pathogenetisch bedeutsam sind, die zu einer Immunaktivierung führen. Bisher ist nicht geklärt, welche Mechanismen diese immunologische Dysregulation hervorrufen und ob diese krankheitsverursachend sind oder lediglich eine sekundäre Folgereaktion darstellen. Für die Diagnose und Behandlung von Tic-Störungen spielen diese Befunde gegenwärtig keine Rolle.*

13 Therapie des Tourette-Syndroms

Grundsätzlich sollte dem Behandlungsbeginn eine gesicherte Diagnose vorangehen. Bis in die 1990er-Jahre war die Diagnose Tourette-Syndrom in Deutschland weitgehend unbekannt und es dauerte daher oft mehrere Jahre, bis die korrekte Diagnose gestellt wurde. Seinerzeit stellte die Diagnosestellung dann oft eine erhebliche Entlastung für die Betroffenen und deren Familien dar. In den vergangenen Jahren hat sich diese Situation durch die mediale Darstellung des Tourette-Syndroms erheblich gewandelt. Bedauerlicherweise werden seit wenigen Jahren insbesondere auf Social-Media-Kanälen, aber auch im TV viele Fehlinformationen zum Tourette-Syndrom verbreitet, sodass aktuell das Tourette-Syndrom zwar einer breiten Öffentlichkeit bekannt ist, dies aber oft mit einer völlig falschen Vorstellung zum Krankheitsbild verbunden ist. Daher stellt die Diagnose eines Tourette-Syndroms heute nicht immer eine Entlastung dar, da die Betroffenen die Erkrankung sofort mit dem Bestehen extremer Tics und insbesondere dem Ausrufen zahlreicher Schimpfwörter und anderer sozial unpassender Verhaltensweisen assoziieren. Die Diagnosestellung sollte aktuell daher zwingend verbunden werden mit einem Hinweis darauf, dass die mediale Darstellung der Erkrankung praktisch regelhaft von der tatsächlichen Art und Schwere der Symptome deutlich abweicht.

Durch das aktuell gehäufte Auftreten von funktionellen Tic- und Tourette-ähnlichen Störungen kommt der korrekten Diagnose auch deswegen eine besondere Bedeutung zu, da bei Ausschluss einer Tic-Störung und Stellen der Diagnose einer funktionellen Störung eine ganz andere Behandlung erforderlich ist und üblicherweise gegen Tics eingesetzte Medikamente unwirksam sind und daher ggf. abgesetzt werden sollten.

Eine besondere klinische Herausforderung stellt es dar, wenn sowohl eine Tic-Störung bzw. ein Tourette-Syndrom bestehen und zusätzlich im Verlauf eine funktionelle Störung mit Tic- und Tourette-ähnlichen Symptomen eingetreten ist. Die Kombination dieser klinisch oft ähnlichen Symptome ist vermutlich deutlich häufiger als früher angenommen und sollte immer dann in Betracht gezogen werden, wenn im Verlauf abrupt eine deutliche Veränderung eintritt, wenn bisherige Therapien plötzlich scheinbar ihre Wirkung verlieren und beim Auftreten von „Tic-Attacken" (Müller-Vahl et al. 2023a).

Jede Behandlung des Tourette-Syndroms sollte mit einer Psychoedukation eingeleitet werden. Dabei sollte über den Verlauf, Fluktuationen und die Prognose der Erkrankung ebenso informiert werden, wie über das Symptomspektrum, Ursachen und Behandlungsmöglichkeiten. Sehr hilfreich sind dabei oft auch die von den Selbsthilfegruppen (Tourette-Gesellschaft Deutschland e.V. [TGD] und Interessen-Verband-Tourette-Syndrom [IVTS]) zur Verfügung gestellten Informationen. Sowohl im Internet (www.tourette-gesellschaft.de, www.tourette.de, www.ivts.de) als auch über das Sekretariat der TGD in Hannover können zahlreiche sehr informative Broschüren und Ratgeber bezogen werden. Vielen Betroffenen und den Eltern von betroffenen Kindern ist darüber hinaus der direkte Austausch bei einem der Treffen der regionalen Gruppen sowie in entsprechenden Foren und Gruppen im Internet eine weitere Hilfe. Viele empfinden den Austausch mit anderen Betroffenen als wichtige Unterstützung, die in dieser Form durch professionelle Helfer nicht geleistet werden kann. Zudem kann durch den persönlichen Kontakt zu anderen Betroffenen dem Gefühl entgegengewirkt werden, überhaupt als Einziger von dieser Krankheit betroffen zu sein.

Die Tourette-Gesellschaft Deutschland e.V. (TGD) ist eine aktive Selbsthilfegruppe, die sich am 6. Februar 1993 gegründet hat. Ihr Ziel ist es, die allgemeine Öffentlichkeit, die Fachöffentlichkeit und die Betroffenen über Ursachen, Formen und Folgen des Tourette-Syndroms zu informieren und aufzuklären sowie zur Verbesserung der Behandlungsmethoden beizutragen.

Daneben wurde im Jahr 2007 mit dem Interessen-Verband Tic & Tourette Syndrom e.V., (IVTS) eine weitere nationale Selbsthilfegruppe gegründet. Ziel des IVTS ist es, die Lebenssituation von Tic- und Tourette-Betroffenen zu verbessern. Dazu bietet der IVTS direkte und praktische Hilfe sowohl für Betroffene, als auch für Angehörige an, etwa in Form von Informations-DVDs, Beratung, Vermittlung, Coaching, Mediation und Workshops.

Gemeinsam bieten TGD und IVTS in zahlreichen regionalen Gruppen wohnortnah Unterstützung an. Aktuelle Informationen zu Ansprechpartnern finden sich unter www.ticerkrankung.de/.

13.1 Was behandeln?

Sollte der Wunsch eines Patienten oder von Eltern bestehen, eine Behandlung des Tourette-Syndroms durchzuführen, so ist zunächst durch eine sorgfältige Anamnese zu klären, was behandelt werden soll. Leider steht bis heute keine Therapie zur Verfügung, die alle Symptome des Tourette-Syndroms in gleichem Maße günstig beeinflusst. Obwohl es Hinweise darauf gibt, dass einzelne Medikamente eventuell eine positive Wirkung auf zumindest zwei verschiedene Symptome – wenn auch in unterschiedlichem Ausmaß – haben könnten, wird in aller Regel zu entscheiden sein, welches das klinisch führende Symptom ist und vordringlich einer Behandlung bedarf. Neben der subjektiven Einschätzung des Patienten zu der Frage, welches Symptom die Lebensqualität am meisten beeinträchtigt, sind einige theoretische Aspekte zu berücksichtigen. Bei Kindern (seltener auch bei Erwachsenen) mit Tics und ADHS führt in der Mehrzahl der Fälle die ADHS zu einer weitaus stärkeren Beeinträchtigung (Cutler et al. 2009). Besteht zusätzlich eine Zwangsstörung, so ist diese oft klinisch führend (Pringsheim et al. 2009a). Bei Patienten mit starken autoaggressiven Handlungen, wie sie allerdings nur selten auch bei schwerer betroffenen Patienten auftreten, ist stets eine Behandlung notwendig, um schwerwiegende Verletzungen wie etwa den Verlust des Augenlichtes oder Knochenbrüche zu verhindern.

13.2 Wann behandeln?

Nach heutigem Kenntnisstand ist davon auszugehen, dass alle Medikamente, die zur Therapie von Tics und zur Behandlung der ADHS zur Verfügung stehen, eine rein symptomatische Behandlung darstellen und weder auf den Verlauf noch die Ursache der Symptome Einfluss nehmen. Allerdings gibt es vage Hinweise darauf, dass eine Behandlung mit Verhaltenstherapie (Habit Reversal Training, Exposure and Response Prevention) eventuell nicht nur symptomatisch wirkt, sondern auch den Verlauf der Tics beeinflussen könnte (Andrén et al. 2022c). Die Entscheidung eines Patienten gegen eine Behandlung der Tics und der ADHS ist daher akzeptabel. Ärztlicherseits sollte immer dann eine Behandlung empfohlen werden, wenn die Tics oder die Symptome der ADHS stark ausgeprägt sind oder zu einer deutlichen psychosozialen Beeinträchtigung führen. Dabei ist zu bedenken, dass das Ausmaß sowohl der subjektiven als auch der sozialen Beeinträchtigung nicht nur von der Stärke der Tics oder der ADHS bestimmt werden. So sind Kinder mit starken Tics zum Teil sozial gut integriert, während andere Kinder mit vergleichsweise geringer Tic-Ausprägung gehänselt und ausgegrenzt werden. Auch bei Erwachsenen ist die empfundene Beeinträchtigung durch die Tics nicht nur von deren Stärke abhängig, sondern in hohem Maße auch von subjektiven Faktoren und der Reaktion des sozialen Umfelds. Grund für die generell relativ zurückhaltende Einstellung gegenüber einer medikamentösen Behandlung der Tics sind die relativ häufig auftretenden Nebenwirkungen. Auch deswegen stellt die Einführung spezieller Verhaltenstherapien in die Behandlung von Tics vor wenigen Jahren eine erhebliche Bereicherung des therapeutischen Spektrums dar.

Anders zu bewerten ist die Behandlung einer Zwangserkrankung, da Verlaufsstudien gezeigt haben, dass die Prognose der Zwangsstörung durch eine frühe und effiziente Behandlung positiv beeinflusst werden kann. Die Behandlung von seit Jahren bestehenden, ausgeprägten Zwängen ist oft kaum mehr möglich. Diese Einschätzung ist unabhängig davon, ob die Zwangserkrankung isoliert, kombiniert mit leichten Tics oder gemeinsam mit einem Tourette-Syndrom auftritt.

Dem Patienten sollte vor Behandlungsbeginn mitgeteilt werden, welches die realistischen Therapieziele sind. Eine Heilung des Tourette-Syndroms oder eine vollständige Remission der Tics kann durch keine aktuell bekannte Therapie erreicht werden. Für die medikamentöse Behandlung der Tics sollte darauf hingewiesen werden, dass eine Tic-Reduktion um etwa 50% bereits als recht erfolgreiche Therapie einzustufen ist. Zwar tritt in Einzelfällen eine deutlich stärkere Verminderung der Tics von bis zu 80 oder 90% ein, in Einzelfällen ist die Besserung durch eine medikamentöse Behandlung aber auch gering und liegt bei nur 10–20% oder fehlt ganz. Durch eine Verhaltenstherapie ist im Mittel eine Tic-Reduktion von 30–40% (in Einzelfällen aber auch deutlich darüber) zu erwarten (Müller-Vahl 2002a).

13.3 Wann nicht behandeln?

Gerade bei Kindern sind Tics häufig nur gering ausgeprägt und führen zu keinerlei Beeinträchtigung. In diesen Fällen ist in aller Regel keine Behandlung notwendig, sondern ein abwartendes Verhalten angezeigt. Dennoch stellt auch für diese Patienten und die Eltern von betroffenen Kindern die korrekte klinische Einordnung und Information eine wichtige Hilfe dar. Da Tics oft erstmals zeitgleich mit relevanten Lebensereignissen auftreten oder sich verschlechtern, wird von den betroffenen Familien verständlicherweise nicht selten eine ursächliche Verknüpfung hergestellt. Es kann in diesem Zusammenhang nicht deutlich genug betont werden, wie entlastet die Eltern oft reagieren, wenn mitgeteilt wird, dass die Tics nicht durch so genannte *life events* wie innerfamiliäre Konflikte, einen Umzug oder die Trennung der Eltern hervorgerufen wurden. Nicht wenige Eltern haben zu Unrecht das Gefühl, zumindest eine *Mitschuld* an der Erkrankung ihres Kindes zu tragen.

Für die Behandlung eines Tourette-Syndroms sind die Art und die Schwere der einzelnen Symptome entscheidend. Auch wenn Tics meist das augenfälligste Symptom darstellen, sind für die Patienten oft die Behandlung einer ADHS und mehr noch einer Zwangsstörung – oder einer begleitend bestehenden Depression – vordringlich. Jeder Therapie muss daher eine sorgfältige Anamnese vorangehen, um alle Komorbiditäten zu erfassen. Es gibt keine Hinweise darauf, dass der Verzicht auf die Behandlung der Tics einen ungünstigen Einfluss auf den Verlauf des Tourette-Syndroms nimmt. Allerdings kann sekundär infolge starker Tics eine Depression eintreten.

13.4 Information des sozialen Umfelds

Die Aufklärung des sozialen Umfeldes stellt für viele Patienten einen weiteren wichtigen Aspekt in der Behandlung dar. Für alle Patienten gültige und hilfreiche Empfehlungen sind sicherlich nicht möglich. Dennoch können einige allgemeine Hinweise gegeben werden. Bestehen bei Kindern Tics in einer solchen Ausprägung, dass diese in der Schule wahrgenommen werden, empfiehlt es sich in aller Regel, die Lehrer über die Erkrankung zu informieren. Es sollte von den Eltern bedacht werden, dass Lehrer nur dann helfen und unterstützen – und auch auf Hänseleien angemessen reagieren können – wenn sie selbst über die Erkrankung informiert sind. Derartige Informationen durch die Eltern werden von Lehrern meist sehr positiv aufgenommen. Als Unterstützung können speziell für Lehrer verfasste Broschüren der TGD benutzt werden. Ob auch Informationen an Mitschüler oder deren Eltern gegeben werden, ist vom Einzelfall abhängig zu machen (s. Kap. 19.2 Tourette-Syndrom und Schule). Auch die Entscheidung, andere soziale Bezugspersonen, etwa einen Sporttrainer, zu informieren, ist in Abhängigkeit von der Stärke der Symptome und der daraus resultierenden Beeinträchtigung individuell zu treffen.

Bei Erwachsenen ist es häufig deutlich schwieriger zu entscheiden, ob es sinnvoll ist, Arbeitskollegen oder auch Vorgesetzte über die Erkrankung zu informieren. Die Entscheidung hängt sicherlich von der Art der Tätigkeit und der Schwere der Erkrankung ab (s. Kap. 19.3 Tourette-Syndrom und Beruf). Die Mehrzahl der Patienten mit geringen Tics entscheidet sich vermutlich gegen ein allzu offensives Vorgehen. Zu formalen Aspekten in Zusammenhang mit dem Schwerbehindertengesetz siehe das Kapitel 19.6 Tourette-Syndrom und (Schwer-)Behinderung.

13.5 Leitlinien zur Behandlung des Tourette-Syndroms

Im Jahr 2011 wurden erstmals von der europäischen Gesellschaft zur Erforschung des Tourette-Syndroms ESSTS (www.essts.org/) Behandlungsleitlinien herausgegeben. Diese umfassten vier Teile mit Empfehlungen zur Diagnose und Therapie. Fast genau 10 Jahre später, im Jahr 2022, erschien eine aktualisierte Version dieser Leitlinien mit Empfehlungen zur Diagnosestellung (Szejko et al. 2022a), zur Verhaltenstherapie von Tics (Andrén et al. 2022c), zur Pharmakotherapie des Tourette-Syndroms (Roessner et al. 2022) und zur operativen Therapie mittels tiefer Hirnstimulation (Szejko et al. 2022b). Ergänzt werden diese Leitlinien durch eine zusammenfassende Beurteilung (Müller-Vahl et al. 2022b), ein Editorial (Mathews 2022) und eine Stellungnahme von Patientenorganisationen (Anderson et al. 2022).

Für eine umfangreiche und aktuelle Übersicht – inklusive aller bis 2021 veröffentlichten Studien – zur Therapie des Tourette-Syndroms sei auf diese Leitlinien verwiesen. Darüber hinaus werden in den Leitlinien – basierend auf einem Expertenkonsens – klare Behandlungsempfehlungen gegeben. Wie die erstmals 2011 veröffentlichten Leitlinien wurde auch die aktualisierte Version begleitet von einer Umfrage unter europäischen Tourette-Experten zu deren Behandlungspraxis.

Nur zwei Jahre zuvor, im Jahr 2019, wurde von einer internationalen Expertengruppe eine systematische Übersicht zur Therapie von Tic-Störungen veröffentlicht, an der ebenfalls mehrere europäische Tourette-Experten beteiligt waren (Pringsheim et al. 2019a). Darauf basierend wurden ebenfalls Leitlinien erarbeitet (Pringsheim et al. 2019b). In weiten Teilen stimmen die darin gegebenen Empfehlungen mit denen der europäischen Tourette-Gesellschaft ESSTS überein. Allerdings finden sich in manchen Beurteilungen auch Diskrepanzen, die primär durch die weiterhin geringe Datenlage insbesondere zur medikamentösen und operativen Therapie des Tourette-Syndroms bedingt sind. Daher sind die jeweiligen Empfehlungen in nicht geringem Ausmaß von eigenen klinischen Erfahrungen beeinflusst.

Schließlich wurde 2021 von einer Gruppe von Neurologen spezialisiert auf Bewegungsstörungen aus der *Movement Disorders Society* (MDS) eine Umfrage publiziert, in der die gegenwärtige Behandlungspraxis beschrieben wird (Ganos et al. 2021).

Zu den speziellen, in den jeweiligen Leitlinien gegebenen Empfehlungen siehe nachfolgende Kapitel in Abhängigkeit von der Therapieform.

14 Behandlung von Tics: Psychotherapie

Entsprechend den Europäischen Leitlinien stellt die Verhaltenstherapie die Behandlung der 1. Wahl dar und sollte vor Einleitung einer medikamentösen Behandlung versucht werden (Andrén et al. 2022c). Der Nachweis der Wirksamkeit von Verhaltenstherapien in der Behandlung von Tics stellt zweifelsohne die wesentliche Neuerung der letzten Jahre in der Behandlung von Tics dar. Nachdem bereits seit 1988 vage Hinweise darauf bestanden, dass das Habit Reversal Training zur Behandlung von Tics geeignet sein könnte, gilt die Wirkung nach Durchführung zweier großer multizentrischer Studien seit 2010 (bei Kindern) bzw. 2012 (bei Erwachsenen) als erwiesen. Damit ist das Habit Reversal Training die mit Abstand am besten untersuchte Behandlung für Tics. Habit Reversal Training (ebenso wie das Exposure and Response Prevention Training) werden typischerweise als Kurzzeitpsychotherapie mit etwa 8–10 ambulanten Sitzungen durchgeführt. Je nach Art, Anzahl und Schwere der zu behandelnden Tics, Alter des Patienten, Introspektionsfähigkeit, Wahrnehmung der Tics und des vorangehenden Vorgefühls sowie Motivation sind zuweilen sogar weniger Sitzungen ausreichend. Beide Therapien gelten als praktisch nebenwirkungsfrei. Dem Wunsch vieler Patienten nach einer Verhaltenstherapie steht allerdings im klinischen Alltag bis heute entgegen, dass nur sehr wenige entsprechend qualifizierte Therapeuten eine solche Behandlung anbieten. Umgekehrt lehnen Patienten mit Behandlungswunsch aber zuweilen auch eine Verhaltenstherapie der Tics ab oder sehen sich dazu nicht in der Lage. Mögliche Gründe können negative Erfahrungen in früheren Psychotherapien sein, Zeitmangel, Wunsch nach rascher Symptomverbesserung, Mangel an Motivation, Scheu vor der notwendigen Auseinandersetzung mit der Erkrankung oder eine Vielzahl stark ausgeprägter Tics.

14.1 Habit Reversal Training (HRT)

Das Habit Reversal Training (zu Deutsch: Gewohnheitsumkehrtraining) ist eine verhaltenstherapeutische Technik, die auf ein 1973 eingeführtes Therapieverfahren zurückgeht. Dieses Training eignet sich besonders gut zur Behandlung automatisierter und situationsunspezifischer Verhaltensauffälligkeiten. Man nimmt an, dass problematische Verhaltensgewohnheiten besonders dann nicht einfach unterlassen werden können, wenn sie Teile von Verhaltensketten sind, durch ständige Wiederholungen aufrecht erhalten werden, teilweise unbewusst ablaufen und sozial toleriert werden. Erste Indikationen für das Habit Reversal Training waren die Behandlung von pathologischem Nägelkauen, Daumenlutschen und der Trichotillomanie (Azrin u. Nunn 1973, Nunn u. Azrin 1976).

Das Habit Reversal Training setzt sich aus fünf Behandlungskomponenten zusammen:

1. **Wahrnehmungstraining**: hierbei soll der Patient lernen, die unerwünschten Verhaltensgewohnheiten bewusst wahrzunehmen. Sowohl auslösende als auch aufrechterhaltende Faktoren sollen identifiziert werden. Durch das Wahrnehmen früher Anzeichen für die Verhaltensgewohnheiten soll das Eintreten von Verhaltensketten unterbrochen werden.
2. Training im **Umgang mit unvorhersehbaren Ereignissen**
3. **Entspannungstraining**
4. **Identifizieren und Erlernen eines Alternativverhaltens**: Das Hauptelement des Habit Reversal Trainings stellt das *Competing Response Training* dar, also das Einüben eines alternativen Verhaltens. Dabei werden zunächst Verhaltensweisen eingeübt, die mit dem Problemverhalten inkompatibel sind und somit der unerwünschten Gewohnheit entgegenwirken. Wichtiger Bestandteil der Therapie ist auch, den Patienten zu motivieren, eine Veränderung herbeiführen zu wollen. Dazu ist ein regelmäßiger Austausch zwischen Therapeut und Patient notwendig, um etwa negative Auswirkungen des Verhaltens zu erörtern und eine positive Verstärkung zu erzielen. Der Therapieansatz sieht vor, dass nicht nur Fortschritte und das Ausführen des erwünschten Verhaltens gelobt werden, sondern in gleicher Weise auch bereits unternommene Anstrengungen.
5. **Automatisierung und Generalisierung des Verhaltens**: Nachdem ein Alternativverhalten erlernt wurde, muss es auf zahlreiche Alltagssituationen übertragen werden. Dazu muss der Patient erkennen, in welchen Situationen das Problemverhalten am stärksten und häufigsten eintritt. Für schwierigere Situationen soll der Patient zunächst das alternativ erlernte Verhalten gedanklich anwenden, bevor es dann schließlich in der Realität anstelle der unerwünschten Verhaltensgewohnheit ausgeführt wird.

Bezogen auf die Behandlung des Tourette-Syndroms beinhaltet das Habit Reversal Training insbesondere das bewusste Wahrnehmen eines den Tics vorangehenden Vorgefühls. Sollte dies vom Patienten nicht spontan berichtet werden, so sollte er aufgefordert werden, zu erspüren, ob es Signale des Körpers gibt, die erkennen lassen, dass ein Tic eintreten wird. Dies können sowohl Gefühle als auch Handlungen sein. Des Weiteren wird der Patient auf alle Tics aufmerksam gemacht, insbesondere auch auf solche, die er selbst bisher nicht wahrgenommen hat. Es wird dann eine Reihenfolge festgelegt, in der die Behandlung der Tics erfolgen soll. Für jeden einzelnen Tic wird eine Alternativbewegung (*competing response*) festgelegt, demonstriert und eingeübt. Eine Bewegung ist dann besonders gut als Alternativbewegung geeignet, wenn sie dem Tic entgegengesetzt oder mit der gleichzeitigen Ausführung des Tics inkompatibel ist. Beispielsweise wird für einen Blinzel-Tic alternativ ein bewusstes Augen blinkern vorgeschlagen oder für eine ruckende Rumpfbewegung ein Anspannen der Bauchmuskeln. Die Alternativbewegungen sollen für mindestens eine Minute beibehalten werden, im Idealfall bis zum Nachlassen des Vorgefühls (Woods et al. 2008b) (s. Tab. 11).

Erstmals fanden sich 1988 in einer kleinen Studie mit drei erwachsenen Patienten mit Tourette-Syndrom Hinweise darauf, dass das Habit Reversal Training auch in der Behandlung von Tics wirksam sein könnte (Azrin u. Peterson 1988). In einer Folgestudie mit sechs Patienten trat durch eine Behandlung mit dem Habit Reversal Training eine Verminderung der Tics um 55% ein. Allerdings führte im Vergleich auch ein reines Entspannungstraining zu einer Tic-Reduktion um 33% (Peterson u. Azrin 1992). In einer kleinen randomisierten kontrollierten Studie an 22 erwachsenen Patienten mit Tourette-Syndrom war das Habit Reversal Training im Vergleich zu einer unterstützenden Psychotherapie nach 14 Therapiesitzungen signifikant besser wirksam (Tic-Reduktion um 35% unter Habit Reversal Training, Tic-Zunahme um 1% während supportiver Psychotherapie) und führte auch während einer 10-monatigen Nachbeobachtungszeit zu einer anhaltenden Tic-Reduktion (Tic-Reduktion um 31% unter Habit Reversal Training und um 11% während supportiver Psychotherapie) (Wilhelm et al. 2003).

In einer weiteren Studie mit gleichem Design an 30 erwachsenen Patienten mit Tourette-Syndrom fand sich wiederum eine Überlegenheit des Habit Reversal Trainings gegenüber einer supportiven Psychotherapie in der Behandlung von Tics. Zusätzlich konnte in beiden Behandlungsgruppen eine vergleichbare Verbesserung der Lebenszufriedenheit und psychosozialen Kompetenzen nachgewiesen

Tab. 11 Umgang mit Tics

Bisherige Empfehlungen	Empfehlungen im Rahmen des Habit Reversal Trainings
Versuche deine Tics zu ignorieren	Werde dir deiner Tics bewusst
Du kannst deine Tics nicht kontrollieren	Übe, deine Tics zu kontrollieren
Das Ausführen von Tics soll nicht bestraft werden	Das erfolgreiche Ausführen von Alternativbewegungen soll belohnt werden
Versuche nicht, deine Tics zu unterdrücken, wenn du es nicht willst	Versuche durch Alternativbewegungen die Tics zu unterbinden
Tics verschlechtern sich im Anschluss an das Unterdrücken	Tics verschlechtern sich nicht durch eine Verhaltenstherapie
Das den Tics vorangehende Vorgefühl verschlechtert sich, wenn die Tics unterdrückt werden	Das den Tics vorangehende Vorgefühl kann sich durch die Therapie abschwächen
Durch das Unterdrücken von Tics können neue Tics eintreten	Durch eine Verhaltenstherapie entwickeln sich keine neuen Tics

werden. Der Behandlungseffekt hielt auch nach Therapieende während einer Beobachtungszeit von sechs Monaten an (Deckersbach et al. 2006).

Kleine offene Studien an vier und fünf Kindern zeigten eine Wirkung des Habit Reversal Trainings sowohl in der Behandlung motorischer als auch vokaler Tics auch bei Kindern (Woods et al. 1996, Woods et al. 2003).

14.2 Comprehensive Behavioral Intervention for Tics (CBIT)

Ausgehend von diesen vielversprechenden Behandlungsergebnissen wurden daraufhin mit Unterstützung der amerikanischen Tourette-Gesellschaft zwei große multizentrische Studien (an Kindern und Erwachsenen) durchgeführt mit dem Ziel, die Wirksamkeit des Habit Reversal Trainings eindeutig nachzuweisen. In diesen Studien kam allerdings eine erweiterte Form des Habit Reversal Trainings zur Anwendung, die sogenannte Comprehensive Behavioral Intervention für Tics, kurz CBIT. CBIT beinhaltet neben dem Habit Reversal Training wie oben beschrieben, eine ausführliche Psychoedukation, ein Achtsamkeitstraining zur Wahrnehmung der Tics einschließlich des den Tics vorangehenden Vorgefühls, eine Funktionsanalyse, um Situationen und Ereignisse zu identifizieren, die regelhaft zu einer Verschlechterung der Tics führen und ein Entspannungstraining (Progressive Muskelentspannung). In beiden Untersuchungen erfolgte das CBIT in 8 Sitzungen über 10 Wochen. Ab der 3. Sitzung wurde jeweils für einen Tic eine Gegenbewegung *(competing response)* eingeübt. Ziel des Competing Response Trainings (CRT) ist es, den Automatismus zu durchbrechen, dass dem Vorgefühl immer auch ein Tic folgen muss und nur so eine Entspannung eintreten kann. Während des Trainings werden Beispiele für Gegenbewegungen gegeben. Zu Beginn jeder Sitzung erfolgt eine Wiederholung. Durch häusliche Übungen automatisiert sich das neue Bewegungsmuster. Unterstützt wird das CBIT Programm durch unterschiedliche Begleitmaterialien.

In einer 2010 veröffentlichten großen multizentrischen Studie mit 126 Kindern im Alter von 9–17 Jahren konnte gezeigt werden, dass CBIT zu einer etwa 25%igen Verminderung der Tics führt (Piacentini et al. 2010). Mehr als 50% der Kinder in der CBIT-Gruppe (aber nur knapp 19% in der Kontrollgruppe) wurden als „sehr gut" oder „deutlich" verbessert eingestuft. Interessanterweise war der Behandlungseffekt nicht nur unmittelbar nach Ende der Therapie, sondern sogar noch 6 Monate später nachweisbar. Zwei Jahre später (2012) wurden die Ergebnisse einer entsprechenden Studie bei Erwachsenen (n = 122) veröffentlicht (Wilhelm et al. 2012). Hier führte die CBIT-Behandlung sogar zu einer Tic-Reduktion von etwa 30%. Wiederum war der Behandlungseffekt auch 6 Monate nach Therapieende noch nachweisbar.

Jüngst wurde eine modifizierte CBIT-Version (MCBIT) vorgestellt, die speziell für Kinder und Jugendliche mit chronischen Tic-Störungen und komorbider ADHS mit zusätzlich bestehenden psychosozialen Beeinträchtigungen entwickelt wurde. In einer kleinen Studie (n = 17, Alter: 10–17 Jahre) führte zwar auch MCBIT zu einer signifikanten Verminderung der Tics. Es war allerdings kein Unterschied im Vergleich zur traditionellen CBIT-Therapie nachweisbar, sodass die Autoren den Einsatz dieser modifizierten CBIT-Behandlung nicht empfehlen (Greenberg et al. 2023).

14.3 Exposure and Response Prevention (ERP)

Das *Exposure and response prevention*-Verfahren (ERP) (zu Deutsch: Exposition mit Reaktionsverhinderung) zielt darauf ab, den von Patienten mit Tourette-Syndrom oft beschriebenen Automatismus zu unterbrechen, dass einem Vorgefühl immer auch ein Tic folgen müsse. Im Rahmen der Therapie wird geübt, das Vorgefühl für längere Zeit auszuhalten und die Ausführung des nachfolgenden Tics zu verhindern. Hierfür sollen die Patienten das Vorgefühl nicht nur wahrnehmen, sondern sich auch für längere Zeit darauf konzentrieren. Weiterhin soll die Aufmerksamkeit darauf gelenkt werden, an welchem Körperteil genau das Gefühl empfunden wird. Der anschließend sonst „automatisch" eintretende Tic soll aktiv unterdrückt werden. Die Dauer der aktiven Tic-Unterdrückung kann mittels Stoppuhr kontrolliert werden und soll mit zunehmender Übung für eine immer längere Zeit erfolgen. Ziel ist es, die Tics beispielsweise über einen Zeitraum von 2 Stunden anhaltend zu unterdrücken. Auch wenn Exposure and Response Prevention und Habit Reversal Training eine gewisse Überlappung aufweisen, so wird beim Exposure and Response Prevention im engeren Sinne keine Gegenbewegung *(competing response)* eingeübt.

Hinweise, dass das Exposure and Response Prevention ein geeignetes Verfahren zur Behandlung von Tics sein könnte, stammen bereits aus dem Jahre 1983 (Bullen u. Hemsley 1983). Systematischer wurde das ERP erstmals 1997 bei vier Patienten untersucht (Hoogduin et al. 1997). Bei drei der vier Patienten führte ein an die Therapie von Zwängen angelehntes ERP zu einer Tic-Reduktion von 68% bis 83%. Auch in einer unkontrollierten Folgestudie mit 20 Patienten konnte mittels einer geblindeten Videoauswertung (Vergleich von Videoaufnahmen vor und im Anschluss an 10 Therapiesitzungen) eine Verminderung der Tics durch die Behandlung festgestellt werden (Verdellen et al. 2007). Daraufhin wurde durch dieselbe niederländische Gruppe eine kontrollierte Studie mit 19 Patienten im Alter zwischen 7 bis 55 Jahren durchgeführt (Verdellen et al. 2008). Die Behandlung mit ERP erfolgte über 10 Wochen in wöchentlichen Sitzungen à 2 Stunden und führte zu einer etwa 60%igen Reduktion der Tics. Sowohl im Laufe einer einzelnen Sitzung, als auch im Verlauf der mehrwöchigen Therapie kam es zu einer kontinuierlichen Verminderung der Tics. Nach Auffassung der Autoren kann der Behandlungserfolg zumindest partiell auf eine Gewöhnung an das den Tics vorangehende Vorgefühl zurückgeführt werden, welche sich offenbar durch ein vollständiges Unterdrücken der Tics einstellt (Verdellen et al. 2008). In einer weiteren Studie wurde die Wirksamkeit des HRT im Vergleich zum ERP an 43 Patienten mit Tourette-Syndrom untersucht. Beide Behandlungen führten zu einer signifikanten Reduktion der Tics mit leichter (aber nicht signifikanter) Überlegenheit des ERP (Verdellen et al. 2004).

In einer Studie an 76 Patienten mit Tourette-Syndrom und anderen chronischen Tic-Störungen konnte gezeigt werden, dass eine zusätzlich durchgeführte medikamentöse Behandlung der Tics (n = 23) das positive Behandlungsergebnis einer kognitiven behavioralen Therapie, welches auch ein Habit Reversal Training einschloss, nicht weiter verbessern konnte (O'Connor et al. 2009).

Weitere doppel-blinde Studien, in denen die Wirksamkeit von ERP als *face-to-face*-Therapie untersucht wurde, wurden bis heute nicht durchgeführt. In einer größeren offenen, in Schweden durchgeführten Studie mit 74 Teilnehmern im Alter von 6–17 Jahren führte ERP zu einer signifikanten Reduktion der Tics (Andrén et al. 2021). Nach Ansicht der Autoren bestätigt diese Studie, dass ERP auch in einem naturalistischen Setting wirksam ist.

14.4 Wirksamkeit von HRT, CBIT und ERP

In einer 2013 veröffentlichten systematischen Übersichtsarbeit zur Wirksamkeit von Verhaltenstherapien zur Behandlung von Tics (Dutta u. Cavanna 2013) wurden insgesamt fünf Studien mit randomisiertem und kontrolliertem Design berücksichtigt (Wilhelm et al. 2003, Verdellen et al. 2004, Deckersbach et al. 2006, Piacentini et al. 2010, Wilhelm et al. 2012). In je zwei Studien wurde die Wirksamkeit von

HRT bzw. CBIT im Vergleich zu supportiver Psychotherapie untersucht, in einer Studie HRT vs. ERP (Verdellen et al. 2004). In allen bis auf einer Studie (Piacentini et al. 2010) wurden erwachsene Patienten untersucht, insgesamt 353 Patienten. In allen Studien führte die Verhaltenstherapie zu einer signifikanten Reduktion der Tics (zwischen 18,3 und 37,5%) ohne erkennbare Unterscheide zwischen Kindern und Erwachsenen.

Zwischen 2013 und 2020 wurden sechs weitere systematische Übersichten und Metaanalysen zur Behandlung von Tics mittels Verhaltenstherapie veröffentlicht, die sämtlich eine Wirksamkeit dieser Therapieform belegen (Wile et al. 2013, McGuire et al. 2014, Hollis et al. 2016, Yang et al. 2016a, Yang et al. 2020). In der jüngsten, 2020 veröffentlichten Metaanalyse wurden 10 kontrollierte Studien mit insgesamt 586 Teilnehmern ausschließlich nach Behandlung mit HRT und CBIT analysiert und eine mittlere Effektstärke (SMD von 0,43) ermittelt (Yu et al. 2020a).

Wegen der ungenügenden Datenlage zur Wirksamkeit des ERP ist aktuell keine Aussage zu der Frage möglich, welche der verschiedenen Therapieformen (HRT, CBIT, ERP) am wirksamsten ist. Derzeit wird aber von einer vergleichbaren Wirksamkeit ausgegangen (Andrén et al. 2022c)

In mehreren kleineren Studien konnte gezeigt werden, dass zumindest bei Kindern das Inaussichtstellen einer Belohnung zu einer weiteren Verbesserung des Behandlungserfolges führt (Capriotti et al. 2012, Himle et al. 2008).

> *Insgesamt gilt die Wirksamkeit einer persönlich durch einen Therapeuten („face to face") durchgeführten Therapie mit HRT/CBIT – und in geringerem Maße von ERP – mittlerweile als gut belegt, auch wenn die Reduktion der Tics um im Mittel ca. 30% relativ gering ausfällt.*

14.5 Verhaltenstherapie per Video

Wegen des weltweit bestehenden Mangels an ausgebildeten Therapeuten wurde in den letzten Jahren vermehrt untersucht, ob alternativ zur *face-to-face*-Therapie auch eine per Video durchgeführte Verhaltenstherapie mit HRT, CBIT oder ERP wirksam ist. In einer ersten kleinen Studie mit 20 Kindern erwies sich eine CBIT-Therapie per Video als genauso gut wirksam wie eine klassische CBIT-Behandlung mit direktem Therapeutenkontakt (Himle et al. 2012). In einer weiteren Studie bei Kindern führte per Video angewandtes CBIT zwar zu einer signifikanten Verbesserung der Tics, nicht aber von begleitend bestehenden psychiatrischen Symptomen (Woods et al. 2011). Eine 2016 veröffentlichte kontrollierte Studie mit 20 Jugendlichen im Alter zwischen 8 und 16 Jahren bestätigte, dass eine Verhaltenstherapie mit vergleichbar gutem Ergebnis im Hinblick auf die Reduktion von Tics auch per Video durchgeführt werden kann (Ricketts et al. 2016). In einer großen dänischen Studie mit 116 Kindern und Jugendlichen wurde die traditionelle *face-to-face*-ERP-Behandlung mit einer Anwendung mittels webbasierter Videokonferenzen verglichen. Beide Behandlungsformen führten ohne Gruppenunterschied zu einer anhaltenden Reduktion der Tics (Soerensen et al. 2023).

In einer 2020 veröffentlichten Studie mit 44 Teilnehmern (7–13 Jahre) fanden sich erstmals Hinweise darauf, dass eine HRT-Behandlung auch therapeutenunabhängig zuhause durch Anleitung per DVD (inklusive Videos) mit Unterstützung der Eltern erfolgreich durchgeführt werden kann (Singer et al. 2020).

14.6 Verhaltenstherapie mithilfe internetbasierter Anwendungen

Um eine Verhaltenstherapie zur Behandlung von Tics bei anhaltendem Mangel an Therapeuten auch in strukturschwachen Regionen zu ermöglichen, konzentrierten sich zuletzt Studien auf die Untersuchung verschiedener internetbasierter Anwendungen. Diese Form der Behandlung ist nicht nur ressourcen- und kostensparend, sondern könnte zudem helfen, Behandlungen trotz Therapeutenmangel anzubieten. In Schweden wurde eine Internetplattform für Kinder entwickelt (BIP), mit deren Hilfe eine allerdings von Therapeuten begleitete Behandlung mittels HRT oder ERP durchgeführt wird. In einer Pilotstudie mit 23 Kindern (8–16 Jahre) führte die ERP-Behandlung via BIP zu einer signifikanten Tic-Reduktion, nicht jedoch jene mittels HRT (Andren et al. 2019). In einer nachfolgend, ebenfalls in Schweden durchgeführten großen Studie wurden 221 Kinder und Jugendliche im Alter zwischen 9 und 17 Jahren eingeschlossen und für 10 Wochen mittels ERP via Internet begleitet durch einen Therapeuten im Vergleich zu einer von Therapeuten unterstützten internetbasierten Schulung über Tics behandelt. Beide Interventionen führten zu einer signifikanten Tic-Reduktion mit etwas größer Verminderung der Tics in der ERP-Gruppe. Allerdings war die Responderrate in der ERP-Gruppe (47%) signifikant größer als in der Vergleichsgruppe (29%) (Andrén et al. 2022a, Andrén et al. 2022b). Nach einer in Israel durchgeführten kontrollierten Studie mit 45 Jugendlichen (7–18 Jahre) führt eine von Therapeuten begleitete internetbasierte CBIT-Behandlung zu einer signifikanten Verminderung der Tics (Rachamim et al. 2022).

In einer kleinen kontrollierten Studie (n = 46, Alter: 6–18 Jahre) wurde untersucht, ob auch eine Verkürzung der CBIT-Behandlung von acht auf vier Sitzungen zu einer Tic-Reduktion führt. Im Vergleich zu einer Standardtherapie (50 mg Pyridoxin plus Psychoedukation) war die verkürzte CBIT-Therapie signifikant wirksamer. Ein Vergleich mit der üblichen CBIT-Therapie erfolgte nicht (Chen et al. 2020). Analog führte ein speziell für Kinder unter neun Jahren entwickeltes, von acht auf sechs Sitzungen verkürztes CBIT-Programm nach einer kleinen unkontrollierten Studie (n = 15, Alter: 5–8 Jahre) ebenfalls zu einer befriedigenden Tic-Reduktion (Bennett et al. 2020).

In einer in England durchgeführten großen Studie (n = 224, 9–17 Jahre) wurde die Wirksamkeit einer 10-wöchigen, internetbasierten, Therapeuten unterstützen ERP-Behandlung verglichen mit einer in gleicher Weise durchgeführten Psychoedukation. Nach drei Monaten war in der ERP-Gruppe ein deutlich größerer Rückgang der Tics nachweisbar als in der Vergleichsgruppe (16% versus 6%; 95% Konfidenzintervall: -3,86 bis -0,71), Effektstärke: -0,31 (95% Konfidenzintervall: -0,52 bis -0,10) (Khan et al. 2020, Hollis et al. 2021).

Jüngst wurden die Ergebnisse einer ersten Studie veröffentlicht, in der eine internetbasierte CBIT-Behandlung (iCBIT) völlig unabhängig von einem Therapeuten untersucht wurde. In dieser großen Studie mit 161 erwachsenen Teilnehmern wurde der primäre Endpunkt zwar sehr knapp verpasst (p = 0,053), nach Ansicht der Autoren kann dennoch eine Wirksamkeit der Behandlung angenommen werden. Interessanterweise war drei und sechs Monate nach Ende der Therapie ein signifikanter Unterschied zwischen iCBIT- und Placebogruppe nachweisbar. Im Vergleich zur *face-to-face*-Behandlung konnte gezeigt werden, dass iCBIT der klassischen Anwendung nicht unterlegen ist (Haas et al. 2022).

14.7 Kurzformen der Verhaltenstherapie

Mit dem Ziel, nicht nur ressourcensparend zu arbeiten, sondern gleichzeitig auch die Belastung für die Patienten gering zu halten, wurde untersucht, ob auch verkürzte Therapieprogramme wirksam sind. Nach einer 2014 veröffentlichten kleinen Fallserie (n = 2) führte bei beiden Kindern (10 und 14 Jahre) ein intensiviertes ambulantes CBIT-Programm (IOP CBIT), welches für jeweils mehrere Stunden über vier Tage durchgeführt wurde, ebenfalls zu einer anhaltenden Tic-Reduktion (Blount et al. 2014). In ähnlicher Weise (Verkürzung der Therapiedauer auf vier Tage mit mehrstündigem Training) konnte in einer kleinen Studie (n = 14, Alter: 9–17 Jahre) eine befriedigende Verminderung der Tics mittels ERP erzielt werden (Heijerman-Holtgrefe et al. 2021). Nach einer kleinen, offenen, unkontrollierten, niederländischen Studie mit 29 Erwachsenen führt die Verkürzung einer ERP-Therapiesitzung von zwei auf eine Stunde nicht zu einem schlechteren Behandlungsergebnis (van de Griendt et al. 2018).

14.8 Gruppentherapie

Darüber hinaus wurde versucht, Verhaltenstherapien mit HRT/CBIT und ERP ressourcensparend als Gruppentherapie durchzuführen. In mehreren Studien fanden sich Hinweise darauf, dass auch auf diesem Wege eine Verminderung der Tics zu erzielen ist, auch wenn die vorliegenden Ergebnisse nicht ganz einheitlich sind. In einer kleinen kontrollierten Studie (n = 33, Alter: 9–13) führte eine HRT-Gruppentherapie zu einer stärkeren Tic-Reduktion als eine Gruppen-Psychoedukation (Yates et al. 2016). In einer ähnlichen Studie (n = 28, Alter: 9–13 Jahre) führten sowohl eine Gruppen-HRT-Behandlung als auch eine Gruppen-Psychoedukation zu einer signifikanten Tic-Reduktion über 12 Monate, ohne dass allerdings ein Gruppenunterschied feststellbar war (Dabrowski et al. 2018). In einer etwas größeren kontrollierten Studie mit 61 Kindern im Alter zwischen 8 und 15 Jahren führten sowohl eine Gruppen-CBIT-Behandlung als auch eine Gruppen-Psychoedukation zu einer signifikanten Tic-Reduktion. Ein Gruppenunterschied fand sich allerdings nur in einzelnen Messungen (etwa für motorische Tics gemessen mit der YGTSS) (Zimmerman-Brenner et al. 2022). In einer weiteren offenen, randomisierten, kontrollierten Studie (n = 59, Alter: 9–17 Jahre) wurde eine kombinierte

HRT+ERP-Behandlung in der Gruppe mit der Wirkung einer Einzeltherapie verglichen. Beide Therapieformen führten zu einer signifikanten Verminderung der Tics, ohne dass ein Gruppenunterschied feststellbar war (Nissen et al. 2019). Der Behandlungseffekt war auch nach 12 Monaten nachweisbar ohne erkennbaren Wirkunterschied zwischen Einzel- und Gruppentherapie (Nissen et al. 2021). Erwähnenswert ist, dass sich in keiner der Studien Hinweise darauf fanden, dass es während der Gruppentherapie infolge von Echophänomenen zu einer bedeutsamen Imitation oder Zunahme der Tics kommt.

14.9 Vergleich zwischen Verhaltenstherapie und Pharmakotherapie

Bisher wurde lediglich eine, methodisch allerdings relativ schlechte, kontrollierte Studie mit dem Ziel durchgeführt, die Wirksamkeit einer Verhaltenstherapie (entweder HRT oder ERP) im Vergleich zu einer Pharmakotherapie (entweder Risperidon, Aripiprazol oder Pimozid) oder Psychoedukation zu untersuchen (Rizzo et al. 2018). Eingeschlossen wurden 110 Kinder und Jugendliche im Alter zwischen 8–17 Jahren. Bemerkenswerterweise waren die Verhaltenstherapie und die medikamentöse Behandlung nach dieser Studie gleich gut wirksam und führten jeweils im Vergleich zur Psychoedukationsgruppe zu einer signifikanten Reduktion der Tics.

Die Ergebnisse anderer Studien, in denen allerdings die Wirkung einer Verhaltenstherapie nicht direkt mit der einer Pharmakotherapie verglichen wurde, lassen hingegen vermuten, dass eine Behandlung mit einem der Medikamente der 1. Wahl (etwa Aripiprazol) zu einer stärkeren Verminderung der Tics führt als eine Verhaltenstherapie. Allerdings muss bei einem solchen Vergleich auch berücksichtigt werden, dass HRT, CBIT und ERP praktisch nebenwirkungsfrei sind, eine Therapie mit einem Antipsychotikum hingegen oft zu relevanten Nebenwirkungen führt. Daher kann eine Verhaltenstherapie – trotz der mutmaßlich geringeren Wirkung – dennoch insgesamt zu einer besseren Lebensqualität führen als eine medikamentöse Behandlung.

14.10 Kein Rebound nach Unterdrückung der Tics

Sehr ausführlich wurde in den letzten Jahren der Frage nachgegangen, ob eine willentliche Unterdrückung der Tics zwar vorübergehend zu einer Verminderung der Tics, nachfolgend aber zu einer überschießenden Verschlechterung (Rebound) führt. In zahlreichen Studien konnte mittlerweile – entgegen den spontanen Berichten vieler Patienten – kein derartiger Rebound festgestellt werden (s. Kap. 5.4 Unterdrückbarkeit von Tics). Von einer Verhaltenstherapie sollte daher nicht aus Sorge vor einer nachfolgenden Verschlechterung der Tics Abstand genommen werden. Nachdem allerdings sowohl Patienten als auch Therapeuten zuvor über Jahrzehnte davon überzeugt waren, dass die Unterdrückung von Tics zu einem Rebound führe, muss dieser Aspekt im Rahmen der Psychoedukation ausführlich mit dem Patienten besprochen werden.

14.11 Voraussetzungen für Therapieerfolg

Nachdem gezeigt werden konnte, dass Behandlungen der Tics mittels HRT, CBIT und ERP wirksam sind, wurde zunächst angenommen, dass die Wahrnehmung des den Tics vorangehenden Vorgefühls eine notwendige Voraussetzung für den Therapieerfolg sei.

Nicht alle Patienten berichten aber spontan über ein Vorgefühl. Zumindest bei der Mehrzahl der erwachsenen Patienten gelingt es im Rahmen der Therapie dennoch, die Aufmerksamkeit auf das Vorgefühl zu lenken. Es ist bekannt, dass die Wahrnehmung des Vorgefühls altersabhängig ist und ältere Kinder (> 14 Jahre) deutlich häufiger über ein Vorgefühl berichten als jüngere Kinder (s. Kap. 5.5 Vorgefühl). Allerdings konnte in einer großen Studie gezeigt werden, dass bereits ab einem Alter von 9 Jahren eine Behandlung mit CBIT erfolgreich möglich ist (Piacentini et al. 2010). Nach einer kleinen, offenen Studie führt CBIT (in verkürzter Form) sogar bei Kindern ab fünf Jahren zu einer Tic-Reduktion (Bennett et al. 2020). Bei jüngeren Kindern wird jeweils im Einzelfall zu prüfen sein, ob Motivation, intellektuelle Reife und Introspektionsfähigkeit eine Verhaltenstherapie erlauben.

Mittlerweile wird davon ausgegangenen, dass eine Verhaltenstherapie auch dann erfolgreich durchgeführt werden kann, wenn von dem Patienten kein Vorgefühl angegeben wird. Eindeutige Prädiktoren, die eine Aussage über den Behandlungserfolg erlauben, sind bisher nicht bekannt.

14.12 Langzeiteffekte der Verhaltenstherapie

Es ist anhand der vorliegenden Studien davon auszugehen, dass HRT, CBIT und ERP einen anhaltenden Effekt über die 10-wöchige Behandlung hinaus haben. Allerdings fehlen bisher noch Studien mit einem Langzeitverlauf von einem oder mehreren Jahren. Es kann daher spekuliert werden, dass Verhaltenstherapien möglicherweise keine rein symptomatischen Behandlungen darstellen, sondern eventuell sogar langfristig den Krankheitsverlauf positiv beeinflussen. Um dies zu klären, sind weitere Verlaufsuntersuchungen mit längeren Beobachtungszeiträumen notwendig. Bisher wurde nicht untersucht, ob eventuell eine sehr früh im Verlauf einer Tic-Störung durchgeführte Verhaltenstherapie (etwa im ersten Jahr der Erkrankung) zu einem noch besseren Behandlungsergebnis oder eventuell sogar zu einer vollständigen Remission führen könnte. Interessanterweise konnte in der ONLINE-TICS-Studie gezeigt werden, dass die internetbasierte CBIT-Behandlung iCBIT sogar nach Therapieende – im Gegensatz zur *face-to-face*-Behandung in dieser (Haas et al. 2022), aber auch in anderen Studien (Piacentini et al. 2010, Wilhelm et al. 2012) – noch zu einer weiteren Verminderung der Tics führte. Die Autoren vermuten, dass dies eventuell auf eine größere Selbstverantwortung zurückzuführen sein könnte, die während der iCBIT im Gegensatz zur klassischen *(face-to-face)* CBIT-Behandlung erworben wird. Eine durch die Therapie bedingte anhaltende Verbesserung der Tics könnte theoretisch durch neuroplastische Prozesse erklärt werden. In einer kleinen Studie fanden sich in der Tat erste Hinweise darauf, dass eine Verhaltenstherapie mittels CBIT zu einer Verminderung der Aktivierung im Putamen führt, was von den Autoren als „Normalisierung" einer zuvor pathologisch verstärkten Aktivierung gewertet wurde (Deckersbach et al. 2014).

» *Habit Reversal Training (HRT), Comprehensive Behavioral Intervention für Tics (CBIT) und Exposure and Response Prevention (ERP) sind verhaltenstherapeutische Verfahren, die mittlerweile in der Behandlung des Tourette-Syndroms etabliert sind. Im Gegensatz zu früheren Empfehlungen im Umgang mit Tics basieren diese Therapien auf einer bewussten Wahrnehmung des den Tics vorangehenden Vorgefühls und dem nachfolgenden Bemühen, statt des Tics eine sozial kompatible, aber mit dem Tic inkompatible Bewegung auszuführen bzw. den Tic zu unterdrücken.*

Mittlerweile wurden große kontrollierte Studien durchgeführt, die die Wirksamkeit dieser Verhaltenstherapien sowohl bei Kindern (ab etwa neun Jahren, möglicherweise aber auch schon ab fünf Jahren) als auch bei Erwachsenen eindeutig belegt haben. HRT, CBIT und ERP gelten als vergleichbar gut wirksam. Im Mittel tritt eine Tic-Reduktion von etwa 30% ein. Prädiktoren für einen Behandlungserfolg sind nicht bekannt.

Für den praktischen Einsatz aller Verhaltenstherapien besteht gegenwärtig in Deutschland das Problem, dass diese Therapieformen hierzulande wenig bekannt sind und nur von wenigen Therapeuten angeboten werden. Erste Studien deuten darauf hin, dass alternativ zu einer face-to-face-Behandlung auch andere Behandlungsformen wirksam sind wie eine Gruppentherapie, Behandlungen per Video sowie internetbasierte Behandlungen mit oder auch völlig ohne Begleitung durch einen Therapeuten.

14.13 Andere psychotherapeutische Verfahren

Verhaltenstherapie „Living with Tics"

Alternativ zu HRT, CBIT und ERP wurde eine Verhaltenstherapie erprobt, die weniger auf die Verringerung der Tic-Schwere abzielt, sondern primär auf eine Verbesserung der Lebensqualität der Patienten (McGuire et al. 2015). In einer ersten Studie mit 24 Jugendlichen war dieses als „Living with Tics" („Leben mit Tics") bezeichnete Behandlungsprogramm wirksam in der Behandlung von Tics.

Kognitive Interventionen

Bisher gibt es keine überzeugenden Belege dafür, dass rein kognitive Interventionen zu einer Verminderung von Tics führen. Allerdings wurde in zwei kleinen offenen Studien eine Tic-Reduktion nach einer kombinierten Behandlung mit sensomotorischer Aktivierung und (meta-)kognitiven Interventionen beschrieben (O'Connor et al. 2016, Leclerc et al. 2016).

Eine tiefenpsychologisch orientierte Psychotherapie gilt in der Behandlung von Tics allgemein als unwirksam (Müller-Vahl et al. 2008b). Selbstverständlich kann es dennoch bei Patienten mit Tourette-Syndrom wohlbegründete Indikationen für eine tiefenpsychologisch orientierte Psychotherapie geben, etwa die Behandlung einer Depression oder Angststörung. Allerdings sollte das Therapieziel stets vor Therapiebeginn gemeinsam mit dem Patienten eindeutig definiert werden. Übereinstimmung sollte zu der Frage erzielt werden, dass Tics einer tiefenpsychologisch orientierten Psychotherapie nicht zugänglich sind. Dadurch können Enttäuschungen aufseiten des Therapeuten wie auch des Patienten vermieden werden. Da Tics durch diverse Faktoren in ihrer Ausprägung beeinflusst werden können, kann es selbstverständlich im Rahmen einer erfolgreichen tiefenpsychologisch orientierten Psychotherapie – beispielsweise zur Behandlung einer Depression – sekundär auch zu einer Verbesserung der Tics kommen.

Dritte-Welle-Interventionen

In verschiedenen kleinen, offenen Studien wurden verhaltenstherapeutische Verfahren der dritten Welle zur Behandlung von Tics untersucht, wie etwa MBSR (*mindfulness-based stress reduction*) (Reese et al. 2015, Reese et al. 2021) und ACT (Akzeptanz- und Commitment-Therapie). Wegen bisher fehlender kontrollierter Studien ist aktuell eine Aussage zur Wirksamkeit noch nicht möglich (zur Übersicht s.: Andrén et al. 2022c). Jüngst wurde allerdings das Protokoll einer randomisierten, kontrollierten Studie zur Untersuchung der Wirksamkeit einer Mindfulness-basierten HRT-Behandlung veröffentlicht, sodass zeitnah erste kontrollierte Daten vorliegen werden (Li et al. 2022).

Entspannungsverfahren

Isoliert durchgeführte Entspannungsverfahren gelten als unwirksam in der Tic-Behandlung (Bergin et al. 1998, Müller-Vahl et al. 2008b), auch wenn in Einzelfällen über eine Tic-Reduktion berichtet wurde (Kohen u. Botts 1987, Peterson u. Azrin 1992, Michultka et al. 1998). Es ist davon auszugehen, dass die Ausübung etwa eines autogenen Trainings oder einer progressiven Muskelrelaxation nach Jacobson unmittelbar während der Ausführung als angenehm bzw. entspannend empfunden werden und sich daher kurzzeitig positiv auf die Tics auswirken kann. Ein anhaltender Effekt ist jedoch nicht zu erwarten. Sollte das Entspannungsverfahren hingegen als unangenehm empfunden werden, kann es durchaus auch zu einer vorübergehenden Verschlechterung der Tics kommen. Insgesamt wirken Entspannungsverfahren wahrscheinlich lediglich wie andere situative Einflussfaktoren auch, sodass von einer Behandlung im engeren Sinne nicht gesprochen werden kann. Sollte ein Entspannungstraining als angenehm empfunden werden oder Bestandteil einer Psychotherapie (etwa im Rahmen der Behandlung einer Angststörung) sein, spricht selbstverständlich nichts gegen die Durchführung.

Im Kontext eines umfangreichen verhaltenstherapeutischen Programms wie HRT und CBIT gelten Entspannungsverfahren (besonders progressive Muskelrelaxation) hingegen als sinnvolle Therapieergänzung mit dem Ziel, negative Einflüsse auf die Tics etwa durch Anspannung, Aufregung und Stress abzumildern (s. Kap. 14 Behandlung von Tics: Psychotherapie).

Hypnose

Auch wenn in Einzelfällen über positive Effekte einer Hypnose in der Behandlung von Tics berichtet wurde (Young u. Montano 1988, Culbertson 1989), kann nach derzeitigem Kenntnisstand eine Hypnosebehandlung nicht empfohlen werden. Anekdotisch wurde beschrieben, dass durch Hypnose die Wahrnehmung von Tics im Rahmen eines Habit Reversal Trainings verbessert werden konnte (Dillenburger u. Keenan 2003).

Massierte negative Übungen *(Massed Negative Practice)*

Massierte negative Übungen basieren auf der Annahme, dass das wiederholte, kraftvolle, absichtliche Ausführen von Tic-ähnlichen Bewegungen (etwa über 30 Minuten hinweg) nach längerer Anwendung zu einer Verminderung der Tics führe. Allerdings konnte weder in Fallberichten, noch in einer kleinen kontrollierten Studie eine Tic-Reduktion nach Anwendung dieser Therapie nachgewiesen werden (Azrin et al. 1980).

Neurofeedback

Beim Neurofeedback wurde ursprünglich die Analyse und Darstellung des EEGs therapeutisch genutzt. Die vom jeweiligen Aufmerksamkeits- bzw. Bewusstseinszustand abhängige Frequenzverteilung wird dem Probanden in Echtzeit demonstriert, um eine bessere Selbstregulation zu erzielen. Es gibt Hinweise darauf, dass Neurofeedback in der Behandlung der ADHS wirksam ist.

Erste Untersuchungen weisen darauf hin, dass auch eine Behandlung der Tics mittels spezieller Varianten des Neurofeedback-Trainings möglich sein könnte (Heinrich et al. 1998, Tansey 1986, Nagaia et al. 2009, Rothenberger, persönliche Mitteilung). Beim *Frequenzband-Training* sollen die Patienten mittels EEG-Kontrolle lernen, sich in einen entspannten, aber dennoch aufmerksamen Zustand zu versetzen. Hierdurch soll eine Verminderung der Tics eintreten. Durch häufiges Üben soll es nachfolgend gelingen, diesen Zustand auch über einen längeren Zeitraum hinweg aufrecht zu erhalten und im Alltag anzuwenden. Demgegenüber wird beim *Training der langsamen kortikalen Potentiale* versucht, das Aktivitätsniveau bestimmter Hirnareale zu regulieren, mit dem Ziel, hemmende Funktionen zu stärken und dadurch Tics zu vermindern (Heinrich et al. 2007).

Mittlerweile wurden neuere Methoden des Neurofeedbacks entwickelt, etwa unter Einsatz einer funktionellen Echtzeit-Magnetresonanztomographie mit dem Ziel, mithilfe eines Feedbacks über die Aktivität bestimmter Hirnregionen die dortige Hirnaktivität zu kontrollieren. Jüngst wurde erstmals eine methodisch hochwertige Studie publiziert, in der 21 Jugendliche via funktioneller Echtzeit-Magnetresonanztomographie (rt-fMRI) mittels Neurofeedback behandelt wurden. Mit dieser nicht-invasiven Technik wurde versucht, eine veränderte Hirnaktivität speziell im supplementär-motorischen Areal (SMA) positiv zu beeinflussen mit dem Ziel der Tic-Verminderung. Während die Neurofeedback-Behandlung im Vergleich zu einer Sham-Behandlung zu einer signifikanten Reduktion der Tics führte, konnte die Aktivität in der SMA nicht beeinflusst werden (Sukhodolsky et al. 2020).

Nach einer offenen unkontrollierten Fallstudie mit 100 Kindern und Jugendlichen führt eine Behandlung mit Infra-Niederfrequenz-Neurofeedback (ILF NF) selbst bei ansonsten therapieresistenten Patienten zu einer Verminderung der Tics (Solberg et al. 2022). Derzeit werden weitere Studien durchgeführt, in denen die Wirksamkeit einer Neurofeedback-Behandlung auf Tics untersucht wird. Aktuell ist eine abschließende Bewertung dieser innovativen und nebenwirkungsarmen Methode noch nicht möglich.

15 Behandlung von Tics: Pharmakotherapie

In der Behandlung von Tics gelten Dopaminrezeptor-Antagonisten als effektivste Therapie. In Deutschland und auch den meisten anderen europäischen Ländern ist nach wie vor Haloperidol als einzige Substanz in dieser Indikation zugelassen. Von den amerikanischen Behörden wurde neben Haloperidol auch für Pimozid sowie 2014 für Aripiprazol eine Zulassung erteilt.

Da Haloperidol heute nicht mehr zur Behandlung von Tics empfohlen werden kann, erfolgt stets eine off-label-Verordnung. Diese Praxis steht im Einklang mit gängigen Behandlungsempfehlungen. Daher treten im klinischen Alltag durch die Verordnung einer für diese Indikation nicht zugelassenen Behandlung – auch gegenüber den Krankenkassen oder bei Begutachtungen – keine praktischen Schwierigkeiten auf.

15.1 Empfehlungen internationaler Leitlinien

Auch heute noch liegt nur eine begrenzte Anzahl von Studien zu pharmakologischen Behandlungen des Tourette-Syndroms vor, die strengen Qualitätsanforderungen genügen. Insbesondere Studien, in denen ein direkter Vergleich verschiedener Substanzen erfolgt, fehlen weitgehend.

In den 2011 erstmals erschienenen Leitlinien der Europäischen Gesellschaft zur Erforschung des Tourette-Syndroms (ESSTS) wird eingangs ausführlich dargelegt, wie schwierig es ist, anhand der unbefriedigenden Datenlage überhaupt eine Behandlungsempfehlung auszusprechen (Roessner et al. 2011b). Daher basierten diese 2011 publizierten ESSTS-Empfehlungen nicht nur auf Studiendaten, sondern auch auf den Ergebnissen einer Befragung unter europäischen Experten zu deren Behandlungsgepflogenheiten. Die am häufigsten gebrauchten Medikamente zur Behandlung von Tics im Jahr 2011 waren Risperidon, (mit deutlichem Abstand) gefolgt von Clonidin, Aripiprazol, Pimozid, Sulpirid, Tiaprid und Haloperidol. In den Leitlinien wurden abschließend folgende Substanzen empfohlen: als Medikament der 1. Wahl Risperidon sowie als Medikamente der 2. Wahl Aripiprazol, Sulpirid, Tiaprid (bei Kindern) und Clonidin (bei komorbider ADHS).

Demgegenüber wurden im selben Jahr von zwei amerikanischen Experten in einer Übersichtsarbeit zur Behandlung des Tourette-Syndroms als Medikamente der 1. Wahl Guanfacin und Tetrabenazin empfohlen (Jankovic u. Kurlan 2011). Als Substanzen der 2. Wahl wurden Fluphenazin, Risperidon (und andere atypische Antipsychotika), Clonazepam, Topiramat und Botulinumtoxin genannt.

Im Jahr 2019 wurden eine systematische Übersicht und Leitlinien der American Academy of Neurology (AAN) für die Behandlung des Tourette-Syndroms veröffentlicht (Pringsheim et al. 2019a, Pringsheim et al. 2019b). Dafür wurde eine strukturierte, evidenzbasierte Methodik benutzt, wie sie zur Leitlinienentwicklung empfohlen wird. So wurden in der Leitlinie nur systematische Übersichten und randomisierte kontrollierte Studien (RCTs) zur Behandlung von Tics berücksichtigt, die mindestens 20 Teilnehmer umfassten. Basierend auf dieser Methodik kamen die Autoren zu folgender abschließender Bewertung: Es liege eine „moderate" Evidenz vor, dass Haloperidol, Risperidon, Aripiprazol, Tiaprid, Clonidin, Botulinumtoxin-Injektionen, das 5-Ling-Granulat und das Ningdong-Granulat wirksamer in der Reduktion von Tics seien als Placebo. Eine „geringe" Evidenz für eine Tic-reduzierende Wirkung liege vor für Pimozid, Ziprasidon, Metoclopramid, Guanfacin, Topiramat und Tetrahydrocannabinol (THC). Demgegenüber war die einzige Therapie, für die eine „starke" Evidenz für eine Wirksamkeit festgestellt wurde, eine Verhaltenstherapie (HRT, CBIT).

Im Jahr 2022 wurde ein Update der erstmals 2011 veröffentlichten ESSTS-Leitlinien publiziert (s. auch Kap. 13.5 Leitlinien zu Behandlung des Tourette-Syndroms). Im dritten Teil werden Empfehlungen speziell zur Pharmakotherapie gegeben (Roessner et al. 2022). Darin wurde ein anderer methodischer Ansatz gewählt als in den Guidelines der AAN. So wurde einerseits entschieden, ausschließlich englischsprachige Literatur zu berücksichtigen, andererseits wurden aber auch Studien eingeschlossen, die weniger strengen methodischen Kriterien entsprachen oder nur kleine Fallzahlen einschlossen. Schließlich wurden – wie auch bereits 2011 – die Ergebnisse einer Expertenumfrage berücksichtigt, da die Autoren die Ansicht vertraten, dass dies die Behandlungsrealität in Europa widerspiegele. Als Medikament der 1. Wahl wird für alle Altersgruppen wegen des günstigeren Nebenwirkungsprofil im Vergleich zu anderen Antipsychotika der ersten und zweiten Generation Aripiprazol empfohlen. Als Alternativen werden Tiaprid und Risperidon und – insbesondere bei gleichzeitigem Vorliegen einer ADHS – Clonidin und Guanfacin vorgeschlagen. Für therapieresistente Patienten wird unter Berücksichtigung der individuellen Situation eine Therapie mit einem der folgenden Präparate empfohlen: Pimozid, Haloperidol, Topiramat, Cannabis-basierte Medikamente und Botulinumtoxin-Injektionen.

In der 2019 durchgeführten Umfrage der ESSTS-Leitliniengruppe fand sich im Vergleich zu den 2011 erhobenen Ergebnissen ebenfalls eine klare Verschiebung von Risperidon hin zu Aripiprazol, welches nunmehr sowohl bei Kindern und Jugendlichen als auch bei Erwachsenen mehrheitlich als Medikament der 1. Wahl eingestuft wird. Hingegen gar nicht verschrieben werden von europäischen Experten folgende Substanzen, für die in den AAN-Guidelines immerhin eine moderate oder geringe Evidenz für eine Wirksamkeit gefunden wurde: das 5-Ling-Granulat und das Ningdong-Granulat sowie Ziprasidon und Metoclopramid. Interessanterweise werden umgekehrt von ESSTS-Experten folgende Substanzen zur Behandlung von Tics gebraucht, die in den AAN-Leitlinien als Medikamente bewertet wurden, für die nicht einmal eine „geringe" Evidenz für eine Wirksamkeit vorliege: Amisulpirid, Tetrabenazin, Quetiapin, Sertralin, Atomoxetin und Sulpirid.

Diese Diskrepanzen verdeutlichen eindrücklich, dass die Behandlung von Tics nach wie vor wegen der unzureichenden Studienlage in hohem Maße auf klinischen Erfahrungen beruht. Auch wenn sich die Empfehlungen zur medikamentösen Therapie in den letzten Jahren verändert haben, so ist es nach wie vor bewährte Praxis, im Zweifelsfall verschiedene Substanzen auszuprobieren, bis eine deutliche Reduktion der Tics eintritt.

Eine aktuelle nationale Leitlinie zur Behandlung der Tics liegt nicht vor. Die von den jeweiligen Fachgesellschaften (Deutsche Gesellschaft für Neurologie [DGN] und Deutsche Gesellschaft für Psychiatrie und Psychotherapie, Psychosomatik und Nervenheilkunde [DGPPN]) herausgegebenen Behandlungsempfehlungen decken sich mit den Empfehlungen der europäischen Gesellschaft ESSTS.

Nach einer 2021 veröffentlichten, weltweit unter Bewegungsstörungsexperten durchgeführten Umfrage wird für die Therapie von Tics neben der Psychoedukation eine Verhaltenstherapie bevorzugt. Darüber hinaus wird die Behandlung psychiatrischer Komorbiditäten als wichtig eingestuft. Antipsychotika werden als wirksamste Anti-Tic-Medikation angesehen. Aripiprazol war das bevorzugte Medikament. Allerdings wurde für Kinder häufiger Clonidin verordnet. Interessanterweise zeigten sich deutliche regionale Unterschiede. Während in Nord- und Südamerika die am häufigsten für Erwachsene verwendeten Medikamente Clonidin, Aripiprazol, Risperidon, Tetrabenazin und Topiramat waren, wurden in

Europa am häufgsten Aripiprazol, Risperidon, Quetiapin, Botulinumtoxin und Tetrabenazin eingesetzt (Ganos et al. 2021).

15.2 Behandlung in Abhängigkeit von der Art der Tics

Behandlungsempfehlungen für Tics sind nicht abhängig von der Art der zugrundeliegenden Tic-Störung. Dies bedeutet, dass Tics im Rahmen eines Tourette-Syndroms in gleicher Weise behandelt werden wie Tics im Rahmen einer chronischen-motorischen Tic-Störung oder einer transienten Tic-Störung – auch wenn dies wegen der zumeist geringer ausgeprägten Tics bei diesen Erkrankungen deutlich seltener notwendig ist. Auch sogenannte sekundäre Tics, d.h. Tics, die im Rahmen einer anderen Erkrankung auftreten (etwa postenzephalitisch, posttraumatisch, bei Neuroakantozytose oder M. Wilson), können entsprechend den allgemeinen Empfehlungen zur Therapie von Tics behandelt werden, sofern eine symptomatische Therapie erforderlich und keine kausale Behandlung verfügbar ist.

Es liegen keine Studien vor, die nahelegen, dass einzelne Medikamente besonders gut zur Behandlung einer einzelnen Tic-Art – also entweder der motorischen oder der vokalen Tics – geeignet wären. Auch wenn manche Patienten darüber berichten, dass die Behandlung zu einer Reduktion vornehmlich einer Tic-Form führe, lassen sich daraus keine allgemeinen Behandlungsempfehlungen ableiten. Nach heutigem Wissensstand ist die Auswahl des Medikamentes unabhängig von der Art der Tics zu treffen. Einschränkungen sind einzig für die Behandlung von Tics mit lokalen Botulinumtoxin-Injektionen zu machen (s. Kap. 15.14 Botulinumtoxin).

15.3 Behandlung in Abhängigkeit vom Alter

Es liegen keine begründeten Hinweise darauf vor, dass Tics im Kindesalter grundsätzlich anders behandelt werden sollten als bei Erwachsenen. Allerdings muss bei Kindern daran gedacht werden, dass bei konstant bleibender Dosierung mit zunehmendem Alter und Gewicht eine relative Dosisreduktion eintritt. Daher ist in Abhängigkeit von der Klinik bei nachlassender Wirkung gegebenenfalls lediglich eine Dosisanpassung – nicht aber ein Wechsel des Medikamentes – vorzunehmen. In gleicher Weise ist häufig während der altersbedingten Zunahme der Tics zwischen dem 10. und 12. Lebensjahr eine Dosissteigerung erforderlich. Hingegen sollte im weiteren Verlauf bei spontan eintretender Tic-Verminderung auch an eine langsame Dosisreduktion gedacht werden.

15.4 Therapiebeginn

Da Tics typischerweise in der Kindheit beginnen und zunächst über lange Zeit oft gering ausgeprägt sind, ist in der Mehrzahl der Fälle anfangs überhaupt keine Behandlung erforderlich. Tritt im Verlauf eine Verschlechterung ein, so stellt sich – für die Eltern und die behandelnden Ärzte in gleicher Weise – oft die Frage, welches der richtige Zeitpunkt für einen Therapiebeginn ist. Auch wenn diese Frage nicht pauschal beantwortet werden kann, so können doch folgende Empfehlungen gegeben werden:

- Die Nichtbehandlung stellt keinen Fehler dar.
- Tritt eine Verschlechterung der Tics ein, empfiehlt sich in aller Regel zunächst eine abwartende Haltung für mindestens 4–6 Wochen.
- Kommt es in dieser Zeit nicht zu einer spontanen Tic-Verminderung, sollte überlegt werden, ob beeinflussbare situative Auslösefaktoren bestehen wie Traurigkeit, Stress oder Angst.
- Auch das Hinzutreten von Komorbiditäten – beispielsweise einer Depression oder Zwangsstörung – kann (vermutlich sekundär) zu einer Verschlechterung der Tics führen.
- Bei sozialen Problemen (z.B. in der Schule) sollte überprüft werden, ob durch Aufklärung und Information eine Entlastung geschaffen werden kann.
- Nach den 2022 veröffentlichten europäischen Leitlinien (ESSTS) sollte zunächst ein Behandlungsversuch mittels Verhaltenstherapie (CBIT, HRT, ERP) erfolgen (s. Kap. 14 Behandlung von Tics: Psychotherapie). Allerdings wird eine solche Therapie in Deutschland nach wie vor (für Kinder wie für Erwachsene) nur von wenigen Therapeuten angeboten. Im klinischen Alltag bedeutet dies für viele Patienten noch immer, dass der Behandlungsbeginn mit dem Beginn einer medikamentösen Therapie identisch ist.

15.5 Herausforderung: Spontane Fluktuationen

Bei der Beurteilung der Wirksamkeit einer Therapie sollte berücksichtigt werden, dass die augenscheinliche Wirkung erheblich davon abhängt, ob sich die Tics in Abhängigkeit vom Spontanverlauf gerade verbessern oder verschlechtern. Entsprechend der Darstellung des Tic-Verlaufs in Abbildung 16 wird eine zum Zeitpunkt 1 begonnene Therapie – praktisch unabhängig von ihrer objektiven Wirksamkeit – vom Patienten als effektiv wahrgenommen, während eine zum Zeitpunkt 2 durchgeführte Behandlung trotz einer möglicherweise guten Wirksamkeit des Medikamentes als ineffizient eingeschätzt wird, da trotz Therapie eine weitere Verschlechterung eintritt. Im Einzelfall ist zuweilen nur durch eine längerfristige Verlaufsbeobachtung eine Einschätzung der Wirksamkeit eines Medikamentes möglich. Von einem raschen Medikamentenwechsel ist in der Regel abzuraten, sofern nicht relevante Nebenwirkungen dazu zwingen.

Der in Abbildung 16 schematisch dargestellte Spontanverlauf von Tics verdeutlicht darüber hinaus, warum zur Beurteilung der Wirksamkeit von Medikamenten zwingend doppel-blinde kontrollierte Studien notwendig sind. In den vergangenen Jahren wurden verschiedene Behandlungen für Tics aufgrund von Einzelfallbeobachtungen oder offenen Therapiestudien zunächst als wirksam eingestuft, die sich später in kontrollierten Studien als wirkungslos erwiesen. Eine kritische Beurteilung gegenüber neuen, scheinbar gut wirksamen Behandlungen ist daher stets angebracht.

Während einer medikamentösen Behandlung sollte daran gedacht werden, die Dosierung gegebenenfalls in Abhängigkeit von den spontanen Fluktuationen der Tics anzupassen. Dies beinhaltet nicht nur eine Dosissteigerung bei vorübergehend stärker ausgeprägten Tics, sondern auch eine Dosisreduktion bei geringerer Ausprägung. Es ist davon auszugehen, dass eine medikamentöse Behandlung zu einer Verminderung der Tics, nicht aber zu einer Beeinflussung dieser Fluktuationen führt. Trotz einer medikamentösen Behandlung sind die Patienten mehrheitlich in der Lage, zu beurteilen, ob die Tics infolge der spontanen Fluktuationen im aktuellen Moment verstärkt sind oder nicht.

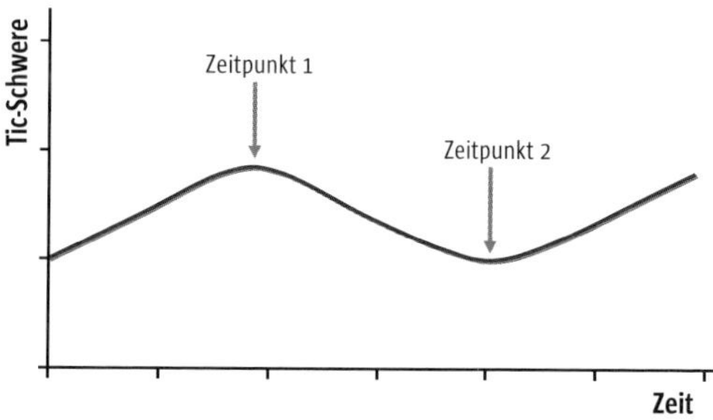

Abb. 16 Einfluss der spontanen Fluktuationen von Tics auf die empfundene Wirksamkeit von Medikamenten

15.6 Behandlung „bei Bedarf"

Eine medikamentöse Behandlung von Tics stellt sinnvollerweise immer eine langzeitige Therapie dar. Eine von vielen Patienten gewünschte *Bedarfsbehandlung*, die nur kurzfristig oder gelegentlich bei stärker ausgeprägten Tics oder unmittelbar vor Situationen genommen wird, die regelmäßig zu einer Zunahme der Tics führen (beispielsweise in bestimmten sozialen Situationen), steht leider nicht zur Verfügung. Im Rahmen einer Verhaltenstherapie (etwa mittels CBIT) kann allerdings eine Funktionsanalyse erfolgen, um dem Automatismus entgegenzuwirken, dass sich die Tics in bestimmten Situationen immer wieder verschlechtern. Insbesondere die Therapie mit einem Antipsychotikum sollte zunächst als längerzeitige Behandlung geplant werden, damit die Dosierung wegen der dann besseren Verträglichkeit langsam gesteigert werden kann. Dadurch ist in aller Regel erst nach einigen Wochen eine verlässliche Beurteilung hinsichtlich der Wirkung möglich. Einige wenige Patienten entscheiden sich nach zuvor meist langjähriger regelmäßiger Einnahme eines Antipsychotikums für eine *Behandlung bei Bedarf*. Voraussetzung für eine solche Handhabung ist allerdings eine verlässliche Einschätzung hinsichtlich der individuellen Wirkung und Nebenwirkungen, des Wirkbeginns und der Wirkdauer.

15.7 Empfehlungen bei scheinbar nachlassender Wirkung

Bei scheinbar nachlassender Wirkung eines Medikamentes – unabhängig von der Ursache – ist zu empfehlen, zunächst die Dosierung der bestehenden Behandlung zu erhöhen, bevor auf eine alternative Behandlung umgestellt wird. Nicht wenige Patienten berichten nach jahrelangem Verlauf ihrer Erkrankung über zahlreiche Behandlungsversuche, die oft bereits in niedriger Dosis wegen fehlender Wirksamkeit abgebrochen wurden, obwohl keine Nebenwirkungen bestanden, die einer Dosissteigerung im Wege gestanden hätten.

Tritt nach längerer, erfolgreicher Tic-Behandlung mit einem Antipsychotikum eine Verschlechterung der Tics ein, so ist als Ursache eine Zunahme der Tics und nicht etwa ein Wirkverlust des Antipsychotikums anzunehmen. Es liegen keine Untersuchungen vor, die Hinweise darauf erbrachten, dass während einer Langzeitbehandlung mit einem Antipsychotikum eine Gewöhnung mit kontinuierlichem Wirkverlust eintritt. Konsequenterweise sollte daher bei einer Zunahme der Tics während einer bestehenden Behandlung zunächst eine Dosissteigerung vorgenommen werden – sofern dies nicht wegen bereits bestehender Nebenwirkungen unmöglich ist – bevor gegebenenfalls eine Umstellung auf ein anderes Präparat erfolgt.

15.8 Behandlungsmöglichkeiten bei unzureichender Wirkung oder Unverträglichkeit

Bei unzureichender Wirkung oder starken Nebenwirkungen des zuerst gewählten Medikaments sollten mit dem Patienten verschiedene Alternativen diskutiert werden. In Abhängigkeit von der Schwere der Tics und der Verfügbarkeit sollte – wenn nicht bereits erfolgt – eine Verhaltenstherapie empfohlen werden. Eventuell könnten auch Booster-Sitzungen einer früher bereits erfolgten Verhaltenstherapie hilfreich sein. Im Allgemeinen wird heutzutage eine medikamentöse Therapie zunächst mit dem Antipsychotikum Aripiprazol eingeleitet. Sollte dies zwar gut vertragen werden, aber trotz empfohlener Höchstdosis von 30 mg proTag nicht zu einer ausreichenden Verminderung der Tics führen, könnte eine Bestimmung des Serumspiegels und in Abhängigkeit von der Höhe dieses Spiegels eventuell eine vorsichtige weitere Dosissteigerung erwogen werden. Alternativ könnte in diesem Fall auf ein Antipsychotikum mit anderer Affinität zu den verschiedenen Dopaminrezeptoren ausgewählt werden (beispielsweise das atypische Antipsychotikum Risperidon, das Benzamid Sulpirid oder das Diphenylbutylpiperidin Pimozid). Stets sollte bei fehlender Wirkung die Dosis bis zum Eintritt von Nebenwirkungen oder bis zur zugelassenen Höchstdosis gesteigert werden.

Muss die Behandlung mit dem Antipsychotikum Aripiprazol infolge von Nebenwirkungen abgebrochen werden, findet sich nur selten ein anderes Antipsychotikum, das besser verträglich ist, da die Bevorzugung von Aripiprazol gegenüber anderen Antipsychotika in der Therapie von Tics dem gemeinhin günstigeren Nebenwirkungsprofil geschuldet ist. Die Auswahl des Präparates hängt im Einzelfall aber stets von weiteren Faktoren ab, wie etwa begleitend bestehenden psychiatrischen Störungen. In Deutschland – aber in kaum einem anderen Land – gilt bei Kindern Tiaprid als weitere etablierte Pharmakotherapie. Besonders bei begleitend bestehenden Aggressionen, Wutausbrüchen, einer Impulskontrollstörung oder einer Störung des Sozialverhaltens stellt Risperidon eine sinnvolle Behandlungsalternative für die Tics dar.

Aus den voneinander abweichenden Empfehlungen der verschiedenen Leitlinien (s. Kap. 13.5 Leitlinien zur Behandlung des Tourette-Syndroms) ist ersichtlich, dass bei Versagen einer Verhaltenstherapie sowie einer Pharmakotherapie mit Aripiprazol (und gegebenenfalls einem weiteren Antipsychotikum wie Risperidon) aufgrund der unzureichenden Datenlage keine Einigkeit hinsichtlich weiterer Behandlungsempfehlungen besteht. Häufig wird (zumindest bei komorbider ADHS) ein Therapieversuch mit Clonidn oder Guanfacin empfohlen, wobei deren Wirkung auf Tics sicherlich geringer ist als die der Antipsychotika. Zunehmend kommen mittlerweile Cannabis-basierte Medikamente zum Einsatz (für weitere Behandlungsoptionen s. nachfolgende Kapitel). Kaum je ist eine Kombinationsbehandung mit verschiedenen Antipsychotika zu empfehlen, da nach klinischer Erfahrung zwar die Nebenwirkungen zunehmen, selten aber die Tic-reduzierende Wirkung. Stets sollte bei unbefriedigendem Behandlungsergebnis geprüft werden, ob klinisch relevante psychiatrische Komorbiditäten bestehen, da deren erfolgreiche Behandlung sekundär auch zu einer Reduktion der Tics führen kann. Als Therapie der letzten Wahl sollte eine operative Behandlung mittels tiefer Hirnstimulation erwogen werden (s. Kap. 17.2 Tiefe Hirnstimulation).

15.9 Therapieresistenz

Es liegt keine einheitliche Definition vor, wann in der Behandlung des Tourette-Syndroms von einer Therapieresistenz gesprochen werden sollte. Anhand einer 2016 durchgeführten Umfrage unter internationalen Tourette-Experten wurde deutlich, dass die Frage, wann von einer Therapieresistenz auszugehen ist, ganz unterschiedlich bewertet wird (Macerollo et al. 2016). Daher entschieden sich führende Spezialisten, Kriterien für eine Therapieresistenz zu definieren (Martino et al. 2021a). Im Rahmen eines Delphi-Verfahrens wurden schließlich eine mangelnde Wirksamkeit auf der Grundlage von drei Kernkriterien definiert:

1. Für die Beurteilung, ob eine Behandlung wirksam ist oder nicht, sollen neben der subjektiven Einschätzung des Patienten bzw. dessen Familie auch objektive Messinstrumente eingesetzt werden.
2. Für Letzteres soll die Yale Global Tic Severity Scale (YGTSS) als Goldstandard zur Tic-Messung genutzt werden.
3. Die entsprechende Behandlung führt nicht oder nur zu einer ungenügenden Verminderung der Tics mit weiterhin deutlichen Tics (YGTSS Tic-Score von > 24 [0–50]). Es wurde darüber hinaus festgelegt, dass in Abhängigkeit von der Art der Behandlung eine Mindestbehandlungsdauer und -dosis zur Beurteilung erforderlich sind.

Die Frage der Definition einer Therapieresistenz ist auch deswegen von Relevanz, weil diese nach wie vor als Voraussetzung für eine operative Behandlung mittels tiefer Hirnstimulation gilt (Szejko et al. 2022b). Weiterhin wird für eine Kostenübernahme der Krankenkasse für eine Cannabis-basierte Therapie nach derzeitiger Rechtslage gefordert, dass keine anderen etablierten Therapien verfügbar oder anwendbar sein dürfen (s. Kap. 15.13 Cannabis-basierte Medikamente).

15.10 Placeboeffekt

Eine 2013 veröffenlichte Studie, in welcher der Placeboeffekt in der Therapie von Tics untersucht wurde, ergab, dass in kontrollierten Studien auch während einer Placebobehandlung eine leichte, aber nicht signifikante Reduktion der Tics (besonders bei Frauen) eintritt (Cubo et al. 2013). Allerdings war die Zahl größerer, kontrollierter Studien zur Therapie des Tourette-Syndroms bis vor einigen Jahren noch sehr gering.

In mittlerweile in zunehmender Zahl durchgeführten großen kontrollierten Studien fand sich hingegen ein zum Teil deutlicher Placebo-Effekt. So führte etwa in einer 2012 veröffentlichten Studie eine Therapie mit Pramipexol zu einer signifikanten Reduktion der Tics. Allerdings war kein Unterschied im Vergleich zur Placebogruppe nachweisbar (Kurlan et al. 2012). Analog verlief auch eine 2021 veröffentliche Studie mit Deutetrabenazin negativ, da auch unter Placebobehandlung eine erhebliche Reduktion der Tics eintrat (Coffey et al. 2021). Auch in einer jüngst publizierten Studie zur Untersuchung der Wirksamkeit von internetbasierter Verhaltenstherapie (Exposure and Response Prevention, ERP) war zwar eine Tic-Reduktion nachweisbar. Diese unterschied sich aber nicht signifikant von der Kontrollintervention mittels Psychoedukation (Andrén et al. 2022b). Aufgrund dieser neueren Studien ist anzunehmen, dass Tics einem stärkeren Placeboeffekt unterliegen als bisher angenommen.

In einer jüngst (2024) publizierten Metaanalyse (24 Studien mit 2222 Teilnehmern) bestätigte sich, dass in klinischen Studien erhebliche Placebo- (gepoolten Effektgröße von -0,79 (95 % Konfidenzintervall [KI] -0,99 bis -0,59; I2 = 67 %) und und Nocebo-Effekte auftreten (44% (95 % KI 27 % bis 63 %; I2 = 92 %) der Patienten berichteten unter Placebo Nebenwirkungen (Wang et al. 2024).

15.11 Dopaminrezeptor-Antagonisten

> *Dopaminrezeptor-Antagonisten (Antipsychotika) gelten als Medikamente der 1. Wahl in der Behandlung von Tics. Zwar sind sie vermutlich nebenwirkungsreicher als andere Substanzen, jedoch wird allgemein angenommen, dass sie eine stärkere Tic-reduzierende Wirkung aufweisen.*

15.11.1 Allgemeine Vorbemerkungen

In der Behandlung von Tics sollten Dopaminrezeptor-Antagonisten stets einschleichend dosiert und langsam gesteigert werden bis zum Eintritt einer positiven Wirkung oder nicht tolerabler Nebenwirkungen. Insofern sollten die Patienten (bei Kindern deren Eltern) stets zur aktiven Mitarbeit aufgefordert werden. Häufig besteht nur ein enger Dosisbereich, in dem einerseits eine signifikante positive Wirkung eintritt, und andererseits Nebenwirkungen noch tolerabel sind. Die Mehrzahl der Behandlungen wird nicht wegen der fehlenden Wirksamkeit der Antipsychotika, sondern wegen inakzeptabler Nebenwirkungen abgebrochen. Es hat sich bewährt, den Patienten Richtlinien zur Dosierung mitzuteilen und hinsichtlich der Dosisanpassung in gewissem Umfang freie Hand zu gewähren. Zu beachten sind folgende Aspekte:

1. **Beginn** in niedriger Dosis wegen der besseren Verträglichkeit, auch wenn dann zunächst noch keine spürbare Wirkung eintritt.
2. Langsame **Dosissteigerung**, je nach Verträglichkeit, im Mittel alle 3–7 Tage.
3. Angabe einer Zieldosis und einer **Maximaldosis**.
4. Nach Erreichen der **Zieldosis** ist die Wirkung sogleich oder innerhalb weniger Tage ersichtlich, es sei denn, die Wirkung wird durch gleichzeitig bestehende Fluktuationen maskiert.
5. **Dosisanpassung** in kleinen Schritten in Abhängigkeit von der aktuellen Tic-Ausprägung. Allerdings sollten Dosisänderungen in kurzen Abständen alle paar Tage ebenso wie ein vollständiges Ab- und wieder Ansetzen in kurzen Abständen vermieden werden.
6. In Einzelfällen kann je nach klinischer Erfordernis unter Inkaufnahme von Nebenwirkungen auch eine **raschere Dosissteigerung** erfolgen.
7. Rasche **Dosisänderungen** (Steigerung ebenso wie Reduktion) erhöhen das Risiko für das Eintreten von Akutdyskinesien.
8. Das **Absetzen** eines Medikamentes sollte schrittweise (analog der Dosissteigerung) erfolgen, um das Eintreten von Nebenwirkungen (auch Dyskinesien) und insbesondere einen Reboundeffekt mit überschießender Verstärkung der Tics zu vermeiden.
9. Die **Umstellung** auf ein anderes Anti-Tic-Medikament kann meist überlappend erfolgen (z.B. bei Umstellung von einem Antipsychotikum auf ein anderes).
10. Auch bei **Kindern** sollte die Dosierung nach Wirksamkeit und Verträglichkeit erfolgen. Eine Dosisberechnung anhand von Alter, Gewicht oder Größe ist meist entbehrlich. Vielmehr sollte – unabhängig von solchen Berechnungen – bei klinischer Notwendigkeit und guter Verträglichkeit eine Dosissteigerung vorgenommen werden, hingegen die Therapie gegebenenfalls auch bei niedriger Dosis abgebrochen werden, wenn inakzeptable Nebenwirkungen aufgetreten sind. Manche Kinder vertragen selbst hohe Dosen eines Antipsychotikums sehr gut, während manche Erwachsene bereits bei geringen Dosierungen starke Nebenwirkungen entwickeln. Im Verlauf sollte an möglicherweise erforderliche Dosisanpassungen infolge von Größen- und Gewichtszunahme und altersabhängigen Schwankungen der Tics gedacht werden.
11. Die für die Behandlung von Tics gebräuchlichen **Dosierungen der Antipsychotika** liegen meist unterhalb der Dosierungen, die in der Behandlung anderer psychiatrischer Erkrankungen (beispielsweise schizophrener Psychosen) notwendig sind.
12. Häufigste **Nebenwirkungen** der Mehrzahl der Antipsychotika sind Müdigkeit, Appetitsteigerung, Gewichtszunahme und Sexualfunktionsstörungen.
13. Die unter antipsychotischer Behandlung oft eintretende **Gewichtszunahme** ist vermutlich nicht nur auf eine Appetitsteigerung, sondern auch auf metabolische Veränderungen zurückzuführen. Viele Patienten mit Tourette-Syndrom nehmen zu Beginn der Behandlung 2–4 kg an Gewicht zu, ohne dass anschließend eine weitere Gewichtszunahme eintritt (Degrauw et al. 2009). Nur selten kommt es zu einer kontinuierlichen Gewichtszunahme, die in Einzelfällen allerdings sogar bei Kindern auch 10 kg und mehr betragen kann. Einer deutlichen Gewichtszunahme unter Antipsychotika sollte mit Diät und Sport entgegnet werden. Bei ausbleibendem Erfolg sollte die Behandlung abgebrochen werden. Nach Absetzen des Antipsychotikums tritt bei vorangegangener Gewichtszunahme meist rasch eine deutliche Gewichtsreduktion ein. Bei Kindern mit komorbider ADHS kann eine gleichzeitige Therapie mit einem Amphetamin zuweilen der Gewichtszunahme infolge des Antipsychotikums entgegenwirken.
14. **Müdigkeit** ist eine häufige Nebenwirkung aller Antipsychotika, an die allerdings oft eine gewisse Gewöhnung eintritt. Daher sollte die Medikation wegen Müdigkeit nicht sofort abgebrochen, sondern eine sehr langsame Dosissteigerung versucht werden. Zur Verminderung der Tagesmüdigkeit kann versuchsweise die Haupt- oder Gesamtdosis auf den Abend verlegt werden.
15. Alle Dopaminrezeptor-Antagonisten (mit Ausnahme von Aripiprazol, Clozapin und

Quetiapin) können eine **Prolaktinerhöhung** hervorrufen, die klinisch zu Sexualfunktionsstörungen, Amenorrhoe, Galaktorrhoe und Gynäkomastie führen kann. Diese Nebenwirkungen sind nach Dosisreduktion oder Absetzen des Antipsychotikums in der Regel reversibel. Nur in seltenen Einzelfällen bildet sich bei Männern eine durch ein Antipsychotikum induzierte Gynäkomastie nicht zurück. Regelmäßige Kontrollen des Prolaktin-Spiegels bei fehlenden Nebenwirkungen sind entbehrlich. Der Nachweis eines erhöhten Prolaktin-Spiegels unter antipsychotischer Behandlung bei ansonsten guter Verträglichkeit erfordert keine Umstellung der Therapie.

16. Weitere **seltenere Nebenwirkungen** der Antipsychotika sind Schwindel, Antriebsarmut, Denkstörungen, Stimmungsschwankungen bis hin zur Depression, Bewegungsunruhe (Akathisie) und Ängstlichkeit. Meist erst in höheren Dosierungen tritt ein Parkinsonoid mit Rigor und Tremor ein. Spezielle Nebenwirkungen einzelner Substanzen sind in Tabelle 12 aufgeführt. Da für die Behandlung von Tics meist relativ niedrige Dosierungen gebraucht werden, treten die meisten dieser Nebenwirkungen kaum je ein.
17. **Tardive Dyskinesien** treten bei Patienten mit Tourette-Syndrom während einer Behandlung mit einem Antipsychotikum nur extrem selten – wenn überhaupt – ein. In der gesamten Literatur finden sich lediglich 11 Fallberichte, in denen insgesamt über 17 Patienten berichtet wird, bei denen angenommen wurde, dass unter Behandlung mit einem Antipsychotikum eine tardive Dyskinesie eingetreten war (Caine et al. 1978, Mizrahi et al. 1980, Caine u. Polinsky 1981, Golden 1985, Riddle et al. 1987, Singh u. Jankovic 1988, Comings 1990b, Eapen et al. 1993a, Silva et al. 1993, Tarsy u. Miyawaki 1996, Thomas et al. 2009). Die Mehrzahl dieser Berichte lässt allerdings Zweifel aufkommen, entweder an der Diagnose einer tardiven Dyskinesie oder an der eines Tourette-Syndroms. Zudem findet sich kein einziger Bericht, bei dem die als tardive Dyskinesie eingestufte Hyperkinese nicht vollständig zurückging oder sich zumindest stark verbesserte. In fast allen Berichten wurde das Antipsychotikum Haloperidol zur Behandlung der Tics eingesetzt.
In einer eigenen Untersuchung zeigte sich, dass von 250 Patienten, die mindestens für die Dauer von einem Jahr mit einem Antipsychotikum behandelt worden waren (davon 70 Patienten mit einem typischen, 201 mit einem atypischen Antipsychotikum und 21 mit beidem), bei keinem einzigen Patienten eine tardive Dyskinesie eingetreten war (Müller-Vahl u. Krueger 2011). Demgegenüber wurde in einer Metaanalyse einer psychiatrischen Patientengruppe eine jährliche Inzidenzrate von 3,9% für atypische und von 5,5% für typische Antipsychotika ermittelt (Correll u. Schenk 2008). Ein statistischer Vergleich zwischen der Inzidenzrate für psychiatrische Patienten mit unseren Ergebnissen bei Patienten mit Tourette-Syndrom – auch unter Berücksichtigung des Alters – offenbart einen signifikanten Unterschied. Es kann daher angenommen werden, dass die beim Tourette-Syndrom bestehende Dysfunktion im dopaminergen System dem Eintreten einer tardiven Dyskinesie entgegenwirkt (Müller-Vahl u. Krueger 2011). Im Einklang mit dieser Einschätzung wurde auch in anderen großen Patientengruppen über keinen einzigen Fall einer tardiven Dyskinesie nach (zum Teil langjähriger) Behandlung mit einem Antipsychotikum berichtet (etwa Wijemanne et al. 2014, Shapiro et al. 1988e, Robertson et al. 1990b, Ho et al. 2009).

Nachfolgend werden die derzeit zur Therapie von Tics eingesetzten Medikamente einzeln vorgestellt und bewertet. Die gewählte Reihenfolge richtet sich nach Substanzklassen und stellt keine Bewertung dar. Eine Dosierungsempfehlung für alle wichtigen und häufig eingesetzten Präparate findet sich in Tabelle 12. In Kapitel 15.18 findet sich eine abschließende Empfehlung zur Pharmakotherapie der Tics.

15.11.2 Typische (klassische) Antipsychotika

Haloperidol

Haloperidol ist ein starker Dopamin-Antagonist, der insbesondere an Dopamin-D_2-Rezeptoren bindet, aber auch muskarinerge Acetylcholin- und adrenerge Rezeptoren blockiert. Erstmals wurde im Jahre 1961 darüber berichtet, dass Haloperidol zur Behandlung von Tics geeignet ist (Caprini u. Melotti 1961, Seignot 1961). Diese Beobachtung, dass eine Pharmakotherapie zu einer Verminderung von Tics führen kann, führte zu einem Umdenken, und Tics wurden

Tab. 12 Pharmakotherapie von Tics. NW = Nebenwirkung, AP = Antipsychotikum, EPS = extra-pyramidalmotorisches Syndrom

Substanzen	Dosierungsform	Behandlungsbeginn [mg]	Empfohlene Höchstdosis [mg]	Zugelassene Höchstdosis [mg]	Bemerkungen
Aripiprazol	1 x/Tag, abends	2,5	10–30(–45)	30	günstigeres Nebenwirkungsprofil im Vergleich zu anderen AP; trotz fehlender Zulassung Medikament der 1. Wahl; bei Unruhe oder Schlafstörungen Einnahme morgens
Tiaprid	(2–)3 x/Tag	50–100	600(–800)	1.200	bei Kindern nach Aripiprazol Medikament der 2. Wahl
Risperidon	2 x/Tag	0,5–1	4–8	16	auch gegen Aggression wirksam; Wirksamkeit gut belegt, aber meist nebenwirkungsreicher als Aripiprazol
Sulpirid	2 x/Tag	50–100	800–1.200	1.600	antidepressiv und ev. auch gegen Zwänge wirksam; kaum mehr gebräuchlich
Pimozid	1 x/Tag, abends	(0,5–)1	8(–12)	16	wegen stärkerer NW kaum mehr gebrauchtes AP; Kombination mit Makroliden und Sertralin kann zu fataler QTc-Verlängerung führen
Haloperidol	2–3 x/Tag	0,5	10–15 (20)	100	wegen stärkerer NW kaum mehr gebrauchtes AP
Clonidin	3–4 x/Tag	0,05	0,003–0,006 mg/kg/Tag	1,8	bei komorbider ADHS Verbesserung von Tics und ADHS-Symptomen möglich; häufige NW: Müdigkeit

seither als organisch begründetes Symptom und nicht mehr als „psychogene" Störung eingestuft. In den folgenden Jahren wurden neben verschiedenen Fallberichten (Abuzzahab u. Anderson 1973, Shapiro et al. 1973) auch placebokontrollierte Studien sowie in geringer Zahl Vergleichsstudien mit anderen Medikamenten durchgeführt (Connell et al. 1967, Ross u. Moldofsky 1978, Shapiro et al. 1983b, Shapiro et al. 1989, Sandor et al. 1990, Sallee et al. 1997). Alle Untersuchungen bestätigten, dass Haloperidol in der Behandlung von Tics wirksam ist. Shapiro und Mitarbeiter (1978) konnten in einer Untersuchung an 59 Patienten mit Tourette-Syndrom zeigen, dass Haloperidol bei 81% der Patienten zu einer mindestens

80%igen Tic-Reduktion führt. Allerdings fanden sich auch Hinweise darauf, dass Haloperidol häufiger Nebenwirkungen hervorruft als andere Antipsychotika wie etwa Pimozid (Ross u. Moldofsky 1978, Shapiro et al. 1983, Shapiro et al. 1989, Sandor et al. 1990, Sallee et al. 1997). In den vergangenen 20 Jahren wurden keine Studien mehr in englischer Sprache zu Haloperidol publiziert.

Die Verlässlichkeit, dass Haloperidol wirksam in der Behandlung von Tics ist, wird in einer systematischen Übersicht der amerikanischen Gesellschaft für Neurologie als „moderat" eingestuft (Pringsheim et al. 2019a). Nach einer 2019 durchgeführten Umfrage unter europäischen Tourette-Experten ist Haloperidol – nach Aripiprazol – das bei Erwachsenen am zweithäufigsten verordnete Medikament zur Behandlung von Tics (in 17%), während es bei Kindern und Jugendlichen lediglich an dreizehnter Stelle (< 1%) steht (Roessner et al. 2022). Der nach wie vor häufige Gebrauch von Haloperidol ist sicherlich auf die Tatsache zurückzuführen, dass in vielen Ländern Europas Haloperidol weiterhin das einzig zugelassene Medikament zur Behandlung von Tics ist und daher vor der Verordnung einer *off-label*-Therapie stets eine Behandlung mit Haloperidol erfolgen muss.

Über viele Jahre hinweg galt Haloperidol als Medikament der 1. Wahl in der Therapie von Tics. Seine Wirksamkeit ist gut belegt. Haloperidol ist nach wie vor das einzige in Deutschland für die Behandlung des Tourette-Syndroms zugelassene Medikament. Heute kann Haloperidol allerdings wegen häufigerer und stärkerer Nebenwirkungen (besonders Müdigkeit, Gewichtszunahme und Sexualfunktionsstörungen) im Vergleich zu anderen zur Verfügung stehenden Substanzen nicht mehr zur Behandlung von Tics empfohlen werden.

Pimozid

Pimozid ist ein potenter Dopamin-D_2-Rezeptor-Antagonist, der zusätzlich auch Kalziumkanäle blockiert. Erstmals 1972 wurde die Auffassung geäußert, Pimozid sei in der Behandlung von Tics ähnlich wirksam, aber nebenwirkungsärmer als Haloperidol (Debray et al. 1972). Dies konnte in zahlreichen Folgestudien bestätigt werden (Ross et al. 1978, Shapiro et al. 1983a, Shapiro u. Shapiro 1984, Regeur et al. 1986, Shapiro et al. 1989, Sandor et al. 1990, Sallee et al. 1997). In den USA (nicht aber in Deutschland) wurde Pimozid daher bereits 1984 für die Behandlung des Tourette-Syndroms zugelassen. In einer 2009 veröffentlichen Cochrane-Übersichtsarbeit wurden die Ergebnisse von sechs randomisierten, kontrollierten Studien mit insgesamt 162 Patienten im Alter zwischen sieben und 53 Jahren untersucht (Pringsheim u. Marras 2009). Dabei zeigte sich, dass Pimozid wirksamer ist als Placebo, geringfügig schwächer wirksam (aber nebenwirkungsärmer) als Haloperidol und genauso wirksam und verträglich wie Risperidon.

Seit mehr als 20 Jahren wurden keine englischsprachigen Studien mehr zu Pimozid publiziert. Überraschenderweise kamen die Autoren einer 2019 publizierten Metaanalyse zu dem Ergebnis, dass Pimozid in der Behandlung von Tics nicht wirksamer als Placebo sei (Yang et al. 2019). Pimozid ist das einzige Medikament, für das in einer kleinen Studie untersucht wurde, ob eine kontinuierliche, Dosis angepasste Behandlung einer Intervallgabe lediglich bei akuter Zunahme der Tics und nachfolgendem vollständigem Absetzen vorzuziehen ist. Dabei zeigte sich, dass die Dauergabe der Intervallbehandlung überlegen war (The Tourette Syndrome Study Group 1999).

Wegen der langen Halbwertszeit von Pimozid kann die Behandlung als Einmalgabe durchgeführt werden. Diese sollte wegen der oft eintretenden Müdigkeit abends erfolgen. Pimozid führt häufiger als andere Antipsychotika dosisabhängig zu einer Verlängerung der QTc-Zeit (Gulisano et al. 2011). Bei einer Monotherapie mit Pimozid scheint dies aber nur selten klinisch bedeutsam zu sein (Fulop et al. 1987). Sowohl Makrolid-Antibiotika als auch der Serotonin-Wiederaufnahmehemmer Sertralin hemmen den hepatischen Metabolismus von Pimozid und können zu tödlichen kardialen Arrhythmien führen (Flockhart et al. 2000, Alderman 2005).

Lange Zeit – bis zur Markteinführung verschiedener atypischer Antipsychotika und ersten Hinweisen auf deren positive Wirkung auch auf Tics – galt Pimozid als Medikament der 1. Wahl in der Behandlung von Tics. Heute kann es wegen des im Vergleich zu anderen Substanzen ungünstigeren Nebenwirkungsprofils trotz meist guter Tic unterdrückender Wirkung nicht mehr empfohlen werden.

Andere typische Antipsychotika

Andere typische Antipsychotika wurden und werden in Deutschland nur selten in der Behandlung von Tics eingesetzt. In den USA wurde in den vergangenen Jahren vor allem Fluphenazin häufiger verordnet, auch wenn hierzu nur offene, unkontrollierte Studien vorliegen. So wurde beispielsweise über positive Behandlungsergebnisse mit Fluphenazin bei 268 Patienten berichtet (Wijemanne et al. 2014). Allerdings basieren die Daten lediglich auf der retrospektiven Auswertung von Krankenakten der vergangenen 26 Jahre. Danach führte die Behandlung mit Fluphenazin (im Mittel in einer Dosierung von 3,2 mg/Tag) bei 81% der Patienten zu einer „mäßigen" oder „deutlichen" Verminderung der Tics. Häufigste Nebenwirkungen waren Benommenheit und Müdigkeit (in 26%). Eine tardive Dyskinesie wurde in keinem einzigen Fall diagnostiziert – trotz der langen Beobachtungszeit und einer Behandlungsdauer von bis zu 17 Jahren.

Weitere Typika, die sehr selten in der Behandlung von Tics eingesetzt wurden, sind Trifluoperazin, Penfluridol, Trifluoperazin, Thioproperazin und Flupenthixol (Übersichten bei Robertson 2000, Müller-Vahl 2002, Roessner et al. 2011b).

Wegen fehlender Studien kann nicht beurteilt werden, ob auch andere typische Antipsychotika als Haloperidol oder Pimozid in der Behandlung von Tics wirksam sind. Deswegen – und wegen der bestehenden Behandlungsalternativen – sollte auf den Einsatz typischer Antipsychotika wie Fluphenazin, Trifluoperazin, Penfluridol, Trifluoperazin, Thioproperazin und Flupenthixol verzichtet werden.

15.11.3 Benzamide

Die Benzamide Tiaprid, Sulpirid und Amisulprid nehmen eine Sonderstellung zwischen typischen und atypischen Antipsychotika ein. Während Amisulprid und Sulpirid als niedrigpotente Antipsychotika eingestuft werden, besitzt Tiaprid nahezu keine antipsychotische Wirkung. Bei allen Benzamiden wird zusätzlich eine leichte antidepressive Wirkung angenommen. Sie gelten im Vergleich zu typischen Antipsychotika als nebenwirkungsärmer.

Tiaprid

Tiaprid ist ein selektiver Dopamin-Antagonist an Dopamin D_2- und D_3-Rezeptoren. Tiaprid ist lediglich in Deutschland, der Schweiz und Österreich erhältlich, nicht aber in den meisten anderen Ländern wie den USA und England. Dies ist auch der Grund dafür, dass die Zahl der Studien gering ist und dass Tiaprid von englischsprachigen Tourette-Experten nur selten empfohlen wird.

Seit mehr als 30 Jahren gibt es aufgrund von Fallberichten und kleinen offenen Studien Hinweise auf eine Wirksamkeit von Tiaprid in der Behandlung von Tics (Chouza et al. 1982, Lipcsey 1983, Klepel et al. 1988). In einer 1998 durchgeführten kleinen kontrollierten doppel-blinden Studie mit 17 Kindern mit Tic-Störungen konnte eine signifikante Tic-Reduktion gezeigt werden (Eggers et al. 1988). Nachfolgend wurden lediglich in China weitere kontrollierte Studien durchgeführt, die zum Teil aber nicht in englischer Sprache publiziert wurden. Nach einer 2019 erschienenen Übersicht wurden mittlerweile 14 kontrollierte Studien zur Untersuchung der Wirksamkeit von Tiaprid auf Tics veröffentlicht (Yang et al. 2019). In der einzigen englischsprachigen Veröffentlichung aus dem Jahr 2016 werden die Ergebnisse einer ebenfalls in China durchgeführten großen, multizentrischen, doppel-blinden, randomisierten, placebokontrollierten Studie mit 603 Patienten mit Tourette-Syndrom im Alter von 5–18 Jahren beschrieben. Nach dieser Studie führt Tiaprid im Vergleich zu Placebo zu einer signifikanten Reduktion der Tics (Zheng et al. 2016b). Widersprüchlich sind die Ergebnisse verschiedener systematischer Übersichten und Metaanalysen. Nach einer aus China stammenden Metaanalyse ist Tiaprid wirksam in der Behandlung von Tics (Yang et al. 2019). Nach einer von internationalen Tourette-Experten durchgeführten systematischen Übersicht aus dem Jahr 2019 – in der aber ausschließlich Englisch sprachige Publikationen berücksichtigt wurden – wird die Gewissheit, dass Tiaprid wirksam in der Behandlung von Tics ist, als „moderat" eingestuft (Pringsheim et al. 2019a).

Häufigste Nebenwirkungen von Tiaprid sind – wie bei allen Benzamiden – Müdigkeit, Schwindel, Appetit- und Gewichtszunahme, Hyperprolaktinämie, Sexualfunktionsstörungen, Gynäkomastie und Galaktorrhoe. Selten können unter einer Behandlung mit Tiaprid auch Depressionen und Ängste eintreten.

> *In Deutschland galt Tiaprid über viele Jahrzehnte hinweg – trotz der seinerzeit nur geringen Datenlage – bei Kindern als Medikament der 1. Wahl in der Behandlung von Tics. Mittlerweile wird aber von den meisten Experten Aripiprazol wegen des günstigeren Nebenwirkungsprofils (und auch der mutmaßlich stärkeren Wirkung) auch bei Kindern bevorzugt. In der Behandlung Erwachsener konnte sich Tiaprid auch in Deutschland nie durchsetzen und scheint nach klinischem Eindruck nebenwirkungsreicher und schwächer wirksam zu sein als bei Kindern.*

Sulpirid

Sulpirid ist ein hoch selektiver Dopamin-D_2-Rezeptor-Antagonist. Sulpirid war ein bis zur Einführung von Risperidon und Aripiprazol sowohl bei Kindern als auch bei Erwachsenen in Europa häufig gebrauchtes Medikament zur Behandlung von Tics. Allerdings liegen zu Sulpirid nur sehr wenige offene, unkontrollierte Studien vor (Yvonneau u. Bezard 1970, Robertson et al. 1990, George et al. 1993b, Ho et al. 2009). In einer retrospektiven Datenerhebung an 63 Patienten mit Tourette-Syndrom fand sich bei 59% eine Verbesserung nicht nur der Tics, sondern auch der Zwangssymptome, Aggression und Depression (Robertson et al. 1990). In einer großen (allerdings ebenfalls offenen und unkontrollierten) chinesischen Studie wurde über die Behandlung von 189 Kindern und Jugendlichen im Alter zwischen 3–15 Jahren berichtet (Ho et al. 2009). Je nach Alter betrug die Dosierung im Mittel 150 mg (< 7 Jahre) bis 200 mg (> 7 Jahre) pro Tag. Während des Beobachtungszeitraums von 6 Wochen führte Sulpirid zu einer signifikanten Tic-Reduktion. Die Verträglichkeit war gut. Die häufigsten Nebenwirkungen waren Müdigkeit (16%) und Appetitsteigerung (7%). In keinem Fall trat eine tardive Dyskinesie auf. Auch bei Patienten mit einer Zwangsstörung (ohne Tics) ergaben kleine offene Studien Hinweise auf eine Wirksamkeit von Sulpirid (Toru et al. 1976, Baving u. Schmidt 2000).

Wegen der schlechten Datenlage wurde zur Wirksamkeit von Sulpirid bei Tics in einer 2019 veröffentlichten systematischen Übersicht überhaupt keine Aussage getroffen (Pringsheim et al. 2019a). In den 2022 veröffentlichten, überarbeiteten europäischen Leitlinien wird Sulpirid – neben anderen Substanzen – lediglich noch bei ansonsten bestehender Therapieresistenz als Behandlungsoption empfohlen (Roessner et al. 2022).

Die unter Sulpirid eintretenden Nebenwirkungen ähneln denen unter Tiaprid, fallen aber vermutlich meist stärker aus (s. Abschnitt Tiaprid). Trotz der antidepressiven Wirkung (für die Indikation eines depressiven Syndroms besteht eine Zulassung) kann auch Sulpirid selten Depressionen hervorrufen. Darüber hinaus kann es zu Ruhelosigkeit und Schlafstörungen kommen. In der gesamten wissenschaftlichen Literatur findet sich lediglich eine Fallbeschreibung über einen Patienten mit Tourette-Syndrom, bei dem eine tardive Dyskinesie nach Behandlung mit Sulpirid angenommen wurde. Allerdings werden die als tardive Dyskinesien eingestuften Bewegungen selbst von den Autoren als zum Teil *untypisch* für diese Diagnose bezeichnet (Eapen et al. 1993a).

> *Vor Einführung der atypischen Antipsychotika galt Sulpirid in Deutschland und Europa neben Pimozid und Tiaprid als Medikament der 1. Wahl in der Behandlung von Tics. Heute spielt es nur noch eine marginale Rolle und kann lediglich noch als Reservemedikament bei ansonsten bestehender Therapieresistenz empfohlen werden. Wegen der mangelhaften Datenlage ist eine verlässliche Aussage zur Wirksamkeit allerdings nicht möglich.*

Amisulprid

Amisulprid ist wie Sulpirid ein selektiver Dopamin-D_2-Rezeptor-Antagonist. Ob Amisulprid in der Behandlung von Tics wirksam ist, kann nicht beurteilt werden. Es liegen lediglich Fallberichte vor, die auf eine günstige Wirkung hinweisen (Trillet et al. 1990, Fountoulakis et al. 2004). In der Mehrzahl der Übersichten wird Amisulprid daher nicht einmal erwähnt. In den 2022 veröffentlichten, überarbeiteten europäischen Leitlinien wird Amisulprid allerdings weiterhin bei ansonsten bestehender Therapieresistenz als Behandlungsoption erwähnt (Roessner et al. 2022).

Die häufigsten Nebenwirkungen sind Gewichtszunahme, Schlaflosigkeit, Angst, Agitiertheit, extrapyramidale Störungen, Akathisie und vermehrter Speichelfluss. Seltener kommt es zu Schläfrigkeit, Schwindel, gastrointestinalen Störungen, Prolaktinerhöhung, Störungen von Zyklus, Potenz und Orgasmus, Gynäkomastie und Galaktorrhoe.

Amisulprid spielt in der Behandlung von Tics keine Rolle. Die Wirksamkeit wurde nie in kontrollierten Studien untersucht und kann daher kaum beurteilt werden. Es könnte allerdings als Reservemedikament erwogen werden.

15.11.4 Atypische Antipsychotika (nach klinischer Relevanz)

Aripiprazol

Aripiprazol ist ein atypisches Antipsychotikum, das als bisher einzige Substanz nicht als voller Dopamin-D_2-Antagonist, sondern sowohl am Dopamin-D_2- als auch am 5-HT_1A-Rezeptor als Partialagonist und am 5-HT_2A-Rezeptor als Antagonist wirkt. Wegen dieser besonderen Wirkweise wird Aripiprazol auch als Antipsychotikum der dritten Generation bezeichnet. Man nimmt an, dass die Dopaminblockade innerhalb der Basalganglien zu einer Beeinflussung der Motorik führt und dass die agonistische Wirkung bei einem relativen Dopaminmangel im Frontalhirn zum Tragen kommt.

Nachdem Aripiprazol 2002 durch die amerikanische *Food and Drug Administration* (FDA) und 2004 durch die europäische Arzneimittelagentur (*European Medicines Agency*, EMA) für die Behandlung der Schizophrenie – und später auch manischer Episoden bei Bipolar-I-Störung – zugelassen worden war, wurde in den nachfolgenden Jahren in großer Zahl in Fallberichten und kleinen, offenen Studien bei Kindern und Erwachsenen mit Tourette-Syndrom über positive Behandlungsergebnisse berichtet mit zum Teil deutlicher Verminderung der Tics (Hounie et al. 2004, Dehning et al. 2005, Kastrup et al. 2005, Murphy et al. 2005, Bubl et al. 2006, Constant et al. 2006, Davies et al. 2006, Duane 2006, Fountoulakis et al. 2006, Yoo et al. 2006, Miranda u. Castiglioni 2007, Ben Djebara et al. 2008, Budman et al. 2008, Kawohl et al. 2009, Seo et al. 2008, Stenstrøm u. Sindø 2008, Winter et al. 2008, Lyon et al. 2009, Wenzel et al. 2012). Auch wurden Behandlungserfolge mit Aripiprazol *bei schwerem bzw. ansonsten therapierefraktärem* Tourette-Syndrom (Ben-Djebara et al. 2008, Cui et al. 2010) und komorbider Zwangserkrankung und ADHS beschrieben (Winter et al. 2008, Masi et al. 2012). In einer 2012 veröffentlichten ersten systematischen Übersichtsarbeit wurden bereits 33 Originalarbeiten identifiziert, in denen über Behandlungsergebnisse mit Aripiprazol bei Patienten mit Tourette-Syndrom berichtet wurde (Ghanizadeh 2012).

Im Jahre 2013 wurde eine erste kontrollierte Studie aus Korea veröffentlicht, in der die Wirksamkeit von Aripiprazol im Vergleich zu Placebo bei 61 Kindern und Jugendlichen im Alter zwischen 6 und 18 Jahren über 10 Wochen untersucht wurde (Yoo et al. 2013). Nach dieser Studie führt eine Einmalgabe von 2 bis maximal 20 mg Aripiprazol pro Tag zu einer signifikanten Reduktion der Tics. Die Verträglichkeit war gut. Als häufigste Nebenwirkung trat eine Gewichtszunahme ein. Daraufhin wurde Aripiprazol 2014 in den USA zur Behandlung des Tourette-Syndroms zugelassen. Die positiven Ergebnisse der ersten kontrollierten Studie konnten in einer 2017 publizierten großen, randomisierten, doppel-blinden, placebokontrollierten Phase-3-Studie (n = 133, Alter: 7–17 Jahre) bestätigt werden. Danach führte sowohl eine gewichtsadaptiere niedrigere Dosis von 5–10 mg als auch – in noch stärkerem Maß – eine höhere Dosis von 10–20 mg pro Tag zu einer signifikanten Reduktion der Tics (gemessen mit dem Yale Global Tic Severity Scale Total Tic Score [YGTSS-TTS], hohe Dosis, −9,9 [95% Konfidenzintervall, −13,8 bis −5,9], niedrige Dosis, −6,3 [95% Konfidenzintervall, −10,2 bis −2,3]). Nach 8-wöchiger Behandlung waren 69% (29/42) der Patienten in der niedrig dosierten und 74% (26/35) in der höher dosierten Aripiprazol-Gruppe stark oder sehr stark verbessert, verglichen mit 38% (16/42) in der Placebo-Gruppe. Die häufigsten Nebenwirkungen waren Sedierung, Schläfrigkeit und Müdigkeit (Sallee et al. 2017).

Zwischen 2012 und 2019 wurden insgesamt sieben systematische Übersichten bzw. Metaanalysen veröffentlicht, die übereinstimmend zu dem Ergebnis kamen, dass Aripiprazol wirksam in der Behandlung von Tics ist (Ghanizadeh 2012, Yang et al. 2015, Whittington et al. 2016, Zheng et al. 2016, Liu et al. 2016, Janik et al. 2018, Yang et al. 2019). Die ermittelten Effektstärken waren denen von Haloperidol und Risperidon vergleichbar (4,74; 95% Konfidenzintervall: 1.06–8.67) (Yang et al. 2019).

Aus offenen, unkontrollierten Studien liegen zudem Hinweise darauf vor, dass Aripiprazol bei Erwachsenen zusätzlich positive Wirkungen auf zahlreiche psychiatrsche Komorbiditäten hat wie Depression, Ängste, Zwänge, ADHS und Autoaggressionen (Wenzel et al. 2012, Gerasch et al. 2016) und bei Kindern auf das Sozialverhalten (Wang et al. 2016).

Die am häufigsten unter Aripiprazol beschriebenen Nebenwirkungen sind Müdigkeit, Sedierung, Somnolenz und Gewichtszunahme, seltener auch Unruhe und Schlafstörungen. Trotz der zuweilen hervorgerufenen Unruhe kann Aripiprazol auch bei zusätzlich bestehender ADHS zu einer deutlichen Reduktion der Tics führen, ohne dass eine Verschlechterung der Hyperaktivität eintritt (Masi et al. 2012). Nach einer kleinen Studie kann Aripiprazol bei Patienten mit Tourette-Syndrom einen negativen Einfluss auch komplexe Lernaufgaben (kontrafaktisches Lernen) haben (Salvador et al. 2017).

Im Vergleich zu anderen Antipsychotika wird einheitlich über ein günstigeres Nebenwirkungsprofil berichtet mit einem geringeren Risiko für das Eintreten etwa von Müdigkeit, Gewichtszunahme, metabolischem Syndrom, Akathisie und anderen extrapyramidal-motorischen Symptomen, Ängsten, Schwindel, Kopfschmerzen, Schlaflosigkeit, Übelkeit, Erbrechen und QTc-Verlängerungen (Roessner et al. 2022).

Zu beachten ist allerdings, dass Aripiprazol selten zu impulsivem Verhalten führen kann etwa in Form einer Spielsucht oder Hypersexualität (Akbari et al. 2024).

Aripiprazol ist – sowohl bei Kindern als auch Erwachsenen – das Medikament der 1. Wahl in der Behandlung von Tics. Während es in den USA in dieser Indikation bereits seit 2014 zugelassen ist, muss die Verschreibung in Deutschland weiterhin off-label erfolgen. Im Vergleich zu anderen Antipsychotika zeichnet sich Aripiprazol durch ein günstigeres Nebenwirkungsprofil aus. Es kann spekuliert werden, dass Aripiprazol wegen der besseren Verträglichkeit vergleichsweise höher dosiert werden kann als andere Antipsychotika und deswegen eine stärkere Tic-reduzierende Wirkung erzielt wird.

Risperidon

Risperidon ist ein Dopamin-D_2-Rezeptor und 5-HT2-Rezeptor-Antagonist. Unter den atypischen Antipsychotika ist Risperidon das – neben Aripiprazol – am besten untersuchte Medikament hinsichtlich seiner Wirkung auf Tics. Neben Fallberichten, in denen eine Reduktion der Tics – sowohl bei Kindern als auch bei Erwachsenen – unter Risperidon beschrieben wurde (Stamenkovic et al. 1994, van der Linden et al. 1994, Lombroso et al. 1995, Shulman et al. 1995), konnte auch in kontrollierten Studien eine positive Wirkung bestätigt werden mit einer Tic-Verminderung um 41–62% (Bruun u. Budman 1996, Sandor u. Stephens 2000, Bruggeman et al. 2001, Dion et al. 2002, Gaffney et al. 2002, Scahill et al. 2003, Kim et al. 2005). In der bisher umfangreichsten doppelblinden placebokontrollierten Studie wurden 48 Patienten zwischen 14 und 49 Jahren über acht Wochen mit Risperidon behandelt, welches zu einer Tic-Reduktion von 61% führte (Dion et al. 2002).

Mittlerweile liegen drei systematische Übersichten vor, die übereinstimmend zeigen konnten, dass Risperidon wirksam in der Behandlung von Tics ist (Whittington et al. 2016, Waldon et al. 2013, Weisman et al. 2013). In der jüngsten dieser Arbeiten aus dem Jahr 2016 wurde im Vergleich zu Placebo eine standardisierte mittlere Differenz von 3,47 (95% Konfidenzintervall: 0,37 bis 6,87) ermittelt (Whittington et al. 2016).

Es gibt Hinweise darauf, dass Risperidon bei Patienten mit Tourette-Syndrom zusätzlich eine positive Wirkung auf aggressives Verhalten hat (Sandor u. Stephens 2000), antidepressiv und anxiolytisch wirkt (Giakas 1995) und auch Zwangssymptome verbessert (Bruggeman et al. 2001, Dion et al. 2002, Gaffney et al. 2002). Auch bei anderen Erkrankungen konnte eine positive Wirkung von Risperidon auf aggressives Verhalten bei Kindern und Jugendlichen nachgewiesen werden (Pappadopulos et al. 2006). Bei Patienten mit Tourette-Syndrom und Zwangsstörung konnte durch Hinzugabe von Risperidon zu einer Behandlung mit einem Serotonin-Wiederaufnahmehemmer (zur Therapie von Zwängen und Depression) eine Augmentation erzielt werden (Jacobsen 1995, Saxena et al. 1996, Stein et al. 1997, Fitzgerald et al. 1999).

In zwei Studien wurden die Wirksamkeit von Risperidon und Pimozid verglichen. Während in einer Studie beide Substanzen gleich gut wirksam waren (Bruggeman et al. 2001), fand sich in der anderen Studie eine bessere Wirksamkeit von Risperidon (Gilbert et al. 2004). Auch hinsichtlich der Nebenwirkungen waren die Ergebnisse verschieden: bei ansonsten vergleichbaren Nebenwirkungen wurden in einer Studie unter Pimozid häufiger extrapyramidal-motorische Nebenwirkungen nachgewiesen (Bruggeman et al. 2001), während in der anderen Untersuchung unter Risperidon eine stärkere Gewichtszunahme festgestellt wurde (Gilbert et al. 2004).

In einer Vergleichsuntersuchung zwischen Risperidon und Clonidin über acht Wochen mit 21 Patienten fand sich ein vergleichbarer positiver Effekt beider Substanzen in der Behandlung sowohl der Tics als auch der ADHS (Gaffney et al. 2002). Clonidin verursachte bei 58% der Patienten Nebenwirkungen, Risperidon hingegen nur in 33%. Häufigste Nebenwirkung unter beiden Medikamenten war Müdigkeit.

Auch in anderen Untersuchungen waren die am häufigsten unter Risperidon aufgetretenen Nebenwirkungen Müdigkeit (57%), Mattigkeit (39%) und Schwindel (35%). Weitere Nebenwirkungen sind Gewichtszunahme, Akathisie, Gynäkomastie, Galaktorrhoe, Parkinsonismus, Depression, Angst und aggressives Verhalten. Wegen Nebenwirkungen brachen in einer Studie acht von 38 Patienten (21%) die Behandlung ab (Bruun u. Budman 1996). Bisher wurde lediglich bei einem einzigen Patienten mit Tourette-Syndrom über eine unter Behandlung mit Risperidon eingetretene tardive Dyskinesie berichtet (Thomas et al. 2009). Allerdings lässt auch dieser Fallbericht – wie alle anderen über tardive Dyskinesien bei Patienten mit Tourette-Syndrom (s. Kap. 15.11 Dopaminrezeptor-Antagonisten) – Zweifel an der Diagnose aufkommen, da die Behandlung in nur sehr niedriger Dosis (1 mg) erfolgte und sich die als tardive Dyskinesien eingestuften Bewegungen innerhalb von 45 Tagen zurückbildeten (während ansonsten tardive Dyskinesien typischerweise nach Absetzen des verursachenden Antipsychotikums zu- und nicht abnehmen).

> *Risperidon ist ein gut untersuchtes, etabliertes Medikament, dass off-label in der Behandlung von Tics sowohl bei Kindern als auch bei Erwachsenen eingesetzt werden kann. Wegen des im Vergleich zu Aripiprazol ungünstigeren Nebenwirkungsprofils (am häufigsten Müdigkeit, Gewichtszunahme und Schwindel) ist es als Medikament der 2. Wahl einzustufen. Risperidon scheint bei Kindern und Jugendlichen besonders dann zur Behandlung von Tics vorteilhaft zu sein, wenn gleichzeitig aggressives Verhalten besteht.*

Ziprasidon

Das im Jahre 2001 von der amerikanischen FDA und 2002 auch in Deutschland für Psychosen aus dem schizophrenen Formenkreis zugelassene atypische Antipsychotikum Ziprasidon wurde in einer doppelblinden, placebokontrollierten Studie über 56 Tage bei 28 Kindern und Jugendlichen im Alter zwischen sieben und 17 Jahren untersucht (Sallee et al. 2000). Ziprasidon führte zu einer signifikanten Verminderung der Tics im Vergleich zu Placebo. Eine leichte vorübergehende Müdigkeit war die am häufigsten angegebene Nebenwirkung. Auch in einer offenen Studie mit 24 Kindern und Jugendlichen (7–16 Jahre) war Ziprasidon wirksam und gut verträglich (Sallee et al. 2006). Seither wurden keine weiteren Studien mit Ziprasidon durchgeführt. Untersuchungen zur Wirksamkeit bei erwachsenen Patienten mit Tourette-Syndrom liegen nicht vor. Nach einer Umfrage unter europäischen Tourette-Experten aus dem Jahr 2019 wird Ziprasidon kaum je zur Behandlung von Tics eingesetzt (Roessner et al. 2022). In einer systematischen Übersicht aus demselben Jahr wurden die Hinweise darauf, dass Ziprasidon wirksam in der Behandlung von Tics ist, als gering eingestuft (Pringsheim et al. 2019a).

Untersuchungen in anderen Indikationen erbrachten Hinweise, dass Ziprasidon seltener als andere Antipsychotika zu Gewichtszunahme, metabolischen Veränderungen, Prolaktinerhöhung, Müdigkeit und extrapyramidal-motorischen Symptomen führt. Als häufigste Nebenwirkungen gelten Unruhe, gastrointestinale Beschwerden, Muskeltonuserhöhung, Akathisie, Tremor und Kopfschmerzen. Wegen einer möglichen QTc-Streckenverlängerung soll Ziprasidon nicht bei Patienten mit EKG-Veränderungen eingesetzt werden, auch wenn in einer Studie mit 24 Kindern mit Tourette-Syndrom keine klinisch relevanten EKG-Veränderungen festgestellt werden konnten (Sallee et al. 2006). Die Einnahme von Ziprasidon muss zu den Mahlzeiten erfolgen, da die Bioverfügbarkeit ansonsten deutlich sinkt.

Quetiapin

Es liegen bisher nur wenige Fallberichte (Chan-Ob et al. 2001, Parraga et al. 2001, Schaller u. Behar 2002, Matur u. Uçok 2003, Copur et al. 2007, Neves Ramos et al. 2007) und zwei offene Studien vor, die über eine positive Wirkung von Quetiapin in der Tic-Behandlung bei Kindern und Jugendlichen (Mukaddes u. Abali 2004) sowie Erwachsenen (de Jonge et al. 2007) mit Tourette-Syndrom berichten. Die Verträglichkeit wird als gut beschrieben. Es wurde lediglich über Müdigkeit und Gewichtszunahme berichtet. Quetiapin wurde als Behandlungsalternative bei therapieresistenter Zwangserkrankung in Kombination mit Tics, ADHS und aggressivem Verhalten vorgeschlagen (Cohen 2003).

Bei anderen Patientengruppen wurden unter Quetiapin als häufigste Nebenwirkungen Müdigkeit, Benommenheit, Hypotonie, Schwindel, Tachykardie und Kopfschmerzen beobachtet.

Während Quetiapin in einer systematischen Übersicht der amerikanischen Gesellschaft für

Neurologie zur Wirksamkeit von Anti-Tic-Medikamenten wegen der mangelhaften Datenlage überhaupt nicht erfasst wurde (Pringsheim et al. 2019a), ergab eine 2019 durchgeführte Umfrage unter europäischen Tourette-Experten, dass Quetiapin bei Erwachsenen in etwa 6% und bei Kindern in 1% der Fälle eingesetzt wird (Roessner et al. 2022).

Olanzapin

Eine Reihe von Fallberichten (Bhadrinath 1998, Bengi Semerci 2000, Karam-Hage u. Ghaziuddin 2000, Lucas Taracena u. Montañés Rada 2002) und offene Studien (Krishnamoorthy u. King 1998, Stamenkovic et al. 2000, Budman et al. 2001, McCracken et al. 2008) lassen annehmen, dass Olanzapin in der Behandlung von Tics wirksam ist. In einer 52-wöchigen doppel-blinden Studie, in der vergleichend bei allerdings nur vier Patienten mit Tourette-Syndrom 5–10 mg Olanzapin und 2–4 mg Pimozid untersucht wurden, fand sich die stärkste Tic-Reduktion unter 10 mg Olanzapin, während Pimozid in beiden Dosierungen sowie Olanzapin in niedriger Dosierung schwächer wirksam waren (Onofrj et al. 2000). Während unter Pimozid drei Patienten Nebenwirkungen angaben, berichtete nur ein Patient unter Olanzapin über Nebenwirkungen (leichte Müdigkeit).

In einer einfach-blinden Studie an 10 Kindern mit Tourette-Syndrom und zusätzlich bestehendem aggressiven Verhalten hatte Olanzapin nicht nur eine Tic-vermindernde Wirkung, sondern auch einen günstigen Effekt auf Aggressionen (Stephens et al. 2004). Als einzige relevante Nebenwirkung trat eine anhaltende Gewichtszunahme ein. In einer anderen Studie konnte hingegen kein positiver Effekt von Olanzapin auf begleitend bestehende Zwangssymptome und eine ADHS nachgewiesen werden (Budman et al. 2001).

Allgemein gelten als häufigste durch eine Behandlung mit Olanzapin hervorgerufene Nebenwirkungen Müdigkeit, Benommenheit, Appetitsteigerung und Gewichtszunahme, selten Mundtrockenheit, Ödeme und metabolische Veränderungen.

Olazapin wurde in einer systematischen Übersicht der amerikanischen Gesellschaft für Neurologie zur Wirksamkeit von Anti-Tic-Medikamenten wegen der mangelhaften Datenlage überhaupt nicht erfasst (Pringsheim et al. 2019a). Nach einer 2019 durchgeführten Umfrage unter europäischen Tourette-Experten wird Olanzapin in der Behandlung von Tics nicht eingesetzt (Roessner et al. 2022).

Paliperidon

Paliperidon ist der primäre aktive Metabolit von Risperidon. Als atypisches Antipsychotikum wirkt es als Dopamin-D_2- und Serotonin 5HT2A-/5HT7-Antagonist. Bisher wurden lediglich in zwei Fallberichten mit einem (Guan et al. 2013) bzw. zwei Patienten (Yamamuro et al. 2014) positive Wirkungen von Paliperidon auf Tics beschrieben. In einem Einzelfallbericht wurde über das Eintreten „Tourette-ähnlicher" Symptome unter Behandlung mit Paliperidon berichtet (Fountoulakis u. Panagiotidis 2011).

Clozapin

Clozapin gilt als das einzige *atypische* Antipsychotikum im engeren Sinne, da es keine extrapyramidalmotorischen Nebenwirkungen hervorruft. Wegen der möglichen schweren Nebenwirkung einer tödlich verlaufenden Agranulozytose darf es nur unter speziellen Voraussetzungen eingesetzt werden. Regelmäßige Blutbildkontrollen sind notwendig.

Während in einem Fallbericht ein positiver Effekt bei einem Patienten mit einem atypischen Tourette-Syndrom beschrieben wurde (Schmider u. Hoff 1998), konnte in einer doppel-blinden placebokontrollierten Studie an acht Patienten keine Überlegenheit von Clozapin gegenüber Placebo nachgewiesen werden (Caine et al. 1979). Es liegen sogar zwei Berichte vor, in denen über eine Zunahme der Tics (Bastiampillai et al. 2008) und das Auftreten von Gesichtstics, Myoklonien und Stottern (Begum 2005) während einer Behandlung mit Clozapin berichtet wird. Nach einem Einzelfallbericht führte eine Behandlung mit Clozapin bei einem Patienten mit chronischer Schizophrenie zu einer Verminderung vokaler Tic-ähnlicher Symptome (Begum et al. 2021).

> *Während für die atypischen Antipsychotika Aripiprazol und Risperidon eine Tic-reduzierende Wirkung gut belegt ist, ist die Datenlage zu allen anderen atypischen Antipsychotika gering, sodass keine abschließende Bewertung möglich ist. Auch wenn mit gewisser Wahrscheinlichkeit angenommen werden kann, dass auch Ziprasison, Quetiapin und Olanzapin einen positiven Effekt auf Tics haben, kann eine Behandlung mit diesen Substanzen aktuell mangels Daten nicht empfohlen werden. Von einer Therapie mit Clozapin ist wegen möglicher schwerwiegenden Nebenwirkungen bei verfügbaren Behandlungsalternativen abzuraten.*

15.12 Noradrenerg-wirksame Substanzen

Clonidin (und deutlich seltener auch Guanfacin und Atomoxetin) werden vornehmlich bei Kindern und Jugendlichen eingesetzt, bei denen sowohl eine ADHS als auch Tics bestehen. Wahrscheinlich ist die Wirkung noradrenerger Substanzen auf Tics aber deutlich geringer als die der Dopaminrezeptor-Antagonisten. Der Gebrauch von noradrenerg-wirksamen Substanzen – in erster Linie Clonidin – zur Behandlung von Tics ist in der USA sehr viel gebräuchlicher als in Europa.

Clonidin

Clonidin ist ein zentraler präsynaptischer α-2-Adrenoagonist, der primär in der Behandlung des arteriellen Blutdrucks eingesetzt wird. Seit 1979 wurden zahlreiche offene und kontrollierte Untersuchungen zur Wirksamkeit von Clonidin in der Behandlung von Tics durchgeführt mit zum Teil widersprüchlichen Ergebnissen. Die Mehrzahl der vorliegenden Fallberichte und offenen Studien ergab Hinweise auf eine positive Wirkung von Clonidin sowohl auf Symptome einer ADHS als auch auf zusätzlich bestehende Tics (Cohen et al. 1979, Cohen et al. 1980, Dysken et al. 1980, McKeith et al. 1981, Shapiro u. Shapiro 1981, Ferre 1982, Shapiro et al. 1983b, Lichter u. Jackson 1996).

In einer ersten Übersicht über 25 Patienten aus dem Jahre 1979 wurde berichtet, dass 70% der Patienten positiv auf eine Behandlung mit Clonidin ansprachen und nicht nur eine Verbesserung der Tics eintrat, sondern auch von Zwangssymptomen, aggressivem Verhalten, Aufmerksamkeitsstörung und verminderter Frustationstoleranz (Cohen et al. 1979).

Einfach- oder doppel-blinde, placebokontrollierte Studien zeigten zum Teil einen positiven Effekt von Clonidin auf Tics und zusätzlich bestehende Verhaltensauffälligkeiten (Leckman et al. 1985, Singer et al. 1985–86, Leckman et al. 1991, The Tourette Syndrome Study Group 2002, Hedderick et al. 2009), zum Teil aber auch keine Wirkung (Goetz et al. 1987a, Singer et al. 1995). Zwei kontrollierte Studien mit kleineren Patientenzahlen zeigten bei sieben von 12 (Singer et al. 1985–86) bzw. bei sechs von 13 Patienten (Leckman et al. 1985) positive Effekte auf Tics und Verhaltenssymptome. In einer größeren Studie an 47 Patienten (zwischen 7 und 48 Jahren) mit einer Behandlungsdauer von 12 Wochen trat unter einer Behandlung mit Clonidin nicht nur eine Verminderung der Tics ein, sondern auch eine Abnahme von Hyperaktivität und Impulsivität (Leckman et al. 1991). Die bisher größte doppel-blinde kontrollierte Untersuchung zur Wirksamkeit von Clonidin in der Behandlung des Tourette-Syndroms wurde im Jahre 2002 durchgeführt. Dabei wurde bei 136 Kindern mit kombinierter ADHS und chronischer Tic-Störung die Wirkung von Clonidin gegen Methylphenidat (allein oder in Kombination) und Placebo verglichen: 34 Kinder erhielten eine Monotherapie mit Clonidin, 33 eine Kombinationsbehandlung von Methylphenidat plus Clonidin. In allen Behandlungsgruppen trat – verglichen mit der Placebogruppe – eine Verbesserung der Tics ein. Die Tic-Reduktion war am stärksten, wenn eine Kombinationsbehandlung von Clonidin plus Methylphenidat durchgeführt wurde, gefolgt von einer Monotherapie mit Clonidin und einer Monotherapie mit Methylphenidat (The Tourette's Syndrome Study Group 2002). Demgegenüber konnte in zwei doppel-blinden, placebokontrollierten Studien kein positiver Effekt von Clonidin auf Tics bei Patienten mit Tourette-Syndrom nachgewiesen werden. In einer Studie wurden 30 Kinder und Erwachsene über sechs Monate mit unterschiedlichen Dosierungen behandelt, ohne dass eine Verbesserung der Tics in einer der verschiedenen Beurteilungsskalen nachgewiesen werden konnte (Goetz et al. 1987). In einer Vergleichsstudie zwischen Clonidin und Desipramin an 37 Kindern mit Tourette-Syndrom plus ADHS über sechs Wochen konnte ebenfalls keine Verminderung der Tics während der Behandlung mit Clonidin beobachtet werden (Singer et al. 1995).

In einer Vergleichsstudie an 21 Patienten über acht Wochen waren Clonidin und Risperidon gleich wirksam sowohl in der Behandlung der Tics als auch in der Behandlung der ADHS. Allerdings führte Clonidin häufiger als Risperidon zu Nebenwirkungen (Gaffney et al. 2002). In einer weiteren Studie, in der die Wirksamkeit von Clonidin und Levetiracetam in der Behandlung von Tics bei 12 Patienten mit Tourette-Syndrom zwischen 8 und 27 Jahren während einer Behandlungszeit von 15 Wochen verglichen wurde, führte Clonidin zu einer leichten Tic-Verminderung, während Levetiracetam wirkungslos war (Hedderick et al. 2009). Eine offene Vergleichsstudie zwischen Clonidin und Haloperidol an 68 Patienten mit Tourette-Syndrom zeigte eine deutliche Überlegenheit von Haloperidol. Während unter Haloperidol bei 64% der Patienten eine Symptomreduktion eintrat, war dies nur in 13% während der Behandlung mit Clonidin der Fall. Bei 50 von 68 Patienten (74%)

trat keinerlei Symptomverbesserung unter Clonidin ein (Shapiro u. Shapiro 1981).

Alternativ zur oralen Gabe kann Clonidin auch in Form eines transdermalen Pflasters appliziert werden. Erstmals wurde diese Darreichungsform 1990 bei neun Patienten mit Tourette-Syndrom placebokontrolliert untersucht (Gancher et al. 1990). Die Patienten gaben zwar während der Behandlung ein subjektives Wohlbefinden an, eine objektive Verbesserung konnte jedoch nicht festgestellt werden. In einer 2008 veröffentlichten kontrollierten Untersuchung an 437 Kindern und Jugendlichen mit verschiedenen Tic-Störungen konnte während einer 4-wöchigen Behandlungszeit mit einem Clonidin-Pflaster bei 69% der Patienten eine Verminderung der Tics festgestellt werden. Allerdings trat auch in der Kontrollgruppe (n = 111) unter Placebo bei 47% der Patienten eine Symptomverbesserung ein (Du et al. 2008). Nach einer neueren, 2017 publizierten, offenen unkontrollierten Studie mit 41 Kindern führt eine transdermale Applikation von Clonidin selbst dann zu einer Tic-Reduktion, wenn eine zuvor durchgeführte Behandlung mit einem Antipsychotikum nicht wirksam oder verträglich war. In dieser Studie wurde allerdings der Einfluss einer komorbiden ADHS nicht untersucht (Song et al. 2017).

Eine 2013 veröffentlichte Metaanalyse zur Wirksamkeit verschiedener Antipsychotika und Clonidin in der Behandlung von Tics ergab, dass Antipsychotika eine stärkere Tic-reduzierende Wirkung haben als Clonidin. Clonidin war zudem nur dann in der Behandlung von Tics wirksam, wenn eine komorbide ADHS bestand (95% Konfidenzintervall 0,36–1,01 bei Personen mit Tics und ADHS versus 95% Konfidenzintervall 0,06–0,36 bei Personen mit Tics ohne ADHS) (Weisman et al. 2013). Insgesamt wies Clonidin in der Behandlung von Tics nur einen geringen standardisierten mittleren Unterschied im Vergleich zu Placebo auf (0,29, 95% Konfidenzintervall 0,12–0,47). Nach einer weiteren, 2016 veröffentlichten systematischen Übersicht wurde für Clonidin (und Guanfacin) ein klinischer Nutzen bestätigt, wenn auch für die transdermale Anwendung in deutlich geringerem Umfang als für die orale Applikation (Whittington et al. 2016).

Die häufigste durch eine Behandlung mit Clonidin hervorgerufene Nebenwirkung ist Müdigkeit. Weitere Nebenwirkungen sind Mundtrockenheit, Schwindel, Irritabilität, Hypotonie, Bradykardie, Kopfschmerzen, Schlafstörungen und Unruhe. Nach abrupter Beendigung einer Behandlung mit Clonidin kann es zu einem Rebound-Phänomen kommen mit Bluthochdruck, Ängsten und einer Zunahme der Tics.

Nach einer 2019 durchgeführten Umfrage unter europäischen Tourette-Experten ist Clonidin – nach Aripiprazol – das bei Kindern und Jugendlichen am zweithäufigsten eingesetzte Medikament zur Behandlung von Tics (in 17%), während es bei Erwachsenen an dritter Stelle (nach Aripiprazol und Haloperidol) steht (9%) (Roessner et al. 2022). Die Verlässlichkeit, dass Clonidin nach aktueller Datenlage als wirksam in der Behandlung von Tics eingestuft werden kann, wird in einer systematischen Übersicht der amerikanischen Gesellschaft für Neurologie als „moderat“ bewertet (Pringsheim et al. 2019a).

> *Clonidin ist ein wirksames Medikament zur Behandlung der ADHS. Bei gleichzeitig bestehender ADHS und Tics führt Clonidin auch zu einer geringen Verminderung der Tics. Dieser Effekt ist stärker bei oraler als bei transdermaler Applikation. Die Frage, ob Clonidin auch dann eine Tic-reduzierende Wirkung hat, wenn komorbid keine ADHS besteht, wird kontrovers diskutiert. Dies führt zu einem deutlich unterschiedlichen Verschreibungsverhalten in den USA im Vergleich zu Europa. In Deutschland wird Clonidin nur selten zur Behandlung von Tics eingesetzt, da seine Wirkung auf Tics geringer ist als die der Antipsychotika und häufig Nebenwirkungen wie Müdigkeit eintreten.*

Guanfacin

Guanfacin ist ebenso wie Clonidin ein präsynaptischer α-2-Adrenoagonist, der primär in der Behandlung des arteriellen Bluthochdrucks eingesetzt wird. Im Vergleich zu Clonidin liegen deutlich weniger Untersuchungen zur Behandlung des Tourette-Syndroms vor.

Sowohl in einem Fallbericht über einen sechsjährigen Jungen (Fras 1996), als auch in zwei offenen Studien mit 10 (Chappell et al. 1995) bzw. 25 Kindern (Boon-Yasidhi et al. 2005) führte eine Behandlung mit Guanfacin zu einer Tic-Verminderung und einer Verbesserung der Aufmerksamkeit. Bis heute liegen insgesamt nur drei doppel-blinde, placebokontrollierte Studien zur Behandlung des Tourette-Syndroms bei Kindern vor. Während in einer Studie mit 34 Kindern unter Behandlung mit Guanfacin eine Verminderung der Tics um 31% und zusätzlich eine signifikante Verbesserung der ADHS eintrat (Scahill et al. 2001), war Guanfacin in zwei anderen Studien mit 24 bzw. 34 Kindern und Jugendlichen gegenüber Placebo nicht überlegen (Cummings et al. 2002, Murphy et al. 2017).

Die Autoren einer 2013 veröffentlichten systematischen Übersicht kamen zu dem Ergebnis, dass eine valide Aussage zur Wirksamkeit von Guanfacin in der Behandlung von Tics mangels Daten nicht möglich sei, auch wenn sich rein rechnerisch kein Unterschied zu Clonidin fand (Weisman et al. 2013). Nach einer 2019 veröffentlichten systematischen Übersicht ist die Verlässlichkeit „gering", dass Guanfacin als wirksam in der Behandlung von Tics einzustuften ist (Pringsheim et al. 2019a). In einer 2019 durchgeführten Umfrage unter europäischen Tourette-Experten ist Guanfacin dennoch das bei Kindern und Jugendlichen am vierthäufigsten (in 10%) (bei Erwachsenen mit knapp 3% am neunthäufigsten) eingesetzte Medikament zur Behandlung von Tics (Roessner et al. 2022).

Die häufigsten durch Guanfacin hervorgerufenen Nebenwirkungen sind Müdigkeit, Kopfschmerzen, Schwindel, Mundtrockenheit, Obstipation, Übelkeit und Hypotonie. Während manche Studien Hinweise darauf ergaben, dass Guanfacin seltener als Clonidin zu Kopfschmerzen und Kreislaufproblemen führt (Balldin et al. 1993), wurde in anderen Untersuchungen bei Kindern mit entsprechender Disposition für Guanfacin ein erhöhtes Risiko für das Eintreten einer Manie festgestellt (Horrigan u. Barnhill 1999) und gehäuft Synkopen (King et al. 2006) und QTc-Zeitverlängerungen (Hirota et al. 2014) beschrieben.

Es überwiegen Daten, die gegen eine Wirksamkeit von Guanfacin in der Behandlung von Tics (mit und ohne komorbide ADHS) sprechen. Wegen möglicher schwerwiegender Nebenwirkungen und zahlreicher Behandlungsalternative kann der Einsatz von Guanfacin zur Tic-Behandlung nicht empfohlen werden.

Atomoxetin

Atomoxetin hemmt selektiv die Wiederaufnahme von Noradrenalin aus dem synaptischen Spalt. In Deutschland ist es seit März 2005 für die Behandlung der ADHS bei Kindern und Jugendlichen – und seit 2013 auch für die Therapie Erwachsener – zugelassen. Die Wirkung von Atomoxetin in der Behandlung der ADHS gilt als belegt (Cheng et al. 2007), seine Wirkung auf gleichzeitig bestehende Tics ist umstritten.

In zwei großen doppel-blinden, placebokontrollierten Studien mit 117 (Spencer et al. 2008) bzw. 148 (Allen et al. 2005) Kindern und Jugendlichen mit ADHS und Tourette-Syndrom im Alter zwischen 7 und 17 Jahren (Dauer jeweils 18 Wochen) trat unter Behandlung mit Atomoxetin eine signifikante Verbesserung sowohl der ADHS als auch – in geringerem Maße – der Tics ein. Kritisiert wurde allerdings, dass eine der Studien industriegesponsert war (Allen et al. 2005) und in die andere Studie (Spencer et al. 2008) überwiegend leicht betroffene Patienten eingeschlossen wurden.

Neben diesen positiven Untersuchungsergebnissen liegen auch Berichte vor, in denen über eine Erstmanifestation, ein Wiederauftreten oder eine Verschlechterung der Tics während einer Behandlung mit Atomoxetin berichtet wird (Ledbetter 2005, Párraga et al. 2007, Párraga et al. 2008, Sears u. Patel 2008).

Häufigste Nebenwirkungen einer Behandlung mit Atomoxetin sind eine Pulsbeschleunigung, Übelkeit sowie eine Verminderung des Appetits und des Körpergewichts (s. Kap. 18.2 Therapie der ADHS).

Während Atomoxetin in einer systematischen Übersicht aus dem Jahr 2019 zur Behandlung des Tourette-Syndroms gar nicht erwähnt wird (Pringsheim et al. 2019a), setzen nach einer 2019 durchgeführten Umfrage europäische Tourette-Experten Atomoxetin zuweilen (bei Kindern häufiger als bei Erwachsenen) zur Behandlung von Tics ein (Roessner et al. 2022).

Atomoxetin ist zugelassen für die Behandlung der ADHS. Ob es auch eine Tic-reduzierende Wirkung hat, ist unklar. Atomoxetin kann zur Behandlung von Tics daher nicht empfohlen werden.

15.13 Cannabis-basierte Medikamente

Medikamente auf Cannabisbasis werden seit vielen hundert Jahren in zahlreichen Kulturkreisen angewandt. Anfang des 20. Jahrhunderts verloren sie nahezu vollständig an Bedeutung, da die pharmazeutische Instabilität von Cannabis zu Schwierigkeiten bei der Standardisierung führte. Zudem erschwerten rechtliche Beschränkungen mit der Einordnung von Cannabispräparaten unter das Betäubungsmittelgesetz den Zugang. Das Interesse an Cannabispräparaten wuchs erneut, nachdem es 1964 gelang, die chemische Struktur von delta-9-Tetrahydrocannabinol (Δ^9-THC) zu ermitteln, dem am stärksten psychotrop wirksamen Inhaltsstoff der Cannabispflanze (Gaoni u. Mechoulam 1964). In der Folgezeit wurde eine große Zahl weiterer Inhaltsstoffe identifiziert; derzeit sind mehr als 500 Substanzen bekannt, davon über 100 verschiedene Cannabinoide.

Erst Anfang der 90er-Jahre gelang es, spezifische Cannabinoid-Rezeptoren zu klonen, über die Cannabinoide ihre Wirkung ausüben. Der Nachweis endogener Cannabinoidrezeptor-Agonisten gelang 1992. Die beiden wichtigsten endogenen Liganden (sogannate Endocannabinoide) sind Anandamid (Arachidonoylethanolamid, AEA) und 2-Arachidonoylglycerol (2-AG) (Pertwee 1997) (s. Kap. 10.10 Endocannabinoid-System).

Zu den Cannabis-basierten Medikamenten werden reines Tetrahydrocannabinol (THC, auch Dronabinol genannt) und reines Cannabidiol (CBD) gerechnet sowie Cannabisextrakte und -blüten mit unterschiedlichen Gehalten an THC und CBD. Seit 2017 können in Deutschland nicht nur THC (Dronabinol) und der Cannabisextrakt Nabiximols (Sativex®) verordnet werden, sondern auch Cannabisblüten und daraus hergestellt Extrakte. Vor einer Verordnung zu Lasten der gesetzlichen Krankenkasse muss ein Kostenübernahmeantrag (geregelt in § 31 Abs. 6 Sozialgesetzbuch [SGB] V) gestellt werden.

Erstmals wurde 1988 (Sandyk u. Awerbuch) und 1993 (Hemming u. Yellowlees) darüber berichtet, dass das Rauchen von Cannabis bei Patienten mit Tourette-Syndrom nicht nur zu einer Verminderung der Tics und des vorangehenden Vorgefühls führt, sondern auch zu einer Verbesserung von Autoaggression, Aufmerksamkeitsstörung und Hypersexualität. Nachfolgend wurde in zahlreichen Fallberichten über positive Effekt von Cannabinoiden berichtet. Bei einem 25-jährigen Patienten führte die Einmalbehandlung mit 10 mg THC zu einer über mehrere Stunden anhaltenden Reduktion der Tics und des vorangehenden Vorgefühls um ca. 80% sowie eine Verbesserung von Aufmerksamkeit, Impulskontrolle und Zwängen (Müller-Vahl et al. 1999). Bei einem 42-jährigen Berufskraftfahrer mit therapieresistentem Tourette-Syndrom führte eine Behandlung mit 15 mg THC nicht nur zu einer deutlichen Verminderung der Tics, sondern auch zu einer Verbesserung von Konzentration und visueller Wahrnehmung in Fahreignungstests (Brunnauer et al. 2011). Bei einer therapieresistenten 24-jährigen Patientin war eine Kombinationsbehandlung mit THC und einem atypischen Antipsychotikum (Risperidon oder Amisulprid) der jeweiligen Monotherapie in der Behandlung der Tic überlegen ist (Müller-Vahl et al. 2002b). Bei einem therapieresistenten 26-jährigen Patienten führte Nabiximols (4 Hübe/Tag entsprechend 10,8 mg THC und 10 mg CBD) zu einer 85- bis 90-prozentigen Reduktion der Tics (Trainor et al. 2016). Bei einem weiteren therapieresistenten 22-jährigen Patienten mit schwerem Tourette-Syndrom kam es nach Behandlung mit Nabiximols (9 Hübe pro Tag entsprechend 24,3 mg THC und 22,5 mg CBD) zu einer Verbesserung der Tics und der Lebensqualität (Kanaan et al. 2017b). Bei einem 19-jährigen Patienten führte die Inhalation von Medizinalcannabisblüten (0,1 g pro Tag) zu einer deutlichen Verbesserung insbesondere der komplexen vokalen Tics mit erheblicher Störung des Sprechens (Jakubovski u. Müller-Vahl 2017). Bei einem 47-jährigen Patienten führte erst die Hinzugabe von 20 mg CBD zu einer Behandlung mit 10 mg THC zu einer Reduktion der Tics (Pichler et al. 2018).

In Einzelfällen wurde auch über positive Behandlungsergebnisse bei Kindern berichtet. So führte bei einem 7-jährigen Jungen die Behandlung mit THC (maximal 29,4 mg pro Tag) nicht nur zu einer Reduktion der Tics, sondern auch zu einer Verbesserung von ADHS, Depression, Suizidgedanken, sozialem Rückzug und Schulverweigerung (Szejko et al. 2018). Bei einem 12-jährigen Jungen trat nach einer von den Eltern initiierten inhalativen Behandlung mit Medizinalcannabisblüten (Sorte Bedrocan®, Dosis 0,02 g/Tag entsprechend 4,4 mg THC) eine Verbesserung von Tics und Schlafstörungen ein (Szejko et al. 2019). Bei einem 15-jährigen Jungen mit schwerem, therapieresistentem Tourette-Syndrom mit komorbider ADHS führte eine Behandlung mit bis zu 15 mg THC nicht nur zu einer deutlichen Reduktion der Tics, sondern erstmals auch zu einer guten Verträglichkeit von Methylphenidat ohne Exazerbation der Tics. Mittels transkranieller Magnetstimulation fanden sich Hinweise auf eine durch Δ^9-THC hervorgerufene Zunahme der intrakortikalen Inhibition (Hasan et al. 2010). Bei einem 16-jährigen Jugendlichen führte eine Therapie mit THC (maximale Tagesdosierung: 33,6 mg) zu einer Verbesserung komplexer vokaler Tics mit Sprechblockaden (Jakubovski u. Müller-Vahl 2017).

Eine 1998 durchgeführte standardisierte Befragung von 64 Patienten mit Tourette-Syndrom ergab, dass von 17 Patienten, die jemals Cannabis konsumiert hatten, 14 (82%) eine Symptomverbesserung nach dem Konsum empfanden mit einer Abnahme oder sogar einem vollständigen Sistieren der Tics und des Vorgefühls sowie einer Verbesserung von Zwangssymptomen (Müller-Vahl et al. 1998). Nach einer 2017 in Kanada durchgeführten retrospektiven Studie führte eine Behandlung mit Cannabis bei 18 von 19 Patienten zu einer anhaltenden Symptomverbesserung (> 1 Jahr) mit einer Reduktion der Tics im Mittel um 60% (Abi-Jaoude et al. 2017). In einer 2019 in Israel durchgeführten offenen, unkontrollierten Studie berichteten 38 von 42 Patienten nach Einnahme von Cannabis über eine Verbesserung von Tics, Schlaf und Stimmung. Allerdings brachen 10 Patienten die Behandlung nach über einem Jahr aus unterschiedlichen Gründen ab. Bei einem Patient war eine selbstberichtete Psychose eingetreten (Thaler et al. 2019). In einer ebenfalls 2019 in Deutschland durchgeführten retrospektiven Untersuchung wurde vergleichend die Wirkung verschiedener Cannabinoide untersucht. Von 98 eingeschlossenen Patienten gaben 38 an, bereits mehrere Cannabis-basierte Medikamente eingenommen zu haben. Mehrheitlich wurde eine Behandlung mit THC-reichen Medizinalcannabisblüten bevorzugt vor einer Therapie mit THC, Nabiximols oder Straßencannabis. Insgesamt berichteten 85% der Patienten über eine Reduktion der Tics (im Mittel 60%), 55% über eine Besserung komorbider Symptome wie ADHS, Zwänge und Schlafstörungen und 93% über eine Verbesserung ihrer Lebensqualität. In einer ergänzend durchgeführten kleinen prospektiven Online-Befragung (n = 40) bestätigten sich diese retrospektiv erhobenen Befunde (Milosev et al. 2019). Nach einer 2021 publizierten, in den USA durchgeführten unkontrollierten Studie mit 16 erwachsenen Patienten führt die kombinierte Behandlung mit THC (10 mg) und Palmitoylethanolamid (PEA) (800 mg) zu einer signifikanten Reduktion der Tics (Bloch et al. 2021).

Diese positiven Effekte verschiedener Cannabinoide konnten mittlerweile in vier kontrollierten Studien bei Erwachsenen bestätigt werden. In einer ersten, 2002 veröffentlichten, randomisierten, doppel-blinden, placebokontrollierten Cross-Over-Studie mit 12 Patienten trat nach Einmalgabe von 5,0, 7,5 oder 10 mg THC eine signifikante Verbesserung von Tics und Zwängen ein (Müller-Vahl et al. 2002c). In einer Folgestudie wurden 24 erwachsene Patienten für 6 Wochen mit bis zu 10 mg THC pro Tag behandelt. Zu verschiedenen Messzeitpunkten kam es unter THC im Vergleich zu Placebo zu einer signifikanten Reduktion der Tics (Müller-Vahl et al. 2003c). THC war jeweils gut verträglich. Es traten nur leichte Nebenwirkungen ein wie Mundtrockenheit, Müdigkeit, Schwindel und Benommenheit. In zusätzlich durchgeführten neuropsychologischen Untersuchungen konnten keine negativen Effekte durch die Behandlung mit THC nachgewiesen werden (Müller-Vahl et al. 2001, Müller-Vahl et al. 2003b). In einer 2022 veröffentlichten placebokontrollierten cross-over Studie mit 12 Patienten wurde vergleichend die Wirkung einer Einzeldosis von verdampftem Cannabis (Einnahme mittels Vaporisator) à 0,25 g untersucht mit entweder 10% THC, 9%/9% THC/CBD oder 13% CBD. Während keine der niedrig dosierten Einmalbehandlungen zu einer signifikanten Verminderung der Tics führte, trat unter 10%-igem THC (und in geringerem Maße auch nach THC/CBD 9%/9%) im Vergleich zu Placebo eine Reduktion von Stress und Vorgefühl und eine Verbesserung des klinischen Gesamteindrucks ein. Die Autoren schlussfolgenten, dass THC, nicht aber CBD in der Behandlung des Tourette-Syndroms wirksam ist. Interessanterweise korrelierten Plasmaspiegel von THC und dessen Metaboliten mit der klinischen Verbesserung (Abi-Jaoude et al. 2022).

In der ersten großen, methodisch hochwertigen randomisierten, multizentrischen, placebokontrollierten Phase-IIIb-Studie mit 97 Patienten wurde über eine Behandlungszeit von 13 Wochen die Wirkung des Cannabisextraktes Nabiximols (Verhältnis THC:CBD = 2,7:2,5) bis zu einer Maximaldosis von 12 Hüben pro Tag entsprechend 32,4 THC untersucht. Obwohl in der Nabiximols-Gruppe (14/64 Patienten, 21,9%) eine viel größere Anzahl von Patienten im Vergleich zur Placebogruppe (3/33 Patienten, 9,1%) auf die Behandlung respondierten (definiert als Verringerung der Tics um > 25% gemäß dem Total Tic Score der Yale Global Tic Severity Scale nach 13-wöchiger Behandlung), wurde eine statistische Signifikanz knapp verpasst (Risikodifferenz [Placebo-Nabiximols]: −0,13, 95% Konfidenzintervall: −0,28 bis 0,01; p = 0,07). Der eindeutige Trend für eine Wirksamkeit bestätigte sich in zahlreichen Sekundäranalysen mit einer Verbesserung von Tics, Depression und Lebensqualität. Interessanterweise ergaben zusätzlich durchgeführte explorative Subgruppenanalysen, dass eine Verbesserung der Tics besonders bei Männern, Patienten mit schwereren Tics und Patienten mit komorbider ADHS eintrat. Nabiximols war gut verträglich. Häufigste Nebenwirkungen waren Müdigkeit, Schwindel und Mundtrockenheit (Jakubovski et al. 2020, Müller-Vahl et al. 2023b).

In einer Substudie der vorgenannten Untersuchung wurde bei 64 Patienten zusätzlich die Fahrsicherheit untersucht. Bemerkenswerterweise stieg die Zahl derjenigen Patienten, die fahrsicher waren, in der Nabiximolsgruppe von 24/43 (55,8 %) bei Studienbeginn auf 28/43 (71,8 %) bei Studienende und sank dagegen in der Placebogruppe von 14/21 (66,7 %) auf 10/21 (52,6 %) (Risikodifferenz [Nabiximols - Placebo] = 0,17 (95%-Konfidenzintervall = -0,08 bis 0,43) zugunsten von Nabiximols). Entgegen der Erwartung verbesserte sich somit die Fahrsicherheit durch die Behandlung mit Nabiximols (Müller-Vahl et al. 2024).

Basierend auf den vor 2009 bzw. 2019 publizierten Daten waren die Autoren eines Cochrane Reviews (Curtis et al. 2009) und einer systematischen Übersicht (Pringsheim et al. 2019a) zu dem Ergebnis gekommen, dass keine abschließende Bewertung der Wirksamkeit von THC bei Patienten mit Tourette-Syndrom möglich sei bzw. dass die Verlässlichkeit für eine Wirksamkeit „gering" sei. Nach einer unter Tourette-Experten durchgeführten Umfrage wurden Cannabinoide vor 2019 gelegentlich sowohl bei Kindern (als achthäufigstes von 15 Medikamenten) als auch bei Erwachsenen (als siebthäufigstes von 14 Medikamenten) zur Behandlung des Tourette-Syndroms eingesetzt (Roessner et al. 2022).

Im Jahr 2024 soll eine weitere, große kontrollierte Studie zur Untersuchung eines Cannabis-basierten Medikamentes in der Behandung des Tourette-Syndroms initiiert werden. Darin soll die Wirksamkeit von SCI-110 untersucht warden, einer Kombination aus Dronabinol (THC) und Palmitoylethanolamid (PEA) in unterschiedlichen Dosierungen (www.clinicaltrials.gov/ct2/show/NCT05126888?recrs=ab&cond=Tourette+Syndrome&draw=2&rank=5).

Cannabis-basierte Medikamente sind in vielen Ländern mittlerweile etabliert. Es gibt zunehmend Hinweise darauf, dass THC-haltige Arzneimittel (Dronabinol, Cannabisextrakte und Cannabisblüten) nicht nur zu einer Verminderung der Tics, sondern auch zahlreicher Komorbiditäten führen.

Bei Versagen etablierter Behandlungen mit Verhaltenstherapie und Antipsychotika (Aripiprazol) sollte eine Cannabis-basierte Therapie erwogen werden. Die Behandlung ist bei einschleichender Dosierung meist gut verträglich. Häufigste Nebenwirkungen sind Müdigkeit, Schwindel, Benommenheit und Mundtrockenheit. Als absolute Kontraindikationen gelten eine Überempfindlichkeit und eine akute Psychose.

Vor der Einleitung einer Cannabis-basierten Therapie zu Lasten der gesetzlichen Krankenkasse muss ein Kostenübernahmeantrag (geregelt in § 31 Abs. 6 SGB V) gestellt werden.

15.14 Botulinumtoxin

Botulinumtoxin wird seit vielen Jahren zur Behandlung von verschiedenen Bewegungsstörungen (Dystonie, Tremor), aber auch zur Therapie der Spastik und anderen Erkrankungen eingesetzt. Die Wirkung beruht auf einer Hemmung der Freisetzung von Acetylcholin aus der Nervenzelle in den synaptischen Spalt, die zu einer chemischen Denervierung des Muskels führt. Botulinumtoxin wird intramuskulär injiziert und verursacht je nach Dosierung und behandeltem Muskel eine reversible partielle oder komplette Lähmung für etwa drei Monate.

Erstmals wurde 1994 über den Einsatz von lokalen Botulinumtoxin-Injektionen in der Behandlung von Tics berichtet (Jankovic 1994). In einer offenen unkontrollierten Studie wurden 35 Patienten mit Tourette-Syndrom beschrieben, bei denen Gesichts- und Nackentics mit lokalen Botulinumtoxin-Injektionen zum Teil mehrfach behandelt wurden. Über einen Beobachtungszeitraum von bis zu 84 Monaten führte dies zu einer Verminderung der Tics (Jankovic 1994, Kwak et al. 2000). In einer weiteren offenen, unkontrollierten Untersuchung wurde über Behandlungsergebnisse bei 15 erwachsenen Patienten (18–84 Jahre) über bis zu 10 Jahre berichtet (Rath et al. 2010). Am häufigsten wurden einfache motorische Tics der Augen und am Nacken behandelt. In 89% der behandelten Tics wurde der Effekt von den Patienten als „mäßig" oder „gut" eingeschätzt. Die Wirkung einer einzelnen Behandlung hielt mindestens zwei, oft sogar länger als drei Monate an und blieb auch nach mehrjähriger Therapiedauer unverändert erhalten. Bei drei Patienten trat eine vollständige und anhaltende Remission (über 2–10 Jahre) ein. Die Hälfte der Patienten gab an, dass sich auch das den Tics vorangehende Vorgefühl verbessert habe. Bedeutsame Nebenwirkungen wurden nicht beobachtet. In einer großen Patientengruppe war eine Behandlung mit Botulinumtoxin bei 35 von 186 Patienten (19%) mit verschiedenen Tics wirksam (Awaad 1999). Bei einem einzelnen Patienten wurde über eine erfolgreiche Behandlung mit lokalen Botulinumtoxin-Injektionen berichtet, bei dem schwere dystone Nackentics zu einer Myelopathie mit Tetraparese geführt hatten (Aguirregomozcorta et al. 2008).

Mehrfach wurde in den vergangenen Jahren bei einer kleinen Zahl von Patienten auch über eine erfolgreiche Behandlung vokaler Tics berichtet, einschließlich eines Patienten mit starker Koprolalie (Scott et al. 1996). Die Behandlung erfolgte mittels uni- oder bilateralen laryngealen Injektionen (Salloway et al. 1996, Trimble et al. 1998, Vincent 2008). In einer Verlaufsuntersuchung über 12 Monate an 30 Patienten konnte durch laryngeale Botulinumtoxin-Injektionen bei 93% der Patienten eine Verbesserung der vokalen Tics erreicht werden, 50% wurden sogar Tic-frei (Porta et al. 2004). Als häufigste Nebenwirkung trat in 80% eine Heiserkeit ein. Bemerkenswerterweise verspürten manche Patienten durch die Behandlung nicht nur eine Verbesserung der Tics, sondern auch eine Verminderung des vorangehenden Vorgefühls (Jankovic 1994, Scott et al. 1996, Kwak et al. 2000, Porta et al. 2004).

Neben diesen Fallberichten und offenen Studien liegt bisher nur eine doppel-blinde, placebokontrollierte Untersuchung mit 20 Patienten zur Wirksamkeit lokaler Botulinumtoxin-Injektionen in der Therapie von Tics vor (Marras et al. 2001). Obwohl die Behandlung zu einer Verminderung der Tics und des Vorgefühls führte, berichteten die Patienten erstaunlicherweise nicht über eine subjektive Verbesserung. Bei der Hälfte der Patienten führte die Behandlung zu einer vorübergehenden Schwäche der Muskeln, in die Botulinumtoxin injiziert worden war.

Basierend auf diesen Daten wurden 2016 eine Übersicht (Lotia u. Jankovic 2016) und 2020 ein Cochrane Review (Moretti 2020) speziell zur Frage der Wirksamkeit von Botulinumtoxin in der Behandlung von Tics publiziert. Übereinstimmend wurde festgestellt, dass die Datenbasis gering sei, in Einzelfällen aber eine Therapie in Betracht gezogen werden könne. Nach einer systematischen Übersicht aus dem Jahr 2019 wird die Verlässlichkeit im Hinblick auf eine Wirksamkeit von Botulinumtoxin zur Behandlung von Tics als „moderat" eingestuft (Pringsheim et al. 2019a). Nach einer 2019 unter Tourette-Experten durchgeführten Umfrage wird Botulinumtoxin als fünfthäufigstes Arzneimittel (in knapp 5%) bei Erwachsenen zur Behandlung von Tics eingesetzt. Der Gebrauch bei Kindern ist hingegen sehr selten (Roessner et al. 2022).

> *Trotz geringer Datenlage ist davon auszugehen, dass lokale Botulinumtoxin-Injektionen durch eine gezielt herbeigeführte (partielle) Muskellähmung zu einer vorübergehenden Verminderung von Tics führen können. Nach bisherigen Erfahrungen scheinen sich dafür besonders Tics an Stirn und Nacken zu eignen sowie einzelne wenig fluktuierende Tics, die durch gut identifizierbare und gut zugängliche Muskeln hervorgerufen werden. In Einzelfällen kann auch eine Behandlung ansonsten therapieresistenter vokaler Tics erwogen werden.*

15.15 Topiramat

Topiramat ist ein Antiepileptikum, das nicht nur agonistisch am GABA-Rezeptor, sondern auch hemmend auf das glutamaterge System wirkt. In mehreren offenen Studien (Abuzzahab u. Brown 2001, Zhu et al. 2005, Kuo u. Jimenez-Shahed 2010) als auch in einer einzigen doppel-blinden, placebokontrollierten Untersuchung (Jankovic et al. 2010b) an 29 Patienten mit Tourette-Syndrom im Alter zwischen 7 und 65 Jahren konnte eine Verbesserung der Tics, des Vorgefühles und auch des Allgemeinbefindens nachgewiesen werden, ohne dass relevante Nebenwirkungen beschrieben wurden.

In eine 2013 veröffentlichte Metaanalyse wurden 14 Studien mit insgesamt 1.003 Patienten im Alter von 2–17 Jahren eingeschlossen (Yang et al. 2013). Aus unklaren Gründen wurden allerdings ausschließlich in China durchgeführte (und auf chinesisch veröffentlichte) Studien berücksichtigt, von denen die Autoren alle bis auf eine als methodisch „schwach" einstuften. Obwohl laut dieser Metaanalyse in den meisten Studien Topiramat sogar einer Behandlung mit Haloperidol überlegen war, war keine signifikante Tic-Reduktion unter Topiramat zu verzeichnen. Zu einem anderslautenden Ergebnis kam eine erneute, 2020 durchgeführte Metaanalyse. In diese wiederum aus China stammende Untersuchung wurden ebenso nur in China durchgeführte Studien (15 Studien mit 1.070 Teilnehmern im Alter von 2 bis 17 Jahren) eingeschlossen. Nach dieser Metaanalyse ist Topiramat ein gut verträgliches und ähnlich gut wirksames Anti-Tic-Medikament wie Haloperidol und Tiaprid (Yu et al. 2020b).

Topiramat kann zu zahlreichen Nebenwirkungen führen darunter Somnolenz, kognitive Beeinträchtigungen, Appetitlosigkeit und Gewichtsverlust, Sprachprobleme, Aggressionen, Stimmungsschwankungen, Parästhesien, Übelkeit und Schweißausbrüche. Es wurde spekuliert, dass die bisher berichtete meist gute Verträglichkeit in der

Behandlung von Tics auf die jeweils nur kurze Behandlungsdauer zurückzuführen ist (Cavanna u. Nani 2013a).

> *Die Verlässlichkeit, dass Topiramat als wirksam in der Behandlung von Tics eingestuft werden kann, wird in einer systematischen Übersicht der amerikanischen Gesellschaft für Neurologie als „gering“ bewertet (Pringsheim et al. 2019a). Nach einer 2019 durchgeführten Umfrage unter europäischen Tourette-Experten wird Topiramat bei Kindern (in < 4%) und Erwachsenen (in < 3%) nur sehr selten zur Behandlung von Tics eingesetzt (Roessner et al. 2022). Trotz der zum Teil positiven Berichte hat Topiramat bisher kaum Eingang in die Behandlung von Tics gefunden und kann derzeit nicht empfohlen werden.*

15.16 Wenig gebrauchte, nicht zu empfehlende und unwirksame Medikamente

15.16.1 Dopaminspeicher-Entleerer (VMAT2-Inhibitoren)

Tetrabenazin, Deutretrabenazin und Valbenazin sind Inhibitoren des vesikulären Monoamintransporters 2 (VMAT2). Sie sind – vergleichbar den Antipsychotika-Substanzen, die blockierend auf das dopaminerge System wirken. Dieser Effekt wird allerdings durch eine Entleerung der präsynaptischen Dopaminspeicher und nicht durch eine Blockade postsynaptischer Rezeptoren erzielt.

Tetrabenazin wird seit Jahren zur Behandlung verschiedener hyperkinetischer Bewegungsstörungen einschließlich tardiver Dyskinesien eingesetzt. Es ist in Deutschland zur symptomatischen Therapie hyperkinetischer Bewegungen bei der Huntington-Krankheit zugelassen. Fallstudien ergaben Hinweise darauf, dass Tetrabenazin auch in der Behandlung von Tics wirksam sein könnte (Sweet et al. 1974, Jankovic 1983, Jankovic et al. 1984, Jankovic u. Orman 1988, Jankovic u. Beach 1997, Paleacu et al. 2004, Porta et al. 2008). Zwei retrospektive Verlaufsanalysen in größeren Patientengruppen (Kenney et al. 2007, Porta et al. 2008) mit 92 bzw. 77 Patienten mit Tic-Störungen mit einer mittleren Behandlungsdauer von etwa 2 Jahren führten bei mehr als 80% der Patienten zu einer Symptomverbesserung. Neben einer Tic-Reduktion wurde auch über eine Verbesserung des Schlafs berichtet (Glaze et al. 1983).

Deutetrabenazin: Basierend auf diesen vielversprechenden Befunden wurden drei Studien durchgeführt, in denen die Wirksamkeit von Deutetrabenazin, der deuterinierten Form von Tetrabenazin, bei Patienten mit Tourette-Syndrom untersucht wurde. Deutetrabenazin ist in den USA zugelassen für die Behandlung von Spätdyskinesien und der Huntington-Krankheit. Es gilt als nebenwirkungsärmer als Tetrabenazin. In einer kleinen, offenen Studie mit 23 Jugendlichen zwischen 12 bis 18 Jahren führte eine Behandlung mit 36 mg Deutetrabenazin pro Tag über 6 Wochen zu einer signifikanten Verminderung der Tics (um 37,6%) sowie einer Verbesserung des Allgemeinzustandes. Schwerwiegende Nebenwirkungen traten nicht auf (Jankovic et al. 2016). Nachfolgend wurde eine erste große, randomisierte, doppel-blinde, placebokontrollierte Phase II/III-Studie über 12 Wochen durchgeführt mit 119 Kindern und Jugendlichen im Alter zwischen 6 und 16 Jahren (ARTISTS-1). Nach einer Anfangsdosis von 6 mg Deutetrabenazin pro Tag wurde die Dosierung individuell gesteigert bis zu einer maximalen Tagesdosis von 48 mg. Nach 12-wöchiger Behandlung fand sich kein Gruppenunterschied in der Tic-Schwere gemessen mit dem Yale Global Tic Severity Scale-Total Tic Score (YGTSS-TTS) (kleinste quadratische mittlere Differenz: −0,7; 95% Konfidenzintervall: −4,1 bis 2,8; p = 0,69). Auch in den wichtigsten sekundären Endpunkten zeigten sich keine signifikanten Unterschiede zwischen den Gruppen (Jankovic et al. 2021). Auch eine weitere große, methodisch hochwertige, multizentrische, randomisierte, doppel-blinde, placebokontrollierte Phase-III Parallelgruppenstudie mit 8-wöchiger Behandlungsdauer verlief negativ (ARTISTS-2). In diese Studie wurden an 52 Standorten in 10 Ländern 158 Kinder und Jugendliche im Alter von 6–16 Jahren eingeschlossen. Verglichen wurde die Wirkung von niedrig dosiertem (bis zu 36 mg/Tag) und hoch dosiertem Deutetrabenazin (bis zu 48 mg/Tag) mit Placebo (Randomisierung 1:1:1). Nach acht Wochen fand sich kein Unterschied in der Tic-Schwere gemessen mit dem Yale Global Tic Severity Scale-Total Tic Score (YGTSS-TTS) zwischen der hochdosierten Deutetrabenazin- und der Placebogruppe (kleinste quadratische Mittelwertdifferenz, −0,8 Punkte; 95% Konfidenzintervall, −3,9 bis 2,3 Punkte; p = 0,60). Auch in den wichtigsten sekundären Endpunkten fanden sich keine Gruppenunterschiede (Coffey et al. 2021).

Die häufigsten Nebenwirkungen unter Tetrabenazin sind Schwindel, Müdigkeit, Übelkeit, Parkinsonismus, Depression, Schlaflosigkeit und Akathisie. Eine Gewichtszunahme scheint unter Tetrabenazin geringer ausgeprägt zu sein als unter zahlreichen Antipsychotika (Ondo et al. 2008). Hingegen führt Tetrabenazin vermutlich häufiger als Dopaminrezeptor-Antagonisten zu Depressionen. Unter Deutetrabenazin traten am häufigsten Müdigkeit, Kopfschmerzen, Gewichtszunahme und Nasopharyngitis auf.

Valbenazin: Praktisch zeitgleich zu den Studien mit Deutetrabenazin wurde mit Valbenazin die Wirksamkeit eines weiteren selektiven VMAT2-Inhibitors in der Behandlung des Tourette-Syndroms untersucht. Valbenazin ist von der FDA zur Behandlung der tardiven Dyskinesie zugelassen und erhielt 2017 von der FDA den Orphan-Drug-Status für die Behandlung des Tourette-Syndroms (www.empr.com/home/news/drugs-in-the-pipeline/valbenazine-granted-orphan-drug-designation-for-tourette-syndrome/). Das Entwicklungsprogramm und die Ergebnisse aller Studien werden zusammenfassend in einer 2021 veröffentlichten Übersicht beschrieben (Farber et al. 2021). Zunächst wurde eine offene Phase-1b-Studie (T-Force, NCT02256475) zur Dosisfindung bei Kindern und Jugendlichen (n = 128, 6–18 Jahre) mit Tourette-Syndrom durchgeführt. Nachfolgend wurden zwei randomisierte, doppel-blinde, placebokontrollierte Phase-II-Studien mit fester Dosierung bei Erwachsenen (n = 124, 8 Wochen 40 mg Valbenazin oder 1 Woche 40 mg und 7 Wochen 80 mg Valbenazin, T-Forward, NCT02581865) und bei Kindern und Jugendlichen (n = 98, 6 Wochen, 10 mg oder 20 mg für Kinder zwischen 6 und 11 Jahren und 20 mg oder 40 mg für Jugendliche zwischen 12 und 17 Jahren, T-Force GREEN, NCT02679079) initiiert. In der Erwachsenenstudie war nach 8 Wochen in keinem Dosisarm eine von Placebo verschiedene Wirkung auf die Tic-Schwere (YGTSS-TTS) nachweisbar (40-mg-Valbenazin-Gruppe: LS mittlerer Unterschied [SEM], −1,4 [1,8], p = 0,433; 80-mg-Valbenazin-Gruppe: LS mittlerer Unterschied [SEM], −2,5 [1,9], p = 0,184). Auch in der Kinderstudie fand sich kein signifikanter Unterschied (10/20 mg Valbenazin, LS mittlerer Unterschied [SEM], 1,5 [2,1], p = 0,467; 20/40 mg Valbenazin, LS mittlerer Unterschied [SEM], −0,3 [2,1], p = 0,888). In einer weiteren randomisierten, doppel-blinden, placebokontrollierten Studie (T-Force Gold, NCT03325010) mit 127 Patienten (6–17 Jahre) mit mittelschwerem bis schwerem Tourette-Syndrom erhielten die Patienten in Abhängigkeit vom Gewicht eine tägliche Maximaldosis von 60–80 mg Valbenazin. Nach 12-wöchiger Behandlung war erneut keine signifikante Verminderung der Tics nachweisbar. Die Verträglichkeit von Valbenazin war gut. Die häufigsten Nebenwirkungen waren Müdigkeit, Akathisie und Kopfschmerzen.

> *Nachdem die Inhibitoren des vesikulären Monoamintransporters 2 (VMAT2) Deutetrabenazin und Valbenazin in kontrollierten Studien in der Behandlung von Tics Placebo nicht überlegen waren, ist anzunehmen, dass auch der VMAT2-Hemmer Tetrabenazin, der bisher als Reservemedikament in der Behandlung von Tics galt, unwirksam ist.*

15.16.2 Endocannabinoid-Modulator und Monoacylglycerollipase (MAGL)-Hemmer: Lu AG06466 (zuvor ABX-1431)

Nachdem zunehmend Hinweise darauf vorliegen, dass Exocannabinoide wie Dronabinol, Cannabisextrakte und -blüten zu einer Verminderung von Tics führen (s. Kap. 15.13 Cannabis-basierte Medikamente), wurde spekuliert, dass auch durch eine Modulation des Endocannabinoid-Systems eine Stimulation zentraler Cannabinoid-CB1-Rezeptor und dadurch eine Verminderung von Tics möglich sein könnte. Lu AG06466 (zuvor ABX-1431 genannt) ist ein solcher Endocannabinoid-Modulator, der als hochselektiver irreversibler Inhibitor der Monoacylglycerollipase (MAGL) den Abbau des Endocannabinoids 2-Arachidonoylglycerol (2-AG) hemmt. In einer doppel-blinden, placebokontrollierten, monozentrischen Phase-Ib-Studie mit 19 erwachsenen Patienten mit Tourette-Syndrom führte die Einmalgabe von Lu AG06466 an verschiedenen Messzeitpunkten gegenüber Placebo zu einer signifikanten Reduktion von Tics und Vorgefühl (Müller-Vahl et al. 2022c). In einer nachfolgend durchgeführten, multizentrischen, randomisierten, placebokontrollierten, doppel-blinden, Parallelgruppen-Phase-II-Studie mit 49 erwachsenen Patienten über 12 Wochen mit zwei Dosierungen war Lu AG06466 gegenüber einer Behandlung mit Placebo allerdings nicht überlegen (Müller-Vahl et al. 2021a). Es kann spekuliert werden, dass Lu

AG06466 nicht zu einer Verminderung der Tics führte, da der durch die MAGL-Hemmung induzierte 2-AG-Anstieg nicht zu einer ausreichenden Stimulation zentraler CB1-Rezeptoren führte oder eventuell Kompensationsmechanismen durch eine Aktivierung anderer Abbauwege von 2-AG eingetreten sind.

Der Endocannabinoid-Modulator und Monoacylglycerollipase (MAGL)-Hemmer Lu AG06466 (ABX-1431) ist unwirksam in der Behandlung von Tics. Die Modulation des Endocannabinoid-Systems – etwa durch die Hemmung des Abbaus anderer Endocannabinoide oder eine Endocannabinoid-Wiederaufnahmehemmung – bleiben interessante neue Therapieansätze für die Behandlung des Tourette-Syndroms.

15.16.3 Traditionelle chinesische Medizin

Ausschließlich in China (und möglicherweise in anderen asiatischen Ländern) werden traditionelle chinesische Medikamente zur Behandlung des Tourette-Syndroms eingesetzt. In Europa, Amerika und Australien ist keines der nachfolgend genannten Präparate erhältlich. Laut einer 2019 unter europäischen Tourette-Experten durchgeführten Umfrage, werden diese Substanzen in Europa nicht eingesetzt (Roessner et al. 2022).

Nach einer 2019 veröffentlichten systematischen Übersicht besteht eine „moderate" bzw. „sehr geringe" Verlässigkeit, dass das 5-Ling-Granulat (5-LGr) und das Ningdong-Granulat (in zwei unterschiedlichen Formulierungen) einer Behandlung mit Placebo überlegen sind (Pringsheim et al. 2019a). Mittlerweile wurden sechs große, kontrollierte Studien publiziert, in denen verschiedene traditionelle chinesische Medikamente jeweils der Wirkung von Placebo überlegen waren in der Behandlung des Tourette-Syndroms und zu einer signifikanten Tic-Reduktion führten. Problematisch bei der Bewertung ist, dass lediglich zwei dieser Studien (Zhao et al. 2010, Zheng et al. 2016) in englisch pubiziert wurden, alle weiteren in chinesisch (Ma et al. 2014, Yang et al. 2016, Guo S et al. 2018;49: 891–96, Hu et al. 2014). Weiterhin ist unklar, ob bei allen Patienten ein Tourette-Syndrom nach DSM- oder ICD-Kriterien bestand, da zum Teil offenbar Diagosen basierend auf der traditionellen chinesischen Medizin gestellt wurden. Nach einer 2023 publizierten systematischen Übersicht und Metaanalyse (Farhat et al. 2023) ist bei den in oben genannten Studien eingesetzten, traditionellen chinesischen Medikamenten aufgrund der verfügbaren Daten jeweils nur mit einer sehr geringen Sicherheit eine gegenüber Placebo überlegene Wirksamkeit anzunehmen: 5-Ling (-0,59 [-0,78 bis -0,40]), Changma Xifeng (-0,75 [-1,03 bis -0,47]), Choudongning (-0,74 [-0,92 bis -0,56]), Ningdong (-0,96 [-1,48 bis -0,44]) und Xifeng Zhidong (-0,96 [-1,29 bis -0,63]). Bemerkenswert ist, dass in alle diese Studien große Fallzahlen mit 68 bis 603 Patienten (gesamt: 6 Studien mit 2.115 Patienten) eingeschlossen wurden im Alter zwischen 4 und 18 Jahren mit einer Behandlungsdauer von 4–8 Wochen (Übersicht in: Farhat et al. 2023).

Trotz der vorliegenden positiven Daten werden traditionelle chinesische Medikamente weder von europäischen (Müller-Vahl et al. 2022b) noch von amerikanischen (Pringsheim et al. 2019b) Tourette-Experten zur Behandlung von Tics empfohlen. Als Gründe werden angeführt, dass die Studien zum Teil ausschließlich in chinesisch veröffentlicht wurden, dass zum Teil unklar bleibt, welche Diagnosen vorlagen sowie dass die Inhaltsstoffe weitestgehend unbekannt sind und einzelne Substanzen getrocknete Placenta enthalten.

15.16.4 Dopamin-Agonisten

Zwar erscheint es auf den ersten Blick als widersprüchlich, Tics mit Dopamin-Agonisten zu behandeln, weil genau das entgegengesetzte Behandlungsprinzip, nämlich die Gabe von Dopaminrezeptor-Antagonisten, als Therapie der 1. Wahl gilt. Dennoch gibt es vage Hinweise darauf, dass auch diese Substanzgruppe zur Behandlung von Tics eingesetzt werden kann. Die verfügbaren Daten sind jedoch widersprüchlich. Theoretische Überlegungen und bisherige Untersuchungen legten nahe, dass eine Tic-Reduktion nur in niedriger Dosierung eintritt, während eine höhere Dosis meist zu einer Zunahme der Tics führt. Es wurde spekuliert, dass die Tic-reduzierende Wirkung der Dopamin-Agonisten auf Effekte an *präsynaptischen* Dopamin D_2-Rezeptoren zurückzuführen ist mit nachfolgend verminderter Dopaminfreisetzung. In höherer Dosierung überwiegt dann vermutlich die agonistische Wirkung an *post-*

synaptischen D_2-Rezeptoren, die eine Zunahme der Tics erklären würde.

Levodopa (L-Dopa) wurde in einer einfach-blinden Studie an sechs Patienten untersucht und führte zu einer Verminderung der Tics um 40% (Black u. Mink 2000). In einer doppel-blinden, placebokontrollierten Studie (n = 29, Kinder und Erwachsene) führte eine Behanldung mit Levodopa (450 mg/Tag) weder zu einer Zu- noch zu einer Abnahme der Tics, während sich die ADHS-Symptome unter Behandlung verbesserten (Gordon et al. 2013).

Apomorphin: In einem Fallbericht wurde eine positive Wirkung nach subkutaner Apomorphin-Injektion bei drei Patienten mit Tourette-Syndrom beschrieben (Feinberg u. Carroll 1979).

Pergolid war in zwei offenen, unkontrollierten Studien bei Kindern wirksam und führte bei 75% der Patienten zu einer Tic-Reduktion von mehr als 50% (Griesemer 1997, Lipinski et al. 1997). Bei drei Kindern, die keine Tic-Reduktion unter verschiedenen Antipsychotika zeigten, führte Pergolid zu einer guten Besserung (Cianchetti et al. 2005). Auch in zwei doppel-blinden placebokontrollierten Studien führte Pergolid bei 24 Kindern (Gilbert et al. 2000) und bei 57 Kindern und Erwachsenen (Gilbert et al. 2003) zu einer signifikanten Verminderung der Tics, ohne relevante Nebenwirkungen hervorzurufen. In einer Studie trat zusätzlich eine Verbesserung von Symptomen der ADHS ein (Gilbert et al. 2003).

Talipexol führte hingegen in einer doppel-blinden, placebokontrollierten Studie mit 13 erwachsenen Patienten nicht zu einer Tic-Verminderung, aber zu deutlichen Nebenwirkungen mit Müdigkeit und Schwindel (Goetz et al. 1994).

Pramipexol: In einer in Nordamerika und Deutschland durchgeführten multizentrischen, doppel-blinden, placebokontrollierten Studie mit Pramipexol konnte bei 56 Kindern und Jugendlichen mit Tourette-Syndrom keine Verminderung der Tics nachgewiesen werden (Kurlan et al. 2012).

SKF 39393: Auch der selektive Dopamin D_1-Rezeptoragonist SKF 39393 war in einer doppel-blinden, placebokontrollierten Studie mit allerdings nur 2 Patienten wirkungslos (Braun et al. 1989).

> *Nachdem eine Zeit lang diskutiert wurde, dass Dopamin-Agonisten in niedriger Dosierung in der Behandlung von Tics wirksam sein könnten, gilt die Wirksamkeit mittlerweile als widerlegt. In einer 2019 publizierten systematischen Übersicht wird die Substanzgruppe überhaupt nicht erwähnt (Pringsheim et al. 2019a).*
>
> *Nach einer 2019 unter europäischen Tourette-Experten durchgeführten Umfrage werden Dopamin-Agonsten nicht mehr in der Behandlung von Tics eingesetzt.*

15.16.5 Nikotin: Kaugummi, Pflaster, Inhalation

Nikotin ist ein starker Agonist an nikotinergen Acetycholin-Rezeptoren im Gehirn. Erstmals 1988 wurde in einem Fallbericht beschrieben, dass eine zusätzliche Behandlung mit einem Nikotinkaugummi die positive Wirkung von Haloperidol auf Tics bei Kindern mit Tourette-Syndrom verstärkt (Sanberg et al. 1988). Dies konnte nachfolgend in zwei offenen (Sanberg et al. 1989, McConville et al. 1991) und einer kontrollierten Studie an 10 Patienten (McConville et al. 1992) bestätigt werden. Allerdings waren die Ergebnisse zu der Frage widersprüchlich, ob Nikotin allein oder nur in Kombination mit Haloperidol wirksam ist. Zudem war die Wirkdauer des Nikotinkaugummis mit nur einer Stunde kurz. Nebenwirkungen wie bitterer Geschmack, Magenschmerzen, Übelkeit und Erbrechen waren häufig. In einer weiteren Studie mit acht unbehandelten Nichtrauchern mit Tourette-Syndrom konnte nicht nur eine Tic-Verminderung nach Gabe eines Nikotinkaugummis nachgewiesen werden, sondern es wurde auch gezeigt, dass die zuvor im Vergleich zu einer Kontrollgruppe festgestellte Verminderung kortikaler Hemmfunktionen durch die Nikotinwirkung vollständig aufgehoben war (Orth et al. 2005a). Es wurde daher diskutiert, dass eine Stimulation des cholinergen Systems eine bei Patienten mit Tourette-Syndrom bestehende unzureichende kortikale Inhibition kompensieren kann.

Alternativ wurden Behandlungsversuche mit einem Nikotinpflaster (in Kombination mit Haloperidol) durchgeführt, die in mehreren offenen (Silver u. Sanberg 1993, Dursun et al. 1994b, Silver et al. 1996, Dursun u. Reveley 1997) und zwei kontrollierten Studien an 70 (Silver et al. 2001) und 23 Patienten (Howson et al. 2004) ebenfalls zu einer Verminderung der Tics und der Unaufmerksamkeit führten (Howson et al. 2004). Es fanden sich Hinweise darauf, dass die Wirkung nicht unmittelbar nach Applikation des Pflasters, sondern verzögert einsetzt und bis zu vier Wochen anhält (Silver et al. 2001a, Howson et al. 2004). Wenn auch in geringerem Ausmaß als bei der Gabe eines Kaugummis traten auch bei der Applikation eines Pflasters signifikant häufiger als unter Placebo Nebenwirkungen in Form von Übelkeit und Erbrechen ein.

Es wurde vermutet, dass auch das Rauchen von Nikotinzigaretten zu einer Tic-Verminderung und das abrupte Beenden des Nikotinrauchens zu einer Exazerbation von Tics führen könne (Devor u. Isenberg 1989, Dimitsopulos u. Kurlan 1993). Allerdings gaben in einer Umfrage lediglich 2 von 28 Patienten (7%) mit Tourette-Syndrom an, dass das Rauchen von Nikotinzigaretten zu einer Verminderung der Tics führe (Müller-Vahl et al. 1997b).

Die in begrenztem Umfang durchgeführten Studien deuten darauf hin, dass eine Stimulation nikotinerger Acetycholin-Rezeptoren durch eine Behandlung mit einem Nikotinkaugummi oder -pflaster zu einer Tic-Verminderung führen könnte. Der klinische Nutzen ist derzeit allerdings gering, da wirksame Dosierungen meist zu nicht tolerablen Nebenwirkungen (Übelkeit und Erbrechen) führen. Raucher sollten darauf hingewiesen werden, dass ein abrupter Nikotinentzug möglicherweise zu einer Verstärkung der Tics führen kann. Aktuell kann eine Behandlung mit nikotinhaltigen Arzneimitteln nicht empfohlen werden.

15.16.6 Weitere GABAerg wirksame Substanzen

Gamma-Aminobuttersäure (GABA) ist der stärkste inhibitorische Transmitter im Gehirn. Es liegt daher nahe zu prüfen, ob Medikamente, die das GABAerge System stimulieren, zu einer Verminderung von Tics führen, da eine der Hypothesen zur Ursache des Tourette-Syndroms von einer unzureichenden kortikalen Hemmung ausgeht. Nachdem sich auch in neueren Studien wiederholt Hinweise auf Veränderungen im GABAergen System fanden (s. Kap. 10.6 GABAerges System), wurde wiederholt vorgeschlagen, GABAerg wirksame Medikamente verstärkt im Hinblick auf eine Tic-reduzierende Wirkung zu untersuchen (Martínez-Granero et al. 2010).

Baclofen ist ein $GABA_B$-Rezeptoragonist, der primär zur Behandlung der Spastik eingesetzt wird. In einer offenen Studie fand sich bei 250 von 264 Patienten (95%) mit Tourette-Syndrom eine positive Wirkung, ohne dass relevante Nebenwirkungen beobachtet wurden (Awaad 1999). Kontrollierte Studien mit Baclofen erbrachten allerdings widersprüchliche Ergebnisse. Während Baclofen in einer doppel-blinden, placebokontrollierten Studie an 10 Kindern zwar insgesamt zu einer klinischen Verbesserung führte, war eine Verminderung der Tics im Speziellen nicht nachweisbar (Singer et al. 2001). In einer weiteren Studie mit sieben Kindern hatte Baclofen ebenfalls keine positive Wirkung auf die Tics (Shapiro et al. 1988c). Die häufigsten Nebenwirkungen waren Müdigkeit und Schwindel.

Levetiracetam ist ein GABAerg wirkendes Antiepileptikum. Erstmals 2005 wurde berichtet, dass Levetiracetam in der Behandlung des Tourette-Syndroms wirksam sei. In einer offenen Verlaufsbeobachtung an 60 Kindern und Jugendlichen mit Tourette-Syndrom (≤ 18 Jahre) wurde bei allen Patienten eine Verminderung der Tics beschrieben (Awaad et al. 2005). Zusätzlich wurde bei 43 der 60 Patienten (72%) eine Verbesserung des Verhaltens und der Schulleistung beobachtet. In zwei weiteren Fallberichten (Oulis et al. 2008, Seijo-Martínez et al. 2008) konnte ebenso wie in einer offenen, unkontrollierten Studie an 29 Kindern und Jugendlichen mit Tourette-Syndrom ein günstiger Effekt von Levetiracetam mit Reduktion der Tics nachgewiesen werden (Fernández-Jaén et al. 2009). Allerdings fand sich in einer doppel-blinden, placebokontrollierten, cross-over Studie mit 22 Kindern im Alter zwischen 8 und 16 Jahren während einer 4-wöchigen Behandlungszeit keine Überlegenheit von Levetiracetam gegenüber Placebo (Smith-Hicks et al. 2007). Auch eine Vergleichsstudie zwischen Clonidin und Levetiracetam an 12 Patienten mit Tourette-Syndrom zwischen 8 und 27 Jahren über 15 Wochen konnte zwar für Clonidin eine Wirksamkeit auf die Tics nachweisen, nicht aber für Levetiracetam (Hedderick et al. 2009).

Clonazepam ist ein Benzodiazepin mit GABAerger Wirkung. Erstmals wurde 1977 in einem Fallbericht mit sieben Patienten mit Tourette-Syndrom über einen günstigen Behandlungseffekt von Clonazepam berichtet (Gonce u. Barbeau 1977). In mehreren offenen (Kaim 1983, Truong et al. 1988) und einfachblinden Studien (Merikangas et al. 1985, Drtílková et al. 1996) konnte dieser positive Effekt mit einer allgemeinen Verbesserung sowohl bei Kindern als auch bei Erwachsenen bestätigt werden. Bei 20 Kindern fand sich eine Überlegenheit von Clonazepam gegenüber Clonidin hinsichtlich der Tic unterdrückenden Wirkung (Drtílková et al. 1996). In einer anderen Studie mit 20 Patienten war Clonazepam Haloperidol überlegen und führte bei 50% der Patienten zu einer Verminderung der Tics (Merikangas et al. 1985). Problematisch in der Behandlung mit Clonazepam ist die Toleranzentwicklung. Häufigste

Nebenwirkungen waren Müdigkeit, Konzentrationsmangel und Gewichtsverlust.

Diazepam: Es liegt lediglich ein älterer Fallbericht vor, in dem über eine positive Wirkung einer Behandlung mit Diazepam bei Kindern mit Tics im Gesicht berichtet wird (Frederiks 1970).

Progabid: Der GABA-Rezeptor-Agonist Progabid wurde bisher nur in einer offenen Studie untersucht und führte bei zwei von vier Patienten mit Tourette-Syndrom zu einer Verminderung der Tics (Mondrup et al. 1985).

Vigabatrin ist ein Antiepileptikum, das durch eine Steigerung der GABA-Spiegel im Gehirn GABAerg wirkt. In einer einfach-blinden Untersuchung mit einem einzelnen Patienten mit Tourette-Syndrom trat eine Verminderung der Tics nach Behandlung mit Vigabatrin ein (Stahl et al. 1985).

> *Verschiedene GABAerge Substanzen wurden hinsichtlich ihrer Wirksamkeit in der Behandlung von Tics untersucht. Für Baclofen, Levetiracetam, Progabid und Vigabatrin liegen nur offene unkontrollierte Studien vor, in denen über positive Effekte berichtet wurde. In allen bisher durchgeführten kontrollierten Studien konnte hingegen keine Überlegenheit gegenüber Placebo nachweisen werden. Gegenwärtig können diese Substanzen daher nicht zur Behandlung der Tics empfohlen werden.*

15.16.7 Immunmodulatorische und Antibiotika-Therapien

Bis heute liegt keine einzige Studie vor, die zeigen konnte, dass bei Patienten mit Tourette-Syndrom durch die Elimination von Autoantikörpern eine Symptomverbesserung erzielt werden kann. Kleine Studien untersuchten die Wirksamkeit verschiedener immunmodulatorischer Behandlungen. So wurde in einer placebokontrollierten Untersuchung mit 30 Kindern mit Zwangserkrankung oder Tic-Störung durch eine Behandlung mit **Plasmapherese oder intravenös applizierten Immunglobulinen** (IVIG) eine signifikante Symptomreduktion von Tics und Zwängen beobachtet (Perlmutter et al. 1999). Allerdings wurden später zahlreiche methodische Schwächen dieser Studie kritisiert (Singer 1999). In einer offenen unkontrollierten Studie an 7 Kindern mit therapieresistentem Tourette-Syndrom trat nach IVIG-Gabe eine signifikante, für mehr als sechs Monate anhaltende Tic-Verminderung ein (Zykov et al. 2009). In einer weiteren placebokontrollierten Studie mit 30 Jugendlichen und Erwachsenen mit Tourette-Syndrom konnte durch eine IVIG-Gabe hingegen keine Symptomreduktion erzielt werden (Hoekstra et al. 2004b).

Es liegt lediglich eine placebokontrollierte doppel-blinde Studie vor, in der die Wirkung einer **Langzeitantibiotikagabe** (Penicillin V) über acht Monate bei 37 Kindern mit der vermeintlichen Diagnose PANDAS untersucht wurde. Im Vergleich zu der Placebogabe konnte kein signifikanter Behandlungseffekt nachgewiesen werden (Garvey et al. 1999). In einer weiteren Studie konnte zwar bei 12 Kindern mit der Diagnose PANDAS eine Verbesserung akuter Exazerbationen während einer Antibiotikatherapie festgestellt werden. Die Ergebnisse dieser Studie sollten jedoch sehr zurückhaltend bewertet werden, da die Patientenzahl gering und die Studie offen und nicht placebokontrolliert durchgeführt wurde (Murphy et al. 2002).

Darüber hinaus liegen Einzelfallberichte und kleinere Fallserien vor zum Einsatz der Plasmapherese und IVIG (Allen et al. 1995, Tucker et al. 1996, Müller et al. 1997) sowie zur Prophylaxe oder Behandlung mit Antibiotika (Garvey et al. 1999). In einem interessanten Fallbericht wird eine 40-jährige Patientin mit typischem Tourette-Syndrom beschrieben, bei der im Zusammenhang mit einer wissenschaftlichen Studie zufällig positive oligoklonale Banden Typ 2 im Liquor nachgewiesen worden waren. Zwei Jahre später wurde zusätzlich die Diagnose einer Guillain-Barré-ähnlichen immunvermittelten Neuropathie gestellt. Während die immunvermittelte Neuropathie unter Behandlung mit IVIG (30 g/Tag für 5 Tage) remittierte, blieben die Tics, das Vorgefühl sowie die psychiatrischen Komorbiditäten unverändert (Szejko et al. 2020).

Die Verlässlichkeit, dass IVIG als wirksam in der Behandlung von Tics eingestuft werden können, wird in einer systematischen Übersicht der amerikanischen Gesellschaft für Neurologie als „sehr gering" bewertet (Pringsheim et al. 2019a). Nach einer 2019 durchgeführten Umfrage unter europäischen Tourette-Experten werden weder immunmodulatorische Substanzen noch Antibiotika bei Kindern oder Erwachsenen zur Behandlung von Tics eingesetzt (Roessner et al. 2022).

> *Nachdem sich in der EMTICS-Studie keine Hinweise darauf fanden, dass Tics durch Streptokokken-Infekte hervorgerufen oder verstärkt werden (Schrag et al. 2022, Martino et al. 2021b), nach wie vor kein Antikörpernachweis gelungen ist und bisherige Behandlungsversuche mit immunmodulatorischen Substanzen überwiegend negativ verliefen, können für die Behandlung von Tics weder Antibiotika noch Immunmodulatoren wie IVIG empfohlen werden.*

15.16.8 Weitere Substanzen

Neben den beschriebenen Behandlungen gibt es Einzelfallberichte oder Studien zu weiteren Substanzen, die im klinischen Alltag jedoch keine Rolle spielen und daher nur kurz zusammenfassend erwähnt werden sollen.

In zwei offenen Studien trat nach einer Behandlung mit **Mecamylamin**, das antagonistisch am nikotinergen Acetylcholin-Rezeptor wirkt, eine Verminderung der Tics und verschiedener Verhaltensauffälligkeiten ein (Sanberg et al. 1998, Silver et al. 2000). In einer doppel-blinden placebokontrollierten Studie mit 61 Patienten über 8 Wochen war allerdings keine positive Wirkung nachweisbar (Silver et al. 2001b).

Fallberichte hatten Hinweise darauf erbracht, dass der Opiatantagonist **Naltrexon** autoaggressive Handlungen (Herman et al. 1987) und abnormes Sexualverhalten (Sandyk et al. 1988) bei Patienten mit Tourette-Syndrom verbessern könnte. In einer offenen Studie konnte allerdings bei 8 von 9 Patienten keine Wirkung nachgewiesen werden (Erenberg u. Lederman 1992). In einer doppel-blinden, placebokontrollierten Studie mit 10 Patienten führte eine Behandlung mit Naltrexon zu einer Verminderung der Tics (Kurlan et al. 1991).

In Fallstudien wurde beschrieben, dass auch der Opioidantagonist **Naloxon** zu einer Verminderung motorischer und vokaler Tics führt (Sandyk 1986a, Sandyk 1987a, Sandyk 1987b). In einer einfach-blinden Untersuchung mit einem Patienten konnte hingegen kein positiver Effekt nachgewiesen werden (Gadoth et al. 1987). Zwei weitere Studien erbrachten Hinweise darauf, dass Naloxon möglicherweise in niedriger Dosis zu einer Verminderung, in höherer Dosis hingegen zu einer Zunahme der Tics führt (Chappell et al. 1992, van Wattum et al. 2000).

Auch verschiedene **Opiate** (Oxycodon, Pentazozin, Methadon, Tramadol, Spiradolin, Codein) waren bei einzelnen Patienten in der Behandlung von Tics wirksam (Sandyk 1986b, Lichter et al. 1988, Sandyk u. Awerbuch 1989, Walters et al. 1990, Bruun u. Kurlan 1991, Meuldijk u. Colon 1992, Chappell et al. 1993, McConville et al. 1994, Shapira et al. 1997). In der einzigen kontrollierten Studie, in der das Opiat Propoxyphen bei 10 Patienten untersucht wurde, war jedoch keine positive Wirkung nachweisbar (Kurlan et al. 1991).

Anekdotische Berichte hatten auf eine positive Wirkung der **Calcium-Kanalantagonisten Nifedipin** und **Verapamil** in der Behandlung von Tics hingewiesen (Goldstein 1984, Berg 1985, Walsh et al. 1986), allerdings konnte in einer placebokontrollierten Studie mit sieben Patienten keine Überlegenheit von Nifedipin gegenüber Placebo festgestellt werden (Micheli et al. 1990).

Der **Serotoninrezeptor-Antagonist** Ondansetron war sowohl in Fallberichten (Toren et al. 1999, Rizzo et al. 2008) als auch in einer doppel-blinden, placebokontrollierten Studie (Toren et al. 2005) in der Behandlung von Tics wirksam. Auch für den Serotonin-Antagonisten Ketaserin liegt eine Mitteilung über ein positives Behandlungsergebnis vor (Bonnier et al. 1999). Demgegenüber war der selektive Serotonin 5-HT2c-Agonist Meta-Chlorophenylpiperazin (m-CPP) unwirksam (Cath et al. 1999). In einer Einzelfallstudie führte der 5-HT1a Partialagonist (und präsynaptischer Dopamin-D_2-Autorezeptor-Antagonist) Buspiron zu einer 70%igen Tic-Reduktion (Dursun et al. 1995). Nach einer kleinen, offenen Studie (n = 12 Erwachsene) führte der **inverse Serotonin-2A-Rezeptor-Agonist und -Antagonist** Pimavanserin zu einer geringen Tic-Reduktion (Billnitzer u. Jankovic 2021).

Der **Monoamino-Oxidase B-Hemmer** Deprenyl war in einer doppel-blinden, placebokontrollierten Studie über 8 Wochen bei 24 Patienten sowohl in der Behandlung der Tics als auch der ADHS wirksam (Feigin et al. 1996).

Die Behandlung mit Flutamid, einem nicht-steroidalen **Androgenrezeptor-Antagonisten**, führte bei zwei Patienten (Peterson et al. 1994b) und in einer 3-wöchigen kontrollierten Studie an 13 Patienten zu einer Reduktion der Tics (Peterson et al. 1998b).

Metoclopramid ist ein peripherer Dopaminantagonist, der als Antiemetikum eingesetzt wird. Der in Fallberichten beschriebene positive Effekt auf Tics (Desai et al. 1983, Smirnov 1989, Acosta u. Castellanos 2004) konnte in einer 6-wöchigen doppel-blinden, placebokontrollierten Studie mit 27 Patienten bestätigt werden (Nicolson et al. 2005).

Lithium führte in Einzelfällen zu einer Verminderung der Tics (Erickson et al. 1977, Hamra et al. 1983, Varma u. Messiha 1983, Kerbeshian u. Burd 1988).

Für folgende weitere Medikamente liegen lediglich Einzelfallberichte vor, die über eine Wirksamkeit der jeweils eingesetzten Substanz berichten: den Acetylcholinesterase-Hemmer Donezepil (Hoopes 1999), den Dopamin-Speicherentleerer Reserpin (Rojas u. Davies 1999) und das Parasympathomimetikum Physostigmin (Stahl u. Berger 1980, Stahl u. Berger 1981). Unter Carbamazepin wurde in Einzelfällen über eine Tic-Verminderung (Zawadzki 1972, Neglia et al. 1984), aber auch eine Zunahme (Kurlan et al. 1989a) berichtet.

Das breite Spektrum der bereits zur Behandlung von Tics eingesetzten Substanzen dokumentiert einerseits, dass die Effekte der als etabliert geltenden Medikamente nicht überzeugen und verdeutlicht gleichzeitig die Vielzahl der zur Pathogenese des Tourette-Syndroms aufgestellten Hypothesen. Keins der im vorangehenden Abschnitt genannten Präparate kann zurzeit zur Behandlung von Tics empfohlen werden.

15.16.9 Ernährung und „alternative Behandlungsmethoden"

Erstmals 1988 wurden anekdotische Berichte veröffentlicht, die auf einen positiven Einfluss von Diäten hinweisen (Shapiro et al. 1988c). Weiterhin wurde spekuliert, das Tourette-Syndrom könne Folge eines Magnesiummangels sein (Grimaldi 2002). Sowohl in einer offenen (García-López et al. 2008) als auch einer kontrollierten Studie (García-López et al. 2009) konnte durch die kombinierte Gabe von Magnesium und Vitamin B6 eine Tic-Verminderung erzielt werden. Es fanden sich auch Hinweise darauf, dass neben Nikotin (s. Kap. 15.16.5 Nikotin: Kaugummi, Pflaster, Inhalation) auch Alkohol zu einer Tic-Verminderung führen kann (Müller-Vahl et al. 1997b). Von 37 Patienten gaben in einer Befragung 67% an, dass Alkohol zu einer vorübergehenden, wenige Stunden anhaltenden Verminderung der Tics führe. Viele Patienten berichten allerdings über eine überschießende Zunahme der Tics am Folgetag.

In einer großen in Deutschland durchgeführten Umfrage wurden 887 Kinder und Erwachsene mit Tourette-Syndrom danach befragt, ob eins oder mehrere von 32 einzeln aufgeführten Nahrungsmitteln bei ihnen Symptome des Tourette-Syndroms beeinflusse. Von diesen wurden 224 Fragebögen vollständig ausgefüllt und konnten ausgewertet werden. Eine Verschlechterung der Tics wurde nach dem Konsum von koffein- und teeinhaltigen Getränken (Kaffee, Cola, schwarzem Tee) und – in geringerem Ausmaß – von raffiniertem Zucker angegeben (Müller-Vahl et al. 2008a). Bereits anekdotisch war zuvor über die Zunahme von Tics durch Koffein berichtet worden (Davis u. Osorio 1998). Eine Verbesserung der Tics trat weder durch eine Diät, noch durch ein spezielles Lebensmittel ein. Es wurde spekuliert, dass Koffein zu einer Stimulation des dopaminergen Systems und dadurch zu einer Zunahme der Tics führen könnte (Müller-Vahl et al. 2008).

In einer weiteren Studie wurde untersucht, wie häufig Nahrungsergänzungsmittel von Patienten mit Tourette-Syndrom zur Behandlung eingesetzt werden (Mantel et al. 2004). Von 115 Personen, die an der Befragung teilnahmen, gaben 87,7% an, dass sie ein oder sogar mehrere Nahrungsergänzungsmittel einnähmen. Mehrheitlich führte dies nach ihrer Ansicht zu einer Symptomverbesserung.

In einer 2009 veröffentlichten Studie wurde untersucht, wie häufig Patienten mit Tourette-Syndrom ganz allgemein alternative Behandlungen durchführen (Kompoliti et al. 2009). Von 100 Patienten, die sich in einer Spezialklinik vorstellten, gaben 64 an, mindestens einmal *alternative Behandlungsmethoden* versucht zu haben mit dem Ziel, Symptome des Tourette-Syndroms zu vermindern. Fast die Hälte der Patienten (47%), die Alternativmethoden anwandten, musste diese selbst bezahlen. Im Einzelnen hatten 28 Patienten Hilfe in Gebeten gesucht, 21 Vitaminpräparate eingenommen, 19 eine Massage erhalten, 15 Nahrungsergänzungsmittel eingenommen, 12 sich in chiropraktische Behandlung begeben, 10 an einer Meditation teilgenommen, neun eine Diät eingehalten bzw. Yoga durchgeführt, acht eine Akupunktur erhalten, sieben sich hypnotisieren lassen und sechs sich in homöopathische Behandlung begeben bzw. an einem EEG-Biofeedback-Training teilgenommen. Etwas mehr als die Hälte der Patienten (56%) gab an, dass diese alternativen Behandlungen zu einer gewissen Symptomverbesserung geführt hätten. Ein bemerkenswertes weiteres Ergebnis dieser Studie war, dass 80% der Patienten angaben, ihren behandelnden Arzt nicht über diese alternativen Behandlungsmaßnahmen informiert zu haben.

In einer neueren Studie wurde untersucht, wie oft und mit welchem Ergebnis alternative Therapien bei Kindern mit Tourette-Syndrom eingesetzt werden. An der Umfrage nahmen 110 Patienten teil, von denen 69,1% angaben, eine oder mehrere Alternativtherapien zu nutzen. Fast alle diese Patienten (93%) berichteten, dass es dadurch zu einer Verminderung der Tics komme. Am häufigsten wurden folgende alternative Behandlungen eingesetzt: Stressmanagement (44,6%), Kräutermedizin (18,2%), Homöopathie (12,7%) und Meditation (9,1%). Insgesamt empfanden 46% der Patienten die alternativen Behandlungsmethoden als wirksamer als etablierte medikamentöse Therapien. Mehr als die Hälfte der Patienten (58%) hatten den behandelnden Arzt über die Behandlung informiert (Patel et al. 2020).

Nach einer kleinen Studie mit 28 Erwachsenen empfinden Patienten mit Tourette-Syndrom häufig eine Verminderung ihrer Tics beim Hören oder Spielen von Musik (Bodeck et al. 2015). In Einzelfällen wurde über positive Wirkungen durch ayurvedische Medizin berichtet (Tirodkar 2010).

Die Autoren einer 2018 veröffentlichten Übersichtsarbeit vertraten die Auffassung, dass Ärzte, die Patienten mit Tourette-Syndrom behandeln, wissen sollten, dass ihre Patienten häufig alternative Behandlungsmethoden nutzen und spontan meist nicht darüber berichten (Kumar et al. 2018).

Ärzte, die Patienten mit Tic-Störungen behandeln, sollten wissen, dass viele ihrer Patienten neben der schulmedizinischen Behandlung alternative Behandlungsmethoden einsetzen. Bisher gibt es keine Belege für eine Wirksamkeit alternativer Therapien. Es gibt keine Hinweise darauf, dass sich bestimmte Diäten positiv auf Symtpome des Tourette-Syndroms auswirken. Bei entsprechend veranlagten Patienten führt der Konsum von koffeinhaltigen Getränken möglicherweise zu einer Zunahme der Tics.

15.17 Mögliche zukünftige Behandlungsoptionen

Ecopipam

Ecopipam ist ein selektiver Dopamin-D_1- und D_5-Rezeptor-Antagonist, der von der amerikanischen Zulassungsbehörde FDA bereits 2019 eine sogenannte *Fast-Track-Zulassung* für das Tourette-Syndrom erhalten hat. Ecopipam ist in Europa und Deutschland aktuell nicht verschreibungsfähig (Stand 02/2024) und wird derzeit im Hinblick auf seine Wirksamkeit bei Tourette-Syndrom und Restless-Legs-Syndrom untersucht.

In der Indikation Tourette-Syndrom wurde zunächst eine multizentrische, nicht-randomisierte, offene Studie mit 18 Erwachsenen durchgeführt, die für 2 Wochen täglich 50 mg Ecopipam erhielten und nachfolgend auf 100 mg pro Tag für weitere 6 Wochen hochtitiert wurden. Ecopipam führte nach 8-wöchiger Behandlung zu einer signifikanten Reduktion der Tics (gemessen mit dem Total-Tic-Score der Yale Global Tic Severity Scale, YGTSS-TTS) (Gilbert et al. 2014). In einer nachfolgend durchgeführten 4-wöchigen randomisierten, doppel-blinden, placebokontrollierten Cross-over-Studie mit 40 Jugendlichen (7–17 Jahre) wurde gewichtsabhängig bis zu einer Tagesdosis von maximal 100 mg Ecopipam aufdosiert. Unter Ecopipam trat sowohl nach 16-tägiger als auch nach 30-tägiger Behandlung eine signifikante Verminderung der Tics ein (gemessen mit dem YGTSS-TTS, mittlere Differenz –3,7; 95% Konfidenzintervall, –6,5 bis –0,9; p = 0,011, nach 16 Tagen; mittlere Differenz –3,2; 95% Konfidenzintervall, –6,1 bis –0,3; p = 0,033, nach 30 Tagen) (Gilbert et al. 2018). Jüngst wurden die Ergebnisse einer großen, multizentrischen, randomisierten, doppel-blinden, placebokontrollierten Phase-IIb-Studie mit 153 Patienten im Alter zwischen sechs und 18 Jahren publiziert. Nach 12-wöchiger Behandlung mit Ecipopam (gewichtsadaptiert mit einer Dosis zwischen 37,5 und 200 mg pro Tag) konnte wiederum eine signifikante Tic-Reduktion nachgewiesen werden (YGTSS-TTS, Least-Square-Mean-Differenz –3,44, 95% Konfidenzintervall –6,09 bis –0,79, p = 0,01) (Gilbert et al. 2023).

In allen bisherige Untersuchungen war Ecopipam gut verträglich. Insbesondere wurden unter Ecopipam keine Gewichtszunahme, arzneimittelinduzierte Dyskinesien, metabolische oder EKG-Veränderungen beobachtet. Die häufigsten bisher beschriebenen Nebenwirkungen waren Kopfschmerzen, Schlaflosigkeit, Müdigkeit, Schläfrigkeit, Übelkeit und Erbrechen

Mit Ecopipam befindet sich aktuell eine neue Substanz in der klinischen Prüfung. Bisherige Studien lassen eine gute Wirksamkeit und möglicherweise eine bessere Verträglichkeit im Vergleich zu Antipsychotika wie Ari-

piprazol vermuten. Sollten die positiven Eregbnisse in einer derzeit durchgeführten Phase III-Studie bestätigt werden können, ist mit einer Zulassung für Ecopipam zur Behandlung des Tourette-Syndroms zu rechnen.

Gemlapodect (NOE-105)

Mit Gemlapodect (NOE-105) ist aktuell eine weitere Substanz in der klinischen Prüfung zur Behandlung des Tourette-Syndroms. Gemlapodect ist ein PDE10A-Inhibitor, d.h., eine Phosphodiesterase, die cAMP und cGMP inaktiviert. PDE10A wird fast ausschließlich im Striatum in *medium spiny* Neuronen exprimiert. Eine offene, multizentrische, unkontrollierte, Phase-IIa-Studie mit 10 Erwachsenen wurde bereits abgeschlossen. Ergebnisse der Studie liegen aktuell (02/2024) noch nicht vor (aktuelle Informationen sind abrufbar über: noemapharma.com).

15.18 Zusammenfassung, Empfehlungen und Ausblick

In der Pharmakotherapie von Tics gelten Antipsychotika als wirksamste Substanzkasse (Farhat et al. 2023). Unter europäischen Tourette-Experten besteht Einigkeit, dass Aripiprazol derzeit das Antipsychotikum mit dem günstigsten Nebenwirkungsprofil ist (Roessner et al. 2022). Typische Antipsychotika wie Haloperidol und Pimozid, die ebenfalls wirksam in der Behandlung von Tics sind, sollten wegen der häufigeren und stärkeren Nebenwirkungen nicht mehr eingesetzt werden. Alternativ zu Aripiprazol können Behandlungversuche mit dem Benzamid Tiaprid (bei Kindern) oder dem atypischen Antipsychotikum Risperidon erwogen werden. Sollten diese Behandlungen nicht wirksam oder verträglich sein, stehen nur wenige weitere Behandlungsalternativen zur Verfügung. Selbst unter Experten besteht keine Einigkeit darüber, welche Behandlungen in welcher Reihenfolge nachfolgend versucht werden sollten (Müller-Vahl et al. 2022b). Bei Kindern mit nur geringen Tics und komorbider ADHS stellt Clonidin eine Alternative dar, dessen Wirkung auf Tics aber geringer ist als die der Antipsychotika (Farhat et al. 2023). Während von manchen Experten Topiramat als weitere Behandlungsalternative gesehen wird (Pringsheim et al. 2019b), empfehlen andere besonders bei Erwachsenen alternativ eine Cannabis-basierte Therapie (Szejko et al. 2022). Lediglich in Einzelfällen bei wenig fluktuierenden Tics, die durch gut identifizierbare und gut zugängliche Muskeln hervorgerufen werden, kann eine Behandlung mit lokalen Botulinumtoxin-Injektionen erwogen werden. Trotz der positiven Ergebnisse chinesischer Studien ist derzeit von einer Therapie mit traditionellen chinesischen Medikamenten (5-Ling, Changma Xifeng, Choudongning, Ningdong und Xifeng Zhidong) aus vielerlei Gründen abzuraten.

In jüngster Zeit wurden verschiedene Medikamente im Hinblick auf ihre Wirksamkeit zur Behandlung von Tics untersucht. Leider waren dabei zahlreiche Substanzen einer Behandlung mit Placebo nicht überlegen (darunter die VMAT-2-Hemmer Deutetrabenazin und Valbenazin und der Endocannabinoid-Modulator Lu AG06466 [ABX-1431]). Aktuell befinden sich mit Ecopipam und Gemlapodect zwei weitere Substanzen mit neuem Wirkmechanismus in der klinischen Erprobung.

16 Behandlung von Tics: Nicht-invasive Hirnstimulation

16.1 Transkranielle Magnetstimulation (TMS)

Die transkranielle Magnetstimulation (TMS) ist ein nicht-invasives Verfahren, bei dem mithilfe einer Magnetspule über einer bestimmten Hirnregion ein starkes Magnetfeld erzeugt wird. Die dadurch ausgelöste elektrische Potentialänderung bewirkt eine Depolarisation von Neuronen mit nachfolgender Stimulation oder Hemmung des Gehirns. Ausgehend von der Überlegung, dass eine repetitive transkranielle Magnetstimulation (rTMS) möglicherweise kortikale Hemmmechanismen verstärken kann, wurde vorgeschlagen, diese praktisch nebenwirkungsfreie Therapie auch zur Behandlung von Tics einzusetzen.

In Einzelfallberichten wurde in den vergangenen Jahren wiederholt über positive Behandlungsergebnisse der rTMS mit einer Verminderung der Tics berichtet (Chae et al. 2004, Mantovani et al. 2006, Mantovani et al. 2007). In einer 2018 veröffentlichten, offenen Fallstudie (n = 2) wurde über eine Verbesserung von Tics und Zwängen anhaltend für drei Monate nach rTMS über dem senso-motorischen Areal (SMA) berichtet (Singh et al. 2018). Auch nach einer kleinen, offenen Phase I-Studie mit 10 Kindern (9–15 Jahre) kommt es durch eine bilaterale rTMS über der SMA nach 15 Sitzungen zu einer signifikanten Verminderung der Tics (Kahl et al. 2021a). In zwei weiteren offenen, unkontrollierten Studien an 10 bzw. 25 Kindern wurde nach niederfrequenter rTMS mit 1 Hertz über der SMA ebenfalls eine Reduktion der Tics beobachtet und zusätzlich eine Verbesserung zahlreicher weiterer Symptome wie ADHS, Angst und Depression. Der Behandlungserfolg hielt in einer der Studien über 6 Monate an (Le et al. 2013, Kwon et al. 2011).

Allerdings konnte in einer kleinen, randomisierten, doppel-blinden, *sham*-kontrollierten Studie mit 20 Erwachsenen mittels rTMS über der SMA für 3 Wochen (15 Sitzungen) keine statistisch signifikante Verminderung der Tics nachgewiesen werden (Landeros-Weisenberger et al. 2015). Auch in einer weiteren kleinen, kontrollierten Studie mit 12 Patienten führte eine unter kernspintomographischer Kontrolle durchgeführte rTMS über der SMA im Vergleich zu einer Schein-Stimulation nicht zu einer signifikanten Tic-Reduktion (Wu et al. 2013b).

In einer offenen, unkontrollierten Pilotstudie wurden 12 erwachsene Patienten mittels tiefer rTMS (Deep rTMS) – einer neuartigen Technologie, die eine tiefere kortikale Stimulation ermöglicht – über der SMA für 20 Tage behandelt. Während im Gruppenmittel keine Verminderung der Tics eintrat, war bei jenen sechs Patienten mit kombinierter Zwangsstörung eine Tic-Reduktion zu beobachten (Bloch et al. 2016).

Zusätzlich wurden Studien durchgeführt, in denen die Wirksamkeit einer rTMS über anderen kortikalen Arealen untersucht wurde. In allen drei bisher durchgeführten *sham*-kontrollierten crossover Studien mit rTMS über motorischen, präfrontalen und prämotorischen Regionen mit 5 bzw. 16 Patienten konnte keine Verminderung der Tics nachgewiesen werden (Münchau et al. 2002, Orth et al. 2005b, Snijders et al. 2005). In einer 2021 publizierten, doppel-blinden, kontrollierten Studie mit 30 Patienten erfolgte eine rTMS an 10 aufeinanderfolgenden Tagen bilateral über dem parietalen Kortex. Dies führte zu einer einen Monat anhaltenden, signifikanten Verinderung der Tics und des Vorgefühls (Fu et al. 2021).

Wiederholt in TMS-Untersuchungen beschriebene Auffälligkeiten der sensomotorischen Netzwerke erbrachten bei Patienten mit Tourette-Syndrom überwiegend unspezifische Veränderungen wie sie auch bei verschiedenen anderen Patientengruppen nachweisbar sind (Orth u. Münchau 2013, Bunse et al. 2014).

Alternativ zur rTMS kann eine Hirnstimulation auch mittels transkranieller Gleichstromstimulation (tDCS) erfolgen zumeist über der SMA oder dem motorischen Kortex (zur Übersicht s. Dyke et al. 2022). Nach einer Fallstudie (n = 1) trat eine über 6 Monate anhaltende Tic-Verminderung ein nach 10 Behandlungen mit tDCS über der Prä-SMA (Carvalho et al. 2015). In weiteren Fallstudien mit jeweils ein oder zwei Patienten wurde über eine Verminderung der Tics nach tDCS über der SMA (Eapen et al. 2017), dem prämotorischen Kortex (Mrakic-Sposta et al. 2008) und über fronto-polaren Arealen rechts, unteren frontalen Arealen links und motorischen Regionen (Tajadini et al. 2018) berichtet. Im Gegensatz dazu führte nach einer kleinen offenen, unkontrollierten Studie mit drei Patienten eine über der Prä-SMA durchgeführte tDCS mit zweimal täglicher Anwendung an fünf Tagen nur bei einem der Patienten zu einer Tic-Reduktion, während bei den anderen beiden Patienten sogar eine Zunahme der Tics eintrat (Behler et al. 2018). Die Ergebnisse einer kleinen, kontrollierten Studie (n = 10) erbrachten Hinweise auf eine geringe Tic-Reduktion nach tDCS über dem primären motorischen Kortex (M1). Die Autoren benennen aber zahlreiche methodische Limitationen (Dyke et al. 2019).

Aktuell wird in einer doppel-blinden, randomisierten, kontrollierten Phase II-Studie untersucht, ob die kombinierte Behandlung mit Verhaltentherapie (CBIT) und rTMS bilateral über der SMA für 5 Wochen bei Kindern mit Tourette-Syndrom (n = 50) zu einer Verminderung der Tics führt (NCT03844919) (Kahl et al. 2021b).

16.2 Elektrokrampftherapie

Die Elektrokrampftherapie (EKT) wird seit vielen Jahren erfolgreich in der Behandlung schwerer psychischer Erkrankungen eingesetzt, etwa schwerer depressiver Episoden. In Einzelfällen wurde über die erfolgreiche Behandlung oder sogar eine Remission der Tics bei Patienten mit Tourette-Syndrom nach EKT berichtet (Karadenizli et al. 2005, Trivedi et al. 2003, Strassnig et al. 2004, Dehning et al. 2011b). Ergebnisse aus kontrollierten Untersuchungen liegen allerdings bisher nicht vor.

16.3 Stimulation peripherer Nerven

Als Alternative zur operativen Therapie mittels tiefer Hirnstimulation (s. Kap. 17.2 Tiefe Hirnstimulation) und der repetitiven transkraniellen Magnetstimulation (rTMS) (s. Kap. 16.1 Transkranielle Magnetstimulation) wurde jüngst von einem englischen Forscherteam vorgeschlagen, durch eine Stimulation peripher Nerven eine Stimulation des Gehirns zu erzielen, um Vorgefühle und Tics zu verringern (Dyke et al. 2022). Zusammen mit der Firma Neupulse wurde mittlerweile ein am Handgelenk zu tragendes Gerät entwickelt, durch das in rhythmischen Mustern eine leichte elektrische Stimulation des N. medianus am Handgelenk erfolgt. Dies wiederum erhöht nach Ansicht der Forscher die Leistung und Synchronität der mit der Unterdrückung von Bewegungen verbundenen Gehirnschwingungen (Rhythmen) und könnte auf diesem Wege Tics reduzieren (Morera Maiquez et al. 2020). In einer Pilotstudie mit 19 Patienten verminderten sich durch eine Stimulation des N. medianus sowohl das Vorgefühl als auch die Tics selbst, auch wenn die Ergebnisse der einzelnen Teilnehmer sehr unterschiedlich ausfiel (Morera Maiquez et al. 2020). Daraufhin führte dieselbe Arbeitsgruppe eine randomisierte, doppelblinde, *sham*-kontrollierte Studie mit 135 Patienten durch. Einmal täglich erfolgte für eine Dauer von insgesamt 14 Minuten an fünf Tagen pro Woche über einen Zeitraum von vier Wochen am rechten Handgelenk eine rhythmische Stimulation (10 Hz, 1-19 mA) über dem N. medianus. Dazu wurde ein einer Armbanduhr ähnliches Gerät genutzt. Nach vierwöchiger Stimulation trat in der Stimulationsgruppe eine signifikante Reduktion der Tics um 7,1 Punkte (Yale Global Tic Severity Scale-Total Tic Severity Score) ein, während in der *sham*- und Wartelistengruppe lediglich eine Tic-Verminderung um 2,13 bzw. 2,11 Punkten eintrat (Effektgröße = 0,5, p = 0,02) (Maiquez et al. 2023).

Nicht-invasive Stimulationsverfahren könnten eine Behandlungsalternative für Tics darstellen. Die bisherigen Ergebnisse sind allerdings widerspüchlich. Bis zum Vorliegen größerer, kontrollierter Studien kann eine TMS nicht empfohlen werden.

Ob die jüngst von einer britischen Arbeitsgruppe vorgeschlagene Stimulation des N. medianus eine Therapiealternative darstellt, muss derzeit offen bleiben. Aktuell (Stand 02/2024) ist das entsprechende Gerät in Deutschland noch nicht erhältlich.

17 Behandlung von Tics: Operative Therapie

Die operative Behandlung von Patienten mit Tourette-Syndrom ist nicht so neu, wie oft angenommen wird. Grundsätzlich zu unterscheiden ist bei einer operativen Therapie zwischen ablativen Verfahren und einer tiefen Hirnstimulation. Ablative Verfahren werden seit Jahrzehnten zur Behandlung verschiedener neurologischer und psychiatrischer Erkrankungen durchgeführt. Dabei werden entweder umschriebene Hirnstrukturen vollständig entfernt oder durch eine Koagulation zerstört. Dieses Verfahren führt zu einer irreversiblen Hirnschädigung, das heißt, dass auch bei einem ungünstigen Behandlungsergebnis – ohne Symptomverbesserung oder sogar mit Nebenwirkungen – keine nachträgliche Korrektur mehr möglich ist – es sei denn durch eine weitere Operation.

Seit über 40 Jahren wird die elektrische Hirnstimulation zur Behandlung ganz unterschiedlicher Erkrankungen eingesetzt wie chronische Schmerzen, Parkinson-Erkrankung, essentieller Tremor und andere Bewegungsstörungen wie Dystonie. Je nach Art der Erkrankung und individueller Symptomatik werden für die Stimulation verschiedene im Gehirn gelegene Zielpunkte ausgewählt. Das Schrittmacher-System besteht aus verschiedenen Teilen und umfasst eine oder mehrere Elektroden, einen Stimulator sowie ein Verbindungskabel. Die Stimulation selbst erfolgt nur an den Polen der Elektroden und damit in eng umschriebenen Hirnarealen. Der Stimulator wird ähnlich wie bei einem Herzschrittmacher unterhalb des Schlüsselbeins unter der Haut fest eingesetzt (s. Abb. 17).

Bei ausbleibendem Erfolg kann einerseits eine Umprogrammierung erfolgen. Andererseits kann die Stimulation nicht nur durch Ausschalten des Stimu-

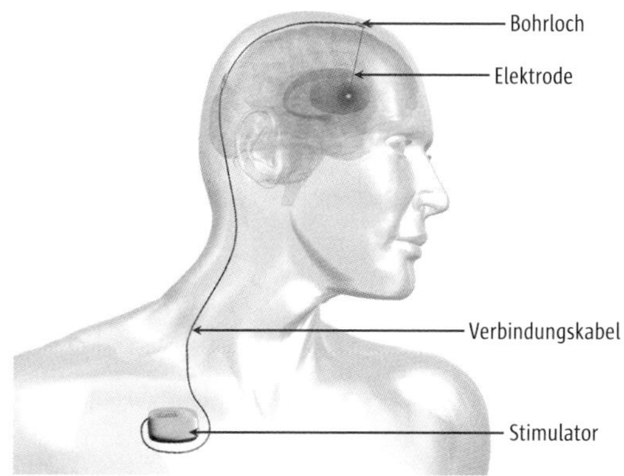

Abb. 17 Schematische Darstellung einer unilateralen Schrittmacherimplantation (Patrick Enge, 3d-medical.de)

lators beendet, sondern das gesamte System auch wieder vollständig entfernt werden, so dass der Eingriff reversibel ist.

17.1 Ablative Verfahren

Operative (ablative) Behandlungen bei Patienten mit Tourette-Syndrom wurden erstmals 1955 durchgeführt. Im Jahre 1970 wurde von Hassler und Dieckmann über eine operative Behandlung von drei Patienten mit Tourette-Syndrom berichtet, bei denen jeweils eine Läsion im Thalamus (Nucleus ventralis oralis anterior) mittels Koagulation vorgenommen wurde (Hassler u. Dieckmann 1970, Diskussion in: Rickards et al. 2008). Die Operation führte zu einer Verbesserung der Tics um 70–100%. Darüber hinaus berichteten Babel und Mitarbeiter (2001) über insgesamt 17 Patienten mit Tourette-Syndrom, bei denen zwischen 1970 und 1998 eine läsionelle operative Behandlung entweder in einem Thalamuskern (ventrolateral/Lamella medialis) oder infrathalamisch (Zona incerta) durchgeführt wurde. Auch diese Behandlungen führten zu einer signifikanten Verminderung sowohl der motorischen als auch der vokalen Tics. Bei 11 von 17 Patienten (69%) traten allerdings postoperativ Komplikationen mit zerebellären Symptomen, Dystonie, Dysarthrie, Hemiballismus und Hemiparese auf. Bei 11 Patienten konnte eine Verlaufsbeobachtung durchgeführt werden. Bleibende Komplikationen waren bei einem von sechs Patienten mit unilateraler Läsion und bei zwei von fünf mit bilateraler Läsion nachweisbar.

17.2 Tiefe Hirnstimulation

17.2.1 Historische Entwicklung

Wegen der hohen Komplikationsrate und der Irreversibilität ablativer Operationsverfahren erfolgen heute bei Patienten mit Tourette-Syndrom operative Behandlungen ausschließlich mittels tiefer Hirnstimulation. Erstmals wurde eine tiefe Hirnstimulation bei drei Patienten mit Tourette-Syndrom im Jahre 1999 durchgeführt (Vandewalle et al. 1999). In Anlehnung an die von Hassler und Dieckmann (1970) durchgeführten Thalamotomien erfolgte die Stimulation ebenfalls im Thalamus (centromedianer-parafaszikulärer Komplex [CM-Pf]/Nucleus ventralis oralis intermedius [Voi]). In den nachfolgenden Jahren wurden etwa 90 Einzelfallberichte und offene, unkontrollierte Fallstudien mit bis zu 123 Patienten publiziert, in denen parktisch ausnahmslos über positive Wirkungen einer tiefen Hirnstimulation berichtet wird (siehe Übersicht in: Szejko et al. 2022b).

Bis zum Jahr 2011 – der Herausgabe der ersten europäischen Leitlinien zur operativen Behandlung des Tourette-Syndroms (Müller-Vahl et al. 2022b), aber bereits 12 Jahre nach der Erstbeschreibung einer erfolgreich durchgeführten tiefen Hirnstimulation bei Patienten mit Tourette-Syndrom (Vandewalle et al. 1999) – waren gerade einmal drei kleine kontrollierte Studien publiziert worden mit nur einem bis fünf Patienten (Houeto et al. 2005, Maciunas et al. 2007, Welter et al. 2008). Bis heute (Stand 02/2024) ist die Zahl der kontrollierten Untersuchungen mit insgesamt nur 10 Studien mit maximal 17 Patienten (und insgesamt 73 Patienten) weiterhin sehr gering (Ackermans et al. 2011, Okun et al. 2013, Kefalopoulou et al. 2015, Welter et al. 2017, Müller-Vahl et al. 2021, Baldermann et al. 2021, Cagle et al. 2022).

17.2.2 Zielpunkte

Auch mehr als zwei Jahrzehnte nach Einführung der tiefen Hirnstimulation in die Behandlung des Tourette-Syndroms ist weiterhin unklar, welches der günstigste Zielpunkt ist. Die Auswahl der Zielpunkte orientierte sich ursprünglich an früher durchgeführten läsionellen Operationen bei Patienten mit Tourette-Syndrom, an Stimulationsbehandlungen bei anderen Patientengruppen und an den mutmaßlichen der Pathogenese des Tourette-Syndroms zugrundeliegenden Netzwerken.

Die am häufigsten verwendeten Stimulationsorte sind verschiedene Teile des Thalamus (CM-Pf und CM/Voi) und der postero-ventro-laterale bzw. der antero-mediale Teil des Globus pallidus internus (GPi). In deutlich geringerer Zahl wurden andere Zielpunkte stimuliert, darunter der Nucleus accumbens, der vordere Schenkel der Capsula interna, der Globus pallidus externus (GPe), der Nucleus subthalamicus (STN) und die H-Felder nach Forel.

Nach den derzeit vorliegenden Untersuchungen ist davon auszugehen, dass alle bisher genutzten Zielpunkte zu einer Reduktion der Tics führen, eventuell mit leichter Überlegenheit des antero-medialen GPi (Szejko et al. 2022b, Wehmeyer et al. 2021). Ausgehend von der gut begründeten Hypothese, dass dem Tourette-Syndrom eine Dysfunktion in kortiko-striato-thalamo-kortikalen Regelkreisen zugrunde liegt, wurde spekuliert, dass eine Stimulation an verschiedenen Zielpunkten zu einer Modulation dieses Netzwerkes und dadurch zu einer Reduktion der Tics führt.

Mehrheitlich wird eine bilaterale Stimulation an nur einem Zielpunkt durchgeführt. Es wurde aber auch schon empfohlen, neben einer tiefen Hirnstimulation im Thalamus (CM-Pf/Voi) zusätzlich eine Stimulation (*rescue procedure*) im vorderen Schenkel der Capsula interna oder im Nucleus accumbens durchzuführen (Servello et al. 2009). Da Stimulationen gleichzeitig an zwei verschiedenen Punkten bisher nur selten durchgeführt wurden, ist unklar, ob dies zu einer weiteren Symptomverbesserung führt (Houeto et al. 2005, Servello et al. 2009). Mehrheitlich scheint eine bilaterale Stimulation der unilateralen Stimulation überlegen zu sein (Gallagher et al. 2006). Bei deutlich seitendifferenter Ausprägung der Tics wurde aber auch bereits über befriedigende Ergebnisse einer unilateralen Implantation berichtet (Kuhn et al. 2011).

Es liegen derzeit keine begründeten Hinweise darauf vor, dass sich die Stimulation verschiedener Zielpunkte hinsichtlich möglicher Nebenwirkungen wesentlich unterscheiden. Schließlich sind keine prognostischen Faktoren bekannt, die eine Auswahl des Zielpunktes oder eine Vorhersage des Behandlungsergebnisses erlauben würden (Szejko et al. 2022b, Wehmeyer et al. 2021).

Mehrheitlich erfolgt eine bipolare Stimulation mit einer Impulsbreite von 210 µs (60–210 µs), einer Frequenz von 130 Hz (100–185 Hz) und einer Amplitude von 2 bis 4 V (1,5–7 V). Die Stimulationsamplitude richtet sich nach der individuellen Nebenwirkungsschwelle.

17.2.3 Kontrollierte Studien

Erstmals wurde 2005 in einer kontrollierten Untersuchung mit lediglich einem einzigen Patienten über eine wirksame Behandlung mittels tiefer Hirnstimulation im CM-Pf des Thalamus, des GPi oder beiden Zielpunkten gleichzeitig berichtet (Houeto et al. 2005). Unabhängig vom Stimulationsort trat eine 70%ige Verminderung der Tics ein einschließlich der Koprolalie und eine Verbesserung autoaggressiver Handlungen. Im Jahr 2007 wurde in einer doppel-blinden, cross-over-Studie mit fünf Patienten eine statistisch signifikante ($p < 0{,}03$) Reduktion der Tics nach bilateraler thalamischer Stimulation gefunden (Maciunas et al. 2007). Ein Jahr später, 2008, konnte in einer weiteren kleinen Studie mit drei Patienten durch eine bilaterale Stimulation des CM-Pf und des GPi jeweils eine signifikante Tic-Reduktion zwischen 30 und 96% erzielt werden (Welter et al. 2008). Im Jahr 2011 wurden die Ergebnisse einer holländischen Studie veröffentlicht, in der bei sechs Patienten eine thalamische Hirnstimulation im centromedianen Nucleus ventralis oralis intermedius (CM-Voi) zu einer signifikanten Reduktion der Tics um 37% während der verblindeten Phase ($p = 0{,}046$) führte und um 49% ($p = 0{,}028$) ein Jahr postoperativ während der offenen Verlaufbeabachtung (Ackermans et al. 2011). Zwei Jahre später wurde eine amerikanische Studie mit fünf Patienten veröffentlicht. Untersucht wurde die Wirksamkeit einer thalamischen Stimulation im CM-Pf. Allerdings erfolgte keine kontinuierliche Stimulation, sondern eine flexible, situationsangepasste Stimulation. Nach sechsmonatiger Behandlung trat eine statistisch signifikante Tic-Reduktion (nach YGTSS-TTS) ein (mittlere [SD] Veränderung, –17,8 [9,4]; $p = 0{,}01$) (Okun et al. 2013).

Eine erste etwas größere Studie mit 15 Patienten wurde in England durchgeführt und 2015 veröffentlicht (Kefalopoulou et al. 2015). Nach GPi-Stimulation trat eine signifikante Reduktion der Tics um 15,3% (95% Konfidentintervall 5,3–25,3) im Vergleich zur off-Stimulation ein. In der bisher größten, in Frankreich durchgeführten, 2017 veröffentlichten Studie mit 17 Patienten war eine GPi-Stimulation hingegen nicht wirksam in der Verminderung der Tics (Welter et al. 2017). Erst nach Entblindung konnte in einer offenen Verlaufsstudie eine signifikante Tic-Reduktion nachgewiesen werden (Welter et al. 2019).

Im Jahr 2021 wurden zwei in Deutschland durchgeführte Studien publiziert. In die eine Studie wurden 10 Patienten eingeschlossen und vergleichend doppel-blind in einem crossover-Design mittels bilateraler thalamischer (CM-Voi) oder postero-ventrolateraler GPi- oder *sham*-Stimulation behandelt (Müller-Vahl et al. 2021b). Im Vergleich zu Baseline führte die GPi-Stimulation – nicht aber die thalamische Stimulation – zu einer signifikanten Reduktion der Tics. Im direkten Vergleich der beiden Zielpunkte fanden sich allerdings widersprüchliche oder negative Ergebnisse. Während einer Nachbeobachtung von bis zu neun Jahren konnte im Gruppenmittel keine Verbesserung der Tics nachgewiesen werden. An der anderen Studie nahmen acht Patienten teil und erhielten im Crossover-Design eine thalamische (CM-Voi) oder *sham*-Stimulation. Während der Doppelblindphase wurde eine signifikante Reduktion der Tics um 26% beobachtet. Nach 12 Monaten betrug die Tic-Reduktion sogar 44% (Baldermann et al. 2021).

Schließlich wurde 2022 eine weitere, in den USA durchgeführte Studie mit allerdings nur sechs Patienten veröffentlicht, von denen aus methodischen Gründen aber lediglich vier in die Auswertung eingingen. Im Gegensatz zu allen zuvor genannten Untersuchungen wurde in dieser monozentrischen Studie eine adaptive (*closed-loop*) Stimulation im Thalamus (CM-Pf) durchgeführt, d.h., eine an die jeweilige Schwere der Tics individuell angepasste Behandlung. Nach sechs Monaten trat im Mittel eine signifikante Verminderung der Tics um 33% ein (gemäß YGTSS-TTS), die aber nicht verschieden war von einer klassischen kontinuierlichen Stimulation (Cagle et al. 2022).

Im Hinblick auf psychiatrische Komorbiditäten liegen aus den oben beschriebenen kontrollierten Studien nur begrenzte Daten vor. Es finden sich vage Hinweise auf eine Verbesserung von Depression und Ängsten, während positive Wirkungen auf Zwänge und ADHS nicht beschrieben werden (Übersicht in: Szejko et al. 2022b).

17.2.4 Datenbank- und Registerstudien

Im Jahr 2018 wurden die Ergebnisse der *International Deep Brain Stimulation Database and Registry* veröffentlicht (Martinez-Ramirez et al. 2018). Zu dieser Zeit umfasste das Register Daten von 185 Patienten mit ansonsten therapieresistentem Tourette-Syndrom, die zwischen 2012 und 2016 in 31 Zentren in 10 verschiedenen Ländern eine tiefe Hirnstimulation erhalten hatten. Im Mittel trat bei den Patienten nach Stimulation eine Verminderung der Tics um 45,1% ein (gemäß YGTSS-TTS). Bei 35,4% kam es zu Nebenwirkungen. Diese waren am häufigsten stimulationsbedingt (30,8%). Der am häufigsten genutzte Zielpunkt war der Thalamus (57,1%), gefolgt vom antero-medialen (25,2%) und postero-ventro-lateralen Teil des GPi (15,3%). Nur selten wurden andere Zielpunkte ausgewählt wie etwa der vordere Schenkel der Capsula interna (2,5%). Der Stimulationsort hatte keinen erkennbaren Einfluss auf das Behandlungsergebnis.

17.2.5 Langzeitverlauf

In mehreren kleinen Studien mit geringer Fallzahl wurde über Verlaufsbeobachtungen für bis zu 10 Jahre berichtet (Neuner et al. 2009, Ackermans et al. 2010, Dehning et al. 2014, Motlagh et al. 2013, Massano et al. 2013, Porta et al. 2012, Servello et al. 2010, Porta et al. 2009a). Diese Beobachtungen deuten darauf hin, dass eine einmal eingetretene Verbesserung von Tics und Komorbiditäten dauerhaft anhält. Allerdings wurde in Zusammenhang mit einer doppel-blinden, kontrollierten Studie berichtet, dass während einer Langzeitnachuntersuchung nach im Mittel knapp 90 Monaten nur noch fünf der ursprünglich 10 Patienten weiterhin mittels tiefer Hirnstimulation behandelt wurden. Fünfzig Prozent der Patienten hatte die Behandlung zwischenzeitlich aus unterschiedlichen Gründen (Infektion, fehlende Wirkung) abgebrochen (Müller-Vahl et al. 2021b).

Basierend auf den Daten der *International Deep Brain Stimulation Database and Registry* wurden 2019 retrospektiv ausgewertete Verlaufsergebnisse publiziert von insgesamt 110 Patienten mit einer Nachbeobachtungszeit von bis zu 96 Monaten. Davon hatten 51 Patienten eine thalamische (CM), 47 eine GPi und 4 eine Stimulation im Nucleus accumbens/vorderer Schenkel der Capsula interna erhalten. Im Median dauerte es 13 Monate bis eine 40%ige Verminderung der Tic eintrat. Im Mittel wurde eine signifikante Verbesserung von Tics und Zwängen beobachtet unabhängig vom verwendeten Zielpunkt (Johnson et al. 2019).

Im Jahr 2021 wurden Verlaufsdaten einer monozentrischen, offenen, unkontrollierten Studie aus Japan publiziert mit 25 Patienten nach thalamischer Stimulation (CM-Pf). Im Vergleich zu Baseline hatten sich die Tics (gemäß YGTSS-TTS) nach 1 Jahr um 45,2% und nach 3 Jahren sogar um 56,6% verringert. Zudem war eine Verbesserung der Lebensqualität eingetreten (Kimura et al. 2021).

In einer offenen, unkontrollierten, 2022 publizierten, in China durchgeführten Studie mit 8 Patienten wird ebenfalls über lang anhaltende positive Effekte nach tiefer Hirnstimulation an unterschiedlichen Zielpunkten (GPi, Thalamus [CM-Pf, ventraler intermedialer Kern, Vim], Nucleus accumbens [NAc] und vorderer Schenkel der Capsula interna) berichtet (Wang et al. 2022). Schließlich wurde 2022 eine weitere in China durchgeführte Studie zum Langzeitverlauf publiziert mit einer Beobachtungszeit von im Mittel 73,33 Monaten (± 28,44) mit insgesamt 61 Patienten. Nach GPi-Stimulation war eine signifikante Verbesserung von Tics, Zwängen, Depression und Lebensqualität eingetreten. Das Alter der Patienten und die Dauer der Nachbeobachtung (nicht aber Geschlecht und Krankheitsdauer) beeinflussten die Prognose. So war die Stimulationsbehandlung bei jüngeren Patienten und längerer Behandlungsdauer wirksamer (Cui et al. 2022).

17.2.6 Metaanalysen

Mittlerweile wurden vier Metaanalysen (drei davon kombiniert mit einer systematischen Übersicht) veröffentlicht, in denen die Wirksamkeit und Sicherheit einer tiefen Hirnstimulation bei Erwachsenen (Baldermann et al. 2016, Wehmeyer et al., Lin et al. 2022) sowie Kindern und Jugendlichen (Coulombe et al. 2018) untersucht wurde.

In die erste, 2016 veröffentlchte Metaanalyse wurden 57 Studien mit insgesamt 156 erwachsenen Patienten eingeschlossen. Berücksichtigt wurden sowohl kontrollierte als auch unkontrollierte Studien. Nach dieser Untersuchung führt eine tiefe Hirnstimulation im Mittel zu einer Verminderung der Tics um 52,7% (gemäß YGTSS-TTS) (Interquartilsabstand [IQR] = 40,74, $p < 0,001$). Werden nur die Daten aus den seinerzeit vorliegenden kontrollierten Studien (n = 4, 27 Patienten) berücksichtigt, findet sich ein signifikanter Unterschied zugunsten der aktiven Stimulation im Vergleich zur *sham*-Stimulation (standardisierter mittlerer Unterschied = 0,96, 95% Konfidenzintervall 0,36–1,56). Insgesamt fanden sich keine Unterschiede in Abhängigkeit vom Zielpunkt. Subgruppenanalysen zeigten aber, dass Patienten mit geringeren Tics besser von einer thalamischen Stimulation profitierten. Unabhängig vom Zielpunkt führte die tiefe Hirnstimulation zu einer Verbesserung von Zwängen um 31,3% und Depression um 38,9% (Median) (Baldermann et al. 2016).

Eine weitere Metaanalyse mit erwachsenen Patienten wurde 2021 veröffentlicht. Untersucht wurden insbesondere Unterschiede im Hinblick auf die Wirksamkeit in Abhängigkeit von den vier am häufigten genutzten Zielpunkten (CM-Voi und CM-Pf des Thalamus sowie postero-ventro-lateraler und anteromedialer Teil des GPi). In diese Untersuchung wurden 65 (kontrollierte und unkontrollierte) Studien mit insgesamt 376 Patienten eingeschlossen. Insgesamt kam es durch die Stimulationsbehandlung bei 69% der Patienten zu einer Tic-Reduktion um mehr als 50 auf der Yale Global Tic Severity Scale (YGTSS, 0–100). Obwohl die Stimulation aller untersuchten Zielpunkte zu einer signifikanten Verminderung der Tics führte, war diese bei pallidaler Stimulation größer als bei thalamischer Stimulation. Zusätzlich fanden die Autoren eine signifikante Verbesserung von Zwängen und Depression. Mit Ausnahme der thalamischen Stimulation im CM-Pf führten alle Zielpunkte zu einer signifikanten Verbesserung der Zwänge. Diese war allerdings wiederum bei Stimulation der Zielpunkte im GPi stärker ausgeprägt als bei Stimulation des Thalamus (CM-Voi). Bei Berücksichtigung von Daten ausschließlich aus kontrollierten Studien (n = 6, 31 Patienten) fand sich ebenfalls eine signifikante Tic-Reduktion, die bei separater Auswertung in Abhängigkit vom Zielpunkt aber nur für die GPi-Stimulation, nicht aber für die thalamische Stimulation signifikant blieb. Auch wenn die Autoren in der Gesamteinschätzung die tiefe Hirnstimulation als wirksame Behandlung einstufen, so geben sie doch zu bedenken, dass sich die Metaanalyse überwiegend auf Daten aus offenen und unkontrollierten Fallberichten und Fallserien stützt und die bisher vorliegende Zahl kontrollierter Studien weiterhin sehr gering ist. Als weitere Limitationen werden die insgesamt kleinen Fallzahlen genannt und dass sich die verfügbaren Daten im Hinblick auf Beobachtungszeit, Stimulationsart, Zielpunkt und Datenerhebung erheblich unterscheiden (Wehmeyer et al. 2021).

In einer dritten, 2022 publizierten, aus China stammenden Metaanalyse wurde bei Erwachsenen die Wirksamkeit vergleichend untersucht für Behandlungen mit tiefer Hirnstimulation, repetitiver transkanieller Magnetstimulation (rTMS) und Verhaltenstherapie. Eingeschlossen wurden in diese Analyse 18 randomisierte kontrollierte Studien mit insgesamt 661 Patienten. Die Autoren kamen zu dem Ergebnis, dass alle drei Therapien zu einer Verbesserung von Tics und Zwängen führen und dabei die tiefe Hirnstimulation die wirksamste Therapie in der Tic-Behandlung ist, gefolgt von der Verhaltenstherapie und der rTMS. Im Gegensatz dazu wurde die rTMS als wirksamste Therapie für komorbide Zwänge eingestuft, gefolgt von der tiefen Hirnstimulation und der Verhaltenstherapie (Lin et al. 2022). Die Aussagekraft dieser Metaanalyse ist sicherlich als begrenzt einzustufen, da die Datenbasis und -qualität für die jeweiligen Therapien (tiefe Hirnstimulation versus rTMS versus Verhaltenstherapie) extrem unterschiedlich ist.

Schließlich wurde 2018 eine weitere Metaanalyse publiziert, in der speziell die Wirksamkeit der tiefen Hirnstimulation bei Kindern und Jugendlichen (12–21 Jahre, Durchschnittsalter 17,9 ± 2,7 Jahre) untersucht wurde. Ausgewertet wurden Daten aus 21 Studien mit insgesamt 58 Patienten, darunter 10 Einzelfallberichte und 11 Fallserien, aber keine einzige kontrollierte Studie. Nach diesen Daten führt eine tiefe Hirnstimulation bei Kindern und Jugendlichen zu einer Reduktion der Tics im Mittel um 57,5% (± 24,6%). Zusätzlich fand sich eine negative Korrelation mit einer zusätzlich bestehenden Depression. Patienten mit geringeren Tics pofitierten stärker von einer thalamischen Stimulation (Coulombe et al. 2018).

Behandlungspraxis in Europa im Jahr 2019

Im Jahr 2019 wurde unter europäischen Tourette-Experten eine Umfrage zum Einsatz der tiefen Hirnstimulation zur Behandlung von Patienten mit Tourette-Syndrom durchgeführt. Es beteiligten sich 59 Experten aus 17 europäischen Ländern. Obwohl knapp die Hälfte der Experten angab, eine tiefe Hirnstimulation als Therapiealternative anzusehen – und auch in einem Viertel der Zentren durchgeführt werden kann – wurde eine operative Therapie in nur etwa 2,5% aller Patienten konkret erwogen. Interessanterweise wird von Patienten selbst in spezialisierten Zentren nur selten nach einer operativen Therapie mittels tiefer Hirnstimulation gefragt (im Mittel < zwei Patienten/Jahr pro Zentrum).

17.2.7 Nebenwirkungen

Basierend auf den Daten der *International Deep Brain Stimulation Database and Registry* (Martinez-Ramirez et al. 2018) treten bei gut einem Drittel (35,4%) der Patienten mit Tourette-Syndrom durch eine tiefe Hirnstimulation Nebenwirkungen ein. Die Mehrzahl der Nebenwirkungen war stimulationsbedingt (30,8%) (Dysarthrie, Parästhesien, Dystonie und Dyskinesien). Während Dystonien und Dyskinesien häufiger nach GPi-Stimulation berichtet wurden, traten Parästhesien und eine Gewichtszunahme häufiger nach einer thalamischen Stimulation auf. Operationsbedingte Nebenwirkungen traten in 3,8% der Fälle auf, am häufigsten Blutungen (1,3%) und Infektionen (2,5%).

Wiederholt wurde in der Vergangenheit gemutmaßt, dass Infektionen nach tiefer Hirnstimulation bei Patienten mit Tourette-Syndrom häufiger auftreten als bei anderen Patientengruppen (Servello et al. 2011). In einer 2021 veröffentlichten Metaanalyse wurde speziell der Frage nachgegangen, ob sich das Infektionsrisiko bei Patienten mit Tourette-Syndrom von anderen Patientengruppen unterscheidet. Nach dieser Untersuchung liegt die mittlere Häufigkeit für lokale Infektionen an der Operationsstelle – unabhängig von der Indikation – bei 5,0%. Beim Tourette-Syndrom wurde mit 5,9% eine nur leicht erhöhte Infektionsrate gefunden (Kantzanou et al. 2021). Es wurde spekuliert, dass die möglicherweise erhöhte Infektionsrate beim Tourette-Syndrom in Zusammenhang mit autoaggressiven Handlungen oder aber einer immunologischen Dysfunktion stehen könnte.

Nur in Einzelfällen wurde über schwere operationsbedingte Komplikationen berichtet wie eine mesenzephale Blutung mit vorübergehender vertikalen Blickparese (Ackermans et al. 2007), eine kleine Blutung an der Elektrodenspitze mit vorübergehender Bradykinese der linken Hand (Diederich et al. 2005), einem bilateralen subkortikalen Hämatom bei allerdings bis dahin nicht bekannter Gerinnungsstörung (Idris et al. 2010) oder einem abdominellen Hämatom (Servello et al. 2008).

Intrazerebrale Veränderung infolge tiefer Hirnstimulation

In wenigen Studien wurde untersucht, zu welchen intrazerebralen Veränderungen eine tiefe Hirnstimulation bei Patienten mit Tourette-Syndrom führt. In einer Studie führte die thalamische Stimulation zu einer Verminderung der zuvor gesteigerten dopaminergen Transmission im Thalamus und in den Basalganglien (Kuhn et al. 2012). In einer anderen Untersuchung trat sowohl während der thalamischen, als auch der GPi-Stimulation einerseits eine Zunahme des zuvor reduzierten Blutflusses in frontalen Regionen, andererseits auch eine Verminderung des zuvor gesteigerten Blutflusses im Cerebellum ein (Schmidt et al. 2012). Die Autoren vermuten daher, dass eine tiefe Hirnstimulation im Thalamus zu ähnlichen intrazerebralen Veränderungen führt wie eine GPi-Stimulation und dass die tiefe Hirnstimulation möglicherweise keine rein symptomatische Therapie darstellt, sondern zu einer gewissen „Normalisierung" pathologischer Veränderungen führt.

17.2.8 Zusammenfassung und Bewertung

Es ist davon auszugehen, dass in Zusammenhang mit Publikationen zur tiefen Hirnstimuation beim Tourette-Syndrom ein erheblicher Publikationsbias besteht. So wurden seit 1999 zahlreiche Einzelfallberichte, Fallserien und kleine offene, unkontrollierte Studien publiziert, in denen in der weit überwiegenden Zahl positive Behandungsergebnisse beschrieben werden. Es ist allerdings anzunehmen, dass darüber hinaus bei einer unbekannten Zahl von Patienten Stimulationsbehandlungen mit weniger gutem Erfolg durchgeführt wurden, über die nicht in Fallbeschreibungen berichtet wurde. Nach wie vor ist die Zahl der kontrollierten Untersuchungen mit insgesamt nur 10 Studien gering, zumal in diese Studien jeweils nur zwischen einem und 17 Patienten und insgesamt nur 73 Patienten eingeschlossen wurden. Zudem ist die Aussagekraft der Studien durch verschiedene methodische Limitationen begrenzt wie lange Rekrutierungszeiten, fehlende Werte sowie Unterschiede hinsichtlich Messzeitpunkten, Messinstrumenten, Zielpunkten, Stimulationsparametern, Erkrankungsschwere, Krankheitsdauer und Komorbiditäten. Daher ist es auch aktuell weiterhin nicht möglich, eine abschließende Bewertung zur Wirksamkeit der tiefen Hirnstimulation vorzunehmen.

Da sich die Mehrzahl der systematischen Übersichten, Registerdaten und Metaanalysen ganz überwiegend auf eben diese Daten aus offenen und unkontrollierten Fallberichten, Fallserien oder kleinen Studien stützt, ist die Aussagekraft der Untersuchungen erheblich eingeschränkt. Aus Pharmakotherapiestudien ist bekannt, dass in der Behandlung des Tourette-Syndroms vermutlich ein nicht unerheblicher Placeboeffekt (s. Kap. 15.10 Placeboeffekt) besteht. Für die Vermutung, dass die verfügbaren Daten von Placeboeffekten beeinflusst sind, spricht auch, dass die Ergebnisse aus den offenen, unkontrollierten Studien deutlich positiver ausfallen als jene aus kontrollierten Studien. Zum Teil konnte in kontrollierten Studien erst in der offenen Nachbeobachtunsphase – nicht aber während der Doppelblindphase – eine Wirksamkeit gezeigt werden (Welter et al. 2017).

Auch wenn in einer Metaanalyse auch bei Kindern und Jugendlichen eine gute Wirksamkeit mit deutlicher Reduktion der Tics gefunden wurde, so muss kritisch angemerkt werden, dass zur Behandlung von Kindern und Jugendlichen keinerlei kontrollierte Daten vorliegen und die Wirksamketi somit aktuell nicht bewertet werden kann (Coulombe et al. 2018).

Während nach den Ergebnissen der verfügbaren Daten insgesamt für die tiefe Hirnstimulation eine Wirksamkeit anzunehmen ist, konnte in einer 2022 veröffentlichten Metaanalyse basierend ausschließlich auf kontrollierten Studien zwar für die GPi-Stimulation, nicht aber für die thalamische Stimulation eine signifikante Tic-Reduktion nachgewiesen werden (Wehmeyer et al. 2021). Zuvor wurden mehrheitlich keine Unterschiede in der Wirksamkeit in Abhängigkeit vom Zielpunkt berichtet, so dass spekuliert wurde, dass die Wirkung auf einer Modulation eines dem Tourette-Syndrom zugrundeliegenden Netzwerkes basiere und nicht auf der Stimulation an einem umschriebenen Zielpunkt.

Weitestgehend ungeklärt ist die Frage, ob eine tiefe Hirnstimulation bei Patienten mit Tourette-Syndrom auch zu einer Verbesserung der psychiatrischen Komorbiditäten führt. Während sich in den kontrollierten Studien nur geringe Hinweise auf eine Verbesserung von Depression und Ängsten fanden, wurde unter Berücksichtigung auch unkontrollierter Daten zusätzlich über einer Verminderung von Zwängen berichtet. Hingegen liegen keine Hinweise darauf vor, dass es durch eine tiefe Hirnstimulation zu einer Verbesserung der ADHS kommt. Die tiefe Hirnstimulation ist eine relativ nebenwirkungsarme operative Therapie. Nur selten kommt es zu operationsbedingten Nebenwirkungen. Stimulationsbedingte Nebenwirkungen können durch eine Änderung der Stimulationsparameter beseitigt werden.

Nach den 2022 publizierten europäischen Leitlinien zur operativen Therapie des Tourette-Syndroms ist die tiefe Hirnstimulation nach wie vor als experimentelle Behandlung einzustufen, die nur bei sorgfältig ausgewählten, schwer betroffenen und ansonsten therapieresistenten Patienten eingesetzt werden sollte (Szejko et al. 2022b).

Basierend auf den jeweils verfügbaren Daten wurden in den vergangenen Jahren wiederholt Leitlinien und Expertenempfehlungen zur Indikationsstellung für eine tiefe Hirnstimulation veröffentlicht. Erstmals wurden derartige Empfehlungen 2006 von einer überwiegend mit amerikanischen Tourette-Experten besetzten Kommission in Zusammenarbeit mit der amerikanischen Tourette-Gesellschaft erarbeitet (Mink et al. 2006). In dieser und auch nachfolgenden Empfehlungen (Steeves et al. 2012, Müller-Vahl et al. 2011, Cavanna et al. 2011c. Porta et al. 2009b) wurde immer wieder der experimentelle Charakter der Behandlung betont, so dass eine tiefe Hirnstimulation nur für schwer betroffene und ansonsten therapieresistente Patienten empfohlen wurde, auch wenn Empfehlungen zum Mindestalter, zur erforderlichen Tic-Schwere und der Art und Anzahl der zuvor erfolgten medikamentösen und psychotherapeutischen Behandlungen variierten. Einheitlich wird bis heute gefordert, dass vor einer operativen Therapie eine adäquate Behandlung psychiatrischer Komorbiditäten erfolgen soll.

In den erstmals 2011 veröffentlichten Leitlinien der Europäischen Gesellschaft zur Erforschung des Tourette-Syndroms (ESSTS) wurde empfohlen, eine tiefe Hirnstimulation nur bei erwachsenen (≥ 18 Jahre), therapieresistenten (definiert als unzureichende Verbesserung durch drei verschiedene Arzneimittel) und schwer betroffenen (definiert als YGTSS-TTS ≥ 35 und zusätzlich bestehender relevanter Beeinträchtigung in verschiedenen sozialen Bereichen) Patienten in Betracht zu ziehen (Müller-Vahl et al. 2011). Seiher wurden von unterschiedlichen Expertengruppen weitere Leitlinien und Empfehlungen speziell zur Behandlung des Tourette-Syndroms mit tiefer Hirnstimulation publiziert (Schrock et al. 2015, Pringsheim et al. 2019b, Martino et al. 2021c). Nach der 2019 herausgegebenen Leitlinie der amerikanischen Neurologie-Gesellschaft AAN liegt eine geringe Evidenz für eine Wirksamkeit einer GPi-Stimulation vor, während die Wirksamkeit einer thalamischen Stimulation unklar ist, so dass keine spezielle Empfehlung für einen bestimmten Zielpunkt gegeben werden könne (Pringsheim et al. 2019b).

Die Mehrzahl der Experten fordert, eine operative Therapie von Patienten mit Tourette-Syndrom nur in spezialisierten Zentren durchzuführen mit sorfältiger Dokumentation des Behandlungsergebnisses (Schrock et al. 2015). Nachdem von Experten zunächst eine operative Behandlung von Kindern strikt abgelehnt wurde, vertreten die meisten Experten heute die Auffassung, dass in begründeten Einzelfällen eine tiefe Hirnstimulation auch vor dem 18. Lebensjahr in Betracht gezogen werden kann (Szejko et al. 2022b).

Schließlich mehren sich in jüngster Zeit Stimmen, die darauf hinweisen, dass vor der Indikationsstellung für eine tiefe Hirnstimulation differenzialdiagnostisch eine funktionelle Störung (und eine Simulation) ausgeschlossen werden müssen (Schrock et al. 2015, Szejko et al. 2022b). Wie in Kapitel 8.2 ausführlich beschrieben, liegen zunehmend Hinweise darauf vor, dass funktionelle „Tic-ähnliche" Symptome viel häufiger als früher angenommen komorbid bei Patienten mit Tourette-Syndrom bestehen. Es kann daher angenommen werden, dass in den vergangenen Jahren wiederholt unter der Diagnose eines therapieresistenten Tourette-Syndroms eine operative Behandlung mittels tiefer Hirnstimulation durchgeführt wurde, tatsächlich aber eine funktionelle Störung bestand oder zumindest manche der als Tics eingestuften Symptome funktioneller Genese waren.

Die aktuellen Empfehlungen der 2022 veröffentlichten europäischn Leitlinien zur operativen Behandlung des Tourette-Syndroms können wie folgt zusammengefasst werden (Szejko et al. 2022b):

- gesicherte Diagnose eines Tourette-Syndroms
- Auschluss einer funktionellen Überlagerung oder einer rein funktionellen Störung
- Behandlungsziel sollte die Tic-Reduktion sein
- psychiatrische Komorbiditäten sollten zuvor adäquat behandelt worden sein
- Bestehen einer erheblichen Beeinträchtigung der Lebensqualität
- Therapieresistenz nach vorherigen verhaltenstherapeutischen und medikamentösen Behandlungen
- Behandlung von Minderjährigen in begründeten Ausnahmefällen
- Operation nur in spezialisierten Zentren mit multiprofessionellem Team
- prospektive Datenerhebung vor und nach Operation entsprechend einem Studienprotokoll
- Bevorzugung der am häufigsten genutzen Zielpunkte (CM– Pf und CM/Voi im Thalamus sowie postero-ventro-lateraler und antero-medialer Teil des GPi)

Trotz der nach wie vor mangelhaften Datenlage ist anzunehmen, dass eine tiefe Hirnstimulation zu einer Reduktion von Tics führen kann. Operations- und stimulationsbedingte Nebenwirkungen liegen in einem vertretbaren Rahmen wie auch bei anderen Patientengruppen. Der günstigste Zielpunkt ist weiterhin unbekannt. Fraglich tritt eine stärkere Tic-Reduktion nach GPi- als nach thalamischer Stimulation ein. Ob es infolge der Stimulationsbehandlung auch zu einer Verbesserung psychiatrischer Komorbiditäten kommt, ist weiterhin unklar. Von Patientenseite besteht zumindest in Deutschland nur ein geringes Interesse an einer operativen Therapie.

18 Behandlung der Komorbiditäten

18.1 Therapie der Zwangsstörung

Bei Patienten mit Tourette-Syndrom bestehen sehr häufig leichte Zwangssymptome, die keine relevante Beeinträchtigung darstellen und daher keiner Therapie bedürfen. Bestehen jedoch Zwänge in klinisch relevanter Ausprägung, sollte frühzeitig eine Behandlung eingeleitet werden, da sich die Prognose der Erkrankung mit zunehmender Erkrankungsdauer verschlechtert (Fornaro et al. 2009). Studien zur Lebensqualität haben gezeigt, dass bei gleichzeitig bestehenden Tics und Zwängen die Zwänge in der Regel zu einer deutlich stärkeren Beeinträchtigung führen als die Tics (Cutler et al. 2009, Pringsheim et al. 2009a) (s. Kap. 19.1 Lebensqualität von Patienten mit Tourette-Syndrom). Wegen der häufigen Komorbidität von Tics und Zwängen sollte daher bei Patienten mit Tics stets gezielt nach dem Vorliegen von Zwangssymptomen gefragt werden. Da die Begriffe *Tic* und *Zwang* von Patienten oft synonym oder unpräzise gebraucht werden, sollte eine vom Patienten getroffene Zuordnung nicht unkritisch übernommen werden, sondern stets überprüft werden.

Die Therapie von Zwängen im Rahmen eines Tourette-Syndroms unterscheidet sich nicht grundsätzlich von der Behandlung einer *reinen* Zwangsstörung (ohne Tics). Wiederholt wurde gemutmaßt, dass das zusätzliche Bestehen einer Tic-Störung ein prognostisch ungünstiger Faktor für die Verhaltenstherapie von Zwängen sei (Vorderholzer 2023). Es wurden bislang allerdings keine Studien durchgeführt, in denen die Behandlung von Zwängen speziell bei Patienten mit Tourette-Syndrom untersucht wurde. Auf einzelne besondere Aspekte wird nachfolgend hingewiesen. Für weiter gehende Ausführungen zur Therapie der Zwangserkrankung sei auf die entsprechende Spezialliteratur verwiesen.

18.1.1 Psychotherapie

In der Therapie von Zwängen gilt heute die kognitive Verhaltenstherapie mit Exposition und Reaktionsmanagement als Behandlung der 1. Wahl. Etwa 60–80% der Patienten sprechen auf diese Therapie positiv an. Realistisches Behandlungsziel ist allerdings nicht die vollständige Remission aller Zwangssymptome. Allgemein wird eine Symptomabnahme um 35% als *wesentliche Besserung* eingestuft. Bei etwa 70% der Patienten ist ein Langzeiteffekt der Therapie zu erwarten (Voderholzer u. Hohagen 2007).

Im Rahmen der kognitiven Verhaltenstherapie sind neben dem Beziehungsaufbau, einer Motivations-, Verhaltens- und Zielanalyse auch Elemente der Psychoedukation von Bedeutung. Kernelement der Therapie ist die Konfrontation des Patienten mit der gefürchteten Situation (Stimulus-Exposition) und die Verhinderung von Vermeidungsreaktionen. Grundlage der Expositionsbehandlung ist die sorgfältige Erstellung einer Hierarchie angst- und zwangsauslösender Situationen, die üblicherweise zur Ausführung von Zwangshandlungen führen. Die Exposition erfolgt in der Regel abgestuft mit zunehmender Angststärke (graduierte Exposition). Zusätzlich sollte eine Exposition im häuslichen Umfeld durchgeführt werden. Wichtig ist eine therapeutische Begleitung zur Bearbeitung und Bewältigung aufkommender Emotionen. Dabei darf der Therapeut jedoch keine Kontrollfunktionen für den Patienten übernehmen. Der Patient wird instruiert, über einen festgelegten Zeitraum Handlungen, die zur Zwangssymptomatik gehören, zu unterlassen oder – im Falle von täglich notwendigen Verrichtungen – auf ein zeitlich begrenztes Minimum zu reduzieren. Bei im Vordergrund stehenden Zwangsgedanken kann die Expositionsbehandlung durch Sprechen der Zwangsgedanken auf Band und ständiges Anhören bis zur Gewöhnung erfolgen (Voderholzer u. Hohagen 2007).

Für die kognitive Verhaltenstherapie sind verschiedene negative und positive Prädiktoren bekannt. Als negative Prädiktoren gelten das Überwiegen von Zwangsgedanken, ausgeprägtes magisches Denken und überwertige Ideen, eine komorbide schwere Depression oder andere Komorbiditäten (etwa eine Persönlichkeitsstörung vom Borderline-Typ), ein sehr früher Erkrankungsbeginn sowie das zusätzliche Bestehen von Tics. Als positive Prädiktoren für die Wirksamkeit einer kognitiven Verhaltenstherapie gelten hingegen das Überwiegen von Zwangshandlungen, nur gering ausgeprägte depressive Symptome und das Fehlen überwertiger Ideen (Math u. Janardhan Reddy 2007).

Als unwirksam in der Behandlung von Zwängen gelten psychoanalytisch orientierte Therapieverfahren und eine reine Gesprächstherapie.

18.1.2 Medikamentöse Therapie

Die medikamentöse Therapie von Zwängen bei Patienten mit Tourette-Syndrom unterscheidet sich nicht von der Behandlung der *reinen* Zwangserkrankung. Serotonin-Wiederaufnahmehemmer gelten als Medikamente der 1. Wahl in der Behandlung von Zwängen. Sie hemmen die Wiederaufnahme von Serotonin in die Präsynapse und erhöhen so die Serotonin-Konzentration im synaptischen Spalt. Als wirksam gelten neben den selektiven auch einige nicht-selektive Serotonin-Wiederaufnahmehemmer (s. Tab. 13). Es gibt keine Hinweise darauf, dass sich die verschiedenen selektiven Serotonin-Wiederaufnahmehemmer (SSRI) in ihrer Wirksamkeit wesentlich unterschieden.

Tab. 13 Medikamente zur Behandlung von Zwängen. SSRI = selektiver Serotonin-Wiederaufnahmehemmer, SNRI = Serotonin-Noradrenalin-Wiederaufnahmehemmer, TZA = trizyklisches Antidepressivum

Substanz	Substanzklasse	Empfohlene Höchstdosis
Citalopram	SSRI	60 mg
Escitalopram	SSRI	30 mg
Fluoxetin	SSRI	80 mg
Fluvoxamin	SSRI	300 mg
Paroxetin	SSRI	60 mg
Sertralin	SSRI	200 mg
Clomipramin	TZA	300 mg
Venlafaxin	SNRI	375 mg

Als nicht-selektive Serotonin-Wiederaufnahmehemmer werden in der Behandlung von Zwängen das trizyklische Antidepressivum Clomipramin sowie der Serotonin-Noradrenalin-Wiederaufnahmehemmer Venlafaxin empfohlen. Clomipramin gilt als vergleichbar wirksam wie die SSRI. Venlafaxin ist etwas schwächer wirksam und wird daher als Substanz der 2. Wahl empfohlen (Voderholzer 2022).

Bei der medikamentösen Behandlung einer Zwangserkrankung sind folgende Regeln zu beachten (Roessner et al. 2005, Bloch et al. 2006a, Math u. Janardhan Reddy 2007, Lombroso u. Scahill 2008, Choi 2009, Vorderholzer 2022):

- Im Mittel tritt während einer Behandlung mit einem Serotonin-Wiederaufnahmehemmer eine Verbesserung der Zwänge um 20–40% ein. Im Einzelfall kann die Wirkung deutlich stärker sein.
- Die positive Wirkung der Serotonin-Wiederaufnahmehemmer tritt meist verzögert ein. Es wird daher eine Behandlungsdauer von mindestens drei Monaten empfohlen, bevor eine Therapie

wegen Unwirksamkeit abgebrochen werden sollte.

- Die maximale Wirkung der Serotonin-Wiederaufnahmehemmer tritt oft erst nach 8–12 Wochen ein.
- Während Serotonin-Wiederaufnahmehemmer in der Behandlung von Ängsten und Depressionen bereits in niedriger oder mittlerer Dosierung (und deutlich früher) wirksam sind, ist bei der Behandlung von Zwängen erst in hoher Dosis eine Wirkung zu erwarten. Es ist daher bei entsprechender Verträglichkeit stets die für das jeweilige Medikament zugelassene Höchstdosis anzustreben.
- Tritt während der Behandlung mit einem Serotonin-Wiederaufnahmehemmer eine Verbesserung der Zwänge ein, so bleibt diese bei Fortführung der Behandlung erhalten.
- Die Rückfallquote nach Absetzen der Medikamente ist mit 80–90% hoch. Für Patienten mit Tourette-Syndrom und gleichzeitig bestehenden Zwängen liegen keine allgemein gültigen Empfehlungen dazu vor, wie lange eine medikamentöse Behandlung nach Symptomverbesserung fortgeführt werden soll. Bei guter Verträglichkeit ist in Abhängigkeit von der Schwere der Zwänge im Zweifelsfall zu einer mehrjährigen Behandlung zu raten.
- Eine sehr (!) langsame Dosisreduktion sollte frühestens nach 1–2 Jahren in Betracht gezogen werden.
- Wegen der etwas besseren Verträglichkeit sollte die Behandlung mit einem selektiven Serotonin-Wiederaufnahmehemmer begonnen werden. Es ist durchaus sinnvoll, bei fehlender Wirkung verschiedene selektive Serotonin-Wiederaufnahemhemmer zu versuchen.
- Bei fehlender Wirksamkeit verschiedener selektiver Serotonin-Wiederaufnahmehemmer (in maximaler Dosierung) kann entweder ein Therapieversuch in supramaximaler Dosis (cave: Serotonin-Syndrom) oder mit Clomipramin oder Venlafaxin initiiert werden.
- Auch bei Gebrauch verschiedener Serotonin-Wiederaufnahmehemmer tritt bei etwa 30% der Patienten keine Verbesserung der Zwänge ein.
- Die Dosierung solle einschleichend erfolgen. Bei fehlender Wirkung sollte die Substanz langsam ausschleichend abgesetzt werden.
- Nebenwirkungen treten oft schon zu Behandlungsbeginn ein, bevor ein positiver Effekt zu verzeichnen ist. Sie lassen im Verlauf der Behandlung zum Teil nach.
- Die häufigsten Nebenwirkungen der Serotonin-Wiederaufnahmehemmer sind gastrointestinale Symptome, Sexualfunktionsstörungen, Unruhe, Schlafstörungen, seltener auch vermehrtes Schwitzen, Kopfschmerzen und ein Restless-Legs-Syndrom.
- Von einer Kombination verschiedener Serotonin-Wideraufnahnmehemmer ist ebenso abzuraten wie von einer Kombination eines Serotonin-Wiederaufnahmehemmers mit Tranylcypromin, da ein hohes Risiko für die Entwicklung eines Serotonin-Syndroms besteht.
- Wegen des Risikos eines Serotonin-Syndroms sollten Serotonin-Wiederaufnahmehemmer nicht mit Triptanen und Selegilin kombiniert werden.
- Sollte die Monotherapie mit verschiedenen Serotonin-Wiederaufnahmehemmern nicht zu einer Symptomverbesserung führen, kann eine Augmentation mit einem Dopaminrezeptor-Antagonisten versucht werden. In einer jüngst durchgeführten Metaanalyse konnte erneut bestätigt werden, dass eine Augmentation mit einem Antipsychotikum in der Behandlung der therapieresistenten Zwangsstörung bei etwa einem Drittel der Patienten zu einer weiteren Symptomverbesserung führt. Am wirksamsten ist Risperidon. Die Daten zu Haloperdiol und Airipiprazol sind widersprüchlich (Dold et al. 2015). Empfohlen werden können wegen des günstigeren Nebenwirkungsprofils aber nur Risperidon und Aripiprazol (Vorderholzer 2022).
- Es gibt Hinweise, dass die Augmentation einer Behandlung mit einem Serotonin-Wiederaufnahmehemmer mit einem Dopaminrezeptor-Antagonisten bei Patienten mit zusätzlich bestehenden Tics wirksamer ist als bei Patienten mit reiner Zwangsstörung.
- Augumentationsstrategien mit anderen Substanzen (etwa Lithium, Buspiron, Tryptophan, Topiramat und Dextroamphetamin) haben sich als unwirksam erwiesen.
- Die Behandlung der Zwangsstörung im Kindes- und Jugendalter unterscheidet sich nicht grundlegend von der Therapie erwachsener Patienten. Es kann angenommen werden, dass alle verfügbaren (selektiven) Serotonin-Wiederaufnahmehemmer bei Kindern ebenso wirksam sind wie bei Erwachsenen (Mancuso et al. 2010). Einzig zugelassen für die Pharmakotherapie der Zwangsstörung bei Kindern und Jugendlichen sind in Deutschland allerdings Fluvoxamin (ab dem 8. Lebensjahr) und Sertralin (ab dem 6. Lebensjahr).

18.1.3 Kombinationsbehandlung

Die kombinierte Behandlung aus medikamentöser und Verhaltenstherapie wird allgemein als wirksamste Behandlung der Zwangsstörung eingestuft. Allerdings gibt es Hinweise darauf, dass die Überlegenheit einer Kombinationsbehandlung gegenüber der jeweiligen Monotherapie von der klinischen Symptomatik abhängt. So scheint eine Kombinationsbehandlung bei Vorliegen positiver Prädiktoren für eine Verhaltenstherapie (Überwiegen von Zwangshandlungen, keine oder geringe depressive Symptome, Fehlen überwertiger Ideen) der alleinigen Verhaltenstherapie nicht überlegen zu sein. Hingegen scheinen Patienten mit zusätzlich bestehender Depression und bei vorwiegenden Zwangsgedanken von einer kombinierten Behandlung zu profitieren (Math u. Janardhan Reddy 2007, Voderholzer u. Hohagen 2007, Fornaro et al. 2009).

Auch wenn für Patienten mit Tourette-Syndrom keine systematischen Untersuchungen vorliegen, so ist davon auszugehen, dass bei dieser Patientengruppe die Kombinationsbehandlung einer Monotherapie leicht überlegen ist, zumal Tics ein negativer Prädiktor einer Verhaltenstherapie sind. Bei der Wahl der Behandlungsstrategie sollte auch die Präferenz des Patienten berücksichtigt werden.

18.1.4 Operative Behandlung

Die Zwangserkrankung ist die häufigste psychiatrische Indikation für eine operative Therapie. Es wird geschätzt, dass weltweit mittlerweile zwischen 500 und 1.000 gut dokumentierte Behandlungen mittels tiefer Hirnstimulation in dieser Indikation durchgeführt wurden. Bei therapieresistenter schwerer Zwangsstörung gelten sowohl – heute allerdings nur noch vereinzelt durchgeführte – ablative Verfahren wie die anteriore Kapsulotomie und die frontale Leukotomie als auch die tiefe Hirnstimulation als wirksame Behandlungsmethoden (Übersicht bei Shah et al. 2008, Greenberg et al. 2010b).

Nach einer 2021 veröffentlichten Metaanalyse sind sowohl ablative Verfahren als auch die tiefe Hirnstimulation wirksam in der Behandlung der therapieresistenten Zwangsstörung. Nach 12–16 Monaten betrugen die Responder-Raten für die Ablation 48% und für die tiefe Hirnstimulation 53%. Zum Zeitpunkt der letzten Nachuntersuchung hatten sich die Responder-Raten sogar auf 56% bzw. 57% erhöht. Ein signifikanter Unterschied der beiden operativen Behandlungsmethoden wurde nicht festgestellt. Nach tiefer Hirnstimulation wurde als Nebenwirkung eine Zunahme von impulsivem Verhalten beobachtet (Hageman et al. 2021). Bis heute fehlen allerdings größere kontrollierte Studien zur Untersuchung der Wirksamkeit einer operativen Behandlung der Zwangsstörung. Als Zielpunkte für die tiefe Hirnstimulation zur Behandlung der Zwangsstörung wurden der vordere Schenkel der Capsula interna (Abelson et al. 2005b, Greenberg et al. 2010a) und der Nucleus accumbens (Sturm et al. 2003) empfohlen. Im Februar 2009 erteilte die zuständige amerikanische Behörde (FDA) eine Zulassung für die Behandlung der schweren therapieresistenten Zwangsstörung mittels tiefer Hirnstimulation im vorderen Schenkel der Capsula interna als Behandlungsalterative zur anterioren Kapsulotomie.

Bei vielen Patienten mit Tourette-Syndrom bestehen Zwangssymptome in geringer Ausprägung ohne klinische Relevanz. Eine Behandlung ist dann nicht erforderlich. Bestehen hingegen stärkere Zwänge, die zu einer Beeinträchtigung der Lebensqualität führen, sollte eine Behandlung eingeleitet werden, da sich die Prognose mit zunehmender Dauer verschlechtert.

Die kognitive Verhaltenstherapie ist bei Patienten mit gleichzeitig bestehenden Zwängen und Tics vermutlich weniger effizient als bei einer reinen Zwangserkrankung. Neben der kognitiven Verhaltenstherapie sind eine Pharmakotherapie mit einem Serotonin-Wiederaufnahmehemmer und eine Kombinationsbehandlung wirksam. Bei Therapieresistenz sollte gerade bei gleichzeitig bestehenden Tics eine Augmentation mit einem Dopaminrezeptor-Antagonisten (bevorzugt Aripiprazol) erfolgen.

18.2 Therapie der ADHS

Die Art der Behandlung einer ADHS richtet sich nach der Symptomausprägung und den Wünschen des Patienten bzw. der Eltern. Eine Therapie sollte dann in Betracht gezogen werden, wenn ein oder mehrere Lebensbereiche in bedeutsamer Weise beeinträchtigt sind. Nichts spricht dafür, dass die derzeit zur Verfügung stehenden Behandlungsmaßnahmen die Ursache der Erkrankung beeinflussen. Insofern stellt die Therapie lediglich eine symptomatische Behandlung dar. Es gibt allerdings Hinweise darauf, dass sich durch eine effiziente Behandlung einer stark ausgeprägten ADHS im Kindes- und Jugendalter das Risiko für das spätere Eintreten einer Suchterkrankung und der Entwicklung einer antisozialen Persönlichkeitsstörung im Erwachsenenalter reduziert.

Grundsätzlich unterscheidet sich die Therapie der ADHS bei Patienten mit Tourette-Syndrom nicht von der Behandlung einer ADHS ohne Tics. Daher sollen an dieser Stelle lediglich die Behandlungsgrundzüge dargelegt werden und im Übrigen auf die weiterführende Literatur verwiesen werden. Die besonderen Aspekte der Therapie bei komorbider ADHS und Tourette-Syndrom werden im Anschluss beschrieben.

Die Behandlung einer ADHS besteht – sowohl bei Kindern als auch bei Erwachsenen – in der Regel in einem multimodalen Ansatz, der je nach Schweregrad und Ausmaß der Beeinträchtigung folgende Interventionen umfassen kann:

- Psychoedukation der Eltern und/oder des Betroffenen, ggf. auch des sozialen Umfeldes (z.B. Erzieher, Lehrer)
- Elterntraining und Interventionen in der Familie, ggf. Familientherapie
- Interventionen im Kindergarten bzw. in der Schule
- Kognitive Therapie zur Verminderung von impulsivem Verhalten und desorganisiertem Handeln (Selbstinstruktionstraining) oder zur Änderung von Problemverhalten (Selbstmanagement)
- Soziales Kompetenztraining, etwa bei aggressivem Verhalten
- Einzel- und/oder Gruppenpsychotherapie etwa zur Verbesserung des Selbstwertgefühls
- Behandlung von Teilleistungsschwächen
- Bei Erwachsenen störungsspezifische Therapieverfahren
- Pharmakotherapie

18.2.1 Pharmakotherapie

Methylphenidat

Zur Pharmakotherapie der ADHS stehen verschiedene Substanzen zur Verfügung. Wirksamste Substanzklasse sind die Stimulanzien. Als Medikament der 1. Wahl wird sowohl bei Kindern als auch bei Erwachsenen Methylphenidat empfohlen. Methylphenidat erhöht durch Blockade des Dopamintransporters (DAT) die Konzentration von Dopamin im synaptischen Spalt. Zur individuellen Behandlung stehen sowohl kurz- als auch langwirksame Präparate zur Verfügung, die einzeln oder in Kombination eingesetzt werden können. Während Methylphenidat zur Therapie der ADHS im Kindes- und Jugendalter seit vielen Jahren zugelassen ist, wurde zur Behandlung der ADHS im Erwachsenenalter mit Medikinet adult® erstmals 2011 in Deutschland ein Präparat zugelassen. Mittlerweile steht mit Ritalin adult® seit 2014 eine weitere Substanz zur Verfügung. Üblicherweise wird eine Tagesdosis von 0,5–1,0 (bis 1,4) mg/kg Körpergewicht empfohlen. Der Behandlungsbeginn erfolgt meist mit 5–10 mg Methylphenidat morgens (und mittags), die maximal zugelassene Höchstdosis liegt bei 60 mg (für Kinder) bzw. 80 mg (für Medikinet adult® bei Erwachsenen). Häufigste Nebenwirkungen sind Appetitminderung und Schlafstörungen. Vor allem bei starkem Rebound der Symptome während der Therapie mit einem kurzwirksamen Stimulans sollte eine Behandlung mit einem Retardpräparat in Betracht gezogen werden.

Als Alternativen können Amphetaminsulfat und Dexmethylphenidat eingesetzt werden.

Etwa 75–80% aller Patienten mit ADHS – Kinder gleichermaßen wie Erwachsene – sprechen positiv auf eine der verschiedenen Stimulanzienbehandlungen an. Nur bei 20–25% aller Kinder mit ADHS bleibt die Stimulanzienbehandlung wirkungslos oder muss wegen inakzeptabler Nebenwirkungen abgebrochen werden.

Lisdexamfetamin und Dexamfetamin

Lisdexamfetamin ist ein Prodrug, das im Blut kontinuierlich zum aktiven Metaboliten Dexamfetamin umgewandelt wird. Dexamfetamin ist das rechtsdrehende Enantiomer von Amfetamin. Es wirkt durch eine Erhöhung der Freisetzung von Noradrenalin und Dopamin als indirektes Sympathomimetikum. Zudem hemmt es die Wiederaufnahme von Noradrenalin und Dopamin. Lisdexamfetamin wurde 2013 zur Behandlung der ADHS im Kindesalter (ab 6 Jahren und wenn zuvor eine Behandlung mit Methylphenidat nicht ausreichend wirksam war) zugelassen. Sechs Jahre später, 2019, wurde auch eine Zulassung für die Behandlung im Erwachsenenalter erteilt. Die Initialdosis beträgt 30 mg. Nachfolgend wird eine wöchentliche Steigerung um 20 mg bis zu einer Tageshöchstdosis von 70 mg (sowohl für Kinder als auch für Erwachsene) empfohlen. Die häufigsten Nebenwirkungen sind Magen-Darm-Störungen, Appetit- und Gewichtsverlust, Wachstumsretardierung, Kopfschmerzen, Unruhe, Schlafstörungen, Aggressivität, Anstieg von Herzfrequenz und Blutdruck sowie psychiatrische Komplikationen.

Atomoxetin

Eine Behandlungsalternative zu den Stimulanzien stellt Atomoxetin dar, dessen Wirkung auf die ADHS vermutlich etwas geringer ist. Es wirkt als selektiver Noradrenalin-Wiederaufnahmehemmer. Atomoxetin war zunächst nur für die Behandlung im Kindes- und Jugendalter zugelassen worden und bei Erwachsenen, wenn die Therapie bereits vor dem 18. Lebensjahr begonnen worden war. Seit 2013 ist Atomoxetin aber auch generell für die Behandlung im Erwachsenenalter zugelassen. Die Zieldosis für Atomoxetin beträgt 1,2 mg pro kg Körpergewicht. Die Startdosis sollte zwischen 10–40 mg pro Tag liegen. Übliche Tagesdosierungen sind 36–80 mg. Während die Wirkung der Stimulanzien unmittelbar nach Behandlungsbeginn einsetzt, ist bei einer Behandlung mit Atomoxetin erst nach 3–4 Wochen das Wirkmaximum erreicht. Häufigste Nebenwirkungen unter Atomoxetin sind Übelkeit, Erbrechen, Minderung des Appetits und Schlafstörungen. Selten kommt es zu einer Steigerung von Blutdruck und Puls. Sehr selten, aber signifikant häufiger als unter Placebo kam es unter Atomoxetin zum Auftreten suizidaler Gedanken.

Guanfacin

Guanfacin ist ein zentralwirksamer α2A-Adrenorezeptor-Agonist. Vermutlich wirkt Guanfacin durch die erhöhte α2A-adrenerge Signalübertragung im zentralen Nervensystem positiv auf das Arbeitsgedächtnis und die Aufmerksamkeit. Guanfacin ist in Deutschland seit 2015 für die Behandlung der ADHS bei Kindern und Jugendlichen im Alter von 6–17 Jahren zugelassen, für die eine Behandlung mit Stimulanzien nicht infrage kommt oder unverträglich ist oder sich als unwirksam erwiesen hat. Eine Zulassung für Erwachsene liegt nicht vor. Die empfohlene Initialdosis beträgt 1 mg Guanfacin einmal täglich. Nachfolgend kann die Dosis in wöchentlichen Abständen in Schritten von maximal 1 mg erhöht werden. Die empfohlene Erhaltungsdosis beträgt 0,05–0,12 mg pro kg pro Tag. Sehr häufige unerwünschte Wirkungen sind Somnolenz und Ermüdung, gefolgt von Sedierung, Blutdruckabfall, Bradykardie und Synkopen. Zudem kann eine Verlängerung der QTc-Zeit auftreten. Bei abruptem Absetzen kann es zu einem Blutdruckanstieg kommen.

Weitere Substanzen

Darüber hinaus gelten noradrenerg wirksame Antidepressiva (wie Desipramin), Bupropion, Modafinil und Clonidin – trotz fehlender Zulassungen – als mögliche Behandlungsalternativen.

> *Ein Vergleich der verschiedenen Substanzen untereinander ergab eindeutige Vorteile für die Stimulanzien gegenüber allen anderen Arzneimitteln.*

18.2.2 Psychotherapie

Vergleicht man die Wirksamkeit einer Pharmakotherapie mit der Effektivität psychotherapeutischer und pädagogischer Interventionen, konnte eine Überlegenheit der Pharmakotherapie nachgewiesen werden. Auch für einen kombinierten Behandlungsansatz aus Psychotherapie und Stimulanzienbehandlung fanden sich keine Vorteile gegenüber einer Monotherapie mit Stimulanzien (Übersicht bei Jadad et al. 1999, Taylor et al. 2004, Poncin et al. 2007, Rösler u. Hesslinger 2007, Bloch et al. 2009). Dennoch besteht Einigkeit darin, dass zunächst ein Behandlungsversuch mit Psychotherapie erfolgen sollte, bevor eine Pharmakotherapie eingeleitet wird (Roessner et al. 2011b, Jankovic u. Kurlan 2011, Vorderholzer 2022).

Nach einer 2009 durchgeführten Studie können disruptive Verhaltensweisen (Aggression, antisoziales und oppositionelles Verhalten) bei Kindern mit Tourette-Syndrom und komorbider ADHS mithilfe eines Elterntrainings oder verhaltenstherapeutisch mit einem *anger control training* gebessert werden (Sukhodolsky et al. 2009).

18.2.3 Besondere Aspekte der ADHS-Behandlung bei Patienten mit Tourette-Syndrom

Methylphenidat

Die Pharmakotherapie der ADHS bei Kindern, Jugendlichen und Erwachsenen mit ADHS und Tics unterscheidet sich im Grunde nicht von den Therapiestrategien bei *reiner* ADHS (ohne Tics). Auch bei komorbider ADHS und Tics gilt Methylphenidat heute als Behandlung der 1. Wahl. Stimulanzien sind wirksamer sowohl als medikamentöse als auch als psychotherapeutische Behandlungsalternativen. Einige Autoren empfehlen allerdings wegen der vermeintlich besseren Verträglichkeit und der zusätzlichen Wirkung auf Tics primär eine Behandlung mit Clonidin (Rizzo et al. 2013).

Über viele Jahre hinweg war fälschlicherweise die Auffassung vertreten worden, dass eine Behandlung mit Methylphenidat nicht nur häufig zu einer Erstmanifestation von Tics führe, sondern bei bereits bestehenden Tics oft auch eine anhaltende Zunahme der Tics hervorrufe. Diese Einschätzung wurde scheinbar von der theoretischen Überlegung gestützt, dass Stimulanzien zu einer weiteren Verstärkung eines bereits überaktiven dopaminergen Systems führten und daher eine Zunahme von Tics hervorrufen müssten. Unter dieser Vorstellung wurden Tics sogar als Kontraindikation für die Behandlung einer ADHS mit Methylphenidat eingestuft.

Mittlerweile wurde allerdings in mehreren großen Studien und Metaanalysen nachgewiesen, dass eine Behandlung mit Methylphenidat auch bei Patienten mit Tic-Störungen sicher ist und nur selten und dann meist nur vorübergehend zu einer Zunahme der Tics führt (Gadow et al. 1999, The Tourette's Syndrome Study Group 2002, Gadow et al. 2007, Bloch et al. 2009). Die fehlerhafte Annahme, dass Methylphenidat regelhaft zu einer Verschlechterung von Tics führe, ist rückblickend sicherlich auf das grundsätzliche Problem offener, unkontrollierter Fallbeobachtungen bei Tic-Störungen zurückzuführen, die leicht dazu verleiten, spontane Fluktuationen von Tics fälschlicherweise in ursächlichen Zusammenhang mit einer Intervention zu bringen. Es könnte auch sein, dass eine erfolgreiche Behandlung einer ADHS mit Methylphenidat das Augenmerk stärker auf die Tics lenkt, obwohl absolut keine Verschlechterung der Tics eingetreten ist. Zudem sollte berücksichtigt werden, dass eine Behandlung mit Methylphenidat bei Kindern oft erstmals im Grundschulalter begonnen wird und genau in diesem Alter Tics typischerweise erstmals auftreten (Poncin et al. 2007).

In einer 2009 veröffentlichten Metaanalyse konnte gezeigt werden, dass Methylphenidat sowohl zur Behandlung der Aufmerksamkeitsstörung als auch der Hyperaktivität geeignet ist und zusätzlich zu einer (nicht signifikanten) Verminderung der Tics führt. Die (geringe) Wirkung auf die Tics scheint unabhängig von der Dosierung von Methylphenidat zu sein (Bloch et al. 2009). Es wurde angenommen, dass die Tic-Verminderung auf eine Stressreduktion sowie die unter Therapie eingetretene verbesserte Aufmerksamkeit und die damit verbundene verbesserte Fähigkeit zur Unterdrückung der Tics zurückzuführen ist.

Die klinische Erfahrung zeigt allerdings, dass bei einer kleinen Untergruppe von Kindern mit kombinierter ADHS und Tic-Störung auch unter wiederholten Behandlungsversuchen mit Methylphenidat stets eine Verschlechterung der Tics eintritt. Sollte es nach Behandlungsbeginn zu einer Zunahme der Tics kommen, sollte zunächst eine Behandlungsdauer von 4–8 Wochen abgewartet werden, da es in dieser Zeit oft spontan zu einer Verminderung der Tics auf das Ausgangsniveau kommt. Sollte die verstärkte Intensität und/oder Frequenz der Tics jedoch anhalten, muss je nach Wirksamkeit der Stimulanzienbehandlung entweder – bei unzureichender Wirkung oder weiteren Nebenwirkungen – auf eine andere Therapie umgestellt werden oder – bei gutem Ansprechen – eventuell zusätzlich eine Behandlung mit einem Dopaminrezeptor-Antagonisten zur Verminderung der Tics eingeleitet werden. Im Zweifelsfall ist für die Beurteilung ein wiederholtes An- und Absetzen von Methylphenidat hilfreich.

Auch bei Patienten mit kombinierter ADHS und Tourette-Syndrom stellt Methylphenidat die Therapie der 1. Wahl in der Behandlung der ADHS dar.

Bei klinisch relevanter Ausprägung sowohl der Tics als auch der ADHS ist eine Kombinationsbehandlung mit einem Stimulans (oder einer anderen Substanz) und einem Dopaminrezeptor-Antagonisten sinnvoll und möglich. Die gegenteilige Wirkung (einerseits Stimulation, andererseits Blockade des dopaminergen Systems) hebt sich dabei nicht etwa gegenseitig auf, sondern ergänzt sich.

Zuweilen bietet eine Kombinationsbehandlung mit Methylphenidat und einem Dopaminrezeptor-Antagonisten den Vorteil, dass die Appetit vermindernde Wirkung von Methylphenidat die Appetitsteigerung durch das Antipsychotikum aufwiegt und als Ergebnis das Gewicht konstant bleibt. Die durch eine Therapie mit einem Dopaminrezeptor-Antagonisten hervorgerufene Müdigkeit kann gelegentlich zu einer Verbesserung der allgemeinen motorischen Überaktivität und insbesondere einer Schlafstörung im Rahmen einer ADHS oder infolge einer Behandlung mit Methylphenidat führen.

Clonidin, Guanfacin

In verschiedenen Studien zur Wirksamkeit von Clonidin bei Patienten mit komorbider ADHS und Tics konnte nachgewiesen werden, dass eine Monotherapie mit Clonidin sowohl zu einer Verminderung der Tics als auch zu einer Verbesserung der ADHS führt. Allerdings ist die Wirksamkeit von Clonidin auf die ADHS derjenigen von Methylphenidat unterlegen. Die effektivste Behandlung der ADHS bei Kindern mit kombinierter ADHS und chronischer Tic-Störung gelingt vermutlich durch eine Kombinationsbehandlung von Clonidin und Methylphenidat (The Tourette's Syndrome Study Group 2002, Bloch et al. 2009). In einer 2013 durchgeführten Metaanalyse bestätigte sich die Vermutung, dass Clonidin nur dann eine Tic-reduzierte Wirkung aufweist, wenn eine komorbide ADHS besteht (Weisman et al. 2013).

Sowohl bei stärker ausgeprägten Tics als auch schwerer ADHS ist die Wirkung einer Monotherapie mit Clonidin oft unzureichend. Daher wird eine Behandlung mit Clonidin meist bei behandlungsbedürftiger, aber geringerer Symptomausprägung empfohlen. Einige Autoren empfehlen allerdings wegen der vermeintlich geringeren Nebenwirkungsrate und der gleichzeitigen Tic-reduzierenden Wirkung zunächst einen Behandlungsversuch mit Clonidin (oder Guanfacin) und eine Therapie mit Methylphenidat nur bei unzureichender Wirksamkeit von Clonidin (Rizzo et al. 2013).

Guanfacin scheint – bei möglicherweise etwas besserer Verträglichkeit – in der Wirksamkeit Clonidin vergleichbar zu sein. Ebenso wie Clonidin führt es vermutlich nur bei komorbider ADHS auch zu einer Reduktion der Tics (Heal et al. 2012, Weisman et al. 2013, s. auch Abschnitt Guanfacin in Kap. 15.12 Noradrenerg-wirksame Substanzen).

Atomoxetin

Atomoxetin ist sowohl bei Kindern als auch bei Erwachsenen in der Behandlung der ADHS wirksam. Einige Studien weisen darauf hin, dass bei komorbider ADHS und Tic-Störung eine Behandlung mit Atomoxetin zu einer Verbesserung der ADHS und möglicherweise auch zu einer Verminderung der Tics führt (Allen et al. 2005, Spencer et al. 2008). Allerdings liegen auch Fallberichte vor, in denen über ein erstmaliges Auftreten von Tics oder eine Verschlechterung vorbestehender Tics während einer Behandlung mit Atomoxetin berichtet wird (Lee et al. 2004, Ledbetter 2005, Párraga et al. 2007, Párraga et al. 2008, Sears u. Patel 2008 [s. auch Abschnitt Atomoxetin in Kap. 15.12 Noradrenerg-wirksame Substanzen]).

Auch wenn bisher noch nicht abschließend beurteilt werden kann, ob Atomoxetin auch zur Behandlung von Tics geeignet ist, gilt Atomoxetin zurzeit als sinnvolle Behandlungsalternative einer ADHS (mit oder ohne Tics), wenn eine Stimulanzienbehandlung nicht zu einer befriedigenden Verbesserung geführt hat (Banaschewski et al. 2006). Einer Metaanalyse zufolge, die sich allerdings nur auf eine Studie mit 148 Kindern über eine Behandlungszeit von 16 Wochen stützt (Allen et al. 2005), führt Atomoxetin zu einer signifikanten Verminderung der Tics bei komorbider ADHS (Bloch et al. 2009). Nach dieser Metaanalyse führt eine Behandlung der ADHS sowohl mit Clonidin, als auch mit Atomoxetin bei gleichzeitig bestehender chronischer Tic-Störung auch zu einer signifikanten Verminderung der Tics, während es durch eine Therapie mit -Methylphenidat und Desipramin nur zu einer geringen, nicht signifikanten Tic-Reduktion kommt (Bloch et al. 2009) (s. Abb. 18).

Häufigste Nebenwirkungen von Atomoxetin sind Übelkeit und Appetitverminderung.

Neben der jeweiligen Monotherapie stellt die Kombinationstherapie aus Clonidin und Methylphenidat eine Behandlungsalternative der ADHS bei zusätzlich bestehender Tic-Störung dar.

Bei stärkeren Tics ist mehrheitlich eine zusätzliche Behandlung der Tics notwendig, etwa mit Verhaltenstherapie oder einem Dopaminrezeptor-Antagonisten.

18.3 Therapie autoaggressiven Verhaltens

Die Klassifikation autoaggressiver Verhaltensweisen hat nicht nur akademische Bedeutung, sondern bildet auch die Grundlage der Behandlung. Eine Zuordnung autoaggressiver Symptome zu den Zwangshandlungen zöge konsequenterweise eine Behandlung mit einem Serotonin-Wiederaufnahmehemmer – möglicherweise in Kombination mit einem Dopaminrezeptor-Antagonisten – nach sich. Demgegenüber könnte für Selbstverletzungen, die als Impulskontrollstörung gewertet werden, eine Behand-

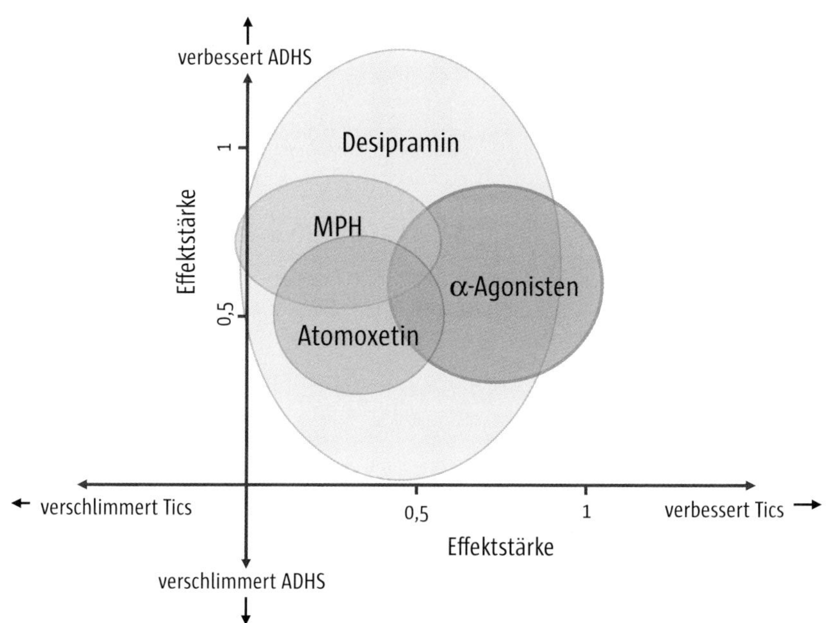

Abb. 18 Wirksamkeit verschiedener Präparate in der Behandlung der ADHS mit komorbider Tic-Störung. Die Kreise stellen die anhand einer Metaanalyse ermittelte Effektstärke (95%-Konfidenzintervall) dar (nach Bloch et al. 2009). MHP = Methylphenidat

lung mit einem Stimmungsstabilisierer (beispielsweise Gabapentin) sinnvoll sein (Mathews et al. 2004). Nach einer neueren Studie basierend auf einer Online-Befragung von 123 Patienten kann allerdings vermutet werden, dass autoaggressive Handlungen als komplexe motorische Tics einzustufen sind und daher auch entsprechend behandelt werden sollten (Müller-Vahl et al, zur Veröffentlichung eingereicht) (s. auch Kap. 7.5 Autoaggressive Handlungen).

Kontrollierte Studien zur Therapie des autoaggressiven Verhaltens bei Patienten mit Tourette-Syndrom liegen nicht vor. Mehrheitlich wird zurzeit bei einem therapiebedürftigen autoaggressiven Verhalten eine Kombinationsbehandlung mit einem Serotonin-Wiederaufnahmehemmer und einem Antipsychotikum empfohlen. Nach eigenen Erfahrungen kann in Einzelfällen darüber hinaus die Hinzugabe von Clonazepam hilfreich sein. Einige Fallberichte legten nahe, dass der Opiatantagonist Naltrexon autoaggressive Handlungen bei Patienten mit Tourette-Syndrom verbessern könnte (Herman et al. 1987). Allerdings konnte in einer offenen Studie bei 8 von 9 Patienten keine Wirkung nachgewiesen werden (Erenberg u. Lederman 1992). In einem Fallbericht wurde über die erfolgreiche Behandlung schweren autoaggressiven Verhaltens mit Pregabalin berichtet (Fornaro et al. 2012).

In Einzelfällen wurde darüber berichtet, dass ablative Hirnoperationen (Cingulotomie und limbische Leukotomie) eine lebensrettende Behandlung schwerer Autoaggressionen darstellten (Kurlan et al. 1990, Robertson et al. 1990a, Anandan et al. 2004). Zwar wurde bisher eine tiefe Hirnstimulation nicht primär zur Behandlung schwerer Autoaggressionen durchgeführt. Kasuistisch wurde aber darüber berichtet, dass eine zur Behandlung der Tics durchgeführte tiefe Hirnstimulation gleichzeitig auch zu einer Verbesserung von Selbstverletzungen führte (Houeto et al. 2005, Porta et al. 2009a). Allerdings ist zu bedenken, dass Patienten mit schweren komplexen Tics und Autoaggressionen den Drang haben können, am Stimulationssystem zu manipulieren oder darauf zu schlagen. Ob eine Verhaltenstherapie mit Habit Reversal Training zu einer Verbesserung schwerer autoaggressiver Handlungen führt, ist nicht bekannt.

Bei schweren Selbstverletzungen, die zu Schäden des Auges führen könnten oder gar eine vitale Bedrohung darstellen, sind sicherlich auch drastische Behandlungsmaßnahmen mit hohen Dosierungen verschiedener Medikamente unter Inkaufnahme starker Nebenwirkungen vorübergehend tolerabel. Zuweilen können auch mechanische Hilfen sinnvoll sein, wie das Polstern der Hände mit wattierten Verbänden, um Schläge gegen die Augen abzumildern oder die Möglichkeit zu unterbinden, mit einem einzelnen Finger am Auge zu manipulieren.

Die Behandlung schwerer Autoaggressionen sollte mit einer Kombinationstherapie aus einem Antipsychotikum und einem Serotonin-Wiederaufnahmehemmer erfolgen. Bei Therapieresistenz ist die Hinzugabe von Benzodiazepinen wie Clonazepam oder Pregabalin zu erwägen.

19 Tourette-Syndrom im Alltag

19.1 Lebensqualität von Patienten mit Tourette-Syndrom

In den vergangenen Jahren wurden zahlreiche Studien zur gesundheitsbezogenen Lebensqualität (*health-related quality of life*) bei Patienten mit verschiedenen, speziell mit chronisch verlaufenden Erkrankungen durchgeführt. Hintergrund dieser Untersuchungen ist einerseits die Feststellung, dass eine objektiv messbare Symptomverbesserung infolge einer Behandlung nicht immer auch mit einer subjektiv empfundenen verbesserten Lebensqualität einhergeht, und andererseits die Frage, welches unter einer Vielzahl von Symptomen einer Erkrankung nach subjektiver Einschätzung zu der am stärksten empfundenen Beeinträchtigung führt. Studien zu Aspekten der Lebensqualität rücken somit ab von durch einen Behandler objektiv messbaren Behandlungsergebnissen. Sie richten ihr Augenmerk vielmehr auf die subjektive Wahrnehmung durch die Patienten.

» *Nach Definition der Weltgesundheitsorganisation WHO aus dem Jahre 1993 versteht man unter Lebensqualität die subjektive Wahrnehmung einer Person über ihre Stellung im Leben in Relation zur Kultur und den Wertsystemen, in denen sie lebt und in Bezug auf ihre Ziele, Erwartungen, Standards und Anliegen.*

Zur Lebensqualität von Kindern und Jugendlichen bzw. Erwachsenen mit Tourette-Syndrom wurden in den letzten Jahren zahlreiche Studien durchgeführt, die zum Teil überraschende Ergebnisse erbrachten. Frühere Studien standen allerdings vor dem Problem, dass zunächst kein Messinstrument zur Verfügung stand, das speziell zur Untersuchung der Lebensqualität von Patienten mit Tourette-Syndrom entwickelt worden war. Erst 2008 veröffentlichten Cavanna und Mitarbeiter (2008) einen Tourette-Syndrom-Lebensqualitäts-Fragebogen (*The Gilles de la Tourette syndrome-quality of life scale*, GTS-QOL). Dieser Fragebogen steht mittlerweile auch in deutscher Übersetzung (und zahlreichen weiteren Sprachen) zur Verfügung und findet sich im Anhang dieses Buches (Neuner et al. 2009). Zuvor durchgeführte Studien zur Lebensqualität mussten nicht-erkrankungsspezifische Messinstrumente einsetzen. Mittlerweile liegt auch eine adaptierte Version (allerdings nicht in deutscher, sondern in englischer und italienischer Sprache) zur Messung der Lebensqualität speziell von Kindern und Jugendlichen mit Tourette-Syndrom vor (Cavanna et al. 2013a, Cavanna et al. 2013c). Heute wird empfohlen, die gesundheitsbezogene Lebensqualität als Standard in Therapiestudien mit zu erfassen. Studien aus der Vergangenheit haben verdeutlicht, dass *objektiv* messbare Behandlungsergebnisse und *subjektiv* empfundene Veränderungen nicht zwangsläufig miteinander in Einklang stehen. Beispielsweise ergab eine doppel-blinde, placebokontrollierte Untersuchung, dass eine Behandlung mit lokalen Botulinumtoxin-Injektionen zwar zu einer Verminderung der Tics und des Vorgefühls führte, die Patienten aber nicht über eine subjektive Verbesserung berichteten (Marras et al. 2001). Demgegenüber führte in einer kontrollierten Studie eine Behandlung mit Baclofen nicht zu einer messbaren Tic-Verminderung, die Patienten aber empfanden eine geringere Beeinträchtigung durch die Erkrankung (Singer et al. 2001). In einer Studie, in der vergleichend die Wirkung des Habit Reversal Trainings mit einer supportiven Psychotherapie zur Behandlung von Tics untersucht wurde, fand sich *objektiv* zwar eine Überlegenheit des verhaltenstherapeutischen Trainings. Patienten beider Behandlungsgruppen gaben aber in gleicher Häufigkeit an, dass eine durch die Behandlung hervorgerufene Verbesserung der Lebenszufriedenheit und der psychosozialen Kompetenzen eingetreten sei (Deckersbach et al. 2006). Nach einem Fallbericht führte eine tiefe Hirnstimulation im Globus pallidus internus zwar zu einer signifikanten Reduktion der motorischen und vokalen Tics. Nach Einschätzung des Patienten verbesserte sich die Lebensqualität hierdurch aber nicht (Foltynie et al. 2009).

19.1.1 Lebensqualität bei Erwachsenen mit Tourette-Syndrom

In der ersten 2001 veröffentlichten Studie zur Lebensqualität von Erwachsenen mit Tourette-Syndrom wurde bei 103 Patienten gezeigt, dass deren Lebensqualität im Vergleich zu einer repräsentativen Bevölkerungsgruppe deutlich vermindert war (Elstner et al. 2001, s. Abb. 19). Die Lebensqualität der Patienten war in erster Linie durch folgende Faktoren negativ beeinflusst: Arbeitslosigkeit, Tic-Schwere sowie Zwänge, Angststörungen und Depression. In einer nachfolgend durchgeführten großen amerikanischen Untersuchung (n = 672) zeigte sich, dass Tics bei Erwachsenen nur zu einer „leichten bis mäßigen" Beeinträchtigung der Lebensqualität führen,

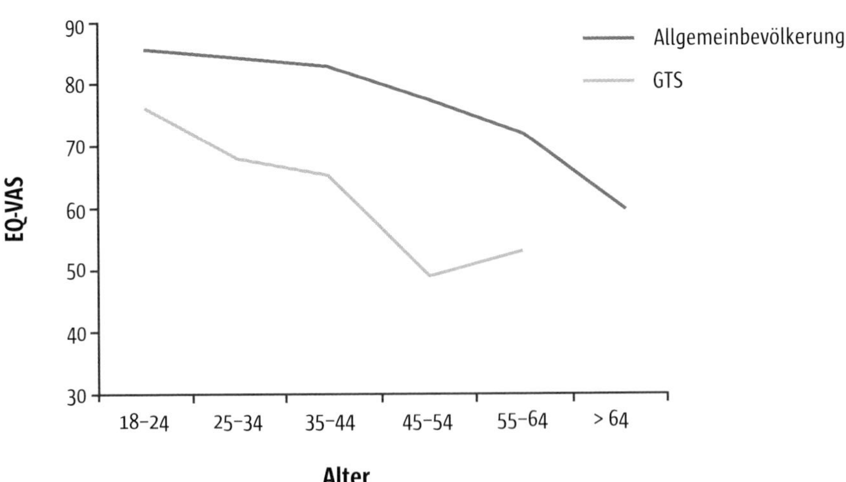

Abb. 19 Gesundheitsbezogene Lebensqualität bei Patienten mit Tourette-Syndrom in Deutschland, n = 200, im Vergleich zur allgemeinen deutschen Bevölkerung (Müller-Vahl et al., unveröffentlichte Ergebnisse). EQ-VAS = mean EQ-5D visual analogue scale (nicht-krankheitsspezifischer Fragebogen zur gesundheitsbezogenen Lebensqualität) (EuroQol Group 1990), GTS = Gilles de la Tourette-Syndrom

aber dennoch einen sozialen Rückzug zur Folge haben können (Conelea et al. 2013). Im Hinblick auf die Tics scheinen bei Erwachsenen vokale Tics zu einer stärkeren Beeinträchtigung zu führen als motorische Tics (Altman et al. 2009). Auch das den Tics vorangehende Vorgefühls kann als beeinträchtigend erlebt werden (Crossley u. Cavanna 2013; Brandt et al. 2023a).

Sowohl in einer in Deutschland durchgeführten Studie (n = 200) (Müller-Vahl et al. 2010) als auch in einer französischen Studie (n = 303) (Jalenques et al. 2012) zeigte sich, dass eine komorbide Depression bei Erwachsenen mit Tourette-Syndrom den stärksten negativen Einfluss auf die Lebensqualität hat. Auch eine große niederländische Studie mit 187 Patienten konnte bei Patienten mit Tourette-Syndrom eine reduzierte Lebensqualität nachweisen, die ausschließlich Folge einer Depression (und indirekt von Ängsten und Zwängen), nicht aber der Tics war (Huisman-van Dijk et al. 2019).

Nach einer 2021 veröffentlichten, in den USA durchgeführten prospektiven Studie mit 52 Erwachsenen beeinträchtigen sowohl eine ADHS, als auch Zwänge und Tics die Lebensqualität, nicht aber das den Tics vorangehende Vorgefühl (Isaacs et al. 2021). Darüber hinaus liegen Hinweise darauf vor, dass auch eine Störung der Impulskontrolle die Lebensqualität negativ beeinflussen kann (Frank et al. 2011).

Eine Verminderung der Lebensqualität wird besonders dann wahrgenommen, wenn Alltagsaktivitäten wegen der Tics stark eingeschränkt werden (Conelea et al. 2014).

19.1.2 Lebensqualität bei Kindern mit Tourette-Syndrom

In zahlreichen Studien konnte mittlerweile nachgewiesen werden, dass das Tourette-Syndrom auch bei Kindern und Jugendlichen zu einer Verminderung der Lebensqualität führt. Bereits in der ersten, 2007 veröffentlichten Studie an 59 Kindern und Jugendlichen fand sich aber nur eine schwache negative Korrelation zwischen Tic-Schwere und Lebensqualität (Storch et al. 2007a). Auch 70 % der Eltern gaben an, dass Alltagsprobleme vor allem durch andere Faktoren als durch die Tics hervorgerufen würden (Storch et al. 2007a). In einer großen amerikanischen Studie aus dem Jahre 2011 wurden per Internet 740 Eltern und 232 ihrer Kinder (10–17 Jahre) mit einer chronischen Tic-Störung zu ihrer Lebensqualität befragt. Dabei gaben die Jugendlichen eine „leichte bis moderate“ allgemeine Beeinträchtigung an, die mit der Schwere der Tics und der Zahl der Komorbiditäten korrelierte. Viele Jugendliche fühlten sich wegen ihrer Tics diskriminiert (Conelea et al. 2011b).

Studien, die die Lebensqualität von Kindern mit Tourette-Syndrom in Abhängigkeit von einzelnen Symptomen analysierten, zeigten, dass die Lebensqualität nicht nur von der Tic-Schwere, sondern auch von einer komorbiden ADHS und von Zwangssymptomen beeinflusst wird (Cutler et al. 2009). In einer Studie mit 71 Kindern zeigte sich sogar, dass die Lebensqualität bei Kindern mit Tourette-Syndrom ohne ADHS und Zwangsstörung derjenigen einer Gruppe gesunder Kinder vergleichbar war. Das zusätzliche Bestehen einer ADHS verursachte hingegen eine deutliche Beeinträchtigung, die bei Hinzutreten von Zwangssymptomen (mit oder ohne ADHS) noch weiter zunahm (Pringsheim et al. 2009a). In einer anderen Untersuchung an 56 Kindern konnten diese Ergebnisse bestätigt werden. Bei gering bis mittelgradig ausgeprägten Tics hatten weder die motorischen noch die vokalen Tics einen Einfluss auf die Lebensqualität. Hingegen wurde die Lebensqualität in hohem Maße negativ beeinflusst von einer komorbiden ADHS oder einer Zwangsstörung. Eine Subgruppenanalyse ergab, dass bei Bestehen einer ADHS das Symptom Unaufmerksamkeit die Lebensqualität stärker negativ beeinflusst als das Symptom Hyperaktivität (Bernard et al. 2009). Es fanden sich auch Hinweise darauf, dass die Lebensqualität bei Kindern mit Tourette-Syndrom nicht nur am stärksten beeinträchtigt ist, wenn sowohl eine ADHS als auch eine Zwangsstörung besteht, sondern dass diese Komorbiditäten die Lebensqualität in unterschiedlichen Bereichen verschlechtern (Eddy et al. 2011b, Eddy et al. 2012). Neben einer ADHS und Zwangsstörung führt bei Kindern – wie auch bei Erwachsenen – eine komorbide Depression ebenfalls zu einer Verschlechterung der Lebensqualität (Eddy et al. 2011a).

Nach zwei in China durchgeführten Studien mit 107 bzw. 174 Kindern und Jugendlichen mit Tourette-Syndrom war die Lebensqualität in zahlreichen Bereichen (etwa Familie, Schule, Freundschaften, Selbstbewusstsein) im Vergleich zu gesunden Jugendlichen deutlich reduziert (Liu et al. 2014). Neben der „Symptomschwere“ waren dabei das Alter, innerfamiliäre Konflikte und die kulturelle Einstellung der Familie von Bedeutung (Yi et al. 2011).

Auch in einer kleinen spanischen Studie (n = 22) wurden sowohl die Tics als auch psychiatrische Komorbiditäten als die Lebensqualität beeinträchtigende Faktoren identifiziert (Solís-García et al. 2021).

In einer australischen Studie wurde untersucht, wie Eltern von Jugendlichen mit Tourette-Syndrom die Lebensqualität ihrer Kinder einschätzen. Die Befragung von 86 Eltern ergab, dass aus Sicht der Eltern insbesondere komorbide Störungen die Lebensqualität negativ beeinflussen und sich ungünstig auf die schulische Leistung und das emotionale Befinden auswirken. Insgesamt hatte nach Einschätzung der Eltern das Tourette-Syndrom ungünstige Auswirkungen auf die soziale Interaktion und Beziehungen zu Gleichaltrigen (O'Hare et al. 2016).

In eine große, in den USA durchgeführte Studie wurden 205 Jugendliche mit Tic-Störungen und 100 Kontrollpersonen eingeschlossen. Sowohl die psychosoziale, als auch die physische Lebensqualität war bei Jugendlichen mit Tic-Störungen vermindert. Dabei waren eine komorbide ADHS und Depression mit einer geringeren psychosozialen Lebensqualität assoziiert. Interessanterweise hatten auch die Eltern von Jugendlichen mit Tic-Störungen eine schlechtere Lebensqualität und schätzen die Familiensituation insgesamt negativer ein. Ungünstige prognostische Faktoren für das Funktionieren der Familie waren das Bestehen einer ADHS, einer Zwangsstörung und einer Depression. Die Autoren schlussfolgern, dass das Tourette-Syndrom insbesondere bei zusätzlich bestehenden Komorbiditäten nicht nur auf die Betroffenen selbst, sondern auf die gesamte Familie erhebliche Auswirkungen hat (Vermilion et al. 2020). Nach einer weiteren Studie kann die Selbstbeurteilung der Lebensqualität von Kindern mit Tourette-Syndrom deutlich von der Einschätzung ihrer Eltern abweichen. So waren in einer Studie für die Kinder die Tics relevanter, während die Eltern den Komorbiditäten eine stärkere Bedeutung beimaßen (Cavanna et al. 2013b).

In einer kleinen, italienischen Studie (n = 22) wurde speziell untersucht, wie sich das Tourette-Syndrom in der Lebensphase der Transition vom Jugend- ins Erwachsenenalter auswirkt. Dabei zeigte sich, dass in diesem Alter insbesondere Ängste die Lebensqualität vermindern (Silvestri et al. 2016).

19.1.3 Selbstwahrnehmung, Selbstwertgefühl und psychosoziale Interaktion

In einer systematischen Übersicht wurde untersucht, wie sich das Tourette-Syndrom auf die Selbstwahrnehmung, d.h., was die Patienten über sich selbst denken, und das Selbstwertgefühl, d.h., wie sie sich in Bezug auf ihr Selbstwahrnehmung fühlen, auswirken. Trotz teils widersprüchlicher Daten stellten die Autoren fest, dass eine schlechte Selbstwahrnehmung und ein schlechtes Selbstwertgefühl primär in Zusammenhang mit psychiatrischen Komorbiditäten stehen (besonders Zwangsstörungen, ADHS und Angststörungen) und in geringerem Maße durch die Tics bedingt sind. Als weitere Risikofaktoren für eine geringe Selbstwahrnehmung wurden identifiziert schlechte Beziehungen zu Gleichaltrigen, soziale Schwierigkeiten sowie Probleme mit der elterlichen Akzeptanz. Eine negative Selbstwahrnehmung führte wiederum zu einer Verminderung der Lebensqualität. Eine gute soziale Integration wurde als protektiver Faktor identifiziert (Silvestri et al. 2018).

Eine dänische Studie ging der Frage nach, ob bei Kindern mit Tourette-Syndrom häufiger psychosoziale und erzieherische Schwierigkeiten bestehen. Von 314 teilnehmenden Familien gaben 140 Eltern (44,7%) an, dass ihre Kinder schon einmal wegen des Tourette-Syndroms gehänselt worden seien. Insgesamt berichteten 61,8% der Eltern über den Verzicht auf bestimmte Freizeitaktivitäten wegen Problemen in Zusammenhang mit dem Tourette-Syndrom und 59% der Kinder hatten jemals irgendeine Form von erzieherischer Unterstützung erhalten. Dies war signifikant häufiger bei Kindern mit Tourette-Syndrom als in einer Vergleichsgruppe. Sowohl die psychosozialen als auch die erzieherischen Schwierigkeiten fanden sich besonders bei den Kindern, bei denen eine komorbide ADHS oder Zwangsstörung bestand (Debes et al. 2009).

Zwei Studien beschäftigten sich mit der Frage, ob das Verhältnis von Kindern zu Gleichaltrigen durch das Tourette-Syndrom gestört ist. Die Befragung von 29 Kindern mit Tourette-Syndrom und deren Umfeld (Eltern, Lehrer, Mitschüler) ergab, dass Kinder mit Tourette-Syndrom im Vergleich zu ihren Klassenkameraden verschlossener, aggressiver und weniger beliebt sind (Stokes et al. 1991). Auch im Vergleich zu Kindern mit einem Diabetes mellitus hatten Kinder mit Tourette-Syndrom häufiger ein gestörtes Verhältnis zu Gleichaltrigen, sodass als Ursache andere Gründe als das bloße Bestehen einer chronischen Erkrankung anzunehmen sind (Bawden et al. 1998). Während kein Zusammenhang zwischen der sozialen Akzeptanz und der Schwere und Dauer der Tic-Störung festgestellt werden konnte, hatte eine komorbide ADHS einen deutlichen negativen Einfluss (Stokes et al. 1991, Bawden et al. 1998). Auch in einer neueren, in den USA durchgeführten

Studie zeigte sich, dass Jugendliche im Alter zwischen 10 und 17 Jahren mit einer chronischen Tic-Störung (n = 211) häufig (in 26%) wegen ihrer Erkrankung schikaniert und gehänselt werden. Dies wird verstärkt durch die Schwere, Häufigkeit und Komplexität der Tics, aber auch das Bestehen verschiedener Komorbiditäen (etwa Angststörung, Depression und Wutausbrüche) (Zinner et al. 2012).

Das Tourette-Syndrom führt häufig zu einer deutlichen Beeinträchtigung der Lebensqualität. Dabei stehen nicht etwa die Tics, sondern psychiatrische Komorbiditäten im Vordergrund. Bei Kindern mit Tourette-Syndrom beeinträchtigt eine komorbide ADHS (gefolgt von Zwängen) die Lebensqualität am stärksten. Bei Erwachsenen hat eine komorbide Depression (gefolgt von Zwängen) den stärksten negativen Einfluss.

Diese Untersuchungsergebnisse unterstreichen die Bedeutung von Diagnose und Therapie psychiatrischer Komorbiditäten in der Betreuung von Patienten mit Tourette-Syndrom. Das Tourette-Syndrom führt häufig zu einer negativen Selbstwahrnehmung und einem verminderten Selbstwertgefühl mit daraus resultierenden Problemen in der psychosozialen Interaktion. Psychotherapeutische Interventionen können einer solchen Entwicklung entgegenwirken.

19.1.4 Tourette-Syndrom und Schmerzen

Erst vor wenigen Jahren wurde erkannt, dass Tics vermutlich häufiger als bisher wahrgenommen zu Schmerzen führen, obwohl bereits 1989 darauf hingewiesen wurde, dass Tics Schmerzen und damit verbundene Beeinträchtigen verursachen können (Riley u. Lang 1989).

In einer 2022 veröffentlichten internationalen Online-Umfrage wurden 181 Personen mit Tic-Störungen ab 16 Jahren (16–71 Jahre; 58,0% weiblich; 18 Länder) befragt, ob sie Schmerzen infolge ihrer Tics haben und welche Behandlungen sie deswegen nutzen. Fast alle Personen (n = 177, 97,8%) gaben an, dass ihre motorischen Tics zu Schmerzen führten, insbesondere sich wiederholende Tics (n = 141, 77,9%). Fast zwei Drittel (n = 118, 64,6%) gaben an, wegen Tic-bedingter Schmerzen bereits professionelle Hilfe in Anspruch genommen zu haben. Mehr als zwei Drittel (n = 125, 69,1%) hatten auch bereits Analgetika eingenommen (Taylor et al. 2022).

In Übereinstimmung mit dieser Umfrage konnte auch in einer Studie mit Kindern gezeigt werden, dass Tics häufig zu Schmerzen führen. Die Befragung von 40 Kindern und 57 Elternteilen ergab, dass 60% der Kinder jemals Schmerzen infolge ihrer Tics hatten. Nach Einschätzung der Eltern bestanden sogar bei 72% der betroffenen Kinder zu irgendeinem Zeitpunkt Schmerzen (Małek 2022).

19.1.5 Gesundheitsökonomische Aspekte

In bisher nur einer Studie wurden gesundheitsökonomische Aspekte und insbesondere die durch das Tourette-Syndrom verursachten direkten und indirekten Kosten bei 200 erwachsenen Patienten mit Tourette-Syndrom untersucht (Dodel et al. 2010). Die durchschnittlichen direkten Kosten während eines dreimonatigen Beobachtungszeitraums in den Jahren 2006–2010 beliefen sich auf € 620 ± 1697,1 (inklusive Kosten für Rehablilitation, Hospitalisation, ambulante Behandlung, Medikamente, andere Behandlungen), die indirekten Kosten lagen bei € 2511,3 ± 3809,4 (für Produktivitätsausfall und Fehlzeiten). Den größten Anteil an den direkten Kosten verursachten Ausgaben für die medikamentöse Behandlung (€ 223,1 ± 430,4), insbesondere Antipsychotika (70%). Ein Großteil der indirekten Kosten (81%) an den Gesamtkosten ist vermutlich durch das frühe Erkrankungsalter zu erklären. Ein Vergleich zu den durch andere Erkrankungen verursachten Kosten war nicht möglich.

19.2 Tourette-Syndrom und Schule

Im Kapitel zur Lebensqualität von Patienten mit Tourette-Syndrom (s. Kap. 19.1) wurde bereits darauf hingewiesen, dass Kinder und Jugendliche mit Tourette-Syndrom in ihrer Klasse oft weniger Kontakt zu Gleichaltrigen haben, weniger beliebt sind und häufiger gehänselt werden. Diese Probleme werden in hohem Maß vom Vorliegen einer komorbiden ADHS oder einer Zwangserkrankung beeinflusst (Debes et al. 2009).

In der Regel wird nicht nur die allgemeine Lebensqualität, sondern auch die Schulsituation in viel stärkerem Maße von einer komorbiden ADHS als von motorischen und vokalen Tics beeinträchtigt. Es wurde bereits ausführlich dargestellt, dass das Vorliegen einer Lernstörung und einer leichten Intelligenzminderung bei Kindern mit Tourette-Syndrom in erster Linie von einer komorbiden ADHS beeinflusst wird (s. Kap. 7.6.2 Lernstörungen und Intelligenz).

In diesem Kapitel soll nicht auf pädagogische Maßnahmen und Interventionsmöglichkeiten in der Schule eingegangen werden, die sinnvoll und möglich sind, um Schwierigkeiten von Kindern mit ADHS in der Schule zu begegnen. Hierzu sei auf die umfangreiche Spezialliteratur verwiesen. Vielmehr werden nachfolgend besondere Aspekte angesprochen, die in Zusammenhang mit Tics in der Schule von Bedeutung sein können:

- Wenn anzunehmen ist, dass die Tics des Kindes in der Schule bemerkt werden, sollten die Lehrer bereits im Vorfeld über die Tic-Störung informiert werden.
- Lehrer können nur dann unterstützend eingreifen und etwa Hänseleien vorbeugen, wenn sie über die Erkrankung informiert sind. Lehrer müssen darüber aufgeklärt werden, dass Tics – auch wenn eine gewisse willentliche Einflussnahme besteht und Tics situativen Schwankungen unterliegen - ein unwillkürliches Symptom sind. Nur unter dieser Voraussetzung ist ein angemessener Umgang mit dem betroffenen Kind möglich. Lehrer sollten wissen, dass Kinder mit Tics sich oft alleine aus Sorge, gehänselt werden zu können, sozial zurückziehen, auch wenn dies nie eingetreten ist.
- Bei einem Schulwechsel kann es bei Kindern mit stärkeren Tics sinnvoll sein, in einem Gespräch mit dem Schulleiter oder der Schulleiterin vorab zu klären, welche Einstellung von Seiten des Lehrerkollegiums besteht. Zugespitzt formuliert können Kinder mit Tics als *Problemfall* oder als *pädagogische Herausforderung* angesehen werden.
- Die Frage, ob ein Kind mit Tics besser auf einer kleineren oder auf einer großen Schule aufgehoben ist, kann nicht pauschal beantwortet werden. Eine kleine Schule mit auch kleineren Klassen kann möglicherweise eine individuellere Betreuung gewährleisten. Andererseits kann eine große Schule eine gewisse Anonymität bieten, in der die Tics eines einzelnen Kindes wenig auffallen.
- Bei im Unterricht störenden Tics kann es hilfreich sein, dem Kind gelegentlich die Möglichkeit einzuräumen, den Klassenraum zum *Austicken* zu verlassen.
- Bei vokalen Tics, die die Mitschüler während einer Klassenarbeit stören, sollte die Möglichkeit bestehen, dass das betroffene Kind die Klassenarbeit in einem separaten Raum schreibt.
- Bei starken vokalen Tics, insbesondere mit einer Palilalie, die zu einer Beeinträchtigung des Sprechflusses und zu Sprechblockaden führen, kann eine schriftliche anstatt einer mündlichen Prüfung abgenommen werden.
- Bestehen starke motorische Tics, die das Schreiben beeinträchtigen, oder Zwangshandlungen, die dazu zwingen, Punkte im Heft zu malen, Sätze wieder und wieder durchzustreichen oder bei kleinen Fehlern ganze Seiten aus dem Heft zu reißen, kann es hilfreich sein, statt einer schriftlichen eine mündliche Prüfung durchzuführen.
- Zuweilen können recht einfache Maßnahmen zu einer deutlichen Entlastung führen. So berichtete ein Junge in unserer Sprechstunde darüber, dass seine vokalen Tics beim Kaugummi kauen deutlich nachließen. Daher vereinbarte er bzw. die Eltern mit den Lehrern (im Sinne eines Nachteilsausgleichs), dass er als einziges Kind während des Unterrichts Kaugummi kauen dürfe. Bei anderen Kindern führt der Gebrauch eines Laptops im Unterricht oder beim Erledigen der Hausaufgaben zu einer Entlastung, da dann entweder weniger störende motorische Tics oder Zwangshandlungen auftreten oder die Schrift besser lesbar ist als beim Schreiben mit der Hand. Bereits die Wahl des Sitzplatzes im Klassenraum kann zu einer Verminderung von Stress (und dadurch zu einer Reduktion der Tics) und Verbesserung der Konzentrationsfähigkeit führen. Von Situationen, in denen die Tics besonders auffallen (etwa das Halten eines Referates), sollten Kinder mit Tics ggf. vorübergehend entbunden werden.
- In § 48 des Schwerbehindertengesetzes (SchwbG) wird der **Nachteilsausgleich** geregelt. Darin heißt es:

  Die Vorschriften über Hilfen für Behinderte zum Ausgleich behinderungsbedingter Nachteile oder Mehraufwendungen (Nachteilsausgleich) sind so zu gestalten, dass sie der Art oder Schwere der Behinderung Rechnung tragen, und zwar unabhängig von der Ursache der Behinderung.

  Nachteilsausgleiche, die in jedem Bundesland separat geregelt werden, können von den Erziehungsberechtigten oder volljährigen Schülerinnen und Schülern bei der Schule beantragt werden.
- In einem Schreiben des Niedersächsischen Kultusministeriums vom 02.07.1999 wird ausgeführt:

Schülerinnen und Schülern mit Beeinträchtigungen darf beim schulischen Lernen, bei Prüfungen und bei Leistungsermittlungen (Klassenarbeiten, Tests, Lernzielkontrollen) aufgrund ihrer Behinderung oder Beeinträchtigung kein Nachteil entstehen. Jedoch dürfen die fachlichen Anforderungen nicht geringer bemessen werden. Dieser Anspruch leitet sich aus Artikel 3 Absatz 3 Satz 2 des Grundgesetzes und aus Ausführungen des Schwerbehindertengesetzes (s.u.) ab. Er erfordert die besondere Fürsorge der Schule im täglichen Schulleben in und außerhalb von Unterricht.

Folgende konkrete Beispiele für Nachteilsausgleiche werden genannt:
- verlängerte Arbeitszeiten bei Klassenarbeiten
- Bereitstellen bzw. Zulassen spezieller Arbeitsmittel (Einmaleinstabelle, Schreibmaschine, Computer, Kassettenrecorder, größere bzw. spezifisch gestaltete Arbeitsblätter, größere Linien, spezielle Stifte u.ä.)
- mündliche statt schriftliche Prüfung (z.B. einen Aufsatz auf Band sprechen)
- unterrichtsorganisatorische Veränderungen (z.B. individuell gestaltete Pausenregelungen, individuelle Arbeitsplatzorganisation, Verzicht auf Mitschrift von Tafeltexten)
- Hausaufgabenstellung
- individuelle Sportübungen

- Die Förderung von Kindern mit Tourette-Syndrom ist dadurch erschwert, dass bis heute nicht festgelegt ist, ob das Tourette-Syndrom im Sinne des Kinder- und Jugendhilfegesetzes (Sozialgesetzbuch) als *seelische* Behinderung einzuordnen ist. **Eingliederungshilfe** kann allerdings nur dann gewährt werden, wenn formal eine seelische (und nicht *nur* eine körperliche) Behinderung besteht. Im Gesetz heißt es dazu:

Kinder oder Jugendliche haben Anspruch auf Eingliederungshilfe, wenn ihre seelische Gesundheit mit hoher Wahrscheinlichkeit länger als sechs Monate von dem für ihr Lebensalter typischen Zustand abweicht und daher ihre Teilhabe am Leben in der Gesellschaft beeinträchtigt ist oder eine solche Beeinträchtigung zu erwarten ist.

Die Eingliederunghilfe nach dem Kinder- und Jugendhilfegesetz kann beispielsweise auch eine Begleitung in die Schule oder bei den Hausaufgaben durch eine *Einzelfallhilfe* vorsehen. Eine solche Unterstützung kann im Einzelfall für Kinder mit schwerem Tourette-Syndrom (insbesondere mit komorbiden Störungen) eine wesentliche Hilfe darstellen und den Verbleib auf einer Regelschule sichern.

- In vielen Familien stellt das Erledigen der Hausaufgaben eine große Belastung dar. Nicht nur eine ADHS kann zu einem erheblichen Mehraufwand führen, sondern auch zwanghafte Verhaltensweisen oder spezielle Zwangshandlungen oder eine besonders schlechte Handschrift. Für die Familien kann es sehr entlastend sein, wenn das Begleiten und Überwachen der Hausaufgaben an eine dritte Person (etwa einen Einzelfallhelfer) delegiert wird.
- Weitere Informationen für Lehrer zum Thema Tourette-Syndrom finden sich in dem von der Tourette-Gesellschaft Deutschland e.V. herausgegebenen *Leitfaden für Lehrer*, der kostenlos im Internet herunter geladen werden kann unter: www.tourette-gesellschaft.de/infomaterial/tourette-syndrom-leitfaden-fuer-lehrer/

Selbstverständlich können viele der vorgenannten Anmerkungen auch auf Probleme im Studium übertragen werden.

19.3 Tourette-Syndrom und Beruf

Im Vordergrund von Überlegungen zur Berufswahl sollten auch bei Personen mit Tourette-Syndrom die individuelle Eignung und vorhandene Fähigkeiten stehen. Da Stress und Unwohlsein ein häufiger Grund für eine Zunahme von Tics sind, führt auch Unzufriedenheit im Beruf oft zu einer Tic-Verschlechterung. Besteht ein Tourette-Syndrom in geringer Ausprägung ohne bedeutsame Komorbiditäten, sind ärztlicherseits wegen der Erkrankung keine Einschränkungen bei der Berufswahl auszusprechen. Bei starken Tics wird es – trotz entsprechender Eignung – naturgemäß schwierig sein, eine Beschäftigung mit viel Publikumsverkehr angemessen auszuüben. Bestehen hingegen nur geringe Tics, gelingt es der Mehrzahl der Betroffenen, diese während eines Kundengesprächs zu unterdrücken oder zu kaschieren. Häufig werden Pausen genutzt, um sich *auszuticken*.

Oft wird die Frage gestellt, inwieweit motorische Tics bei der Ausübung eines handwerklichen Berufs (etwa mit Arbeiten an rotierenden Maschinen und Sägen) für den Betroffenen, aber auch für Andere eine Gefährdung darstellen. Wegen der zahlreichen Besonderheiten von Tics im Gegensatz zu anderen unwillkürlichen Bewegungsstörungen (s. Kap. 5.2 Sind Tics abnorme, unwillkürliche und bedeutungslose Bewegungen? und Kap. 5.4 Unterdrückbarkeit von Tics) kann bei der überwiegenden Mehrzahl der Personen davon ausgegangenen werden, dass die Tics **nicht** zu einer erhöhten Eigen- oder Fremdgefährdung führen. Auszunehmen von dieser Bewertung sind lediglich Personen mit schweren Tics (die meist selbst angeben, dass sie ihre Tics nicht steuern können), mit starken autoaggressiven Handlungen und mit deutlichen Zwangssymptomen (etwa dem Drang, in eine Maschine fassen zu müssen). Nach eigenen klinischen Erfahrungen können die Betroffenen meist verlässlich einschätzen, ob eine Tätigkeit eine Gefährdung darstellt oder nicht.

Personen mit Tourette-Syndrom sollten anhand ihrer Fähigkeiten – die vielleicht auch mit der Erkrankung in Zusammenhang stehen – überlegen, welche Berufe geeignet sind. So können besondere künstlerische Fertigkeiten vorliegen. Zwanghafte Verhaltensweisen mit großer Genauigkeit beim Arbeiten können möglicherweise für bestimmte Berufe besonders vorteilhaft sein. Bei einer komorbiden ADHS ist hingegen oft ein praktischer Beruf mit Bewegungsmöglichkeit und wenig Monotonie geeigneter (s. Kap. 3 Berühmte Persönlichkeiten und bekannte Zeitgenossen mit Tourette-Syndrom).

Oliver Sacks schreibt in seinem Buch *Eine Anthropologin auf dem Mars* (1995), dass er Menschen mit Tourette-Syndrom aus nahezu allen Berufsgruppen kennengelernt habe, sogar fünf Chirurgen, drei Internisten, zwei Neurologen und einen Psychiater. Im Kapitel *Das Leben eines Chirurgen* wird der kanadische Chirurg Morton Doran (unter dem Pseudonym *Dr. Carl Bennett*) beschrieben. Sacks schildert facettenreich zahlreiche Tics und Zwänge, aber ein völliges Sistieren der Tics beim Operieren: *Während ich operiere, kommt mir kaum in den Sinn, dass ich das Tourette-Syndrom habe.* Zum Ende des Kapitels fragt Bennett Oliver Sacks *Schon mal mit einem Touretter geflogen?* – bevor beide die einmotorige Cessna Cardinal besteigen und Bennet, *der einzige fliegende Tourette-Chirurg der Welt*, nach wiederholten (zwanghaften) Kontrollen an Bord das Flugzeug sicher abheben lässt (Sacks 1995).

19.4 Tourette-Syndrom und Bundeswehr

Eine Leitlinie oder eine andere offizielle Stellungnahme zu der Frage, ob Menschen mit Tourette-Syndrom wehrdienstfähig sind, liegt nicht vor. Auch findet sich in der gesamten wissenschaftlichen Literatur keine Veröffentlichung zu der Frage der Wehrtauglichkeit von Personen mit Tourette-Syndrom. Von Seiten der Deutschen Bundeswehr werden drei Tauglichkeitsgrade unterschieden: wehrdienstfähig, vorübergehend nicht wehrdienstfähig, nicht wehrdienstfähig.

Auf der Internet-Seite der Bundeswehr heißt es zur Frage der Tauglichkeit weiter:

> *Die Festsetzung des Tauglichkeitsgrades ist Bestandteil des Musterungsbescheides und somit durch Einlegung eines Widerspruches gegen den Musterungsbescheid anfechtbar.*
>
> *Gesundheitsstörungen sind grundsätzlich aufgrund ihrer unterschiedlichen Ausprägung nicht kategorisierbar. In der folgenden Tabelle sind nur Beispiele zur groben Orientierung enthalten. Die Entscheidung über die genaue Zuordnung der jeweiligen Gesundheitsstörungen zu den einzelnen Tauglichkeits- und Verwendungsgraden bedarf einer eingehenden musterungsärztlichen Untersuchung unter Beachtung umfangreicher und differenzierter Tauglichkeitsrichtlinien.*
>
> *[...]*
> *„T5" = „nicht wehrdienstfähig": Feststellung einer schweren Gesundheitsstörung. Eine Besserung des Gesundheitszustandes ist nicht zu erwarten, z.B.:*
>
> - *schwerste Wirbelsäulenverbiegungen (Buckelbildung)*
> - *schwerste Gelenkveränderungen mit schweren Bewegungseinschränkungen*
> - *Krebs (z.B. Blutkrebs)*
> - *Erblindung auf einem Auge oder starke Sehbehinderung mit höheren Brillenwerten als unter „T2"*
> - *Schwere Stoffwechselerkrankungen (u.a. Zuckerkrankheit)*

Da die Art und Schwere der Symptome bei Menschen mit Tourette-Syndrom stark schwankt, kann keine grundsätzliche Einschätzung zu der Frage abgegeben werden, ob Personen mit Tourette-Syndrom wehrdienstfähig sind oder nicht. Folgende generelle Grundsätze können für die Beurteilung der Wehrtauglichkeit aufgestellt werden:

- Bei Personen mit starken motorischen und vokalen Tics wird sich die Frage der Wehrtauglichkeit nicht stellen. Bestehen vokale Tics mit lauten Schreien oder einer bedeutsamen Koprolalie, besteht sicherlich keine Wehrtauglichkeit. In gleicher Weise ist bei starken motorischen Tics mit ausfahrenden und komplexen Bewegungen zu urteilen.

- Bestehen im Rahmen des Tourette-Syndroms stark ausgeprägte Komorbiditäten, etwa eine Zwangserkrankung oder starke autoaggressive Handlungen, liegt ohne Zweifel ebenfalls keine Wehrtauglichkeit vor.
- Besteht bei einem Patienten mit Tourette-Syndrom eine komorbide Depression, liegt zumindest *vorübergehend* eine Wehrdienstunfähigket vor.
- Schwieriger ist die Frage der Wehrdienstfähigkeit bei komorbider ADHS zu beantworten, da die Ausprägung und die Beeinträchtigung stark schwanken können.

Nachdem zum 1. Juli 2011 die allgemeine Wehrpflicht in Deutschland (in Friedenszeiten) ausgesetzt wurde, hat sich die Entscheidungsgrundlage verändert. In Zeiten der Wehrpflicht war zu prüfen, ob Menschen mit Tourette-Syndrom als wehrdienstunfähig einzustufen sind und somit nicht gegen ihren Willen zum Wehrdienst verpflichtet werden konnten. Diese Frage stellt sich heute nicht mehr. Stattdessen ist die Frage zu beantworten, ob ein Mensch, der sich freiwillig zum Wehrdienst meldet, angenommen oder wegen des Tourette-Syndrom als untauglich abgewiesen werden sollte. Im Kapitel 19.3. Tourette-Syndrom und Beruf wurde ausführlich dargelegt, dass bei der Berufswahl nur wenige Einschränkungen wegen des Tourette-Syndroms sinnvoll und notwendig sind. Bestehen bei einem Mann oder einer Frau ausschließlich minimale motorische und vokale Tics (und keine Komorbiditäten) mit Lokalisation der motorischen Tics nur im Gesicht und am Kopf, dann spricht aus ärztlicher Sicht sicherlich nichts gegen die Feststellung der allgemeinen Wehrtauglichkeit bzw. diese Berufswahl.

19.5 Tourette-Syndrom und Führerschein

In Deutschland bilden die 2022 in überarbeiteter Fassung erschienenen Begutachtungs-Leitlinien zur Kraftfahrereignung des Gemeinsamen Beirats für Verkehrsmedizin beim Bundesministerium für Verkehr, Bau- und Wohnungswesen und beim Bundesministerium für Gesundheit die Entscheidungsgrundlage für die Beurteilung der Fahrtauglichkeit von Menschen mit organischen und psychischen Krankheiten (Begutachtungs-Leitlinien zur Kraftfahrereignung Stand 1. Juni 2022: https://www.bast.de/DE/Verkehrssicherheit/Fachthemen/U1-BLL/BLL_node.html). Selbstverständlich sind in diesem Text nicht alle bekannten Erkrankungen einzeln aufgeführt, sondern nur häufige oder besonders wichtige Störungen beispielhaft genannt. Eine Bewertung speziell zum Tourette-Syndrom findet sich daher erwartungsgemäß nicht.

Eine Zuordnung des Tourette-Syndroms zu einer der in den Leitlinien enthaltenen Kapitel ist schwierig. Eine Eingruppierung unter das Kapitel 3.12 Psychische Störungen ist sicherlich widersinnig, da hier ausschließlich schwere psychische Erkrankungen aufgeführt werden (organisch-psychische Störungen, Demenz und organische Persönlichkeitsveränderungen, Altersdemenz, affektive Psychosen, schizophrene Psychosen). Am ehesten kann eine Zuordnung erfolgen zum Kapitel 3.9.3 Parkinsonsche Krankheit, Parkinsonismus und andere extrapyramidale Erkrankungen einschließlich zerebellarer Syndrome. Problematisch ist dabei allerdings, dass in diesem Abschnitt in erster Linie Bewegungsstörungen zusammengefasst werden, die – im Gegensatz zum Tourette-Syndrom – den neurodegenerativen Erkrankungen zuzurechnen sind, chronisch progredient verlaufen und meist erst in höherem Lebensalter beginnen. Darin heißt es:

> *Wer unter einer extrapyramidalen (oder zerebellaren) Erkrankung leidet, die zu einer herabgesetzten Leistungs- und Belastungsfähigkeit führt, ist nicht in der Lage, den gestellten Anforderungen zum Führen von Kraftfahrzeugen der Gruppe 2 gerecht zu werden. Die Fähigkeit, Kraftfahrzeuge der Gruppe 1 sicher zu führen, ist nur bei erfolgreicher Therapie oder in leichteren Fällen der Erkrankungen gegeben. [...]*

> *Da es sich (ausgenommen Residualsyndrome) um fortschreitende Erkrankungen handelt, kann von Nachuntersuchungen, die wohl zeitlich unterschiedlich lang festgesetzt werden können (abhängig vom Einzelfall), die aber doch regelmäßig erfolgen müssen, nicht abgesehen werden.*

Im Rahmen einer verkehrsmedizinischen Begutachtung ist es unerlässlich, auf die besonderen Aspekte des Tourette-Syndroms einzugehen. Ein direkter Vergleich von Patienten mit motorischen und vokalen Tics mit Patienten mit anderen Bewegungsstörungen (wie Parkinson-Krankheit, Dystonie, Tremor) ist in der Regel nicht sinnvoll. Im Gegensatz zu anderen Bewegungsstörungen sind Patienten mit Tourette-Syndrom mehrheitlich in der Lage, ihre Tics willentlich vorübergehend zu unterdrücken.

Auch können sie (abgesehen von besonders schweren Fällen) fein- und grobmotorische Bewegungen gezielt ausführen. Nur in seltenen Ausnahmefällen führen motorische Tics im Beruf oder in der Freizeit zu Verletzungen oder Sachbeschädigungen. Es fehlen auch jegliche Hinweise darauf, dass Personen mit Tourette-Syndrom infolge ihrer Tics häufiger an Unfällen beteiligt sind als übrige Verkehrsteilnehmer.

Nach einer 2022 durchgeführten Online-Befragung, an der sich 228 erwachsene Personen mit einer bestätigten Diagnose eines Tourette-Syndroms oder einer anderen chronischen Tic-Störung beteiligt hatten, gaben 183 (87,7%) an, einen Führerschein zu besitzen. Nur eine Minderheit (9%) gab an, dass es ihnen schwer gefallen sei, die Führerscheinprüfung zu bestehen. Die große Mehrheit gab an, dass sie durch die Tics beim Autofahren nur „ein wenig" (58,5%) oder „überhaupt nicht" (33%) beeinträchtigt sei. Knapp 40% der Befragten gaben an, dass sie ihre Tics während des Fahrens unterdrücken könnten. Obwohl fast die Hälfte der Teilnehmer (46,5%) schon einmal in einen Unfall verwickelt war, waren nur 3,2% der Ansicht, dass der Unfall in Zusammenhang mit den Tics stand. Personen mit sehr starken Tics scheinen aus Sorge vor Problemen beim Autofahren auf den Erwerb des Führerscheins zu verzichten (Fernández de la Cruz et al. 2021). Im Einklang mit diesen Ergebnissen wurde 2021 über eine kleine Fallserie mit sechs Personen mit schwere Tics berichtet, deren Fahrtüchtigkeit infolge der Tics beeinträchtigt war (Makhoul u. Jankovic 2021).

Demgegenüber sind Personen mit Tourette-Syndrom bekannt, die als Profisportler – auch als Motocross- und Rennfahrer – sehr erfolgreich sind (s. Kap. 3.2.6 Erfolgreiche Sportler mit Tourette-Syndrom).

In einer schwedischen, bevölkerungsbasierten, geschwister-kontrollierten Kohortenstudie (n = 6.127.290, ≥18 Jahre) wurde bei 3.449 Personen mit der Diagnose Tourette-Syndrom oder einer chronischen Tic-Störung das Risiko für Verletzungen oder Tod durch Verkehrs- und Kraftfahrzeugunfälle untersucht. Die Autoren fanden, dass Personen mit Tic-Störungen nur dann ein erhöhtes Risiko für Verkehrsunfälle oder Todesfälle aufwiesen, wenn komorbid eine ADHS bestand (Mataix-Cols et al. 2021).

Neben einer ADHS müssen im Rahmen einer Begutachtung gegebenenfalls auch andere Komorbiditäten (etwa eine schwere Depression oder Zwangsstörung) berücksichtigt werden.

Zu berücksichtigen ist in der verkehrsmedizinischen Begutachtung weiterhin die medikamentöse Behandlung. Patienten mit Tourette-Syndrom werden häufig mit Antipsychotika behandelt, die zu Nebenwirkungen wie Müdigkeit führen können. Da die Therapie aber als Dauerbehandlung mit konstanter Dosierung erfolgt, ist eine Einschätzung zur Frage der Beeinträchtigung in der Regel problemlos möglich. Nach eigenen Erfahrungen wird eine medikamentöse Behandlung von Patienten mit Tourette-Syndrom abgebrochen, sollte sie zu bedeutsamen Nebenwirkungen führen.

Patienten mit Tourette-Syndrom sind mehrheitlich in der Lage, ein Kraftfahrzeug sicher zu führen. Es fehlen jegliche Hinweise darauf, dass diese Personengruppe wegen der Tics häufiger an Unfällen beteiligt ist als die übrigen Verkehrsteilnehmer.

Regelmäßige Nachuntersuchungen sind (von Ausnahmen abgesehen) entbehrlich, da das Tourette-Syndrom keine progrediente Erkrankung ist, sondern – im Gegenteil – die Tics mit zunehmendem Alter spontan abnehmen.

Auszunehmen hiervon sind lediglich Patienten, bei denen Tics in extremer Schwere oder ausgeprägte Komorbiditäten bestehen (etwa eine Schwere Zwangsstörung, ADHS oder Depression).

19.6 Tourette-Syndrom und (Schwer-)Behinderung

Der Begriff *Behinderung* ist im Sozialgesetzbuch (SGB IX, § 2 Abs. 1 Satz 1) folgendermaßen definiert:

> *(1) Menschen sind behindert, wenn ihre körperliche Funktion, geistige Fähigkeit oder seelische Gesundheit mit hoher Wahrscheinlichkeit länger als sechs Monate von dem für das Lebensalter typischen Zustand abweichen und daher ihre Teilhabe am Leben in der Gesellschaft beeinträchtigt ist. Sie sind von Behinderung bedroht, wenn die Beeinträchtigung zu erwarten ist.*

(2) Menschen sind im Sinne des Teils 2 schwerbehindert, wenn bei ihnen ein Grad der Behinderung von wenigstens 50 vorliegt und sie ihren Wohnsitz, ihren gewöhnlichen Aufenthalt oder ihre Beschäftigung auf einem Arbeitsplatz im Sinne des § 73 rechtmäßig im Geltungsbereich dieses Gesetzbuches haben.

(3) Schwerbehinderten Menschen gleichgestellt werden sollen behinderte Menschen mit einem Grad der Behinderung von weniger als 50, aber wenigstens 30, bei denen die übrigen Voraussetzungen des Absatzes 2 vorliegen, wenn sie infolge ihrer Behinderung ohne die Gleichstellung einen geeigneten Arbeitsplatz im Sinne des § 73 nicht erlangen oder nicht behalten können (gleichgestellte behinderte Menschen).

Im Sinne dieser Definition ist für die Feststellung einer (Schwer-)Behinderung nicht die Schädigung bzw. Beeinträchtigung selbst maßgeblich, sondern deren *Auswirkungen* in einem oder mehreren Lebensbereichen. Der Begriff *Behinderung* ist somit individuell in Abhängigkeit von der persönlichen Situation und dem jeweiligen Umfeld zu verstehen.

Der Antrag zur erstmaligen Feststellung einer Behinderung ist von dem Patienten selbst bei der zuständigen Kommunalverwaltung oder beim zuständigen Versorgungsamt zu stellen. Von der Behörde werden zur Überprüfung des Gesundheitszustandes Gutachten der behandelnden Ärzte eingeholt. Eine persönliche Untersuchung erfolgt nicht. Als Maß für die körperlichen, geistigen, seelischen und sozialen Auswirkungen der Funktionsbeeinträchtigung gilt im Schwerbehindertenrecht der Grad der Behinderung (GdB). Der GdB wird in Zehnergraden von 20 bis 100 festgesetzt. Eine *Schwer*behinderung liegt vor bei einem GdB von mindestens 50. Der GdB und die Voraussetzungen für die Inanspruchnahme von Nachteilsausgleichen werden im Schwerbehindertenausweis bescheinigt. Der Ausweis wird befristet ausgestellt und kann auf Antrag verlängert werden. Gegen die Feststellung des Grades oder der Merkmale der Behinderung kann Widerspruch eingelegt werden. Je nach Behinderung können weitere *gesundheitliche Merkmale (Merkzeichen)* festgestellt werden (wie Blindheit, Gehörlosigkeit, Hilflosigkeit, außergewöhnliche Gehbehinderung).

Die wichtigsten Nachteilsausgleiche betreffen folgende Bereiche:

- Kündigungsschutz
- Zusatzurlaub (setzt voraus, dass der Arbeitgeber informiert wird)
- Steuerermäßigungen: Ein pauschaler Freibetrag muss beim Finanzamt beantragt werden. Er wird dann in der elektronischen Lohnsteuerkarte eingetragen.
- unentgeltliche Beförderung im öffentlichen Personenverkehr
- Vergünstigungen im kommunalen Bereich (z.B. verbilligte Eintrittspreise für verschiedene Veranstaltungen und Einrichtungen)

Wichtige praktische Aspekte in Zusammenhang mit der Feststellung einer Behinderung sind:

1. Der Behinderte ist nicht verpflichtet, den Arbeitgeber über die Feststellung einer Behinderung zu informieren. Tut er dies nicht, kann er allerdings auch keine Rechte in Anspruch nehmen.
2. Der Behinderte muss vor Abschluss eines Arbeitsvertrags auf Nachfrage wahrheitsgemäß antworten, ob eine Behinderung festgestellt wurde.
3. Behinderte (GdB = 30–49) können beim zuständigen Arbeitsamt einen Antrag auf Gleichstellung stellen. Dieser wird aber nur dann positiv entschieden, wenn aufgrund der Behinderung ein geeigneter Arbeitsplatz nicht erlangt oder nicht behalten werden kann (SGB IX § 2(3)).
4. Der GdB ist unabhängig vom ausgeübten oder angestrebten Beruf, d.h., aus der Höhe des GdB kann nicht auf das Ausmaß der beruflichen Leistungsfähigkeit geschlossen werden.
5. Wird eine festgestellte Schwerbehinderung zu einem späteren Zeitpunkt als nachteilig empfunden (beispielsweise bei der Suche nach einem Arbeitsplatz), kann beim Versorgungsamt ein Änderungsantrag gestellt werden. Da es dem Antragsteller selbst überlassen ist, welche gesundheitlichen Beeinträchtigungen berücksichtigt werden sollen und welche nicht, kann der GdB nach der Neufeststellung unter 50 liegen (oder sogar gar keine Behinderung mehr festgestellt werden) und der Ausweis eingezogen werden. Mit dem Verlust der *Schwer*behinderteneigenschaft entfallen allerdings auch die mit dem Schwerbehindertenstatus verbundenen Nachteilsausgleiche.

Für Patienten mit Tourette-Syndrom ergeben sich folgende wichtige Aspekte:

- Das Tourette-Syndrom führt in der Regel dazu, dass eine Behinderung festgestellt wird.
- Je nach Schwere und Symptomatik wird häufig auch eine *Schwer*behinderung zuerkannt (GdB ≥ 50).
- Für die Feststellung des GdB ist es wichtig, dass der behandelnde Arzt nicht nur die Symptome des Tourette-Syndroms beschreibt (Art und Schwere der Tics und Komorbiditäten), sondern auch die oft deutliche Beeinträchtigung der Lebensqualität von Patienten mit Tourette-Syndrom hervorhebt (s. Kap. 19.1 Lebensqualität von Patienten mit Tourette-Syndrom).
- Wichtige Aspekte für die Begutachtung sind weiterhin,
  - dass motorische Tics auch in geringer Ausprägung wegen ihrer typischen Lokalisation im Gesicht und am Kopf im Kontakt mit anderen Menschen praktisch immer auffallen.
  - dass selbst gering ausgeprägte vokale Tics nicht selten zu einer relevanten sozialen Beeinträchtigung führen, da in der Öffentlichkeit bei zahlreichen Veranstaltungen (wie dem Besuch von Oper, Konzerten und Vorträgen) absolute Ruhe erwartet wird und selbst geringe Geräusche durch vokale Tics mit Hüsteln und Räuspern als sehr störend empfunden werden und auf wenig Toleranz stoßen.

- Weitere *gesundheitliche Merkmale (Merkzeichen)* können bei Patienten mit Tourette-Syndrom nur in Ausnahmefällen festgestellt werden.
- In Einzelfällen, bei Bestehen eines sehr schweren Tourette-Syndroms, ist die Feststellung eines GdB von 100 angemessen und wurde in der Vergangenheit auch mehrfach von den entsprechenden Behörden zuerkannt.

19.7 Tourette-Syndrom und Versicherung

Unter den verschiedenen Formen der Lebensversicherungen soll hier lediglich zur Todesfallversicherung Stellung genommen werden, bei der ausschließlich im Todesfall eine Leistung erbracht wird. Als Risiko-Lebensversicherung wird sie häufig zur Absicherung von wirtschaftlich abhängigen Angehörigen und zur Sicherung von Verbindlichkeiten abgeschlossen. Vor Abschluss einer solchen Versicherung stellen die meisten Versicherer Fragen zur Gesundheit. Da das Tourette-Syndrom nicht mit einem erhöhten Sterberisiko verbunden ist, sollten sich im Regelfall keine Probleme beim Abschluss einer Lebensversicherung ergeben. Es empfiehlt sich im Zweifelsfall, eine ärztliche Bescheinigung beizufügen oder einen Arzt für Rückfragen anzugeben.

Schwieriger ist die Sachlage bei Abschluss einer Berufsunfähigkeitsversicherung zu beurteilen. Die im Antrag enthaltenen Gesundheitsfragen müssen stets wahrheitsgemäß beantwortet werden, da die Versicherung andernfalls Leistungen verweigern kann, auch wenn der Versicherungsfall wegen einer ganz anderen als der nicht genannten Vorerkrankung eintritt. Anhand der Angaben berechnet der Versicherer, wie hoch die Wahrscheinlichkeit ist, in Leistung gehen zu müssen. Je nach Ergebnis kann der Antragsteller abgelehnt, die jeweilige Erkrankung vom Versicherungsschutz ausgeschlossen oder ein Risikozuschlag verlangt werden.

Besteht ein Tourette-Syndrom ohne bedeutsame Komorbiditäten, sollte auch der Abschluss einer Berufsunfähigkeitsversicherung keine Schwierigkeiten bereiten. Bestehen jedoch zum Zeitpunkt des Vertragsabschlusses bedeutsame Komorbiditäten wie eine Depression, eine Zwangs- oder Suchterkrankung, empfiehlt sich vor Beantwortung der Gesundheitsfragen, Rücksprache mit dem behandelnden Arzt zu nehmen.

19.8 Tourette-Syndrom und rechtswidrige Handlungen

Bis heute liegt nur eine einzige Studie vor, in der systematisch untersucht wurde, wie häufig Menschen mit Tourette-Syndrom mit dem Gesetz in Konflikt geraten (Jankovic et al. 2006). Zahlreiche charakteristische Symptome der Erkrankung wie das Ausrufen sozial unangemessener oder obszöner Wörter, das Zeigen obszöner Gesten, vermehrte Impulsivität, Wutanfälle und skurril anmutende Zwänge und Bewegungen legen die Vermutung nahe, dass Personen mit Tourette-Syndrom häufiger als gesunde Menschen in rechtliche Auseinandersetzungen verwickelt sein könnten. Die Analyse einer amerikanischen Datenbank der Jahre 1985–2003 zeigte allerdings, dass lediglich in 150 Fällen die Diagnose eines Tourette-Syndroms in irgendeinem Zusammenhang mit dem jeweiligen Verfahren erwähnt wurde. Die

Autoren zogen aus der Untersuchung den Schluss, dass das Tourette-Syndrom nur selten die Ursache für kriminelles Handeln sei. Allerdings hätten jene Personen mit Tourette-Syndrom, bei denen weitere Komorbiditäten bestehen, ein erhöhtes Risiko, mit dem Gesetz in Konflikt zu geraten. Diese krankheitsbedingten Aspekte müssten in Prozessen nach Ansicht der Autoren berücksichtigt werden, um Unrecht vorzubeugen (Jankovic et al. 2006).

Nach eigenen Erfahrungen aus der Betreuung von mehr als 3.000 Patienten mit zum Teil schwerem Tourette-Syndrom mit zahlreichen Komorbiditäten ergeben sich auch aus der klinischen Praxis nicht die mindesten Hinweise darauf, dass Menschen mit Tourette-Syndrom häufiger straffällig werden als andere Personen. Fremdaggressives Verhalten im engeren Sinne findet sich in dieser Patientengruppe vermutlich nicht häufiger als in der Normalbevölkerung. Gelegentlich kommt es infolge von Impulsivität, rasch aufbrausendem Verhalten und Wutausbrüchen zu Konflikten geringeren Ausmaßes. Der Verfasserin ist in keinem einzigen Fall bekannt geworden, dass die gelegentlich auch von Patienten mit Tourette-Syndrom beschriebenen aggressiven Zwangsgedanken (beispielsweise die Sorge, eine fremde Person vor einen Zug oder ein Auto stoßen zu können) in die Tat umgesetzt wurden.

20 Anhang

Adressen

Selbsthilfeorganisationen im deutschsprachigen Raum

Tourette-Gesellschaft Deutschland e.V.
c/o Prof. Dr. K. Müller-Vahl
Medizinische Hochschule Hannover
Klinik für Psychiatrie, Sozialpsychiatrie und Psychotherapie
Carl-Neuberg-Str. 1
30625 Hannover
Telefon: 0511-5323551
Fax: 0511-5323187
www.tourette-gesellschaft.de/

IVTS – InteressenVerband Tic & Tourette Syndrom e.V.
Wittentalstr. 34
79346 Endingen
Telefon: 01805-500108
Fax: 01805-500107
E-mail: info@iv-ts.de
www.iv-ts.de/

Österreichische Tourette Gesellschaft
Birgitt Urbanek
E-Mail: birgitt.urbanek@chello.at
Telefon: +43 1 946 47 16, +43 699 1946 47 16
Elisabeth Maria Schön
it-praxis.jimdo.com/
Telefon: +43 677 629 13 906
www.tourette.at/

Tourette Gesellschaft Schweiz
E-Mail: sekretariat@tourette.ch
www.tourette.ch/

weitere Internetseiten zum Thema Tourette-Syndrom:
www.tourette.de/
V.i.S.d.P. Christian Hempel, Hempel Media
E-Mail: mail@tourette.de
Telefon: +49 (0)4131-760063
Telefax: +49 (0)4131-760064

Das Internetprojekt *www.tourette.de* wurde im Jahre 2003 mit dem von der Bleib-Gesund-Stiftung verliehenen Oskar-Kuhn-Preis ausgezeichnet.

www.tourette-syndrom.de/
Hermann Krämer
Albert-Einstein-Str. 11
D-67346 Speyer
E-mail: info@tourette-syndrom.de

Weitere Adressen:

Deutsche Gesellschaft Zwangserkrankungen e.V.
Pestalozzistraße 22
22305 Hamburg
Telefon: 040 689 13 700
Fax: 040 689 13 702
E-Mail: zwang@t-online.de
www.zwaenge.de/

ADHS Deutschland e.V.
Rapsstraße 61
13629 Berlin
Telefon: 030 85 60 59 02
Fax: 030 85 60 59 70
E-Mail: info@adhs-deutschland.de

Amerikanische Tourette-Gesellschaft
Tourette Association America, Inc.
42-40 Bell Boulevard, Suite 507
Bayside, NY 11361
E-Mail: support@tourette.org
www.tourette.org/ (Englisch)
www.tourette.org/about-tourette/overview/espanol/ (Spanisch)

Europäische Tourette-Gesellschaft
European Society for the Study of Tourette's Syndrome (ESSTS)
www.essts.org

Links zu zahlreichen weiteren internationalen Tourette-Vereinigungen finden sich hier:

www.tourette-syndrom.de/

Arbeitsgemeinschaft Cannabis als Medizin
Bahnhofsallee 9
32839 Steinheim
Telefon: 05233 953 72 46
Fax: 05233 953 70 95
E-Mail: info@arbeitsgemeinschaft-cannabis-medizin.de
www.arbeitsgemeinschaft-cannabis-medizin.de/

Bundesinstitut für Arzneimittel und Medizinprodukte
Kurt-Georg-Kiesinger-Allee 3
D-53175 Bonn
Tel.: 0228–99 307–0 (Zentrale)
Fax: 0228–99 307–5207
E-Mail: poststelle@bfarm.de

Informationen zu Cannabis-basierter Therapie unter: www.bfarm.de/DE/Bundesopiumstelle/Cannabis-als-Medizin/_node.html

Skalen zur Beurteilung verschiedener Aspekte des Tourette-Syndroms

Yale-Tourette-Syndrom-Symptomliste

Mit freundlicher Genehmigung von Prof. Steinhausen (für die deutsche Übersetzung) und Wiley, New York.

Englisches Original aus Leckman JF, Towbin KE, Ort SI, Cohen DJ. Clinical assessment of tic disorder severity. In: Cohen DJ, Bruun RD, Leckman JF, eds. Tourette's Syndrome and Tic Disorders. New York: Wiley; 1988: 55-78

Yale Globale Tic-Schweregrads-Skala

Mit freundlicher Genehmigung von Prof. Steinhausen und Prof. Leckman.

PUTS

Mit freundlicher Genehmigung von Wolters Kluwer Health.

Englisches Original aus Woods DW, Piacentini J, Himle MB, Chang S. Premonitory Urge for Tics Scale (PUTS): initial psychometric results and examination of the premonitory urge phenomenon in youths with Tic disorders. J Dev Behav Pediatr. 2005 Dec; 26(6):397–403. Autorisierte Deutsche Übersetzung von Roessner V, Müller-Vahl KR, Neuner I, 2009.

GTS-QOL

Mit freundlicher Genehmigung von Wolters Kluwer Health.

Englisches Original aus Cavanna AE, Schrag A, Morley D, Orth M, Robertson MM, Joyce E, Critchley HD, Selai C. The Gilles de la Tourette syndrome-quality of life scale (GTS-QOL): development and validation. Neurology. 2008 Oct 28; 71(18):1410–6. Autorisierte Deutsche Übersetzung von Neuner I, Roessner V, Müller-Vahl KR, 2009.

RAQ-R

Veröffentlicht unter Creative Commons-Lizenz CC-BY.

Original aus Müller-Vahl KR, Kayser L, Pisarenko A, Haas M, Psathakis N, Palm L, Jakubovski E. The Rage Attack Questionnaire-Revised (RAQ-R): Assessing Rage Attacks in Adults With Tourette Syndrome. Front Psychiatry. 2020; 10:956. doi: 10.3389/fpsyt.2019.00956. PMID: 32063867; PMCID: PMC6997809.

Gilles de la Tourette Syndrome – Fragebogen zur Lebensqualität (GTS-QOL)

Ein gesundheitliches Problem kann die Lebensqualität auf unterschiedliche Art und Weise beeinflussen. Dieser Fragebogen will eine solche mögliche Beeinträchtigung Ihres Wohlbefindens näher beleuchten. Setzen Sie hierzu zur Beantwortung der Fragen Ihr Kreuz in die entsprechende Box, die Ihrem Befinden am ehesten entspricht. Bitte beachten Sie, dass einige der hier aufgelisteten Probleme bei Ihnen nie aufgetreten sein können.

In den letzten 4 Wochen	Keine Probleme	Leichte Probleme	Moderate Probleme	Starke Probleme	Extreme Probleme
1. konnten Sie nicht alle Ihre Bewegungen kontrollieren?	☐	☐	☐	☐	☐
2. hatten Sie Schwierigkeiten mit Alltagsaktivitäten oder Hobbies (z.B. Kochen, Schreiben)?	☐	☐	☐	☐	☐
3. litten Sie aufgrund Ihrer Tics unter Schmerzen oder Verletzungen?	☐	☐	☐	☐	☐
4. fühlten Sie sich durch Ihre unkontrollierbaren Lautäußerungen belastet?	☐	☐	☐	☐	☐
5. waren Sie beunruhigt wegen der Schimpfworte, die Sie eigentlich nicht sagen wollten?	☐	☐	☐	☐	☐
6. waren Sie beunruhigt, dass Sie manchmal etwas Peinliches getan haben (z.B. obszöne Gesten)?	☐	☐	☐	☐	☐
7. mussten Sie immer wieder Wörter wiederholen?	☐	☐	☐	☐	☐
8. mussten Sie Handlungen oder Worte anderer wiederholen (Leute nachahmen)?	☐	☐	☐	☐	☐
9. mussten Sie Dinge immer wieder in einer bestimmten Art und Weise wiederholen (z.B. Überprüfen, Berühren)?	☐	☐	☐	☐	☐
10. gingen Ihnen immer wieder unangenehme Gedanken oder Bilder durch den Kopf?	☐	☐	☐	☐	☐
11. hatten Sie Schwierigkeiten sich zu konzentrieren?	☐	☐	☐	☐	☐
12. hatten Sie Probleme mit Ihrem Erinnerungsvermögen?	☐	☐	☐	☐	☐
13. verloren oder verlegten Sie wichtige Dinge (z.B. Geldbörse, Schlüssel, Handy)?	☐	☐	☐	☐	☐

14. hatten Sie Schwierigkeiten eine einmal begonnene Tätigkeit zu Ende zu führen?	☐	☐	☐	☐	☐
15. fühlten Sie sich generell in einer schlechten Verfassung?	☐	☐	☐	☐	☐
16. fühlten Sie sich traurig oder depressiv?	☐	☐	☐	☐	☐
17. bemerkten Sie schnelle Stimmungswechsel?	☐	☐	☐	☐	☐
18. fehlte es Ihnen an Selbstvertrauen?	☐	☐	☐	☐	☐
19. fühlten Sie sich ängstlich?	☐	☐	☐	☐	☐
20. fühlten Sie sich ruhelos?	☐	☐	☐	☐	☐
21. hatten Sie Schwierigkeiten, sich zu kontrollieren?	☐	☐	☐	☐	☐
22. hatten Sie das Gefühl, Ihr Leben nicht mehr im Griff zu haben?	☐	☐	☐	☐	☐
23. waren Sie frustriert?	☐	☐	☐	☐	☐
24. hatten Sie das Gefühl, mehr Unterstützung und Hilfe von anderen zu benötigen?	☐	☐	☐	☐	☐
25. fiel es Ihnen schwer, sich mit Freunden zu treffen?	☐	☐	☐	☐	☐
26. hatten Sie Schwierigkeiten, an sozialen Aktivitäten teilzunehmen (z.B. zum Essen ausgehen)?	☐	☐	☐	☐	☐
27. fühlten Sie sich auf sich alleine gestellt oder isoliert?	☐	☐	☐	☐	☐

Bitte geben Sie an, wie zufrieden Sie mit Ihrem Leben im Moment sind, indem Sie ein Kreuz auf der unten stehenden Linie machen.

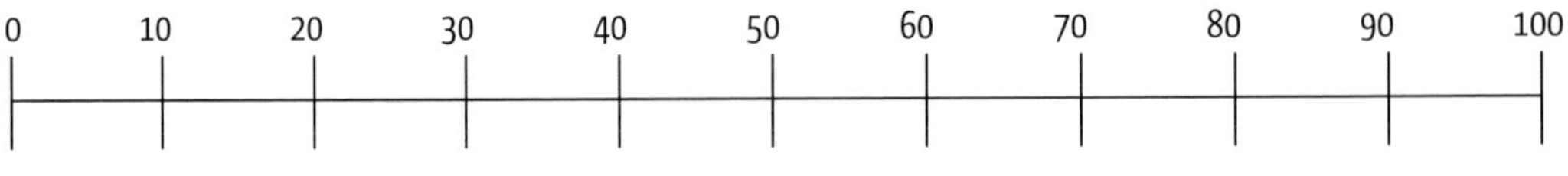

Extrem unzufrieden mit meinem Leben

Extrem zufrieden mit meinem Leben

Vielen Dank für die Beantwortung der Fragen!

PUTS

Premonitory Urge for Tics Scale

Name ____________________ Geburtsdatum ____________________

Datum ____________________ Geschlecht: □ w □ m

	Direkt bevor ich einen Tic habe...	Stimmt gar nicht	Stimmt ein bisschen	Stimmt ziemlich	Stimmt sehr
1	... habe ich ein kitzliges/ juckendes Gefühl im Körper	1	2	3	4
2	... fühle ich einen Druck im Gehirn oder im Körper	1	2	3	4
3	... fühle ich mich aufgewühlt oder angespannt	1	2	3	4
4	...fühle ich, dass etwas nicht "stimmt"	1	2	3	4
5	...fühle ich, dass etwas nicht vollständig ist	1	2	3	4
6	...fühle ich eine Energie in meinem Körper, die heraus möchte	1	2	3	4
7	Ich habe diese Gefühle fast immer, bevor ich einen Tic habe	1	2	3	4
8	Ich habe diese Gefühle vor jedem Tic	1	2	3	4
9	Wenn der Tic vorbei ist, verschwinden das Kitzeln/Jucken, der Druck, die Anspannung oder das Gefühl, dass etwas nicht stimmt, zumindest für eine Weile	1	2	3	4
10	Ich bin in der Lage meine Tics zu unterdrücken, auch wenn es nur für eine kurze Zeit ist	1	2	3	4

Yale Globale Tic-Schweregrad-Skala **YGTSS**

Name: ______________________________________ ID-Nr. ____________

Geburtsdatum: ____________ Datum:____________ männlich ☐ weiblich ☐

Ausgefüllt Fachperson: ______________________________________

A. Instruktion

Die klinische Beurteilungsskala wurde entwickelt, um den Gesamt-Schweregrad von Tic-Symptomen hinsichtlich einer Reihe von Dimensionen (Anzahl, Frequenz, Intensität, Komplexität und Interferenz) zu beurteilen. Der Gebrauch dieser Skala setzt voraus, dass der Beurteiler klinische Erfahrung mit Patienten hat, die ein Tourette-Syndrom haben. Die abschliessende Beurteilung erfolgt auf der Basis aller verfügbaren Informationen und gibt den Gesamt-Eindruck des Klinikers über alle zu beurteilenden Merkmale wieder.

Das Interview ist halbstrukturiert. Der Interviewer sollte zuerst das Tic-Inventar beurteilen (eine Liste von motorischen und vokalen Tics, die während der vergangenen Woche vorlagen, wie von den Eltern/Patienten berichtet und während der Abklärung beobachtet). Es empfiehlt sich dann, mit Fragen zu jedem der einzelnen Merkmale fortzufahren, wobei der Inhalt der Anker-Punkte als Orientierung genutzt wird.

B. Tic-Inventar

1. Beschreibung motorischer Tics (Prüfe die motorischen Tics, die während der letzten Woche vorlagen).

   a. Einfache motorische Tics (schnell, einschiessend, "bedeutungslos"):

   ☐ Augenblinzeln
   ☐ Augenbewegungen
   ☐ Nasenbewegungen
   ☐ Mundbewegungen
   ☐ Gesichtsgrimassen
   ☐ Kopfschleudern/-Bewegungen
   ☐ Schulterziehen
   ☐ Armbewegungen
   ☐ Handbewegungen
   ☐ Abdominale Zuckungen
   ☐ Bein- oder Fuss- oder Zehbewegungen
   ☐ Andere ....

2

b. Komplexe motorische Tics (langsamer, "zweckgerichtet"):

- ☐ Gesten oder Bewegungen der Augen
- ☐ Mundbewegungen
- ☐ Gesichtsbewegungen oder Ausdrücke
- ☐ Gesten oder Bewegungen mit dem Kopf
- ☐ Gesten mit der Schulter
- ☐ Gesten mit Arm oder Hand
- ☐ Schreibtics
- ☐ Dystone Stellungen
- ☐ Beugen oder sich winden
- ☐ Rotieren
- ☐ Bein- oder Fuss- oder Zehbewegungen
- ☐ Ticähnliche zwanghafte Verhaltensweisen (Berühren, Klopfen, Körperpflege, Gleichheit einhalten)
- ☐ Kopropraxie
- ☐ Selbstverletzendes Verhalten (Beschreibe)..
- ☐ Paroxysmen von Tics(Formen)... Dauer:.......Sek.
- ☐ Enthemmtes Verhalten (Beschreibe)*
- ☐ Andere..
- ☐ Beschreibe irgendwelche ausgestalteten Muster oder Folgen von motorischem Ticverhalten ....

2. Beschreibung von vokalen Tic-Symptomen: (Prüfe vokale Tics, die während der vergangenen Woche vorlagen)

c. Einfache vokale Symptome (schnell, "bedeutungslos", "Geräusche"):

- ☐ Geräusche, Lärm (Registriere: Husten, Räuspern, Schnüffeln, Grunzen, Pfeifen, Tier- oder Vogellaute). Andere (Beschreibe)

  ....

d. Komplexe vokale Symptome (Sprache: Wörter, Wendungen, Feststellungen):

- ☐ Silben (Beschreibe)...
- ☐ Wörter (Beschreibe)..
- ☐ Koprolalie (Beschreibe) ....
- ☐ Echolalie (Beschreibe) ....
- ☐ Palilalie (Beschreibe) ....
- ☐ Blockierungen
- ☐ Atypische Sprachwendungen (Beschreibe)...
- ☐ Enthemmte Sprache (Beschreibe)* ....
- ☐ Beschreibe irgendwelche gestalteten Muster oder Folgen von vokalen Tics

  ....

  ....

* Dieses Merkmal wird bei der Beurteilung der Ordinal-Skalen nicht berücksichtigt

3

C. Ordinalskalen

1. Beurteile die motorischen und vokalen Tics getrennt – sofern nicht anders angegeben.

a. Anzahl:

Motorischer Score |__|
Vokaler Score |__|

Score-Beschreibung (Anker-Punkte)

0 Keine

1 Einzelner Tic

2 Multiple diskrete Tics (2-5)

3 Multiple diskrete Tics (> 5)

4 Multiple diskrete Tics plus wenigstens 1 gestaltetes Muster von multiplen simultanen oder aufeinanderfolgenden Tics, wobei es schwierig ist, diskrete Tics zu unterscheiden.

5 Multiple diskrete Tics plus mehrere (> 2) gestaltete Muster von multiplen gleichzeitig auftretenden und folgenden Tics, wobei es schwierig ist, einzelne Tics zu unterscheiden.

b. Frequenz:

Motorischer Score |__|
Vokaler Score |__|

Score-Beschreibung (Anker-Punkte)

0 Keine. Kein Hinweis für spezifische Tics

1 Selten. Spezifische Tics haben während der vergangenen Woche vorgelegen. Diese sind unregelmässig aufgetreten, häufig nicht täglich. Wenn Serien von Tics auftreten, sind sie kurz und selten.

2 Gelegentlich. Spezifische Tics haben typischerweise täglich vorgelegen, aber es liegen während des Tages lange tic-freie Intervalle vor. Serien von Tics können gelegentlich auftreten und halten jeweils nicht länger als wenige Minuten an.

3 Häufig. Spezifische Tics liegen täglich vor. Tic-freie Intervalle bis zu drei Stunden sind nicht ungewöhnlich. Serien von Tics treten regelmässig auf, sind aber möglicherweise auf ein einziges Setting beschränkt.

4 Fast immer. Spezifische Tics sind praktisch in jeder Stunde im Wachzustand vorhanden und es treten regelmässig Perioden anhaltender Tics auf. Serien von Tics sind häufig und nicht auf ein einziges Setting beschränkt.

5 Immer. Spezifische Tics liegen praktisch den ganzen Tag vor. Tic-freie Intervalle können kaum ausgemacht werden und dauern in der Regel nicht länger als 5 bis 10 Minuten an.

4

c. *Intensität:*

Motorischer Score
|__|
Vokaler Score
|__|

Score-Beschreibung (Anker-Punkte)

0 Fehlend

1 Minimale Intensität, Tics sind nicht sicht- oder hörbar (sind nur für Patienten persönlich wahrnehmbar) oder Tics drängen sich weniger auf als vergleichbare willentliche Handlungen und werden typischerweise wegen ihrer Intensität nicht beobachtet.

2 Leichte Intensität, Tics drängen sich nicht mehr auf als vergleichbare willentliche Handlungen oder Vokalisationen und werden wegen ihrer Intensität typischerweise nicht wahrgenommen.

3 Mittelgradige Intensität, die Tics drängen sich stärker auf als vergleichbare willentliche Handlungen, liegen aber nicht ausserhalb der Bandbreite eines normalen Ausdrucks für vergleichbare willentliche Handlungen oder Vokalisationen. Sie können wegen ihres sich aufdrängenden Charakters auf den betroffenen aufmerksam machen.

4 Ausgeprägte Intensität, die Tics drängen sich mehr auf als vergleichbare willentliche Aktionen oder Vokalisationen und haben typischerweise einen "übertriebenen" Charakter. Derartige Tics rufen regelmässig wegen ihres sich aufdrängenden und übertriebenen Charakters Aufmerksamkeit für den Betroffenen hervor.

5 Schwere Intensität, die Tics drängen sich ausserordentlich stark auf und sind in ihrem Ausdrucksgehalt übertrieben. Diese Tics machen auf den Betroffenen aufmerksam und können wegen ihres sich aufdrängenden Ausdrucksgehaltes in ein Risiko für körperliche Verletzungen (durch Unfall, provoziert oder selbst beigefügt) münden.

d. *Komplexität:*

Motorischer Score
|__|
Vokaler Score
|__|

Score-Beschreibung (Anker-Punkte)

0 Keine, wenn vorhanden, sind alle Tics in ihrer Art eindeutig "einfach" (plötzlich, kurz, zwecklos)

1 Randständig, einige Tics sind in ihrer Art nicht eindeutig "einfach".

2 Leicht, einige Tics sind eindeutig "komplex" (im Erscheinungsbild zweckgerichtet) und ahmen kurze "automatische" Verhaltensweisen nach, wie z.B. Körperpflege, Silben oder kurze bedeutungsvolle Äusserungen wie etwa "ah ja", "hallo", welche leicht verdeckt werden können.

3 Mittelgradig, einige Tics sind "komplexer" (zweckgerichteter und anhaltend) und können in gestalteten Serien auftreten, die schwierig zu verdecken sind, aber als normales Verhalten oder normale Sprache rationalisiert oder "erklärt" werden können (Zupfen, Klopfen, Äusserungen wie "genau" oder "Schatz", kurze Echolalie)

5

4 Ausgeprägt, einige Tics sind in ihrer Art sehr "komplex" und tendieren dazu, in ausgedehnten, gestalteten Serien aufzutreten, die schwer zu verdecken sind und wegen ihrer Dauer und/oder ihres ungewöhnlichen, unangemessen, bizarren oder obszönen Chrarakters nicht leicht als normales Verhalten oder Sprache rationalisiert werden können (eine ausgedehnte Verzerrung des Gesichts, Berühren der Genitalien, Echolalie, ungewöhnliche Sprachäusserung, längere Serien von wiederholten Äusserungen wie "was meinst Du?" oder obszöne Flüche)

5 Schwer, einige Tics erfolgen als langanhaltende Serie von gestaltetem Verhalten oder Sprachäusserungen, die unmöglich wegen ihrer Dauer oder ihres extrem ungewöhnlichen, unangemessenen, bizarren oder obszönen Charakters verdeckt oder erfolgreich als normal rationalisiert werden können (langanhaltende Verhaltensweisen oder Äusserungen, die oft Kopropraxie, selbstbeschädigendes Verhalten oder Koprolalie einschliessen).

e. Interferenz:

Motorischer Score
|__|
Vokaler Score
|__|

Score-Beschreibung (Anker-Punkte)

0 Keine

1 Minimal, wenn Tics vorliegen, unterbrechen sie den Fluss von Verhalten oder Reden nicht.

2 Leicht, wenn Tics vorliegen, unterbrechen sie den Fluss von Verhalten oder Rede gelegentlich.

3 Mittelgradig, wenn Tics vorliegen, unterbrechen sie den Fluss von Verhalten oder Rede häufig.

4 Ausgeprägt, wenn Tics vorliegen, unterbrechen sie den Fluss von Verhalten oder Rede häufig und stören gelegentlich eine intendierte Handlung oder Kommunikation.

5 Schwer, wenn Tics vorliegen, stören sie eine detaillierte Handlung oder Kommunikation häufig.

6

f. Beeinträchtigung: Gesamtbeeinträchtigung

(Beurteile die Gesamtbeeinträchtigung für motorische und vokale Tics) |__|__|__|

Score-Beschreibung (Anker-Punkte)

0 Keine

10 Minimal, die Tics sind mit diskreten Schwierigkeiten hinsichtlich Selbstwertgefühl, Familienleben, sozialer Akzeptanz oder Leistungen in der Schule oder am Arbeitsplatz verbunden (gelegentliche Irritationen oder Sorge über die Tics hinsichtlich der Zukunft; periodische leichter Anstieg von familiären Spannungen wegen der Tics; Freunde oder Bekannte können die Tics gelegentlich auf eine irritierende Art bemerken oder kommentieren).

20 Leicht, die Tics sind mit kleineren Schwierigkeiten hinsichtlich Selbstwertgefühl, Familienleben, sozialer Akzeptanz oder Leistungen in der Schule beziehungsweise am Arbeitsplatz verbunden.

30 Mittelgradig, die Tics sind mit einigen deutlichen Problemen hinsichtlich Selbstwertgefühl, Familienleben, sozialer Akzeptanz oder Leistungen in der Schule beziehungsweise am Arbeitsplatz verbunden (Verstimmungsphasen, periodische Belastungen und Konflikte in der Familie, häufiges Hänseln durch die Gleichaltrigen oder episodische soziale Vermeidung, phasenweise Beeinträchtigung hinsichtlich Leistungen in der Schule oder am Arbeitsplatz wegen der Tics).

40 Ausgeprägt, die Tics sind mit grösseren Schwierigkeiten hinsichtlich Selbstwertgefühl, Familienleben, soziale Akzeptanz oder Leistungen in der Schule bzw. am Arbeitsplatz verbunden.

50 Schwer, die Tics sind mit ausgeprägten Schwierigkeiten hinsichtlich Selbstwertgefühl, Familienleben, sozialer Akzeptanz oder Leistungen in der Schule bzw. am Arbeitsplatz verbunden (schwere Depression mit Suizidgedanken, Zerbrechen der Familie durch Trennung/Scheidung oder Heimplazierung, Zerbrechen der sozialen Bindungen – schwere Lebenseinschränkungen wegen des sozialen Stigmas und der sozialen Vermeidung, Entfernung aus der Schule oder Arbeitsplatzverlust).

Yale-Tourette-Syndrom-Symptomliste **YTSSL**

Name: ____________________ ID-Nr. ____________

Geburtsdatum: ____________ Datum: ____________ männlich ☐ weiblich ☐

Ausgefüllt von: Mutter / Vater / Fachperson: ____________________

Beurteilen Sie bitte jedes Symptom, indem Sie die angemessene Zahl für jeden Tag in das zugehörige Kästchen eintragen!

0 = überhaupt nicht oder symptomfrei
1 = ein wenig
2 = oft
3 = sehr oft
4 = extrem oft
5 = fast immer

Beurteiler:
____________ 1. Kind
____________ 2. Mutter
____________ 3. Vater
____________ 4. andere

Datum	Mo	Di	Mi	Do	Fr	Sa	So

Einfache motorische Symptome

Augenzwinkern							
Andere Gesichtstics							
Kopfwerfen							
Schulterwerfen							
Armbewegungen							
Finger- und Handbewegungen							
Bewegungen der Bauchmuskulatur							
Schliessende Beinbewegungen							
Gespannte Körperteile							
Andere							
Andere							

Summe einfacher motorischer Symptome ____

Komplexe motorische Symptome

Berühren von Körperteilen							
Berühren anderer Menschen							
Berühren von Objekten							
Kann Handlungen nicht beginnen							
Verletzt sich selber							
Klopfen mit Finger oder Hand							
Hüpfen							
An Gegenständen nesteln (Kleidung usw.)							
Kopropraxie (obszöne Gesten)							
Andere							
Andere							

Summe komplexer motorischer Symptome ____

2

Datum	Mo	Di	Mi	Do	Fr	Sa	So

Einfache Phonationssymptome

Geräusche							
Grunzen							
Räuspern							
Husten							
Andere							
Andere							

Summe einfacher Phonationssymptome ____

Komplexe Phonationssymptome

Worte							
Wiederholt eigene Worte/Sätze							
Wiederholt fremde Worte/Sätze							
Koprolalie (obszöne Worte)							
Beleidigt (Mangel an Hemmung)							
Andere							
Andere							

Summe komplexer Phonationssymptome ____

Verhalten

Streitsüchtig							
Geringe Frustrationstoleranz							
Wutausbrüche							
Provozierend							
Andere							
Andere							

Summe an Verhaltenssymptomen ____

Fragebogen zu autoaggressiven Handlungen bei Patienten mit Tourette-Syndrom

Definition

Unter Autoaggressionen versteht man einen Drang oder eine Handlung, sich selbst gegen den eigenen Willen zu verletzen. Autoaggressive Handlungen werden nicht absichtlich ausgeführt und sind nicht Folge eines Unfalls. Sie können zu einer Verletzung oder Schädigung des eigenen Körpers führen, ohne dass aber eine Selbstverletzungs- oder Selbsttötungsabsicht (Suizidalität) besteht. Diese Handlungen müssen ausgeführt werden, obwohl deren Sinnlosigkeit und Selbstschädigung erkannt werden.

Anleitung

Im Folgenden sind verschiedene autoaggressive Handlungen aufgeführt, die bei Menschen mit Tourette-Syndrom häufiger auftreten. Bitte geben Sie für jede der unten aufgeführten autoaggressiven Handlung an, ob Sie diese tatsächlich schon einmal „AKTUELL" (d.h. in den vergangenen 4 Wochen) und/oder „FRÜHER" AUSGEFÜHRT haben. Haben Sie die autoaggressive Handlung sowohl früher als auch aktuell ausgeführt, kreuzen Sie bitte beides („Aktuell" und „Früher") an.

Ich musste schon einmal gegen meinen Willen...	aktuell	früher	noch nie
... mit dem Kopf gegen Gegenstände/Wand zu schlagen	☐	☐	☐
... mit anderen Körperteilen gegen Gegenstände/Wand zu schlagen	☐	☐	☐
... mir selbst gegen den Kopf zu schlagen	☐	☐	☐
... mir selbst gegen andere Körperteile (etwa Arme) zu schlagen	☐	☐	☐
... mit Gegenständen gegen den Kopf zu schlagen oder zu drücken	☐	☐	☐
... gegen mein Auge zu schlagen	☐	☐	☐
... auf, in oder hinter mein Auge zu drücken	☐	☐	☐
... mit Gegenständen mein Auge zu verletzen	☐	☐	☐
... mit Gegenständen gegen sonstige Körperteile zu schlagen oder zu drücken	☐	☐	☐
... scharfe Gegenstände gegen oder in den Körper zu stoßen	☐	☐	☐
... mich selbst zu kneifen	☐	☐	☐
... mich selbst zu kratzen	☐	☐	☐
... mich selbst zu beißen	☐	☐	☐
... die Haut blutig zu kratzen	☐	☐	☐
... Wunden immer wieder aufzukratzen	☐	☐	☐
... meine Fingernägel stark in die Haut zu drücken	☐	☐	☐
... durch ständiges Lecken an den Lippen die Lippen zu verletzen („rissige Lippen")	☐	☐	☐
... auf meine Lippen zu beißen, so dass es zu Wunden/Verletzungen hätte kommen können	☐	☐	☐
... auf meine Zunge zu beißen, so dass es zu Wunden/Verletzungen hätte kommen können	☐	☐	☐
... in meine Wangen beißen, so dass es zu Wunden/Verletzungen hätte kommen können	☐	☐	☐
... meine Kopfhaare auszureißen	☐	☐	☐
... meine Wimpern oder Augenbrauen auszureißen	☐	☐	☐
... Haare sonst am Körper auszureißen	☐	☐	☐

	aktuell	früher	noch nie
... kräftig in/auf harte Gegenstände zu beißen, so dass es zu Zahnschäden hätte kommen können	☐	☐	☐
... wenn ich wach bin, meine Zähne gegeneinander zu reiben, so dass diese hätten beschädigt werden können	☐	☐	☐
... meine Zähne kräftig aufeinander zu schlagen	☐	☐	☐
... meine Zähne mit den Händen zu lockern	☐	☐	☐
... durch Schlagen oder Drücken mit Gegenständen meine Zähne zu beschädigen	☐	☐	☐
... heiße Gegenstände (etwa Herd, Ofen, Kerzenflamme, Zigarette) zu berühren	☐	☐	☐
... mir Verbrennungen an der Haut zuzufügen	☐	☐	☐
... an den Fingernägeln zu beißen oder zu manipulieren, so dass es zu Verletzungen hätte kommen können	☐	☐	☐
... an den Fußnägeln zu beißen oder zu manipulieren, so dass es zu Verletzungen hätte kommen können	☐	☐	☐

Bewertung der autoaggressiven Handlungen

Bitte bewerten Sie Ihre autoaggressiven Handlungen, indem Sie jeweils die Aussage ankreuzen, die Ihrer Situation am besten entspricht.

Hinweis: Für die Beantwortung der folgenden Fragen bitten wir Sie, all jene autoaggressiven Handlungen zu berücksichtigen, die bei Ihnen in den vergangenen 4 Wochen aufgetreten sind.

Wie viele verschiedene autoaggressive Handlungen mussten Sie in den letzten 4 Wochen ausführen?

☐ 0
☐ 1
☐ 2–3
☐ 4–5
☐ >5

Wie häufig sind bei Ihnen in den letzten 4 Wochen autoaggressive Handlungen aufgetreten?

☐ gar nicht
☐ 1× pro Woche oder seltener
☐ mehrmals pro Woche
☐ etwa 1× täglich
☐ mehrmals täglich

Wie ausgeprägt waren Ihre autoaggressiven Handlungen in den letzten 4 Wochen?

☐ Es bestanden weder autoaggressive Handlungen noch ein Drang, solche Handlungen auszuführen.
☐ Es bestand ein Drang für autoaggressive Handlungen, ohne dass ich diese aber tatsächlich ausführen musste.
☐ Es bestanden geringe autoaggressive Handlungen ohne sichtbare oder für andere wahrnehmbare Folgen.
☐ Es bestanden mittelgradige autoaggressive Handlungen, die zu oberflächlichen oder nur geringen Verletzungen geführt haben, aber keine weitere medizinische Behandlung erforderlich machten.
☐ Es bestanden schwere autoaggressive Handlungen, die zu bleibenden Schäden, Verletzungen oder Narben geführt haben oder eine ärztliche Behandlung erforderlich machten.

Wie stark wurden Sie in den letzten 4 Wochen durch Ihre autoaggressiven Handlungen beeinträchtigt?

- ☐ Es treten keine Beeinträchtigungen auf.
- ☐ Es treten minimale Schwierigkeiten hinsichtlich Selbstwertgefühl, Familienleben, sozialer Akzeptanz, Leistungen in der Schule/am Arbeitsplatz oder Gesundheit auf. Zum Beispiel gelegentliche Sorgen um die Zukunft und die eigene Gesundheit, leichte familiäre Spannungen oder Angst, dass andere das Verhalten bemerken können.
- ☐ Es treten leichte Schwierigkeiten hinsichtlich Selbstwertgefühl, Familienleben, sozialer Akzeptanz, Leistungen in der Schule/am Arbeitsplatz oder Gesundheit auf. Zum Beispiel Schuld- und Schamgefühle, gelegentliche Schmerzen, schlechtes Gewissen oder Vorwürfe seitens der Familie/Freunde.
- ☐ Es treten deutliche Probleme hinsichtlich Selbstwertgefühl, Familienleben, sozialer Akzeptanz, Leistungen in der Schule/am Arbeitsplatz oder Gesundheit auf. Zum Beispiel Stimmungsschwankungen, Konflikte in der Familie, sichtbare Narben/Prellungen/Wunden, Hänseln und Ausgrenzung, Einsamkeit durch Vermeidung sozialer Kontakte oder Leistungsabbau.
- ☐ Es treten schwerste Schwierigkeiten hinsichtlich Selbstwertgefühl, Familienleben, sozialer Akzeptanz, Leistungen in der Schule/am Arbeitsplatz oder Gesundheit auf. Zum Beispiel Depression, Selbsthass, Zerbrechen der Familie, Arbeitsplatzverlust, Schulabbruch, soziale Isolation oder bleibende körperliche Schäden.

Wie viel Kontrolle hatten Sie in den letzten 4 Wochen über Ihre autoaggressiven Handlungen? Wie erfolgreich waren Sie dabei, Ihre autoaggressiven Handlungen zu beenden bzw. zu unterbinden?

- ☐ Ich habe völlige Kontrolle über meine autoaggressiven Handlungen.
- ☐ Ich habe starke Kontrolle über meine autoaggressiven Handlungen und kann sie normalerweise mit einigem Aufwand und Konzentration beenden oder unterbinden.
- ☐ Ich habe mäßige Kontrolle über meine autoaggressiven Handlungen und kann sie manchmal beenden oder unterbinden.
- ☐ Ich habe wenig Kontrolle über meine autoaggressiven Handlungen und kann sie selten erfolgreich beenden oder unterbinden.
- ☐ Ich habe keine Kontrolle über meine autoaggressiven Handlungen und kann sie weder erfolgreich beenden noch vollständig unterbinden.

Fragebogen zu Wutausbrüchen: RAQ-R (deutsche Version)

In der folgenden Liste sind einige Verhaltensweisen aufgeführt, die Menschen manchmal zeigen. Bitte lesen Sie die Fragen sorgfältig durch und entscheiden Sie, wie sehr oder wie wenig die nachfolgenden Aussagen auf Sie zutreffen. Bitte kreuzen Sie für jede Frage die Zahl an, die Ihrer Einschätzung am besten entspricht. Folgen Sie dabei Ihrem ersten Impuls.

Bitte beziehen Sie sich bei Ihrer Einschätzung auf die letzten 2 Wochen bis heute.

	überhaupt nicht, nie	ein wenig, manchmal	stark, häufig	sehr stark, sehr häufig
1. Ich neige zu Wutausbrüchen.	☐	☐	☐	☐
2. Wenn ich wütend bin, verhalte ich mich ganz anders als sonst.	☐	☐	☐	☐
3. Ich wünschte, ich könnte meine Wutausbrüche besser kontrollieren.	☐	☐	☐	☐
4. Ganz unterschiedliche Anlässe können bei mir Wutausbrüche hervorrufen.	☐	☐	☐	☐
5. Ich habe Angst vor dem Auftreten meiner eigenen Wutausbrüche.	☐	☐	☐	☐
6. Ich bin aufbrausender, als ich es sein möchte.	☐	☐	☐	☐
7. Es ist nicht schön, meine Wutausbrüche mitzuerleben.	☐	☐	☐	☐
8. Ich kann sehr schnell wütend werden. („von 0 auf 180“)	☐	☐	☐	☐
9. Wenn ich wütend bin, kann es vorkommen, dass ich andere beschimpfe und beleidige.	☐	☐	☐	☐
10. Ich fühle mich durch meine Wutausbrüche beeinträchtigt.	☐	☐	☐	☐
11. Ich kann unverhältnismäßig wütend werden.	☐	☐	☐	☐
12. Ich habe wegen meiner Wutausbrüche Probleme mit anderen Menschen.	☐	☐	☐	☐
13. Ich bereue meine Wutausbrüche im Nachhinein.	☐	☐	☐	☐
14. In Situationen, in denen ich einen Wutausbruch hatte, bin ich auch danach angespannt.	☐	☐	☐	☐
15. Wenn ich wütend bin, verliere ich die Kontrolle über mich.	☐	☐	☐	☐
16. Wenn ich wütend werde, kann dies ganz plötzlich und unerwartet auftreten.	☐	☐	☐	☐
17. Wenn ich erst einmal wütend bin, kann ich mich kaum beruhigen.	☐	☐	☐	☐
18. Ich reagiere zuweilen ärgerlicher, als es in der Situation angemessen ist.	☐	☐	☐	☐
19. Ich sollte mich wegen meiner Wutausbrüche behandeln lassen.	☐	☐	☐	☐
20. Wenn ich wütend bin, kann es vorkommen, dass ich Gegenstände zerstöre.	☐	☐	☐	☐
21. Ich habe Wutausbrüche, für die ich mich entschuldigen sollte.	☐	☐	☐	☐
22. Wenn ich wütend bin, kann es vorkommen, dass ich mich selbst schlage oder verletze.	☐	☐	☐	☐

Literaturverzeichnis

Abdulkadir M, Mathews CA, Scharf JM, Yu D, Tischfield JA, Heiman GA, Hoekstra PJ, Dietrich A. Polygenic Risk Scores Derived From a Tourette Syndrome Genome-wide Association Study Predict Presence of Tics in the Avon Longitudinal Study of Parents and Children Cohort. Biol Psychiatry. 2019;85(4):298–304. doi: 10.1016/j.biopsych.2018.09.011.

Abdulkadir M, Tischfield JA, King RA, Fernandez TV, Brown LW, Cheon KA, Coffey BJ, de Bruijn SF, et al. Pre- and perinatal complications in relation to Tourette syndrome and co-occurring obsessive-compulsive disorder and attention-deficit/hyperactivity disorder. J Psychiatr Res. 2016;82:126–35. doi: 10.1016/j.jpsychires.2016.07.017.

Abelson JF, Kwan KY, O'Roak BJ, Baek DY, Stillman AA, Morgan TM, Mathews CA, Pauls DL, Rasin MR, Gunel M, Davis NR et al. Sequence variants in SLITRK1 are associated with Tourette's syndrome. Science 2005a; 310:317–20

Abelson JL, Curtis GC, Sagher O, Albucher RC, Harrigan M, Taylor SF, Martis B, Giordani B. Deep brain stimulation for refractory obsessive-compulsive disorder. Biol Psychiatry 2005b; 57:510–6. Abuzzahab FE Sr, Anderson FO. Gilles de la Tourette's syndrome; international registry. Minn Med 1973; 56:492–6

Abi-Jaoude E, Bhikram T, Parveen F, Levenbach J, Lafreniere-Roula M, Sandor P. A Double-Blind, Randomized, Controlled Crossover Trial of Cannabis in Adults with Tourette Syndrome. Cannabis Cannabinoid Res. 2022 Aug 30. doi: 10.1089/can.2022.0091.

Abi-Jaoude E, Chen L, Cheung P, Bhikram T, Sandor P. Preliminary Evidence on Cannabis Effectiveness and Tolerability for Adults With Tourette Syndrome. J Neuropsychiatry Clin Neurosci. 2017;29(4):391–400. doi: 10.1176/appi.neuropsych.16110310.

Abramovitch A, Reese H, Woods DW, Peterson A, Deckersbach T, Piacentini J et al. Psychometric Properties of a Self-Report Instrument for the Assessment of Tic Severity in Adults With Tic Disorders. Behav Ther. 2015;46(6):786–96. doi:10.1016/j.beth.2015.06.002.

Abuzzahab FS, Brown VL. Control of Tourette's syndrome with topiramate. Am J Psychiatry 2001; 158:968

Ackermans L, Duits A, Linden C van der, Tijssen M, Schruers K, Temel Y, Kleijer M, Nederveen P, Bruggeman R, Tromp S et al. Double-blind clinical trial of thalamic stimulation in patients with Tourette syndrome. Brain 2011;134:832–44

Ackermans L, Duits A, Temel Y, Winogrodzka A, Peeters F, Beuls EA, Visser-Vandewalle V. Long-term outcome of thalamic deep brain stimulation in two patients with Tourette syndrome. J Neurol Neurosurg Psychiatr 2010;81:1068–1072

Ackermans L, Temel Y, Bauer NJ, Visser-Vandewalle V; Dutch-Flemish Tourette Surgery Study Group. Vertical gaze palsy after thalamic stimulation for Tourette syndrome: case report. Neurosurgery 2007; 61:E1100

Ackermans L, Temel Y, Cath D, Linden C van der, Bruggeman R, Kleijer M, Nederveen P, Schruers K, Colle H, Tijssen MA, Visser-Vandewalle V; Dutch Flemish Tourette Surgery Study Group. Deep brain stimulation in Tourette's syndrome: two targets? Mov Disord 2006; 21:709–13

Acosta MT, Castellanos FX. Use of the „inverse neuroleptic" metoclopramide in Tourette syndrome: an open case series. J Child Adolesc Psychopharmacol 2004; 14:123–8

Addabbo F, Baglioni V, Schrag A, Schwarz MJ, Dietrich A, Hoekstra PJ, Martino D, Buttiglione M; Emtics Collaborative Group. Anti-dopamine D2 receptor antibodies in chronic tic disorders. Dev Med Child Neurol. 2020;62(10):1205–1212. doi: 10.1111/dmcn.14613.

Aguirregomozcorta M, Pagonabarraga J, Diaz-Manera J, Pascual-Sedano B, Gironell A, Kulisevsky J. Efficacy of botulinum toxin in severe Tourette syndrome with dystonic tics involving the neck. Parkinsonism Relat Disord 2008; 14:443–5

Akaltun İ, Kara T, Sertan Kara S, Ayaydın H. Seroprevalance Anti-Toxoplasma gondii antibodies in children and adolescents with tourette syndrome/chronic motor or vocal tic disorder: A case-control study. Psychiatry Res. 2018;263:154–157. doi: 10.1016/j.psychres.2018.03.020.

Akbari M, Jamshidi S, Sheikhi S, Alijani F, Kafshchi P, Taylor D. Aripiprazole and its adverse effects in the form of impulsive-compulsive behaviors: A systematic review of case reports. Psychopharmacology (Berl). 2024;241(2):209-223

Albin RL, Koeppe RA, Bohnen NI, Nichols TE, Meyer P, Wernette K, Minoshima S, Kilbourn MR, Frey KA. Increased ventral striatal monoaminergic innervation in Tourette syndrome. Neurology 2003; 61:310–5

Albin RL, Koeppe RA, Wernette K, Zhuang W, Nichols T, Kilbourn MR, Frey KA. Striatal [11C]dihydrotetrabenazine and [11C] methylphenidate binding in Tourette syndrome. Neurology 2009; 72:1390–6

Alderman J. Coadministration of sertraline with cisapride or pimozide: an open-label, nonrandomized examination of pharmacokinetics and corrected QT intervals in healthy adult volunteers. Clin Ther 2005; 27:1050–63

Alexander GE, DeLong MR, Strick PL. Parallel organization of functionally segregated circuits linking basal ganglia and cortex. Annu Rev Neurosci 1986; 9:357–81

Allen AJ, Kurlan RM, Gilbert DL, Coffey BJ, Linder SL, Lewis DW, Winner PK, Dunn DW et al. Atomoxetine treatment in children and adolescents with ADHD and comorbid tic disorders. Neurology 2005; 65:1941–9

Allen AJ, Leonard HL, Swedo SE. Case study: a new infection-triggered, autoimmune subtype of pediatric OCD and Tourette's syndrome. J Am Acad Child Adolesc Psychiatry 1995; 34:307–11

Alonso-Navarro H, Jiménez-Jiménez FJ. Amisulpride-induced tardive motor and phonic tics. Clin Neuropharmacol.

2006; 29:163–4. Alsobrook JK, Pauls DL. The genetics of Tourette syndrome. Neurol Clin 1997; 15:381–93

Altman G, Staley JD, Wener P. Children with Tourette disorder: a follow-up study in adulthood. J Nerv Ment Dis 2009; 197:305–10. Alvarenga PG, do Rosário MC, Batistuzzo MC, Diniz JB, Shavitt RG, Duran FL, Dougherty DD, Bressan RA, Miguel EC, Hoexter MQ. Obsessive-compulsive symptom dimensions correlate to specific gray matter volumes in treatment-naïve patients. J Psychiatr Res 2012;46:1635–1642

Anandan S, Wigg CL, Thomas CR, Coffey B. Psychosurgery for self-injurious behavior in Tourette's disorder. J Child Adolesc Psychopharmacol 2004; 14:531–8

Anderson GM, Pollak ES, Chatterjee D, Leckman JF, Riddle MA, Cohen DJ. Postmortem analysis of subcortical monoamines and amino acids in Tourette syndrome. Adv Neurol 1992; 58:123–33

Anderson SM; Tics and Tourette Around the Globe (TTAG) representing Tic and Tourette Syndrome (TS) patient associations around the world. European clinical guidelines for Tourette Syndrome and other tic disorders: patients' perspectives on research and treatment. Eur Child Adolesc Psychiatry. 2022;31(3):463–469. doi: 10.1007/s00787-021-01854-y.

Andren P, Aspvall K, de la Cruz LF, Wiktor P, Romano S, Andersson E, Murphy T, Isomura K et al. Therapist-guided and parent-guided internet-delivered behaviour therapy for paediatric Tourette's disorder: a pilot randomised controlled trial with long-term follow-up. BMJ Open 2019;9:e024685

Andrén P, Fernández de la Cruz L, Isomura K, Lenhard F, Hall CL, Davies EB, Murphy T, Hollis C et al. Efficacy and cost-effectiveness of therapist-guided internet-delivered behaviour therapy for children and adolescents with Tourette syndrome: study protocol for a single-blind randomised controlled trial. Trials. 2021;22(1):669. doi: 10.1186/s13063-021-05592-z. [Erratum in: Trials. 2022a;23(1):541.]

Andrén P, Holmsved M, Ringberg H, Wachtmeister V, Isomura K, Aspvall K, Lenhard F, Hall CL et al. Therapist-Supported Internet-Delivered Exposure and Response Prevention for Children and Adolescents With Tourette Syndrome: A Randomized Clinical Trial. JAMA Netw Open. 2022b;5(8):e2225614. doi: 10.1001/jamanetworkopen.2022.25614.

Andrén P, Jakubovski E, Murphy TL, Woitecki K, Tarnok Z, Zimmerman-Brenner S, Griendt J van de, Debes NM et al. European clinical guidelines for Tourette syndrome and other tic disorders-version 2.0. Part II: psychological interventions. Eur Child Adolesc Psychiatry. 2022c;31(3):403–423. doi: 10.1007/s00787-021-01845-z.

Andrén P, Wachtmeister V, Franzé J, Speiner C, Fernández de la Cruz L, Andersson E, de Schipper E, Rautio D et al. Effectiveness of Behaviour Therapy for Children and Adolescents with Tourette Syndrome and Chronic Tic Disorder in a Naturalistic Setting. Child Psychiatry Hum Dev. 2021;52(4):739–750. doi: 10.1007/s10578-020-01098-y.

APA – American Psychiatric Association: Diagnostic and Statistical Manual of Mental Disorders – DSM-IV-TR (4th edition, Text Revision). American Psychiatric Association, Washington, DC 2000. Deutsch: Saß H, Wittchen H-U, Zaudig M, Houbenet I. Diagnostisches und Statistisches Manual Psychischer Störungen – Textrevision – DSM-IV-TR. Hogrefe, Göttingen 2003

Apter A, Pauls DL, Bleich A, Zohar AH, Kron S, Ratzoni G, Dycian A, Kotler M, Weizman A, Gadot N, et al. An epidemiologic study of Gilles de la Tourette's syndrome in Israel. Arch Gen Psychiatry 1993;50:734–8

Archelos J, Hartung H. Pathogenetic role of autoantibodies in neurological diseases. Trends Neurosci 2000; 23:317–27

Ashoori A, Jankovic J. Mozart's movements and behaviour: a case of Tourette's syndrome? J Neurol Neurosurg Psychiatry 2007; 78:1171–5

Aterman K. Did Mozart have Tourette's syndrome? Some comments on Mozart's language. Perspect Biol Med 1994; 37:247–58

Attig E, Amyot R, Botez T. Cocaine induced chronic tics. J Neurol Neurosurg Psychiatry. 1994;57:1143–4

Augustine F, Singer HS. Merging the Pathophysiology and Pharmacotherapy of Tics. Tremor Other Hyperkinet Mov (NY). 2019;8:595. doi: 10.7916/D8H14JTX.

Awaad Y, Michon AM, Minarik S. Use of levetiracetam to treat tics in children and adolescents with Tourette syndrome. Mov Disord 2005; 20:714–8

Awaad Y. Tics in Tourette syndrome: new treatment options. J Child Neurol 1999; 14:316–9

Ayubi E, Mansori K, Doosti-Irani A. Effect of maternal smoking during pregnancy on Tourette syndrome and chronic tic disorders among offspring: a systematic review and meta-analysis. Obstet Gynecol Sci. 2021;64(1):1–12. doi: 10.5468/ogs.20252.

Azrin NH, Nunn RG, Frantz SE. Habit reversal vs negative practice treatment of nervous tics. Behav Ther 1980;11:169–178

Azrin NH, Nunn RG. Habit-reversal: a method of eliminating nervous habits and tics. Behav Res Ther 1973; 11:619–28

Azrin NH, Peterson AL. Habit reversal for the treatment of Tourette syndrome. Behav Res Ther 1988; 26:347–51.

Babel TB, Warnke PC, Ostertag CB. Immediate and long term outcome after infrathalamic and thalamic lesioning for intractable Tourette's syndrome. J Neurol Neurosurg Psychiatry 2001; 70:666–71

Baglioni V, Coutinho E, Menassa DA, Giannoccaro MP, Jacobson L, Buttiglione M, Petruzzelli O, Cardona F et al. Antibodies to neuronal surface proteins in Tourette Syndrome: Lack of evidence in a European paediatric cohort. Brain Behav Immun. 2019;81:665–669. doi: 10.1016/j.bbi.2019.08.008.

Baizabal-Carvallo JF, Jankovic J. The clinical features of psychogenic movement disorders resembling tics. J Neurol Neurosurg Psychiatry. 2014; 85:573–5

Bajwa RJ, de Lotbinière AJ, King RA, Jabbari B, Quatrano S, Kunze K, Scahill L, Leckman JF. Deep brain stimulation in Tourette's syndrome. Mov Disord 2007; 22:1346–50

Baldermann JC, Kuhn J, Schüller T, Kohl S, Andrade P, Schleyken S, Prinz-Langenohl R, Hellmich M et al. Thalamic deep brain stimulation for Tourette Syndrome: A naturalistic trial with brief randomized, double-blinded sham-controlled periods. Brain Stimul. 2021;14(5):1059–1067. doi: 10.1016/j.brs.2021.07.003.

Baldermann JC, Schüller T, Huys D, Becker I, Timmermann L, Jessen F, Visser-Vandewalle V, Kuhn J. Deep Brain Stimulation for Tourette-Syndrome: A Systematic Review and Meta-Analysis. Brain Stimul. 2016;9(2):296–304. doi: 10.1016/j.brs.2015.11.005.

Baldwin JS, Dadds MR. Examining alternative explanations of the covariation of ADHD and anxiety symptoms in children: a community study. J Abnorm Child Psychol 2008; 36:67–79

Balldin J, Berggren U, Eriksson E, Lindstedt G, Sundkler A. Guanfacine as an alpha-2-agonist inducer of growth hormone secretion – a comparison with clonidine. Psychoneuroendocrinology 1993; 18:45–55

Banaschewski T, Coghill D, Santosh P, Zuddas A, Asherson P, Buitelaar J, Danckaerts M, Döpfner M et al. Long-acting medications for the hyperkinetic disorders. A systematic review and European treatment guideline. Eur Child Adolesc Psychiatry 2006; 15:476–95

Banaschewski T, Neale BM, Rothenberger A, Roessner V. Comorbidity of tic disorders & ADHD: conceptual and methodological considerations. Eur Child Adolesc Psychiatry 2007; 16 Suppl. 1:5–14

Banaschewski T, Woerner W, Rothenberger A. Premonitory sensory phenomena and suppressibility of tics in Tourette syndrome: developmental aspects in children and adolescents. Dev Med Child Neurol 2003; 45:700–3

Baron-Cohen S, Mortimore C, Moriarty J, Izaguirre J, Robertson M. The prevalence of Gilles de la Tourette's syndrome in children and adolescents with autism. J Child Psychol Psychiatry 1999a; 40:213–8

Baron-Cohen S, Scahill VL, Izaguirre J, Hornsey H, Robertson MM. The prevalence of Gilles de la Tourette syndrome in children and adolescents with autism: a large scale study. Psychol Med 1999b; 29:1151–9

Barr CL, Wigg KG, Pakstis AJ, Kurlan R, Pauls D, Kidd KK, Tsui LC, Sandor P. Genome scan for linkage to Gilles de la Tourette syndrome. Am J Med Genet 1999; 88:437–45

Barr CL, Wigg KG, Zovko E, Sandor P, Tsui LC. No evidence for a major gene effect of the dopamine D4 receptor gene in the susceptibility to Gilles de la Tourette syndrome in five Canadian families. Am J Med Genet 1996; 67:301–5

Bastiampillai T, Dhillon R, Mohindra R. Exacerbation of tics secondary to clozapine therapy. Aust N Z J Psychiatry 2008; 42:1068–70.

Baumgaertel C, Skripuletz T, Kronenberg J, Stangel M, Schwenkenbecher P, Sinke C, Müller-Vahl KR, Sühs KW. Immunity in Gilles de la Tourette-Syndrome: Results From a Cerebrospinal Fluid Study. Front Neurol. 2019;10:732. doi: 10.3389/fneur.2019.00732.

Baumgardner TL, Singer HS, Denckla MB, Rubin MA, Abrams MT, Baving L, Schmidt MH. Obsessive-compulsive disorder, frontostriatal system and the effect of the serotonergic system. Z Kinder Jugendpsychiatr Psychother 2000; 28:35–44

Baumung L, Müller-Vahl K, Dyke K, Jackson G, Jackson S, Golm D, Münchau A, Brandt V. Developing the Premonitory Urges for Tic Disorders Scale-Revised (PUTS-R). J Neuropsychol. 2021 Mar;15(1):129–142. doi: 10.1111/jnp.12216.

Bawden HN, Stokes A, Camfield CS, Camfield PR, Salisbury S. Peer relationship problems in children with Tourette's disorder or diabetes mellitus. J Child Psychol Psychiatry 1998; 39:663–8

Baym CL, Corbett BA, Wright SB, Bunge SA. Neural correlates of tic severity and cognitive control in children with Tourette syndrome. Brain 2008; 131:165–79

Beetsma DJ, Hout MA van den, Engelhard IM, Rijkeboer MM, Cath DC. Does repeated ticking maintain tic behavior? An experimental study of eye blinking in healthy individuals. Behav Neurol 2013;27:75–82

Begum G, Nkemjika S, Olayinka O, Olupona T, Jolayemi A. Clozapine Response for Vocal Tics in Schizophrenic Patients: A Case Report With Literature Review. Cureus. 2021;13(3):e14111. doi: 10.7759/cureus.14111

Begum M. Clozapine-induced stuttering, facial tics and myoclonic seizures: a case report. Aust N Z J Psychiatry 2005; 39:202

Begutachtungs-Leitlinien zur Kraftfahrereignung (2010) Online unter: www.bast.de/nn_795118/DE/Publikationen/Berichte/unterreihe-m/2011-2010/m115-2010.html

Behen M, Chugani HT, Juhász C, Helder E, Ho A, Maqbool M, Rothermel RD, Perry J, Muzik O. Abnormal brain tryptophan metabolism and clinical correlates in Tourette syndrome. Mov Disord 2007; 22:2256–62

Behler N, Leitner B, Mezger E, Weidinger E, Musil R, Blum B, Kirsch B, Wulf L et al. Cathodal tDCS Over Motor Cortex Does Not Improve Tourette Syndrome: Lessons Learned From a Case Series. Front Behav Neurosci. 2018;12:194. doi: 10.3389/fnbeh.2018.00194.

Bejerot S, Hesselmark E. The Cunningham Panel is an unreliable biological measure. Transl Psychiatry. 2019;9(1):49. doi: 10.1038/s41398-019-0413-x.

Belluscio BA, Jin L, Watters V, Lee TH, Hallett M. Sensory sensitivity to external stimuli in Tourette syndrome patients. Mov Disord. 2011;26:2538–43

Ben Djebara M, Worbe Y, Schüpbach M, Hartmann A. Aripiprazole: a treatment for severe coprolalia in „refractory" Gilles de la Tourette syndrome. Mov Disord 2008;23:438–40

Benatti B, Ferrari S, Grancini B, Girone N, Briguglio M, Marazziti D, Mucci F, Dell'Osso L et al. Suicidal ideation and suicidal attempts in patients with obsessive-compulsive tic-related disorder vs obsessive-compulsive disorder: results of a multicenter Italian study. CNS Spectr. 2021;26(4):354–361. doi: 10.1017/S1092852920001157.

Bengi Semerci Z. Olanzapine in Tourette's disorder. J Am Acad Child Adolesc Psychiatry 2000; 39:140

Bennett SM, Capriotti M, Bauer C, Chang S, Keller AE, Walkup J, Woods D, Piacentini J. Development and Open Trial of a Psychosocial Intervention for Young Children With Chronic Tics: The CBIT-JR Study. Behav Ther. 2020;51(4):659–669. doi: 10.1016/j.beth.2019.10.004.

Ben-Shlomo Y, Scharf JM, Miller LL, Mathews CA. Parental mood during pregnancy and post-natally is associated with offspring risk of Tourette syndrome or chronic tics: prospective data from the Avon Longitudinal Study of Parents and Children (ALSPAC). Eur Child Adolesc Psychiatry. 2016;25(4):373–81. doi: 10.1007/s00787-015-0742-0.

Berding G, Müller-Vahl K, Schneider U, Gielow P, Fitschen J, Stuhrmann M, Harke H, Buchert R et al. [123I]AM281 singlephoton emission computed tomography imaging of central cannabinoid CB1 receptors before and after Delta9-tetrahydro-cannabinol therapy and whole-body scanning for assessment of radiation dose in tourette patients. Biol Psychiatry 2004; 55:904–15

Berg R. A case of Tourette syndrome treated with nifedipine. Acta Psychiatr Scand 1985; 72:400–1

Bergin A, Waranch HR, Brown J, Carson K, Singer HS. Relaxation therapy in Tourette syndrome: a pilot study. Pediatr Neurol 1998; 18:136–42

Bernard BA, Stebbins GT, Siegel S, Schultz TM, Hays C, Morrissey MJ, Leurgans S, Goetz CG. Determinants of quality of life in children with Gilles de la Tourette syndrome. Mov Disord 2009; 24:1070–3

Berthier ML, Campos VM, Kulisevsky J, Valero JA. Heroin and malignant coprolalia in Tourette's syndrome. J Neuropsychiatry Clin Neurosci. 2003a;15:116–7

Berthier ML, Kulisevsky J, Asenjo B, Aparicio J, Lara D. Comorbid Asperger and Tourette syndromes with localized mesencephalic, infrathalamic, thalamic, and striatal damage. Dev Med Child Neurol 2003b; 45:207–12.

Berthier ML, Kulisevsky J, Campos VM. Bipolar disorder in adult patients with Tourette's syndrome: a clinical study. Biol Psychiatry 1998; 43:364–70

Bhadrinath BR. Olanzapine in Tourette syndrome. Br J Psychiatry 1998; 172:366

Bharucha KJ, Sethi KD. Tardive tourettism after exposure to neuroleptic therapy. Mov Disord 1995; 10:791–3

Bhatia KP, Schneider SA. Psychogenic tremor and related disorders. J Neurol. 2007;254(5):56974. doi: 10.1007/s00415-006-0348-z.

Billnitzer A, Jankovic J. Pilot Study to Evaluate Pimavanserin for the Treatment of Motor and Behavioral Symptoms of Tourette Syndrome. Mov Disord Clin Pract. 2021 Apr;8(5):694–700. doi: 10.1002/mdc3.13207.

Black KJ, Black ER, Greene DJ, Schlaggar BL. Provisional Tic Disorder: What to tell parents when their child first starts ticcing. F1000Research 2016;5:696. doi:10.12688/f1000research.8428.

Black KJ, Kim S, Schlaggar BL, Greene DJ. The New Tics study: A novel approach to pathophysiology and cause of tic disorders. J Psychiatr Brain Sci. 2020;5(3):e200012. doi:10.20900/jpbs.20200012.

Black KJ, Kim S, Yang NY, Greene DJ. Course of tic disorders over the lifespan. Curr Dev Disord Rep. 2021;8(2):121–132. doi: 10.1007/s40474-021-00231-3.

Black KJ, Mink JW. Response to levodopa challenge in Tourette syndrome. Mov Disord 2000; 15:1194–8

Blackburn J, Parnes M. Tics, tremors and other movement disorders in childhood. Curr Probl Pediatr Adolesc Health Care. 2021;51(3):100983. doi: 10.1016/j.cppeds.2021.100983.

Blaty JL, DelRosso LM. Tourette disorder and sleep. Biomed J. 2022;45(2):240–249. doi: 10.1016/j.bj.2022.01.002.

Bloch MH, Landeros-Weisenberger A, Johnson JA, Leckman JF. A Phase-2 Pilot Study of a Therapeutic Combination of Δ^9-Tetrahydracannabinol and Palmitoylethanolamide for Adults With Tourette's Syndrome. J Neuropsychiatry Clin Neurosci. 2021;33(4):328–336. doi: 10.1176/appi.neuropsych.19080178.

Bloch MH, Landeros-Weisenberger A, Kelmendi B, Coric V, Bracken MB, Leckman JF. A systematic review: antipsychotic augmentation with treatment refractory obsessive-compulsive disorder. Mol Psychiatry 2006a; 11:622–32

Bloch MH, Leckman JF, Zhu H, Peterson BS. Caudate volumes in childhood predict symptom severity in adults with Tourette syndrome. Neurology 2005; 65:1253–8

Bloch MH, Panza KE, Landeros-Weisenberger A, Leckman JF. Meta-analysis: treatment of attention-deficit/hyperactivity disorder in children with comorbid tic disorders. J Am Acad Child Adolesc Psychiatry 2009; 48:884–93

Bloch MH, Peterson BS, Scahill L, Otka J, Katsovich L, Zhang H, Leckman JF. Adulthood outcome of tic and obsessive-compulsive symptom severity in children with Tourette syndrome. Arch Pediatr Adolesc Med 2006b; 160:65–9

Bloch MH, Sukhodolsky DG, Leckman JF, Schultz RT. Fine-motor skill deficits in childhood predict adulthood tic severity and global psychosocial functioning in Tourette's syndrome. J Child Psychol Psychiatry. 2006c;47:551–9

Bloch MH. Clinical course and adult outcome n Tourette syndrome. In: Martino D, Leckman J (Hrsg.). Tourette syndrome, Oxford University Press 2013: 107–120

Bloch Y, Arad S, Levkovitz Y. Deep TMS add-on treatment for intractable Tourette syndrome: A feasibility study. World J Biol Psychiatry. 2016;17(7):557–61. doi: 10.3109/15622975.2014.964767.

Bloss N Van. Busy Body – My Life With Tourette's Syndrome. Fusion Press, a division of Vision Paperbacks, London, 2006

Blount TH, Lockhart AL, Garcia RV, Raj JJ, Peterson AL. Intensive outpatient comprehensive behavioral intervention for tics: A case series. World J Clin Cases. 2014;2(10):569–77. doi: 10.12998/wjcc.v2.i10.569.

Bodeck S, Lappe C, Evers S. Tic-reducing effects of music in patients with Tourette's syndrome: Self-reported and objective analysis. J Neurol Sci. 2015;352(1–2):41–7. doi: 10.1016/j.jns.2015.03.016.

Boghosian-Sell L, Comings DE, Overhauser J. Tourette syndrome in a pedigree with a 7; 18 translocation: identification of a YAC spanning the translocation breakpoint at 18q22.3. Am J Hum Genet 1996; 59:999–1005

Bohlhalter S, Goldfine A, Matteson S, Garraux G, Hanakawa T, Kansaku K, Wurzman R, Hallett M. Neural correlates of tic generation in Tourette syndrome: an event-related functional MRI study. Brain 2006; 129:2029–37

Bombaci M, Grifantini R, Mora M, Reguzzi V, Petracca R, Meoni E, Balloni S, Zingaretti C et al. Protein array profiling of tic patient sera reveals a broad range and enhanced immune response against Group A Streptococcus antigens. PLoS One 2009;4:e6332

Bonnet C, Roubertie A, Doummar D, Bahi-Buisson N, Cochen de Cock V, Roze E. Developmental and benign movement disorders in childhood. Mov Disord. 2010;25(10):1317–34. doi: 10.1002/mds.22944.

Bonnier C, Nassogne MC, Evrard P. Ketanserin treatment of Tourette's syndrome in children. Am J Psychiatry 1999; 156:1122–3

Boon-yasidhi V, Kim YS, Scahill L. An open-label, prospective study of guanfacine in children with ADHD and tic disorders. J Med Assoc Thai 2005; 88 Suppl. 8:S156–62

Bornstein RA, Baker GB, Bazylewich T, Douglass AB. Tourette syndrome and neuropsychological performance. Acta Psychiatr Scand 1991; 84:212–6

Bornstein RA. Neuropsychological performance in adults with Tourette's syndrome. Psychiatry Res 1991; 37:229–36

Bos-Veneman NG, Kuin A, Minderaa RB, Hoekstra PJ. Role of perinatal adversities on tic severity and symptoms of attention deficit/hyperactivity disorder in children and adolescents with a tic disorder. J Dev Behav Pediatr 2010a;31:100–6

Bos-Veneman NG, Minderaa RB, Hoekstra PJ. The DRD4 gene and severity of tics and comorbid symptoms: main effects and interactions with delivery complications. Mov Disord 2010b;25:1470–6

Bos-Veneman NG, Olieman R, Tobiasova Z, Hoekstra PJ, Katsovich L, Bothwell AL, Leckman JF, Kawikova I. Altered immunoglobulin profiles in children with Tourette syndrome. Brain Behav Immun 2011;25:532–8

Bottini N, MacMurray J, Rostamkani M, McGue M, Iacono WG, Comings DE. Association between the low molecular weight cytosolic acid phosphatase gene ACP1*A and comorbid features of Tourette syndrome. Neurosci Lett 2002; 330:198–200

Brand N, Geenen R, Oudenhoven M, Lindenborn B, Ree A van der, Cohen-Kettenis P, Buitelaar JK. Brief report: cognitive functioning in children with Tourette's syndrome with and without comorbid ADHD. J Pediatr Psychol 2002; 27:203–8.

Brander G, Rydell M, Kuja-Halkola R, Fernández de la Cruz L, Lichtenstein P, Serlachius E, Rück C, Almqvist C et al. Perinatal risk factors in Tourette's and chronic tic disorders: a total population sibling comparison study. Mol Psychiatry. 2018;23(5):1189–1197. doi: 10.1038/mp.2017.31.

Brandt V, Beck C, Sajin V, Anders S, Münchau A. Convergent Validity of the PUTS. Front Psychiatry. 2016;7:51. doi: 10.3389/fpsyt.2016.00051.

Brandt V, Essing J, Jakubovski E, Müller-Vahl K. Premonitory Urge and Tic Severity, Comorbidities, and Quality of Life in Chronic Tic Disorders. Mov Disord Clin Pract. 2023a;10(6):922-932. doi: 10.1002/mdc3.13742. PMID: 37332633; PMCID: PMC10272904.

Brandt V, Herrmann K, Kerner Auch Koerner J, Münchau A. Perceived and real tic suppression ability and its relation to impulsivity. Mov Disord. 2017;32(12):1795–1796. doi: 10.1002/mds.27202.

Brandt V, Kerner Auch Koerner J, Palmer-Cooper E. The Association of Non-obscene Socially Inappropriate Behavior With Attention-Deficit/Hyperactivity Disorder Symptoms, Conduct Problems, and Risky Decision Making in a Large Sample of Adolescents. Front Psychiatry. 2019;10:660. doi: 10.3389/fpsyt.2019.00660.

Brandt V, Otte JH, Fremer C, Jakubovski E, Müller-Vahl K. Non-just-right experiences are more closely related to OCD than tics in Tourette patients. Sci Rep. 2023b;13(1):19627. doi: 10.1038/s41598-023-37658-0. PMID: 37949933; PMCID: PMC10638287.

Braun A, Mouradian MM, Mohr E, Fabbrini G, Chase TN. Selective D-1 dopamine receptor agonist effects in hyperkinetic extrapyramidal disorders. J. Neurol. Neurosurg. Psychiatry 1989; 52:631–5.

Brilot F, Merheb V, Ding A, Murphy T, Dale RC. Antibody binding to neuronal surface in Sydenham chorea, but not in PANDAS or Tourette syndrome. Neurology 2011;76:1508–13

Brooks DJ, Turjanski N, Sawle GV, Playford ED, Lees AJ. PET studies on the integrity of the pre and postsynaptic dopaminergic system in Tourette syndrome. Adv Neurol 1992; 58:227–31

Brown BJ, Kim S, Saunders H, Bachmann C, Thompson J, Ropar D, Jackson SR, Jackson GM. A Neural Basis for Contagious

Yawning. Curr Biol. 2017;27(17):27132717. doi: 10.1016/j.cub.2017.07.062.

Browne HA, Modabbernia A, Buxbaum JD, Hansen SN, Schendel DE, Parner ET, Reichenberg A, Grice DE. Prenatal Maternal Smoking and Increased Risk for Tourette Syndrome and Chronic Tic Disorders. J Am Acad Child Adolesc Psychiatry. 2016;55(9):784–91. doi: 10.1016/j.jaac.2016.06.010.

Bruggeman R, Linden C van der, Buitelaar JK, Gericke GS, Hawkridge SM, Temlett JA. Risperidone versus pimozide in Tourette's disorder: a comparative double-blind parallel-group study. J Clin Psychiatry 2001; 62:50–6

Brunnauer A, Segmiller FM, Volkamer T, Laux G, Müller N, Dehning S. Cannabinoids improve driving ability in a Tourette's patient. Psychiatry Res 2011;190:382

Bruun R, Kurlan R. Opiate therapy and self-harming behavior in Tourette's syndrome. Mov Disord 1991; 6:184–5

Bruun RD, Budman CL. Risperidone as a treatment for Tourette's syndrome. J Clin Psychiatry 1996; 57:29–31

Bruun RD. Subtle and underrecognized side effects of neuroleptic treatment in children with Tourette's disorder. Am J Psychiatry 1988; 145:621–4

Bubl E, Perlov E, Tebartz Van Elst L. Aripiprazole in patients with Tourette syndrome. World J Biol Psychiatry 2006; 7:123–5

Budman C, Coffey BJ, Shechter R, Schrock M, Wieland N, Spirgel A, Simon E. Aripiprazole in children and adolescents with Tourette disorder with and without explosive outbursts. J Child Adolesc Psychopharmacol 2008; 18:509–15

Budman C, Gayer A, Lesser M, Shi Q, Bruun RD. An open-label study of the treatment efficacy of olanzapine for Tourette's disorder. J Clin Psychiatry 2001; 62:290–4

Budman C, Rockmore L, Stokes J, Sossin M. Clinical phenomenology of episodic rage in children with Tourette syndrome. J Psychosom Res. 2003;55(1):59–65. doi: 10.1016/s0022-3999(02)00584-6.

Bullen JG, Hemsley DR. Sensory experience as a trigger in Gilles de la Tourette's syndrome. J Behav Ther Exp Psychiatry 1983;14:197–201

Bunse T, Wobrock T, Strube W, Padberg F, Palm U, Falkai P, Hasan A. Motor Cortical Excitability Assessed by Transcranial Magnetic Stimulation in Psychiatric Disorders: A Systematic Review. Brain Stimul 2014; 7:158–69

Burd L, Freeman RD, Klug MG, Kerbeshian J. Tourette Syndrome and learning disabilities. BMC Pediatr 2005; 5:34

Burd L, Kerbeshian PJ, Barth A, Klug MG, Avery PK, Benz B. Long-term follow-up of an epidemiologically defined cohort of patients with Tourette syndrome. J Child Neurol 2001; 16:431–7

Burd L, Li Q, Kerbeshian J, Klug MG, Freeman RD. Tourette syndrome and comorbid pervasive developmental disorders. J Child Neurol 2009; 24:170–5

Burd L, Severud R, Klug MG, Kerbeshian J. Prenatal and perinatal risk factors for Tourette disorder. J Perinat Med 1999; 27:295–302

Burdick A, Foote KD, Goodman W, Ward HE, Ricciuti N, Murphy T, Haq I, Okun MS. Lack of benefit of accumbens/capsular deep brain stimulation in a patient with both tics and obsessive-compulsive disorder. Neurocase 2010;1–10

Buse J, Rothe J, Uhlmann A, Bodmer B, Kirschbaum C, Hoekstra PJ, Dietrich A, Roessner V. EMTICS collaborative group. Hair cortisol-a stress marker in children and adolescents with chronic tic disorders? A large European cross-sectional study. Eur Child Adolesc Psychiatry. 2022;31(5):771–779. doi: 10.1007/s00787-020-01714-1.

Butler IJ, Koslow SH, Seifert WE Jr, Caprioli RM, Singer HS. Biogenic amine metabolism in Tourette syndrome. Ann Neurol 1979; 6:37–9

Cagle JN, Okun MS, Cernera S, Eisinger RS, Opri E, Bowers D, Ward H, Foote KD et al. Embedded Human Closed-Loop Deep Brain Stimulation for Tourette Syndrome: A Nonrandomized Controlled Trial. JAMA Neurol. 2022;79(10):1064–1068. doi: 10.1001/jamaneurol.2022.2741.

Caine ED, Margolin DI, Brown GL, Ebert MH. Gilles de la Tourette's syndrome, tardive dyskinesia, and psychosis in an adolescent. Am J Psychiatry 1978; 135:241–3

Caine ED, Polinsky RJ, Kartzinel R, Ebert MH. The trial use of clozapine for abnormal involuntary movement disorders. Am J Psychiatry 1979; 136:317–20

Caine ED, Polinsky RJ. Tardive dyskinesia in persons with Gilles de la Tourette's disease. Arch Neurol 1981; 38:471–2

Camargo CH, Bronzini A. Tourette's syndrome in famous musicians. Arq Neuropsiquiatr. 2015;73(12):1038–40. doi: 10.1590/0004-282X20150148.

Canitano R, Vivanti G. Tics and Tourette syndrome in autism spectrum disorders. Autism 2007; 11:19–28

Cannon E, Silburn P, Coyne T, O'Maley K, Crawford JD, Sachdev PS. Deep brain stimulation of anteromedial globus pallidus interna for severe Tourette's syndrome. Am J Psychiatry 2012;169:860–6

Cao X, Zhang Y, Abdulkadir M, Deng L, Fernandez TV, Garcia-Delgar B, Hagstrøm J, Hoekstra PJ et al. Whole-exome sequencing identifies genes associated with Tourette's disorder in multiplex families. Mol Psychiatry. 2021;26(11):6937–6951. doi: 10.1038/s41380-021-01094-1.

Caprini G, Melotti V. Un grave syndrome ticcosa guarta con haloperidol. Riv Sper Freniat 1961; 85:191–6

Capriotti MR, Brandt BC, Ricketts EJ, Espil FM, Woods DW. Comparing the effects of differential reinforcement of other behavior and response-cost contingencies on tics in youth with Tourette syndrome. J Appl Behav Anal 2012;45:251–263.

Cardona F, Orefici G. Group A streptococcal infections and tic disorders in an Italian pediatric population. J Pediatr 2001; 138:71–5

Cardoso F, Vargas AP. Persistent dyskinesia and obsessive-compulsive behavior following alcohol withdrawal. Neurology 1996; 47:844

Cardoso F, Veado CC, de Oliveira JT. A Brazilian cohort of patients with Tourette's syndrome. J Neurol Neurosurg Psychiatry 1996; 60, 209–12

Cardoso FE, Jankovic J. Cocaine-related movement disorders. Mov Disord. 1993;8:175–8.

Carvalho S, Gonçalves ÓF, Soares JM, Sampaio A, Macedo F, Fregni F, Leite J. Sustained Effects of a Neural-based Intervention in a Refractory Case of Tourette Syndrome. Brain Stimul. 2015;8(3):657–9. doi: 10.1016/j.brs.2014.12.008.

Cath DC, Gijsman HJ, Schoemaker RC, Griensven JM van, Troost N, Kempen GM van, Cohen AF. The effect of m-CPP on tics and obsessive-compulsive phenomena in Gilles de la Tourette syndrome. Psychopharmacology (Berl) 1999; 144:137–43

Cath DC, Spinhoven P, Hoogduin CA, Landman AD, Woerkom TC van, Wetering BJ van de, Roos RA, Rooijmans HG. Repetitive behaviors in Tourette's syndrome and OCD with and without tics: what are the differences? Psychiatry Res. 2001a;101(2):171–85. doi: 10.1016/s0165-1781(01)00219-0.

Cath DC, Spinhoven P, Landman AD, Kempen GM van. Psychopathology and personality characteristics in relation to blood serotonin in Tourette's syndrome and obsessive-compulsive disorder. J Psychopharmacol. 2001b;15:111–9

Cavallini MC, Di Bella D, Catalano M, Bellodi L. An association study between 5-HTTLPR polymorphism, COMT polymorphism, and Tourette's syndrome. Psychiatry Res 2000; 97:93–100

Cavanna A, Cavanna AE.Christian VII of Denmark and Tourette syndrome: fact or fiction? Neurol Sci. 2014;35(10):1611–2. doi: 10.1007/s10072-014-1804-7.

Cavanna AE, Ali F, Leckman JF, Robertson MM. Pathological laughter in Gilles de la Tourette syndrome: an unusual phonic tic. J Mov Disord. 2010a;25(13):2233–9. doi: 10.1002/mds.23216.

Cavanna AE, Ali F, Rickards H. Paligraphia and written jocularity in Gilles de la Tourette syndrome. Mov Disord. 2011a;26:930–1

Cavanna AE, Black KJ, Hallett M, Voon V. Neurobiology of the Premonitory Urge in Tourette's Syndrome: Pathophysiology and Treatment Implications. J Neuropsychiatry Clin Neurosci. 2017;29(2):95–104. doi: 10.1176/appi.neuropsych.16070141.

Cavanna AE, Critchley HD, Orth M, Stern JS, Young MB, Robertson MM. Dissecting the Gilles de la Tourette spectrum: a factor analytic study on 639 patients. J Neurol Neurosurg Psychiatry. 2011b;82:1320–3

Cavanna AE, Eddy CM, Mitchell R, Pall H, Mitchell I, Zrinzo L, Foltynie T, Jahanshahi M, Limousin P, Hariz MI, Rickards H. An approach to deep brain stimulation for severe treatment-refractory Tourette syndrome: the UK perspective. Br J Neurosurg 2011c;25:38–44

Cavanna AE, Luoni C, Selvini C, Blangiardo R, Eddy CM, Silvestri PR, Calì PV, Gagliardi E et al. Disease-specific quality of life in young patients with tourette syndrome. Pediatr Neurol 2013a;48:111–114

Cavanna AE, Luoni C, Selvini C, Blangiardo R, Eddy CM, Silvestri PR, Cali' PV, Gagliardi E et al. Parent and self-report health-related quality of life measures in young patients with Tourette syndrome. J Child Neurol 2013b;28:1305–1308

Cavanna AE, Luoni C, Selvini C, Blangiardo R, Eddy CM, Silvestri PR, Calì PV, Seri S et al. The Gilles de la Tourette Syndrome-Quality of Life Scale for children and adolescents (C&A-GTS-QOL): Development and validation of the Italian version. Behav Neurol. 2013c; 27:95–103

Cavanna AE, Nani A. Antiepileptic drugs and Tourette syndrome. Int Rev Neurobiol 2013d;112:373–89

Cavanna AE, Nani A. Tourette syndrome and consciousness of action. Tremor Other Hyperkinet Mov (NY). 2013e;3

Cavanna AE, Robertson MM, Critchley HD. Schizotypal personality traits in Gilles de la Tourette syndrome. Acta Neurol Scand 2007; 116:385–91

Cavanna AE, Schrag A, Morley D, Orth M, Robertson MM, Joyce E, Critchley HD, Selai C. The Gilles de la Tourette syndrome-quality of life scale (GTS-QOL): development and validation. Neurology 2008; 71:1410–6

Cavanna AE, Servo S, Monaco F, Robertson MM. The behavioral spectrum of Gilles de la Tourette syndrome. J Neuropsychiatry Clin Neurosci 2009; 21:13–23

Cavanna AE, Stecco A, Rickards H, Servo S, Terazzi E, Peterson B, Robertson MM, Carriero A, Monaco F. Corpus callosum abnormalities in Tourette syndrome: an MRI-DTI study of monozygotic twins. J Neurol Neurosurg Psychiatry. 2010b;81(5):533–5. doi: 10.1136/jnnp.2009.173666.

Centers for Disease Control and Prevention. Prevalence of diagnosed Tourette Syndrome in persons aged 6–17 years – United States, 2007. MMWR Morb Mortal Wkly Rep. 2009;58:581–5

Chae JH, Nahas Z, Wassermann E, Li X, Sethuraman G, Gilbert D, Sallee FR, George MS. A pilot safety study of repetitive trans-cranial magnetic stimulation (rTMS) in Tourette's syndrome. Cogn Behav Neurol 2004; 17:109–17

Chang K, Frankovich J, Cooperstock M, Cunningham MW, Latimer ME, Murphy TK, Pasternack M, Thienemann M, et al. Clinical evaluation of youth with pediatric acute-onset neuropsychiatric syndrome (PANS): recommendations from the 2013 PANS Consensus Conference. J Child Adolesc Psychopharmacol. 2015;25(1):3–13. doi: 10.1089/cap.2014.0084.

Channon S, Gunning A, Frankl J, Robertson MM. Tourette's syndrome (TS): cognitive performance in adults with uncomplicated TS. Neuropsychology 2006; 20:58–65

Channon S, Pratt P, Robertson MM. Executive function, memory, and learning in Tourette's syndrome. Neuropsychology 2003; 17:247–54

Chan-Ob T, Kuntawongse N, Boonyanaruthee V. Quetiapine for tic disorder: a case report. J Med Assoc Thai 2001; 84:1624–8 Chappell P, Riddle M, Anderson G, Scahill L, Hardin M, Walker D,

Chao TK, Hu J, Pringsheim T. Prenatal risk factors for Tourette Syndrome: a systematic review. BMC Pregnancy Childbirth. 2014;14:53. doi: 10.1186/1471-2393-14-53.

Chappell PB, Leckman JF, Riddle MA, Anderson GM, Listwack SJ, Ort SI, Hardin MT, Scahill LD, Cohen DJ. Neuroendocrine and behavioral effects of naloxone in Tourette syndrome. Adv Neurol 1992; 58:253–62

Chappell PB, Leckman JF, Scahill LD, Hardin MT, Anderson G, Cohen DJ. Neuroendocrine and behavioral effects of the selective kappa agonist spiradoline in Tourette's syndrome: a pilot study. Psychiatry Res 1993; 47:267–80

Chappell PB, Riddle MA, Scahill L, Lynch KA, Schultz R, Arnsten A, Leckman JF, Cohen DJ. Guanfacine treatment of comorbid attention-deficit hyperactivity disorder and Tourette's syndrome: preliminary clinical experience. J Am Acad Child Adolesc Psychiatry 1995; 34:1140–6

Chen CW, Wang HS, Chang HJ, Hsueh CW. Effectiveness of a modified comprehensive behavioral intervention for tics for children and adolescents with tourette's syndrome: A randomized controlled trial. J Adv Nurs. 2020;76(3):903–915. doi: 10.1111/jan.14279.

Chen K, Budman CL, Diego Herrera L, Witkin JE, Weiss NT, Lowe TL, Freimer NB, Reus VI, Mathews CA. Prevalence and clinical correlates of explosive outbursts in Tourette syndrome. Psychiatry Res. 2013;205(3):269–75. doi: 10.1016/j.psychres.2012.09.029.

Cheng JY, Chen RY, Ko JS, Ng EM. Efficacy and safety of atomoxetine for attention-deficit/hyperactivity disorder in children and adolescents-meta-analysis and meta-regression analysis. Psychopharmacology (Berl). 2007; 194:197–209

Cheon KA, Ryu YH, Namkoong K, Kim CH, Kim JJ, Lee JD. Dopamine transporter density of the basal ganglia assessed with [123I] IPT SPECT in drug-naive children with Tourette's disorder. Psychiatry Res 2004; 130:85–95

Choi YJ. Efficacy of treatments for patients with obsessive-compulsive disorder: a systematic review. J Am Acad Nurse Pract 2009; 21:207–13

Chou IC, Lin HC, Lin CC, Sung FC, Kao CH. Tourette syndrome and risk of depression: a population-based cohort study in Taiwan. J Dev Behav Pediatr. 2013;34:181–5

Chou IC, Tsai CH, Wan L, Hsu YA, Tsai FJ. Association study between Tourette's syndrome and polymorphisms of noradrenergic genes (ADRA2A, ADRA2C). Psychiatr Genet 2007a; 17:359

Chou IC, Wan L, Liu SC, Tsai CH, Tsai FJ. Association of the Slit and Trk-like 1 gene in Taiwanese patients with Tourette syndrome. Pediatr Neurol 2007b; 37:404–6

Chouinard S, Ford B. Adult onset tic disorders. J Neurol Neurosurg Psychiatry 2000; 68:738–43

Chouza C, Romero S, Lorenzo J, Camano JL, Fontana AP, Alterwain P, Cibils D, Gaudiano J, Feres S, Solana J. Clinical trial of tiapride in patients with dyskinesia. Sem Hop 1982; 58:725–33

Church AJ, Dale RC, Lees AJ, Giovannoni G, Robertson MM. Tourette's syndrome: a cross sectional study to examine the PANDAS hypothesis. J Neurol Neurosurg Psychiatry 2003; 74:602–7

Church JA, Fair DA, Dosenbach NU, Cohen AL, Miezin FM, Petersen SE, Schlaggar BL. Control networks in paediatric Tourette syndrome show immature and anomalous patterns of functional connectivity. Brain 2009; 132:225–38

Cianchetti C, Fratta A, Pisano T, Minafra L. Pergolide improvement in neuroleptic-resistant Tourette cases: various mechanisms causing tics. Neurol Sci 2005; 26:137–9

Claudio-Campos K, Stevens D, Koo SW, Valko A, Bienvenu OJ, Budman CB, Cath DC, Darrow S et al. Is Persistent Motor or Vocal Tic Disorder a Milder Form of Tourette Syndrome? Mov Disord. 2021;36(8):1899–1910. doi: 10.1002/mds.28593.

Coffey B, Jankovic J, Claassen DO, Jimenez-Shahed J, Gertz BJ, Garofalo EA, Stamler DA, Wieman M et al. Efficacy and Safety of Fixed-Dose Deutetrabenazine in Children and Adolescents for Tics Associated With Tourette Syndrome: A Randomized Clinical Trial. JAMA Netw Open. 2021;4(10):e2129397. doi: 10.1001/jamanetworkopen.2021.29397.

Coffey BJ, Biederman J, Smoller JW, Geller DA, Sarin P, Schwartz S, Kim GS. Anxiety disorders and tic severity in juveniles with Tourette's disorder. J Am Acad Child Adolesc Psychiatry 2000; 39:562–8

Cohen AJ, Leckman JF. Sensory phenomena associated with Gilles de la Tourette's syndrome. J Clin Psychiatry. 1992;53:319–23

Cohen D, Leckman J. Enhanced stress responsivity of Tourette syndrome patients undergoing lumbar puncture. Biol Psychiatry 1994; 36:35–43

Cohen DJ, Detlor J, Young JG, Shaywitz BA. Clonidine ameliorates Gilles de la Tourette syndrome. Arch Gen Psychiatry 1980; 37:1350–7

Cohen DJ, Shaywitz BA, Caparulo B, Young JG, Bowers MB Jr. Chronic, multiple tics of Gilles de la Tourette's disease. CSF acid monoamine metabolites after probenecid administration. Arch Gen Psychiatry 1978; 35:245–50

Cohen DJ, Young JG, Nathanson JA, Shaywitz BA. Clonidine in Tourette's syndrome. Lancet 1979; 2:551–3

Cohen LS. Quetiapine in treatment-resistant obsessive-compulsive disorder. J Am Acad Child Adolesc Psychiatry 2003; 42:623–4.

Cohen SC, Leckman JF, Bloch MH. Clinical assessment of Tourette syndrome and tic disorders. Neuroscience and biobehavioral reviews 2013;37(6):997–1007.

Cohrs S, Rasch T, Altmeyer S, Kinkelbur J, Kostanecka T, Rothenberger A, Rüther E, Hajak G. Decreased sleep quality and increased sleep related movements in patients with Tourette's syndrome. J Neurol Neurosurg Psychiatry 2001; 70:192–7

Colli MJ, Reiss AL. Corpus callosum morphology in children with Tourette syndrome and attention deficit hyperactivity disorder. Neurology 1996; 47:477–82

Comings DE, Comings BG, Muhleman D, Dietz G, Shahbahrami B, Tast D, Knell E, Kocsis P et al. The dopamine D2 receptor locus as a modifying gene in neuropsychiatric disorders. JAMA 1991; 266:1793–800

Comings DE, Comings BG. A controlled family history study of Tourette-Syndrome. II. Alcoholism, drug abuse and obesity. J Clin Psychiatry 1990; 51:281–7

Comings DE, Comings BG. A controlled study of Tourette syndrome. Phobias and panic attacks. Am J Hum Genet 1987a; 41:761–81

Comings DE, Comings BG. A controlled study of Tourette syndrome. Obsessions, compulsions, and schizoid behaviors. Am J Hum Gen 1987b; 41:782–803

Comings DE, Comings BG. A controlled study of Tourette syndrome. II. Conduct. Am J Hum Genet 1987c; 41:742–60

Comings DE, Comings BG. Comorbid behavioral disorders. In: Kurlan R (Hrsg.). Handbook of Tourette' syndrome and related tic and behavioral disorders. Marcel Dekker, Inc., New York, 1993:111–47

Comings DE, Gonzalez N, Wu S, Gade R, Muhleman D, Saucier G, Johnson P, Verde R et al. Studies of the 48 bp repeat polymorphism of the DRD4 gene in impulsive, compulsive, addictive behaviors: Tourette syndrome, ADHD, pathological gambling, and substance abuse. Am J Med Genet 1999; 88:358–68

Comings DE. Blood serotonine and tryptophan in Tourette syndrome. Am J Med Gen 1990; 36:418–30

Comings DE. Genetic factors in substance abuse based on studies of Tourette syndrome and ADHD probands and relatives. I. Drug abuse. Drug Alcohol Depend. 1994a; 35:1–16

Comings DE. Genetic factors in substance abuse based on studies of Tourette syndrome and ADHD probands and relatives. II. Alcohol abuse. Drug Alcohol Depend 1994b; 35:17–24

Comings DE. Tardive Dyskinesia. In: Tourette syndrome and human behaviour. Hope Press, Duarte, California, 1990b:557–559

Como PG. Neuropsychological function in Tourette syndrome. Adv Neurol 2001; 85:103–11

Conelea CA, Busch AM, Catanzaro MA, Budman CL. Tic-related activity restriction as a predictor of emotional functioning and quality of life. Compr Psychiatry 2014;55:123–129

Conelea CA, Jenkins J, Brown B, Beljaars L. A patient-centered perspective on the future of tic disorder diagnosis: response to „Tic disorders revisited: introduction to the term 'tic spectrum disorders" by Müller-Vahl et al. Eur Child Adolesc Psychiatry. 2020;29(8):1165–1167. doi: 10.1007/s00787-019-01373-x.

Conelea CA, Woods DW, Brandt BC. The impact of a stress induction task on tic frequencies in youth with Tourette Syndrome. Behav Res Ther. 2011a;49:492–7

Conelea CA, Woods DW, Zinner SH, Budman C, Murphy T, Scahill LD, Compton SN, Walkup J. Exploring the impact of chronic tic disorders on youth: results from the Tourette Syndrome Impact Survey. Child Psychiatry Hum Dev 2011b;42:219–242

Conelea CA, Woods DW, Zinner SH, Budman CL, Murphy TK, Scahill LD, Compton SN, Walkup JT. The impact of Tourette Syndrome in adults: results from the Tourette Syndrome impact survey. Community Ment Health J 2013;49:110–120

Conelea CA, Woods DW. The influence of contextual factors on tic expression in Tourette's syndrome: a review. J Psychosom Res 2008; 65:487–96

Connell PH, Corbett JA, Horne DJ, Mathews AM. Drug treatment of adolescent tiqueurs. A double-blind trial of Diazepam and Haloperidol. Br J Psychiatry 1967; 113:375–81

Constant EL, Borras L, Seghers A. Aripiprazole is effective in the treatment of Tourette's disorder. Int J Neuropsychopharmacol 2006; 9:773–4

Conte G, Valente F, Fioriello F, Cardona F. Rage attacks in Tourette Syndrome and Chronic Tic Disorder: a systematic review. Neurosci Biobehav Rev. 2020;119:21–36. doi: 10.1016/j.neubiorev.2020.09.019.

Copur M, Arpaci B, Demir T, Narin H. Clinical effectiveness of quetiapine in children and adolescents with Tourette's syndrome: a retrospective case-note survey. Clin Drug Investig 2007; 27:123–30

Correll CU, Schenk EM. Tardive dyskinesia and new antipsychotics. Curr Opin Psychiatry 2008; 21:151–6

Cortese S, Faraone SV, Konofal E, Lecendreux M. Sleep in children with attention-deficit/hyperactivity disorder: meta-analysis of subjective and objective studies. J Am Acad Child Adolesc Psychiatry 2009; 48:894–908

Cosnett JE. Dickens, dystonia and dyskinesia. J Neurol Neurosurg Psychiatry. 1991;54(2):184. doi: 10.1136/jnnp.54.2.184

Coulombe MA, Elkaim LM, Alotaibi NM, Gorman DA, Weil AG, Fallah A, Kalia SK, Lipsman N et al. Deep brain stimulation for Gilles de la Tourette syndrome in children and youth: a meta-analysis with individual participant data. J Neurosurg Pediatr. 2018;23(2):236–246. doi:10.3171/2018.7.PEDS18300.

Cox CJ, Zuccolo AJ, Edwards EV, Mascaro-Blanco A, Alvarez K, Stoner J, Chang K, Cunningham MW. Antineuronal antibodies in a heterogeneous group of youth and young adults with tics and obsessive-compulsive disorder. J Child Adolesc Psychopharmacol. 2015;25(1):76–85. doi: 10.1089/cap.2014.0048.

Crossley E, Cavanna AE. Sensory phenomena: Clinical correlates and impact on quality of life in adult patients withTourette syndrome. Psychiatry Res 2013;209:705–710

Crossley E, Seri S, Stern JS, Robertson MM, Cavanna AE. Premonitory urges for tics in adult patients with Tourette syndrome. Brain Dev 2014;36:45–50

Cruz C, Camarena B, King N, Páez F, Sidenberg D, de la Fuente JR, Nicolini H. Increased prevalence of the seven-repeat variant of the dopamine D4 receptor gene in patients with obsessivecompulsive disorder with tics. Neurosci Lett 1997; 231:1–4

Cubo E, Chmura T, Goetz CG. Comparison of tic characteristics between children and adults. Mov Disord 2008; 23:2407–11.

Cubo E, González M, Singer H, Mahone EM, Scahill L, Müller-Vahl KR, de la Fuente-Fernández R, Armesto D, Kompoliti K. Impact of placebo assignment in clinical trials of tic disorders. Mov Disord 2013;28:1288–92

Cubo E, Hortigüela M, Jorge-Roldan S, Ciciliani SE, Lopez P, Velasco L, Sastre E, Ausin V, et al. Prenatal and Perinatal Morbidity in Children with Tic Disorders: A Mainstream School-based Population Study in Central Spain. Tremor Other Hyperkinet Mov (N Y). 2014;4:272. doi: 10.7916/D8FN14W9.

Cui YH, Zheng Y, Yang YP, Liu J, Li J. Effectiveness and tolerability of aripiprazole in children and adolescents with Tourette's disorder: a pilot study in China. J Child Adolesc Psychopharmacol 2010;20:291–8

Cui ZQ, Wang J, Mao ZQ, Pan LS, Jiang C, Gao QY, Ling ZP, Xu BN et al. Long-term efficacy, prognostic factors, and safety of deep brain stimulation in patients with refractory Tourette syndrome: A single center, single target, retrospective study. J Psychiatr Res. 2022;151:523–530. doi: 10.1016/j.jpsychires.2022.05.025.

Cuker A, State MW, King RA, Davis N, Ward DC. Candidate locus for Gilles de la Tourette syndrome/obsessive compulsive disorder/chronic tic disorder at 18q22. Am J Med Genet A 2004;130A:37–9

Culbertson FM. A four-step hypnotherapy model for Gilles de la Tourette's syndrome. Am J Clin Hypn 1989; 31:252–6.

Cummings DD, Singer HS, Krieger M, Miller TL, Mahone EM. Neuropsychiatric effects of guanfacine in children with mild tourette syndrome: a pilot study. Clin Neuropharmacol 2002; 25:325–32

Curtis A, Clarke CE, Rickards HE. Cannabinoids for Tourette's Syndrome. Cochrane Database Syst Rev 2009 Oct 7; (4):CD006565

Cutler D, Murphy T, Gilmour J, Heyman I. The quality of life of young people with Tourette syndrome. Child Care Health Dev 2009; 35:496–504

Dabrowski J, King J, Edwards K, Yates R, Heyman I, Zimmerman-Brenner S, Murphy T. The Long-Term Effects of Group-Based Psychological Interventions for Children With Tourette Syndrome: A Randomized Controlled Trial. Behav Ther. 2018;49(3):331–343. doi: 10.1016/j.beth.2017.10.005.

Dale RC, Church AJ, Candler PM, Chapman M, Martino D, Giovannoni G. Serum autoantibodies do not differentiate PANDAS and Tourette syndrome from controls. Neurology 2006; 66:1612

Dalsgaard S, Damm D, Thomsen PH. Gilles de la Tourette syndrome in a child with congenital deafness. Eur Child Adolesc Psychiatry 2001; 10:256–9

Dalsgaard S, Thorsteinsson E, Trabjerg BB, Schullehner J, Plana-Ripoll O, Brikell I, Wimberley T, Thygesen M, et al. Incidence Rates and Cumulative Incidences of the Full Spectrum of Diagnosed Mental Disorders in Childhood and Adolescence. JAMA Psychiatry. 2020;77(2):155–164. doi: 10.1001/jamapsychiatry.2019.3523.

Daniels J, Baker DG, Norman AB. Cocaine-induced tics in untreated Tourette's syndrome. Am J Psychiatry. 1996;153:965

Darrow SM, Grados M, Sandor P, Hirschtritt ME, Illmann C, Osiecki L, Dion Y, King R et al. Autism Spectrum Symptoms in a Tourette's Disorder Sample. J Am Acad Child Adolesc Psychiatry. 2017;56(7):610–617.e1. doi: 10.1016/j.jaac.2017.05.002.

Davies L, Stern JS, Agrawal N, Robertson MM. A case series of patients with Tourette's syndrome in the United Kingdom treated with aripiprazole. Hum Psychopharmacol 2006; 21:447–53

Dávila G, Berthier ML, Kulisevsky J, Asenjo B, Gómez J, Lara JP, Chacón SJ, Campos VM. Structural abnormalities in the substantia nigra and neighbouring nuclei in Tourette's syndrome. J Neural Transm 2010;117:481–8

Davis LK, Yu D, Keenan CL, Gamazon ER, Konkashbaev AI, Derks EM, Neale BM, Yang J et al. Partitioning the heritability of Tourette syndrome and obsessive compulsive disorder reveals differences in genetic architecture. PLoS Genet. 2013;9:e1003864

Davis RE, Osorio I. Childhood caffeine tic syndrome. Pediatrics 1998; 101:E4

De Groot CM, Yeates KO, Baker GB, Bornstein RA. Impaired neuropsychological functioning in Tourette's syndrome subjects with co-occurring obsessive-compulsive and attention deficit symptoms. J Neuropsychiatry Clin Neurosci 1997; 9:267–72

De Jonge JL, Cath DC, Balkom AJ van. Quetiapine in patients with Tourette's disorder: an open-label, flexible-dose study. J Clin Psychiatry 2007; 68:1148–50

Debes N, Hjalgrim H, Skov L. The Presence of Attention-Deficit Hyperactivity Disorder (ADHD) and Obsessive-Compulsive

Disorder Worsen Psychosocial and Educational Problems in Tourette Syndrome. J Child Neurol 2010;25:171–181

Debes NM, Lange T, Jessen TL, Hjalgrim H, Skov L. Performance on Wechsler intelligence scales in children with Tourette syndrome. Eur J Paediatr Neurol 2011;15:146–154

Debray P, Messerschmitt P, Lonchamp D, Herbault M. L'utilization du pimozide en pedopsychiatrie. Nouv Presse Med 1972; 1:2917–8

Deckersbach T, Chou T, Britton JC, Carlson LE, Reese HE, Siev J, Scahill L, Piacentini JC et al. Neural correlates of behavior therapy for Tourette's disorder. Psychiatry Res 2014;224(3):269–274. doi: 10. 1016/j.pscychresns.2014.09.003

Deckersbach T, Rauch S, Buhlmann U, Wilhelm S. Habit reversal versus supportive psychotherapy in Tourette's disorder: a randomized controlled trial and predictors of treatment response. Behav Res Ther 2006; 44:1079–90

Degrauw RS, Li JZ, Gilbert DL. Body mass index changes and chronic neuroleptic drug treatment for Tourette syndrome. Pediatr Neurol 2009; 41:183–6

Dehning S, Feddersen B, Cerovecki A, Bötzel K, Müller N, Mehrkens JH. Globus pallidus internus-deep brain stimulation in Tourette's syndrome: can clinical symptoms predict response? Mov Disord 2011a;26:2440–1

Dehning S, Feddersen B, Mehrkens JH, Müller N. Long-term results of electroconvulsive therapy in severe Gilles de la Tourette syndrome. J ECT 2011b;27:145–7

Dehning S, Leitner B, Schennach R, Müller N, Bötzel K, Obermeier M, Mehrkens JH. Functional outcome and quality of life in Tourette's syndrome after deep brain stimulation of the poster-oventrolateral globus pallidus internus: long-term follow-up. World J Biol Psychiatry 2014;15:66–75

Dehning S, Mehrkens JH, Müller N, Bötzel K. Therapy-refractory Tourette syndrome: beneficial outcome with globus pallidus internus deep brain stimulation. Mov Disord 2008; 23:1300–2.

Dehning S, Müller N, Matz J, Bender A, Kerle I, Benninghoff J, Musil R, Spellmann I et al. A genetic variant of HTR2C may play a role in the manifestation of Tourette syndrome. Psychiatr Genet 2010;20:35–8

Dehning S, Riedel M, Müller N. Aripiprazole in a patient vulnerable to side effects. Am J Psychiatry 2005; 162:625

Deng H, Le WD, Xie WJ, Jankovic J. Examination of the SLITRK1 gene in Caucasian patients with Tourette syndrome. Acta Neurol Scand 2006; 114:400–2

Denys D, de Vries F, Cath D, Figee M, Vulink N, Veltman DJ, Doef TF van der, Boellaard R et al. Dopaminergic activity in Tourette syndrome and obsessive-compulsive disorder. Eur Neuropsychopharmacol 2013;23:1423–31

Denys D, Fluitman S, Kavelaars A, Heijnen C, Westenberg H. Decreased TNF-alpha and NK activity in obsessive-compulsive disorder. Psychoneuroendocrinology 2004; 29:945–52

Desai AB, Doongaji DR, Satoskar RS. Metoclopramide in Gilles de la Tourette's syndrome (a case report). J Postgrad Med 1983; 29:181–3

Devinsky O, Morrell MJ, Vogt BA. Contributions of anterior cingulate cortex to behaviour. Brain 1995; 118:279–306

DeVito TJ, Drost DJ, Pavlosky W, Neufeld RW, Rajakumar N, McKinlay BD, Williamson PC, Nicolson R. Brain magnetic resonance spectroscopy in Tourette's disorder. J Am Acad Child Adolesc Psychiatry 2005; 44:1301–8

Devor EJ, Henderson V, Sparkes RS. Linkage to Tourette syndrome is excluded for red-cell acid phosphatase (ACP1) and flanking markers on chromosome 2pter-2p23. Hum Biol 1991; 63:221–6

Devor EJ, Isenberg KE: Nicotine and Tourette's syndrome. Lancet 1989; 2:1046

Diagnostisches und Statistisches Manual Psychischer Störungen DSM-5®, ISBN: 9783801728038, 2., korrigierte Auflage 2018

Díaz-Anzaldúa A, Joober R, Rivière JB, Dion Y, Lespérance P, Richer F, Chouinard S, Rouleau GA; Montreal Tourette Syndrome Study Group. Tourette syndrome and dopaminergic genes: a familybased association study in the French Canadian founder population. Mol Psychiatry 2004; 9:272–7

Diederich NJ, Kalteis K, Stamenkovic M, Pieri V, Alesch F. Efficient internal pallidal stimulation in Gilles de la Tourette syndrome: a case report. Mov Disord 2005; 20:1496–9

Dillenburger K, Keenan M. Using hypnosis to facilitate direct observation of multiple tics and self-monitoring in a typically developing teenager. Behav Ther 2003;34:117–125

Dimitsopulos T, Kurlan R. Tourette's syndrome and nicotine withdrawal. J Neuropsychiatry Clin Neurosci 1993; 5:108–9

Diniz JB, Rosario-Campos MC, Hounie AG, Curi M, Shavitt RG, Lopes AC, Miguel EC. Chronic tics and Tourette syndrome in patients with obsessive-compulsive disorder. J Psychiatr Res 2006; 40:487–93

Dion Y, Annable L, Sandor P, Chouinard G. Risperidone in the treatment of tourette syndrome: a double-blind, placebo-controlled trial. J Clin Psychopharmacol 2002; 22:31–9

Dodel I, Reese JP, Müller N, Münchau A, Balzer-Geldsetzer M, Wasem J, Oertel WH, Dodel R, Müller-Vahl K. Cost of illness in patients with Gilles de la Tourette's syndrome. J Neurol 2010;257:1055–1061

Dold M, Aigner M, Lanzenberger R, Kasper S. Antipsychotic Augmentation of Serotonin Reuptake Inhibitors in Treatment-Resistant Obsessive-Compulsive Disorder: An Update Meta-Analysis of Double-Blind, Randomized, Placebo-Controlled Trials. Int J Neuropsychopharmacol. 2015;18(9):pyv047. doi: 10.1093/ijnp/pyv047.

Dong S, Zhuang P, Zhang XH, Li JY, Li YJ. Unilateral deep brain stimulation of the right globus pallidus internus in patients with Tourette's syndrome: two cases with outcomes after 1 year and a brief review of the literature. J Int Med Res 2012;40:2021–8

Donnai D. Gene location in Tourette syndrome. Lancet 1987; 1:627

Dooley JM, Brna PM, Gordon KE. Parent perceptions of symptom severity in Tourette's syndrome. Arch Dis Child. 1999;81(5):440–1. doi: 10.1136/adc.81.5.440.

Dopheide JA, Pliszka SR. Attention-deficit-hyperactivity disorder: an update. Pharmacotherapy 2009; 29:656–79

Draganski B, Martino D, Cavanna AE, Hutton C, Orth M, Robertson MM, Critchley HD, Frackowiak RS. Multispectral brain morphometry in Tourette syndrome persisting into adulthood. Brain 2010;133:3661–75

Draper A, Jackson GM, Morgan PS, Jackson SR. Premonitory urges are associated with decreased grey matter thickness within the insula and sensorimotor cortex in young people with Tourette syndrome. J Neuropsychol. 2016;10(1):143–53. doi: 10.1111/jnp.12089.

Draper A, Jude L, Jackson GM, Jackson SR. Motor excitability during movement preparation in Tourette syndrome. J Neuropsychol. 2013 Nov 28. doi: 10.1111/jnp.12033.

Draper A, Stephenson MC, Jackson GM, Pépés S, Morgan PS, Morris PG, Jackson SR. Increased GABA contributes to enhanced control over motor excitability in Tourette syndrome. Curr Biol. 2014; 24(19):2343–7. doi: 10.1016/j.cub.2014.08.038.

Drtílková I, Balaötiková B, Lemanová H, Zák J. Therapeutival effects of clonidine and clonazepame in children with tick syndrome. Homeost Health Dis 1994; 35:296.

Du YS, Li HF, Vance A, Zhong YQ, Jiao FY, Wang HM, Wang MJ, Su LY et al. Randomized double-blind multicentre placebo-controlled clinical trial of the clonidine adhesive patch for the treatment of tic disorders. Aust N Z J Psychiatry 2008; 42:807–13

Duane DD. Aripiprazole in childhood and adolescence for Tourette syndrome. J Child Neurol 2006; 21:358

Dueck A, Wolters A, Wunsch K, Bohne-Suraj S, Mueller JU, Haessler F, Benecke R, Buchmann J. Deep brain stimulation of globus pallidus internus in a 16-year-old boy with severe tourette syndrome and mental retardation. Neuropediatrics 2009;40:239–42

Duits A, Ackermans L, Cath D, Visser-Vandewalle V. Unfavourable outcome of deep brain stimulation in a Tourette patient with severe comorbidity. Eur Child Adolesc Psychiatry 2012;21:529–31

Dursun SM, Burke JG, Reveley MA. Buspirone treatment of Tourette's syndrome. Lancet 1995; 345:1366–7

Dursun SM, Farrar G, Handley SL, Rickards H, Betts T, Corbett JA. Elevated plasma kynurenine in Tourette syndrome. Mol Chem Neuropathol 1994a; 21:55–60

Dursun SM, Reveley MA, Bird R, Stirton F: Longlasting improvement of Tourette's syndrome with transdermal nicotine. Lancet 1994b; 344:1577

Dursun SM, Reveley MA. Differential effects of transdermal nicotine on microstructured analyses of tics in Tourette's syndrome: an open study. Psychol Med 1997; 27:483–7

Dutta N, Cavanna AE. The effectiveness of habit reversal therapy in the treatment of Tourette syndrome and other chronic tic disorders: a systematic review. Funct Neurol 2013;28:7–12

Dyke K, Jackson G, Jackson S. Non-invasive brain stimulation as therapy: systematic review and recommendations with a focus on the treatment of Tourette syndrome. Exp Brain Res. 2022;240(2):341–363. doi: 10.1007/s00221-021-06229-y.

Dyke K, Jackson GM, Nixon E, Jackson SR. Effects of single-session cathodal transcranial direct current stimulation on tic symptoms in Tourette's syndrome. Exp Brain Res. 2019;237(11):2853–63. doi: 10.1007/s00221-019-05637-5.

Dykens E, Leckman J, Riddle M, Hardin M, Schwartz S, Cohen D. Intellectual, academic, and adaptive functioning of Tourette syndrome children with and without attention deficit disorder. J Abnorm Child Psychol 1990; 18:607–15

Dysken MW, Berecz JM, Samarza A, Davis JM. Clonidine in Tourette syndrome. Lancet 1980; 2:926–7

Eapen V, Baker R, Walter A, Raghupathy V, Wehrman JJ, Sowman PF. The Role of Transcranial Direct Current Stimulation (tDCS) in Tourette Syndrome: A Review and Preliminary Findings. Brain Sci. 2017;7(12):161. doi: 10.3390/brainsci7120161.

Eapen V, Fox-Hiley P, Banerjee S, Robertson M. Clinical features and associated psychopathology in a Tourette syndrome cohort. Acta Neurol Scand 2004; 109:255–60

Eapen V, Katona CLE, Barnes TRE, Robertson MM. Sulpiride-inducedf tardive dyskinesia in a person with Gilles de la Tourette syndrome. J Psychopharmacol 1993a; 7:290–2

Eapen V, Lees AJ, Lakke JP, Trimble MR, Robertson MM. Adult-onset tic disorders. Mov Disord 2002; 17:735–40

Eapen V, O'Neill J, Gurling HM, Robertson MM. Sex of parent transmission effect in Tourette's syndrome: evidence for earlier age at onset in maternally transmitted cases suggests a genomic imprinting effect. Neurology 1997; 48:934–7

Eapen V, Pauls DL, Robertson MM. Evidence for autosomal dominant transmission in Tourette's syndrome. United Kingdom cohort study. Br J Psychiatry 1993b; 162:593–6

Eapen V, Robertson MM. Clinical correlates of tourette's disorder across cultures: a comparative study between the United Arab Emirates and the United Kingdom. Prim Care Companion J Clin Psychiatry 2008;10:103–7

Eddy CM, Cavanna AE, Gulisano M, Agodi A, Barchitta M, Calì P, Robertson MM, Rizzo R. Clinical correlates of quality of life in Tourette syndrome. Mov Disord 2011a;26:735–738

Eddy CM, Cavanna AE, Gulisano M, Calì P, Robertson MM, Rizzo R. The effects of comorbid obsessive-compulsive disorder and attention-deficit hyperactivity disorder on quality of life in tourette syndrome. J Neuropsychiatry Clin Neurosci 2012;24:458–462

Eddy CM, Cavanna AE. 'It's a curse!': coprolalia in Tourette syndrome. Eur J Neurol. 2013a;20:1467–70

Eddy CM, Cavanna AE. On being your own worst enemy: an investigation of socially inappropriate symptoms in Tourette syndrome. J Psychiatr Res. 2013b;47:1259–63

Eddy CM, Rickards HE, Critchley HD, Cavanna AE. A controlled study of personality and affect in Tourette syndrome. Compr Psychiatry. 2013;54:105–10

Eddy CM, Rizzo R, Gulisano M, Agodi A, Barchitta M, Calì P, Robertson MM, Cavanna AE. Quality of life in young people with Tourette syndrome: a controlled study. J Neurol 2011b;258:291–301

Edwards MJ, Bhatia KP. Functional (psychogenic) movement disorders: merging mind and brain. Lancet Neurol. 2012;11(3):250–60. doi: 10.1016/S1474-4422(11)70310-6.

Eggers C, Rothenberger A, Berghaus U. Clinical and neurobiological findings in children suffering from tic disease following treatment with tiapride. Eur Arch Psychiatry Neurol Sci 1988; 237:223–9

Eidelberg D, Moeller JR, Antonini A, Kazumata K, Dhawan V, Budman C, Feigin A. The metabolic anatomy of Tourette's syndrome. Neurology 1997; 48:927–34

ElSohly MA. Chemische Bestandteile von Cannabis. In: Grotenhermen F (Hrsg.). Cannabis und Cannabinoide. Pharmakologie, Toxikologie und therapeutisches Potential. Verlag Hans Huber, Bern, 2001:45–55

Elstner K, Selai CE, Trimble MR, Robertson MM. Quality of Life (QOL) of patients with Gilles de la Tourette's syndrome. Acta Psychiatr Scand 2001; 103:52–9

Ercan-Sencicek AG, Stillman AA, Ghosh AK, Bilguvar K, O'Roak BJ, Mason CE, Abbott T, Gupta A et al. L-histidine decarboxylase and Tourette's syndrome. N Engl J Med 2010;362:1901–8

Erenberg G, Cruse RP, Rothner AD. The natural history of Tourette syndrome: a follow-up study. Ann Neurol 1987; 22:383–5

Erenberg G, Lederman RJ. Naltrexone and Tourette's syndrome. Ann Neurol 1992; 31:574

Erer S, Jankovic J. Adult onset tics after peripheral injury. Parkinsonism Relat Disord 2008; 14:75–6

Erickson HM Jr, Goggin JE, Messiha FS. Comparison of lithium and haloperidol therapy in Gilles de la Tourette syndrome. Adv Exp Med Biol 1977; 90:197–205

Essing J, Jakubovski E, Psathakis N, Cevirme SN, Leckman JF, Müller-Vahl KR. Premonitory Urges Reconsidered: Urge Location Corresponds to Tic Location in Patients With Primary Tic Disorders. J Mov Disord. 2022;15(1):43-52. doi: 10.14802/jmd.21045.

EuroQol Group. EuroQol: a new facility for the measurement of health-related quality of life. Health Policy 1990; 16:199–208.

Evans G. Psychogenic pseudo-Tourette syndrome: one of Dr Johnson's maladies? J R Soc Med. 2010;103:500–2

Factor SA, Molho ES. Adult-onset tics associated with peripheral injury. Mov Disord 1997; 12:1052–5

Fahim C, Yoon U, Das S, Lyttelton O, Chen J, Arnaoutelis R, Rouleau G, Sandor P et al. Somatosensory-motor bodily representation cortical thinning in Tourette: Effects of tic severity, age and gender. Cortex 2010;46:750–760

Fahim C, Yoon U, Sandor P, Frey K, Evans AC. Thinning of the motorcingulate-insular cortices in siblings concordant for Tourette syndrome. Brain Topogr 2009; 22:176–84

Farber RH, Angelov A, Kim K, Carmack T, Thai-Cuarto D, Roberts E. Clinical development of valbenazine for tics associated with Tourette syndrome. Expert Rev Neurother. 2021;21(4):393–404. doi: 10.1080/14737175.2021.1898948.

Farhat LC, Behling E, Landeros-Weisenberger A, Levine JLS, Macul Ferreira de Barros P, Wang Z, Bloch MH. Comparative efficacy, tolerability, and acceptability of pharmacological interventions for the treatment of children, adolescents, and young adults with Tourette's syndrome: a systematic review and network meta-analysis. Lancet Child Adolesc Health. 2023;7(2):112–126. doi: 10.1016/S2352-4642(22)00316-9.

Feigin A, Kurlan R, McDermott MP, Beach J, Dimitsopulos T, Brower CA, Chapieski L, Trinidad K, Como P, Jankovic J. A controlled trial of deprenyl in children with Tourette's syndrome and attention deficit hyperactivity disorder. Neurology 1996; 46:965–8

Feinberg M, Carroll BJ. Effects of dopamine agonists and antagonists in Tourette's disease. Arch. Gen. Psychiatry 1979; 36:979–85

Fernández de la Cruz L, Ringberg H, Anderson S, Stern JS, Mataix-Cols D. Driving with Tic Disorders: An International Survey of Lived Experiences. Mov Disord Clin Pract. 2021;8(3):412–419. doi: 10.1002/mdc3.13177.

Fernández de la Cruz L, Rydell M, Runeson B, Brander G, Rück C, D'Onofrio BM, Larsson H, Lichtenstein P, Mataix-Cols D. Suicide in Tourette's and Chronic Tic Disorders. Biol Psychiatry. 2017;82(2):111–118. doi: 10.1016/j.biopsych.2016.08.023.

Fernandez TV, Sanders SJ, Yurkiewicz IR, Ercan-Sencicek AG, Kim YS, Fishman DO, Raubeson MJ, Song Y et al. Rare copy number variants in tourette syndrome disrupt genes in histaminergic pathways and overlap with autism. Biol Psychiatry 2012;71:392–402

Fernández-Jaén A, Fernández-Mayoralas DM, Muñoz-Jareño N, Calleja-Pérez B. An open-label, prospective study of levetiracetam in children and adolescentes with Tourette syndrome. Eur J Paediatr Neurol 2009;13:541–545

Ferre RC. Tourette's disorder and the use of clonidine. J Am Acad Child Psychiatry 1982; 21:294–7

Fineberg NA, Saxena S, Zohar J, Craig KJ. Obsessive-compulsive disorder: boundary issues. CNS Spectr 2007; 12:359–64, 367–75

Finis J, Moczydlowski A, Pollok B, Biermann-Ruben K, Thomalla G, Heil M, Krause H, Jonas M, Schnitzler A, Münchau A. Echoes from childhood–imitation in Gilles de la Tourette Syndrome. Mov Disord. 2012;27:562–5

Fitzgerald KD, Stewart CM, Tawile V, Rosenberg DR. Risperidone augmentation of serotonin reuptake inhibitor treatment of pediatric obsessive compulsive disorder. J Child Adolesc Psychopharmacol 1999; 9:115–23

Flaherty AW, Williams ZM, Amirnovin R, Kasper E, Rauch SL, Cosgrove GR, Eskandar EN. Deep brain stimulation of the anterior internal capsule for the treatment of Tourette syndrome: technical case report. Neurosurgery 2005; 57(4 Suppl):E403

Flockhart DA, Drici MD, Kerbusch T, Soukhova N, Richard E, Pearle PL, Mahal SK, Babb VJ. Studies on the mechanism of a fatal clarithromycin-pimozide interaction in a patient with Tourette syndrome. J Clin Psychopharmacol 2000; 20:317–24

Fog R, Pakkenberg H, Regeur L, Pakkenberg B. „Tardive" Tourette syndrome in relation to long-term neuroleptic treatment of multiple tics. Adv Neurol 1982; 35:419–21

Fog R, Regeur L. Did W.A. Mozart suffer from Tourette's syndrome? World Congress of Psychiatry, Vienna, 1983

Fog R. Mozart's bizarre verbal behavior: a case of Tourette syndrome? Maledicta 1995; 11:59–62

Foltynie T, Martinez-Torres I, Zrinzo L, Joyce E, Cavanna A, Jahanshahi M, Limousin P, Hariz M. Improvement in vocal & motor tics following DBS of motorGPi for Tourette syndrome, not accompanied by subjective improvement in quality of life – A case report. Mov Disord 2009;24:S497-S498

Ford RA. The psychopathology of echophenomena. Psychol Med 1989; 19:627–35

Fornaro M, Gabrielli F, Albano C, Fornaro S, Rizzato S, Mattei C, Solano P, Vinciguerra V, Fornaro P. Obsessive-compulsive disorder and related disorders: a comprehensive survey. Ann Gen Psychiatry 2009; 8:13

Fornaro M, Maremmani AG, Colicchio MG, Romano A, Fornaro S, Rizzato S, Ciampa G, Colicchio S, Dell'Osso L. A case of severe oral self-injurious Tourette's syndrome alleviated by pregabalin. Gen Hosp Psychiatry 2012;34:321.e1–4

Fountoulakis KN, Iacovides A, St Kaprinis G. Successful treatment of Tourette's disorder with amisulpride. Ann Pharmacother 2004; 38:901

Fountoulakis KN, Panagiotidis P. Tardive Tourette-like syndrome in a patient treated with paliperidone. J Neuropsychiatry Clin Neurosci. 2011;23:E35–6

Fountoulakis KN, Siamouli M, Kantartzis S, Panagiotidis P, Iacovides A, Kaprinis GS. Acute dystonia with low-dosage aripiprazole in Tourette's disorder. Ann Pharmacother 2006; 40:775–7

Frank MC, Piedad J, Rickards H, Cavanna AE. The role of impulse control disorders in Tourette syndrome: an exploratory study. J Neurol Sci 2011;310:276–8

Fras I. Guanfacine for Tourette's disorder. J Am Acad Child Adolesc Psychiatry 1996; 35:3–4

Fredericksen KA, Cutting LE, Kates WR, Mostofsky SH, Singer HS, Cooper KL, Lanham DC, Denckla MB, Kaufmann WE. Disproportionate increases of white matter in right frontal lobe in Tourette syndrome. Neurology 2002; 58:85–9

Frederiks JAM. Facial tic in children: the therapeutic effect of low-dosage diazepam. Brit J Clin Pract 1970; 24/1:17–20

Freed RD, Coffey BJ, Mao X, Weiduschat N, Kang G, Shungu DC, Gabbay V. Decreased Anterior Cingulate Cortex γ-Aminobutyric Acid in Youth With Tourette's Disorder. Pediatr Neurol. 2016;65:64–70. doi: 10.1016/j.pediatrneurol.2016.08.017.

Freeman RD, Fast DK, Burd L, Kerbeshian J, Robertson MM, Sandor P. An international perspective on Tourette syndrome: selected findings from 3, 500 individuals in 22 countries. Dev Med Child Neurol 2000; 42:436–47

Freeman RD, Zinner SH, Müller-Vahl KR, Fast DK, Burd LJ, Kano Y, Rothenberger A, Roessner V et al. Coprophenomena in Tourette syndrome. Dev Med Child Neurol 2009; 51:218–27

Freeman RD. Diagnostic criteria for Tourette's disorder. J Am Acad Child Adolesc Psychiatry 2005;44:209–10

Freeman RD; Tourette Syndrome International Database Consortium. Tic disorders and ADHD: answers from a world-wide clinical dataset on Tourette syndrome. Eur Child Adolesc Psychiatry 2007; 16(1):15–23

Fremer C, Pisarenko A, Müller-Vahl K. Tourette-Syndrom: Wer tickt hier richtig?. DNP 2021;22:48–55. doi: 10.1007/s15202-021-4642-5.

Fremer C, Szejko N, Pisarenko A, Haas M, Laudenbach L, Wegener C, Müller-Vahl KR. Mass social media-induced illness presenting with Tourette-like behavior. Front Psychiatry. 2022;13:963769. doi: 10.3389/fpsyt.2022.963769.

Frodl T, Skokauskas N. Meta-analysis of structural MRI studies in children and adults with attention deficit hyperactivity disorder indicates treatment effects. Acta Psychiatr Scand. 2012;125:114–26

Fu M, Wei H, Meng X, Chen H, Shang B, Chen F, Huang Z, Sun Yet al. Effects of Low-Frequency Repetitive Transcranial Magnetic Stimulation of the Bilateral Parietal Cortex in Patients With Tourette Syndrome. Front Neurol. 2021;12:602830. doi: 10.3389/fneur.2021.602830.

Fulop G, Phillips RA, Shapiro AK, Gomes JA, Shapiro E, Nordlie JW. ECG changes during haloperidol and pimozide treatment of Tourette's disorder. Am J Psychiatry 1987;144:673–5

Gabbay V, Coffey BJ, Babb JS, Meyer L, Wachtel C, Anam S, Rabinovitz B. Pediatric autoimmune neuropsychiatric disorders associated with streptococcus: comparison of diagnosis and treatment in the community and at a specialty clinic. Pediatrics 2008; 122:273–8

Gade R, Muhleman D, Blake H, MacMurray J, Johnson P, Verde R, Saucier G, Comings DE. Correlation of length of VNTR alleles at the X-linked MAOA gene and phenotypic effect in Tourette syndrome and drug abuse. Mol Psychiatry 1998; 3:50–60

Gadoth N, Gordon CR, Streifler J. Naloxone in Gilles de la Tourette's syndrome. Ann Neurol 1987; 21:415

Gadow KD, Nolan EE, Sprafkin J, Schwartz J. Tics and psychiatric comorbidity in children and adolescents. Dev Med Child Neurol 2002; 44:330–8

Gadow, KD, Paolicelli LM. Global Tic Rating Scale. Stony Brook, NY: State University of New York Department of Psychiatry; 1986

Gadow KD, Sverd J, Nolan EE, Sprafkin J, Schneider J. Immediate-release methylphenidate for ADHD in children with comorbid chronic multiple tic disorder. J Am Acad Child Adolesc Psychiatry 2007; 46:840–8

Gadow KD, Sverd J, Sprafkin J, Nolan EE, Grossman S. Long-term methylphenidate therapy in children with comorbid attentiondeficit hyperactivity disorder and chronic multiple tic disorder. Arch Gen Psychiatry 1999; 56:330–6

Gadzicki D, Müller-Vahl KR, Heller D, Ossege S, Nöthen MM, Hebebrand J, Stuhrmann M. Tourette syndrome is not caused by mutations in the central cannabinoid receptor (CNR1) gene. Am J Med Genet B Neuropsychiatr Genet 2004; 127B:97–103.

Gaffney GR, Perry PJ, Lund BC, Bever-Stille KA, Arndt S, Kuperman S. Risperidone versus clonidine in the treatment of children and adolescents with Tourette's syndrome. J Am Acad Child Adolesc Psychiatry 2002; 41:330–6

Gaffney GR, Sieg K, Hellings J. The MOVES: A self-rating scale for Tourette's syndrome. J Child Adolescent Psychopharmacology 1994; 4:269–80

Gancher S, Conant-Norville D, Angell R. Treatment of Tourette's syndrome with transdermal clonidine: a pilot study. J Neuropsychiatry Clin Neurosci 1990; 2:66–9

Ganos C, Edwards MJ, Müller-Vahl K. „I swear it is Tourette's!": On functional coprolalia and other tic-like vocalizations. Psychiatry Res. 2016;246:821–826. doi: 10.1016/j.psychres.2016.10.021.

Ganos C, Kahl U, Brandt V, Schunke O, Bäumer T, Thomalla G, Roessner V, Haggard P, Münchau A, Kühn S. The neural correlates of tic inhibition in Gilles de la Tourette syndrome. Neuropsychologia. 2014;65:297-301. doi: 10.1016/j.neuropsychologia.2014.08.007.

Ganos C, Kahl U, Schunke O, Kühn S, Haggard P, Gerloff C, Roessner V, Thomalla G, Münchau A. Are premonitory urges a prerequisite of tic inhibition in Gilles de la Tourette syndrome? J Neurol Neurosurg Psychiatr 2012a;83:975–978

Ganos C, Müller-Vahl K, Bhatia KP. Blocking Phenomena in Gilles de la Tourette Syndrome. Mov Disord Clin Pract. 2015;2(4):438–439. doi: 10.1002/mdc3.12199.

Ganos C, Ogrzal T, Schnitzler A, Münchau A. The pathophysiology of echopraxia/echolalia: relevance to Gilles de la Tourette syndrome. Mov Disord. 2012b;27(10):1222–9. doi: 10.1002/mds.25103.

Ganos C, Sarva H, Kurvits L, Gilbert DL, Hartmann A, Worbe Y, Mir P, Müller-Vahl KR, et al. Clinical Practice Patterns in Tic Disorders Among Movement Disorder Society Members. Tremor Other Hyperkinet Mov (NY). 2021;11:43. doi: 10.5334/tohm.656.

Gaoni Y, Mechoulam R. Isolation, structure and partial synthesis of an active constituent of hashish. J Am Chem Soc 1964; 86:646–8

Garcia-López R, Perea-Milla E, Garcia CR, Rivas-Ruiz F, Romero-González J, Moreno JL, Faus V, Aguas G del C, Diaz JC. New therapeutic approach to Tourette Syndrome in children based on a randomized placebo-controlled double-blind phase IV study of the effectiveness and safety of magnesium and vitamin B6. Trials 2009; 10:16

García-López R, Romero-González J, Perea-Milla E, Ruiz-García C, Rivas-Ruiz F, de Las Mulas Béjar M. An open study evaluating the efficacy and security of magnesium and vitamin B(6) as a treatment of Tourette syndrome in children. Med Clin (Barc) 2008; 131:689–91

Garraux G, Goldfine A, Bohlhalter S, Lerner A, Hanakawa T, Hallett M. Increased midbrain gray matter in Tourette's syndrome. Ann. Neurol 2006; 59:381–5

Garvey MA, Perlmutter SJ, Allen AJ, Hamburger S, Lougee L, Leonard HL, Witowski ME, Dubbert B, Swedo SE. A pilot study of penicillin prophylaxis for neuropsychiatric exacerbations triggered by streptococcal infections Biol Psychiatry 1999; 45:1564–71

Gates L, Clarke JR, Stokes A, Somorjai R, Jarmasz M, Vandorpe R, Dursun SM. Neuroanatomy of coprolalia in Tourette syndrome using functional magnetic resonance imaging. Prog Neuropsychopharmacol Biol Psychiatry 2004; 28:397–400

Gaughan T, Buckley A, Hommer R, Grant P, Williams K, Leckman JF, Swedo SE. Rapid Eye Movement Sleep Abnormalities in Children with Pediatric Acute-Onset Neuropsychiatric Syndrome (PANS). J Clin Sleep Med. 2016;12(7):1027–32. doi: 10.5664/jcsm.5942.

George MS, Robertson MM, Costa DC, Ell PJ, Trimble MR, Pilowsky L, Verhoeff NP. Dopamine receptor availability in Tourette's syndrome. Psychiatry Res 1994; 55:193–203

George MS, Trimble MR, Ring HA, Sallee FR, Robertson MM. Obsessions in obsessive-compulsive disorder with and without Gilles de la Tourette's syndrome. Am J Psychiatry 1993a; 150:93–7

George MS, Trimble MR, Robertson MM. Fluvoxamine and sulpiride in combined obsessive-compulsive disorder and Gilles de la Tourette syndrome. Hum Psychopharmacol 1993b; 8:327–34

Gerasch S, Kanaan AS, Jakubovski E, Müller-Vahl KR. Aripiprazole Improves Associated Comorbid Conditions in Addition to Tics in Adult Patients with Gilles de la Tourette Syndrome. Front Neurosci. 2016;10:416. doi: 10.3389/fnins.2016.00416.

Gericke GS, Simonic I, Cloete E, Becker PJ. Increased expression of aphidicolin-induced common fragile sites in Tourette syndrome: the key to understand the genetics of comorbid phenotypes? Am J Med Genet 1996; 67:25–30

Gericke GS, Simonic I, Cloete E, Buckle C, Becker PJ. Increased chromosomal breakage in Tourette syndrome predicts the possibility of variable multiple gene involvement in spectrum phenotypes: preliminary findings and hypothesis. Am J Med Genet 1995; 60:444–7

Ghanizadeh A, Mosallaei S. Psychiatric disorders and behavioral problems in children and adolescents with Tourette syndrome. Brain Dev 2009; 31:15–9

Ghanizadeh A. Systemic review of aripiprazole for the treatment of children and adolescents with tic disorders. Neurosciences (Riyadh) 2012;17:200–4

Giakas WJ. Risperidone treatment for a Tourette's disorder patient with comorbid obsessive-compulsive disorder. Am J Psychiatry 1995; 152:1097–8

Gilbert DL, Batterson JR, Sethuraman G, Sallee FR. Tic reduction with risperidone versus pimozide in a randomized, double-blind, crossover trial. J Am Acad Child Adolesc Psychiatry 2004; 43:206–14

Gilbert DL, Budman CL, Singer HS, Kurlan R, Chipkin RE. A D_1 receptor antagonist, ecopipam, for treatment of tics in Tourette syndrome. Clin Neuropharmacol. 2014;37(1):26–30. doi: 10.1097/WNF.0000000000000017.

Gilbert DL, Christian BT, Gelfand MJ, Shi B, Mantil J, Sallee FR. Altered mesolimbocortical and thalamic dopamine in Tourette syndrome. Neurology 2006; 67:1695–7

Gilbert DL, Dubow JS, Cunniff TM, Wanaski SP, Atkinson SD, Mahableshwarkar AR. Ecopipam for Tourette Syndrome: A Randomized Trial. Pediatrics. 2023;151(2):e2022059574. doi: 10.1542/peds.2022-059574.

Gilbert DL, Dure L, Sethuraman G, Raab D, Lane J, Sallee FR. Tic reduction with pergolide in a randomized controlled trial in children. Neurology 2003; 60:606–11

Gilbert DL, Murphy TK, Jankovic J, Budman CL, Black KJ, Kurlan RM, Coffman KA, McCracken JT et al. Ecopipam, a D_1 receptor antagonist, for treatment of tourette syndrome in children: A randomized, placebo-controlled crossover study. Mov Disord. 2018;33(8):1272–1280. doi: 10.1002/mds.27457.

Gilbert DL, Sethuraman G, Sine L, Peters S, Sallee FR. Tourette's syndrome improvement with pergolide in a randomized, double-blind, crossover trial. Neurology 2000; 54:1310–5

Gilbert DL. Inflammation in Tic Disorders and Obsessive-Compulsive Disorder: Are PANS and PANDAS a Path Forward? J Child Neurol. 2019;34(10):598–611. doi: 10.1177/0883073819848635.

Gilles de la Tourette G. Etude sur une affection nerveuse caracterisee par de l'incoodination motrice accompagnee d'echolalie et de coprolalie. Arch Neurol 1885; 9:19–42

Gilles de la Tourette G. Etude sur une affection nerveuse caracterisée par de l'incoordination motrice accompagnée d'echolalie et de coprolalie. Arch Neurol 1885; 9:19–42. Zit. nach: Rothenberger A. www.tourette-gesellschaft.de/ (2006)

Gilles de la Tourette G. Etude sur une affection nerveuse caracterisée par de l'incoordination motrice accompagnée d'echolalie et de coprolalie. Archives of Neurology 1885; 9:19–42. Zit. nach: Boldt U, Schimanski S, Ohler S, Krämer H. Zugriff am 30.5.2008 unter www.tourette-gesellschaft.de/2003

Giulino L, Gammon P, Sullivan K, Franklin M, Foa E, Maid R, March JS. Is parental report of upper respiratory infection at the onset of obsessivecompulsive disorder suggestive of pediatric autoimmune neuropsychiatric disorder associated with streptococcal infection? J Child Adolesc Psychopharmacol 2002; 12:157–64

Glahn A, Prell T, Grosskreutz J, Peschel T, Müller-Vahl KR. Obsessive-compulsive disorder is a heterogeneous disorder: Evidence from diffusion tensor imaging and magnetization transfer imaging. BMC Psychiatry. 2015;15:135. doi: 10.1186/s12888-015-0535-5.

Glaze DG, Frost JD Jr, Jankovic J. Sleep in Gilles de la Tourette's syndrome: disorder of arousal. Neurology 1983; 33:586–92

Gobert A, Rivet JM, Audinot V, Newman-Tancredi A, Cistarelli L, Millan MJ. Simultaneous quantification of serotonin, dopamine and noradrenaline levels in single frontal cortex dialysates of freelymoving rats reveals a complex pattern of reciprocal autoand heteroreceptor-mediated control of release. Neuroscience 1998;84:413–29

Goetz CG, Leurgans S, Chmura TA. Home alone: methods to maximize tic expression for objective videotape assessments in Gilles de la Tourette syndrome. Mov Disord 2001; 16:693–7

Goetz CG, Pappert EJ, Louis ED, Raman R, Leurgans S. Advantages of a modified scoring method for the Rush Video-Based Tic Rating Scale. Mov Disord 1999; 14:502–6

Goetz CG, Stebbins GT, Thelen JA. Talipexole and adult Gilles de la Tourette's syndrome: double-blind, placebo-controlled clinical trial. Mov Disord 1994; 9:315–7

Goetz CG, Tanner CM, Wilson RS, Carroll VS, Como PG, Shannon KM. Clonidine and Gilles de la Tourette's syndrome: double-blind study using objective rating methods. Ann Neurol 1987a; 21:307–10

Goetz CG, Tanner CM, Wilson RS, Shannon KM. A rating scale for Gilles de la Tourette's syndrome: description, reliability, and validity data. Neurology 1987b; 37:1542–4

Golden GS. Tardive dyskinesia in Tourette syndrome. Pediatr Neurol 1985; 1:192–4

Goldstein JA. Nifedipine treatment of Tourette's syndrome. J Clin Psychiatry 1984; 45:360

Gomes de Alvarenga P, de Mathis MA, Dominguez Alves AC, do Rosário MC, Fossaluza V, Hounie AG, Miguel EC, Rodrigues Torres A. Clinical features of tic-related obsessive-compulsive disorder: results from a large multicenter study. CNS Spectr 2012;17:87–93

Gomis M, Puente V, Pont-Sunyer C, Oliveras C, Roquer J. Adult onset simple phonic tic after caudate stroke. Mov Disord 2008; 23:765–6

Gonce M, Barbeau A. Seven cases of Gilles de la tourette's syndrome: partial relief with clonazepam: a pilot study. Can J Neurol Sci 1977; 4:279–83

Gordon M, Cologne SE, Hartlein J, Koller J, Schlaggar B, Mink JW, Black KJ. A Pilot Study of Levopoda for Treatment of Tics in Children and Adults [Poster]. Washington University 2013. URL: f1000research.com/posters/1093664 (abgerufen am 07.03.2023)

Gorman DA, Thompson N, Plessen KJ, Robertson MM, Leckman JF, Peterson BS. Psychosocial outcome and psychiatric comorbidity in older adolescents with Tourette syndrome: controlled study. Br J Psychiatry. 2010;197:36–44

Grados MA, Mathews CA; Tourette Syndrome Association International Consortium for Genetics. Latent class analysis of gilles de la tourette syndrome using comorbidities: clinical and genetic implications. Biol Psychiatry 2008; 64:219–25

Greenberg BD, Gabriels LA, Malone DA Jr, Rezai AR, Friehs GM, Okun MS, Shapira NA, Foote KD et al. Deep brain stimulation of the ventral internal capsule/ventral striatum for obsessive-compulsive disorder: worldwide experience. Mol Psychiatry 2010a;15:64–79

Greenberg BD, Rauch SL, Haber SN. Invasive Circuitry-Based Neurotherapeutics: Stereotactic Ablation and Deep Brain Stimulation for OCD. Neuropsychopharmacology 2010b;35:317–336

Greenberg E, Albright C, Hall M, Hoeppner S, Miller S, Farley A, Silverman M, Braddick V et al. Modified Comprehensive Behavioral Intervention for Tics: Treating Children With Tic Disorders, Co-Occurring ADHD, and Psychosocial Impairment. Behav Ther. 2023;54(1):51–64. doi: 10.1016/j.beth.2022.07.007.

Greene DJ, Koller JM, Hampton JM, Wesevich V, Van AN, Nguyen AL, Hoyt CR, McIntyre L et al. Behavioral interventions for reducing head motion during MRI scans in children. Neuroimage. 2018;171:234–245. doi: 10.1016/j.neuroimage.2018.01.023.

Greene DJ, Koller JM, Robichaux-Viehoever A, Bihun EC, Schlaggar BL, Black KJ. Reward enhances tic suppression in children within months of tic disorder onset. Dev Cogn Neurosci. 2015;11:65–74. doi: 10.1016/j.dcn.2014.08.005.

Greene DJ, Williams Iii AC, Koller JM, Schlaggar BL, Black KJ; The Tourette Association of America Neuroimaging Consortium. Brain structure in pediatric Tourette syndrome. Mol Psychiatry. 2017;22(7):972–980. doi: 10.1038/mp.2016.194. [Erratum in: Mol Psychiatry. 2020]

Grice DE, Leckman JF, Pauls DL, Kurlan R, Kidd KK, Pakstis AJ, Chang FM, Buxbaum JD et al. Linkage disequilibrium between an allele at the dopamine D4 receptor locus and Tourette syndrome, by the transmission-disequilibrium test. Am J Hum Genet 1996; 59:644–52

Griendt JMTM van de, Dijk MK van, Verdellen CWJ, Verbraak MJPM. The effect of shorter exposure versus prolonged exposure on treatment outcome in Tourette syndrome and chronic tic disorders – an open trial. Int J Psychiatry Clin Pract. 2018;22(4):262–267. doi: 10.1080/13651501.2017.1418892.

Griesemer DA. Pergolide in the management of Tourette syndrome. J. Child. Neurol 1997; 12:402–3

Grimaldi BL. The central role of magnesium deficiency in Tourette's syndrome: causal relationships between magnesium deficiency, altered biochemical pathways and symptoms relating to Tourette's syndrome and several reported comorbid conditions. Med Hypotheses 2002; 58:47–60

Groth C, Mol Debes N, Rask CU, Lange T, Skov L. Course of Tourette Syndrome and comorbidities in a large prospective clinical study. J Am Acad Child Adolesc Psychiatry. 2017;56(4):304–12. doi: 10.1016/j.jaac.2017.01.010.

Guan CH, Tsai SJ. Paliperidone in the treatment of Tourette's syndrome with comorbid schizophrenia. Psychiatry Clin Neurosci. 2013 Feb;67(2):128. doi: 10.1111/pcn.12013.

Gulisano M, Barone R, Mosa MR, Milana MC, Saia F, Scerbo M, Rizzo R. Incidence of Autism Spectrum Disorder in Youths Affected by Gilles de la Tourette Syndrome Based on Data from a Large Single Italian Clinical Cohort. Brain Sci. 2020;10(11):812. doi: 10.3390/brainsci10110812.

Gulisano M, Calì PV, Cavanna AE, Eddy C, Rickards H, Rizzo R. Cardio-vascular safety of aripiprazole and pimozide in young patients with Tourette syndrome. Neurol Sci 2011;32:1213–7

Guo S, Hu S, Liu H, et al. [Efficacy and safety of Choudongning Capsule in children with Tourette's syndrome of spleen deficiency and phlegm accumulation in phase II clinic]. Zhongcaoyao 2018;49: 891–96

Haas M, Jakubovski E, Fremer C, Dietrich A, Hoekstra PJ, Jäger B, Müller-Vahl KR, EMTICS Collaborative Group. Yale Global Tic Severity Scale (YGTSS): Psychometric Quality of the Gold Standard for Tic Assessment Based on the Large-Scale EMTICS Study. Front Psychiatry. 2021;12:626459. doi: 10.3389/fpsyt.2021.626459.

Haas M, Jakubovski E, Kunert K, Fremer C, Buddensiek N, Häckl S, Lenz-Ziegenbein M, Musil R et al. ONLINE-TICS: Internet-Delivered Behavioral Treatment for Patients with Chronic Tic Disorders. J Clin Med. 2022;11(1):250. doi: 10.3390/jcm11010250.

Haber SN, Kowall NW, Vonsattel JP, Bird ED, Richardson EP Jr. Gilles de la Tourette's syndrome. A postmortem neuropathological and immunohistochemical study. J Neurol Sci. 1986;75(2):225–41. doi: 10.1016/0022-510x(86)90097-3.

Haber SN, Wolfer D. Basal ganglia peptidergic staining in Tourette syndrome. A follow-up study. Adv Neurol. 1992;58:145–50

Haddad AD, Umoh G, Bhatia V, Robertson MM. Adults with Tourette's syndrome with and without attention deficit hyperactivity disorder. Acta Psychiatr Scand 2009; 120:299–307

Hageman SB, Rooijen G van, Bergfeld IO, Schirmbeck F, de Koning P, Schuurman PR, Denys D. Deep brain stimulation versus ablative surgery for treatment-refractory obsessive-compulsive disorder: A meta-analysis. Acta Psychiatr Scand. 2021;143(4):307–318. doi: 10.1111/acps.13276.

Hallett JJ, Harling-Berg CJ, Knopf PM, Stopa EG, Kiessling LS. Antistriatal antibodies in Tourette syndrome cause neuronal dysfunction. J Neuroimmunol 2000; 111:195–202

Hampson M, Tokoglu F, King RA, Constable RT, Leckman JF. Brain areas coactivating with motor cortex during chronic motor tics and intentional movements. Biol Psychiatry 2009;65:594–9

Hamra BJ, Dunner FH, Larson C. Remission of tics with lithium therapy: case report. J Clin Psychiatry 1983; 44:73–4

Harcherik DF, Leckman JF, Detlor J, Cohen DJ. A new instrument for clinical studies of Tourette's syndrome. J Am Acad Child Psychiatry 1984;23(2):15360

Harcherik DF, Leckman JF, Detlor J, Cohen DJ. A new instrument for clinical studies of Tourette's syndrome. Am J Acad Child Psychiatry 1984; 23:153–60

Harris K, Singer HS. Tic disorders: neural circuits, neurochemistry, and neuroimmunology. J Child Neurol 2006; 21:678–89

Hartmann A, Szejko N, Mol Debes N, Cavanna AE, Müller-Vahl K. Is Tourette syndrome a rare condition? F1000Res. 2021; 10:434. doi: 10.12688/f1000research.53134.2.

Hartmann A, Worbe Y, Arnulf I. Increasing histamine neurotransmission in Gilles de la Tourette syndrome. J Neurol 2012;259:375–6

Hartung A. Sonst bin ich ganz normal! – Leben mit dem Tourette-Syndrom, Rasch und Röhring Verlag, Hamburg, 1995

Hasan A, Rothenberger A, Münchau A, Wobrock T, Falkai P, Roessner V. Oral delta 9-tetrahydrocannabinol improved refractory Gilles de la Tourette syndrome in an adolescent by increasing intracortical inhibition: a case report. J Clin Psychopharmacol 2010;30:190–2

Hassler R, Dieckmann G. Stereotaxic treatment of tics and inarticulate cries or coprolalia considered as motor obsessional phenomena in Gilles de la Tourette's disease. Rev Neurol (Paris) 1970; 123:89–100

Hasstedt SJ, Leppert M, Filloux F, Wetering BJ van de, McMahon WM. Intermediate inheritance of Tourette syndrome, assuming assortative mating. Am J Hum Genet 1995; 57:682–9

Haugbøl S, Pinborg LH, Regeur L, Hansen ES, Bolwig TG, Nielsen FA, Svarer C, Skovgaard LT, Knudsen GM. Cerebral 5-HT2A receptor binding is increased in patients with Tourette's syndrome. Int J Neuropsychopharmacol 2007; 10:245–52

Heal DJ, Smith SL, Findling RL. ADHD: Current and Future Therapeutics. Curr Top Behav Neurosci 2012;9:361–390

Hebebrand J, Nöthen MM, Ziegler A, Klug B, Neidt H, Eggermann K, Lehmkuhl G, Poustka F, Schmidt MH, Propping P, Remschmidt H. Nonreplication of linkage disequilibrium between the dopamine D4 receptor locus and Tourette syndrome. Am J Hum Genet 1997; 61:238–9

Hedderick EF, Morris CM, Singer HS. Double-blind, crossover study of clonidine and levetiracetam in Tourette syndrome. Pediatr Neurol 2009; 40:420–5

Heijerman-Holtgrefe AP, Verdellen CWJ, Griendt JMTM van de, Beljaars LPL, Kan KJ, Cath D, Hoekstra PJ, Huyser C et al. Tackle your Tics: pilot findings of a brief, intensive group-based exposure therapy program for children with tic disorders. Eur Child Adolesc Psychiatry. 2021;30(3):461–473. doi: 10.1007/s00787-020-01532-5.

Heiman GA, Rispoli J, Seymour C, Leckman JF, King RA, Fernandez TV. Empiric Recurrence Risk Estimates for Chronic Tic Disorders: Implications for Genetic Counseling. Front Neurol. 2020;11:770. doi: 10.3389/fneur.2020.00770.

Heinrich H, Gevensleben H, Strehl U. Annotation: neurofeedbacktrain your brain to train behaviour. J Child Psychol Psychiatry 2007;48:3–16

Heinrich H, Nelson K, Moll GH, Rothenberger A. GOFI – a neurofeedback system for child and adolescent psychiatry. Biomed Tech (Berl) 1998; 43(Suppl. 3):67–71

Heinz A, Knable MB, Wolf SS, Jones DW, Gorey JG, Hyde TM, Weinberger DR. Tourette's syndrome: [I-123]beta-CIT SPECT correlates of vocal tic severity. Neurology 1998; 51:1069–74

Heise K, Steven B, Liuzzi G, Thomalla G, Jonas M, Müller-Vahl K, Sauseng P, Münchau A, Gerloff C, Hummel FC. Altered modulation of intracortical excitability during movement preparation in Gilles de la Tourette. Brain 2010;133:580–590

Hemming M, Yellowlees PM. Effective treatment of Tourette's syndrome with marijuana. J Psychopharmacol 1993; 7:389–91

Herkenham M, Lynn AB, Little MD, Johnson MR, Melvin LS, de Costa BR, Rice KC. Cannabinoid receptor localization in brain. Proc Natl Acad Sci USA 1990; 87:1932–6

Herman BH, Hammock MK, Arthur-Smith A, Egan J, Chatoor I, Werner A, Zelnik N. Naltrexone decreases self-injurious behavior. Ann Neurol 1987; 22:550–2

Heyes MP. The kynurenine pathway and neurologic disease. Therapeutic strategies. Adv Exp Med Biol 1996; 398:125–9

Hibberd C, Charman T, Bhatoa RS, Tekes S, Hedderly T, Gringras P, Robinson S. Sleep difficulties in children with Tourette syndrome and chronic tic disorders: a systematic review of characteristics and associated factors. Sleep. 2020;43(6):zsz308. doi: 10.1093/sleep/zsz308.

Hildesheimer W. Mozart. Suhrkamp, Frankfurt am Main, 1977. Hildesheimer W. Mozart. Suhrkamp, Frankfurt am Main, 1985a:122–3.

Hildesheimer W. Mozart. Suhrkamp, Frankfurt am Main, 1985b:280

Hildesheimer W. Mozart. Suhrkamp, Frankfurt am Main, 1985c:281

Himle MB, Freitag M, Walther M, Franklin SA, Ely L, Woods DW. A randomized pilot trial comparing videoconference versus face-to-face delivery of behavior therapy for childhood tic disorders. Behav Res Ther 2012;50:565–70

Himle MB, Woods DW, Bunaciu L. Evaluating the role of contingency in differentially reinforced tic suppression. J Appl Behav Anal 2008;41:285–9

Himle MB, Woods DW. An experimental evaluation of tic suppression and the tic rebound effect. Behav Res Ther 2005; 43:1443–51

Hirota T, Schwartz S, Correll CU. Alpha-2 agonists for attention-deficit/hyperactivity disorder in youth: a systematic review and meta-analysis of monotherapy and add-on trials to stimulant therapy. J Am Acad Child Adolesc Psychiatry. 2014;53(2):153–73. doi: 10.1016/j.jaac.2013.11.009.

Hirschtritt ME, Lee PC, Pauls DL, Dion Y, Grados MA, Illmann C, King RA, Sandor P et al. Tourette Syndrome Association International Consortium for Genetics. Lifetime prevalence, age of risk, and genetic relationships of comorbid psychiatric disorders in Tourette syndrome. JAMA Psychiatry. 2015;72(4):325–33. doi: 10.1001/jamapsychiatry.2014.2650

Ho CS, Chen HJ, Chiu NC, Shen EY, Lue HC. Short-term sulpiride treatment of children and adolescents with Tourette syndrome or chronic tic disorder. J Formos Med Assoc 2009;108:788–93

Hoekstra PJ, Anderson GM, Limburg PC, Korf J, Kallenberg CG, Minderaa RB. Neurobiology and neuroimmunology of Tourette's syndrome: an update. Cell Mol Life Sci 2004a; 61:886–98

Hoekstra PJ, Horst G, Limburg PC, Troost PW, Lang N van, de Bildt A, Korf J, Kallenberg CG, Minderaa RB. Increased seroreactivity in tic disorder patients to a 60 kDa protein band from a neuronal cell line. J Neuroimmunol 2003; 141:118–24

Hoekstra PJ, Kallenberg CG, Korf J, Minderaa RB. Is Tourette's syndrome an autoimmune disease? Mol Psychiatry 2002; 7:437–45

Hoekstra PJ, Manson WL, Steenhuis MP, Kallenberg CG, Minderaa RB. Association of common cold with exacerbations in pediatric but not adult patients with tic disorder: a prospective longitudinal study. J Child Adolesc Psychopharmacol 2005; 15:285–92

Hoekstra PJ, Minderaa RB, Kallenberg CG. Lack of effect of intravenous immunoglobulins on tics: a double-blind placebo-controlled study. J Clin Psychiatry 2004b; 65:537–42

Hoekstra PJ, Steenhuis MP, Kallenberg CG, Minderaa RB. Association of small life events with self reports of tic severity in pediatric and adult tic disorder patients: a prospective longitudinal study. J Clin Psychiatry 2004c; 65:426–31

Hollis C, Hall CL, Jones R, Marston L, Novere ML, Hunter R, Brown BJ, Sanderson C et al. Therapist-supported online remote behavioural intervention for tics in children and adolescents in England (ORBIT): a multicentre, parallel group, single-blind, randomised controlled trial. Lancet Psychiatry. 2021;8(10):871–882. doi: 10.1016/S2215-0366(21)00235-2. [Erratum in: Lancet Psychiatry. 2022;9(1):e1. Erratum in: Lancet Psychiatry. 2022;9(6):e23.]

Hollis C, Pennant M, Cuenca J, Glazebrook C, Kendall T, Whittington C, Stockton S, Larsson L et al. Clinical effectiveness and patient perspectives of different treatment strategies for tics in children and adolescents with Tourette syndrome: a systematic review and qualitative analysis. Health Technol Assess. 2016;20(4):1–450, vii-viii. doi: 10.3310/hta20040.

Hoogduin K, Verdellen C, Cath D. Exposure and response prevention in the treatment of Gilles de la Tourette's syndrome: Four case studies. Clinical Psychology and Psychotherapy 1997;4:125–137

Hooper SD, Johansson AC, Tellgren-Roth C, Stattin EL, Dahl N, Cavelier L, Feuk L. Genome-wide sequencing for the identification of rearrangements associated with Tourette syndrome and obsessive-compulsive disorder. BMC Med Genet 2012;13:123

Hoopes SP. Donepezil for Tourette's disorder and ADHD. J Clin Psychopharmacol 1999; 19:381–2

Horesh N, Shmuel-Baruch S, Farbstein D, Ruhrman D, Milshtein NBA, Fennig S, Apter A, Steinberg T. Major and minor life events, personality and psychopathology in children with tourette syndrome. Psychiatry Res. 2018;260:1–9. doi: 10.1016/j.psychres.2017.11.016.

Horesh N, Zimmerman S, Steinberg T, Yagan H, Apter A. Is onset of Tourette syndrome influenced by life events? J Neural Transm. 2008;115:787–93

Horrigan JP, Barnhill LJ. Guanfacine and secondary mania in children. J Affect Disord 1999; 54:309–14

Houeto JL, Karachi C, Mallet L, Pillon B, Yelnik J, Mesnage V, Welter ML, Navarro S et al. Tourette's syndrome and deep brain stimulation. J Neurol Neurosurg Psychiatry 2005; 76:992–5

Hounie A, De Mathis A, Sampaio AS, Mercadante MT. Aripiprazole and Tourette syndrome. Rev Bras Psiquiatr 2004; 26:213

Hout M van den, Kindt M. Repeated checking causes memory distrust. Behav Res Ther 2003;41:301–16

Howson AL, Batth S, Ilivitsky V, Boisjoli A, Jaworski M, Mahoney C, Knott VJ. Clinical and attentional effects of acute nicotine treatment in Tourette's syndrome. Eur Psychiatry 2004; 19:102–12.

Hu S, Ma R, Tian T, et al. [Phase III clinical study of Changma Xifeng Tablets in the treatment of children with multiple tics]. Xiandai Yaowu Yu Linchuang 2014;29:1044–49

Huang AY, Yu D, Davis LK, Sul JH, Tsetsos F, Ramensky V, Zelaya I, Ramos EM, et al. Rare Copy Number Variants in NRXN1 and CNTN6 Increase Risk for Tourette Syndrome. Neuron. 2017;94(6):1101–1111.e7. doi: 10.1016/j.neuron.2017.06.010.

Huckeba W, Chapieski L, Hiscock M, Glaze D. Arithmetic performance in children with Tourette syndrome: relative contribution of cognitive and attentional factors. J Clin Exp Neuropsychol 2008; 30:410–20

Huisman-van Dijk HM, Matthijssen SJMA, Stockmann RTS, Fritz AV, Cath DC. Effects of comorbidity on Tourette's tic severity and quality of life. Acta Neurol Scand. 2019;140(6):390398. doi: 10.1111/ane.13155.

Hwang WJ, Yao WJ, Fu YK, Yang AS. [99mTc]TRODAT-1/[123I] IBZM SPECT studies of the dopaminergic system in Tourette syndrome. Psychiatry Res 2008; 162:159–66

Hwynn N, Tagliati M, Alterman RL, Limotai N, Zeilman P, Malaty IA, Foote KD, Morishita T, Okun MS. Improvement of both dystonia and tics with 60 Hz pallidal deep brain stimulation. Int J Neurosci 2012;122:519–22

Hyde TM, Aaronson BA, Randolph C, Rickler KC, Weinberger DR. Relationship of birth weight to the phenotypic expression of Gilles de la Tourette's syndrome in monozygotic twins. Neurology 1992; 42:652–8

ICD-10-GM Version 2009, Internationale statistische Klassifikation der Krankheiten und verwandter Gesundheitsprobleme, www.dimdi.de/static/de/klassifikationen/icd/icd-10-gm/kode-suche/htmlgm2019/

Idris Z, Ghani AR, Mar W, Bhaskar S, Wan Hassan WN, Tharakan J, Abdullah JM, Omar J, Abass S, Hussin S, Abdullah WZ. Intracerebral haematomas after deep brain stimulation surgery in a patient with Tourette syndrome and low factor XIIIA activity. J Clin Neurosci 2010;17:1343–4

Inoff-Germain G, Rodríguez RS, Torres-Alcantara S, Díaz-Jimenez MJ, Swedo SE, Rapoport JL. An immunological marker (D8/17) associated with rheumatic fever as a predictor of childhood psychiatric disorders in a community sample. J Child Psychol Psychiatry 2003; 44:782–90

Isaacs D, Riordan H. Sensory hypersensitivity in Tourette syndrome: A review. Brain Dev. 2020;42(9):627–638. doi: 10.1016/j.braindev.2020.06.003.

Isaacs DA, Riordan HR, Claassen DO. Clinical Correlates of Health-Related Quality of Life in Adults With Chronic Tic Disorder. Front Psychiatry. 2021;12:619854. doi: 10.3389/fpsyt.2021.619854.

Itard JMD. Memorie sur quelques fonctions involuntaries des appareils de la locomotion de la prehension et de la voix. Arch Gen Med 1825; 8:385–407

Jackson SR, Loayza J, Crighton M, Sigurdsson HP, Dyke K, Jackson GM. The role of the insula in the generation of motor tics and the experience of the premonitory urge-to-tic in Tourette syndrome. Cortex. 2020;126:119–133. doi: 10.1016/j.cortex.2019.12.021.

Jackson SR, Parkinson A, Jung J, Ryan SE, Morgan PS, Hollis C, Jackson GM. Compensatory neural reorganization in Tourette syndrome. Curr Biol 2011;21:580–5

Jackson SR, Sigurdsson HP, Dyke K, Condon M, Jackson GM. The role of the cingulate cortex in the generation of motor tics and the experience of the premonitory urge-to-tic in Tourette syndrome. J Neuropsychol. 2021;15(3):340–362. doi: 10.1111/jnp.12242.

Jacobsen FM. Risperidone in the treatment of affective illness and obsessive-compulsive disorder. J Clin Psychiatry 1995; 56:423–9.

Jadad AR, Boyle M, Cunningham C, Kim M, Schachar R. Treatment of attention-deficit/hyperactivity disorder. Evid Rep Technol Assess (Summ) 1999; 11:i–viii, 1–341

Jafari F, Abbasi P, Rahmati M, Hodhodi T, Kazeminia M. Systematic Review and Meta-Analysis of Tourette Syndrome Prevalence; 1986 to 2022. Pediatr Neurol. 2022;137:6–16. doi: 10.1016/j.pediatrneurol.2022.08.010.

Jakubovski E, Müller-Vahl K. Speechlessness in Gilles de la Tourette Syndrome: Cannabis-Based Medicines Improve Severe Vocal Blocking Tics in Two Patients. Int J Mol Sci. 2017;18(8):1739. doi: 10.3390/ijms18081739.

Jakubovski E, Pisarenko A, Fremer C, Haas M, May M, Schumacher C, Schindler C, Häckl S et al. The CANNA-TICS Study Protocol: A Randomized Multi-Center Double-Blind Placebo Controlled Trial to Demonstrate the Efficacy and Safety of Nabiximols in the Treatment of Adults With Chronic Tic Disorders. Front Psychiatry. 2020;11:575826. doi: 10.3389/fpsyt.2020.575826.

Jalenques I, Cyrille D, Derost P, Hartmann A, Lauron S, Jameux C, Tauveron-Jalenques U, Guiguet-Auclair C et al. Cross-cultural adaptation and psychometric evaluation of the French version of the Gilles de la Tourette Syndrome Quality of Life Scale (GTS-QOL). PLoS One. 2020;15(12):e0243912. doi: 10.1371/journal.pone.0243912.

Jalenques I, Galland F, Malet L, Morand D, Legrand G, Auclair C, Hartmann A, Derost P, Durif F. Quality of life in adults with Gilles de la Tourette Syndrome. BMC Psychiatry 2012;12:109

Janik P, Dunalska A, Szejko N, Jakubczyk A. Cognitive Tic-Like Phenomena in Gilles de la Tourette Syndrome. J Clin Med. 2021;10(13):2749. doi: 10.3390/jcm10132749.

Janik P, Szejko N. Aripiprazole in treatment of Gilles de la Tourette syndrome – New therapeutic option. Neurol Neurochir Pol. 2018;52(1):84–87. doi: 10.1016/j.pjnns.2017.10.015.

Jankovic J, Beach J. Long-term effects of tetrabenazine in hyperkinetic movement disorders. Neurology 1997; 48:358–62

Jankovic J, Coffey B, Claassen DO, Jimenez-Shahed J, Gertz BJ, Garofalo EA, Stamler DA, Wieman M et al. Safety and Efficacy of Flexible-Dose Deutetrabenazine in Children and Adolescents With Tourette Syndrome: A Randomized Clinical Trial. JAMA Netw Open. 2021;4(10):e2128204. doi: 10.1001/jamanetworkopen.2021.28204.

Jankovic J, Gelineau-Kattner R, Davidson A. Tourette's syndrome in adults. Mov Disord 2010a;25:2171–2175

Jankovic J, Glaze DG, Frost JD JR. Effect of tetrabenazine on tics and sleep of Gilles de la Tourette's syndrome. Neurology 1984; 34:688–92

Jankovic J, Jimenez-Shahed J, Brown L. A Randomized, Double-Blind, Placebo-Controlled Study of Topiramate in the Treatment of Tourette Syndrome. J Neurol Neurosurg Psychiatry 2010b;81:70–73.

Jankovic J, Jimenez-Shahed J, Budman C, Coffey B, Murphy T, Shprecher D, Stamler D. Deutetrabenazine in Tics Associated with Tourette Syndrome. Tremor Other Hyperkinet Mov (NY). 2016;6:422. doi: 10.7916/D8M32W3H.

Jankovic J, Kurlan R. Tourette syndrome: evolving concepts. Mov Disord 2011;26:1149–56

Jankovic J, Kwak C, Frankoff R. Tourette's syndrome and the law. J Neuropsychiatry Clin Neurosci 2006; 18:86–95

Jankovic J, Orman J. Tetrabenazine therapy of dystonia, chorea, tics, and other dyskinesias. Neurology 1988; 38:391–4

Jankovic J. Botulinum toxin in the treatment of dystonic tics. Mov Disord 1994; 9:347–9

Jankovic J. Tetrabenazine in the treatment of hyperkinetic movement disorders. Adv Neurol 1983; 37:277–89

Jankovic J. Tourette syndrome. Phenomenology and classification of tics. Neurol Clin. 1997;15(2):267–75. doi: 10.1016/s0733-8619(05)70311-x.

Jeon S, Walkup JT, Woods DW, Peterson A, Piacentini J, Wilhelm S, Katsovich L, McGuire JF et al. Detecting a clinically meaningful change in tic severity in Tourette syndrome: a comparison of three methods. Contemp Clin Trials. 2013;36(2):414–20. doi: 10.1016/j.cct.2013.08.012.

Jiménez-Jiménez FJ, Alonso-Navarro H, García-Martín E, Agúndez JAG. Sleep Disorders and Sleep Problems in Patients With Tourette Syndrome and Other Tic Disorders: Current Perspectives. Nat Sci Sleep. 2022;14:1313-1331. doi: 10.2147/NSS.S340948.

Johnson KA, Fletcher PT, Servello D, Bona A, Porta M, Ostrem JL, Bardinet E, Welter ML et al. Image-based analysis and long-term clinical outcomes of deep brain stimulation for Tourette syndrome: a multisite study. J Neurol Neurosurg Psychiatry. 2019;90(10):1078–1090. doi: 10.1136/jnnp-2019-320379.

Jonas M, Thomalla G, Biermann-Ruben K, Siebner HR, Müller-Vahl K, Bäumer T, Gerloff C, Schnitzler A, Orth M, Münchau A. Imitation in patients with Gilles de la Tourette syndrome–a behavioral study. Mov Disord. 2010;25(8):991–9. doi: 10.1002/mds.22994.

Kaczyńska J, Janik P. Blocking Tics in Gilles de la Tourette Syndrome. Front Neurol. 2021;12:686785. doi: 10.3389/fneur.2021.686785.

Kadesjö B, Gillberg C. Tourette's disorder: epidemiology and co-morbidity in primary school children. J Am Acad Child Adolesc Psychiatry 2000; 39:548–55

Kahl CK, Kirton A, Pringsheim T, Croarkin PE, Zewdie E, Swansburg R, Wrightson J, Langevin LM et al. Bilateral transcranial magnetic stimulation of the supplementary motor area in children with Tourette syndrome. Dev Med Child Neurol. 2021a;63(7):808–815. doi: 10.1111/dmcn.14828.

Kahl CK, Swansburg R, Kirton A, Pringsheim T, Wilcox G, Zewdie E, Harris A, Croarkin PE et al. Targeted Interventions in Tourette's using Advanced Neuroimaging and Stimulation (TITANS): study protocol for a double-blind, randomised controlled trial of transcranial magnetic stimulation (TMS) to the supplementary motor area in children with Tourette's syndrome. BMJ Open. 2021b;11(12):e053156. doi: 10.1136/bmjopen-2021-053156.

Kaido T, Otsuki T, Kaneko Y, Takahashi A, Omori M, Okamoto T. Deep brain stimulation for Tourette syndrome: a prospective pilot study in Japan. Neuromodulation 2011;14:123–8

Kaim B. A case of Gilles de la Tourette's syndrome treated with clonazepam. Brain Res Bull 1983; 11:213–4

Kalanithi PS, Zheng W, Kataoka Y, DiFiglia M, Grantz H, Saper CB, Schwartz ML, Leckman JF, Vaccarino FM. Altered parvalbuminpositive neuron distribution in basal ganglia of individuals with Tourette syndrome. Proc Natl Acad Sci U S A 2005; 102:13307–12

Kammer T. Mozart in the neurological department – who has the tic? Front Neurol Neurosci 2007; 22:184–92

Kanaan AS, Gerasch S, García-García I, Lampe L, Pampel A, Anwander A, Near J, Möller HE, Müller-Vahl K. Pathological glutamatergic neurotransmission in Gilles de la Tourette syndrome. Brain. 2017a;140(1):218–234. doi: 10.1093/brain/aww285.

Kanaan AS, Jakubovski E, Müller-Vahl K. Significant Tic Reduction in An Otherwise Treatment-Resistant Patient with Gilles de la Tourette Syndrome Following Treatment with Nabiximols. Brain Sci. 2017b;7(5):47. doi: 10.3390/brainsci7050047.

Kano Y, Ohta M, Nagai Y, Spector I, Budman C. Rage attacks and aggressive symptoms in Japanese adolescents with tourette syndrome. CNS Spectr. 2008;13(4):325–32. doi: 10.1017/s1092852900016448.

Kano, Y., Ohta, M., Nagai, Y. Tourette syndrome in Japan: a nationwide question survey of psychiatrists and pediatricians. Psychiatry and Clinical Neurosciences 1998; 52:407–11

Kantzanou M, Korfias S, Panourias I, Sakas DE, Karalexi MA. Deep Brain Stimulation-Related Surgical Site Infections: A

Systematic Review and Meta-Analysis. Neuromodulation. 2021;24(2):197–211. doi: 10.1111/ner.13354.

Karadenizli D, Dilbaz N, Bayam G. Gilles de la Tourette syndrome: response to electroconvulsive therapy. J ECT 2005;21:246–8

Karagianis JL, Nagpurkar R. A case of Tourette syndrome developing during haloperidol treatment. Can J Psychiatry 1990; 35:228–32

Karagiannidis I, Dehning S, Sandor P, Tarnok Z, Rizzo R, Wolanczyk T, Madruga-Garrido M, Hebebrand J et al. Support of the histaminergic hypothesis in Tourette syndrome: association of the histamine decarboxylase gene in a large sample of families. J Med Genet 2013;50:760–4

Karagiannidis I, Rizzo R, Tarnok Z, Wolanczyk T, Hebebrand J, Nöthen MM, Lehmkuhl G, Farkas L et al. TSGeneSEE, Paschou P. Replication of association between a SLITRK1 haplo-type and Tourette Syndrome in a large sample of families. Mol Psychiatry 2012;17:665–8

Karam-Hage M, Ghaziuddin N. Olanzapine in Tourette's disorder. J Am Acad Child Adolesc Psychiatry 2000; 39:139

Kastrup A, Schlotter W, Plewnia C, Bartels M. Treatment of tics in tourette syndrome with aripiprazole. J Clin Psychopharmacol 2005; 25:94–6

Kataoka Y, Kalanithi PS, Grantz H, Schwartz ML, Saper C, Leckman JF, Vaccarino FM. Decreased number of parvalbumin and cholinergic interneurons in the striatum of individuals with Tourette syndrome. J Comp Neurol. 2010;518:277–91

Katayama K, Yamada K, Ornthanalai VG, Inoue T, Ota M, Murphy NP, Aruga J. Slitrk1-deficient mice display elevated anxiety-like behavior and noradrenergic abnormalities. Mol Psychiatry 2010;15:177–84

Katerberg H, Cath DC, Denys DA, Heutink P, Polman A, Nieuwerburgh FC van, Deforce DL, Bochdanovits Z et al. The role of the COMT Val(158)Met polymorphism in the phenotypic expression of obsessive-compulsive disorder. Am J Med Genet B Neuropsychiatr Genet 2010;153B:167–176

Kates WR, Frederikse M, Mostofsky SH, Folley BS, Cooper K, Mazur-Hopkins P, Kofman O, Singer HS et al. MRI parcellation of the frontal lobe in boys with attention deficit hyperactivity disorder or Tourette syndrome. Psychiatry Res 2002; 116:63–81

Kawikova I, Leckman JF, Kronig H, Katsovich L, Bessen DE, Ghebremichael M, Bothwell AL. Decreased numbers of regulatory T cells suggest impaired immune tolerance in children with tourette syndrome: a preliminary study. Biol Psychiatry 2007; 61:273–8

Kawohl W, Podoll K. Contour copying or echoplasia – a new echo phenomenon in a person with Gilles de la Tourette syndrome. Psychopathology 2008; 41:201–2

Kawohl W, Schneider F, Vernaleken I, Neuner I. Aripiprazole in the pharmacotherapy of Gilles de la Tourette syndrome in adult patients. World J Biol Psychiatry 2009;10:827–831

Kefalopoulou Z, Zrinzo L, Jahanshahi M, Candelario J, Milabo C, Beigi M, Akram H et al. Bilateral globus pallidus stimulation for severe Tourette's syndrome: a double-blind, randomised crossover trial. Lancet Neurol. 2015;14(6):595–605. doi: 10.1016/S1474-4422(15)00008-3.

Kelman DH. Gilles de la Tourette's disease in children. A review of the literature. J Child Psychol Psychiat 1965; 6:219–26

Kenney C, Hunter C, Jankovic J. Long-term tolerability of tetrabenazine in the treatment of hyperkinetic movement disorders. Mov Disord 2007; 22:193–7

Kerbeshian J, Burd L. Are schizophreniform symptoms present in attenuated form in children with Tourette disorder and other developmental disorders? Can J Psychiatry 1987; 32:123–35

Kerbeshian J, Burd L. Differential responsiveness to lithium in patients with Tourette disorder. Neurosci Biobehav Rev 1988; 12:247–50

Khalifa N, von Knorring AL. Prevalence of tic disorders and Tourette syndrome in a Swedish school population. Dev Med Child Neurol 2003; 45:315–9

Khalifa N, von Knorring AL. Psychopathology in a Swedish population of school children with tic disorders. J Am Acad Child Adolesc Psychiatry 2006; 45:1346–53

Khalifa N, von Knorring AL. Tourette syndrome and other tic disorders in a total population of children: clinical assessment and background. Acta Paediatr 2005; 94:1608–14

Khan K, Hollis C, Hall CL, Davies EB, Mataix-Cols D, Andrén P, Murphy T, Brown BJ et al. Protocol for the Process Evaluation of the Online Remote Behavioural Intervention for Tics (ORBIT) randomized controlled trial for children and young people. Trials. 2020;21(1):6. doi: 10.1186/s13063-019-3974-3.

Khanna AK, Buskirk DR, Williams RC Jr, Gibofsky A, Crow MK, Menon A, Fotino M, Reid HM, Poon-King T, Rubinstein P. Presence of a non-HLA B cell antigen in rheumatic fever patients and their families as defined by a monoclonal antibody. J Clin Invest 1989; 83:1710–6

Kiessling LS, Marcotte AC, Culpepper L. Antineuronal antibodies in movement disorders. Pediatrics 1993; 92:39–43

Kim BN, Lee CB, Hwang JW, Shin MS, Cho SC. Effectiveness and safety of risperidone for children and adolescents with chronic tic or tourette disorders in Korea. J Child Adolesc Psychopharmacol 2005; 15:318–24

Kim S, Greene DJ, Bihun EC, Koller JM, Hampton JM, Acevedo H, Reiersen AM, Schlaggar BL, Black KJ. Provisional Tic Disorder is not so transient. Sci Rep. 2019a;9(1):3951. doi: 10.1038/s41598-019-40133-4

Kim S, Greene DJ, Robichaux-Viehoever A, Bihun EC, Koller JM, Acevedo H, Schlaggar BL, Black KJ. Tic Suppression in Children With Recent-Onset Tics Predicts 1-Year Tic Outcome. J Child Neurol. 2019b Oct;34(12):757–764. doi: 10.1177/0883073819855531

Kimura Y, Iijima K, Takayama Y, Yokosako S, Kaneko Y, Omori M, Kaido T, Kano Y et al. Deep Brain Stimulation for Refractory Tourette Syndrome: Electrode Position and Clinical Outcome. Neurol Med Chir (Tokyo). 2021;61(1):33–39. doi: 10.2176/nmc.oa.2020-0202.

King A, Harris P, Fritzell J, Kurlan R. Syncope in children with Tourette's syndrome treated with guanfacine. Mov Disord 2006; 21:419–20

Kircanski K, Woods DW, Chang SW, Ricketts EJ, Piacentini JC. Cluster analysis of the Yale Global Tic Severity Scale (YGTSS): symptom dimensions and clinical correlates in an outpatient youth sample. J Abnorm Child Psychol. 2010;38:777–88

Kirov R, Kinkelbur J, Banaschewski T, Rothenberger A. Sleep patterns in children with attention-deficit/hyperactivity disorder, tic disorder, and comorbidity. J Child Psychol Psychiatry 2007; 48:561–70

Klawans HL, Falk DK, Nausieda PA, Weiner WJ. Gilles de la Tourette syndrome after long-term chlorpromazine therapy. Neurology 1978; 28:1064–6

Klepel H, Gebelt H, Koch RD, Tzenow H. Treatment of extrapyramidal hyperkineses in childhood with tiapride. Psychiatr Neurol Med Psychol (Leipz) 1988; 40:516–22

Knight S, Coon H, Johnson M, Leppert MF, Camp NJ, McMahon WM; Tourette Syndrome Association International Consortium for Genetics, Members of the Tourette Syndrome Association International Consortium of Genetics (TSAICG). Linkage analysis of Tourette syndrome in a large utah pedigree. Am J Med Genet B Neuropsychiatr Genet 2010;153B:656–662

Knight T, Steeves T, Day L, Lowerison M, Jette N, Pringsheim T. Prevalence of tic disorders: a systematic review and meta-analysis. Pediatr Neurol 2012;47:77–90

Ko SB, Ahn TB, Kim JM, Kim Y, Jeon BS. A case of adult onset tic disorder following carbon monoxide intoxication. Can J Neurol Sci 2004; 31:268–70

Kohen DP, Botts P. Relaxation-imagery (self-hypnosis) in Tourette syndrome: experience with four children. Am J Clin Hypn 1987; 29:227–37

Kompoliti K, Fan W, Leurgans S. Complementary and alternative medicine use in Gilles de la Tourette syndrome. Mov Disord 2009; 24:2015–9

Kossoff EH, Singer HS. Tourette syndrome: clinical characteristics and current management strategies. Paediatr. Drugs 2001; 3:355–63

Kostanecka-Endress T, Banaschewski T, Kinkelbur J, Wüllner I, Lichtblau S, Cohrs S, Rüther E, Woerner W et al. Disturbed sleep in children with Tourette syndrome: a polysomnographic study. J Psychosom Res 2003; 55:23–9

Kozian R, Friederich M. [Gilles-de-la-Tourette Syndrome as a Tardive Dyskinesia]. Psychiatr Prax. 2007 Jul;34(5):253–4

Kraft JT, Dalsgaard S, Obel C, Thomsen PH, Henriksen TB, Scahill L. Prevalence and clinical correlates of tic disorders in a community sample of school-age children. Eur Child Adolesc Psychiatry. 2012;21(1):5–13. doi: 10.1007/s00787-011-0223-z.

Krämer H. Die erste schriftlich überlieferte Beschreibung einer Tourette-Erkrankung, 2006. www.tourette-gesellschaft.de/

Krämer H. Georges Gilles de la Tourette, Biographie, Übersetzung der Originalstudie über Tic-Erkrankungen aus dem Jahre 1885, 2003. www.tourette-gesellschaft.de/

Krause D, Matz J, Weidinger E, Wagner J, Wildenauer A, Obermeier M, Riedel M, Müller N. Association between intracellular infectious agents and Tourette's syndrome. Eur Arch Psychiatry Clin Neurosci 2010;260:359–63

Krause KH, Dresel S, Krause J, Kung HF, Tatsch K, Lochmuller H. Elevated striatal dopamine transporter in a drug naive patient with Tourette syndrome and attention deficit/hyperactivity disorder: positive effect of methylphenidate. J Neurol 2002; 249:1116–8

Krishnamoorthy J, King BH. Open-label olanzapine treatment in five preadolescent children. J Child Adolesc Psychopharmacol 1998; 8:107–13

Krüger D, Müller-Vahl KR. Severe self-injurious behavior with teeth extraction in a boy with Tourette syndrome. Pediatr Neurol. 2015;52(5):e5. doi: 10.1016/j.pediatrneurol.2015.02.003.

Kuhn J, Bartsch C, Lenartz D, Huys D, Daumann J, Woopen C, Hunsche S, Maarouf M, Klosterkötter J, Sturm V. Clinical effectiveness of unilateral deep brain stimulation in Tourette syndrome. Transl Psychiatry 2011;1:e52

Kuhn J, Janouschek H, Raptis M, Rex S, Lenartz D, Neuner I, Mottaghy FM, Schneider F et al. In vivo evidence of deep brain stimulation-induced dopaminergic modulation in Tourette's syndrome. Biol Psychiatry 2012;71:e11–3

Kuhn J, Lenartz D, Mai JK, Huff W, Lee SH, Koulousakis A, Klosterkoetter J, Sturm V. Deep brain stimulation of the nucleus accumbens and the internal capsule in therapeutically refractory Tourette-Syndrome. J Neurol 2007; 254:963–5

Kumar A, Duda L, Mainali G, Asghar S, Byler D. A Comprehensive Review of Tourette Syndrome and Complementary Alternative Medicine. Curr Dev Disord Rep. 2018;5(2):95–100. doi: 10.1007/s40474-018-0137-2.

Kumar A, Williams MT, Chugani HT. Evaluation of basal ganglia and thalamic inflammation in children with pediatric autoimmune neuropsychiatric disorders associated with streptococcal infection and tourette syndrome: a positron emission tomographic (PET) study using 11C-[R]-PK11195. J Child Neurol. 2015;30(6):749–56. doi: 10.1177/0883073814543303.

Kuo SH, Jimenez-Shahed J. Topiramate in treatment of tourette syndrome. Clin Neuropharmacol 2010;33:32–4

Kurlan R, Behr J, Medved L, Como P. Transient tic disorder and the spectrum of Tourette's syndrome. Arch Neurol. 1988; 45:1200–1.

Kurlan R, Como PG, Miller B, Palumbo D, Deeley C, Andresen EM, Eapen S, McDermott MP. The behavioral spectrum of tic disorders: a community-based study. Neurology 2002; 59:414–20.

Kurlan R, Crespi G, Coffey B, Mueller-Vahl K, Koval S, Wunderlich G; Pramipexole for TS Trial Investigators. A multicenter randomized placebo-controlled clinical trial of pramipexole for Tourette's syndrome. Mov Disord 2012;27(6):775–8. doi: 10.1002/mds.24919.

Kurlan R, Daragjati C, Como PG, McDermott MP, Trinidad KS, Roddy S, Brower CA, Robertson MM. Non-obscene complex socially inappropriate behavior in Tourette's syndrome. J Neuropsychiatry Clin Neurosci 1996; 8:311–7

Kurlan R, Deeley C, Como PG. Psychogenic movement disorder (pseudo-tics) in a patient with Tourette's syndrome. J Neuropsychiatry Clin Neurosci 1992; 4:347–8

Kurlan R, Eapen V, Stern J, McDermott MP, Robertson MM. Bilineal transmission in Tourette's syndrome families. Neurology 1994; 44:2336–42 Kurlan R, Johnson D, Kaplan EL; and the Tourette Syndrome Study Group. Streptococcal infection and exacerbations of childhood tics and obsessive-compulsive symptoms: a prospective blinded cohort study. Pediatrics 2008; 121:1188–97

Kurlan R, Kaplan EL. The pediatric autoimmune neuropsychiatric disorders associated with streptococcal infection (PANDAS) etiology for tics and obsessive-compulsive symptoms: hypothesis or entity? Practical considerations for the clinician. Pediatrics 2004; 113:883–6

Kurlan R, Kersun J, Ballantine HT Jr, Caine ED. Neurosurgical treatment of severe obsessive-compulsive disorder associated with Tourette's syndrome. Mov Disord 1990; 5:152–5

Kurlan R, Kersun J, Behr J, Leibovici A, Tariot P, Lichter D, Shoulson I. Carbamazepine-induced tics. Clin Neuropharmacol 1989a; 12:298–302

Kurlan R, Lichter D, Hewitt D. Sensory tics in Tourette's syndrome. Neurology 1989b; 39:731–4

Kurlan R, Majumdar L, Deeley C, Mudholkar GS, Plumb S, Como PG. A controlled trial of propoxyphene and naltrexone in patients with Tourette's syndrome. Ann Neurol 1991; 30:19–23.

Kurlan R, McDermott MP, Deeley C, Como PG, Brower C, Eapen S, Andresen EM, Miller B. Prevalence of tics in schoolchildren and association with placement in special education. Neurology 2001; 57:1383–8

Kurvits L, Tozdan S, Mainka T, Münchau A, Müller-Vahl KR, Cavanna AE, Briken P, Ganos C. Compulsive sexual behavior and paraphilic interests in adults with chronic tic disorders and Tourette syndrome: a survey-based study. Int J Impot Res. 2023. doi: 10.1038/s41443-023-00729-x. Epub ahead of print. PMID: 37468536.

Kushner HI. Freud and the diagnosis of Gilles de la Tourette's illness. Hist Psychiatry 1998; 9:1–25

Kwak CH, Hanna PA, Jankovic J. Botulinum toxin in the treatment of tics. Arch Neurol 2000; 57:1190–3

Kwon HJ, Lim WS, Lim MH, Lee SJ, Hyun JK, Chae JH, Paik KC. 1-Hz low frequency repetitive transcranial magnetic stimulation in children with Tourette's syndrome. Neurosci Lett 2011;492:1–4

Lancker D Van, Cummings JL. Expletives: neurolinguistic and neuro-behavioral perspectives on swearing. Brain Research Reviews 1999; 31:83–104

Landeros-Weisenberger A, Mantovani A, Motlagh MG, de Alvarenga PG, Katsovich L, Leckman JF, Lisanby SH. Randomized Sham Controlled Double-blind Trial of Repetitive Transcranial Magnetic Stimulation for Adults With Severe Tourette Syndrome. Brain Stimul. 2015;8(3):574–81. doi: 10.1016/j.brs.2014.11.015.

Lang AE, Consky E, Sandor P. „Signing tics" – insights into the pathophysiology of symptoms in Tourette's syndrome. Ann Neurol 1993; 33:212–5

Lang AE, Voon V. Psychogenic movement disorders: past developments, current status, and future directions. Mov Disord. 2011;26(6):1175–86. doi: 10.1002/mds.23571.

Larner AJ. Three historical accounts of Gilles de la Tourette Syndrome. Advances Clinical Neuroscience Rehabilitation 2003;3:26–27. doi: 10.1002/mds.23571.

Lavigne JV, Lebailly SA, Hopkins J, Gouze KR, Binns HJ. The prevalence of ADHD, ODD, depression, and anxiety in a community sample of 4-year-olds. J Clin Child Adolesc Psychol 2009; 38:315–28

Lavoie ME, Thibault G, Stip E, O'Connor KP. Memory and executive functions in adults with Gilles de la Tourette syndrome and chronic tic disorder. Cogn Neuropsychiatry 2007; 12:165–81

Lawson-Yuen A, Saldivar JS, Sommer S, Picker J. Familial deletion within NLGN4 associated with autism and Tourette syndrome. Eur J Hum Genet 2008;16:614–8

Le K, Liu L, Sun M, Hu L, Xiao N. Transcranial magnetic stimulation at 1 Hertz improves clinical symptoms in children with Tourette syndrome for at least 6 months. J Clin Neurosci 2013;20:257–62

Lebowitz ER, Motlagh MG, Katsovich L, King RA, Lombroso PJ, Grantz H, Lin H, Bentley MJ, Gilbert DL, Singer HS, Coffey BJ; Tourette Syndrome Study Group, Kurlan RM, Leckman JF. Tourette syndrome in youth with and without obsessive compulsive disorder and attention deficit hyperactivity disorder. Eur Child Adolesc Psychiatry. 2012;21:451–7

Leckman JF, Anderson GM, Cohen DJ, Ort S, Harcherik DF, Hoder EL, Shaywitz BA. Whole blood serotonin and tryptophan levels in Tourette's disorder: effects of acute and chronic clonidine treatment. Life Sci 1984; 35:2497–503

Leckman JF, Bloch MH, King RA, Scahill L. Phenomenology of tics and natural history of tic disorders. Adv Neurol 2006; 99:1–16.

Leckman JF, Detlor J, Harcherik DF, Ort S, Shaywitz BA, Cohen DJ. Shortand long-term treatment of Tourette's syndrome with clonidine: a clinical perspective. Neurology 1985; 35:343–51

Leckman JF, Goodman WK, Anderson GM, Riddle MA, Chappell PB, McSwiggan-Hardin MT et al. Cerebrospinal fluid biogenic amines in obsessive compulsive disorder, Tourette's syndrome, and healthy controls. Neuropsychopharmacology 1995; 12:73–86

Leckman JF, Hardin MT, Riddle MA, Stevenson J, Ort SI, Cohen DJ. Clonidine treatment of Gilles de la Tourette's syndrome. Arch Gen Psychiatry 1991; 48:324–8

Leckman JF, Katsovich L, Kawikova I, Lin H, Zhang H, Krönig H, Morshed S, Parveen S et al. Increased serum levels of interleukin-12 and tumor necrosis factor-alpha in Tourette's syndrome. Biol Psychiatry 2005; 57:667–73

Leckman JF, King RA, Gilbert DL, Coffey BJ, Singer HS, Dure LS 4th, Grantz H et al. Streptococcal upper respiratory tract infections and exacerbations of tic and obsessive-compulsive symptoms: a prospective longitudinal study. J Am Acad Child Adolesc Psychiatry 2011;50:108–118.e3

Leckman JF, Peterson BS. The pathogenesis of Tourette's syndrome: epigenetic factors active in early CNS development. Biol Psychiatry 1993a; 34:425–7

Leckman JF, Price RA, Walkup JT, Ort S, Pauls DL, Cohen DJ. Nongenetic factors in Gilles de la Tourette's syndrome. Arch Gen Psychiatry 1987; 44:100

Leckman JF, Riddle MA, Berrettini WH, Anderson GM, Hardin M, Chappell P, Bissette G, Nemeroff CB, Goodman WK, Cohen DJ. Elevated CSF dynorphin A [1–8] in Tourette's syndrome. Life Sci. 1988;43(24):2015–23. doi: 10.1016/0024-3205(88)90575-9.

Leckman JF, Riddle MA, Hardin MT, Ort SI, Swartz KL, Stevenson J, Cohen DJ. The Yale Global Tic Severity Scale: initial testing of a clinician-rated scale of tic severity. J Am Acad Child Adolesc Psychiatry 1989; 28:566–73

Leckman JF, Walker DE, Cohen DJ. Premonitory urges in Tourette's syndrome. Am J Psychiatry 1993b; 150:98–102

Leckman JF, Zhang H, Vitale A, Lahnin F, Lynch K, Bondi C, Kim YS, Peterson BS. Course of tic severity in Tourette syndrome: the first two decades. Pediatrics 1998; 102:14–9

Leckman JF. Tourette's syndrome. Lancet 2002; 360:1577–86. Ledbetter M. Atomoxetine use associated with onset of a motor tic. J Child Adolesc Psychopharmacol 2005; 15:331–3

Leclerc JB, O'Connor KP, J-Nolin G, Valois P, Lavoie ME. The Effect of a New Therapy for Children with Tics Targeting Underlying Cognitive, Behavioral, and Physiological Processes. Front Psychiatry. 2016;7:135. doi: 10.3389/fpsyt.2016.00135.

Lee JS, Yoo SS, Cho SY, Ock SM, Lim MK, Panych LP. Abnormal thalamic volume in treatment-naïve boys with Tourette syndrome. Acta Psychiatr Scand 2006;113:64–7

Lee MWY, Au-Yeung MM, Hung KN, Wong CK. Deep brain stimulation in a Chinese Tourette's syndrome patient. Hong Kong Med J 2011;17:147–150

Lee TS, Lee D, Lombroso PJ, King R. Atomoxetine and tics in ADHD. J Am Acad Child Adolesc Psychiatry 2004; 43:1068–9

Leivonen S, Chudal R, Joelsson P, Ekblad M, Suominen A, Brown AS, Gissler M, Voutilainen A, Sourander A. Prenatal Maternal Smoking and Tourette Syndrome: A Nationwide Register Study. Child Psychiatry Hum Dev. 2016b;47(1):75–82. doi: 10.1007/s10578-015-0545-z.

Leivonen S, Voutilainen A, Chudal R, Suominen A, Gissler M, Sourander A. Obstetric and Neonatal Adversities, Parity, and Tourette Syndrome: A Nationwide Registry. J Pediatr. 2016a;171:213–9. doi: 10.1016/j.jpeds.2015.10.063.

Leksell E, Edvardson S. A case of Tourette syndrome presenting with oral self-injurious behaviour. Int J Paediatr Dent 2005;15:370–4

Lemay M, Termoz N, Lesperance P, Chouinard S, Rouleau GA, Richer F. Postural control anomalies in children with Tourette syndrome. Exp Brain Res 2007; 179:525–30

Lemmon ME, Grados M, Kline T, Thompson CB, Ali SF, Singer HS. Efficacy of Glutamate Modulators in Tic Suppression: A Double-Blind, Randomized Control Trial of D-serine and Riluzole in Tourette Syndrome. Pediatr Neurol. 2015;52(6):629–34. doi: 10.1016/j.pediatrneurol.2015.02.002.

Lennington JB, Coppola G, Kataoka-Sasaki Y, Fernandez TV, Palejev D, Li Y, Huttner A, Pletikos M et al. Transcriptome Analysis of the Human Striatum in Tourette Syndrome. Biol Psychiatry. 2016;79(5):372–382. doi: 10.1016/j.biopsych.2014.07.018.

Lerner A, Bagic A, Boudreau EA, Hanakawa T, Pagan F, Mari Z, Bara-Jimenez W, Aksu M, Garraux G, Simmons JM, Sato S, Murphy DL, Hallett M. Neuroimaging of neuronal circuits involved in tic generation in patients with Tourette syndrome. Neurology 2007;68:1979–87

Lerner A, Bagic A, Simmons JM, Mari Z, Bonne O, Xu B, Kazuba D, Herscovitch P, Carson RE, Murphy DL, Drevets WC, Hallett M. Widespread abnormality of the γ-aminobutyric acid-ergic system in Tourette syndrome. Brain 2012;135:1926–36

Leslie DL, Kozma L, Martin A, Landeros A, Katsovich L, King RA, Leckman JF. Neuropsychiatric Disorders Associated With Streptococcal Infection: A Case-Control Study Among Privately Insured Children. J Am Acad Child Adolesc Psychiatry 2008;47:1166–1172

Lespérance P, Djerroud N, Diaz Anzaldua A, Rouleau GA, Chouinard S, Richer F; Montréal Tourette Study Group. Restless legs in Tourette syndrome. Mov Disord 2004; 19:1084–7

Levine JLS, Szejko N, Bloch MH. Meta-analysis: Adulthood prevalence of Tourette syndrome. Prog Neuropsychopharmacol Biol Psychiatry. 2019; 95:109675. doi: 10.1016/j.pnpbp.2019.109675.

Lewin AB, Murphy TK, Storch EA, Conelea CA, Woods DW, Scahill LD, Compton SN, Zinner SH, Budman CL, Walkup JT. A phenomenological investigation of women with Tourette or other chronic tic disorders. Compr Psychiatry 2012;53:525–534

Li AY, Cong S, Lu H, Li JJ, Zhao L. Clinical observation on treatment of Tourette syndrome by integrative medicine. Chin J Integr Med 2009; 15:261–5

Li E, Ruan Y, Chen Q, Cui X, Lv L, Zheng P, Wang L. Streptococcal infection and immune response in children with Tourette's syndrome. Childs Nerv Syst. 2015;31(7):1157–63. doi: 10.1007/s00381-015-2692-8.

Li Y, Yan J, Cui L, Chu J, Wang X, Huang X, Li Y, Cui Y. Protocol of a randomized controlled trial to investigate the efficacy and neural correlates of mindfulness-based habit reversal training in children with Tourette syndrome. Front Psychiatry. 2022;13:938103. doi: 10.3389/fpsyt.2022.938103.

Lichter D, Majumdar L, Kurlan R. Opiate withdrawal unmasks Tourette's syndrome. Clin. Neuropharmacol 1988; 11:559–64

Lichter DG, Jackson LA, Schachter M. Clinical evidence of genomic imprinting in Tourette's syndrome. Neurology 1995; 45:924–8

Lichter DG, Jackson LA. Predictors of clonidine response in Tourette syndrome: implications and inferences. J Child Neurol 1996; 11:93–7

Lin H, Katsovich L, Ghebremichael M, Findley DB, Grantz H, Lombroso PJ, King RA, Zhang H, Leckman JF. Psychosocial stress predicts future symptom severities in children and adolescents with Tourette syndrome and/or obsessive-compulsive disorder. J Child Psychol Psychiatry. 2007;48:157–66

Lin H, Williams KA, Katsovich L, Findley DB, Grantz H, Lombroso PJ, King RA, Bessen DE et al. Streptococcal Upper Respiratory Tract Infections and Psychosocial Stress Predict Future Tic and Obsessive-Compulsive Symptom Severity in Children and Adolescents with Tourette Syndrome and Obsessive-Compulsive Disorder. Biol Psychiatry 2010;67:684–691

Lin JN, Lin CL, Yen HR, Yang CH, Lai CH, Lin HH, Kao CH. Increased Risk of Tics in Children Infected with Enterovirus: A Nationwide Population-Based Study. J Dev Behav Pediatr. 2017;38(4):276–282. doi: 10.1097/DBP.0000000000000435.

Lin X, Lin F, Chen H, Weng Y, Wen J, Ye Q, Chen C, Cai G. Comparison of efficacy of deep brain stimulation, repeat transcranial magnetic stimulation, and behavioral therapy in Tourette syndrome: A systematic review and Bayesian Network Meta-Analysis. Heliyon. 2022;8(10):e10952. doi: 10.1016/j.heliyon.2022.e10952.

Linden C Van der, Bruggeman R, Woerkom TC van. Serotonindopamine antagonist and Gilles de la Tourette's syndrome: an open pilot dose-titration study with risperidone. Mov Disord 1994; 9:687–8

Linden C Van der, Colle H, Vandewalle V, Alessi G, Rijckaert D, De Waele L. Successful treatment of tics with bilateral internal pallidum (GPi) stimulation in a 27-year-old male patient with Gilles de la Tourette's syndrome (GTS). Mov Disord 2002; 17(Suppl. 5):P1130

Linet LS. Tourette syndrome, pimozide, and school phobia: the neuroleptic separation anxiety syndrome. Am J Psychiatry 1985; 142:613–5

Lipcsey A. Gilles de la Tourette's disease. Sem Hop 1983; 59:695–96. Lipinski JF, Sallee FR, Jackson C, Sethuraman G. Dopamine agonist treatment of Tourette disorder in children: results of an open-label trial of pergolide. Mov Disord 1997; 12:402–7

Liu H, Dong F, Meng Z, Zhang B, Tan J, Wang Y. Evaluation of Tourette's syndrome by (99m)Tc-TRODAT-1 SPECT/CT imaging. Ann Nucl Med 2010;24:515–21

Liu S, Zheng L, Zheng X, Zhang X, Yi M, Ma X. The Subjective Quality of Life in Young People With Tourette Syndrome in China. J Atten Disord 2014 Feb 5.[Epub ahead of print]

Liu Y, Ni H, Wang C, Li L, Cheng Z, Weng Z. Effectiveness and Tolerability of Aripiprazole in Children and Adolescents with Tourette's Disorder: A Meta-Analysis. J Child Adolesc Psychopharmacol. 2016;26(5):436–41. doi: 10.1089/cap.2015.0125.

Liu Y, Wang J, Zhang J, Wen H, Zhang Y, Kang H, Wang X, Li W et al. Altered Spontaneous Brain Activity in Children with Early Tourette Syndrome: a Resting-state fMRI Study. Sci Rep. 2017;7(1):4808. doi: 10.1038/s41598-017-04148-z.

Loiselle CR, Lee O, Moran TH, Singer HS. Striatal microinfusion of Tourette syndrome and PANDAS sera: failure to induce behavioral changes. Mov Disord 2004; 19:390–6

Lombroso PJ, Scahill L, King RA, Lynch KA, Chappell PB, Peterson BS, McDougle CJ, Leckman JF. Risperidone treatment of children and adolescents with chronic tic disorders: a preliminary report. J Am Acad Child Adolesc Psychiatry 1995; 34:1147–52

Lombroso PJ, Scahill L. Tourette syndrome and obsessive-compulsive disorder. Brain Dev 2008; 30:231–7

Lotia M, Jankovic J. Botulinum Toxin for the Treatment of Tremor and Tics. Semin Neurol. 2016;36(1):54–63. doi: 10.1055/s-0035-1571217.

Lucas Taracena MT, Montañés Rada F. Olanzapine in Tourette's syndrome: a report of three cases. Actas Esp Psiquiatr 2002; 30:129–32

Ludolph AG, Juengling FD, Libal G, Ludolph AC, Fegert JM, Kassubek J. Grey-matter abnormalities in boys with Tourette syndrome: magnetic resonance imaging study using optimised voxelbased morphometry. Br J Psychiatry 2006; 188:484–5

Ludolph AG, Pinkhardt EH, Tebartz van Elst L, Libal G, Ludolph AC, Fegert JM, Kassubek J. Are amygdalar volume alterations in children with Tourette syndrome due to ADHD comorbidity? Dev Med Child Neurol 2008; 50:524–9

Lyon GJ, Samar S, Jummani R, Hirsch S, Spirgel A, Goldman R, Coffey BJ. Aripiprazole in children and adolescents with Tourette's disorder: an open-label safety and tolerability study. J Child Adolesc Psychopharmacol 2009;19:623–33

Ma R, Hu SY, Tian T, Wei XW, Xiang XX, Ding Y, Wang XF, Chen YY. [Xifeng zhidong tablet and the placebo control treatment of tic disorder children patients of internal disturbance of Gan-wind with phlegm syndrome: a clinical study]. Zhongguo Zhong Xi Yi Jie He Za Zhi. 2014;34(4):426–30. Chinese. PMID: 24812897

Macerollo A, Martino D, Cavanna AE, Gulisano M, Hartmann A, Hoekstra PJ, Hedderly T, Debes N et al. Refractoriness to pharmacological treatment for tics: A multicentre European audit. J Neurol Sci. 2016;366:136–138. doi: 10.1016/j.jns.2016.05.004.

Maciunas RJ, Maddux BN, Riley DE, Whitney CM, Schoenberg MR, Ogrocki PJ, Albert JM, Gould DJ. Prospective randomized double-blind trial of bilateral thalamic deep brain stimulation in adults with Tourette syndrome. J Neurosurg 2007; 107:1004–14

Mahone EM, Puts NA, Edden RAE, Ryan M, Singer HS. GABA and glutamate in children with Tourette syndrome: A 1H MR spectroscopy study at 7T. Psychiatry Res Neuroimaging. 2018;273:46–53. doi: 10.1016/j.pscychresns.2017.12.005.

Maia TV, Conceição VA. Dopaminergic Disturbances in Tourette Syndrome: An Integrative Account. Biol Psychiatry. 2018;84(5):332–344. doi: 10.1016/j.biopsych.2018.02.1172.

Maiquez BM, Smith C, Dyke K, Chou CP, Kasbia B, McCready C, Wright H, Jackson JK, Farr I, Badinger E, Jackson GM, Jackson SR. A double-blind, sham-controlled, trial of home-administered rhythmic 10-Hz median nerve stimulation for the reduction of tics, and suppression of the urge-to-tic, in individuals with Tourette syndrome and chronic tic disorder. J Neuropsychol. 2023;17(3):540-563. doi: 10.1111/jnp.12313

Makhoul K, Jankovic J. Tourette Syndrome and Driving. Mov Disord Clin Pract. 2021;8(5):763–768. doi: 10.1002/mdc3.13225.

Makki MI, Behen M, Bhatt A, Wilson B, Chugani HT. Microstructural abnormalities of striatum and thalamus in children with Tourette syndrome. Mov Disord 2008; 23:2349–56

Makki MI, Govindan RM, Wilson BJ, Behen ME, Chugani HT. Altered fronto-striato-thalamic connectivity in children with Tourette syndrome assessed with diffusion tensor MRI and probabilistic fiber tracking. J Child Neurol 2009; 24:669–78

Małek A. Pain in Tourette Syndrome-Children's and Parents' Perspectives. J Clin Med. 2022;11(2):460. doi: 10.3390/jcm11020460.

Malison RT, McDougle CJ, Dyck CH van, Scahill L, Baldwin RM, Seibyl JP, Price LH, Leckman JF, Innis RB. [123I]beta-CIT SPECT imaging of striatal dopamine transporter binding in Tourette's disorder. Am J Psychiatry 1995; 152:1359–61

Mancuso E, Faro A, Joshi G, Geller DA. Treatment of pediatric obsessive-compulsive disorder: a review. J Child Adolesc Psychopharmacol 2010;20:299–308

Mantel BJ, Meyers A, Tran QY, Rogers S, Jacobson JS. Nutritional supplements and complementary/alternative medicine in Tourette syndrome. J Child Adolesc Psychopharmacol 2004; 14:582–9

Mantovani A, Leckman JF, Grantz H, King RA, Sporn AL, Lisanby SH. Repetitive Transcranial Magnetic Stimulation of the Supplementary Motor Area in the treatment of Tourette Syndrome: report of two cases. Clin Neurophysiol 2007; 118:2314–5

Mantovani A, Lisanby SH, Pieraccini F, Ulivelli M, Castrogiovanni P, Rossi S. Repetitive transcranial magnetic stimulation (rTMS) in the treatment of obsessive-compulsive disorder (OCD) and Tourette's syndrome (TS). Int J Neuropsychopharmacol 2006; 9:95–100

Margolese HC, Annable L, Dion Y. Depression and dysphoria in adult and adolescent patients with Tourette's disorder treated with risperidone. J Clin Psychiatry 2002; 63:1040–4

Marneros A. Adult onset of Tourette's syndrome: a case report. Am J Psychiatry 1983; 140:924–5

Marras C, Andrews D, Sime E, Lang AE. Botulinum toxin for simple motor tics: a randomized, double-blind, controlled clinical trial. Neurology 2001; 56:605–10

Martínez-Fernández R, Zrinzo L, Aviles-Olmos I, Hariz M, Martinez-Torres I, Joyce E, Jahanshahi M, Limousin P, Foltynie T. Deep brain stimulation for Gilles de la Tourette syndrome: a case series targeting subregions of the globus pallidus internus. Mov Disord 2011;26:1922–30

Martínez-Granero MA, García-Pérez A, Montañes F. Levetiracetam as an alternative therapy for Tourette syndrome. Neuropsychiatr Dis Treat 2010;6:309–16

Martinez-Ramirez D, Jimenez-Shahed J, Leckman JF, Porta M, Servello D, Meng FG, Kuhn J, Huys Det al. Efficacy and Safety of Deep Brain Stimulation in Tourette Syndrome: The International Tourette Syndrome Deep Brain Stimulation Public Database and Registry. JAMA Neurol. 2018 Mar 1;75(3):353–359. doi: 10.1001/jamaneurol.2017.4317. [Erratum in: JAMA Neurol. 2018 Mar;75(3):384.]

Martinez-Torres I, Hariz MI, Zrinzo L, Foltynie T, Limousin P. Improvement of tics after subthalamic nucleus deep brain stimulation. Neurology 2009; 72:1787–9

Martino D, Cavanna AE, Robertson MM, Orth M. Prevalence and phenomenology of eye tics in Gilles de la Tourette syndrome. J Neurol. 2012;259:2137–40

Martino D, Chiarotti F, Buttiglione M, Cardona F, Creti R, Nardocci N, Orefici G, Veneselli E, Rizzo R; Italian Tourette Syndrome Study Group. The relationship between group

A streptococcal infections and Tourette syndrome: a study on a large service-based cohort. Dev Med Child Neurol 2011;53:951–7

Martino D, Dale RC, Gilbert DL, Giovannoni G, Leckman JF. Immuno-pathogenic mechanisms in tourette syndrome: A critical review. Mov Disord 2009; 24:1267–79

Martino D, Deeb W, Jimenez-Shahed J, Malaty I, Pringsheim TM, Fasano A, Ganos C, Wu W et al. The 5 Pillars in Tourette Syndrome Deep Brain Stimulation Patient Selection: Present and Future. Neurology. 2021c;96(14):664–676. doi: 10.1212/WNL.0000000000011704.

Martino D, Defazio G, Church AJ, Dale RC, Giovannoni G, Robertson MM, Orth M. Antineuronal antibody status and phenotype analysis in Tourette's syndrome. Mov Disord 2007; 22:1424–9.

Martino D, Draganski B, Cavanna A, Church A, Defazio G, Robertson MM, Frackowiak RS, Giovannoni G, Critchley HD. Anti-basal ganglia antibodies and Tourette's syndrome: a voxel-based morphometry and diffusion tensor imaging study in an adult population. J Neurol Neurosurg Psychiatry 2008; 79:820–2

Martino D, Hedderly T, Murphy T, Müller-Vahl KR, Dale RC, Gilbert DL, Rizzo R, Hartmann A et al. The spectrum of functional tic-like behaviours: Data from an international registry. Eur J Neurol. 2023;30(2):334343. doi: 10.1111/ene.15611.

Martino D, Leckman J. Tourette Syndrome. 2. Aufl. Oxford, New York: Oxford University Press; 2022

Martino D, Malaty I, Müller-Vahl K, Nosratmirshekarlou E, Pringsheim TM, Shprecher D, Ganos C; Movement Disorders Society Tourette Syndrome Study Group. Treatment failure in persistent tic disorders: an expert clinicians' consensus-based definition. Eur Child Adolesc Psychiatry. 2021a. doi: 10.1007/s00787-021-01920-5. Epub ahead of print.

Martino D, Pringsheim TM, Cavanna AE, Colosimo C, Hartmann A, Leckman JF, Luo S, Munchau A et al. Systematic review of severity scales and screening instruments for tics: Critique and recommendations. Mov Disord. 2017;32(3):467–473. doi: 10.1002/mds.26891.

Martino D, Schrag A, Anastasiou Z, Apter A, Benaroya-Milstein N, Buttiglione M, Cardona F, Creti R, et al. Association of Group A Streptococcus Exposure and Exacerbations of Chronic Tic Disorders: A Multinational Prospective Cohort Study. Neurology. 2021b;96(12):e1680-e1693. doi: 10.1212/WNL.0000000000011610.

Masi G, Gagliano A, Siracusano R, Berloffa S, Calarese T, Ilardo G, Pfanner C, Magazù A, Cedro C. Aripiprazole in children with Tourette's disorder and co-morbid attention-deficit/hyperactivity disorder: a 12-week, open-label, preliminary study. J Child Adolesc Psychopharmacol 2012;22:120–5

Massano J, Sousa C, Foltynie T, Zrinzo L, Hariz M, Vaz R. Successful pallidal deep brain stimulation in 15-year-old with Tourette syndrome: 2-year follow-up. J Neurol 2013;260:2417–9

Mataix-Cols D, Brander G, Chang Z, Larsson H, D'Onofrio BM, Lichtenstein P, Sidorchuk A, Fernández de la Cruz L. Serious Transport Accidents in Tourette Syndrome or Chronic Tic Disorder. Mov Disord. 2021;36(1):188–195. doi: 10.1002/mds.28301.

Mataix-Cols D, Isomura K, Pérez-Vigil A, Chang Z, Rück C, Larsson KJ, Leckman JF, Serlachius E et al. Familial Risks of Tourette Syndrome and Chronic Tic Disorders. A Population-Based Cohort Study. JAMA Psychiatry. 2015;72(8):787–93. doi: 10.1001/jamapsychiatry.2015.0627.

Math SB, Janardhan Reddy YC. Issues in the pharmacological treatment of obsessive-compulsive disorder. Int J Clin Pract 2007; 61:1188–97

Mathews CA, Bimson B, Lowe TL, Herrera LD, Budman CL, Erenberg G, Naarden A, Bruun RD, Freimer NB, Reus VI. Association between maternal smoking and increased symptom severity in Tourette's syndrome. Am J Psychiatry 2006; 163:1066–73

Mathews CA, Herrera Amighetti LD, Lowe TL, Wetering BJ van de, Freimer NB, Reus VI. Cultural influences on diagnosis and perception of Tourette syndrome in Costa Rica. J Am Acad Child Adolesc Psychiatry 2001; 40:456–63

Mathews CA, Scharf JM, Miller LL, Macdonald-Wallis C, Lawlor DA, Ben-Shlomo Y. Association between pre- and perinatal exposures and Tourette syndrome or chronic tic disorder in the ALSPAC cohort. Br J Psychiatry. 2014;204(1):40–5. doi: 10.1192/bjp.bp.112.125468.

Mathews CA, Waller J, Glidden D, Lowe TL, Herrera LD, Budman CL, Erenberg G, Naarden A, Bruun RD, Freimer NB, Reus VI. Self injurious behaviour in Tourette syndrome: correlates with impulsivity and impulse control. J Neurol Neurosurg Psychiatry 2004; 75:1149–55

Mathews CA. Treating Tourette syndrome and other chronic tic disorders: updated guidelines by the European society for the study of Tourette syndrome (ESSTS). Eur Child Adolesc Psychiatry. 2022;31(3):375–376. doi: 10.1007/s00787-021-01892-6.

Matsuda N, Kono T, Nonaka M, Fujio M, Kano Y. Self-initiated coping with Tourette's syndrome: Effect of tic suppression on QOL. Brain Dev. 2016;38(2):233–41. doi: 10.1016/j.braindev.2015.08.006.

Matsumoto N, David DE, Johnson EW, Konecki D, Burmester JK, Ledbetter DH, Weber JL. Breakpoint sequences of an 1; 8 translocation in a family with Gilles de la Tourette syndrome. Eur J Hum Genet 2000; 8:875–83

Matur Z, Uçok A. Quetiapine treatment in a patient with Tourette's syndrome, obsessive-compulsive disorder and drug-induced mania. Isr J Psychiatry Relat Sci 2003; 40:150–2

Mazzone L, Yu S, Blair C, Gunter BC, Wang Z, Marsh R, Peterson BS. An FMRI study of frontostriatal circuits during the inhibition of eye blinking in persons with Tourette syndrome. Am J Psychiatry. 2010 Mar;167(3):341–9

McCairn KW, Iriki A, Isoda M. Global dysrhythmia of cerebro-basal ganglia-cerebellar networks underlies motor tics following striatal disinhibition. J Neurosci 2013;33:697–708

McConville BJ, Fogelson MH, Norman AB, Klykylo WM, Manderscheid PZ, Parker KW, Sanberg PR. Nicotine potentiation of haloperidol in reducing tic frequency in Tourette's disorder. Am J Psychiatry 1991; 148:793–4

McConville BJ, Norman AB, Fogelson MH, Erenberg G. Sequential use of opioid antagonists and agonists in Tourette's syndrome. Lancet 1994; 343:601

McConville BJ, Sanberg PR, Fogelson MH, King J, Cirino P, Parker KW, Norman AB. The effects of nicotine plus haloperidol compared to nicotine only and placebo nicotine only in reducing tic severity and frequency in Tourette's disorder. Biol Psychiatry 1992; 31:832–40

McCracken JT, Suddath R, Chang S, Thakur S, Piacentini J. Effectiveness and tolerability of open label olanzapine in children and adolescents with Tourette syndrome. J Child Adolesc Psychopharmacol 2008; 18:501–8

McGrath LM, Yu D, Marshall C, Davis LK, Thiruvahindrapuram B, Li B, Cappi C, Gerber G, et al. Copy number variation in obsessive-compulsive disorder and tourette syndrome: a cross-disorder study. J Am Acad Child Adolesc Psychiatry. 201;53(8):910–9. doi: 10.1016/j.jaac.2014.04.022.

McGuire JF, Arnold E, Park JM, Nadeau JM, Lewin AB, Murphy TK, Storch EA. Living with tics: reduced impairment and improved quality of life for youth with chronic tic disorders. Psychiatry Res. 2015;225(3):571–9. doi: 10.1016/j.psychres.2014.11.045.

McGuire JF, McBride N, Piacentini J, Johnco C, Lewin AB, Murphy TK, Storch EA. The premonitory urge revisited: An individualized premonitory urge for tics scale. J Psychiatr Res. 2016;83:176–183. doi: 10.1016/j.jpsychires.2016.09.007

McGuire JF, Nyirabahizi E, Kircanski K, Piacentini J, Peterson AL, Woods DW, Wilhelm S, Walkup JT, Scahill L. A cluster analysis of tic symptoms in children and adults with Tourette syndrome: clinical correlates and treatment outcome. Psychiatry Res 2013;210:1198–1204

McGuire JF, Piacentini J, Brennan EA, Lewin AB, Murphy TK, Small BJ, Storch EA. A meta-analysis of behavior therapy for Tourette Syndrome. J Psychiatr Res. 2014;50:106–12. doi: 10.1016/j.jpsychires.2013.12.009.

McGuire JF, Piacentini J, Storch EA, Murphy TK, Ricketts EJ, Woods DW, Walkup JW, Peterson AL et al. A multicenter examination and strategic revisions of the Yale Global Tic Severity Scale. Neurology. 2018;90(19):e1711-e1719. doi: 10.1212/WNL.0000000000005474.

McGuire JF, Piacentini J, Storch EA, Ricketts EJ, Woods DW, Peterson AL, Walkup JT, Wilhelm S et al. Defining tic severity and tic impairment in Tourette Disorder. J Psychiatr Res. 2021;133:93–100. doi: 10.1016/j.jpsychires.2020.12.040.

McKeith IG, Williams A, Nicol AR. Clonidine in Tourette syndrome. Lancet 1981;1270–1

Meidinger AL, Miltenberger RG, Himle M, Omvig M, Trainor C, Crosby R. An investigation of tic suppression and the rebound effect in Tourette's disorder. Behav Modif 2005;29:716–745.

Meige H, Feindel E. Les tics et leur traintement. Masson, Parin, 1902. Deutsche autorisierte Ausgabe von O.Giese. Der Tic, sein Wesen und seine Behandlung. Deuticke, Leipzig, 1903

Mejia NI, Jankovic J. Secondary tics and tourettism. Rev Bras Psiquiatr 2005; 27:11–7

Melchior L, Bertelsen B, Debes NM, Groth C, Skov L, Mikkelsen JD, Brøndum-Nielsen K, Tümer Z. Microduplication of 15q13.3 and Xq21.31 in a family with tourette syndrome and comorbidities. Am J Med Genet B Neuropsychiatr Genet 2013; 162B:825–31

Mell LK, Davis RL, Owens D. Association between streptococcal infection and obsessive-compulsive disorder, Tourette's syndrome, and tic disorder. Pediatrics 2005; 116:56–60

Mérette C, Brassard A, Potvin A, Bouvier H, Rousseau F, Emond C, Bissonnette L, Roy MA, Maziade M, Ott J, Caron C. Significant linkage for Tourette syndrome in a large French Canadian family. Am J Hum Genet 2000; 67:1008–13

Merikangas JR, Merikangas KR, Kopp U, Hanin I. Blood choline and response to clonazepam and haloperidol in Tourette's syndrome. Acta Psychiatr Scand 1985; 72:395–9

Meuldijk R, Colon EJ: Methadone treatment of Tourette's disorder. Am J Psychiatry 1992; 149:139–40

Meyer P, Bohnen NI, Minoshima S, Koeppe RA, Wernette K, Kilbourn MR, Kuhl DE, Frey KA, Albin RL. Striatal presynaptic monoaminergic vesicles are not increased in Tourette's syndrome. Neurology 1999; 53:371–4

Micheli F, Gatto M, Lekhuniec E, Mangone C, Fernandez Pardal M, Pikielny R, Casas Parera I. Treatment of Tourette's syndrome with calcium antagonists. Clin Neuropharmacol 1990; 13:77–83

Michultka DM, Blanchard EB, Rosenblum EL. Stress management and Gilles de la Tourette's syndrome. Biofeedback Self Regul 1989; 14:115–23

Miguel EC, do Rosário-Campos MC, Prado HS, do Valle R, Rauch SL, Coffey BJ, Baer L, Savage CR, O'Sullivan RL, Jenike MA, Leckman JF. Sensory phenomena in obsessive-compulsive disorder and Tourette's disorder. J Clin Psychiatry 2000; 61:150–6

Miguel EC, Shavitt RG, Ferrão YA, Brotto SA, Diniz JB. How to treat OCD in patients with Tourette syndrome. J Psychosom Res 2003; 55:49–57

Mikkelsen EJ, Detlor J, Cohen DJ. School avoidance and social phobia triggered by haloperidol in patients with Tourette's disorder. Am J Psychiatry 1981; 138:1572–6

Miller AM, Bansal R, Hao X, Sanchez-Pena JP, Sobel LJ, Liu J, Xu D, Zhu H, Chakravarty MM, Durkin K, Ivanov I, Plessen

KJ, Kellendonk CB, Peterson BS. Enlargement of thalamic nuclei in Tourette syndrome. Arch Gen Psychiatry. 2010;67:955–64

Miller L. Tourette syndrome and drug addiction. Br J Psychiatry. 1985;147:584–5

Milosev LM, Psathakis N, Szejko N, Jakubovski E, Müller-Vahl KR. Treatment of Gilles de la Tourette Syndrome with Cannabis-Based Medicine: Results from a Retrospective Analysis and Online Survey. Cannabis Cannabinoid Res. 2019;4(4):265–274. doi: 10.1089/can.2018.0050.

Mink JW, Walkup J, Frey KA, Como P, Cath D, Delong MR, Erenberg G, Jankovic J, Juncos J, Leckman JF, Swerdlow N, Visser-Vandewalle V, Vitek JL; Tourette Syndrome Association, Inc. Patient selection and assessment recommendations for deep brain stimulation in Tourette syndrome. Mov Disord 2006; 21:1831–8

Minzer K, Lee O, Hong JJ, Singer HS. Increased prefrontal D2 protein in Tourette syndrome: a postmortem analysis of frontal cortex and striatum. J Neurol Sci 2004; 219:55–61

Miranda CM, Castiglioni TC. Aripiprazole for the treatment of Tourette syndrome. Experience in 10 patients. Rev Med Chil 2007; 135:773–6

Miranda DM, Wigg K, Kabia EM, Feng Y, Sandor P, Barr CL. Association of SLITRK1 to Gilles de la Tourette Syndrome. Am J Med Genet B Neuropsychiatr Genet 2009; 150B:483–6

Mitchell JW, Cavanna AE. Handwriting abnormality in Tourette syndrome. J Neuropsychiatry Clin Neurosci. 2013;25:E40–1

Mizrahi EM, Holtzman D, Tharp B. Haloperidol-induced tardive dyskinesia in a child with Gilles de la Tourette's disease. Arch Neurol 1980; 37:780

Mol Debes NM, Hjalgrim H, Skov L. Limited knowledge of Tourette syndrome causes delay in diagnosis. Neuropediatrics. 2008a;39:101–5

Mol Debes NM, Hjalgrim H, Skov L. Validation of the presence of comorbidities in a Danish clinical cohort of children with Tourette syndrome. J Child Neurol. 2008b;23(9):1017–27. doi: 10.1177/0883073808316370.

Moldofsky H, Tullis C, Lamon R. Multiple tic syndrome (Giles de la Tourette's syndrome). J Nerv Ment Dis 1974; 159:282–92.

Möller JC, Tackenberg B, Heinzel-Gutenbrunner M, Burmester R, Oertel WH, Bandmann O, Müller-Vahl KR. Immunophenotyping in Tourette syndrome – a pilot study. Eur J Neurol 2008; 15:749–53.

Mondrup K, Dupont E, Braendgaard H. Progabide in the treatment of hyperkinetic extrapyramidal movement disorders. Acta Neurol Scand 1985; 72:341–3

Morer A, Viñas O, Lázaro L, Bosch J, Toro J, Castro J. D8/17 monoclonal antibody: an unclear neuropsychiatric marker. Behav Neurol 2005; 16:1–8

Morera Maiquez B, Sigurdsson HP, Dyke K, Clarke E, McGrath P, Pasche M, Rajendran A, Jackson GM et al. Entraining Movement-Related Brain Oscillations to Suppress Tics in Tourette Syndrome. Curr Biol. 2020;30(12):2334–2342.e3. doi: 10.1016/j.cub.2020.04.044.

Moretti A. Is botulinum toxin effective and safe for motor and phonic tics in patients affected by Tourette syndrome? A Cochrane Review summary with commentary. Dev Med Child Neurol. 2020;62(3):274–276. doi: 10.1111/dmcn.14472.

Moriarty J, Varma AR, Stevens J, Fish M, Trimble MR, Robertson MM. A volumetric MRI study of Gilles de la Tourette's syndrome. Neurology 1997; 49:410–5

Morris CM, Pardo-Villamizar C, Gause CD, Singer HS. Serum auto-antibodies measured by immunofluorescence confirm a failure to differentiate PANDAS and Tourette syndrome from controls. J Neurol Sci 2009; 276:45–8

Morris HR, Thacker AJ, Newman PK, Lees AJ. Sign language tics in a prelingually deaf man. Mov Disord 2000; 15:318–20

Morris-Berry CM, Pollard M, Gao S, Thompson C; Tourette Syndrome Study Group; Singer HS. Anti-streptococcal, tubulin, and dopamine receptor 2 antibodies in children with PANDAS and Tourette syndrome: single-point and longitudinal assessments. J Neuroimmunol. 2013;264(1–2):106–13. doi: 10.1016/j.jneuroim.2013.09.010.

Mössner R, Müller-Vahl KR, Döring N, Stuhrmann M. Role of the novel tryptophan hydroxylase-2 gene in Tourette syndrome. Mol Psychiatry 2007; 12:617–9

Mostofsky SH, Wendlandt J, Cutting L, Denckla MB, Singer HS. Corpus callosum measurements in girls with Tourette syndrome. Neurology 1999; 53:1345–7

Motlagh MG, Katsovich L, Thompson N, Lin H, Kim YS, Scahill L, Lombroso PJ, King RA, Peterson BS, Leckman JF. Severe psycho-social stress and heavy cigarette smoking during pregnancy: an examination of the preand perinatal risk factors associated with ADHD and Tourette syndrome. Eur Child Adolesc Psychiatry 2010;19:755–64

Motlagh MG, Smith ME, Landeros-Weisenberger A, Kobets AJ, King RA, Miravite J, de Lotbinière AC, Alterman RL et al. Lessons Learned from Openlabel Deep Brain Stimulation for Tourette Syndrome: Eight Cases over 7 Years. Tremor Other Hyperkinet Mov (N Y). 2013;3. pii:tre-03-170-4428-1

Motluk A. Mystery US outbreak prompts further tests. Nature News. 2012. www.nature.com/news/mystery-us-outbreak-prompts-further-tests-1.10052

MPR. Valbenazine Granted Orphan Drug Designation for Tourette Syndrome (Artikel vom 25.10.2017). URL: www.empr.com/home/news/drugs-in-the-pipeline/valbenazine-granted-orphan-drug-designation-for-tourette-syndrome/ (abgerufen am 07.03.2023)

Mrakic-Sposta S, Marceglia S, Mameli F, Dilena R, Tadini L, Priori A. Transcranial direct current stimulation in two patients with Tourette syndrome. Mov Disord 2008; 23:2259–61

Mukaddes NM, Abali O. Quetiapine treatment of children and adolescents with Tourette's disorder. J Child Adolesc Psychopharmacol 2003; 13:295–9

Müller N, Kroll B, Schwarz MJ, Riedel M, Straube A, Lütticken R, Reinert RR, Reineke T, Kühnemund O. Increased titers of antibodies against streptococcal M12 and M19 proteins in patients with Tourette's syndrome. Psychiatry Res 2001; 101:187–93

Müller N, Riedel M, Blendinger C, Oberle K, Jacobs E, Abele-Horn M. Mycoplasma pneumoniae infection and Tourette's syndrome. Psychiatry Res 2004; 129:119–25

Müller N, Riedel M, Erfurth A, Möller HJ. Immunoglobulin therapy in Gilles de la Tourette syndrome. Nervenarzt 1997; 68:914–6

Müller N, Riedel M, Straube A, Günther W, Wilske B. Increased antistreptococcal antibodies in patients with Tourette's syndrome. Psychiatry Res 2000; 94:43–9

Müller N, Riedel M, Zawta P, Günther W, Straube A. Comings DE. Tourette syndrome and human behavior. Comorbidity of Tourette's syndrome and schizophrenia – biological and physiological parallels. Prog Neuropsychopharmacol Biol Psychiatry 2002; 26:1245–52

Müller-Vahl KR, Berding G, Brücke T, Kolbe H, Meyer GJ, Hundeshagen H, Dengler R, Knapp WH, Emrich HM. Dopamine transporter binding in Gilles de la Tourette syndrome. J Neurol 2000a; 247:514–20

Müller-Vahl KR, Berding G, Kolbe H, Meyer GJ, Hundeshagen H, Dengler R, Knapp WH, Emrich HM. Dopamine D2 receptor imaging in Gilles de la Tourette syndrome. Acta Neurol Scand 2000b; 101:165–71

Müller-Vahl KR, Bindila L, Lutz B, Musshoff F, Skripuletz T, Baumgaertel C, Sühs KW. Cerebrospinal fluid endocannabinoid levels in Gilles de la Tourette syndrome. Neuropsychopharmacology. 2020c;45(8):1323–1329. doi: 10.1038/s41386-020-0671-6

Müller-Vahl KR, Buddensiek N, Geomelas M, Emrich HM. The influence of different food and drink on tics in Tourette syndrome. Acta Paediatr 2008a; 97:442–6

Müller-Vahl KR, Cath DC, Cavanna AE, Dehning S, Porta M, Robertson MM, Visser-Vandewalle V; ESSTS Guidelines Group. European clinical guidelines for Tourette syndrome and other tic disorders. Part IV: deep brain stimulation. Eur Child Adolesc Psychiatry 2011;20:209–17

Müller-Vahl KR, Dodel I, Müller N, Münchau A, Reese J-P, Balzer-Geldsetzer M, Dodel R, Oertel WH. Health-Related Quality of Life in Patients with Gilles de la Tourette's Syndrome. Mov Disord 2010;25:309–314

Müller-Vahl KR, Fremer C, Beals C, Ivkovic J, Loft H, Schindler C. Endocannabinoid Modulation Using Monoacylglycerol Lipase Inhibition in Tourette Syndrome: A Phase 1 Randomized, Placebo-Controlled Study. Pharmacopsychiatry. 2022c;55(3):148–156. doi: 10.1055/a-1675-3494.

Müller-Vahl KR, Fremer C, Beals C, Ivkovic J, Loft H, Schindler C. Monoacylglycerol Lipase Inhibition in Tourette Syndrome: A 12-Week, Randomized, Controlled Study. Mov Disord. 2021a;36(10):2413–2418. doi: 10.1002/mds.28681.

Müller-Vahl KR, Grosskreutz J, Prell T, Kaufmann J, Bodammer N, Peschel T. Tics are caused by alterations in prefrontal areas, thalamus and putamen, while changes in the cingulate gyrus reflect secondary compensatory mechanisms. BMC Neuroscience 2014;15:6

Müller-Vahl KR, Kaufmann J, Grosskreutz J, Dengler R, Emrich HM, Peschel T. Prefrontal and anterior cingulate cortex abnormalities in Tourette Syndrome: evidence from voxel-based morphometry and magnetization transfer imaging. BMC Neurosci 2009b; 10:47

Müller-Vahl KR, Kayser L, Pisarenko A, Haas M, Psathakis N, Palm L, Jakubovski E. The Rage Attack Questionnaire-Revised (RAQ-R): Assessing Rage Attacks in Adults With Tourette Syndrome. Front Psychiatry. 2020a;10:956. doi: 10.3389/fpsyt.2019.00956.

Müller-Vahl KR, Koblenz A, Jöbges M, Kolbe H, Emrich HM, Schneider U. Influence of treatment of Tourette syndrome with delta9-tetrahydrocannabinol (delta9-THC) on neuropsychological performance. Pharmacopsychiatry 2001; 34:19–24

Müller-Vahl KR, Kolbe H, Dengler R. Alcohol withdrawal and Tourette's syndrome. Neurology 1997a; 48:1478–9

Müller-Vahl KR, Kolbe H, Dengler R. Gilles de la Tourette-Syndrom: Einfluß von Nikotin, Alkohol und Marihuana auf die klinische Symptomatik. Nervenarzt 1997b; 68:985–989

Müller-Vahl KR, Kolbe H, Schneider U, Emrich HM. Cannabinoids: Possible role in pathophysiology of Gilles de la Tourette-Syndrome. Acta Psychiat Scand 1998; 97:1–5

Müller-Vahl KR, Kolbe H, Schneider U, Emrich HM. Indications for Cannabis and THC: Movement disorders. In: Grotenhermen F, Russo E (Hrsg.). Cannabis and Cannabinoids. Pharmacology, Toxicology, and Therapeutic Potentials. The Haworth Integrative Healing Press, New York, London, Oxford, 2002a:205–214

Müller-Vahl KR, Krueger D. Does Tourette syndrome prevent tardive dyskinesia? Mov Disord 2011;26:2442–3

Müller-Vahl KR, Loeber G, Kotsiari A, Müller-Engling L, Frieling H. Gilles de la Tourette syndrome is associated with hypermethylation of the dopamine D2 receptor gene. J Psychiatr Res. 2017;86:1–8. doi: 10.1016/j.jpsychires.2016.11.004.

Müller-Vahl KR, Meyer GJ, Knapp WH, Emrich HM, Gielow P, Brücke T, Berding G. Serotonin transporter binding in Tourette Syndrome. Neurosci Lett 2005; 385:120–5

Müller-Vahl KR, Pisarenko A, Fremer C, Haas M, Jakubovski E, Szejko N. Functional Tic-Like Behaviors: A Common Comorbidity in Patients with Tourette Syndrome. First published: 20 November 2023. 2023a. https://doi.org/10.1002/mdc3.13932

Müller-Vahl KR, Pisarenko A, Jakubovski E, Fremer C. Stop that! It's not Tourette's but a new type of mass sociogenic illness. Brain. 2022a;145(2):476-480. doi: 10.1093/brain/awab316.

Müller-Vahl KR, Pisarenko A, Ringlstetter R, Cimpianu CL, Fremer C, Weidinger E, Jenz EB, Musil R, Brunnauer A, Großhennig A. The Effect of Nabiximols on Driving Ability in Adults with Chronic Tic Disorders: Results of a Substudy Analysis of the Double-Blind, Randomized, Placebo-Controlled CANNA-TICS Trial. Cannabis Cannabinoid Res. 2024. doi: 10.1089/can.2023.0114. Epub ahead of print. PMID: 38265476

Müller-Vahl KR, Pisarenko A, Szejko N, Haas M, Fremer C, Jakubovski E, Musil R, Münchau A, Neuner I, Huys D, van Elst LT, Schröder C, Ringlstetter R, Koch A, Jenz EB, Großhennig A. CANNA-TICS: Efficacy and safety of oral treatment with nabiximols in adults with chronic tic disorders - Results of a prospective, multicenter, randomized, double-blind, placebo controlled, phase IIIb superiority study. Psychiatry Res. 2023b; 323:115135. doi: 10.1016/j.psychres.2023.115135. Epub 2023 Feb 28. PMID: 36878177.

Müller-Vahl KR, Prevedel H, Theloe K, Kolbe H, Emrich HM, Schneider U. Treatment of Tourette syndrome with delta-9-tetrahydrocannabinol (delta 9-THC): no influence on neuropsychological performance. Neuropsychopharmacology. 2003b; 28:384–8

Müller-Vahl KR, Riemann L, Bokemeyer S. Tourette patients' misbelief of a tic rebound is due to overall difficulties in reliable tic rating. J Psychosom Res. 2014; 76:472–6

Müller-Vahl KR, Roessner V, Münchau A. Tourette-Syndrom: Häufig eine Fehldiagnose. Dtsch Arztebl Int 2020b;117:A-332

Müller-Vahl KR, Rothenberger A, Roessner V, Poewe W, Vingerhoets F, Münchau A. Leitlinien für Diagnostik und Therapie: Ticstörungen. In: Diener HC, Putzki N (Hrsg.). Leitlinien für Diagnostik und Therapie in der Neurologie. 4. Aufl., Thieme, Stuttgart, 2008b:125–9

Müller-Vahl KR, Sambrani T, Jakubovski E. Tic disorders revisited: introduction of the term „tic spectrum disorders". Eur Child Adolesc Psychiatry. 2019a;28(8):1129–1135. doi: 10.1007/s00787-018-01272-7.

Müller-Vahl KR, Schneider U, Emrich HM. Combined treatment of Tourette-Syndrome with δ9-THC and dopamine receptor antagonists. J Cannabis Therap 2002b; 2:145–154

Müller-Vahl KR, Schneider U, Koblenz A, Jöbges M, Kolbe H, Daldrup T, Emrich HM. Treatment of Tourette's syndrome with Delta 9-tetrahydrocannabinol (THC): a randomized crossover trial. Pharmacopsychiatry. 2002c; 35:57–61

Müller-Vahl KR, Schneider U, Kolbe H, Emrich HM. Treatment of Tourette-Syndrome with delta-9-Tetrahydrocannabinol. Am J Psychiatry 1999; 156:495

Müller-Vahl KR, Schneider U, Prevedel H, Theloe K, Kolbe H, Daldrup T, Emrich HM. Delta 9-tetrahydrocannabinol (THC) is effective in the treatment of tics in Tourette syndrome: a 6-week randomized trial. J Clin Psychiatry. 2003c; 64:459–65

Müller-Vahl KR, Szejko N, Saryyeva A, Schrader C, Krueger D, Horn A, Kühn AA, Krauss JK. Randomized double-blind sham-controlled trial of thalamic versus GPi stimulation in patients with severe medically refractory Gilles de la Tourette syndrome. Brain Stimul. 2021b;14(3):662–675. doi: 10.1016/j.brs.2021.04.004.

Müller-Vahl KR, Szejko N, Verdellen C, Roessner V, Hoekstra PJ, Hartmann A, Cath DC. European clinical guidelines for Tourette syndrome and other tic disorders: summary statement. Eur Child Adolesc Psychiatry. 2022b;31(3):377–382. doi: 10.1007/s00787-021-01832-4.

Müller-Vahl KR, Szejko N, Wilke F, Jakubovski E, Geworski L, Bengel F, Berding G. Serotonin transporter binding is increased in Tourette syndrome with Obsessive Compulsive Disorder. Sci Rep. 2019b;9(1):972. doi: 10.1038/s41598-018-37710-4. [Erratum in: Sci Rep. 2020;10(1):11092]

Müller-Vahl KR. Monolingual coprolalia in bilingual patients with Tourette syndrome. Mov Disord. 2012;27:1468

Müller-Vahl KR. Schimpfen als Krankheit. In: Dietrich DE, Garlipp P, Debus S, Emrich HE (Hrsg.). Welche Sprache hat das Gehirn. Vandenhoeck u. Ruprecht, Göttingen, 2009a:89–103

Müller-Vahl KR. The benzamides tiapride, sulpiride, and amisulpride in treatment for Tourette's syndrome. Nervenarzt. 2007a; 78:264, 266–8, 270–1

Müller-Vahl KR. The pathophysiological role of the serotonergic system in Tourette syndrome. Curr Psychiatry Res 2007b; 3:271–276

Müller-Vahl KR. The treatment of Tourette's syndrome: current opinions. Expert Opin Pharmacother 2002; 3:899–914

Müllner J, Delmaire C, Valabrégue R, Schüpbach M, Mangin JF, Vidailhet M, Lehéricy S, Hartmann A, Worbe Y. Altered structure of cortical sulci in gilles de la Tourette syndrome: Further support for abnormal brain development. Mov Disord. 2015 Apr;30(5):655–61. doi: 10.1002/mds.26207.

Münchau A (2019) Einige Leute simulieren Tourette nur. Frankfurter Allgemeine Sonntagszeitung 29, S. 15

Münchau A, Bloem BR, Thilo KV, Trimble MR, Rothwell JC, Robertson MM. Repetitive transcranial magnetic stimulation for Tourette syndrome. Neurology 2002; 59:1789–91

Murphy ML, Pichichero ME. Prospective identification and treatment of children with pediatric autoimmune neuropsychiatric disorder associated with group A streptococcal infection (PANDAS). Arch Pediatr Adolesc Med 2002; 156:356–61

Murphy TK, Bengtson MA, Soto O, Edge PJ, Sajid MW, Shapira N, Yang M. Case series on the use of aripiprazole for Tourette syndrome. Int J Neuropsychopharmacol 2005; 8:489–90

Murphy TK, Fernandez TV, Coffey BJ, Rahman O, Gavaletz A, Hanks CE, Tillberg CS, Gomez LI et al. Extended-Release Guanfacine Does Not Show a Large Effect on Tic Severity in Children with Chronic Tic Disorders. J Child Adolesc Psychopharmacol. 2017;27(9):762–770. doi: 10.1089/cap.2017.0024.

Murphy TK, Goodman WK, Fudge MW, Williams RC Jr, Ayoub EM, Dalal M, Lewis MH, Zabriskie JB. B lymphocyte antigen D8/17: a peripheral marker for childhood-onset obsessive-compulsive disorder and Tourette's syndrome? Am J Psychiatry 1997; 154:402–7

Murphy TK, Snider LA, Mutch PJ, Harden E, Zaytoun A, Edge PJ, Storch EA, Yang MC et al. Relationship of movements and behaviors to Group A Streptococcus infections in elementary school children. Biol Psychiatry 2007;61:279–84

Murphy TK, Storch EA, Lewin AB, Edge PJ, Goodman WK. Clinical factors associated with pediatric autoimmune neuropsychiatric disorders associated with streptococcal infections. J Pediatr 2012;160:314–9

Murray TJ. Dr Samuel Johnson's movement disorder. Br Med J 1979; 1:1610–4

Naaijen J, Forde NJ, Lythgoe DJ, Akkermans SE, Openneer TJ, Dietrich A, Zwiers MP, Hoekstra PJ, Buitelaar JK. Fronto-striatal glutamate in children with Tourette's disorder and attention-deficit/hyperactivity disorder. Neuroimage Clin. 2016;13:16–23. doi: 10.1016/j.nicl.2016.11.013.

Nag A, Bochukova EG, Kremeyer B, Campbell DD, Muller H, Valencia-Duarte AV, Cardona J, Rivas IC et al. CNV analysis in Tourette syndrome implicates large genomic rearrangements in COL8A1 and NRXN1. PLoS One 2013;8:e59061

Nagaia Y, Cavanna A, Critchley HD. Influence of sympathetic autonomic arousal on tics: Implications for a therapeutic behavioral intervention for Tourette syndrome. J Psychosom Res 2009;67:599–605

Neal M, Cavanna AE. "Not just right experiences" in patients with Tourette syndrome: Complex motor tics or compulsions? Psychiatry Res. 2013a;210:559–63

Neal M, Cavanna AE. Selective sound sensitivity syndrome (misophonia) in a patient with Tourette syndrome. J Neuropsychiatry Clin Neurosci. 2013b;25:E01

Nee LE, Caine ED, Polinsky RJ, Eldridge R, Ebert MH. Gilles de la Tourette syndrome: clinical and family study of 50 cases. Ann Neurol 1980; 7:41–9

Neglia JP, Glaze DG, Zion TE. Tics and vocalizations in children treated with carbamazepine. Pediatrics 1984; 73:841–4

Neuner I, Kupriyanova Y, Stöcker T, Huang R, Posnansky O, Schneider F, Shah NJ. Microstructure assessment of grey matter nuclei in adult tourette patients by diffusion tensor imaging. Neurosci Lett 2011;487:22–6

Neuner I, Kupriyanova Y, Stöcker T, Huang R, Posnansky O, Schneider F, Tittgemeyer M, Shah NJ. White-matter abnormalities in Tourette syndrome extend beyond motor pathways. Neuroimage 2010;51:1184–93

Neuner I, Podoll K, Lenartz D, Sturm V, Schneider F. Deep brain stimulation in the nucleus accumbens for intractable Tourette's syndrome: follow-up report of 36 months. Biol Psychiatry 2009; 65:e5–6

Neuner I, Roessner V, Müller-Vahl KR. Autorisierte Deutsche Übersetzung der GTS-QOL, 2009, nach: Cavanna AE, Schrag A, Morley D, Orth M, Robertson MM, Joyce E, Critchley HD, Selai C. The Gilles de la Tourette syndrome-quality of life scale (GTS-QOL): development and validation. Neurology 2008; 71:1410–6

Neuner I, Werner CJ, Arrubla J, Stöcker T, Ehlen C, Wegener HP, Schneider F, Shah NJ. Imaging the where and when of tic generation and resting state networks in adult Tourette patients. Front Hum Neurosci. 2014;8:362. doi: 10.3389/fnhum.2014.00362.

Neves Ramos D, West D van, Strien AP van. Quetiapine in the treatment of the Gilles de la Tourette syndrome. A case study. Tijdschr Psychiatr 2007; 49:263–7

Nicolson R, Craven-Thuss B, Smith J, McKinlay BD, Castellanos FX. A randomized, double-blind, placebo-controlled trial of metoclopramide for the treatment of Tourette's disorder. J Am Acad Child Adolesc Psychiatry 2005; 44:640–6

Nissen JB, Carlsen AH, Thomsen PH. One-year outcome of manualised behavior therapy of chronic tic disorders in children and adolescents. Child Adolesc Psychiatry Ment Health. 2021;15(1):9. doi: 10.1186/s13034-021-00362-w.

Nissen JB, Kaergaard M, Laursen L, Parner E, Thomsen PH. Combined habit reversal training and exposure response prevention in a group setting compared to individual training: a randomized controlled clinical trial. Eur Child Adolesc Psychiatry. 2019;28(1):57–68. doi: 10.1007/s00787-018-1187-z.

Nöthen MM, Hebebrand J, Knapp M, Hebebrand K, Camps A, von Gontard A, Wettke-Schäfer R, Lisch S, Cichon S, Poustka F, Schmidt M, Lehmkuhl G, Remschmidt H, Propping P. Association analysis of the dopamine D2 receptor gene in Tourette's syndrome using the haplotype relative risk method. Am J Med Genet 1994; 54:249–52

Nowak DA, Rothwell J, Topka H, Robertson MM, Orth M. Grip force behavior in Gilles de la Tourette syndrome. Mov Disord 2005; 20:217–23

Nunn RG, Azrin NH. Eliminating nail-biting by the habit reversal procedure. Behav Res Ther 1976; 14:65–7

O'Connor K, Lavoie M, Blanchet P, St-Pierre-Delorme MÈ. Evaluation of a cognitive psychophysiological model for management of tic disorders: an open trial. Br J Psychiatry. 2016;209(1):76–83. doi: 10.1192/bjp.bp.114.154518.

O'Connor KP, Laverdure A, Taillon A, Stip E, Borgeat F, Lavoie M. Cognitive behavioral management of Tourette's syndrome and chronic tic disorder in medicated and unmedicated samples. Behav Res Ther 2009;47:1090–1095

O'Hare D, Helmes E, Reece J, Eapen V, McBain K. The Differential Impact of Tourette's Syndrome and Comorbid Diagnosis on the Quality of Life and Functioning of Diagnosed Children and Adolescents. J Child Adolesc Psychiatr Nurs. 2016;29(1):306. doi: 10.1111/jcap.12132.

Ohta M, Kano Y. Clinical characteristics of adult patients with tics and/or Tourette's syndrome. Brain Dev 2003; 25 (Suppl. 1:S32–6).

Okun MS, Foote KD, Wu SS, Ward HE, Bowers D, Rodriguez RL, Malaty IA, Goodman WK, Gilbert DM, Walker HC, Mink

JW, Merritt S, Morishita T, Sanchez JC. A trial of scheduled deep brain stimulation for Tourette syndrome: moving away from continuous deep brain stimulation paradigms. JAMA Neurol 2013;70(1):85–94

Olfson M, Crystal S, Gerhard T, Huang C, Walkup JT, Scahill L, Walkup JT. Patterns and correlates of tic disorder diagnoses in privately and publicly insured youth. J Am Acad Child Adolesc Psychiatry 2011;50:119–31

Ondo WG, Jong D, Davis A. Comparison of weight gain in treatments for Tourette syndrome: tetrabenazine versus neuroleptic drugs. J Child Neurol 2008; 23:435–7

Onofrj M, Paci C, D'Andreamatteo G, Toma L. Olanzapine in severe Gilles de la Tourette syndrome: a 52-week double-blind crossover study vs. low-dose pimozide. J Neurol 2000; 247:443–6

Openneer TJC, Huyser C, Martino D, Schrag A; EMTICS Collaborative Group; Hoekstra PJ, Dietrich A. Clinical precursors of tics: an EMTICS study. J Child Psychol Psychiatry. 2022;63(3):305–314. doi: 10.1111/jcpp.13472.

Orth M, Amann B, Robertson MM, Rothwell JC. Excitability of motor cortex inhibitory circuits in Tourette syndrome before and after single dose nicotine. Brain 2005a; 128:1292–300

Orth M, Kirby R, Richardson MP, Snijders AH, Rothwell JC, Trimble MR, Robertson MM, Münchau A. Subthreshold rTMS over pre-motor cortex has no effect on tics in patients with Gilles de la Tourette syndrome. Clin Neurophysiol 2005b; 116:764–8

Orth M, Münchau A. Transcranial magnetic stimulation studies of sensorimotor networks in Tourette syndrome. Behav Neurol 2013;27:57–64

Ortí-Pareja M, Jiménez-Jiménez FJ, Vázquez A, Catalán MJ, Zurdo M, Burguera JA, Martínez-Martín P, Molina JA; Grupo Centro de Trastornos del Movimiento. Drug-induced tardive syndromes. Parkinsonism Relat Disord 1999; 5:59–65

Oulis P, Karapoulios E, Masdrakis VG, Kouzoupis AV, Karakatsanis NA, Papageorgiou C, Papadimitriou GN, Soldatos CR. Levetiracetam in the treatment of antipsychotics-resistant Tourette syndrome. World J Biol Psychiatry 2008; 9:76–7

Paleacu D, Giladi N, Moore O, Stern A, Honigman S, Badarny S. Tetrabenazine treatment in movement disorders. Clin Neuropharmacol 2004; 27:230–3

Palm L, Haas M, Pisarenko A, Jakubovski E, Müller-Vahl KR. Validation of the Rage Attack Questionnaire-Revised (RAQ-R) in a Mixed Psychiatric Population. Front Psychiatry. 2021;12:724802. doi: 10.3389/fpsyt.2021.724802.

Pappadopulos E, Woolston S, Chait A, Perkins M, Connor DF, Jensen PS. Pharmacotherapy of aggression in children and adolescents: efficacy and effect size. J Can Acad Child Adolesc Psychiatry 2006; 15:27–39

Pappenheim E. Freud and Gilles de la Tourette. Speculations regarding the diagnosis of Mrs. Emmy von N. Psyche (Stuttg). 1989:43:929–51

Pappert EJ, Goetz CG, Louis ED, Blasucci L, Leurgans S. Objective assessments of longitudinal outcome in Gilles de la Tourette's syndrome. Neurology 2003; 61:936–40

Párraga HC, Párraga KL, Harris DK, Campbell TS. Abdominal Tics During Atomoxetine Treatment in a Child With ADHD: Evaluation and Differential Diagnosis. CNS Spectr 2008; 13:E1

Párraga HC, Parraga MI, Harris DK. Tic exacerbation and precipitation during atomoxetine treatment in two children with attention deficit hyperactivity disorder. Int J Psychiatry Med 2007; 37:415–24 Parraga HC, Parraga MI, Woodward RL, Fenning PA. Quetiapine treatment of children with Tourette's syndrome: report of two cases. J. Child. Adolesc. Psychopharmacol 2001;11:187–91

Paschou P, Feng Y, Pakstis AJ, Speed WC, DeMille MM, Kidd JR, Jaghori B, Kurlan R, Pauls D et al. Indications of linkage and association of Gilles de la Tourette syndrome in two independent family samples: 17 q25 is a putative susceptibility region. Am J Hum Genet 2004; 75:545–60

Paschou P, Jin Y, Müller-Vahl K, Möller HE, Rizzo R, Hoekstra PJ, Roessner V, Mol Debes N et al. Enhancing neuroimaging genetics through meta-analysis for Tourette syndrome (ENIGMA-TS): A worldwide platform for collaboration. Front Psychiatry. 2022;13:958688. doi: 10.3389/fpsyt.2022.958688.

Paschou P, Yu D, Gerber G, Evans P, Tsetsos F, Davis LK, Karagiannidis I et al. Genetic association signal near NTN4 in Tourette syndrome. Ann Neurol. 2014;76(2):310–15. doi: 10.1002/ana.24215.

Paschou P. The genetic basis of Gilles de la Tourette Syndrome. Neurosci Biobehav Rev 2013;37:1026–39

Pasquini M, Fabbrini G, Berardelli I, Bonifati V, Biondi M, Berardelli A. Psychopathological features of obsessive-compulsive disorder in an Italian family with Gilles de la Tourette syndrome not linked to the SLITRK1 gene. Psychiatry Res 2008; 161:109–11

Paszek J, Pollok B, Biermann-Ruben K, Müller-Vahl K, Roessner V, Thomalla G, Robertson MM, Orth M, Schnitzler A, Münchau A. Is it a tic? – twenty seconds to make a diagnosis. Mov Disord 2010;25:1106–8

Patel C, Cooper-Charles L, McMullan DJ, Walker JM, Davison V, Morton J. Translocation breakpoint at 7q31 associated with tics: further evidence for IMMP2L as a candidate gene for Tourette syndrome. Eur J Hum Genet 2011;19:634–9

Patel H, Nguyen K, Lehman E, Mainali G, Duda L, Byler D, Kumar A. Use of Complementary and Alternative Medicine in Children With Tourette Syndrome. J Child Neurol. 2020;35(8):512–516. doi: 10.1177/0883073820913670.

Pauls DL, Leckman JF, Cohen DJ. Evidence against a genetic relationship between Tourette's syndrome and anxiety, depression, panic and phobic disorders. Br J Psychiatry 1994; 164:215–21

Pauls DL, Leckman JF, Cohen DJ. Familial relationship between Gilles de la Tourette's syndrome, attention deficit disorder, learning disabilities, speech disorders, and stuttering. J Am Acad Child Adolesc Psychiatry 1993; 32:1044–50

Pauls DL, Leckman JF, Raymond CL, Hurst CR, Stevenson JM. A family study of Tourette's syndrome: evidence against the hypothesis of association with a wide range of psychiatric phenotypes. Am J Hum Genet 1988; 43:A64

Pauls DL, Leckman JF. The inheritance of Gilles de la Tourette's syndrome and associated behaviors. Evidence for autosomal dominant transmission. N Engl J Med. 1986; 315:993–7

Pauls DL, Raymond CL, Stevenson JM, Leckman JF. A family study of Gilles de la Tourette syndrome. Am J Hum Genet 1991; 48:154–63. Pavone P, Parano E, Rizzo R, Trifiletti RR. Autoimmune neuropsychiatric disorders associated with streptococcal infection: Sydenham chorea, PANDAS, and PANDAS variants. J Child Neurol 2006; 21:727–36

Paulus T, Bäumer T, Verrel J, Weissbach A, Roessner V, Beste C, Münchau A. Pandemic Tic-like Behaviors Following Social Media Consumption. Mov Disord. 2021;36(12):2932–2935. doi: 10.1002/mds.28800.

Pearce JM. Doctor Samuel Johnson: 'the great convulsionary' a victim of Gilles de la Tourette's syndrome. J R Soc Med 1994; 87:396–9 Peckham EL, Hallett M. Psychogenic movement disorders. Neurol Clin 2009; 27:801–19, vii

Perlmutter SJ, Leitman SF, Garvey MA, Hamburger S, Feldman E, Leonard HL, Swedo SE. Therapeutic plasma exchange and intravenous immunoglobulin for obsessive-compulsive disorder and tic disorders in childhood. Lancet 1999; 354:1153–8

Pertwee RG. Pharmacology of cannabinoid CB1 and CB2 receptors. Pharmacol Ther 1997; 74:129–180

Petek E, Windpassinger C, Vincent JB, Cheung J, Boright AP, Scherer SW, Kroisel PM, Wagner K. Disruption of a novel gene (IMMP2L) by a breakpoint in 7q31 associated with Tourette syndrome. Am J Hum Genet 2001; 68:848–58

Peterson AL, Azrin NH. An evaluation of behavioral treatments for Tourette syndrome. Behav Res Ther 1992; 30:167–74.

Peterson BS, Choi HA, Hao X, Amat JA, Zhu H, Whiteman R, Liu J, Xu D, Bansal R. Morphologic features of the amygdala and hippocampus in children and adults with Tourette syndrome. Arch Gen Psychiatry 2007; 64:1281–91

Peterson BS, Cohen DJ: The treatment of Tourette's syndrome: multimodal, developmental intervention. J. Clin. Psychiatry 1998; 59 Suppl. 1:62–72

Peterson BS, Leckman JF, Duncan JS, Wetzles R, Riddle MA, Hardin MT, Cohen DJ. Corpus callosum morphology from magnetic resonance images in Tourette's syndrome. Psychiatry Res 1994a; 55:85–99

Peterson BS, Leckman JF, Scahill L, Naftolin F, Keefe D, Charest NJ, King RA, Hardin MT, Cohen DJ. Steroid hormones and Tourette's syndrome: early experience with antiandrogen therapy. J Clin Psychopharmacol 1994b; 14:131–5

Peterson BS, Pine DS, Cohen P, Brook JS. Prospective, longitudinal study of tic, obsessive-compulsive, and attention-deficit/hyperactivity disorders in an epidemiological sample. J Am Acad Child Adolesc Psychiatry 2001a; 40:685–95

Peterson BS, Riddle MA, Cohen DJ, Katz LD, Smith JC, Leckman JF. Human basal ganglia volume asymmetries on magnetic resonance images. Magn Reson.Imaging 1993; 11:493–8

Peterson BS, Skudlarski P, Anderson AW, Zhang H, Gatenby JC, Lacadie CM, Leckman JF, Gore JC. A functional magnetic resonance imaging study of tic suppression in Tourette syndrome. Arch Gen Psychiatry 1998a; 55:326–33

Peterson BS, Staib L, Scahill L, Zhang H, Anderson C, Leckman JF, Cohen DJ, Gore JC, Albert J, Webster R. Regional brain and ventricular volumes in Tourette syndrome. Arch Gen Psychiatry 2001b; 58:427–40

Peterson BS, Thomas P, Kane MJ, Scahill L, Zhang H, Bronen R, King RA, Leckman JF, Staib L. Basal Ganglia volumes in patients with Gilles de la Tourette syndrome. Arch Gen Psychiatry 2003; 60:415–24

Peterson BS, Zhang H, Anderson GM, Leckman JF. A double-blind, placebo-controlled, crossover trial of an antiandrogen in the treatment of Tourette's syndrome. J Clin Psychopharmacol 1998b; 18:324–31

Piacentini J, Woods DW, Scahill L, Wilhelm S, Peterson AL, Chang S, Ginsburg GS, Deckersbach T et al. Behavior therapy for children with Tourette disorder: a randomized controlled trial. JAMA 2010;303:1929–37

Pichler EM, Kawohl W, Seifritz E, Roser P. Pure delta-9-tetrahydrocannabinol and its combination with cannabidiol in treatment-resistant Tourette syndrome: A case report. Int J Psychiatry Med. 2019;54(2):150--156. doi: 10.1177/0091217418791455.

Piedad JCP, Gordon-Smith K, Jones LA, Cavanna AE. Depressive symptoms in Tourette syndrome and affective disorders: a controlled study. J Neurol Neurosurg Psychiatry 2013;84: e1

Piedimonte F, Andreani JC, Piedimonte L, Graff P, Bacaro V, Micheli F, Vilela Filho O. Behavioral and motor improvement after deep brain stimulation of the globus pallidus externus in a case of Tourette's syndrome. Neuromodulation 2013;16:55–8

Plapp JM. Tourettes and school refusal. J Am Acad Child Adolesc Psychiatry 1990; 29:149–50

Plessen KJ, Grüner R, Lundervold A, Hirsch JG, Xu D, Bansal R, Hammar A, Lundervold AJ et al. Reduced white matter connectivity in the corpus callosum of children with Tourette syndrome. J Child Psychol Psychiatry 2006; 47:1013–22

Plessen KJ, Royal JM, Peterson BS. Neuroimaging of tic disorders with co-existing attention-deficit/hyperactivity disorder. Eur Child Adolesc Psychiatry 2007; 16 Suppl. 1:60–70

Plessen KJ, Wentzel-Larsen T, Hugdahl K, Feineigle P, Klein J, Staib LH, Leckman JF, Bansal R, Peterson BS. Altered interhemispheric connectivity in individuals with Tourette's disorder. Am J Psychiatry 2004; 161:2028–37

Pollak TA. What a jerk: perils in the assessment of psychogenic movement disorders. J Neurol Neurosurg Psychiatry. 2013;84:831

Poncin Y, Sukhodolsky DG, McGuire J, Scahill L. Drug and non-drug treatments of children with ADHD and tic disorders. Eur Child Adolesc Psychiatry 2007; 16 Suppl. 1:78–88

Porta M, Brambilla A, Cavanna AE, Servello D, Sassi M, Rickards H, Robertson MM. Thalamic deep brain stimulation for treatment-refractory Tourette syndrome: two-year outcome. Neurology 2009a; 73:1375–80

Porta M, Maggioni G, Ottaviani F, Schindler A. Treatment of phonic tics in patients with Tourette's syndrome using botulinum toxin type A. Neurol Sci 2004; 24:420–3

Porta M, Sassi M, Ali F, Cavanna AE, and Servello D. Neurosurgical treatment for Gilles de la Tourette syndrome: the Italian perspective. J Psychosom Res 2009b; 67:585–590

Porta M, Sassi M, Cavallazzi M, Fornari M, Brambilla A, Servello D. Tourette's syndrome and role of tetrabenazine: review and personal experience. Clin Drug Investig 2008; 28:443–59

Porta M, Servello D, Zanaboni C, Anasetti F, Menghetti C, Sassi M, Robertson MM. Deep brain stimulation for treatment of refractory Tourette syndrome: long-term follow-up. Acta Neurochir (Wien) 2012;154:2029–41

Porta M, Sevello D, Sassi M, Brambilla A, Defendi S, Priori A, Robertson M. Issues Related to Deep Brain Stimulation for Treatment-Refractory Tourette's Syndrome. Eur Neurol 2009c; 62:264–73

Pourfar M, Feigin A, Tang CC, Carbon-Correll M, Bussa M, Budman C, Dhawan V, Eidelberg D. Abnormal metabolic brain networks in Tourette syndrome. Neurology 2011;76:944–52

Prado HS, Rosário MC, Lee J, Hounie AG, Shavitt RG, Miguel EC. Sensory phenomena in obsessive-compulsive disorder and tic disorders: a review of the literature. CNS Spectr 2008; 13:425–32. Price RA, Kidd KK, Cohen DJ, Pauls DL, Leckman JF. A twin study of Tourette syndrome. Arch Gen Psychiatry 1985; 42:652–8.

Pringsheim T, Davenport WJ, Lang A. Tics. Curr Opin Neurol 2003; 16:523–7

Pringsheim T, Doja A, Gorman D, McKinlay D, Day L, Billinghurst L, Carroll A, Dion Y et al. Canadian guidelines for the evidence-based treatment of tic disorders: pharmacotherapy. Can J Psychiatry 2012;57:133–43

Pringsheim T, Freeman R, Lang A. Tourette syndrome and dystonia. J Neurol Neurosurg Psychiatry 2007; 78:544

Pringsheim T, Ganos C, McGuire JF, Hedderly T, Woods D, Gilbert DL, Piacentini J, Dale RC, Martino D. Rapid onset functional tic-like behaviors in young females during the COVID-19 pandemic. Mov Disord. 2021; 36(12):2707–2713. doi: 10.1002/mds.28778

Pringsheim T, Holler-Managan Y, Okun MS, Jankovic J, Piacentini J, Cavanna AE, Martino D, Müller-Vahl K et al. Comprehensive systematic review summary: Treatment of tics in people with Tourette syndrome and chronic tic disorders. Neurology. 2019a;92(19):907–915. doi: 10.1212/WNL.0000000000007467. [Erratum in: Neurology. 2019;93(9):415.]

Pringsheim T, Lang A, Kurlan R, Pearce M, Sandor P. Understanding disability in Tourette syndrome. Dev Med Child Neurol 2009a; 51:468–72

Pringsheim T, Marras C. Pimozide for tics in Tourette's syndrome. Cochrane Database Syst Rev 2009b; 2:CD006996

Pringsheim T, Okun MS, Müller-Vahl K, Martino D, Jankovic J, Cavanna AE, Woods DW, Robinson M et al. Practice guideline recommendations summary: Treatment of tics in people with Tourette syndrome and chronic tic disorders. Neurology. 2019b;92(19):896–906. doi: 10.1212/WNL.0000000000007466.

Pringsheim T, Sandor P, Lang A, Shah P, O'Connor P. Prenatal and perinatal morbidity in children with Tourette syndrome and attention-deficit hyperactivity disorder. J Dev Behav Pediatr 2009c;30:115–21

Puts NA, Harris AD, Crocetti D, Nettles C, Singer HS, Tommerdahl M, Edden RA, Mostofsky SH. Reduced GABAergic inhibition and abnormal sensory symptoms in children with Tourette syndrome. J Neurophysiol. 2015;114(2):808–17. doi: 10.1152/jn.00060.2015.

Qi Y, Zheng Y, Li Z, Xiong L. Progress in Genetic Studies of Tourette's Syndrome. Brain Sci. 2017;7(10):134. doi: 10.3390/brainsci7100134.

Rachamim L, Zimmerman-Brenner S, Rachamim O, Mualem H, Zingboim N, Rotstein M (2022) Internet-based guided self-help comprehensive behavioral intervention for tics (ICBIT) for youth with tic disorders: a feasibility and effectiveness study with 6 month-follow-up. Eur Child Adolesc Psychiatry. 2022;31(2):275–287. doi: 10.1007/s00787-020-01686-2.

Rapin I. Autism spectrum disorders: relevance to Tourette syndrome. Adv Neurol 2001; 85:89–101

Rath JJ, Tavy DL, Wertenbroek AA, Woerkom TC van, de Bruijn SF. Botulinum toxin type A in simple motor tics: short-term and long-term treatment-effects. Parkinsonism Relat Disord 2010;16:478–81

Ravindran AV, da Silva TL, Ravindran LN, Richter MA, Rector NA. Obsessive-compulsive spectrum disorders: a review of the evidence-based treatments. Can J Psychiatry 2009; 54:331–43

Raz A, Zhu H, Yu S, Bansal R, Wang Z, Alexander GM, Royal J, Peterson BS. Neural substrates of self-regulatory control in children and adults with Tourette syndrome. Can J Psychiatry 2009;54:579–88

Reese HE, Brown WA, Summers BJ, Shin J, Wheeler G, Wilhelm S. Feasibility and acceptability of an online mindfulness-based group intervention for adults with tic disorders.

Pilot Feasibility Stud. 2021;7(1):82. doi: 10.1186/s40814-021-00818-y.

Reese HE, Scahill L, Peterson AL, Crowe K, Woods DW, Piacentini J, Walkup JT, Wilhelm S. The premonitory urge to tic: measurement, characteristics, and correlates in older adolescents and adults. Behav Ther 2014;45:177–186

Reese HE, Vallejo Z, Rasmussen J, Crowe K, Rosenfield E, Wilhelm S. Mindfulness-based stress reduction for Tourette Syndrome and Chronic Tic Disorder: a pilot study. J Psychosom Res. 2015;78(3):293–8. doi: 10.1016/j.jpsychores.2014.08.001.

Regeur L, Pakkenberg B, Fog R, Pakkenberg H. Clinical features and long-term treatment with pimozide in 65 patients with Gilles de la Tourette's syndrome. J Neurol Neurosurg Psychiatry 1986; 49:791–5

Rickards H, Dursun SM, Farrar G, Betts T, Corbett JA, Handley SL. Increased plasma kynurenine and its relationship to neopterin and tryptophan in Tourette's syndrome. Psychol Med 1996; 26:857–62

Rickards H, Wood C, Cavanna AE. Hassler and Dieckmann's seminal paper on stereotactic thalamotomy for Gilles de la Tourette syndrome: translation and critical reappraisal. Mov Disord 2008; 23:1966–72

Rickards H, Woolf I, Cavanna AE. "Trousseau's disease:" a description of the Gilles de la Tourette syndrome 12 years before 1885. Mov Disord 2010;25:2285–9

Rickards H. Signing coprolalia and attempts to disguise in a man with prelingual deafness. Mov Disord 2001; 16:790–1

Ricketts EJ, Goetz AR, Capriotti MR, Bauer CC, Brei NG, Himle MB, Espil FM, Snorrason Í et al. A randomized waitlist-controlled pilot trial of voice over Internet protocol-delivered behavior therapy for youth with chronic tic disorders. J Telemed Telecare. 2016;22(3):153–62. doi: 10.1177/1357633X15593192.

Ricketts EJ, McGuire JF, Chang S, Bose D, Rasch MM, Woods DW et al. Benchmarking Treatment Response in Tourette's Disorder: A Psychometric Evaluation and Signal Detection Analysis of the Parent Tic Questionnaire. Behav Ther 2018;49(1):46–56

Riddle MA, Hardin MT, Towbin KE, Leckman JF, Cohen DJ. Tardive dyskinesia following haloperidol treatment in Tourette's syndrome. Arch Gen Psychiatry 1987; 44:98–9

Riechmann R, Jakubovski E, Essing J, Haas M, Goetz CG, Stebbins GT, Müller-Vahl KR. The Rush Video-Based Tic Rating Scale-Revised: A Practice-Oriented Revision. Mov Disord Clin Pract. 2023;10(5):802-810. doi: 10.1002/mdc3.13713. PMID: 37205238; PMCID: PMC10187019.

Riedel M, Straube A, Schwarz MJ, Wilske B, Müller N. Lyme disease presenting as Tourette's syndrome. Lancet 1998; 351:418–9

Riley DE, Lang AE. Pain in Gilles de la Tourette syndrome and related tic disorders. Can J Neurol Sci. 1989 Nov;16(4):439–41. doi: 10.1017/s0317167100029541.

Rilke RM. Die Aufzeichnungen des Malte Laurids Brigge. Inseltaschenbuch, 1. Aufl., Frankfurt am Main, 1982:58–61

Ringman JM, Jankovic J. Occurrence of tics in Asperger's syndrome and autistic disorder. J Child Neurol 2000; 15:394–400

Rivera-Navarro J, Cubo E, Almazán J. The diagnosis of Tourette's Syndrome: communication and impact. Clin Child Psychol Psychiatry 2009; 14:13–23

Rizzo G, Martino D, Logroscino G. I Need to Freeze My Gait. Mov Disord Clin Pract. 2015a;2(4):440–441. doi: 10.1002/mdc3.12188.

Rizzo R, Gulisano M, Calì PV, Curatolo P. Long term clinical course of Tourette syndrome. Brain Dev 2012;34:667–673

Rizzo R, Gulisano M, Calì PV, Curatolo P. Tourette Syndrome and comorbid ADHD: current pharmacological treatment options. Eur J Paediatr Neurol 2013;17:421–428

Rizzo R, Gulisano M, Martino D, Robertson MM. Gilles de la Tourette Syndrome, Depression, Depressive Illness, and Correlates in a Child and Adolescent Population. J Child Adolesc Psychopharmacol. 2017;27(3):243–249. doi: 10.1089/cap.2016.0120.

Rizzo R, Gulisano M, Pavone P, Fogliani F, Robertson MM. Increased antistreptococcal antibody titers and anti-basal ganglia antibodies in patients with Tourette syndrome: controlled cross-sectional study. J Child Neurol 2006; 21:747–53

Rizzo R, Marino S, Gulisano M, Robertson MM. The successful use of ondansetron in a boy with both leukemia and Tourette syndrome. J Child Neurol 2008; 23:108–11

Rizzo R, Pellico A, Silvestri PR, Chiarotti F, Cardona F. A randomized controlled trial comparing behavioral, educational, and pharmacological treatments in youths with chronic tic disorder or tourette syndrome. Front Psychiatry 2018;9:100. doi: 10.3389/fpsyt.2018.00100.

Rizzo R, Ragusa M, Barbagallo C, Sammito M, Gulisano M, Calì PV, Pappalardo C, Barchitta M, et al. Circulating miRNAs profiles in Tourette syndrome: molecular data and clinical implications. Mol Brain. 2015b;8:44. doi: 10.1186/s13041-015-0133-y.

Rizzolatti G, Fabbri-Destro M. The mirror system and its role in social cognition. Curr Opin Neurobiol 2008;18:179–184

Robakis D. How much do we know about adult-onset primary tics? Prevalence, epidemiology, and clinical features. Tremor Other Hyperkinet Mov (NY). 2017;7:441. doi:10.5334/tohm.373

Robertson M, Doran M, Trimble M, Lees AJ. The treatment of Gilles de la Tourette syndrome by limbic leucotomy. J Neurol Neurosurg Psychiatry 1990a; 53:691–4

Robertson MM, Banerjee S, Eapen V, Fox-Hiley P. Obsessive compulsive behaviour and depressive symptoms in young people with Tourette syndrome. A controlled study. Eur Child Adolesc Psychiatry 2002; 11:261–5

Robertson MM, Banerjee S, Hiley PJ, Tannock C. Personality disorder and psychopathology in Tourette's syndrome: a controlled study. Br J Psychiatry 1997; 171:283–6

Robertson MM, Banerjee S, Kurlan R, Cohen DJ, Leckman JF, McMahon W, Pauls DL, Sandor P, Wetering BJ van de. The Tourette syndrome diagnostic confidence index: development and clinical associations. Neurology 1999; 53:2108–12

Robertson MM, Cavanna AE. The Gilles de la Tourette syndrome: a principal component factor analytic study of a large pedigree. Psychiatr Genet 2007; 17:143–52

Robertson MM, Channon S, Baker J, Flynn D. The psychopathology of Gilles de la Tourette's syndrome. A controlled study. Br J Psychiatry 1993; 162:114–7

Robertson MM, Eapen V, Cavanna AE. The international prevalence, epidemiology, and clinical phenomenology of Tourette syndrome: a cross-cultural perspective. J Psychosom Res 2009;67:475–83

Robertson MM, Eapen V, Wetering BJ van de. Suicide in Gilles de la Tourette's syndrome: report of two cases. J Clin Psychiatry 1995; 56:378

Robertson MM, Gourdie A. Familial Tourette's syndrome in a large British pedigree. Associated psychopathology, severity, and potential for linkage analysis. Br J Psychiatry 1990; 156:515–21

Robertson MM, Roberts S, Pillai S, Eapen V. Gilles de la Tourette syndrome in a cohort of deaf people. Asian J Psychiatr. 2015;17:65–70. doi: 10.1016/j.ajp.2015.06.017.

Robertson MM, Schnieden V, Lees AJ. Management of Gilles de la Tourette syndrome using sulpiride. Clin Neuropharmacol 1990b;13:229–35

Robertson MM, Trimble MR, Lees AJ. Self-injurious behaviour and the Gilles de la Tourette syndrome: a clinical study and review of the literature. Psychol Med 1989; 19:611–25

Robertson MM, Trimble MR, Lees AJ. The psychopathology of the Gilles de la Tourette syndrome. A phenomenological analysis. Br J Psychiatry 1988; 152:383–90

Robertson MM. Attention deficit hyperactivity disorder, tics and Tourette's syndrome: the relationship and treatment implications. A commentary. Eur Child Adolesc Psychiatry 2006a; 15:1–11

Robertson MM. Mood disorders and Gilles de la Tourette's syndrome: An update on prevalence, etiology, comorbidity, clinical associations, and implications. J Psychosom Res 2006b; 61:349–58

Robertson MM. The prevalence and epidemiology of Gilles de la Tourette syndrome. Part 1: the epidemiological and prevalence studies. J Psychosom Res. 2008a; 65:461–72

Robertson MM. The prevalence and epidemiology of Gilles de la Tourette syndrome. Part 2: tentative explanations for differing prevalence figures in GTS, including the possible effects of psychopathology, aetiology, cultural differences, and differing phenotypes. J Psychosom Res 2008b; 65:473–86

Robertson MM. Tourette syndrome, associated conditions and the complexities of treatment. Brain 2000; 123:425–62

Robinson S, Hedderly T, Conte G, Malik O, Cardona F. Misophonia in Children with Tic Disorders: A Case Series. J Dev Behav Pediatr. 2018;39(6):516–522. doi: 10.1097/DBP.0000000000000563

Roessner V, Banaschewski T, Rothenberger A. Neuropsychological performance in ADHD and tic-disorders: a prospective 1-year follow-up. Prax Kinderpsychol Kinderpsychiatr 2006a; 55:314–27

Roessner V, Becker A, Banaschewski T, Freeman RD, Rothenberger A; Tourette Syndrome International Database Consortium. Developmental psychopathology of children and adolescents with Tourette syndrome – impact of ADHD. Eur Child Adolesc Psychiatry 2007a; 16(Suppl. 1):24–35

Roessner V, Becker A, Banaschewski T, Rothenberger A. Executive functions in children with chronic tic disorders with/without ADHD: new insights. Eur Child Adolesc Psychiatry 2007b; 16(Suppl. 1):36–44

Roessner V, Becker A, Banaschewski T, Rothenberger A. Psychopathological profile in children with chronic tic disorder and coexisting ADHD: additive effects. J Abnorm Child Psychol. 2007c; 35:79–85

Roessner V, Becker A, Banaschewski T, Rothenberger A. Tic disorders and obsessive compulsive disorder: where is the link? J Neural Transm Suppl 2005; 69:69–99

Roessner V, Eichele H, Stern JS, Skov L, Rizzo R, Debes NM, Nagy P, Cavanna AE et al. European clinical guidelines for Tourette syndrome and other tic disorders-version 2.0. Part III: pharmacological treatment. Eur Child Adolesc Psychiatry. 2022;31(3):425–441. doi: 10.1007/s00787-021-01899-z.

Roessner V, Ludolph A, Mueller-Vahl K, Neuner I, Rothenberger A, Woitecki K, Münchau A. Tourette Syndrom und andere Tic-Störungen im DSM-5 – ein Kommentar Z Kinder Jugendpsychiatr Psychother. 2014;42(2):129–134. doi: 10.1024/1422-4917/a000280.

Roessner V, Müller-Vahl KR, Neuner I. Autorisierte Deutsche Übersetzung der PUTS, 2009, nach: Woods DW, Piacentini J, Himle MB, Chang S. Premonitory Urge for Tics Scale (PUTS): initial psychometric results and examination of the premonitory urge phenomenon in youths with Tic disorders. J Dev Behav Pediatr 2005; 26:397–403

Roessner V, Overlack S, Baudewig J, Dechent P, Rothenberger A, Helms G. No brain structure abnormalities in boys with Tourette's syndrome: a voxel-based morphometry study. Mov Disord 2009;24:2398–403,

Roessner V, Overlack S, Schmidt-Samoa C, Baudewig J, Dechent P, Rothenberger A, Helms G. Increased putamen and callosal motor subregion in treatment-naive boya with Tourette syndrome indictaes changes in the bihemispheric motor network. J Child Psychol Psychiatry 2011a; 52:306–314

Roessner V, Plessen KJ, Rothenberger A, Ludolph AG, Rizzo R, Skov L, Strand G, Stern JS, Termine C, Hoekstra PJ; ESSTS

Guidelines Group. European clinical guidelines for Tourette syndrome and other tic disorders. Part II: pharmacological treatment. Eur Child Adolesc Psychiatry 2011b;20:173–96

Roessner V, Robatzek M, Knapp G, Banaschewski T, Rothenberger A. First-onset tics in patients with attention-deficit-hyperactivity disorder: impact of stimulants. Dev Med Child Neurol 2006b; 48:616–21

Rojas VM, Davies RK. Reserpine treatment of comorbid Tourette's disorder and tardive dystonia. J Clin Psychiatry 1999; 60:709–10

Rosario MC, Prado HS, Borcato S, Diniz JB, Shavitt RG, Hounie AG, Mathis ME, Mastrorosa RS et al. Validation of the University of São Paulo Sensory Phenomena Scale: initial psychometric properties. CNS Spectr 2009; 14:315–23

Rösler M, Hesslinger B. ADHS im Erwachsenenalter. In: Therapie psychischer Erkrankungen – State of the Art 2006/2007, 2. Aufl., Voderholzer U, Hohagen F. (Hrsg.). Elsevier GmbH, Urban und Fischer, München, Jena, 2007:319–35

Ross MS, Moldofsky H. A comparison of pimozide and haloperidol in the treatment of Gilles de la Tourette's syndrome. Am J Psychiatry 1978; 135:585–7

Rotge JY, Guehl D, Dilharreguy B, Cuny E, Tignol J, Bioulac B, Allard M, Burbaud P, Aouizerate B: Provocation of obsessive-compulsive symptoms: a quantitative voxel-based meta-analysis of functional neuroimaging studies. J Psychiatry Neurosci 2008;33:405–412

Rothenberger A, Roessner V. The phenomenology of attention-deficit/hyperactivity disorder in Tourette syndrome. In: Martino D, Leckman J (Hrsg.). Tourette syndrome, Oxford University Press 2013: 26–49

Rothenberger A. Wenn Kinder Tics entwickeln. Gustav Fischer Verlag, Stuttgart/New York, 1991:3, 200

Sachdev PS, Cannon E, Coyne TJ, Silburn P. Bilateral deep brain stimulation of the nucleus accumbens for comorbid obsessive compulsive disorder and Tourette's syndrome. BMJ Case Rep 2012; pii: bcr2012006579

Sacks O. Das Leben eines Chirurgen. In: Eine Anthropologin auf dem Mars. Rowohlt Verlag, Reinbek, 1995:118–58

Sacks O. Der einarmige Pianist – Über Musik und das Gehirn, Koinzidenz: Musik und Tourette-Syndrom, Rowohlt Verlag, Reinbek, 2008:251–7

Sacks O. Musicophilia: Tales of Music and the Brain. New York: Alfred A. Knopf, 2007

Sacks O. Witty Ticcy Ray. In: Der Mann, der seine Frau mit einem Hut verwechselte. Rowohlt Taschenbuch Verlag GmbH, Reinbek, 1991:130–42

Sallee F, Kohegyi E, Zhao J, McQuade R, Cox K, Sanchez R, Beek A van, Nyilas M et al. Randomized, Double-Blind, Placebo-Controlled Trial Demonstrates the Efficacy and Safety of Oral Aripiprazole for the Treatment of Tourette's Disorder in Children and Adolescents. J Child Adolesc Psychopharmacol. 2017;27(9):771–781. doi: 10.1089/cap.2016.0026.

Sallee FR, Kurlan R, Goetz CG, Singer H, Scahill L, Law G, Dittman VM, Chappell PB. Ziprasidone treatment of children and adolescents with Tourette's syndrome: a pilot study. J Am Acad Child Adolesc Psychiatry 2000; 39:292–9

Sallee FR, Miceli JJ, Tensfeldt T, Robarge L, Wilner K, Patel NC. Single-dose pharmacokinetics and safety of ziprasidone in children and adolescents. J Am Acad Child Adolesc Psychiatry 2006; 45:720–8.

Sallee FR, Nesbitt L, Jackson C, Sine L, Sethuraman G. Relative efficacy of haloperidol and pimozide in children and adolescents with Tourette's disorder. Am J Psychiatry 1997; 154:1057–62

Salloway S, Stewart CF, Israeli L, Morales X, Rasmussen S, Blitzer A, Brin MF. Botulinum toxin for refractory vocal tics. Mov Disord 1996; 11:746–8

Salm SM van der, de Haan RJ, Cath DC, Rootselaar AF van, Tijssen MA. The eye of the beholder: inter-rater agreement among experts on psychogenic jerky movement disorders. J Neurol Neurosurg Psychiatry. 2013; 84:742–7

Salm SMA van der, Meer JN van der, Cath DC, Groot PFC, Werf YD van der, Brouwers E, de Wit SJ, Coppens JC et al. Distinctive tics suppression network in Gilles de la Tourette syndrome distinguished from suppression of natural urges using multimodal imaging. Neuroimage Clin. 2018;20:783–792. doi: 10.1016/j.nicl.2018.09.014.

Salvador A, Worbe Y, Delorme C, Coricelli G, Gaillard R, Robbins TW, Hartmann A, Palminteri S. Specific effect of a dopamine partial agonist on counterfactual learning: evidence from Gilles de la Tourette syndrome. Sci Rep. 2017;7(1):6292. doi: 10.1038/s41598-017-06547-8.

Sambrani T, Jakubovski E, Müller-Vahl KR. New Insights into Clinical Characteristics of Gilles de la Tourette Syndrome: Findings in 1,032 Patients from a Single German Center. Front Neurosci. 2016;10:415. doi: 10.3389/fnins.2016.00415.

Sanberg PR, Fogelson HM, Manderscheid PZ, Parker KW, Norman AB, Mcconville BJ: Nicotine gum and haloperidol in Tourette's syndrome. Lancet 1988; 1:592

Sanberg PR, McConville BJ, Fogelson HM, Manderscheid PZ, Parker KW, Blythe MM, Klykylo WM, Norman AB. Nicotine potentiates the effects of haloperidol in animals and in patients with Tourette syndrome. Biomed Pharmacother 1989; 43:19–23

Sanberg PR, Shytle RD, Silver AA. Treatment of Tourette's syndrome with mecamylamine. Lancet 1998; 352:705–6

Sandor P, Musisi S, Moldofsky H, Lang A. Tourette syndrome: a follow-up study. J Clin Psychopharmacol 1990; 10:197–9

Sandor P, Stephens RJ. Risperidone treatment of aggressive behavior in children with Tourette syndrome. J Clin Psychopharmacol 2000; 20:710–2

Sandyk R, Awerbuch G. Marijuana and Tourette's Syndrome. J Clin Psychopharmacol 1988; 8:444–5

Sandyk R, Awerbuch G. Recurrence of complex motor and vocal tics in an elderly woman responsive to opiates. Int J Neurosci 1989; 44:317–20

Sandyk R, Gillman MA. Transient Gilles de la Tourette syndrome following alcohol withdrawal. Br J Addict 1985; 80:213–4.

Sandyk R. Naloxone abolishes obsessive-compulsive behavior in Tourette's syndrome. Int J Neurosci 1987a; 35:93–4

Sandyk R. Naloxone withdrawal exacerbates Tourette syndrome. J Clin Psychopharmacol 1986a; 6:58–9

Sandyk R. Naltrexone suppresses abnormal sexual behavior in Tourette's syndrome. Int J Neurosci 1988; 43:107–10

Sandyk R. Opioid neuronal denervation in Gilles de la Tourette syndrome. Int J Neurosci 1987b; 35:95–8

Sandyk R. Tourette syndrome: successful treatment with clonidine and oxycodone. J Neurol 1986b; 233:178–9

Saporta AS, Chugani HT, Juhász C, Makki MI, Muzik O, Wilson BJ, Behen ME. Multimodality Neuroimaging in Tourette Syndrome: Alpha-[11C]Methyl-L-Tryptophan Positron Emission Tomography and Diffusion Tensor Imaging Studies. J Child Neurol 2010;25:336–342

Sarajlija M, Raketic D, Nesic N. Heroin Addiction in Serbian Patients With Tourette Syndrome. J Psychiatr Pract. 2018;24(6):424–427. doi: 10.1097/PRA.0000000000000341.

Sarchioto M, Howe F, Dumitriu IE, Morgante F, Stern J, Edwards MJ, Martino D. Analyses of peripheral blood dendritic cells and magnetic resonance spectroscopy support dysfunctional neuro-immune crosstalk in Tourette syndrome. Eur J Neurol. 2021;28(6):1910–1921. doi: 10.1111/ene.14837.

Savica R, Stead M, Mack KJ, Lee KH, Klassen BT. Deep brain stimulation in tourette syndrome: a description of 3 patients with excellent outcome. Mayo Clin Proc 2012;87:59–62

Saxena S, Wang D, Bystritsky A, Baxter LR Jr: Risperidone augmentation of SRI treatment for refractory obsessive-compulsive disorder. J Clin Psychiatry 1996; 57:303–6

Scahill L, Bitsko RH, Visser SN, Blumberg SJ. Prevalence of Diagnosed Tourette Syndrome in Persons Aged 6–17 Years – United States, 2007. MMWR 2009; 58:581–5

Scahill L, Chappell PB, Kim YS, Schultz RT, Katsovich L, Shepherd E, Arnsten AF, Cohen DJ, Leckman JF. A placebo-controlled study of guanfacine in the treatment of children with tic disorders and attention deficit hyperactivity disorder. Am J Psychiatry 2001; 158:1067–74

Scahill L, Dalsgaard S, Bradbury K. The prevalence of Tourette syndrome and its relationship to clinical features. In: Martino D, Leckman JF. Tourette syndrome. New York: Oxford University Press; 2013: 121–133

Scahill L, Leckman JF, Schultz RT, Katsovich L, Peterson BS. A placebo-controlled trial of risperidone in Tourette syndrome. Neurology 2003; 60:1130–5

Schaefer SM, Chow CA, Louis ED, Robakis D. Tic exacerbation in adults with Tourette syndrome: A case series. Tremor Other Hyperkinet Mov (NY). 2017;7:450. doi:10.5334/tohm.339.

Schaller JL, Behar D. Quetiapine treatment of adolescent and child tic disorders. Two case reports. Eur Child Adolesc Psychiatry 2002; 11:196–7

Scharf JM, Miller LL, Gauvin CA, Alabiso J, Mathews CA, Ben-Shlomo Y. Population prevalence of Tourette syndrome: a systematic review and meta-analysis. Mov Disord. 2015;30(2):221–8. doi: 10.1002/mds.26089.

Scharf JM, Miller LL, Mathews CA, Ben-Shlomo Y. Prevalence of Tourette syndrome and chronic tics in the population-based Avon longitudinal study of parents and children cohort. J Am Acad Child Adolesc Psychiatry 2012;51:192–201.e5

Scharf JM, Moorjani P, Fagerness J, Platko JV, Illmann C, Galloway B, Jenike E, Stewart SE, Pauls DL; Tourette Syndrome International Consortium for Genetics. Lack of association between SLITRK-1var321 and Tourette syndrome in a large family-based sample. Neurology 2008; 70:1495–6

Scharf JM, Yu D, Mathews CA, Neale BM, Stewart SE, Fagerness JA, Evans P, Gamazon E et al. Genome-wide association study of Tourette's syndrome. Mol Psychiatry 2013;18:721–8

Schiedermair L. Die Briefe W.A. Mozarts und seiner Familie. Band 2, Georg Müller, München/Leipzig, 1914:349–50.

Schmider J, Hoff P. Clozapine in Tourette's syndrome. J Clin Psychopharmacol 1998; 18:88–9

Schmidt C, Wilke F, Müller-Vahl K, Schrader Ch, Capelle H, Geworski L, Bengel F, Krauss J, Berding G. Regional cerebral blood flow (rCBF) modified by deep brain stimulation (DBS) in patients with medically-refractory Tourette syndrome (TS). Mov Disord 2012;27:S440–S441

Schmidt S, Petermann F. Developmental psychopathology: Attention Deficit Hyperactivity Disorder (ADHD). BMC Psychiatry 2009; 9:58

Schrag A, Gilbert R, Giovannoni G, Robertson MM, Metcalfe C, Ben-Shlomo Y. Streptococcal infection, Tourette syndrome, and OCD: is there a connection? Neurology 2009; 73:1256–63

Schrag A, Martino D, Apter A, Ball J, Bartolini E, Benaroya-Milshtein N, Buttiglione M, Cardona F et al. European Multicentre Tics in Children Studies (EMTICS): protocol for two cohort studies to assess risk factors for tic onset and exacerbation in children and adolescents. Eur Child Adolesc Psychiatry. 2019;28(1):91–109. doi: 10.1007/s00787-018-1190-4.

Schrag AE, Martino D, Wang H, Ambler G, Benaroya-Milstein N, Buttiglione M, Cardona F, Creti R et al. Lack of Association of Group A Streptococcal Infections and Onset of Tics: European Multicenter Tics in Children Study. Neurology. 2022;98(11):e1175-e1183. doi: 10.1212/WNL.0000000000013298.

Schrock LE, Mink JW, Woods DW, Porta M, Servello D, Visser-Vandewalle V, Silburn PA, Foltynie T et al. Tourette syndrome deep brain stimulation: a review and updated recommendations. Mov Disord. 2015;30(4):448–71. doi: 10.1002/mds.26094.

Scott BL, Jankovic J, Donovan DT. Botulinum toxin injection into vocal cord in the treatment of malignant coprolalia associated with Tourette's syndrome. Mov Disord 1996; 11:431–3

Sears J, Patel NC. Development of tics in a thirteen-year-old male following atomoxetine use. CNS Spectr 2008; 13:301–3

Seignot MJN. Un cas de maladie des tics de Gilles de la Tourette gueri par le R-1625. Ann Med Psychiatry 1961; 119:578–9

Seijo-Martínez M, Mosquera-Martínez JA, Romero-Yuste S, Cruz-Martinez J. Ischemic stroke and epilepsy in a patient with tourette s syndrome: association with the antiphospholipid syndrome and good response to levetiracetam. Open Neurol J 2008; 2:32–4

Seo WS, Sung HM, Sea HS, Bai DS. Aripiprazole treatment of children and adolescents with Tourette disorder or chronic tic disorder. J Child Adolesc Psychopharmacol 2008; 18:197–205.

Serra-Mestres J, Ring HA, Costa DC, Gacinovic S, Walker Z, Lees AJ, Robertson MM, Trimble MR. Dopamine transporter binding in Gilles de la Tourette syndrome: a [123I]FP-CIT/SPECT study. Acta Psychiatr Scand 2004; 109:140–6

Serra-Mestres J, Robertson MM, Shetty T. Palicoprolalia: An Unusual Variant of Palilalia in Gilles de la Tourette's Syndrome. J Neuropsychiatry Clin Neurosci 1998; 10:117–118

Serrien DJ, Orth M, Evans AH, Lees AJ, Brown P. Motor inhibition in patients with Gilles de la Tourette syndrome: functional activation patterns as revealed by EEG coherence. Brain 2005; 128:116–25

Servello D, Porta M, Sassi M, Brambilla A, Robertson MM. Deep brain stimulation in 18 patients with severe Gilles de la Tourette syndrome refractory to treatment: the surgery and stimulation. J Neurol Neurosurg Psychiatry 2008; 79:136–42

Servello D, Sassi M, Brambilla A, Defendi S, Porta M. Long-term, post-deep brain stimulation management of a series of 36 patients affected with refractory gilles de la tourette syndrome. Neuromodulation 2010;13:187–94

Servello D, Sassi M, Brambilla A, Porta M, Haq I, Foote KD, Okun MS. De novo and rescue DBS leads for refractory Tourette syndrome patients with severe comorbid OCD: a multiple case report. J Neurol 2009; 256:1533–9

Servello D, Sassi M, Gaeta M, Ricci C, Porta M. Tourette syndrome (TS) bears a higher rate of inflammatory complications at the implanted hardware in deep brain stimulation (DBS). Acta Neurochir (Wien) 2011;153:629–32

Seuchter SA, Hebebrand J, Klug B, Knapp M, Lehmkuhl G, Poustka F, Schmidt M, Remschmidt H, Baur MP. Complex segregation analysis of families ascertained through Gilles de la Tourette syndrome. Genet Epidemiol 2000; 18:33–47

Shah DB, Pesiridou A, O'Reardon JP, Baltuch GH, Malone DA. Functional neurosurgery in the treatment of severe obsessive compulsive disorder and major depression: overview of disease circuits and therapeutic targeting for the clinician. Psychiatry (Edgmont) 2008; 5:24–33

Shahed J, Poysky J, Kenney C, Simpson R, Jankovic J. GPi deep brain stimulation for Tourette syndrome improves tics and psychiatric comorbidities. Neurology 2007; 68:159–60

Shapira NA, Mcconville BJ, Pagnucco ML, Norman AB, KecK PE Jr. Novel use of tramadol hydrochloride in the treatment of Tourette's syndrome. J Clin Psychiatry 1997; 58:174–5

Shapiro A, Shapiro E, Young J, Feinberg T. Treatment of tic disorders. In: Gilles de la Tourette syndrome2. Aufl. New York: Raven Press; 1988e:432–435

Shapiro A, Shapiro E, Young JG, Feinberg TE. Signs, symptoms, and clinical course. In: Shapiro A, Shapiro E, Young JG, Feinberg TE (Hrsg.). Gilles de la Tourette Syndrome. 2. Aufl. Raven Press, New York, 1988b:127–93

Shapiro A, Shapiro E, Young JG, Feinberg TE. Studies of Treatment. In: Shapiro A, Shapiro E, Young JG, Feinberg TE (Hrsg.). Gilles de la Tourette Syndrome. 2. Aufl. Raven Press, New York, 1988c:381–421

Shapiro AK, Shapiro E, Bruun RD, Sweet RD. Gilles de la Tourette Syndrome. Raven Press, New York, 1978

Shapiro AK, Shapiro E, Eisenkraft GJ. Treatment of Gilles de la Tourette syndrome with pimozide. Am J Psychiatry 1983a; 140:1183–6

Shapiro AK, Shapiro E, Eisenkraft GJ. Treatment of Gilles de la Tourette's syndrome with clonidine and neuroleptics. Arch Gen Psychiatry 1983b; 40:1235–40

Shapiro AK, Shapiro E, Wayne H. Treatment of Tourette's syndrome with haloperidol, review of 34 cases. Arch Gen Psychiatry 1973; 28:92–7

Shapiro AK, Shapiro E, Young JG, Feinberg TE. History of Tourette and tics disorders. In: Shapiro A, Shapiro E, Young JG, Feinberg TE (Hrsg.). Gilles de la Tourette syndrome, 2. Aufl. Raven Press, New York, 1988a, 1–27

Shapiro AK, Shapiro E. Clonidine and haloperidol in Gilles de la Tourette syndrome. Arch Gen Psychiatry 1981; 38:1183–5.

Shapiro AK, Shapiro E. Controlled study of pimozide vs. placebo in Tourette's syndrome. J Am Acad Child Psychiatry 1984; 23:161–73.

Shapiro AK, Shapiro ES, Young JG, Feinberg TE: Measurement in tic disorders. In: Gilles de la Tourette syndrome. Shapiro AK, Shapiro ES, Young JG, Feinberg TE (Hrsg.). 2. Aufl. Raven Press, New York, 1988d:451–80

Shapiro E, Shapiro AK, Fulop G, Hubbard M, Mandeli J, Nordlie J, Phillips RA. Controlled study of haloperidol, pimozide and placebo for the treatment of Gilles de la Tourette's syndrome. Arch Gen Psychiatry 1989; 46:722–30

Shavitt RG, Hounie AG, Rosário Campos MC, Miguel EC. Tourette's Syndrome. Psychiatr Clin North Am 2006; 29:471–86

Shields DC, Cheng ML, Flaherty AW, Gale JT, Eskandar EN. Microelectrode-guided deep brain stimulation for Tourette syndrome: within-subject comparison of different stimulation sites. Stereotact Funct Neurosurg 2008; 86:87–91.

Shilon Y, Pollak Y, Benarroch F, Gross-Tsur V. Factors influencing diagnosis delay in children with Tourette syndrome. Eur J Paediatr Neurol. 2008; 12:398–400

Shimasaki C, Frye RE, Trifiletti R, Cooperstock M, Kaplan G, Melamed I, Greenberg R, Katz A et al. Evaluation of the Cunningham Panel™ in pediatric autoimmune neuropsychiatric disorder associated with streptococcal infection (PANDAS) and pediatric acute-onset neuropsychiatric syndrome (PANS): Changes in antineuronal antibody titers parallel changes in patient symptoms. J Neuroimmunol. 2020;339:577138. doi: 10.1016/j.jneuroim.2019.577138.

Shulman LM, Singer C, Weiner WJ. Risperidone in Gilles de la Tourette syndrome. Neurology 1995; 45:1419

Shytle RD, Silver AA, Sheehan KH, Wilkinson BJ, Newman M, Sanberg PR, et al. The Tourette's Disorder Scale (TODS): Development, Reliability, and Validity. Assessment 2003;10(3):273–87. doi: 10.1177/1073191103255497.

Sigurdsson HP, Jackson SR, Jolley L, Mitchell E, Jackson GM. Alterations in cerebellar grey matter structure and covariance networks in young people with Tourette syndrome. Cortex. 2020;126:1–15. doi: 10.1016/j.cortex.2019.12.022.

Silay YS, Jankovic J. Emerging drugs in Tourette syndrome. Expert Opin Emerg Drugs 2005; 10:365

Silva B, Canas-Simião H, Cavanna AE. Neuropsychiatric Aspects of Impulse Control Disorders. Psychiatr Clin North Am. 2020;43(2):249–262. doi: 10.1016/j.psc.2020.02.001.

Silva RR, Friedhoff AJ, Alpert M. Neuroleptic withdrawal psychosis in Tourette's disorder. Biol Psychiatry 1993; 34:341–2

Silver AA, Sanberg PR. Transdermal nicotine patch and potentiation of haloperidol in Tourette's syndrome. Lancet 1993; 342:182

Silver AA, Shytle RD, Philipp MK, Sanberg PR: Case study: long-term potentiation of neuroleptics with transdermal nicotine in Tourette's syndrome. J Am Acad Child Adolesc Psychiatry 1996; 35:1631–6

Silver AA, Shytle RD, Philipp MK, Wilkinson BJ, Mcconville B, Sanberg PR. Transdermal nicotine and haloperidol in Tourette's disorder: a double-blind placebo-controlled study. J. Clin. Psychiatry 2001a; 62:707–14

Silver AA, Shytle RD, Sanberg PR. Mecamylamine in Tourette's syndrome: a two-year retrospective case study. J Child Adolesc Psychopharmacol 2000; 10:59–68

Silver AA, Shytle RD, Sheehan KH, Sheehan DV, Ramos A, Sanberg PR. Multicenter, double-blind, placebo-controlled study of mecamylamine monotherapy for Tourette's disorder. J Am Acad Child Adolesc Psychiatry 2001b; 40:1103–10

Silverman M, Frankovich J, Nguyen E, Leibold C, Yoon J, Mark Freeman G Jr, Karpel H, Thienemann M. Psychotic symptoms in youth with Pediatric Acute-onset Neuropsychiatric Syndrome (PANS) may reflect syndrome severity and heterogeneity. J Psychiatr Res. 2019;110:93–102. doi: 10.1016/j.jpsychires.2018.11.013.

Silvestri PR, Baglioni V, Cardona F, Cavanna AE. Self-concept and self-esteem in patients with chronic tic disorders: A systematic literature review. Eur J Paediatr Neurol. 2018;22(5):749–756. doi: 10.1016/j.ejpn.2018.05.008.

Silvestri PR, Chiarotti F, Baglioni V, Neri V, Cardona F, Cavanna AE. Health-related quality of life in patients with Gilles de la Tourette syndrome at the transition between adolescence and adulthood. Neurol Sci. 2016;37(11):1857–1860. doi: 10.1007/s10072-016-2682-y.

Simkin B. Mozart's scatological disorder. BMJ 1992; 305:1563–7. Simonic I, Gericke GS, Ott J, Weber JL. Identification of genetic markers associated with Gilles de la Tourette syndrome in an Afrikaner population. Am J Hum Genet 1998; 63:839–46

Simonic I, Nyholt DR, Gericke GS, Gordon D, Matsumoto N, Ledbetter DH, Ott J, Weber JL. Further evidence for linkage of Gilles de la Tourette syndrome (GTS) susceptibility loci on chromosomes 2p11, 8q22 and 11q23–24 in South African Afrikaners. Am J Med Genet 2001; 105:163–7

Singer C. Tourette syndrome. Coprolalia and other coprophenomena. Neurol Clin 1997a; 15:299–308

Singer H. The neurochemistry of Tourette syndrome. In: Martino D, Leckman J (Hrsg.). Tourette syndrome, Oxford University Press 2013: 276–297

Singer HS, Brown J, Quaskey S, Rosenberg LA, Mellits ED, Denckla MB. The treatment of attention-deficit hyperactivity disorder in Tourette's syndrome: a double-blind placebo-controlled study with clonidine and desipramine. Pediatrics 1995; 95:74–81

Singer HS, Gammon K, Quaskey S. Haloperidol, fluphenazine and clonidine in Tourette syndrome: controversies in treatment. Pediatr Neurosci 1985–86; 12:71–4

Singer HS, Gause C, Morris C, Lopez P; Tourette Syndrome Study Group. Serial immune markers do not correlate with clinical exacerbations in pediatric autoimmune neuropsychiatric disorders associated with streptococcal infections. Pediatrics 2008; 121:1198–205

Singer HS, Hahn IH, Krowiak E, Nelson E, Moran T. Tourette's syndrome: a neurochemical analysis of postmortem cortical brain tissue. Ann Neurol 1990; 27:443–6

Singer HS, Hahn IH, Moran TH. Abnormal dopamine uptake sites in postmortem striatum from patients with Tourette's syndrome. Ann Neurol 1991; 30:558–62

Singer HS, Mascaro-Blanco A, Alvarez K, Morris-Berry C, Kawikova I, Ben-Pazi H, Thompson CB, Ali SF et al. Neuronal antibody biomarkers for Sydenham's chorea identify a new group of children with chronic recurrent episodic acute exacerbations of tic and obsessive compulsive symptoms following a streptococcal infection. PLoS One. 2015;10(3):e0120499. doi: 10.1371/journal.pone.0120499.

Singer HS, McDermott S, Ferenc L, Specht M, Mahone EM. Efficacy of Parent-Delivered, Home-Based Therapy for Tics. Pediatr Neurol. 2020;106:17–23. doi: 10.1016/j.pediatrneurol.2019.12.015.

Singer HS, Morris C, Grados M. Glutamatergic modulatory therapy for Tourette syndrome. Med Hypotheses 2010;74:862–7

Singer HS, Reiss AL, Brown JE, Aylward EH, Shih B, Chee E, Harris EL, Reader MJ, Chase GA, Bryan RN. Volumetric MRI changes in basal ganglia of children with Tourette's syndrome. Neurology 1993; 43:950–6

Singer HS, Szymanski S, Giuliano J, Yokoi F, Dogan AS, Brasic JR, Zhou Y, Grace AA, Wong DF. Elevated intrasynaptic dopamine release in Tourette's syndrome measured by PET. Am J Psychiatry 2002; 159:1329–36

Singer HS, Wendlandt J, Krieger M, Giuliano J. Baclofen treatment in Tourette syndrome: a double-blind, placebo-controlled, cross-over trial. Neurology 2001; 56:599–604

Singer HS, Wendlandt JT. Neurochemistry and synaptic neurotransmission in Tourette syndrome. Adv Neurol 2001; 85:163–78

Singer HS. Current issues in Tourette syndrome. Mov. Disord. 2000; 15:1051–63

Singer HS. Neurobiology of Tourette syndrome. Neurol Clin 1997b; 15:357–79

Singer HS. Neurochemical analysis of postmortem cortical and striatal brain tissue in patients with Tourette syndrome. Adv Neurol 1992; 58:135–44

Singer HS. PANDAS and immunomodulatory therapy. Lancet 1999; 354:1137–8

Singer HS. Tourette's syndrome: from behaviour to biology. Lancet Neurol 2005; 4:149–59

Singh S, Kumar S, Kumar N, Verma R. Low-frequency Repetitive Transcranial Magnetic Stimulation for Treatment of Tourette Syndrome: A Naturalistic Study with 3 Months of Follow-up. Indian J Psychol Med. 2018;40(5):482–486. doi: 10.4103/IJPSYM.IJPSYM_332_17.

Singh SK, Jankovic J. Tardive dystonia in patients with Tourette's syndrome. Mov Disord 1988; 3:274–80

Smirnov AIu. Use of metoclopramide (cerucal) in Tourette syndrome. Zh Nevropatol Psikhiatr Im S S Korsakova 1989; 89:105–8

Smith-Hicks CL, Bridges DD, Paynter NP, Singer HS. A double blind randomized placebo control trial of levetiracetam in Tourette syndrome. Mov Disord 2007; 22:1764–70

Snider LA, Swedo SE. PANDAS: current status and directions for research. Mol Psychiatry 2004; 9:900–7

Snijders AH, Bloem BR, Orth M, Rothwell JC, Trimble MR, Robertson MM, Münchau A. Video assessment of rTMS for Tourette syndrome. J Neurol Neurosurg Psychiatry. 2005;76(12):1743–4. doi: 10.1136/jnnp.2004.058321.

Soerensen CB, Lange T, Jensen SN, Grejsen J, Aaslet L, Skov L, Debes NM. Exposure and Response Prevention for Children and Adolescents with Tourette Syndrome Delivered via Web-Based Videoconference versus Face-to-Face Method. Neuropediatrics. 2023 Jan 11. doi: 10.1055/a-1987-3205.

Solberg B, Solberg E. Infra-low frequency neurofeedback in application to Tourette syndrome and other tic disorders: A clinical case series. Front Hum Neurosci. 2022;16:891924. doi: 10.3389/fnhum.2022.891924.

Solís-García G, Jové-Blanco A, Chacón-Pascual A, Vázquez-López M, Castro-De Castro P, Carballo JJ, Pina-Camacho L, Miranda-Herrero MC. Quality of life and psychiatric comorbidities in pediatric patients with Gilles de la Tourette syndrome. Rev Neurol. 2021;73(10):339–344. Spanish, English. doi: 10.33588/rn.7310.2021046.

Song PP, Jiang L, Li XJ, Hong SQ, Li SZ, Hu Y. The Efficacy and Tolerability of the Clonidine Transdermal Patch in the Treatment for Children with Tic Disorders: A Prospective, Open, Single-Group, Self-Controlled Study. Front Neurol. 2017;8:32. doi: 10.3389/fneur.2017.00032.

Sowell ER, Kan E, Yoshii J, Thompson PM, Bansal R, Xu D, Toga AW, Peterson BS. Thinning of sensorimotor cortices in children with Tourette syndrome. Nat Neurosci 2008; 11:637–9

Specht MW, Woods DW, Nicotra CM, Kelly LM, Ricketts EJ, Conelea CA, Grados MA, Ostrander RS, Walkup JT. Effects of tic suppression: ability to suppress, rebound, negative reinforcement, and habituation to the premonitory urge. Behav Res Ther 2013;51:24–30

Spencer T, Biederman J, Coffey B, Geller D, Faraone S, Wilens T. Tourette disorder and ADHD. Adv Neurol. 2001a;85:57–77

Spencer T, Biederman M, Coffey B, Geller D, Wilens T, Faraone S. The 4-year course of tic disorders in boys with attention-deficit/hyperactivity disorder. Arch Gen Psychiatry. 1999;56(9):842–7. doi: 10.1001/archpsyc.56.9.842.

Spencer TJ, Biederman J, Faraone S, Mick E, Coffey B, Geller D, Kagan J, Bearman SK, Wilens T. Impact of tic disorders on ADHD outcome across the life cycle: findings from a large group of adults with and without ADHD. Am J Psychiatry 2001b; 158:611–7. doi: 10.1176/appi.ajp.158.4.611.

Spencer TJ, Sallee FR, Gilbert DL, Dunn DW, McCracken JT, Coffey BJ, Budman CL, Ricardi RK et al. Atomoxetine treatment of ADHD in children with comorbid Tourette syndrome. J Atten Disord 2008; 11:470–81

Sprenger J, Institoris H. Der Hexenhammer. 1487, deutsche Übersetzung: Schmidt JWR, Area Verlag GmbH, Erftstadt, 2005:230–3

Stahl SM, Berger PA. Physostigmine in Gilles de la Tourette's syndrome. N Engl J Med 1980; 302:298

Stahl SM, Berger PA. Physostigmine in Tourette syndrome: evidence for cholinergic underactivity. Am J Psychiatry 1981; 138:240–2

Stahl SM, Thornton JE, Simpson ML, Berger PA, Napoliello MJ. Gamma-vinyl-GABA treatment of tardive dyskinesia and other movement disorders. Biol Psychiatry 1985; 20:888–93

Stamenkovic M, Aschauer H, Kasper S. Risperidone for Tourette's syndrome. Lancet 1994; 344:1577–8

Stamenkovic M, Schindler SD, Aschauer HN, De Zwaan M, Willinger U, Resinger E, Kasper S. Effective open-label treatment of tourette's disorder with olanzapine. Int Clin Psychopharmacol 2000; 15:23–8

Stamenkovic M, Schindler SD, Asenbaum S, Neumeister A, Willeit M, Willinger U, de Zwaan M, Riederer F, et al. No change in striatal dopamine re-uptake site density in psychotropic drug naive and in currently treated Tourette's disorder patients: a [(123)I]-beta-CIT SPECt-study. Eur Neuropsychopharmacol 2001; 11:69–74

State MW, Greally JM, Cuker A, Bowers PN, Henegariu O, Morgan TM, Gunel M, DiLuna M et al. Epigenetic abnormalities associated with a chromosome 18(q21-q22) inversion and a Gilles de la Tourette syndrome phenotype. Proc Natl Acad Sci U S A 2003;100:4684–9

Steeves T, McKinlay BD, Gorman D, Billinghurst L, Day L, Carroll A, Dion Y, Doja A et al. Canadian guidelines for the evidence-based treatment of tic disorders: behavioural therapy, deep brain stimulation, and transcranial magnetic stimulation. Can J Psychiatry 2012;57:144–51

Steeves TD, Ko JH, Kideckel DM, Rusjan P, Houle S, Sandor P, Lang AE, Strafella AP. Extrastriatal dopaminergic dysfunction in tourette syndrome. Ann Neurol 2010;67:170–81

Stefl ME. Mental health needs associated with Tourette syndrome. Am J Public Health 1984; 74:1310–3

Stein DJ, Bouwer C, Hawkridge S, Emsley RA. Risperidone augmentation of serotonin reuptake inhibitors in obsessive-compulsive and related disorders. J Clin Psychiatry 1997; 58:119–22

Steinberg T, Shmuel-Baruch S, Horesh N, Apter A. Life events and Tourette syndrome. Compr Psychiatry. 2013a;54:467–73

Steinberg T, Tamir I, Zimmerman-Brenner S, Friling M, Apter A. Prevalence and comorbidity of tic disorder in Israeli adolescents: results from a national mental health survey. Isr Med Assoc J 2013b;15:94–8

Steingard R, Dillon-Stout D. Tourette's syndrome and obsessive compulsive disorder. Clinical aspects. Psychiatr Clin North Am 1992; 15:849–60

Stenstrøm AD, Sindø I. Aripiprazole for the treatment of Tourette's syndrome. Ugeskr Laeger 2008; 170:58

Stephens RJ, Bassel C, Sandor P. Olanzapine in the treatment of aggression and tics in children with Tourette's syndrome – a pilot study. J Child Adolesc Psychopharmacol 2004; 14:255–66

Stephens RJ, Chung SA, Jovanovic D, Guerra R, Stephens B, Sandor P, Shapiro CM. Relationship Between Polysomnographic Sleep Architecture and Behavior in Medication-free Children with TS, ADHD, TS and ADHD, and Controls. J Dev Behav Pediatr 2013;34:688–96

Stern E, Silbersweig DA, Chee KY, Holmes A, Robertson MM, Trimble M, Frith CD, Frackowiak RS, Dolan RJ. A functional neuroanatomy of tics in Tourette syndrome. Arch Gen Psychiatry 2000;57:741–8

Stillman AA, Krsnik Z, Sun J, Rasin MR, State MW, Sestan N, Louvi A. Developmentally regulated and evolutionarily conserved expression of SLITRK1 in brain circuits implicated in Tourette syndrome. J Comp Neurol 2009; 513:21–37

Stokes A, Bawden HN, Camfield PR, Backman JE, Dooley JM. Peer problems in Tourette's disorder. Pediatrics 1991; 87:936–42

Storch EA, Merlo LJ, Lack C, Milsom VA, Geffken GR, Goodman WK, Murphy TK. Quality of life in youth with Tourette's syndrome and chronic tic disorder. J Clin Child Adolesc Psychol 2007a; 36:217–27.

Storch EA, Murphy TK, Fernandez M, Krishnan M, Geffken GR, Kellgren AR, Goodman WK. Factor-analytic study of the Yale Global Tic Severity Scale. Psychiatry Res 2007b; 149:231–7

Storch EA, Murphy TK, Geffken GR, Sajid M, Allen P, Roberti JW, Goodman WK. Reliability and validity of the Yale Global Tic Severity Scale. Psychol Assess. 2005; 17:486–91

Strassnig M, Riedel M, Müller N. Electroconvulsive therapy in a patient with Tourette's syndrome and co-morbid Obsessive Compulsive Disorder. World J Biol Psychiatry 2004;5:164–6

Sturm V, Lenartz D, Koulousakis A, Treuer H, Herholz K, Klein JC, Klosterkötter J. The nucleus accumbens: a target for deep brain stimulation in obsessive-compulsive and anxiety disorders. J Chem Neuroanat 2003; 26:293–299

Su MT, McFarlane F, Cavanna AE, Termine C, Murray I, Heidemeyer L, Heyman I, Murphy T. The English Version of the Gilles de la Tourette Syndrome-Quality of Life Scale for Children and Adolescents (C&A-GTS-QOL). J Child Neurol. 2017;32(1):76–83. doi: 10.1177/0883073816670083.

Sühs KW, Skripuletz T, Pul R, Alvermann S, Schwenkenbecher P, Stangel M, Müller-Vahl K. Gilles de la Tourette syndrome is not linked to contactin-associated protein receptor 2 antibodies. Mol Brain. 2015;8(1):62. doi: 10.1186/s13041-015-0154-6.

Sukhodolsky DG, Vitulano LA, Carroll DH, McGuire J, Leckman JF, Scahill L. Randomized trial of anger control training for adolescents with Tourette's syndrome and disruptive behavior. J Am Acad Child Adolesc Psychiatry 2009; 48:413–21

Sukhodolsky DG, Walsh C, Koller WN, Eilbott J, Rance M, Fulbright RK, Zhao Z, Bloch MH et al. Randomized, Sham-Controlled Trial of Real-Time Functional Magnetic Resonance Imaging Neurofeedback for Tics in Adolescents With Tourette Syndrome. Biol Psychiatry. 2020;87(12):1063–1070. doi: 10.1016/j.biopsych.2019.07.035.

Sundaram SK, Huq AM, Wilson BJ, Chugani HT. Tourette syndrome is associated with recurrent exonic copy number variants. Neurology 2010;74:1583–90

Sutherland Owens AN, Miguel EC, Swerdlow NR. Sensory gating scales and premonitory urges in Tourette syndrome. ScientificWorldJournal. 2011;11:736–41

Swain JE, Scahill L, Lombroso PJ, King RA, Leckman JF. Tourette syndrome and tic disorders: a decade of progress. J Am Acad Child Adolesc Psychiatry 2007; 46:947–68

Swedo SE, Leckman JF, Rose NR. From research subgroup to clinical syndrome: modifying the PANDAS criteria to describe PANS (pediatric acute-onset neuropsychiatric syndrome) Pediatr Therapeut 2012;2:2

Swedo SE, Leonard HL, Garvey M, Mittleman B, Allen AJ, Perlmutter S, Lougee L, Dow S et al. Pediatric autoimmune neuropsychiatric disorders associated with streptococcal infections: clinical description of the first 50 cases. Am J Psychiatry 1998; 155:264–71

Swedo SE, Leonard HL, Mittleman BB, Allen AJ, Rapoport JL, Dow SP, Kanter ME, Chapman F, Zabriskie J. Identification of children with pediatric autoimmune neuropsychiatric disorders associated with streptococcal infections by a marker associated with rheumatic fever. Am J Psychiatry 1997; 154:110–2

Swedo SE. Sydenham's chorea. A model for childhood autoimmune neuropsychiatric disorders. JAMA 1994; 272:1788–91

Sweet RD, Bruun R, Shapiro E, Shapiro AK. Presynaptic catecholamine antagonists as treatment for Tourette syndrome. Effects of alpha methyl para tyrosine and tetrabenazine. Arch Gen Psychiatry 1974; 31:857–61

Swerdlow, NR, Sutherland AN. Preclinical models relevant to Tourette syndrome. Adv Neurol 2006; 99:69–88

Szejko N, Fichna JP, Safranow K, Dziuba T, Żekanowski C, Janik P. Association of a Variant of CNR1 Gene Encoding Cannabinoid Receptor 1 With Gilles de la Tourette Syndrome. Front Genet. 2020a;11:125. doi: 10.3389/fgene.2020.00125.

Szejko N, Fremer C, Sühs KW, Macul Ferreira de Barros P, Müller-Vahl KR. Intravenous Immunoglobulin Treatment Did Not Improve Tics in a Patient With Gilles de la Tourette Syndrome and Intrathecal Antibody Synthesis. Front Neurol. 2020b;11:110. doi: 10.3389/fneur.2020.00110.

Szejko N, Jakubovski E, Fremer C, Müller-Vahl KR. Vaporized Cannabis Is Effective and Well-Tolerated in an Adolescent with Tourette Syndrome. Med Cannabis Cannabinoids. 2019;2(1):60–63. doi: 10.1159/000496355.

Szejko N, Leckman J, Münchau A. "There is nothing Tourettic about the New York City subways" – representation of tics and Tourette syndrome in literature, cinema, and theatre. ESSTS conference, Abstrakt, virtuell, 1.–2.10.2021

Szejko N, Robinson S, Hartmann A, Ganos C, Debes NM, Skov L, Haas M, Rizzo R, et al. European clinical guidelines for Tourette syndrome and other tic disorders-version 2.0. Part I: assessment. Eur Child Adolesc Psychiatry. 2022a;31(3):383–402. doi: 10.1007/s00787-021-01842-2.

Szejko N, Saramak K, Lombroso A, Müller-Vahl K. Cannabis-based medicine in treatment of patients with Gilles de la Tourette syndrome. Neurol Neurochir Pol. 2022;56(1):28–38. doi: 10.5603/PJNNS.a2021.0081.

Szejko N, Worbe Y, Hartmann A, Visser-Vandewalle V, Ackermans L, Ganos C, Porta M, Leentjens AFG, et al. European clinical guidelines for Tourette syndrome and other tic disorders-version 2.0. Part IV: deep brain stimulation. Eur Child Adolesc Psychiatry. 2022b;31(3):443–461. doi: 10.1007/s00787-021-01881-9.

Szejko, Jakubovski E, Fremer C, Kunert K, Müller-Vahl KR. Delta-9-tetrahydrocannabinol for the treatment of a child with Tourette syndrome – case report. EJMCR. 2018;2(2):39–41. doi:10.24911/ejmcr/2/11.

Tajadini S, Mohammadi N, Tahamtan M, Nami M. Cathodal transcranial direct current stimulation to ameliorate the frequency and severity of motor tics: a case study of Tourette syndrome. J Adv Med Sci Appl Technol. 2018;4(1):21–26

Tansey MA. A simple and a complex tic (Gilles de la Tourette's syndrome): their response to EEG sensorimotor rhythm biofeedback training. Int J Psychophysiol 1986;4:91–97

Tarnok Z, Ronai Z, Gervai J, Kereszturi E, Gadoros J, Sasvari-Szekely M, Nemoda Z. Dopaminergic candidate genes in Tourette syndrome: association between tic severity and 3' UTR polymorphism of the dopamine transporter gene. Am J Med Genet B Neuropsychiatr Genet 2007; 144B:900–5

Tarsy D, Miyawaki E. Tardive dystonia after neuroleptic treatment of Tourette's syndrome. J Neurol Neurosurg Psychiatry 1996; 61:119

Taylor E, Anderson S, Davies EB. "I'm in pain and I want help": An online survey investigating the experiences of tic-related pain and use of pain management techniques in people with tics and tic disorders. Front Psychiatry. 2022;13:914044. doi: 10.3389/fpsyt.2022.914044.

Taylor E, Döpfner M, Sergeant J, Asherson P, Banaschewski T, Buitelaar J, Coghill D, Danckaerts M, Rothenberger A, Sonuga-Barke E, Steinhausen HC, Zuddas A. European clinical guidelines for hyperkinetic disorder – first upgrade. Eur Child Adolesc Psychiatry 2004; 13(Suppl. 1):I7–30

Taylor E. Sleep and tics: problems associated with ADHD. J Am Acad Child Adolesc Psychiatry. 2009;48:877–8

Taylor JR, Morshed SA, Parveen S, Mercadante MT, Scahill L, Peterson BS, King RA, Leckman JF, Lombroso PJ. An animal model of Tourette's syndrome. Am J Psychiatry 2002; 159:657–60

Taylor LD, Krizman DB, Jankovic J, Hayani A, Steuber PC, Greenberg F, Fenwick RG, Caskey CT. 9p monosomy in a patient with Gilles de la Tourette's syndrome. Neurology 1991; 41:1513–5

Thaler A, Arad S, Schleider LB, Knaani J, Taichman T, Giladi N, Gurevich T. Single center experience with medical cannabis in Gilles de la Tourette syndrome. Parkinsonism Relat Disord. 2019 Apr;61:211–213. doi: 10.1016/j.parkreldis.2018.10.004.

The Tourette Syndrome Association International Consortium for Genetics. A complete genome screen in sib pairs affected by Gilles de la Tourette syndrome. Am J Hum Genet 1999; 65:1428–36

The Tourette Syndrome Association International Consortium for Genetics. Genome scan for Tourette disorder in affected-sibling-pair and multigenerational families. Am J Hum Genet 2007; 80:265–72

The Tourette Syndrome Classification Study Group. Definitions and classification of Tic disorders. Arch Neurol 1993; 50:1013–6

The Tourette Syndrome Study Group. Short-term versus longer term pimozide therapy in Tourette's syndrome: a preliminary study. Neurology 1999; 52:874–7

The Tourette's Syndrome Study Group. Treatment of ADHD in children with tics: a randomized controlled trial. Neurology 2002; 58:527–36

Thomalla G, Siebner HR, Jonas M, Bäumer T, Biermann-Ruben K, Hummel F, Gerloff C, Müller-Vahl K, Schnitzler A, Orth M, Münchau A. Structural changes in the somatosensory system correlate with tic severity in Gilles de la Tourette syndrome. Brain 2009;132:765–77

Thomas N, Swamidhas P, Russell S, Angothu H. Tardive dyskinesia following risperidone treatment in Tourette's syndrome. Neurol India 2009; 57:94–5

Thompson M, Comings DE, Feder L, George SR, O'Dowd BF. Mutation screening of the dopamine D1 receptor gene in Tourette's syndrome and alcohol dependent patients. Am J Med Genet. 1998;81:241–4

Tian Y, Gunther JR, Liao IH, Liu D, Ander BP, Stamova BS, Lit L, Jickling GC et al. GABA- and acetylcholine-related gene expression in blood correlate with tic severity and microarray evidence for alternative splicing in Tourette syndrome: a pilot study. Brain Res. 2011;1381:228–36. doi: 10.1016/j.brainres.2011.01.026.

Tinaz S, Belluscio BA, Malone P, Veen JW van der, Hallett M, Horovitz SG. Role of the sensorimotor cortex in Tourette syndrome using multimodal imaging. Hum Brain Mapp. 2014;35(12):5834–46. doi: 10.1002/hbm.22588.

Tinaz S, Malone P, Hallett M, Horovitz SG. Role of the right dorsal anterior insula in the urge to tic in Tourette syndrome. Mov Disord. 2015;30(9):1190–7. doi: 10.1002/mds.26230.

Tirodkar M. Tourette syndrome in Indian Ayurvedic medical practice. J Dev Behav Pediatr. 2010;31(2):173–4. doi: 10.1097/DBP.0b013e3181d55a9b.

Tobe RH, Bansal R, Xu D, Hao X, Liu J, Sanchez J, Peterson BS. Cerebellar morphology in Tourette syndrome and obsessivecompulsive disorder. Ann Neurol 2010;67:479–87

Toren P, Laor N, Cohen DJ, Wolmer L, Weizman A. Ondansetron treatment in patients with Tourette's syndrome. Int Clin Psychopharmacol 1999; 14:373–6

Toren P, Weizman A, Ratner S, Cohen D, Laor N. Ondansetron treatment in Tourette's disorder: a 3-week, randomized, doubleblind, placebo-controlled study. J Clin Psychiatry 2005; 66:499–503

Torres AR, Domingues Mde S, Shiguematsu AI, Smaira SI. Loss of vision secondary to obsessive-compulsive disorder: a case report. Gen Hosp Psychiatry. 2009;31:292–4

Torres AR, Shavitt RG, Torresan RC, Ferrão YA, Miguel EC, Fontenelle LF. Clinical features of pure obsessive-compulsive disorder. Compr Psychiatry. 2013;54:1042–52

Toru M, Moriya H, Yamamoto K, Shimazono Y. A double-blind comparison of sulpiride with chlordiazepoxide in neurosis. Folia Psychiatr Neurol Jpn 1976; 30:153–64

Trainor D, Evans L, Bird R. Severe motor and vocal tics controlled with Sativex®. Australas Psychiatry. 2016 Dec;24(6):541–544. doi: 10.1177/1039856216663737.

Trillet M, Moreau T, Daléry J, de Villard R, Aimard G. Treatment of Gilles de la Tourette's disease with amisulpride. Presse Med 1990; 19:175

Trillini MO, Müller-Vahl KR. Narcissistic vulnerability is a common cause for depression in patients with Gilles de la Tourette syndrome. Psychiatry Res. 2015a;230(2):695–703. doi: 10.1016/j.psychres.2015.10.030.

Trillini MO, Müller-Vahl KR. Patients with Gilles de la Tourette syndrome have widespread personality differences. Psychiatry Res. 2015b;228(3):765-73. doi: 10.1016/j.psychres.2015.04.043. Epub 2015 May 29. PMID: 26112450.

Trimble MR, Whurr R, Brookes G, Robertson MM. Vocal tics in Gilles de la Tourette syndrome treated with botulinum toxin injections. Mov Disord 1998; 13:617–9

Trivedi HK, Mendelowitz AJ, Fink M. Gilles de la Tourette form of catatonia: response to ECT. J ECT 2003;19:115–117

Trousseau A. Des diverses especes de chorees. Clinique Medicale de l'Hotel Dieu. Paris. 1873;2:264–271

Truong DD, Bressman S, Shale H, Fahn S. Clonazepam, haloperidol, and clonidine in tic disorders. South Med J 1988; 81:1103–4.

Tsai CS, Yang YH, Huang KY, Lee Y, McIntyre RS, Chen VC. Association of Tic Disorders and Enterovirus Infection: A Nationwide Population-Based Study. Medicine (Baltimore). 2016;95(15):e3347. doi: 10.1097/MD.0000000000003347.

Tsetsos F, Topaloudi A, Jain P, Yang Z, Yu D, Kolovos P, Tumer Z, Rizzo R et al. Genome-wide Association Study points to novel locus for Gilles de la Tourette Syndrome. Biol Psychiatry. 2023;S0006-3223(23)00051-3. doi: 10.1016/j.biopsych.2023.01.023.

Tsetsos F, Yu D, Sul JH, Huang AY, Illmann C, Osiecki L, Darrow SM, Hirschtritt ME, et al. Synaptic processes and immune-related pathways implicated in Tourette syndrome. Transl

Psychiatry. 2021;11(1):56. doi: 10.1038/s41398-020-01082-z.

Tucker DM, Leckman JF, Scahill L, Wilf GE, LaCamera R, Cardona L, Cohen P, Heidmann S, Goldstein J, Judge J, Snyder E, Bult A, Peterson BS, King R, Lombroso P. A putative post-streptococcal case of OCD with chronic tic disorder, not otherwise specified. J Am Acad Child Adolesc Psychiatry 1996; 35:1684–91

Turjanski N, Sawle GV, Playford ED, Weeks R, Lammerstma AA, Lees AJ, Brooks DJ. PET studies of the presynaptic and postsynaptic dopaminergic system in Tourette's syndrome. J Neurol Neurosurg Psychiatry 1994; 57:688–92

University of London, I.O.E, Centre for Longitudinal Studies. Millennium Cohort Study: sixth survey, 2015. [data collection]. 4th Edition. Data Service, London 2019

Vandenbergh DJ, Thompson MD, Cook EH, Bendahhou E, Nguyen T, Krasowski MD, Zarrabian D, Comings D et al. Human dopamine transporter gene: coding region conservation among normal, Tourette's disorder, alcohol dependence and attention-deficit hyperactivity disorder populations. Mol Psychiatry 2000; 5:283–92

Vandewalle V, Linden C van der, Groenewegen HJ, Caemaert J. Stereotactic treatment of Gilles de la Tourette syndrome by high frequency stimulation of thalamus. Lancet 1999; 353:724

Varma SK, Messiha FS. Endocrine aspects of lithium therapy in Tourette's syndrome. Brain Res Bull 1983; 11:209–11.

Verdellen CW, Hoogduin CA, Kato BS, Keijsers GP, Cath DC, Hoijtink HB. Habituation of premonitory sensations during exposure and response prevention treatment in Tourette's syndrome. Behav Modif 2008; 32:215–27

Verdellen CW, Hoogduin CA, Keijsers GP. Tic suppression in the treatment of Tourette's syndrome with exposure therapy: the rebound phenomenon reconsidered. Mov Disord 2007; 22:1601–6

Verdellen CW, Keijsers GP, Cath DC, Hoogduin CA. Exposure with response prevention versus habit reversal in Tourettes's syndrome: a controlled study. Behav Res Ther 2004; 42:501–11

Verkerk AJ, Cath DC, Linde HC van der, Both J, Heutink P, Breedveld G, Aulchenko YS, Oostra BA. Genetic and clinical analysis of a large Dutch Gilles de la Tourette family. Mol Psychiatry 2006;11:954–64

Verkerk AJ, Mathews CA, Joosse M, Eussen BH, Heutink P, Oostra BA; Tourette Syndrome Association International Consortium for Genetics. CNTNAP2 is disrupted in a family with Gilles de la Tourette syndrome and obsessive compulsive disorder. Genomics 2003;82:1–9

Vermilion J, Augustine E, Adams HR, Vierhile A, Lewin AB, Thatcher A, McDermott MP, O'Connor T et al. Tic Disorders are Associated With Lower Child and Parent Quality of Life and Worse Family Functioning. Pediatr Neurol. 2020;105:48–54. doi: 10.1016/j.pediatrneurol.2019.12.003.

Virtanen S, Sidorchuk A, Fernández de la Cruz L, Brander G, Lichtenstein P, Latvala A, Mataix-Cols D. Association of Tourette Syndrome and Chronic Tic Disorder With Subsequent Risk of Alcohol- or Drug-Related Disorders, Criminal Convictions, and Death: A Population-Based Family Study. Biol Psychiatry. 2021;89(4):407–414. doi: 10.1016/j.biopsych.2020.09.014.

Visser-Vandewalle V, Temel Y, Boon P, Vreeling F, Colle H, Hoogland G, Groenewegen HJ, Linden C van der. Chronic bilateral thalamic stimulation: a new therapeutic approach in intractable Tourette syndrome. Report of three cases. J Neurosurg 2003; 99:1094–100.

Voderholzer U (Hrsg.). Therapie psychischer Erkrankungen – State of the Art 2023 (18. Aufl.). Elsevier: Urban & Fischer, München, Jena, 2022

Voderholzer U, Hohagen F. Zwangsstörungen. In: Therapie psychischer Erkrankungen – State of the Art 2006/2007, 2. Aufl., Voderholzer U, Hohagen F (Hrsg.). Elsevier: Urban und Fischer, München, Jena, 2007:229–43

Walby FA, Odegaard E, Mehlum L. Psychiatric comorbidity may not predict suicide during and after hospitalization. A nested case-control study with blinded raters. J Affect Disord. 2006;92(2–3):253–60. doi: 10.1016/j.jad.2006.02.005.

Waldon K, Hill J, Termine C, Balottin U, Cavanna AE. Trials of pharmacological interventions for Tourette syndrome: a systematic review. Behav Neurol. 2013;26(4):265–73. doi: 10.3233/BEN-2012-120269.

Walkup JT, LaBuda MC, Singer HS, Brown J, Riddle MA, Hurko O. Family study and segregation analysis of Tourette syndrome: evidence for a mixed model of inheritance. Am J Hum Genet 1996; 59:684–93

Walsh TL, Lavenstein B, Licamele WL, Bronheim S, O'Leary J. Calcium antagonists in the treatment of Tourette's disorder. Am J Psychiatry 1986; 143:1467–8

Walters AS, Hening W, Chokroverty S. Opioid therapy in the movement disorders. Mov Disord 1990; 5:89–90

Wang L, Lee DY, Bailey E, Hartlein JM, Gado MH, Miller MI, Black KJ. Validity of large-deformation high dimensional brain mapping of the basal ganglia in adults with Tourette syndrome. Psychiatry Res 2007;154:181–90

Wang LJ, Chou WJ, Chou MC, Gau SS. The Effectiveness of Aripiprazole for Tics, Social Adjustment, and Parental Stress in Children and Adolescents with Tourette's Disorder. J Child Adolesc Psychopharmacol. 2016 Jun;26(5):442–8. doi: 10.1089/cap.2015.0104.

Wang S, Mandell JD, Kumar Y, Sun N, Morris MT, Arbelaez J, Nasello C, Dong S et al. De Novo Sequence and Copy Number Variants Are Strongly Associated with Tourette Disorder and Implicate Cell Polarity in Pathogenesis. Cell Rep. 2018;24(13):3441–3454.e12. doi: 10.1016/j.celrep.2018.08.082.

Wang S, Wang B, Drury V, Drake S, Sun N, Alkhairo H, Arbelaez J, Duhn C; Tourette International Collaborative Genetics

(TIC Genetics); Bal VH, Langley K, Martin J, Hoekstra PJ, Dietrich A, Xing J, Heiman GA, Tischfield JA, Fernandez TV, Owen MJ, O'Donovan MC, Thapar A, State MW, Willsey AJ. Rare X-linked variants carry predominantly male risk in autism, Tourette syndrome, and ADHD. Nat Commun. 2023;14(1):8077. doi: 10.1038/s41467-023-43776-0. PMID: 38057346; PMCID: PMC10700338.

Wang S, Xiong Z, Cui Y, Fan F, Zhang S, Jia R, Hu Y, Li L, Zhang X, Han F. Placebo and Nocebo Responses in Pharmacological Trials of Tic Disorders: A Meta-Analysis. Mov Disord. 2024 Jan 21

Wang X, Qu L, Ge S, Li N, Wang J, Qiu C, Kou H, Li J et al. Stereotactic Surgery for Treating Intractable Tourette Syndrome: A Single-Center Pilot Study. Brain Sci. 2022;12(7):838. doi: 10.3390/brainsci12070838.

Wang Z, Maia TV, Marsh R, Colibazzi T, Gerber A, Peterson BS. The neural circuits that generate tics in Tourette's syndrome. Am J Psychiatry 2011;168:1326–37

Wattum PJ Van, Chappell PB, Zelterman D, Scahill LD, Leckman JF. Patterns of response to acute naloxone infusion in Tourette's syndrome. Mov Disord 2000; 15:1252–4

Wehmeyer L, Schüller T, Kiess J, Heiden P, Visser-Vandewalle V, Baldermann JC, Andrade P. Target-Specific Effects of Deep Brain Stimulation for Tourette Syndrome: A Systematic Review and Meta-Analysis. Front Neurol. 2021;12:769275. doi: 10.3389/fneur.2021.769275.

Weidinger E, Krause D, Wildenauer A, Meyer S, Gruber R, Schwarz MJ, Müller N. Impaired activation of the innate immune response to bacterial challenge in Tourette syndrome. World J Biol Psychiatry. 2014;15(6):453–8. doi: 10.3109/15622975.2014.907503.

Weisman H, Qureshi IA, Leckman JF, Scahill L, Bloch MH. Systematic review: pharmacological treatment of tic disorders–efficacy of antipsychotic and alpha-2 adrenergic agonist agents. Neurosci Biobehav Rev 2013;37:1162–71

Weisz JL, McMahon WM, Moore JC, Augustine NH, Bohnsack JF, Bale JF, Johnson MB, Morgan JF et al. D8/17 and CD19 expression on lymphocytes of patients with acute rheumatic fever and Tourette's disorder. Clin Diagn Lab Immunol. 2004;11(2):330–6. doi: 10.1128/cdli.11.2.330-336.2004.

Welter ML, Houeto JL, Thobois S, Bataille B, Guenot M, Worbe Y, Hartmann A, Czernecki Vet al. Anterior pallidal deep brain stimulation for Tourette's syndrome: a randomised, double-blind, controlled trial. Lancet Neurol. 2017;16(8):610–619. doi: 10.1016/S1474-4422(17)30160-6.

Welter ML, Houeto JL, Worbe Y, Diallo MH, Hartmann A, Tezenas du Montcel S, Ansquer S, Thobois S et al. Long-term effects of anterior pallidal deep brain stimulation for tourette's syndrome. Mov Disord. 2019;34(4):586–588. doi: 10.1002/mds.27645.

Welter ML, Mallet L, Houeto JL, Karachi C, Czernecki V, Cornu P, Navarro S, Pidoux B, Dormont D, Bardinet E, Yelnik J, Damier P, Agid Y. Internal pallidal and thalamic stimulation in patients with Tourette syndrome. Arch Neurol 2008; 65:952–7

Wendlandt JT, Grus FH, Hansen BH, Singer HS. Striatal antibodies in children with Tourette's syndrome: multivariate discriminant analysis of IgG repertoires. J Neuroimmunol 2001; 119:106–13.

Wenzel C, Kleimann A, Bokemeyer S, Müller-Vahl KR. Aripiprazole for the treatment of Tourette syndrome: a case series of 100 patients. J Clin Psychopharmacol 2012;32:548–50

Wenzel C, Kleimann A, Bokemeyer S, Müller-Vahl KR. Aripiprazole for the treatment of Tourette syndrome: a case series of 100 patients. J Clin Psychopharmacol. 2012;32(4):548–50. doi: 10.1097/JCP.0b013e31825ac2cb.

Wenzel C, Wurster U, Müller-Vahl KR. Oligoclonal bands in cerebrospinal fluid in patients with Tourette's syndrome. Mov Disord 2011;26:343–6.

Werner CJ, Stöcker T, Kellermann T, Bath J, Beldoch M, Schneider F, Wegener HP, Shah JN, Neuner I. Altered motor network activation and functional connectivity in adult Tourette's syndrome. Hum Brain Mapp 2011;32:2014–26

Werner CJ, Stöcker T, Kellermann T, Wegener HP, Schneider F, Shah NJ, Neuner I. Altered amygdala functional connectivity in adult Tourette's syndrome. Eur Arch Psychiatry Clin Neurosci. 2010;260 Suppl 2:S95–9

Whittington C, Pennant M, Kendall T, Glazebrook C, Trayner P, Groom M, Hedderly T, Heyman I et al. Practitioner Review: Treatments for Tourette syndrome in children and young people – a systematic review. J Child Psychol Psychiatry. 2016;57(9):988–1004. doi: 10.1111/jcpp.12556.

Wijemanne S, Wu LJ, Jankovic J. Long-term efficacy and safety of fluphenazine in patients with Tourette syndrome. Mov Disord 2014;29:126–30

Wile DJ, Pringsheim TM. Behavior Therapy for Tourette Syndrome: A Systematic Review and Meta-analysis. Curr Treat Options Neurol. 2013;15(4):385–95. doi: 10.1007/s11940-013-0238-5.

Wilhelm S, Deckersbach T, Coffey BJ, Bohne A, Peterson AL, Baer L. Habit reversal versus supportive psychotherapy for Tourette's disorder: a randomized controlled trial. Am J Psychiatry 2003; 160:1175–7

Wilhelm S, Peterson AL, Piacentini J, Woods DW, Deckersbach T, Sukhodolsky DG, Chang S, Liu H, Dziura J, Walkup JT, Scahill L. Randomized trial of behavior therapy for adults with Tourette syndrome. Arch Gen Psychiatry 2012;69:795–803

Williams DT, Ford B, Fahn S. Phenomenology and psychopathology related to psychogenic movement disorders. Adv Neurol 1995; 65:231–57

Willsey AJ, Fernandez TV, Yu D, King RA, Dietrich A, Xing J, Sanders SJ, Mandell JD, Huang AY et al. De Novo Coding Variants Are Strongly Associated with Tourette Disorder. Neuron. 2017;94(3):486–499.e9. doi: 10.1016/j.neuron.2017.04.024.

Winter C, Heinz A, Kupsch A, Ströhle A. Aripiprazole in a case presenting with tourette syndrome and obsessive-compulsive disorder. J Clin Psychopharmacol 2008; 28:452–4

Wittfoth M, Bornmann S, Peschel T, Grosskreutz J, Glahn A, Buddensiek N, Becker H, Dengler R, Müller-Vahl KR. Lateral frontal cortex volume reduction in Tourette syndrome revealed by VBM. BMC Neurosci. 2012;13:17

Woert MH Van, Jutkowitz R, Rosenbaum D, Bowers MB Jr. Gilles de la Tourette's syndrome: biochemical approaches. Res Publ Assoc Res Nerv Ment Dis 1976; 55:459–65

Woert MH Van, Rosenbaum D, Enna SJ. Overview of pharmacological approaches to therapy for Tourette syndrome. Adv Neurol 1982; 35:369–75

Wolf SS, Jones DW, Knable MB, Gorey JG, Lee KS, Hyde TM, Coppola R, Weinberger DR. Tourette syndrome: prediction of phenotypic variation in monozygotic twins by caudate nucleus D2 receptor binding. Science 1996; 273:1225–7

Wolff N, Luehr I, Sender J, Ehrlich S, Schmidt-Samoa C, Dechent P, Roessner V. A DTI study on the corpus callosum of treatment-naïve boys with 'pure' Tourette syndrome. Psychiatry Res Neuroimaging. 2016;247:1–8. doi: 10.1016/j.pscychresns.2015.12.003.

Wong DF, Brasiþ JR, Singer HS, Schretlen DJ, Kuwabara H, Zhou Y, Nandi A, Maris MA et al. Mechanisms of dopaminergic and serotonergic neurotransmission in Tourette syndrome: clues from an in vivo neurochemistry study with PET. Neuropsychopharmacology 2008; 33:1239–51

Wong DF, Singer HS, Brandt J, Shaya E, Chen C, Brown J, Kimball AW, Gjedde A, Dannals RF, Ravert HT, Wilson PD, Wagner HN Jr. D2-like dopamine receptor density in Tourette syndrome measured by PET. J Nucl Med 1997; 38:1243–7

Woods DW, Himle MB, Miltenberger RG, Carr JE, Osmon DC, Karsten AM, Jostad C, Bosch A. Durability, negative impact, and neuropsychological predictors of tic suppression in children with chronic tic disorder. J Abnorm Child Psychol 2008a; 36:237–45

Woods DW, Himle MB. Creating tic suppression: comparing the effects of verbal instruction to differential reinforcement. J Appl Behav Anal 2004;37:417–20

Woods DW, Miltenberger RG, Lumley VA. Sequential application of major habit-reversal components to treat motor tics in children. J Appl Behav Anal 1996; 29:483–93

Woods DW, Piacentini JC, Chang SW, Deckersbach T, Ginsburg GS, Peterson AL, Scahill LD, Walkup JT, Wilhelm S. Managing Tourette Syndrome – A behavioral intervention for children and adults. Therapist Guide. University Press, Oxford, 2008b

Woods DW, Piacentini JC, Himle MB, Chang S. Premonitory Urge for Tics Scale (PUTS): initial psychometric results and examination of the premonitory urge phenomenon in youths with Tic disorders. J Dev Behav Pediatr 2005; 26:397–403

Woods DW, Piacentini JC, Scahill L, Peterson AL, Wilhelm S, Chang S, Deckersbach T, McGuire J et al. Behavior therapy for tics in children: acute and long-term effects on psychiatric and psychosocial functioning. J Child Neurol 2011;26:858–65

Woods DW, Twohig MP, Flessner CA, Roloff TJ. Treatment of vocal tics in children with Tourette syndrome: investigating the efficacy of habit reversal. J Appl Behav Anal 2003; 36:109–12

Worbe Y, Gerardin E, Hartmann A, Valabrégue R, Chupin M, Tremblay L, Vidailhet M, Colliot O, Lehéricy S. Distinct structural changes underpin clinical phenotypes in patients with Gilles de la Tourette syndrome. Brain 2010a;133:3649–60

Worbe Y, Mallet L, Golmard JL, Béhar C, Durif F, Jalenques I, Damier P, Derkinderen P, Pollak P et al. Repetitive behaviours in patients with Gilles de la Tourette syndrome: tics, compulsions, or both? PLoS One 2010b;5:e12959

Wright A, Rickards H, Cavanna AE. Impulse-control disorders in Gilles de la Tourette syndrome. J Neuropsychiatry Clin Neurosci 2012;24:16–27. doi: 10.1176/appi.neuropsych.10010013.

Wu BT, Lin WY, Chou IC, Liu HP, Lee CC, Tsai Y, Wu WC, Tsai FJ. Association of tyrosyl-DNA phosphodiesterase 1 polymorphism with Tourette syndrome in Taiwanese patients. J Clin Lab Anal 2013a;27:323–7

Wu SW, Maloney T, Gilbert DL, Dixon SG, Horn PS, Huddleston DA, Eaton K, Vannest J. Functional MRI-navigated Repetitive Transcranial Magnetic Stimulation Over Supplementary Motor Area in Chronic Tic Disorders. Brain Stimul 2013b. pii: S1935–861X(13)00340–9

Xu C, Ozbay F, Wigg K, Shulman R, Tahir E, Yazgan Y, Sandor P, Barr CL, Tourette Syndrome Association Genetic Consortium. Evaluation of the genes for the adrenergic receptors alpha 2A and alpha 1C and Gilles de la Tourette Syndrome. Am J Med Genet B Neuropsychiatr Genet 2003;119B:54–9

Xu J, Liu RJ, Fahey S, Frick L, Leckman J, Vaccarino F, Duman RS, Williams K et al. Antibodies From Children With PANDAS Bind Specifically to Striatal Cholinergic Interneurons and Alter Their Activity. Am J Psychiatry. 2021;178(1):48–64. doi: 10.1176/appi.ajp.2020.19070698.

Yamamuro K, Makinodan M, Ota T, Iida J, Kishimoto T. Paliperidone extended release for the treatment of pediatric and adolescent patients with Tourette's disorder. Ann Gen Psychiatry. 2014;13:13. doi: 10.1186/1744-859X-13-13.

Yamauchi K, Ohmori T. Two cases of tardive Tourette syndrome. Seishin Shinkeigaku Zasshi 2006; 108:459–65

Yang C, Cheng X, Zhang Q, Yu D, Li J, Zhang L. Interventions for tic disorders: An updated overview of systematic reviews and meta analyses. Psychiatry Res. 2020;287:112905. doi: 10.1016/j.psychres.2020.112905.

Yang C, Hao Z, Zhang LL, Zhu CR, Zhu P, Guo Q. Comparative Efficacy and Safety of Antipsychotic Drugs for Tic Disorders: A Systematic Review and Bayesian Network Meta-Analysis. Pharmacopsychiatry. 2019;52(1):7–15. doi: 10.1055/s-0043-124872.

Yang C, Hao Z, Zhu C, Guo Q, Mu D, Zhang L. Interventions for tic disorders: An overview of systematic reviews and meta analyses. Neurosci Biobehav Rev. 2016a;63:239–55. doi: 10.1016/j.neubiorev.2015.12.013.

Yang C, Zhang L, Zhu P, Zhu C, Guo Q. The prevalence of tic disorders for children in China: A systematic review and meta-analysis. Medicine (Baltimore) 2016b;95(30):e4354. doi: 10.1097/MD.0000000000004354.

Yang CS, Huang H, Zhang LL, Zhu CR, Guo Q. Aripiprazole for the treatment of tic disorders in children: a systematic review and meta-analysis. BMC Psychiatry. 2015;15:179. doi: 10.1186/s12888-015-0504-z.

Yang CS, Zhang LL, Zeng LN, Huang L, Liu YT. Topiramate for Tourette's syndrome in children: a meta-analysis. Pediatr Neurol 2013;49:344–50

Yang N, Ma R, Hu SY, Liu H, Yan HM, Xiang XX, Wang XF, Chen YB et al. [Efficacy and safety of Choudongning capsule (CDN) in children with Tourette's syndrome of spleen deficiency and phlegm accumulation]. Zhongguo Zhong Yao Za Zhi. 2016;41(16):3100–3106. Chinese. doi: 10.4268/cjcmm20161627.

Yang Z, Wu H, Lee PH, Tsetsos F, Davis LK, Yu D, Lee SH, Dalsgaard S, et al. Investigating Shared Genetic Basis Across Tourette Syndrome and Comorbid Neurodevelopmental Disorders Along the Impulsivity-Compulsivity Spectrum. Biol Psychiatry. 2021;90(5):317–327. doi: 10.1016/j.biopsych.2020.12.028.

Yates R, Edwards K, King J, Luzon O, Evangeli M, Stark D, McFarlane F, Heyman I et al. Habit reversal training and educational group treatments for children with tourette syndrome: A preliminary randomised controlled trial. Behav Res Ther. 2016;80:43–50. doi: 10.1016/j.brat.2016.03.003.

Yeates KO, Bornstein RA. Neuropsychological correlates of learning disability subtypes in children with Tourette's syndrome. J Int Neuropsychol Soc 1996; 2:375–82

Yeh CB, Lee CH, Chou YH, Chang CJ, Ma KH, Huang WS. Evaluating dopamine transporter activity with 99mTc-TRODAT-1 SPECT in drug-naive Tourette's adults. Nucl Med Commun 2006; 27:779–84

Yeh CB, Lee CS, Ma KH, Lee MS, Chang CJ, Huang WS. Phasic dysfunction of dopamine transmission in Tourette's syndrome evaluated with 99mTc TRODAT-1 imaging. Psychiatry Res 2007; 156:75–82

Yi MJ, Sun ZY, Ran N. [Subjective quality of life in children with Tourette syndrome]. Zhongguo Dang Dai Er Ke Za Zhi 2011;13:732–735

Yoo HK, Joung YS, Lee JS, Song DH, Lee YS, Kim JW, Kim BN, Cho SC. A multicenter, randomized, double-blind, placebo-controlled study of aripiprazole in children and adolescents with Tourette's disorder. J Clin Psychiatry 2013;74:e772–80

Yoo HK, Kim JY, Kim CY. A pilot study of aripiprazole in children and adolescents with Tourette's disorder. J Child Adolesc Psychopharmacol 2006; 16:505–6

Yoon DY, Gause CD, Leckman JF, Singer HS. Frontal dopaminergic abnormality in Tourette syndrome: a postmortem analysis. J Neurol Sci 2007a; 255:50–6

Yoon DY, Rippel CA, Kobets AJ, Morris CM, Lee JE, Williams PN, Bridges DD, Vandenbergh DJ, Shugart YY, Singer HS. Dopaminergic polymorphisms in Tourette syndrome: association with the DAT gene (SLC6A3). Am J Med Genet B Neuropsychiatr Genet 2007b;144B:605–10

Young MH, Montano RJ. A new hypnobehavioral method for the treatment of children with Tourette's disorder. Am J Clin Hypn 1988; 31:97–106

Yu D, Sul JH, Tsetsos F, Nawaz MS, Huang AY, Zelaya I, Illmann C, Osiecki L, et al. Interrogating the Genetic Determinants of Tourette's Syndrome and Other Tic Disorders Through Genome-Wide Association Studies. Am J Psychiatry. 2019;176(3):217–227. doi: 10.1176/appi.ajp.2018.18070857.

Yu L, Li Y, Zhang J, Yan C, Wen F, Yan J, Wang F, Liu J, Cui Y. The therapeutic effect of habit reversal training for Tourette syndrome: a meta-analysis of randomized control trials. Expert Rev Neurother. 2020a;20(11):1189–1196. doi: 10.1080/14737175.2020.1826933.

Yu L, Yan J, Wen F, Wang F, Liu J, Cui Y, Li Y. Revisiting the Efficacy and Tolerability of Topiramate for Tic Disorders: A Meta-Analysis. J Child Adolesc Psychopharmacol. 2020b;30(5):316–325. doi: 10.1089/cap.2019.0161.

Yvonneau M, Bezard P. Sur un cas de maladie des tics bloquee par lr sulpiride. Étude psycho-biologique. Encéphale 1970; 59:439–59

Zabek M, Sobstyl M, Koziara H, Dzierzecki S. Deep brain stimulation of the right nucleus accumbens in a patient with Tourette syndrome. Case report. Neurol Neurochir Pol 2008; 42:554–9

Zawadzki Z. Carbamazepine in the treatment of the maladie des tics. Pediatr Pol 1972; 47:1105–10

Zhang T, Brander G, Mantel Ä, Kuja-Halkola R, Stephansson O, Chang Z, Larsson H, Mataix-Cols D et al. Assessment of Cesarean Delivery and Neurodevelopmental and Psychiatric Disorders in the Children of a Population-Based Swedish Birth Cohort. JAMA Netw Open. 2021;4(3):e210837. doi: 10.1001/jamanetworkopen.2021.0837.

Zhang Y, Su N, Wang G, Cui J, Yi M, Liu S. [Association of serotonin transporter linked polymorphic region 44 bp variable number of tandem repeat polymorphism with Tourette syndrome]. Zhonghua Yi Xue Yi Chuan Xue Za Zhi. 2014;31(5):646–9. Chinese. doi: 10.3760/cma.j.issn.1003-9406.2014.01.024.

Zhao L, Li AY, Lv H, Liu FY, Qi FH. Traditional Chinese medicine Ningdong granule: the beneficial effects in Tourette's disorder. J Int Med Res. 2010;38(1):169–75. doi: 10.1177/147323001003800119.

Zheng W, Li XB, Xiang YQ, Zhong BL, Chiu HF, Ungvari GS, Ng CH, Lok GK, Xiang YT. Aripiprazole for Tourette's syndrome: a systematic review and meta-analysis. Hum Psychopharmacol. 2016a;31(1):11–8. doi: 10.1002/hup.2498.

Zheng Y, Zhang ZJ, Han XM, Ding Y, Chen YY, Wang XF, Wei XW, Wang MJ et al. A proprietary herbal medicine (5-Ling Granule) for Tourette syndrome: a randomized controlled trial. J Child Psychol Psychiatry. 2016b;57(1):74–83. doi: 10.1111/jcpp.12432.

Zheng Y, Zheng X. A randomized double blind controlled trial of Wuling Granule vs. placebo for Tourette's syndrome Neuropsychiatrie de l'Enfance et de l'adolescence 2012;60:246

Zhu HQ, Wang XX, Zhou FY. [Effect of topiramate on Tourette's syndrome in children]. Zhonghua Er Ke Za Zhi 2005;43:870–1

Ziemann U, Paulus W, Rothenberger A. Decreased motor inhibition in Tourette's disorder: evidence from transcranial magnetic stimulation. Am J Psychiatry 1997; 154:1277–84

Zilhão NR, Padmanabhuni SS, Pagliaroli L, Barta C; BIOS Consortium; Smit DJ, Cath D, Nivard MG, et al. Epigenome-Wide Association Study of Tic Disorders. Twin Res Hum Genet. 2015;18(6):699–709. doi: 10.1017/thg.2015.72.

Zimmerman AM, Abrams MT, Giuliano JD, Denckla MB, Singer HS. Subcortical volumes in girls with tourette syndrome: support for a gender effect. Neurology 2000; 54:2224–9

Zimmerman-Brenner S, Pilowsky-Peleg T, Rachamim L, Ben-Zvi A, Gur N, Murphy T, Fattal-Valevski A, Rotstein M. Group behavioral interventions for tics and comorbid symptoms in children with chronic tic disorders. Eur Child Adolesc Psychiatry. 2022;31(4):637–648. doi: 10.1007/s00787-020-01702-5.

Zimprich A, Hatala K, Riederer F, Stogmann E, Aschauer HN, Stamenkovic M. Sequence analysis of the complete SLITRK1 gene in Austrian patients with Tourette's disorder. Psychiatr Genet 2008; 18:308–9

Zinner SH, Conelea CA, Glew GM, Woods DW, Budman CL. Peer victimization in youth with Tourette syndrome and other chronic tic disorders. Child Psychiatry Hum Dev 2012;43:124–136

Zykov VP, Shcherbina AY, Novikova EB, Shvabrina TV. Neuroimmune aspects of the pathogenesis of Tourette's syndrome and experience in the use of immunoglobulins in children. Neurosci Behav Physiol 2009; 39:635–8

Internetquellen: Personen mit Tourette-Syndrom

https://de.wikipedia.org/wiki/Leck_mich_im_Arsch

https://de.wikipedia.org/wiki/Leck_mir_den_Arsch_fein_recht_sch%C3%B6n_sauber

https://de.wikipedia.org/wiki/Quim_Monzó

https://en.wikipedia.org/wiki/Basshunter

https://en.wikipedia.org/wiki/Eric_Bernotas

https://en.wikipedia.org/wiki/Jeremy_Stenberg

https://en.wikipedia.org/wiki/Jim_Eisenreich

https://en.wikipedia.org/wiki/Michael_Wolff_(musician)

https://en.wikipedia.org/wiki/Mike_Johnston_%28baseball%29

https://en.wikipedia.org/wiki/Nick_Tatham

https://en.wikipedia.org/wiki/Nick_van_Bloss

https://en.wikipedia.org/wiki/Steve_Wallace_(racing_driver)

https://en.wikipedia.org/wiki/Tim_Howard

https://en.wikipedia.org/wiki/Tobias_Picker

https://ticerkrankung.de/

https://wiki.bildungsserver.de/weltliteratur/index.php/André_Malraux

www.altoonamirror.com/sports/local-sports/2021/08/professional-boxer-deals-daily-with-tourettes-syndrome/

www.hs-augsburg.de/~harsch/germanica/Chronologie/18Jh/Mozart/moz_br03.html

Weiterführende Informationen

InteressenVerband Tic & Tourette Syndrom (2013) Tic-Störungen und Tourette-Syndrom. Informations-DVDs

IVTS e.V., FMA Psychiatrie & Psychotherapie (2013) Tic-Störungen & Tourette-Syndrom 1+2. CME Fortbildung DVD-ROM

Abkürzungsverzeichnis

Δ^9THC	delta-9-Tetrahydrocannabinol
(Y)TSSL	(Yale) Tourette-Syndrom Symptom List
2-AG	2-Arachidonoylglycerol
5-HIAA	5-Hydroxyindolessigsäure
5-HT	5-Hydroxytryptamin (= Serotonin)
5-HT_{1-7}	Serotonin-Rezeptorgruppen
5HTT	Serotonintransporter-Gen
5-LGr	5-Ling-Granulat
AA	Arachidonsäure
AAN	American Academy of Neurology
ABGA	Anti-Basalganglien-Antikörper
ACC	anteriores Cingulum
ACP1A	Protein-Tyrosin-Phosphatase-Gens
ACT	Akzeptanz- und Commitmenttraining
ADHD	Attention-Deficit/Hyperactivity Disorder
ADHS	Aufmerksamkeitsdefizit-Hyperaktivitätsstörung
AEA	Arachidonoylethanolamid
AP	Antipsychotikum
ASL	Anti-Streptolysin
ASO	Anti-Streptolysin O
ATQ	Adult Tic Questionnaire
BDI	Beck Depressions-Inventar
BfArM	Bundesinstitut für Arzneimittel und Medizinprodukte
CAM	cell adhesion molecule (= Zelladhäsionsmoleküle)
cAMP	cyclisches Adenosinmonophosphat
CANS	childhood acute-onset neuropsychiatric syndrome
CASPR2	Contactin-assoziiertes Protein 2
CB1	Cannabinoid-1-Rezeptor
CB2	Cannabinoid-2-Rezeptor
CBD	Cannabidiol
CBIT	Comprehensive Behavioral Intervention für Tics
CD	conduct disorder (= Verhaltensstörungen mit Störungen des Sozialverhaltens)
CELSR3	Cadherin EGF LAG seven-pass G-type receptor 3
ChAT	Cholin-Acetyltransferase
CM-Pf	centromedianer-parafaszikulärer Komplex des Thalamus
CMT	chronische motorische Tic-Störung
CNR1	Cannabinoid-Rezeptorgen
CNTNAP2	contactin-associated protein-like 2-Gen
CNV	copy number variation
COL8A1	Collagen, type VIII, alpha 1-Gen
COMT	Catechol-O-Methyltransferase
Cre	Creatin
CRT	Competing Response Training
CTNNA3	Catenin Alpha 3-Gen
CVT	chronische vokale Tic-Störung
D_1–D_5	Dopamin-Rezeptoren
DAT	Dopamintransporter
DBH	Dopamin-beta-Hydroxylase-Gen
DCI	Tourette Syndrome Diagnostic Confidence Index
DGN	Deutsche Gesellschaft für Neurologie
DGPPN	Deutsche Gesellschaft für Psychiatrie und Psychotherapie, Psychosomatik und Nervenheilkunde
DMDD	Disruptive mood dysregulation disorder
DRD	Dopamin-Rezeptorgene
DSM	Diagnostic and Statistical Manual of Mental Disorders (= Diagnostisches und Statistisches Handbuch Psychischer Störungen)
DTI	Diffusion Tensor Imaging
EEG	Elektroenzephalogramm
EKG	Elektrokardiogramm
EKT	Elektrokrampftherapie

EMA	European Medicines Agency
EMTICS	European Multicentre Tics in Children Study
EPS	extra-pyramidalmotorisches Syndrom
ERP	Exposure and Response Prevention
ESSTS	Europäische Gesellschaft zur Erforschung des Tourette-Syndroms
FDA	Food and Drug Administration (amerikanische Gesundheitsbehörde)
fMRT	funktionelle Magnetresonanztomografie
FN1	Fibronectin 1
GABA	Gamma-Amino-Buttersäure
GABHS	β-hämolysierende Streptokokken der Gruppe A
GAS	Gruppe A-Streptokokken
GCTA	Genome-wide Complex Trait Analysis
GdB	Grad der Behinderung
GPe	Globus pallidus externus
GPi	Globus pallidus internus
GTRS	Global Tics Rating Scale
GTS	Gilles de la Tourette-Syndrom
GTS-QOL	The Gilles de la Tourette syndrome-quality of life scale (= Tourette-Syndrom-Lebensqualitäts-Fragebogen)
GWAS	Genome-wide Association Study
H1-H4	Histamin-Rezeptoren
HDC	Histidin-Decarboxylase
HDL	L-Histidin-Decarboxylase
HRT	Habit Reversal Training
HTR	Serotonin-Rezeptor-Gen
iCBIT	internetbasiertes CBIT
ICD	International Statistical Classification of Diseases and Related Health Problems (= Internationale statistische Klassifikation der Krankheiten und verwandter Gesundheitsprobleme)
IgG	Immunglobulin G
IL	Interleukin
ILF NF	Infra-Niederfrequenz-Neurofeedback
I-PUTS	Individualized Premonitory Urge for Tics Scale
IQ	Intelligenzquotient
IVIG	intravenös applizierte Immunglobuline
IVTS	Interessen-Verband-Tourette-Syndrom
LCA	Latent Class Analysis (= latente Klassenanalyse)
MAGL	Monoacylglycerollipase
MAGMA	Generalized Gene-Set Analysis of GWAS Data
MAO-A	Monoaminooxidase-A
MAO-B	Monoaminooxidase-B
MAO-H	Monoaminooxidase-Hemmer
MBSR	mindfulness-based stress reduction
MCBIT	modifiziertes CBIT
m-CPP	Meta-Chlorophenylpiperazin
MDC1	dendritische Zellen Typ 1
MDS	Movement Disorders Society
MEP	motorisch evozierte Potenziale
MRS	Magnetresonanzspektroskopie
MSI	mass sociogenic illness
MSMI	mass social media-induced illness
MTI	Magnetisierungstransfer Imaging
MOVES	Motor Tic Obsession and Compulsion and Vocal Tic Evaluation Survey
MRT	Magnetresonanztomographie (= Kernspintomographie)
NAA	N-Acetylaspartat
NAc	Nucleus accumbens
NGS	next generation sequencing
NIMH	National Institute of Mental Health
NIPBL	Nipped-B-like
NK-Zellen	natürliche Killerzellen
NLGN4X	Neuroligin 4, X-linked-Gen
NOSI	non-obscene complex socially inappropriate behaviour (= nicht-obszönes sozial unangemessenes Verhalten)
NRDXN1	Neurexin 1-Gen

NW	Nebenwirkung
OCB	Obsessive compulsive behaviour (= Zwangssymptome)
OCD	Obsessive compulsive disorder (= Zwangserkrankung)
ODD	oppositional defiant disorder (= Störung des Sozialverhaltens mit oppositionellem, aufsässigem Verhalten)
OKB	oligoklonale Banden
PANDAS	Pediatric Autoimmune Neuropsychiatric Disorders Associated with Streptococcal Infections
PANS	Pediatric Acute-onset Neuropsychiatric Syndrome
PEA	Palmitoylethanolamid
PET	Positronen-Emissions-Tomographie
PITANDS	Pediatric Infection Triggered Autoimmune Neuropsychiatric Disorders
PLMD	Period Limb Movement Disorder
PUTS	Premonitory Urge for Tics Scale
PRS	polygeneic risk score
PTQ	Parent Tic Questionnaire
PUTS-R	Premonitory Urge for Tics Scale-revised
RAQ-R	Rage Attack Questionnaire
RCT	randomisierte kontrollierte Studie
REM	Rapid Eye Movement
ROI	regions of interest
rs-fMRT	Resting-state funktionelle MRT
rt-fMRT	funktionelle Echtzeit-Magnetresonanztomographie
RVTRS	Rush Video-Based Tic Rating Scale
SBA	set based association
SchwbG	Schwerbehindertengesetz
SERT	Serotonintransporter
SGB	Sozialgesetzbuch
SGI	Sensory Gating Inventory
SIB	self-injurious behavior
SIBS	self-injurious behavior scale
SLITRK1	Slit and Trk-like family member-Gen
SM1	primärer sensomotorischer Kortex
SMA	supplementär motorische Area
SMC	sensomotorischer Kortex
SNP	Single Nucleotide Polymorphism
SNpr	Substantia nigra pars reticulata
SNRI	Serotonin-Noradrenalin-Wiederaufnahmehemmer
SNV	Single Nucleotide Variants
SPECT	Single-Photon-Emissionscomputertomographie
SRI	Serotonin-Wiederaufnahmehemmer
SSRI	selektiver Serotonin-Wiederaufnahmehemmer
STN	Nucleus subthalamicus
STSS	Shapiro Tourette-Syndrom Severity Scale
TAA	Tourette Association of America
tCr	Gesamtkreatin
TD	Tourette's disorder
tDCS	transkranielle Gleichstromstimulation
TDP1	Tyrosyl-DNA-phosphodiesterase-Gen
TDS	Tourette's Disorder Scale
TGD	Tourette-Gesellschaft Deutschland e.V.
THC	Tetrahydrocannabinol
TLR	Toll-like Rezeptor
TMS	transkranielle Magnetstimulation
TNF	Tumor-Nekrosefaktor
TPH2	Trypthophan-Hydoxylase-2
TS	Tourette-Syndrom
TSAICG	Tourette Syndrome Association International Consortium for Genetics
TS-CGI	Tourette Syndrome Clinical Global Impression
TSGS	Tourette Syndrome Global Scale
TSSL	Tourette-Syndrom Symptom List
TZA	trizyklisches Antidepressivum

USP-SPS	University of São Paulo Sensory Phenomena Scale
VBM	voxel-basierte Morphometrie
VCAM-1	lösliches interzelluläres Adhäsionsmolekül
Vim	ventraler intermedialer Kern des Thalamus
VMAT2	vesikulärer Monoamintransporter
WES	whole-exome sequencing
WHO	Weltgesundheitsorganisation
WWC1	WW und C2 domain containing 1
Voi	Nucleus ventralis oralis intermedius des Thalamus
YGTSS	Yale Global Tic Severity Scale
YGTSS-R	Yale Global Tic Severity Scale-revised
ZNS	zentrales Nervensystem

Danksagung zur 1. Auflage

Mein Dank gilt zunächst Herrn Dr. Thomas Hopfe, der es ermöglichte, dass ein lang gehegter Wunsch endlich Wirklichkeit werden konnte.

Für die fachliche Unterstützung bedanke ich mich bei Frau Dr. Claudia Wenzel, Herrn Prof. Dr. Veit Roessner und Herrn Prof. Dr. Manfred Stuhrmann-Spangenberg.

Weiterhin gilt mein Dank allen Kollegen und Kolleginnen, mit denen ich in den vergangenen Jahren zahlreiche interessante, aber auch arbeitsintensive Forschungsprojekte realisieren konnte, die möglicherweise einen kleinen Beitrag zum besseren Verständnis des Tourette-Syndroms leisten konnten.

Mein Dank gilt in besonderem Maße der Tourette-Gesellschaft Deutschland und insbesondere der 1. Vorsitzenden Frau Michaela Flecken, die mit ihrem unermüdlichen Einsatz in den letzten Jahren Erstaunliches erreicht hat. Sie trägt einen wesentlichen Anteil daran, dass dieses Buch entstanden ist.

Frau Julia Edelmann danke ich dafür, dass sie den Mut aufbrachte, in überaus kompetenter und ergreifender Weise über ihr Leben mit dem Tourette-Syndrom auf einer Fortbildungsveranstaltung der Tourette-Gesellschaft Deutschland im August 2009 an der Medizinischen Hochschule zu berichten.

Bedanken möchte ich mich bei all jenen Patienten, die sich in den letzten Jahren dazu bereit erklärt haben, an unterschiedlichen Studien bei uns an der Medizinischen Hochschule in Hannover teilzunehmen, ohne dass für sie aus der Studienteilnahme ein direkter persönlicher Vorteil erwuchs.

Schließlich möchte ich mich bei Herrn Dr. Hans Kolbe bedanken, der wesentlich dazu beigetragen hat, mein Interesse für das Tourette-Syndrom zu wecken.

Herrn Prof. Dr. med. Dr. phil. Hinderk M. Emrich danke ich dafür, dass er mir über viele Jahre hinweg in seiner Abteilung Freiheiten eingeräumt hat, ohne die zahlreiche wissenschaftliche Studien nie hätten realisiert werden können.

Für die tatkräftige Unterstützung bei der alltäglichen Arbeit in der Tourette-Sprechstunde danke ich Frau Dr. Claudia Wenzel, Frau Dr. Stefanie Bokemeyer und Frau Lisa Berking. Nur durch ihre Mithilfe ist es möglich, pro Jahr mehrere Hundert Patienten in unserer Tourette-Sprechstunde zu untersuchen, zu beraten und zu behandeln.

Meinem Mann danke ich für die geduldige Unterstützung und sprachliche Überarbeitung des Manuskriptes, von der dieses Buch erheblich profitiert hat.

Sachwortverzeichnis

Symbole

A

B

C

D

E

F

G

H

I

J

K

L

U

V

W

X

Y

Z

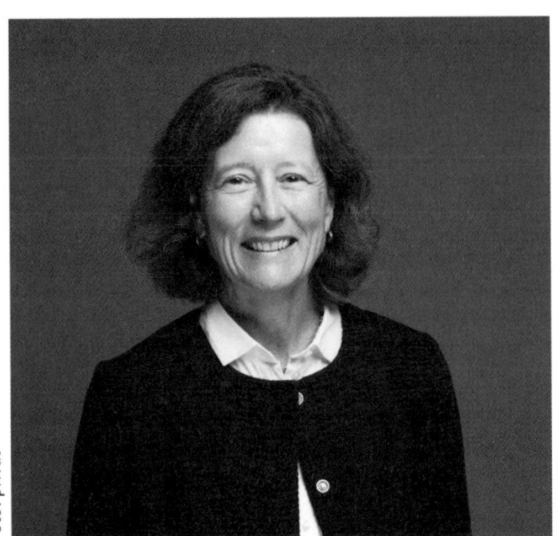

Foto: privat

Prof. Dr. med. Kirsten R. Müller-Vahl

Kirsten Müller-Vahl ist Fachärztin für Neurologie und Psychiatrie und Oberärztin in der Klinik für Psychiatrie, Sozialpsychiatrie und Psychotherapie an der Medizinischen Hochschule in Hannover (MHH). Dort leitet sie seit vielen Jahren die Tourette-Sprechstunde.

Ihr klinisches und wissenschaftliches Interesse gilt neben der Beratung und Behandlung von Patient:innen mit Tourette-Syndrom und anderen Tic-Störungen der Erforschung der Ursachen und neuer Behandlungsmöglichkeiten des Tourette-Syndroms. Sie ist seit vielen Jahren Mitglied im Vorstand der "European Society for the Study of Tourette syndrome (ESSTS)" und war von 2020–2023 die 1. Vorsitzende von ESSTS.

Sie hat mehr als 200 wissenschaftliche Artikel und zahlreiche Buchkapitel veröffentlicht. Sie ist Studienleiterin in zahlreichen von der DFG, BMBF, EU und Industrie geförderten Studien.

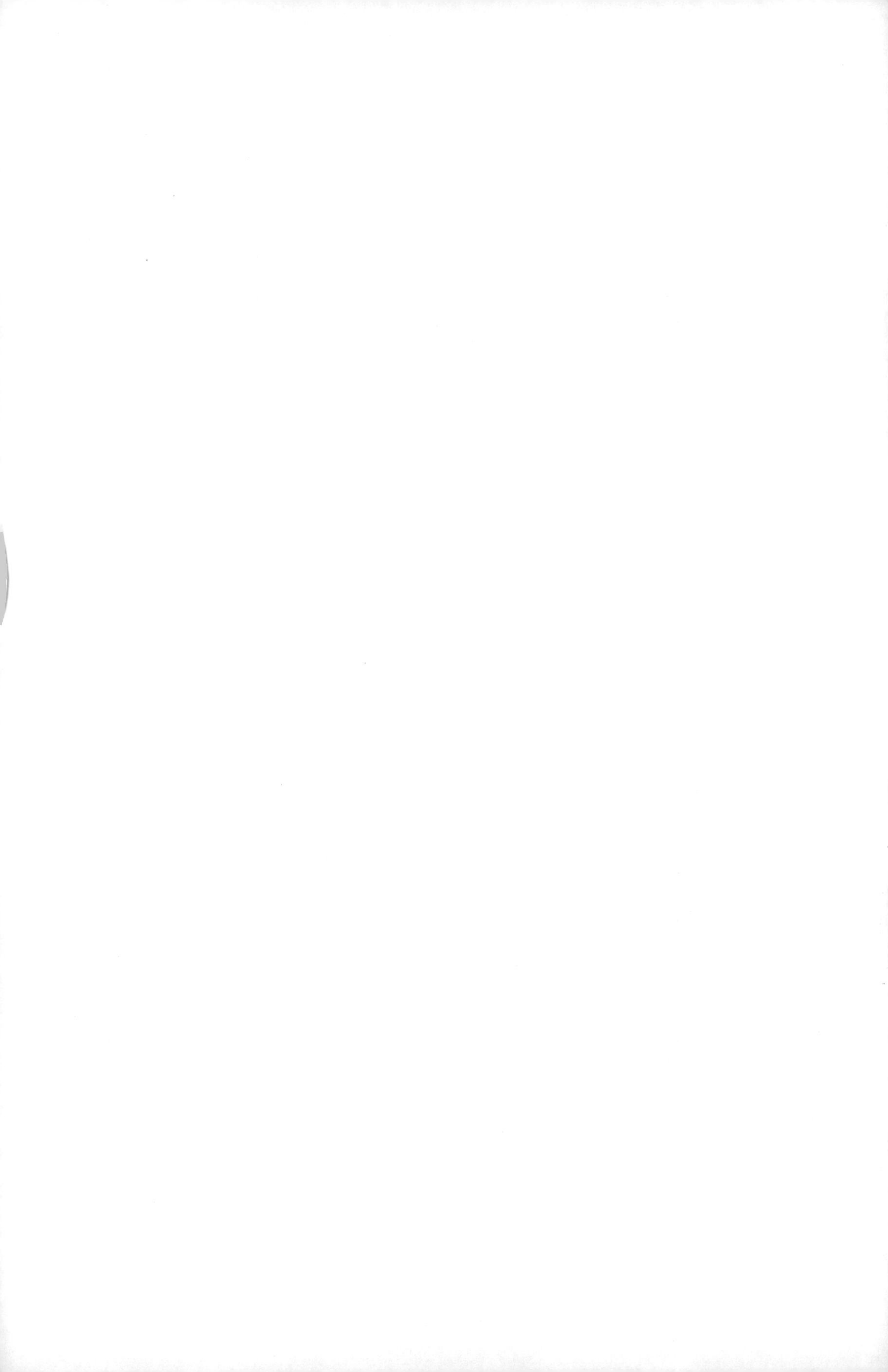